Stoppe/Mann (Hrsg.)
Geriatrie für Hausärzte

Verlag Hans Huber
Programmbereich Medizin

HUBER

Bücher aus verwandten Sachgebieten

Wedding/Pientka/Höffken/Strauß (Hrsg.)
Grundwissen Medizin des Alterns und des alten Menschen
2007. ISBN 978-3-456-84226-4

Hafner/Meier
Geriatrische Krankheitslehre
Teil I: Psychiatrische und neurologische Syndrome
4. Aufl. 2005. ISBN 978-3-456-84204-2
Teil II: Allgemeine Krankheitslehre und somatogene Syndrome
3. Aufl. 2009. ISBN 978-3-456-84376-6

Ewers/Schaeffer (Hrsg.)
Am Ende des Lebens
Versorgung und Pflege von Menschen in der letzten Lebensphase
2005. ISBN 978-3-456-84203-5

Robert Bosch Stiftung (Hrsg.)
Gemeinsam für ein besseres Leben mit Demenz
2007. 7 Bde., ISBN 978-3-456-84413-8

Mace/Rabins
Der 36-Stunden-Tag
Die Pflege des verwirrten älteren Menschen, speziell des Alzheimer-Kranken
5. Aufl. 2001. ISBN 978-3-456-83486-3

Weitere Informationen über unsere Neuerscheinungen finden Sie im Internet unter www.verlag-hanshuber.com.

Gabriela Stoppe
Eva Mann
Herausgeberinnen

Geriatrie für Hausärzte

Unter Mitarbeit von Jürgen Bauer, Sacha Beck, Doris Bredthauer, Volker von der Damerau-Dambrowski, Volker Dittmann, Martina Dören, Jürgen Drewe, Heinz Drexel, Franz Fazekas, Simon Forstmeier, Thomas Frühwald, Patrick Gödicke, Daniel Grob, Patricia Gross, Beatrix Grubeck-Loebenstein, Klaus Hauer, Barbara Mary Hiss, Jürgen Heins, Sascha Köpke, Gerald Franz Kolb, Martin Kompis, Walter Krause, Reto W. Kressig, Christine Krüger-Rainer, Monika Lechleitner, Lienhard Maeck, Andreas Maercker, Gabriele Meyer, Natascha Möller-Woltemade, Franz Müller-Spahn, Jürg Naef, Thorsten Nikolaus, Ina Nitschke, Matthias Pfisterer, Michael Rainer, Thomas Reiber, Konstanze D. Römer, Stefan Rupprecht-Mrózek, Reinhold Schmidt, Frank Schulz-Nieswandt, Sabine Schwarz, Walter O. Seiler, Cornel C. Sieber, Nicole Simmet, Jürgen Staedt, Michael Stur, Petra A. Thürmann, Birgit Weinberger und Gerhard A. Wiesbeck

Verlag Hans Huber

Lektorat: Dr. Klaus Reinhardt
Herstellung: Peter E. Wüthrich
Bearbeitung: Ulrike Boos
Umschlagillustration und Illustrationen: Anna Hartmann, Basel
Umschlag: Claude Borer, Basel
Druckvorstufe: Claudia Wild, Stuttgart
Druck und buchbinderische Verarbeitung: Novoprint, Barcelona
Printed in Spain

Bibliographische Information der Deutschen Bibliothek
Die Deutsche Bibliothek verzeichnet diese Publikation in der Deutschen Nationalbibliographie; detaillierte bibliographische Daten sind im Internet über http://dnb.d-nb.de abrufbar.

Anregungen und Zuschriften an:
Verlag Hans Huber
Lektorat Medizin
Länggass-Strasse 76
CH-3000 Bern 9
Tel: 0041 (0)31 300 4500
Fax: 0041 (0)31 300 4593
verlag@hanshuber.com
www.verlag-hanshuber.com

1. Auflage 2009

ISBN 978-3-456-84705-4

Inhaltsübersicht

Teil 1

Gegenwärtige Situation

Teil 2

Medizinische Probleme

Teil 3
Therapie

Teil 4
Versorgung

Inhalt

Teil 1

Gegenwärtige Situation

Teil 2

Medizinische Probleme

Teil 3

Therapie

Teil 4

Versorgung

Teil 1

Gegenwärtige Situation

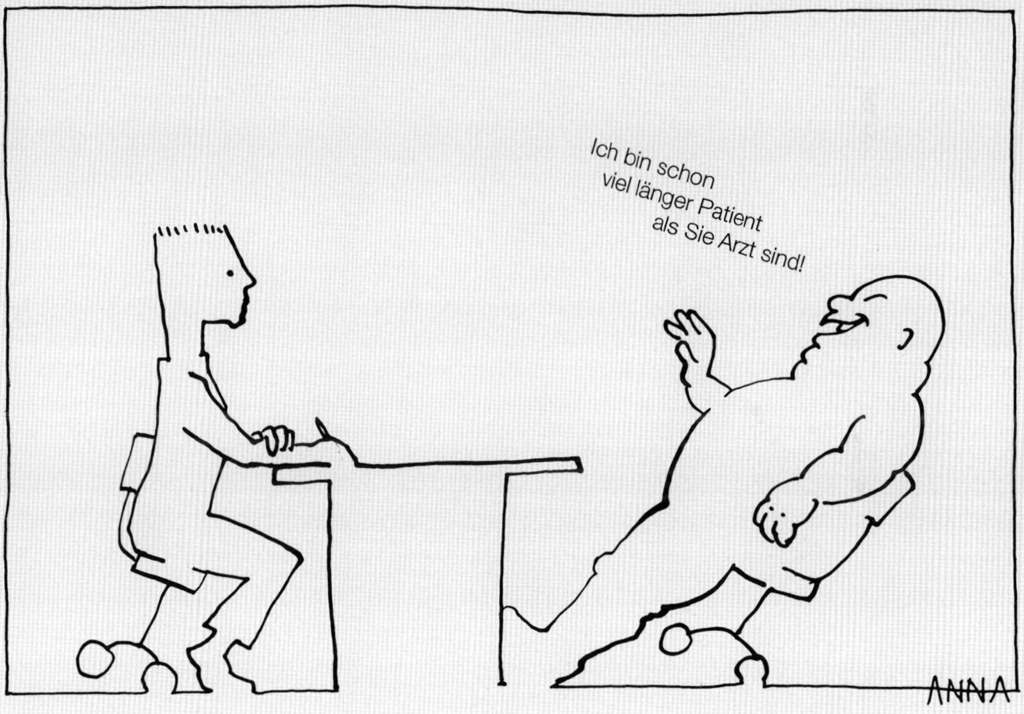
Ich bin schon viel länger Patient als Sie Arzt sind!
ANNA

1 Hausarzt und Geriatrie in Österreich

Eva Mann

Der Hausarzt ist für die meisten älteren Menschen der wichtigste Ansprechpartner bei gesundheitlichen Problemen. Selbst Patienten, die in früheren Lebensjahren überwiegend Rat bei Fachärzten geholt haben, wenden sich in zunehmendem Alter häufig an einen Hausarzt, der sie, falls es notwendig werden sollte, auch zu Hause oder im Pflegeheim betreuen kann.

In Österreich gibt es für Ärzte bislang keine Möglichkeit, sich als Facharzt oder Additivfacharzt für Geriatrie zu spezialisieren. Sie können lediglich ein von der Ärztekammer Österreichs ausgestelltes **Diplom für Geriatrie** erlangen. Dabei bilden sie sich im Rahmen von acht Wochenendseminaren über die Grundprinzipien der geriatrischen Betreuung fort. Erfreulicherweise haben bereits über 1000 Ärzte, sowohl Ärzte für Allgemeinmedizin als auch Fachärzte unterschiedlicher Richtungen, dieses Diplom für Geriatrie absolviert.

Auch an den Hochschulen wird die Geriatrie «stiefmütterlich» behandelt: Nur die Private Medizinische Universität Salzburg hat einen **Lehrstuhl für Geriatrie** eingerichtet, der nicht nur für die Integration eines geriatrischen Curriculums in das Medizinstudium, sondern auch für die postpromotionelle Lehre bedeutsam ist.

Stationäre geriatrische Einrichtungen gibt es in Österreich lediglich in Form von Abteilungen für Akutgeriatrie und Remobilisierung. Die Vorgaben des österreichischen Bundesinstitutes für Gesundheitswesen, bis zum Jahr 2005 61 Abteilungen einzurichten, sind im Jahr 2008 zum Teil erfüllt (GÖG 2008): zehn stationäre geriatrische Einrichtungen in Wien, drei in Salzburg, je acht in Kärnten und Oberösterreich, sieben in der Steiermark und drei in Tirol. In den Bundesländern Niederösterreich, Burgenland und Vorarlberg gibt es keine derartige Einrichtung.

Eine einheitliche Definition des «geriatrischen Patienten» existiert nicht. Die österreichische Gesellschaft für Geriatrie und Gerontologie (ÖGGG 1992) definiert den geriatrischen Patienten als einen biologisch älteren Patienten, der alternsbedingte Funktionseinschränkungen aufweist und bei Auftreten einer zusätzlichen Erkrankung akut gefährdet ist, insgesamt zur Polymorbidität neigt und besonders in rehabilitativer, somato-psychischer oder psychosozialer Hinsicht behandelt werden muss.

Geriatrische Betreuung heißt kurative, präventive, rehabilitative und palliative Behandlung und Betreuung unter Einbezug der jeweils individuellen Situation und der sozialen Aspekte. Nicht immer sind die einzelnen Bereiche klar voneinander abzugrenzen.

Geriatrische Betreuung durch den Hausarzt

In Österreich ist die Betreuung geriatrischer Patienten durch den Hausarzt von zentraler Bedeutung. Die Strukturen einer Hausarztpraxis bieten eine einzigartige Möglichkeit der Betreuung über eine lange Lebensspanne und auch bei wechselnden Versorgungsbedürfnissen, z. B. wenn Hausbesuche nötig werden oder der Umzug ins Pflegeheim ansteht.

Der Hausarzt hat einen **Überblick über die gesundheitliche Gesamtsituation**, er kennt die Wechselwirkungen zwischen physischer und psychischer Morbidität, Funktionseinschränkungen, sozialer Aktivität und sozialer Integration. Mit diesem Wissen kann er mit einem älteren Patienten ein individuell angepasstes Betreuungskonzept entwickeln. Eine für die Patienten und deren Angehörige würdevolle **Gestaltung der letzten Lebensphase** ist die abschließende und oft sehr herausfordernde Leistung des Hausarztes.

Die vom Hausarzt betreuten geriatrischen Personengruppen sind im Wesentlichen Pflegegeldempfänger (Österreichisches Bundespflegegeldgesetz, 1998), derzeit rund 400 000 (Badelt/Holzmann-Jenkins, 1996), und Patienten in Pflegeheimen, knapp 70 000 (Schneider et al., 2006).

Wir können das geriatrische Aufgabengebiet des Hausarztes folgendermaßen unterteilen:

1. Betreuung in der Hausarztpraxis
2. Betreuung durch Hausbesuche
3. Betreuung von Pflegeheimpatienten.

Betreuung in der Hausarztpraxis

Die Kernaufgabe des geriatrisch tätigen Hausarztes besteht darin, alte Menschen und insbesondere Hochbetagte so zu betreuen und zu behandeln, dass sie möglichst lange selbstständig zu Hause leben können.

Der traditionelle hausärztliche Behandlungsstil ist dadurch geprägt, dass der Patient seine Probleme vorträgt und der Arzt darauf reagiert. Diese Vorgehensweise wird den älteren Patienten meist nicht gerecht: Ein Beispiel dafür ist das Phänomen der «hidden morbidity» (Williamson, 1964). Dabei führen das «Nicht-Berichten» durch den Patienten, das so genannte «underreporting» (Junius et al., 1995), und das «Nicht-danach-Fragen» des Hausarztes zu mangelnder und/oder später Diagnostik und Behandlung von geriatrischen Problemen. Dies zeigt sich z. B. an der oft spät gestellten Diagnose «Demenz».

Der in der Geriatrie adäquate Stil verwendet das **«geriatrische Assessment»** als Ausgangspunkt. Dieses kann definiert werden als umfassender interdisziplinärer Prozess mit dem Ziel, die medizinischen, funktionellen und psychosozialen Probleme und Ressourcen des alten Menschen systematisch zu erfassen und einen umfassenden Behandlungs- und Betreuungsplan zu erstellen (s. Kap. 31 «Geriatrisches Assessment»).

Ein umfassendes geriatrisches Assessment bei jedem älteren oder alten Menschen durchzuführen, ist einerseits aufgrund der in Österreich knappen finanziellen und personellen Ressourcen und andererseits aufgrund der Heterogenität des alten Patienten in der Hausarztpraxis weder sinnvoll noch möglich. Wir empfehlen daher, die geeigneten Patienten in einem dreistufigen Prozess auszuwählen:

1. **Case finding** dient dazu, innerhalb kürzester Zeit geriatrische Patienten mit komplexem Hilfsbedarf von «relativ gesunden» alten Menschen zu differenzieren. Ein valides Instrument, das innerhalb weniger Minuten ein «case finding» ermöglicht, ist die SPICE-Scale (Iliffe, 2004). Mittels jeweils einer Frage zu fünf wichtigen geriatrischen Problemen sollen Patienten mit weiterem Abklärungs- und Behandlungsbedarf erkannt werden (s. Tab. 1-1)
2. Bei denjenigen Patienten, die Probleme anhand der Fragen der SPICE-Scale erkennen lassen, ist ein detailliertes **Screening** nach geriatrischen Symptomen sinnvoll.
3. Das geriatrische **Assessment** dient der detaillierten Abklärung und Behandlungsplanung.

Das **STEP** (**St**andardized Assessment for **E**lderly people in **P**rimary care) soll als Beispiel für Screening und Assessment vorgestellt werden.

Tabelle 1-1: SPICE-Scale

5 Domänen	Senses	Haben Sie Probleme mit dem Hören oder Sehen?
	Physical activity	Fühlen Sie sich unsicher beim Gehen, oder sind Sie in den letzten Monaten gestürzt?
	Incontinence	Verlieren Sie am Tag oder in der Nacht ungewollt Harn?
	Cognition	Haben Sie Probleme mit dem Gedächtnis?
	Emotion	Fühlen Sie sich einsam, oder haben Sie den Eindruck, dass Ihr Leben wertlos ist?

Tabelle 1-2: Resultate von STEP und die Auswirkung auf das weitere Management (Eichler, 2007)

Domäne	**Depression** n = 264	**Harninkontinenz** n = 264	**Hörminderung** n = 264	**Mobilitätseinschränkung** Stürze n = 264	**kognitive Einschränkung** n = 264
STEP I positiv	16 % (42/264)	32 % (84/264)	28 % (74/264)	37 % (98/264)	41 % (107/264)
STEP II positiv	4,5 % (12/264)	25 % (65/264)	15 % (39/264)	31 % (81/264)	kein Step II
Auswirkung auf weiteres Management	83 % (10/12) 40 % Antidepress. neu 40 % ad FA	65 % (42/65) 88 % ad FA 38 % Medi neu 21 % Training Beckenboden	100 % (39/39) 72 % Inspektion 46 % ad FA	93 % (75/81) 49 % neu Medi z. B. Vit. D + Ca 28 % ad FA	18 % (19/107)

Es handelt sich um ein Instrument, das von Experten aus acht verschiedenen europäischen Ländern auf der Basis von evidenzbasierter Literatur entwickelt wurde (Sandholzer et al., 2004). Ihm liegt ein zweistufiger Prozess zugrunde:

Stufe 1 des STEP besteht aus einem Screening mittels Selbstausfüller-Fragebogen zu 33 relevanten Gesundheitsbereichen, die Lebensqualität und Einschränkungen der Selbstständigkeit betreffen, und die der Hausarzt diagnostizieren und behandeln kann.

Stufe 2 des STEP besteht aus einer weiteren Abklärung von positiven Screening-Resultaten mittels dazu geeigneter valider Instrumente und nachfolgender Intervention bei positiven Testresultaten.

In **Tabelle 1-2** sind die Resultate einer Pilotstudie im westlichsten Bundesland Österreichs aufgeführt, bei der in einer dritten Stufe Handlungsanleitungen zu Interventionen empfohlen wurden (Eichler/Mann, 2007). Wie aus dieser Tabelle ersichtlich, führte das STEP-Assessment dazu, dass in den Bereichen Depression, Harninkontinenz, Hörminderung und Mobilitätseinschränkungen häufig Konsequenzen ergriffen wurden. Im Gegensatz dazu veranlassten Hausärzte nur bei jedem fünften Patienten mit Verdacht auf kognitive Einschränkung eine weitere Abklärung. In 25 % war diese vom betroffenen Patienten selbst oder seinen Angehörigen abgelehnt worden. Wie auch in Studien aus anderen Ländern beschrieben, ist die Erkrankung Demenz offensichtlich auch in Österreich ein von Betroffenen, Angehörigen und Ärzten stark tabuisiertes Thema.

Betreuung durch Hausbesuche

In Österreich erhalten ca. 400 000 Patienten Pflegegeld, das entsprechend dem Bundespflegegesetz in sieben Stufen des funktionellen Hilfsbedarfs eingeteilt ist. Die Stufen eins bis vier errechnen sich nach dem monatlichen Hilfsbedarf in Stunden. Ab der fünften Stufe muss der Patient zusätzlich zu 160 Monatsstunden Hilfsbedarf nachweisen, dass er beispielsweise gleichzeitig taub und blind oder nahezu vollständig immobil ist oder permanent überwacht werden muss (Österreichisches Bundespflegegesetz, 1993).

Die überwiegende Zahl der geriatrischen Patienten, die aufgrund ihrer Multimorbidität und gleichzeitigen funktionellen Defizite Hausbesuche benötigen, werden vom Hausarzt und gleichzeitig von der Hauskrankenpflege betreut. Diese beiden Berufsgruppen einschließlich der mitversorgenden Angehörigen stellen das Kernteam der Betreuung dar. Leider sind in Österreich Hausärzte und Pflegedienste nicht vernetzt und kommunizieren daher auch nicht strukturiert miteinander. Gerade in Anbetracht der vielschichtigen Probleme älterer Patienten wäre eine engere Zusammenarbeit dringend notwendig, um Behandlungsziele gemeinsam festzulegen und diese auch zu evaluieren, Probleme rechtzeitig zu erfassen und auch pflegende Angehörige einzubinden. Der Druck zur Einsparung von Kosten im Gesundheitssystem verhinderte bisher sowohl seitens der Versicherungen als auch seitens der Gesundheitspolitik eine konstruktive und strukturierte Zusammenarbeit.

Ein erheblicher Teil der zu Hause lebenden pflegebedürftigen Patienten leidet an einer fortgeschrittenen Demenz. Bei diesen spielt die Behandlung der Komorbiditäten eine wichtige Rolle (s. Tab. 1-3).

Pflegende Angehörige, die oft selbst durch die sie überfordernde Pflege erkranken, benötigen unsere empathische Teilnahme und Angebote von möglichen Hilfsdiensten, auch wenn sie diese aufgrund von Schuldgefühlen und Angst vor dem Verlust der Intimsphäre oft ablehnen.

Betreuung von Pflegeheimpatienten

Die hausärztliche Versorgung von Pflegeheimpatienten ist bis heute ein von zahlreichen Problemen und Spannungsfeldern geprägter Bereich.

Knapp 70 000 Patienten werden in Österreich in Pflegeheimen betreut. Bis auf wenige Einrichtungen, bei denen die Versorgung der Patienten durch einen hauptberuflich tätigen Heimarzt erfolgt, werden die meisten Pflegeheimpatienten durch den Hausarzt ihrer Wahl, der in der Regel einige Stunden pro Woche im Pflegeheim und sonst in seiner Praxis tätig ist, versorgt. Eine geriatrische Ausbildung zur Versorgung von Pflegeheimpatienten ist nicht vorgeschrieben.

Tabelle 1-3: Behandlung der Komorbiditäten bei Patienten mit Demenz

Osteoporose/Stürze	Vitamin D, Ca, Hüftprotektoren
Mangelernährung	Verlust > 5 % KG in drei Monaten, Albumin < 3,5 g/dl hyperkalorische proteinreiche Nahrung, Vitamine Nahrungsanreicherung, Supplemente
Hypovitaminose	Vitamin D, Vitamin B12, Folsäure HWI, Pneumonie Licht, Bewegung, Tagesstrukturierung
Medikation	cave: Anticholinergika!

Gerade in den letzten zehn Jahren hat der Kostendruck auf Pflegeheime massiv zugenommen, was zu einem großen Unterschied der Pflegefachkraftquote zwischen einzelnen Pflegeheimen geführt hat. Für das westlichste Bundesland ist bekannt, dass der derzeitige Prozentsatz an Pflegefachkräften einer breiten Variation unterliegt (Median 39 %, ± 1 SD 26–52 %).

Wie häufig Hausärzte in Österreich Visiten bei Pflegeheimpatienten durchführen, ist nicht bekannt.

Derzeit wird bei Pflegeheimpatienten in Österreich weder bei der Aufnahme noch im weiteren Verlauf ihres Aufenthaltes ein geriatrisches Assessment durchgeführt, das an die speziellen Bedürfnisse der Heimbewohner angepasst ist. Auf diese Weise könnten noch erhaltene und zu stärkende Kapazitäten erfasst und der Hilfsbedarf, die Therapieplanung und die Behandlungsziele festgelegt werden.

Bereits 1994 schlägt Ouslander (Ouslander, 1994) folgende bedarfsorientierte Strukturierung und inhaltliche Differenzierung der Pflegeheimbesuche vor:

- **Geriatrisches Assessment bei der Aufnahme** ins Pflegeheim innerhalb der ersten zwei Wochen mit Schwerpunkt auf die bisherigen Erkrankungen und deren Verlauf. Außerdem standardisierte Assessment-Untersuchungen bezüglich der für Pflegeheimpatienten wichtigen geriatrischen Probleme in den Bereichen Kognition, Affekte, Inkontinenz, Stürze, Mangel- und Fehlernährung, Dekubitus usw.
- **Geriatrisches Assessment zur jährlichen Verlaufskontrolle.** Studien über Benefit und Kosteneffizienz dieser jährlichen Verlaufsuntersuchungen stehen allerdings noch aus.
- **Periodische Visiten in variablem Abstand**, angepasst an den Gesundheitszustand des Pflegeheimpatienten, um Veränderungen im Verlauf von chronischen sowie interkurrenten akuten Erkrankungen zu managen.

Ein weiteres wesentliches Problemgebiet der geriatrischen Betreuung stellt die psychotrope Medikamentenverordnung dar. Psychotrope Medikamente beinhalten generell ein hohes Risiko an unerwünschten Arzneimittelwirkungen, das sich allein schon aus der häufig vorhandenen Polypharmazie verbunden mit alterstypischen pharmakodynamischen und pharmakokinetischen Veränderungen ergibt (s. Kap. 27 «Psychopharmakotherapie»).

2005 trat in Österreich das neue **Heimaufenthaltsgesetz** (Heimaufenthaltsgesetz, 2004) in Kraft, das die Meldung von mechanischen und medikamentösen Freiheitseinschränkungen durch den Heimträger gesetzlich vorschreibt. Dieses Gesetz konnte bezüglich der medikamentösen Freiheitseinschränkung bislang allerdings nur in sehr beschränktem Umfang eingehalten werden, da weder eine für österreichische Pflegeheime geltende Definition einer medikamentösen Freiheitseinschränkung besteht, noch valide Instrumente zu deren Erfassung zur Verfügung stehen. Eine Untersuchung der ersten 75 Meldungen von medikamentöser Freiheitseinschränkung zeigte beträchtliche Defizite in der Auswahl der Dokumentationskriterien seitens der Heimleitung, aber auch beträchtliche Defizite in der Dokumentation der Verschreibungskriterien wie Diagnose, Zielsymptom und Auswahl der psychotropen Medikamente durch den Hausarzt (Mann/Meyer, 2008).

Nicht nur in Österreich stellt die **Verordnung von Psychopharmaka** eine große Herausforderung für den Arzt dar. Studien der vergangenen Jahre zeigen, dass die Prävalenz der psychotropen Medikation in Pflegeheimen zwischen einzelnen Ländern entsprechend ihrem jeweils unterschiedlichen soziokulturellen und gesundheitspolitischen Hintergrund beträchtlich variiert. Die Prävalenz der Verordnung von psychotropen Medikamenten insgesamt variiert zwischen 50 bis 80 %, von Neuroleptika zwischen 15 bis 40 %, von Antidepressiva zwischen 15 bis 45 % und von Anxiolytika zwischen 5 bis 40 % (Hosia-Randell/Pitkala, 2005).

2007 wurde in einem Bundesland Österreichs in einer repräsentativen Studie bei 1844 von insgesamt 2005 Pflegeheimpatienten die Prävalenz der Verschreibung von psychotropen Medikamenten erhoben (Mann/Meyer, 2009). Die Ergebnisse zeigten, dass bei drei von vier Pflegeheimpatienten mindestens eine psychotrop wirkende Substanz und bei 46 % mindestens ein Neuroleptikum verordnet wurden. Konventionelle Neuroleptika wurden nahezu doppelt so häufig wie atypische verordnet. Zwei Drittel aller Neuroleptika wurden zur Nacht verordnet. Immer noch ca. 8 % der Pflegeheimpatienten erhielten trizyklische Antidepressiva, obwohl diese aufgrund ihres hohen Nebenwirkungsprofils generell bei alten Menschen nicht mehr verordnet werden sollten. Zusammenhänge zwischen Psychotropika-Verordnungen und Pflegeheimcharakteristika konnten nicht nachgewiesen werden. Dies lässt die Vermutung zu, dass zumindest in dieser Studie das Verschreibungsverhalten der Hausärzte eine wichtigere Rolle als Pflegeheimkriterien wie etwa die Fachkraftquote spielte.

Hilfreich wäre eine länderspezifische Liste mit Medikamenten, die für den alten Menschen potenziell ungeeignet sind. Dies könnte ein erster Schritt sein, den Hausärzten Leitlinien für ein adäquates Verschreibungsverhalten zur Verfügung zu stellen.

Fazit

Die Betreuung multimorbider Patienten in einem oft labilen Gesundheitszustand ist für den Hausarzt eine medizinisch sehr herausfordernde, aber auch sehr lohnende Aufgabe, deren Erfüllung meist von Patienten und deren Angehörigen sehr geschätzt wird. Mit dem Geriatrie-Diplom der österreichischen Ärztekammer wurde eine gute Möglichkeit einer geriatrischen Basisausbildung geschaffen. Die Möglichkeit zur Spezialisierung zum Additivfacharzt für Geriatrie wäre für niedergelassene Hausärzte wichtig, um eine extramurale spezialisierte Versorgung von geriatrischen Patienten anbieten zu können. Da es bislang in Österreich nahezu keine Honorierung spezifischer geriatrischer Leistungen für den niedergelassenen Arzt gibt, gelingt es derzeit schwer, sich und andere zu motivieren, in der Geriatrie ein «positiv» verstandenes Karriereziel zu sehen. Gerade das aber wäre angesichts der demografischen Entwicklung unserer Bevölkerung wichtig.

Literatur

Badelt, C.; Holzmann-Jenkins, A. (1996): Kosten der Pflegesicherung. Strukturen und Entwicklungstrends der Altenbetreuung. Böhlau Verlag, Wien.

Bundesgesetzblatt für die Republik Österreich Teil I, 11. Bundesgesetz: Heimaufenthaltsgesetz (HeimAufG), 2004 (NR: GP XXII RV 353 AB 378, S. 46. BR: 6966, S. 705).

Bundespflegegesetz, BGBl 110/1993: SOZDOK-Ausgabe der österreichischen Sozialversicherungsgesetze, 1997–2001, Bundesministerium für Arbeit und Soziales. Austria, 51p. SOZDOK Edition 1998.

Eichler, K.; Scrabal, C.; Steurer, J.; Mann, E. (2007): Preventive health risk appraisal for older people and impact on GPs' patient management: a prospective study. Fam Pract 24 (6): 604–609.

Gesundheit Österreich GmbH/Geschäftsbereich ÖBIG Wien, Newsletter AG/R und RNS, Juni 2008/Nr. 5.

Hosia-Randell, H.; Pitkala, K. (2005): Use of psychotropic drugs in elderly nursing home residents with and without dementia in Helsinki, Finland. Drugs Aging 22 (11): 965.

Iliffe, S.; Lenihan, P.; Orrell, M. (2004): The development of a short instrument to identify common unmet needs in older people in general practice. Br J Gen Pract 54 (509): 914–918.

Mann, E.; Meyer, G. (2008): Medikamentöse Freiheitsbeschränkung in Pflegeheimen im Bundesland Vorarlberg, Österreich: Analyse der ersten Meldungen und Implikationen für eine zukünftige sachgerechte Verwirklichung der gesetzlichen Meldepflicht. WMW Wien Med Wochenschr 158 (17–18): 489–492.

Mann, E.; Köpke, S.; Haastert, B.; Pitkala, K.; Meyer, G. (2009): Psychotropic drug use among nursing home residents in Austria: a cross-sectional study. BMC Geriatrics 9:18 doi: 10. 1186/1471-2318-9-18.

Österreichische Gesellschaft für Geriatrie und Gerontologie: Konzept für Geriatrie in Österreich aus medizinischer Sicht. In: Österreichische Ärztezeitung 17a/10, September 1992 (Extraausgabe).

Ouslander, J. G.; Osterweil, D. (1994): Physician Evaluation and Management of Nursing Home Residents. Ann Intern Med: 584–592.

Sandholzer, H.; Hellenbrand, W.; Renteln-Kruse, W. v.; Van Weel, C.; Walker, P. (2004): STEP – europäische Leitlinie für das standardisierte evidenzbasierte präventive Assessment älterer Menschen in der medizinischen Primärversorgung. Dtsch Med Wschr 129: 183–226.

Schneider, U.; Österle, A.; Schober, D.; Schober, C. (2006): Die Kosten der Pflege in Österreich – Ausgabenstruktur und Finanzierung. Forschungsberichte/Institut für Sozialpolitik. Wirtschaftsuniversität, Wien.

Williamson, J.; Stokoe, I. H.; Gray, S. (1964): Old people at home: their unreported needs. Lancet: 1117–1120.

2 Geriatrie für den Hausarzt: Die Situation in der Schweiz

Jürg Naef

Geschichte der Geriatrie in der Schweiz

Bestrebungen der Ärzte innerhalb der Schweizerischen Gesellschaft für Gerontologie (SGG), sich als Geriater zu vereinigen, gab es ab dem Jahr 1980. Dies führte 1992 zur Gründung der Fachgruppe der Schweizer Geriater als Teil der SGG (später in Schweizerische Fachgesellschaft für Geriatrie – SFGG – umbenannt). Der nun eingeschlagene Weg zu einer FMH-Anerkennung (Foederatio Medicorum Helveticorum = Verbindung der Schweizer Ärztinnen und Ärzte) war aber steinig: 1997 lehnte die Schweizerische Gesellschaft für Innere Medizin (SGIM) die Geriatrie als FMH-Subtitel ab, und 1998 wurde ein Antrag der Geriater auf einen FMH-Haupttitel von der Weiterbildungskommission der FMH ebenfalls abgelehnt.

Es war die Schweizerische Gesellschaft für Allgemeinmedizin (SGAM), die 1998 nach der Ablehnung eines Haupttitels den Weg für die FMH-Anerkennung in Form eines Schwerpunkttitels zum Haupttitel Allgemeinmedizin bahnte – und der SGIM blieb nun nichts anderes übrig, als nachzuziehen.

Dies führte am 1. Januar 2000 zur Schaffung des *Schwerpunkttitels Geriatrie* als Zusatz zum Haupttitel Allgemeinmedizin oder Innere Medizin. Dieser umfasst postgraduate, zusätzlich zu einem der beiden Haupttitel weitere drei Jahre Weiterbildung in Geriatrie und (Geronto-) Psychiatrie.

Im Sommer 2002 wurde nach einer Übergangsfrist erstmals die neu geschaffene *Schwerpunktprüfung Geriatrie* durchgeführt und von der FMH ab 1. Januar 2006 bestätigt.

Zum 1. Juli 2006 wurde zusätzlich ein Schwerpunkttitel für *Alterspsychiatrie und Psychotherapie* (Gerontopsychiatrie) geschaffen als Zusatz zum offiziellen Haupttitel «Psychiatrie und Psychotherapie FMH».

Aus- und Weiterbildung in der Geriatrie

An den sechs medizinischen Fakultäten in der Schweiz bestehen bis jetzt drei Lehrstühle für Geriatrie: in Basel, Bern und Genf. Generell erhalten die Medizinstudenten schweizweit als Minimum 21 Stunden Geriatrieunterricht. Neben den Magistralvorlesungen wird zudem an verschiedenen Universitätskliniken ein praktischer Studentenunterricht in Geriatrie durchgeführt, in Bern beispielsweise in Form eines Clinical-skills-Unterrichts.

In der Weiterbildungsphase werden an 30 Spitälern und Kliniken ca. 150 Weiterbildungsstellen in Geriatrie angeboten. Diese werden für ein Jahr je für die Haupttitel Allgemeinmedizin und Innere Medizin angerechnet und für ein oder zwei Jahre (je nach Einstufung der Klinik) für den Schwerpunkttitel.

Was bedeutet die demografische Entwicklung für die Geriatrie?

In der Schweiz lebten Ende 2007 7,6 Millionen Einwohner. Davon waren 1,25 Millionen über 65-jährig und rund 350 000 über 80-jährig (BFS, 2008).

Ende 2007 wiesen von insgesamt 29 052 berufstätigen Ärzten in der Schweiz 15 588 (53,7 %) eine Praxistätigkeit auf; der Frauenanteil an den Praxisärzten betrug 4034 (25,9 %) (FMH, 2008).

Als *Hausärzte* können die Facharzttitelträger für «Allgemeinmedizin» (3512), für allgemeine «Innere Medizin» (1801) und ca. 35 % der Ärzte ohne Facharzttitel (364) gerechnet werden; dies ergibt ein Total von 5677 in der Grundversorgung tätigen Ärzten. Zusätzlich betätigen sich in ländlichen Gebieten einige Internisten mit Subspezialität (z. B. Kardiologen, Rheumatologen) zum kleinen Teil als Grundversorger.

Von diesen über 5500 Ärzten mit Praxistätigkeit gab es nur 75 Titelträger für den Schwerpunkt Geriatrie. Der Löwenanteil dieser Titelträger hatte eine Doppelfunktion als Klinikleiter oder leitender Spitalarzt mit eher geringer zusätzlicher Privatpraxis, in der Regel in rein konsiliarischer Funktion. Geriater in vorwiegend hausärztlicher Funktion (mit nebenamtlicher Heimarzttätigkeit) gab es Ende 2007 in der Schweiz vielleicht ein knappes Dutzend.

Somit wurde die Bevölkerung und mit ihr die älteren und alten Menschen durch 5602, das sind 98,7 %, «Nichtgeriater» medizinisch betreut (ohne Berücksichtigung der unbekannten Anzahl von «Nichtgeriatern», die in ihrer Weiterbildung ein oder zwei Jahre in einer Geriatricabteilung absolviert haben).

Von 1980 bis 2007 hat sich die maximale Breitenausdehnung der Alterspyramide vom Altersegment 30- bis -34-jährig um ganze zehn Jahre auf das von 40- bis 44-jährig nach oben verschoben; somit stehen immer weniger Junge mehr Alten gegenüber. Diese international zu beobachtende Entwicklung wird auch bei uns noch weiter fortschreiten.

Für das Gesundheitswesen bedeutet das, dass die Patienten durchschnittlich noch älter werden, und dies sowohl quantitativ nach Anzahl der Patienten wie auch qualitativ nach absolutem Alter der Patienten. Dabei wird die individuelle Verweilzeit zu Hause (und somit im Zuständigkeitsbereich des Hausarztes) nach heutigen Prognosen eher noch überproportional zunehmen, da die Lebensdauer ohne Behinderung trotz weiter zunehmender durchschnittlicher Lebensdauer der Bevölkerung abnimmt. Der generell angestrebte intensive Ausbau der spitalexternen Pflege (Spitex, u. a. durch Einführung eines Nachtdienstes) wird diese Entwicklung nochmals fördern.

Geriatrische Patienten beanspruchen in der ärztlichen Sprechstunde deutlich mehr Zeit als der Durchschnittspatient. Betrachtet man die demografische Entwicklung, zeigt sich auch in diesem Punkt, welche wichtige Rolle der Hausarzt zukünftig spielen wird: Um der medizinischen Versorgung der Bevölkerung auch nur einigermaßen gerecht zu werden, muss die bereits jetzt überaltete und quantitativ bedrohte Spezies «Hausarzt» nicht nur erhalten, sondern auch massiv gefördert werden.

In der gleichen Zeitperiode wie oben beschrieben hat sich die Alterspyramide der praktisch tätigen Ärzte verglichen mit der Bevölkerung noch wesentlich dramatischer verändert: 1980 lag der Altersgipfel der Ärzte im Alterssegment 36- bis 40-jährig, und 36,5 % der praktizierenden Ärzte waren Allgemeinpraktiker. Ende 2007 war das größte Alterssegment bereits auf die Kategorie 50- bis 54-jährig gestiegen, und der Anteil der Allgemeinmediziner betrug nur noch 22,5 %.

Gleichzeitig weist die geschilderte demografische Entwicklung auf die immense Bedeutung der Aus- und Weiterbildung der Hausärzte auf dem Gebiet der Geriatrie für die Zukunft hin. Die Hauptlast der medizinischen Versorgung der älteren Menschen wird immer in der Hand der Hausärzte liegen. Die aktuellen Ansätze vor allem in der Ausbildung im Grundstudium sind zwar gut, aber noch nicht mehr als ein Schritt in die richtige Richtung. Zudem wäre für den zukünftigen Hausarzt ein Jahr Weiterbildung in einer geriatrischen Klinik sehr wünschenswert, wenn nicht sogar längerfristig als eine Pflicht anzusehen.

Geriatrie in der Grundversorgung

Assessment

In der Hausarztpraxis wird das Assessment klassischerweise fließend und bedarfsgerecht angewendet. Im Idealfall kennt der Hausarzt seinen geriatrischen Patienten seit Jahren: Er hat ihn ins Senium begleitet und ist sowohl über seinen somatischen wie auch psychosozialen Zustand und sein Umfeld orientiert – oft betreut er ja auch dessen ganze Familie. Beim Auftreten neuer Probleme und Situationen wird er seine Sicht in dieser Richtung erweitern und den Betreuungsplan anpassen. In diesem Sinne wird der Ausdruck «Assessment» in der Grundversorgung auch kaum verwendet, obschon der ganzheitlich arbeitende Hausarzt dies «automatisch» durchführt.

Bei der Neuübernahme eines geriatrischen Patienten muss auch er konsequenterweise ein vollständiges Assessment durchführen – meist nur fraktioniert über mehrere zeitlich erweiterte Konsultationen und gestaffelt nach Dringlichkeit der Probleme. Ein hilfreiches tabellarisches Instrument dazu bieten zum Beispiel die «Waid Guides» (Klinik für Geriatrie, o. J.).

Der 2004 eingeführte eidgenössische Arzttarif «TARMED» ermöglicht es dem Hausarzt weitgehend, seine vielschichtigen Aufwendungen im Rahmen des Assessments abgelten zu lassen (s. u.).

Multimorbidität

Ein zentrales Problem auch bei der ambulanten Betreuung geriatrischer Patienten ist deren Multimorbidität. Die Gratwanderung zwischen notwendiger und sinnvoller (pharmakologischer) Therapie und Polypragmasie ist in der Hausarztpraxis schwieriger abzuwägen als unter stationären Bedingungen, da sich der Patient praktisch die ganze Zeit «unbeaufsichtigt im freien Raum» bewegt und während der Sprechstunden nur eine kurze Momentaufnahme zeigt. Eine früher verbreitete Meinung, dass es nicht nötig oder angebracht sei, «im Alter gewisse Zustände noch zu behandeln» (z. B. Hypertonie, Hyperlipidämie, invasive Kardiologie etc.) hat heute dank studiengestützter Erkenntnisse (Beckett et al., 2006; Kaiser et al., 2006) einer pragmatischen patientenbezogenen Handlungsweise Platz gemacht. Rein aus «Altersgründen» darf keinem Patienten eine nach heutigen Erkenntnissen sinnvolle Therapie vorenthalten werden.

Anzeichen von mnestischen oder kognitiven Einschränkungen oder diesbezügliche Hinweise von Angehörigen sind immer sehr ernst zu nehmen. Sie dürfen nie bagatellisiert werden und müssen ohne Verzug adäquat abgeklärt werden. Böse Zungen behaupten, der Hausarzt sei der Letzte, der die Demenzanzeichen bei seinen Patienten wahrnehme – und diese Stimmen haben vielleicht gar nicht so unrecht. Patienten mit beginnender demenzieller Entwicklung haben oft erstaunliche Fähigkeiten, ihre Defizite während der kurzen Konsultationszeit zu überspielen und eine heile Welt vorzutäuschen – bei den Angehörigen im Alltag hingegen gelingt ihnen dies auf die Dauer nicht. Der erfahrene Hausarzt kann mit wenig Aufwand entscheiden, ob weitere Abklärungen nötig sind.

Stürze sind häufig und meist Ausdruck einer multifaktoriellen Störung. Sie sind aber nicht unvermeidbar, wenn die Hauptursachen angegangen werden. Beispielsweise neurologische Leiden oder Degenerationen des Bewegungsapparates können therapeutisch optimiert werden. Eine spezifische Physiotherapie zur Sturzprophylaxe ist fast immer angezeigt, und Sturzfolgen können durch das Tragen von Hüftprotektoren oft vermieden oder gelindert werden. Leider werden die Kosten für die Protektoren von den Versicherungen bei uns nicht übernommen.

Betreuung zu Hause

Je polymorbider der geriatrische Patient ist, desto interdisziplinärer wird die Betreuung durch den Hausarzt sein. Dabei fungiert er als «Generalunternehmer» und koordiniert als «Teamchef» das umfassende Setting. Glücklicherweise sind praktisch alle eventuell notwendigen Dienste wie Grund- und Behandlungspflege durch die Spitex (spitalexterne Krankenpflege), Physiotherapie, Ergotherapie, Logopädie und zahlreiche Hilfsmittel durch die obligatorische Grundversicherung gedeckt. In komplexen Situationen lohnt sich ein interdisziplinäres Gespräch (Familiengespräch) unter Einbezug aller Beteiligter (Patient, Angehörige und alle involvierten Dienste) unter Führung des Hausarztes.

Prävention

Die präventive Tätigkeit hat auch in der hausärztlichen geriatrischen Betreuung einen hohen Stellenwert. Mit ihr können zum Teil Hospitalisationen und (vorzeitige) Heimplatzierungen vermieden oder hinausgezögert werden.

Streng genommen beginnt die primäre Prävention gleich nach der Konzeption (Verhalten der Schwangeren), wenn nicht sogar früher (z. B. Samenqualität). Sie sollte durch das ganze Leben beachtet werden im Sinne einer positiver Lebensgestaltung (Ernährung, körperliches und geistiges Training, Vermeiden von Noxen).

Die geriatrische Prävention im engeren Sinne umfasst einerseits die Stärkung der Abwehr, beispielsweise durch Impfungen und durch eine adäquate Ernährung. Andererseits umfasst sie wie in jedem Lebensalter die sekundäre Prophylaxe (Vermeiden symptomatischer Folgen von Erkrankungen, zum Beispiel durch Therapie einer Hyperlipidämie bei KHK etc.). Die wichtigste Prophylaxeform bei der geriatrischen Hausarzttätigkeit ist jedoch die tertiäre Prophylaxe im Sinne der Therapie und Korrektur funktioneller Einschränkungen oder deren Kompensation durch Hilfsmittel.

In verschiedenen Regionen der Schweiz wird in Form von **präventiven Hausbesuchen** eine spezielle Form der geriatrischen Prävention durchgeführt. Dabei wird durch ein spezialisiertes Team von Spitex-Fachpersonen in enger Zusammenarbeit mit eingebundenen Hausärzten und unter Leitung eines Geriaters eine Zielgruppe «noch rüstiger» bzw. unabhängiger alter Leute (mindestens > 65 J., zum Teil > 70 J.) ausgesucht. Über ein freiwilliges Ausfüllen eines Gesundheitsfragebogens werden sie in eine nachfolgende Beratung zu Hause durch die Spitex, in eine Gruppenberatung oder in eine Beratung durch den Hausarzt in dessen Praxis geführt, wenn sie dies akzeptieren. Das Ziel ist, die Selbständigkeit längerfristig zu erhalten, indem ungünstige Lebensumstände und Gewohnheiten sowie (noch) nicht realisierte krankhafte Zustände aufgedeckt und modifiziert werden.

Erste Versuche wurden ab 1992 im Kanton Bern durchgeführt (EIGER Projekt). Aktuell sind die Kantone Solothurn (SO!PRA Projekt, Stuck/Born, 2001) und der Kanton Bern («Zwäg ins Alter», Pro Senectute, o. J.) in einer Vorreiterrolle. Beide Projekte dienen dazu, die Möglichkeit einer zukünftigen flächendeckenden Durchführung praktisch auszuloten. Die Erfahrungen dabei sind positiv und viel versprechend, und die Akzeptanz bei den älteren Menschen ist gut.

Verkehrssicherheit

Ab dem 70. Lebensjahr müssen sich in der Schweiz alle Inhaber eines Ausweises zum Führen eines Motorfahrzeuges alle zwei Jahre einer periodischen medizinischen Kontrolluntersuchung unterziehen. Diese kann durch irgendeinen praktizierenden Arzt durchgeführt werden; meistens wird jedoch der Hausarzt damit betraut (lediglich im Kanton Graubünden muss die Untersuchung durch einen Bezirksarzt durchgeführt werden).

Dies hat den großen Vorteil, dass der Hausarzt den Probanden bestens kennt und die Beurteilung somit nicht aus einer «Momentaufnahme» heraus geschieht.

Andererseits kann ein negativer Entscheid auch das Arzt-Patientenverhältnis belasten. Diesen Konflikt kann der behandelnde Arzt aber auch umgehen, indem er die Entscheidung in Abhängigkeit vom Ausgang einer praktischen Probefahrt durch einen kantonalen Straßenverkehrsexperten trifft, oder die ganze Untersuchung an eine spezialisierte medizinische Stelle delegiert.

Kostendeckung geriatrischer Leistungen in der hausärztlichen Ambulanz

Die obligatorische Krankengrundversicherung deckt nebst den ärztlichen Leistungen unter Abzug einer zehnprozentigen Beteiligung (Betrag der Eigenbeteiligung nach oben limitiert) vollständig die Leistungen der ärztlich verordneten Spitex (Grundpflege und Bedarfsabklärung) sowie der ärztlich verordneten Physio- und Ergotherapie und der Logopädie.

Die wichtigsten Hilfsmittel der Behandlungspflege werden durch die Grundversicherung und weitere Hilfsmittel (z. B. Rollator) in der Regel durch eine Zusatzversicherung übernommen (MiGeL, Mittel- und Gegenstandsliste der KLV [Krankenpflege-Leistungsverordnung] des EDI Eidgenössisches Departement des Innern] vom 29. September 1995). An den Anschaffungskosten eines Rollstuhles beteiligt sich das BSV (Bundesamt für Sozialversicherung) alle fünf Jahre mit 900 CHF. Der viel diskutierte und oft zu Recht kritisierte neue eidgenössische Arzttarif TARMED, der im Jahre 2004 eingeführt worden ist, hat auch Vorteile.

Zwar gibt es für die Geriater nur gerade eine spezifische Position (00.0490, «kognitive Abklärung und Beratung»), diese ist jedoch in der höchsten Dignitätsstufe eingeteilt. Diese Tarmed-Position darf aber nur von Schwerpunkttitelträgern verwendet werden, sie steht dem «normalen» Hausarzt nicht zur Verfügung.

Der Vorteil des TARMED für den Hausarzt besteht darin, dass der größere Zeitaufwand in der geriatrischen Betreuung der Patienten durch den praktisch unlimitierten Konsultationszeitzusatz (Pos 00.0020, «weitere fünf Minuten») verrechnet werden kann. Zusätzlich können seit TARMED erstmals auch «Arztleistungen in Abwesenheit des Patienten» (Pos 00.0140, z. B. Besprechungen mit dem Sozialamt oder anderen Diensten oder ein aufwändiges Aktenstudium usw.) sowie «Telefonkonsultationen» (Pos 00.0110) ebenfalls theoretisch unlimitiert im Fünfminutentakt geltend gemacht werden. So können alle in der hausärztlichen geriatrischen Betreuung zusätzlichen und häufigen zeitlichen Aufwendungen realistisch in Rechnung gestellt werden. Wenn dies von allen geriatrisch teiltätigen Grundversorgern so gehandhabt wird – und das betrifft den überwiegenden Teil der Hausärzte – wird der einzelne Kollege in seiner Honorarforderungsstatistik der «Santésuisse» (Verband der Schweizer Krankenversicherer) im Vergleich mit seinen Facharztkollegen auch nicht aus dem Rahmen fallen.

Literatur

Beckett, N. S.; Peters, R.; Fletcher, A. E.; Staessen, J. A.; Liu, L.; Dumitrascu, D.; Stoyanovsky, V.; Antikainen, R. L.; Nikitin, Y.; Anderson, C.; Belhani, A.; Forette, F.; Rajkumar, C.; Thijy, L.; Banya, W.; Bilpitt, C. J.; HYVET Study Group (2006): Treatment of hypertension in patients 80 years of age or older (HYVET). N Engl J Med 358 (18): 1887–1898.

BfS (2008): Bundesamt für Statistik, Sektion Demographie und Migration, 29.01.08.

FMH (2008): FMH-Ärztestatistik 2007, Schweiz. Ärztezeitung 89:12/13 und FMH-Generalsekretariat «Ärztestatistik», www.fmh.ch.

Kaiser, C. A.; Bonetti, P. O.; Pfisterer, M.E (2006): Stellenwert der Koronarrevaskularisation bei älteren Patienten mit chronischer koronarer Herzkrankheit (TIME-Studie). Kardiovaskuläre Medizin 9:16–22.

Klinik für Geriatrie und Rehabilitation Stadtspital Waid Zürich (o. J.): Waid Guides. Agenda für geriatrisches Screening und Assessment.

Pro Senectute Kanton Bern Sektion Oberaargau (o. J.): Zwäg ins Alter (ZiA). www.zwaeg-ins-alter.ch.

Stuck, A. E.; Aronow, H. U., Steiner, A.; Alessi, C. A.; Büla, C. J.; Gold, M. N.; Yuhas, K. E.; Nisenbaum, R.; Rubenstein, L. Z.; Beck, J. C. (1995): A trial of annual in-home comprehensive geriatric assessments in older people living in the community. N Engl J Med 333: 1184–1189.

Stuck, A. E.; Born, S. (2001): Gesundheitsförderung im Alter: Das Projekt SO!PRA. Managed Care 2: 28–31.

3 Hausarzt und Geriatrie in Deutschland

Volker von der Damerau-Dambrowski

Demografische Entwicklung und geriatrische Versorgung

In der Bundesrepublik leben zurzeit 82 314 000 Menschen, davon sind 16,3 Mio. über 65 Jahre alt. Der Anteil dieser Altersgruppe wird sich in den nächsten Jahren dramatisch vergrößern.

Der Altersquotient, also das Verhältnis der 60-Jährigen und Älteren zur der Altersgruppe von 20 bis 59 Jahren beträgt zurzeit 46, im Jahr 2020 nur noch 33 und 2050 werden rechnerisch auf 100 Menschen zwischen 20 und 59 Jahre nur rund 34 unter 20-Jährige kommen, aber 78 über 60-Jährige. Der Anteil der älteren Menschen und damit auch der alten kranken Menschen wird also in den nächsten Jahren erheblich zunehmen und sollte eigentlich auf ein dafür gerüstetes Netz von ausreichend qualifizierten Ärzten treffen, die diesen erhöhten Versorgungsbedarf zahlenmäßig und qualitativ absichern.

Bereits vor dem Ersten Weltkrieg gab es erste Strukturen einer speziellen geriatrischen Qualifikation und Versorgung. Mit Machtübernahme der Nationalsozialisten wurden diese Strukturen jedoch nicht weiterentwickelt. Erst Ende der sechziger Jahre gründete der Kollege Leutiger in Hofgeismar eine stationäre geriatrische Station. In den folgenden Jahren gab es dann entsprechend der dezentralen Gesundheitspolitik der Bundesrepublik in den einzelnen Bundesländern unterschiedliche Versorgungskonzepte. In den nördlichen Ländern wie Nordrhein-Westfalen, Schleswig-Holstein und Hamburg finden wir bis jetzt eher die stationäre Geriatrie, die im Krankenhaus angesiedelt ist, während sich in den südlichen Bundesländern rehabilitative Geriatrie-Konzepte durchgesetzt haben, die allerdings auch in Kliniken untergebracht sind.

Inzwischen sind bundesweit Tageskliniken sowie akut-stationäre und auch rehabilitative Einrichtungen zu finden.

Aus- und Weiterbildung in der Geriatrie

Seit 1991 gibt es eine fakultative Weiterbildung in klinischer Geriatrie, die für Allgemeinärzte, Internisten, Neurologen und Psychiater offen steht. Lediglich im Land Brandenburg existiert seit 1992 der Schwerpunkt Geriatrie in der Inneren Medizin, entsprechend der anderen Schwerpunkte in diesem Fach wie Angiologie, Hämatologie, Kardiologie, Nephrologie usw.

Bis zum Jahr 1996 hatten alle Landesärztekammern in ihre Musterweiterbildungsordnung die fakultative Weiterbildung in *klinischer* Geriatrie aufgenommen. Die deutsche Gesellschaft für Geriatrie, also die Vereinigung der klinischen Geriater, fordert eine bundesweite Verankerung der Geriatrie entsprechend dem Vorgehen im Bundesland Brandenburg.

Anlässlich der Beschlüsse des letzten Ärztetages wurde die Musterweiterbildungsordnung für die Geriatrie in der Form geändert, dass sie jetzt als fakultative Weiterbildung in die einzelnen Bereiche «degradiert» und zusätzlich von 24 auf 18 Monate verkürzt wurde. Damit könnte künftig jeder Gebietsarzt Geriater werden, so zum Beispiel der Pathologe oder auch der Kinderarzt!

Die Zahl der klinischen Geriater beträgt zurzeit ca. 800. Es gibt sechs Lehrstühle an deutschen Universitäten (Hamburg, Berlin, Witten-Herdeke, Bochum, Heidelberg und Nürnberg).

Seit 2004 enthält das Studium für alle Medizinstudenten im Abschnitt «Querschnittfach Q7» einen Pflichtkurs im zehnten Studiensemester mit dem Inhalt «Die Medizin des Alterns und des alten Menschen». Weitere Lehrveranstaltungen werden der Abstimmung der Fakultäten überlassen und schwanken mithin mit deren Interessen.

Ärztestatistik

Für die Versorgung der 82 Mio. Bundesdeutschen stehen 315 000 Ärzte zur Verfügung, davon 137 000 in der ambulanten Versorgungsebene, das heißt Ärzte, die ausschließlich außerhalb des Krankenhauses arbeiten und hiervon 58 700 Hausärzte.

Unter den Hausärzten finden wir zum einen Fachärzte für Allgemeinmedizin mit einer qualifizierten fünfjährigen Weiterbildung sowie einige praktische Ärzte älteren Jahrgangs und etwa 17 000 hausärztlich tätige Internisten. Nach den Beschlüssen der letzten beiden Ärztetage nennt sich der Hausarzt in Zukunft Facharzt für Innere- und Allgemeinmedizin, und nur dieser Arzt darf sich in Zukunft an der hausärztlichen Versorgung beteiligen.

Während die Zahl der spezialisierten Gebietsärzte zurzeit weiter zunimmt, stagniert die Zahl der niedergelassenen Hausärzte und nimmt sogar ab. Dies hat bereits in zahlreichen Bundesländern, insbesondere im Osten Deutschlands, zu Unterversorgung der Bevölkerung geführt. Diese Entwicklung wird sich in den nächsten Jahren verschärfen. Bereits jetzt sind ca. 20 % der Hausärzte über 60 Jahre alt, und der Altersdurchschnitt aller Hausärzte liegt bei 52 Jahren. Das heißt, dass einer immer älter werdenden Bevölkerung mit einer polymorbiden Struktur immer weniger Hausärzte zur Verfügung stehen.

Hausarzt und Geriatrie

Für die meisten alten Menschen ist in Deutschland der Hausarzt die erste Anlaufstelle im Gesundheitssystem: Über 90 % der «Alten» gehen bei gesundheitlichen Problemen zuerst zu ihrem Hausarzt. Hier besteht eine meist über viele Jahre gewachsene vertrauensvolle Bindung. Er kennt in der Regel die sozialen Verhältnisse des Patienten, seine Anamnese und die der gesamten Familie. Der Patient sollte also von diesem Arzt eigentlich eine qualifizierte und kompetente Versorgung auch gerade geriatrischer medizinischer Probleme erwarten.

Eine spezielle Weiterbildung gibt es für deutsche Hausärzte allerdings erst im Ansatz. Eine Reihe von geriatrischen Sachinhalten wurde in die Weiterbildung eingebunden, aber eine flächendeckende Fortbildung für Hausärzte im Gebiet Geriatrie gibt es nicht.

Mit Einführung der Gebührenordnung (gültig ab 31. Januar 2006) existiert als abrechenbare Leistung ein **hausärztlich-geriatrisches Basisassessment** (GNR: 03240) mit folgendem obligaten Leistungsinhalt:

- Untersuchung von Funktions- und Fähigkeitsstörungen unter Berücksichtung des kardiopulmonalen und/oder neuromuskulären Globaleindrucks mit Quantifizierung der Störung mittels standardisierter qualitätsgesicherter Testverfahren (z. B. Barthel-Index, PGBA, IADL nach Lawton/Brody, geriatrisches Screening nach Lachs)
- Beurteilung der Sturzgefahr durch standardisierte Testverfahren (z. B. «Timed up and

go»-Test, Tandem-Stand, Esslinger Sturzrisiko-Assessment)
- Beurteilung von Hirnleistungsstörungen mittels standardisierter Testverfahren (z. B. MMST, SKT oder TFDD).

Der fakultative Leistungsinhalt ist:

- Einleitung zur Anpassung des familiären und häuslichen Umfeldes an die gegebenenfalls vorhandene Fähigkeits- und Funktionsstörung
- Anleitung zur Anpassung des Wohnraumes, gegebenenfalls des Arbeitsplatzes
- Abstimmung mit dem mitbehandelnden Arzt
- einmal im Behandlungsfall (dies bedeutet einmal in zwölf Monaten abrechenbar), bewertet mit 350 Punkten.

Dies entspricht etwa einer Bezahlung von 20 Euro. Sicher liegt es schon an dieser minimalen Honorierung, möglicherweise auch an dem lückenhaften Wissen zahlreicher Kollegen in der Anwendung der beschriebenen Testverfahren und dem mit diesen Untersuchungen verbundenen Zeitaufwand, dass diese Gebührenordnungsposition von deutlich unter 5 % aller Hausärzte zur Abrechnung gebracht wird.

Dennoch werden geriatrische Patienten von ihren Hausärzten entsprechend dem Vorgehen in der Allgemeinmedizin symptomorientiert und auf relativ hohem Niveau routinemäßig versorgt. Der Hausarzt hat die Möglichkeit, neben den von den Patienten bestimmten Kontakten jederzeit zusätzliche Besprechungs- und Untersuchungstermine einzurichten.

Die **Vorsorgeuntersuchungen** nehmen in der Tätigkeit des Hausarztes einen breiten Raum ein. Hervorzuheben auch in der Bedeutung für ältere Patienten ist die Gesundheitsvorsorge-Untersuchung, bei der alle Versicherten ab 35 Jahren alle zwei Jahre den Anspruch auf eine gründliche Untersuchung haben, die neben einer ausführlichen Anamnese eine umfassende körperliche Untersuchung und einige orientierende Laboruntersuchungen beinhaltet (GNR: 01732). Zusätzlich kann der Hausarzt gegebenenfalls altersabhängig eine Krebsvorsorge durchführen.

Disease-Management-Programme (DMP)

Im Rahmen der Betreuung chronischer Krankheiten haben sich in Deutschland Disease-Management-Programme (DMP) etabliert, bei denen Patienten mit bestimmten Krankheitsbildern nach vorgegebenen Richtlinien untersucht und betreut werden.

Die Leistungen in diesem Bereich werden gesondert abgegolten. Außerdem wird für diese Tätigkeit eine kontinuierliche Fortbildung verlangt. Die meisten Hausärzte nehmen an den DMP für Diabetes mellitus, Asthma und COPD sowie koronare Herzkrankheit teil. Es werden entsprechend den Richtlinien Patienten in die Programme aufgenommen, die unter den genannten Krankheiten leiden, also ein Großteil der geriatrischen Patienten. Andererseits ist die Frage angebracht, inwieweit DMP der Multimorbidität der alten Menschen gerecht werden.

Hausbesuche

In aller Regel macht jeder deutscher Hausarzt Hausbesuche, insbesondere bei alten gebrechlichen Patienten. Er prüft dabei den aktuellen Gesundheitszustand und leitet die notwendigen Maßnahmen ein. Die Häufigkeit ist dabei außerordentlich unterschiedlich: Landpraxen haben in der Regel einen ausgedehnten Besuchsplan wegen der weiten Wege und eher ungünstigen Verkehrsverhältnisse, die den alten Menschen kaum zugemutet werden können. Da hier die Bezahlung in den letzten Jahren eher dürftig ist, tritt der Hausarzt solche Besuche nur noch in dringend notwendigen Fällen an.

Bislang gibt es keine angestellten oder vertraglich fest verpflichteten Ärzte, die bestimmte Pflegeheime und dort dann alle Patienten betreuen. Bis auf weiteres fährt jeder Hausarzt zu den Patienten im Altenheim, die er schon selbst seit längerer Zeit betreut hat. Bedauerlicherweise ist die Kooperation mit den Altenheimen in der Regel mangelhaft. Zwar werden bedarfsorientierte Besuche durch den Hausarzt vorgenommen, allerdings ist dann die Absprache mit dem Pflegepersonal nicht fest geregelt und obliegt dem Gutdünken des Einzelnen. Eher selten nutzt der Hausarzt das vom Altenheimpersonal durchgeführte ausführliche Assessment, das über jeden Heimbewohner vorliegt und das fortlaufend aktualisiert werden muss (ADL, Minimental, Sturzrisiko u. a.).

Demenz

Das Thema Demenz gehört sicher nicht zu den Hauptinteressensgebieten des Arztes. Im Kollegenkreis höre ich bei Einladungen zu Fortbildungen dieses Themas oft Einwände wie «darüber weiß ich bereits alles» oder «eine Behandlung ist ohnehin ineffektiv und eine Heilung gibt es nicht».

Die ablehnende Haltung bei der Verordnung von relativ teuren Antidementiva ist verbunden mit einer Angst vor Arzneimittel-Regressen. Aber auch die konsequente angegepasste Therapie von psychischen Auffälligkeiten bei Dementen lässt in der Regel zu wünschen übrig. Bedauerlich ist, dass immer noch allzu leicht dem Wunsch nachgegeben wird, den Patienten pflegeleicht ruhig zustellen. Hier gilt ja häufig der Grundsatz: «Satt, sauber und ruhig».

Wirtschaftliche Zwänge

Die Verordnungsrichtgröße für Rentner, die von den Kostenträgern vorgegeben wird, reicht derzeit für den «gesunden alten» Patienten gerade aus, doch der ist nicht die Norm in der hausärztlichen Praxis. So kommt es zu der fatalen Situation, dass sich vor allem kleinere Praxen ältere und teure Patienten kaum noch «leisten» können, weil die zur Senkung des Verordnungsdurchschnittes «jungen gesunden» Patientengruppen fehlen. Da die Hausärzte als Hauptverordner nach wie vor für ihr jeweiliges individuelles Arznei- und Heilmittelbudget mit ihrem persönlichen Vermögen haften, schwebt über jedem von ihnen das Damokles-Schwert des Verordnungsregresses. Dem erhöhten Verordnungsbedarf für die älteren kranken Patienten steht ein ungünstiger höherer Zeitbedarf gegenüber. Bei begrenzten Zeitreserven muss vermehrt Verwaltungsarbeit und Bürokratie geleistet werden, die von der aufwändigen Rezeptur für häusliche Pflege bis zu den zahlreichen Absprachen mit Pflege- und Heilberufen reicht. Das heißt, der Verordnungsbegrenzung steht eine krasse Unterbezahlung des zeitlichen Mehraufwandes gegenüber, und der Hausarzt wird durch ein Übermaß an Bürokratie strapaziert: Anfragen der Krankenkassen, des Versorgungsamtes, Atteste für besondere Verordnungen, Begründungen für die Abrechnung, ein Antrag, der für den fünfseitigen Folgeantrag für eine Kurmaßnahme ausgefüllt werden muss, die fotografische Dokumentation der offenen Beine usw. ...

Unter diesen Umständen ist es bemerkenswert, dass die deutschen Hausärzte dennoch die Versorgung ihrer älteren Patienten überwiegend verantwortungsbewusst wahrnehmen und sie nicht etwa als unerwünscht ausgrenzen.

Kooperation zwischen Hausarzt, Krankenhaus und ambulanter Pflege/Heilberufen

In Deutschland ist die Kommunikation zwischen dem Hausarzt und allen anderen Akteuren, die seine älteren Patienten auch versorgen, ohne Zweifel verbesserungsbedürftig. Allerdings gibt es hier erhebliche regionale Unterschiede. Fest vorgegebene Strukturen bestehen nur im Ansatz. Bei jeder Einweisung ins Krankenhaus muss sicher ein entsprechendes Formular ausgefüllt werden, das allerdings nur die wichtigsten Angaben in Bezug auf den augenblicklichen Zustand des Patienten enthalten muss.

Jeder Hausarzt kennt die besonderen Gefahren, die unabhängig von der akuten Krankheit und dem eigentlichen Einweisungsgrund für seinen Patienten im Krankenhaus bestehen. Er hat zu oft schon die Inkompetenzkaskade erleben müssen, die einen relativ unabhängigen, noch selbstständigen Menschen im Laufe einer stationären Behandlung in einen pflegebedürftigen abhängigen verändert. Die Akut-Krankenhäuser sind auf die besonderen Anforderungen bei der Betreuung dieser Patienten nicht vorbereitet. Bei der Entlassung sind dann ebenso nur relativ dürftige Regularien vorgeschrieben. In der Regel gibt es einen handgeschriebenen Vorab-Bericht des entlassenden Arztes sowie gegebenenfalls einen Pflegeplan für die ambulante oder stationäre anschließende Pflege. Sowohl der Einsatz als auch die Frequenz der dann unter Umständen notwendigen Pflegemaßnahmen werden vom Hausarzt bestimmt. Er unterliegt dabei allerdings strengen Vorgaben der Kranken-Pflegeversicherungen.

Die **ambulanten Pflegedienste** unterschiedlicher Trägerschaften klagen sehr häufig über eine mangelnde Kommunikation mit den betreuenden Hausärzten. So ist es nicht die Regel, dass der Hausarzt unmittelbar nach Entlassung des Patienten diesen zu Hause aufsucht und sich dort mit dem Pflegedienst über die weiteren notwendigen Maßnahmen bespricht.

Ebenso wie der Einsatz eines Pflegedienstes ist auch die Verordnung von Heilmaßnahmen (Krankengymnastik, Logopädie, Ergotherapie etc.) in die Budget-Verantwortung des Hausarztes gelegt. Hier besteht kaum Spielraum, auch nur annähernd die notwendigen krankengymnastischen und ergotherapeutischen Behandlungen zu veranlassen. Durch die rigide Kassenpolitik ist die Versorgung der Patienten von einem Optimum weit entfernt.

Rehabilitation

In erster Linie sollten die vorhandenen Projekte zur ambulanten, wohnortnahen Rehabilitation für geriatrische Patienten zwingend von den Kostenträgern gefördert werden.

Der Deutsche Hausärzte-Verband hat in Zusammenarbeit mit der Deutschen Gesellschaft für Geriatrie ein «Curriculum ambulante geriatrische Rehabilitation durch Hausärzte» entwickelt, das von zahlreichen Kolleginnen und Kollegen erfolgreich absolviert wurde. Ziel der 14-tätigen intensiven Schulung ist, dass sie gemeinsam im Team eine ambulante geriatrische Reha einleiten und beaufsichtigen.

Ältere kranke Menschen wünschen keine Trennung von ihrer gewohnten Umgebung. Im Falle einer Rehabilitation im stationären Bereich kommt es oft zu einer akuten und bleibenden Dekompensation, insbesondere bei dementen Patienten. Eine wohnortnahe ambulante geriatrische Reha durch Hausärzte, wie zum Beispiel in dem von der Bundes-AOK und dem Gesundheitsministerium ausgezeichneten Projekt in Schöneberg/Sachsen-Anhalt, ist ein patientengerechter, zukunftsorientierter und preisgünstiger Weg, um der ständig wachsenden Zahl rehabilitationsbedürftiger geriatrischer Patienten erfolgreich zu begegnen.

Fazit

In Deutschland gibt es zurzeit und auch in Zukunft keine ausreichende Zahl spezifisch qualifizierter Geriater, um dem ständig steigenden Bedarf gerecht zu werden. Außerdem sind die klinischen Geriater ausschließlich im stationären Bereich angesiedelt. Weder in der ambulanten Regelversorgung noch in der spezifischen rehabilitativen Medizin können sie den wachsenden Markt abdecken.

Der Facharzt für Allgemeinmedizin/Facharzt für Innere Medizin ist durch die Breite seiner Weiterbildung und Tätigkeit hervorragend prädestiniert, die Multimorbidität und die vielfältigen Bedürfnisse der geriatrischen Patienten zu erkennen und zu versorgen.

Forderungen für die Zukunft: Der Hausarzt muss durch flächendeckende Weiterbildungsmöglichkeiten und eine spezifische Fortbildung gerüstet werden, um die ihm zugewachsene Position in der Betreuung geriatrischer Patienten qualitativ zu verbessern. Außerdem muss der mit der Betreuung dieser Patienten verbundene zeitliche Mehraufwand deutlich besser honoriert werden, und es muss gewährleistet sein, dass die von ihm veranlassten Verordnungen auch finanziert werden.

Als gutes Instrument könnte eine flächendeckende Ausübung des hausärztlichen geriatrischen Basisassessment dienen, wenn es denn angemessen honoriert würde.

4 Gesellschafts- und sozialpolitische Aspekte

Frank Schulz-Nieswandt

Die Problematik «Geriatrie in der Hausarztpraxis» hat einen gesellschaftlichen Kontext. Die Hausarztpraxis ist topografisch in einer sich wandelnden Versorgungslandschaft gesundheits- und sozialpolitisch einzuordnen, die wiederum unter dem Veränderungsdruck steht, sich passungsfähig zum sozio-demografischen Wandel zu entwickeln.

Geriatrisierung bedeutet hier nicht nur eine stärkere Hinwendung zu dem geriatrischen Formenkreis der Erkrankungen; Geriatrisierung bedeutet eine andere medizinanthropologische Haltung, die sich den personalen Lebenslagen unter dem Aspekt der ganzen Lebenswelt der verletzbaren menschlichen Person widmet und die Schnittstellen zu pflegerischen und komplementären sozialen, auch psychosozialen Begleitbedarfen beachtet. Pflegeontologisch gesehen, kommt die ganze Leiblichkeit und somit die ganze personale Existenzweise des älteren und alten Menschen in den Blick der Anamnese, des Assessments und der Diagnose und rückt stärker die Rehabilitation und die allgemeine (präventive) Förderung der personalen Selbständigkeit in der Lebensführung bis ins höhere Alter in den Mittelpunkt der Altersmedizin (Schulz-Nieswandt, 2009).

Die gesellschafts- und sozialpolitischen Aspekte der hausärztlichen Geriatrie sind differenziert auf einer Makro-, einer Meso- und einer Mikroebene zu untersuchen.

Makroebene: Demografischer Wandel und epidemiologische Transition

Es ist ein grundlegender gerontologischer Befund, dass die Gesundheit im Alter in ihrer großen Varianz nicht durch das kalendarische Alter erklärt werden kann. Alt-Sein bedeutet nicht einfach Krank-Sein. Dennoch bilden sich mit dem Alter gewisse Risikolagen und Gefährdungen heraus, und insbesondere im Alter von über 80 Jahren verdichten sich Risikolagen.

Die kollektive demografische Alterung wird daher im Lichte der hochgradig differentiellen Lebensverläufe vermehrt geriatrischen Versorgungsbedarf nach sich ziehen. Nosologisch gesehen, sind insbesondere auch komplexe Schnittflächen zwischen Multimorbidität und chronifizierten Erkrankungen, funktionellen Beeinträchtigungen (Formen der Hilfe- und Pflegebedarfe) und (spät erworbenen) Behinderungsformen (Driller u. a., 2008) zu berücksichtigen. Kognitive, gerontopsychiatrische und psychosoziale Begleitbedarfe treten verdichtend hinzu. Eingebettet bleiben diese gesellschaftlichen Herausforderungen in die Lebenslagen der Menschen, definiert als Wechselspiel personaler und kontextueller Ressourcen mit Blick auf die Entwicklungsaufgaben, die der Mensch im Lebenslauf zu bewältigen hat. Die Sozialpolitik (Schulz-Nieswandt, 2006) hat hier Ressourcen bereit zu stellen, damit Menschen eine Chance haben, die sich im Lebenslauf stellenden Entwicklungsaufgaben bzw. An- und Herausforderungen zu bewältigen.

Die Menschen sind hier in ihrer prinzipiellen Selbständigkeit und Selbstverantwortung gefordert, bleiben aber reziprok (Prinzip des Gebens und Nehmens) in ihrer sozialen Mitverantwortung eingebunden und tragen so durch soziale Fremdhilfe zur Hilfe zur Selbsthilfe bei. Letztendlich geht es um die Sicherstellung, Förderung und Stabilisierung von Lebensqualität und subjektiver Zufriedenheit bis ins höhere Alter hinein. Im sehr hohen Alter stellt sich dabei allerdings vermehrt auch das anthropologische Problem ein, in sich ergebene Abhängigkeiten akzeptierend einzuwilligen. Dies scheint, vor dem Sterbensprozess als letzte Statuspassage, eine späte Entwicklungsaufgabe der Person zu sein.

Mesoebene (I): Soziale Dienste und Einrichtungen im Lichte der Gewährleistungsstaatlichkeit

Zu diesen Kontexten, deren organisatorische lebensweltliche Mitte die menschliche Person darstellt (Schulz-Nieswandt, 2007a und 2008), zählen unter anderem ökonomische, soziale (netzwerkbezogene) und sozialinfrastrukturelle Ressourcen. Letztere umfassen die Einrichtungen und Dienste, die, sozialrechtlich gesehen, einem öffentlichen Sicherstellungs- bzw. Gewährleistungsauftrag unterliegen, demnach das bezeichnen, was, zunehmend unter europarechtlichem Modernisierungsdruck stehend (Schulz-Nieswandt, 2007), als Daseinsvorsorgegüter begriffen wird. Im neueren europarechtlichen Zusammenhang ist von den Dienstleistungen von allgemeinem (wirtschaftlichen) Interesse die Rede (DA[W]I).

Die medizinische Versorgung der Bevölkerung, hier der älteren und alten Menschen, muss als Infrastruktur räumlich sichergestellt werden, also unter Aspekten der Verfügbarkeit, Erreichbarkeit, aber auch der Zugänglichkeit und Akzeptanz. Die Problematik weist hier einen sozialräumlichen und daher konkreten lebensweltlichen Bezug auf. Dies gilt auch für die pflegerische Versorgungslandschaft, bei der es um die wohnortnahen, netzwerkzentrierten, aktivierenden Hilfen zur Hilfe und um Einbindung informeller Wohlfahrtsproduktion («Crowding-in») durch professionelle Dienstleistungen geht.

Damit sind nicht nur die (grundrechtlich definierbaren) sozialen Zugangschancen angesprochen, sondern auch die Qualität der Dienste und Einrichtungen, die zugleich jedoch auch nachhaltigkeitsorientiert unter Aspekten der fiskalischen Stabilität betrachtet werden müssen.

Mesoebene (II): Wandel der Betriebsformen und der Versorgungslandschaften

Innerhalb eines betriebsmorphologischen Pluralismus ist der Betriebstypus des niedergelassenen Arztes, hier als Hausarzt, von zentraler Bedeutung. Dieser Betriebstypus kann sich in Zukunft behaupten, allerdings in einer sich ausdifferenzierenden Landschaft von Betriebsformen. Übergreifender Trend ist jedoch die Vernetzung und Kooperation.

Im Vordergrund stehen hierbei (bevölkerungs- oder auch indikationsbezogene) Formen der transsektoralen Sicherstellung unbrüchiger Versorgungspfade (Wagner, 2004). Ein solches Care Management schließt im Einzelfall Praxisformen des Case Managements keineswegs aus. Vielmehr müssen auch unbrüchige Patientenpfade immer im Lichte der individuellen Bedarfslagen optimal konkretisiert werden. Dem Hausarzt können hier unterschiedliche, aber eng verzahnte Funktionen zukommen. Diagnostisch ist er ein vorgeschalteter Filter vor der vertiefenden spezialisierten Medizin, er ist

«Gatekeeper» für die weiteren Verlaufsformen der Versorgung, und er ist lebensweltlich der primäre medizinische Ansprechpartner. Dies setzt erhebliche medizinische, aber auch sozialkompetente Qualifikationsprofile voraus. Hier siedelt sich die Geriatrisierung als Ausbildungsfrage an (Döhner/Stamm, 2005), aber in dieser doppelten, medizinisch-sozialen Profilbildung auch als Frage nach einer grundlegenden medizinanthropologischen Haltung.

Aus Gründen der systematischen Überforderung eines solchen hausärztlichen Leistungsprofils ist allerdings eine stärkere multi-disziplinäre Team-Orientierung angeraten. Sonst wird der Hausarzt, gerade auch angesichts der Komplexität der Lebenslagen der älteren und alten Menschen systematisch überfordert und einem Rollenverständnis gesellschaftlich ausgesetzt, das Empathie und soziale Unterstützung, Managementaufgaben sowie klinische Diagnostik und medizinische Therapiewahl unrealistisch addiert zu einem multi-funktionalen Berufsbild, das den Arzt als Person überfordert. Es würde nur der alte und überholte Mythos von der gottähnlichen, heldenhaften Medizin auf neuer, breiterer Kompetenzprofilgrundlage reproduziert. (Pflegerisches) Care und (medizinisches) Cure, soziales Helfen, emotionale Unterstützung, beratende Leistungen und organisationale Managementfunktionen würden so zwar den im Gesundheitswesen problematischen Dualismus der geschlechtsspezifischen Rollenzuweisungen überwinden helfen, aber auf Kosten intra-personaler Überforderungen.

Eine stärkere multi-disziplinäre Teamorientierung würde entweder die Hausarztpraxis betriebsmorphologisch stärker in integrierte Netze zum Krankenhaus, zur Rehabilitation, zur Pflege (Taupitz et al., 2008; Heil, 1997) und zu komplementären sozialen Diensten eingliedern oder aber zumindest vermehrte kommunikative Kooperation im inter-professionellen und transsektoralen Schnittstellenmanagement aus der Perspektive einer betrieblich-rechtlichen Autonomie heraus abfordern.

Hier sind verstärkt die sozialrechtlichen Rahmenbedingungen im SGB V, jetzt auch durch die Reform des SGB XI geschaffen worden. Die ökonomischen Anreizsysteme müssen vertraglich nunmehr so ausgestaltet werden, dass sich die sektoralen, funktionellen und professionellen Fragmentierungen überwinden lassen. Doch das ebenso fragmentierte System der Sozialgesetzbücher und der Leistungs- bzw. Kostenträger stellt eine Erschwernis für eine integrierte Versorgungslandschaft mit entsprechend optimierten Prozessabläufen dar.

Immerhin sieht das neuere Sozialrecht, in einer tendenziellen Abkehr vom Kollektivertragswesen, allerdings auf der Basis des Zulassungswesens und der Vertrags- und Plankrankenhauslandschaft der Landeskrankenhauspolitik, vermehrt ein Individualvertragswesen vor, bei dem der Sicherstellungsauftrag bei den Einzelkassen liegt. Diese Einzelkassen können sich auf der Grundlage eines allgemein gültigen, für alle Kassen einheitlichen Leistungskataloges im Wettbewerb die gewünschten Versorgungsformen zu entsprechenden Qualitätsansprüchen «einkaufen».

So sind die notwendigen – rechtlichen wie anreizökonomischen – Voraussetzungen für eine Veränderung der Versorgungslandschaft als Konfiguration zunehmend ausdifferenzierter Betriebsformen gegeben; und die Hausärzte müssen sich hier positionieren.

Die genannten notwendigen (rechtlichen und ökonomischen) Voraussetzungen bedürfen jedoch auch einer Ergänzung um jene Elemente, die sodann eine hinreichende Bedingung für die gelingende Implementation einer neuen effizienten und effektiven Medizin darstellen. Und hiermit ist ein tief greifender Wandel der Medizin-«Kultur» angesprochen. Diese umfasst, wenn man das kulturwissenschaftliche Problemverständnis semiotisch einbringt (soziale Interaktionen also nach einer kulturellen Grammatik funktionieren, so dass die Rollen einem dramatisch inszenierten Skript folgen), das berufliche Selbst-Konzept der Professionen, ihre Fähigkeit zur Kommunikation und Kooperation in einem Stakeholder-orientierten Sinne, also mit Blick auf andere Professionen, auf MitarbeiterInnen, auf die Patienten und ihre sozialen Netze, betrifft die gelebte Medizinanthropologie, den kollektiven epistemischen Denkstil der Profession und die sich ableitenden berufsständisch-politischen Strategiehaltungen im Allokations- und Verteilungsgeschehen (Schulz-Nieswandt, 2009).

Mikroebene: Der ärztliche Blick im Wandel

Von einem solchen Anforderungsprofil in Richtung auf einen Haltungswandel ist die Gruppe der Hausärzte nicht ausgenommen.

Es geht um die Bereitschaft zu multi-disziplinären, trans-professionellen Kooperationen, um die Bereitschaft zur Geriatrisierung. Dies ist eine fachliche Aus- und Weiterbildungsfrage, aber eben auch eine grundsätzliche Haltungsfrage: Denn Geriatrisierung impliziert den Öffnungswillen an der Schnittflächen zur Pflege (auch zur Advanced-Nursing-Richtung) und zu den weiteren Therapieprofessionen, wie sie betriebsmorphologisch zum Beispiel im Rahmen eines Medizinischen Versorgungszentrums zusammen wirken könnten.

Diese Neuorientierungen sind unabhängig davon geboten, wie sich die Geriatrie in den einzelnen Bundesländern aufstellt, insbesondere hinsichtlich der Frage Fall abschließender Rehabilitationsversorgung in stationären (Plute/Vogel, 2007), teilstationären und ambulanten Betriebsstrukturen. Die geriatrische Rehabilitation folgt hier akuten Versorgungsinterventionen; im Alltag geht es jedoch vor allem um die lebensgeschichtlichen Vorfelder der Genese geriatrischer Erkrankungen, die im Praxishorizont des niedergelassenen Arztes und anderer Betriebsformen der alltäglichen Medizinnutzung der älter werdenden Bevölkerung anfallen, sowie um die begleitende Nachsorge, also um die medizinisch-pflegerisch-soziale Begleitung von Menschen mit bleibenden funktionellen Beeinträchtigungen, Behinderungen, Hilfe- und Pflegebedürftigkeiten, und dies trotz und nach gelungener Rehabilitation.

Auf dieser Ebene der weiteren Begleitung geht es um die oben angesprochene Sicherung möglichst hoher Grade der Lebensqualität und der subjektiven Lebenszufriedenheit der menschlichen Person angesichts derartiger existenzieller Daseinserfahrungen.

Auf der vorgeschalteten Ebene der lebensgeschichtlichen Problemgenesen geht es um eine stärker präventionsorientierte Praxis. Die Problematik zum Beispiel eines präventiven Hausbesuchs ab 70 Jahren (Deutsches Institut für angewandte Pflegeforschung, 2008) macht die Schnittfläche beider Ebenen deutlich, aber auch die Verknüpfung mit den oben angesprochenen Fragen einer multi-professionellen Teamorientierung und der Erarbeitung neuer Interventionsformen, die auch andere professionelle und betriebliche Handlungsmodelle hausärztlicher Tätigkeit bedeuten können.

Diese multi-professionelle Perspektivität auf die Lebenslage des älteren und alten Menschen und seinen Versorgungsbedarfen benötigt eine erweiterte medizinische Diagnostik und eine um pflegediagnostische Assessmentinstrumentarien ergänzte Anamnese. Das klingt technisch, meint aber eine veränderte gelebte Medizinanthropologie.

Die besondere Komplexität der geriatrischen Formenkreise der Erkrankungen und der medizin-komplementären Bedarfslagen und Risikoprofile macht es erforderlich, die hausärztliche Tätigkeit an dem Modell des «Shared decision makings» zu orientieren.

Dieses dialogische Modell der Arzt-Patienten-Beziehungen, geprägt von der transsektoralen Empowerment-Bewegung (so auch in Form von individuellen Hilfeplanungen und Entwicklungsgesprächen, in Form der Nutzung persönlicher Budgets in der Pflege- und Behindertenarbeit), ist zwar differentiell abzustellen auf die Persönlichkeiten der Patienten, ist im Grundsatz aber vom Gedanken der Abkehr eines überzogenen Paternalismus gekennzeichnet. Die so veränderte dialogische Kultur zwischen Professionen und Patienten ist insbesondere mit Blick auf die diagnostischen und als multi-perspektivisch definierten Handlungsbedarfe des geriatrischen Patienten unabdingbar.

Fazit

Hier wird sich die hausärztliche Tätigkeit den derzeitigen Defiziten stellen müssen und sich einer, den Herausforderung der Alterung der Gesellschaft passungsfähigen Weiterentwicklung öffnen müssen.

Die Organisationsentwicklung im Gesundheitswesen hängt dabei nicht nur von der politischen Herbeiführung rechtlicher Rahmenbedingungen und der strategischen Ermöglichung ökonomischer Win-Win-Situationen (um ökonomische Veto-Spieler-Situationen zu überwinden) ab. Die veränderten Anforderungsprofile der Professionen (aber auch des mitwirkenden Bürgers, in der Rolle des Versicherten oder des Patienten) bedürfen der Überwindung geradezu ubiquitär beobachtbarer Blockaden, die aus tief sitzenden (Veränderungs-)Ängsten und Selbstbild-bezogenen Kränkungen der Professionen resultieren. Ein solcher tiefenpsychologischer Blick auf die Organisationsentwicklung des Gesundheitswesens mag hier überraschen (angesichts der Dominanz der ökonomischen Reformpolitikberatung). Der ergänzende Blick resultiert aber mit empirischer Evidenz aus der validierten Erkenntnis, dass die Professionen ihre Identität an berufsbezogenen kulturellen Skripten festmachen, deren Veränderung oder Überwindungen oftmals geradezu strukturreformresistent erscheinen.

Literatur

Deutsches Institut für angewandte Pflegeforschung (2008): Präventive Hausbesuche bei Senioren. Schlütersche, Hannover (i. E.).

Döhner, H., Stamm, Th. (Hrsg.) (2005): Geriatrische Qualifizierung für Hausärzte. LIT, Münster.

Driller, E.; Alich, S.; Karbach, U.; Pfaff, H.; Schulz-Nieswandt, F. (2008): Die INA-Studie. Inanspruchnahme, soziales Netzwerk und Alter am Beispiel von Angeboten der Behindertenhilfe. Lambertus, Freiburg i. Br.

Heil, C. (1997): Hausärzte und ambulantes Pflegepersonal. LIT, Münster.

Plute, G.; Vogel, W. (2007): Geriatrische Behandlung im Krankenhaus. Zeitschrift für Gerontologie und Geriatrie, 40 (6): 448–456.

Schulz-Nieswandt, F. (2006): Sozialpolitik und Alter. Kohlhammer, Stuttgart.

Schulz-Nieswandt, F. (2007): Behindertenhilfe im Wandel. Zwischen Europarecht, neuer Steuerung und Empowerment. LIT, Berlin.

Schulz-Nieswandt, F. (2007a): Lebenslauforientierte Sozialpolitikforschung, Gerontologie und philosophische Anthropologie. Schnittflächen und mögliche Theorieklammern. In: Wahl, H.-W.; Mollenkopf, H. (Hrsg.): Alternsforschung am Beginn des 21. Jahrhunderts. AKA, Berlin: 61–81.

Schulz-Nieswandt, F. (2008): Alter und Lebenslauf. Ein Beitrag zur philosophischen Anthropologie in sozialpolitischer Absicht. In: Aner, K.; Karl, U. (Hrsg.): Lebensalter und Soziale Arbeit: Ältere und alte Menschen. Schneider, Hohengehren: 77–91.

Schulz-Nieswandt, F. (2009): Medizinkultur im Wandel? Duncker & Humblot, Berlin (i. V.).

Taupitz, J.; Pitz, A.; Biedziolka, K. (2008): Der Einsatz nicht-ärztlichen Heilpersonals bei der ambulanten Versorgung chronisch kranker Patienten. LIT, Berlin.

Wagner, B. (2004): Geriatrische Versorgung in Deutschland. Versorgungsketten zwischen Krankenhaus, Rehabilitation und Pflege? Kovac, Hamburg.

Teil 2

Medizinische Probleme

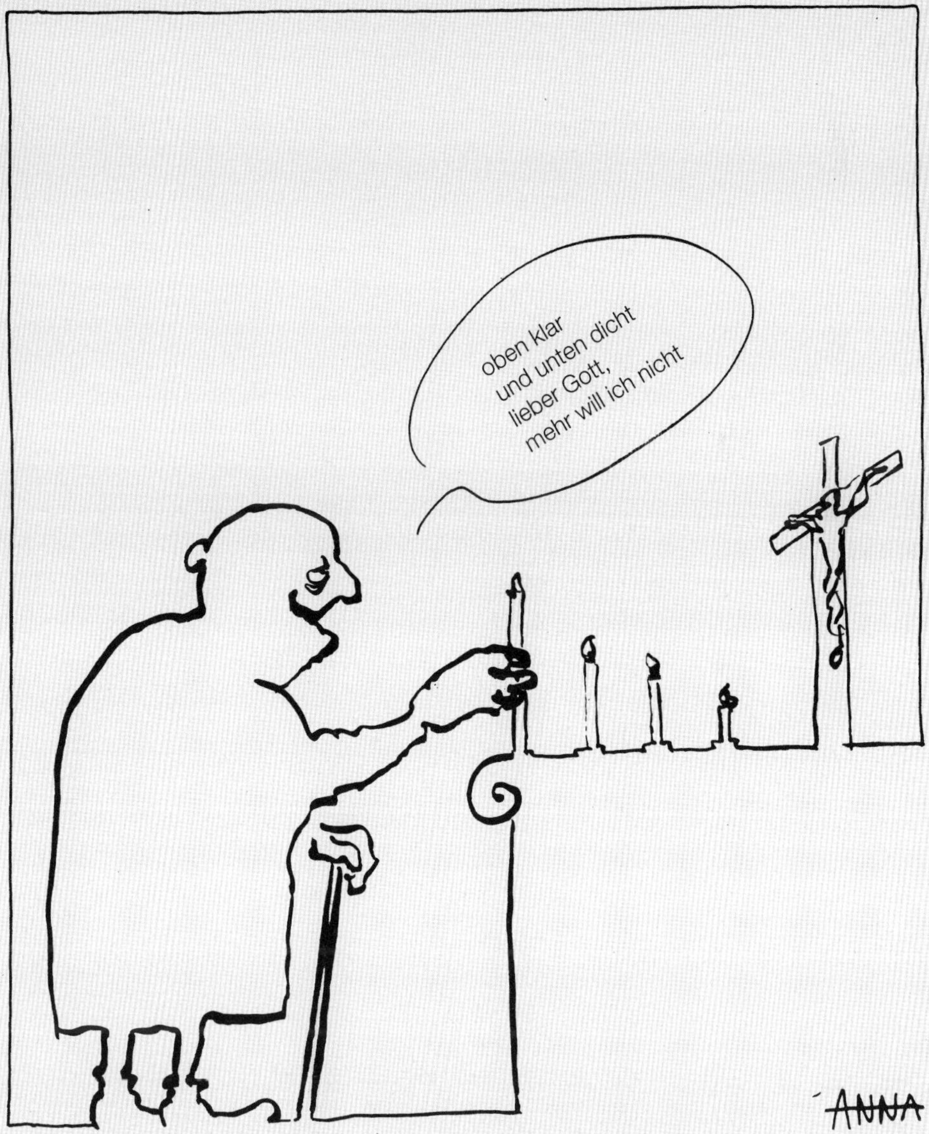
oben klar
und unten dicht
lieber Gott,
mehr will ich nicht
ANNA

5 Affektive Störungen und Suizidalität

Gabriela Stoppe

Depressionen sind im Alter die häufigste psychische Erkrankung und betreffen bis zu 20 % der älteren Bevölkerung. In Klinik und Forschung wird oft unterschieden zwischen Depressionen, die erst im höheren Alter erstmals auftreten (late onset) und solchen, die bereits in mittleren und früheren Lebensabschnitten bedeutsam waren. Uni- und bipolare Verlaufsformen, das heißt auch Manien, setzen sich bis in das höhere Lebensalter fort, ohne zu chronifizieren oder sich abzuschwächen (Angst et al., 2003). Selten sind manische Erstmanifestationen im höheren Lebensalter. Angsterkrankungen sind weniger gut untersucht, jedoch kommen alle Formen auch im Alter vor (Börner, 2004).

Gerade Verstimmungen und Ängste sind in Anbetracht der Entwicklungsaufgaben des höheren Lebensalters durchaus auch «normal». Die Konfrontation mit Krankheiten, nachlassender Attraktivität und Leistungsfähigkeit, die Bedrohung von Autonomie und nicht zuletzt der Tod sind Herausforderungen, die von älteren Menschen gemeistert werden müssen. Vor diesem Hintergrund ist die Prävalenz affektiver Störungen im Alter vielleicht sogar eher niedrig und ein Hinweis, dass die Wohlbefindensregulation im Alter bei vielen lange gut gelingt (Stoppe, 2008).

Gleichzeitig besteht immer noch eine erhebliche Unterdiagnose affektiver Störungen, vor allem im Alter, die sicher auch daher kommt, dass zum Beispiel sozialer Rückzug oder Ängste sowohl von den Professionellen als auch den Patienten und ihren Familien als normal angesehen werden. Es empfiehlt sich deshalb – nicht nur in diesem Kontext – dass sich die Therapeuten auch selbst darüber Klarheit verschaffen, welche Ängste und Befürchtungen in Bezug auf das Alter sie selbst haben (Stoppe, 2008; Börner, 2004).

Häufigkeit und Folgen

Die Prävalenz von affektiven Störungen nimmt mit dem Alter zu, und Frauen sind etwa zweimal so häufig betroffen. Die isolierten Störungen scheinen eher weniger aufzutreten. Depressionen betreffen etwa 20 % der Bevölkerung, Angsterkrankungen etwa 10 %, wobei formal die generalisierte Angststörung etwa zwei Drittel der Fälle ausmacht. Die Angaben zu phobischen Störungen schwanken zwischen 1 und 10 % (Börner, 2004).

Die so genannte Komorbidität mit anderen psychischen und somatischen Erkrankungen ist im Alter die Regel, nicht die Ausnahme. Dabei besteht eine Wechselbeziehung dahingehend, dass insbesondere Depressionen nicht nur infolge körperlicher Erkrankungen eine wesentliche Rolle spielen, sondern auch als Faktoren, die die Behandlung und den Verlauf komplizieren. Zusätzlich sind sie unabhängiger Risikofaktor für zum Beispiel Demenzen, Schlaganfälle und kardiovaskuläre Erkrankungen sowie – ebenso wie die Angsterkrankungen – für Stürze, Aktivitätseinschränkungen und Immobilität sowie häufig unangemessenen Benzodiazepinkonsum respektive -abhängigkeit (Stoppe, 2008; Börner, 2004).

Der Erkrankungsbeginn einer affektiven Störung im höheren Lebensalter muss immer an das Vorliegen einer hirnorganischen Störung denken lassen. So treten sie häufig im Vorfeld von Demenzerkrankungen auf. Affektive Störungen erhöhen aber auch das Risiko für schon frühe Invalidisierung und auch Institutionalisierung, zum Beispiel weil soziale Kontakte gemieden bzw. nicht gepflegt werden.

Vor allem Depressionen (in ca. 90 % der Fälle) sind im höheren Lebensalter die Hauptursa-

H = Hauptsymptome
- Gedrückte, depressive Stimmung
- Interessenverlust, Freudlosigkeit
- Antriebsmangel, erhöhte Ermüdbarkeit

Z = Zusatzsymptome
- Verminderte Konzentration und Aufmerksamkeit
- Vermindertes Selbstwertgefühl und Selbstvertrauen
- Gefühle von Schuld und Wertlosigkeit
- Negative und pessimistische Zukunftsperspektiven
- Suizidgedanken/-handlungen
- Schlafstörungen
- Verminderter Appetit

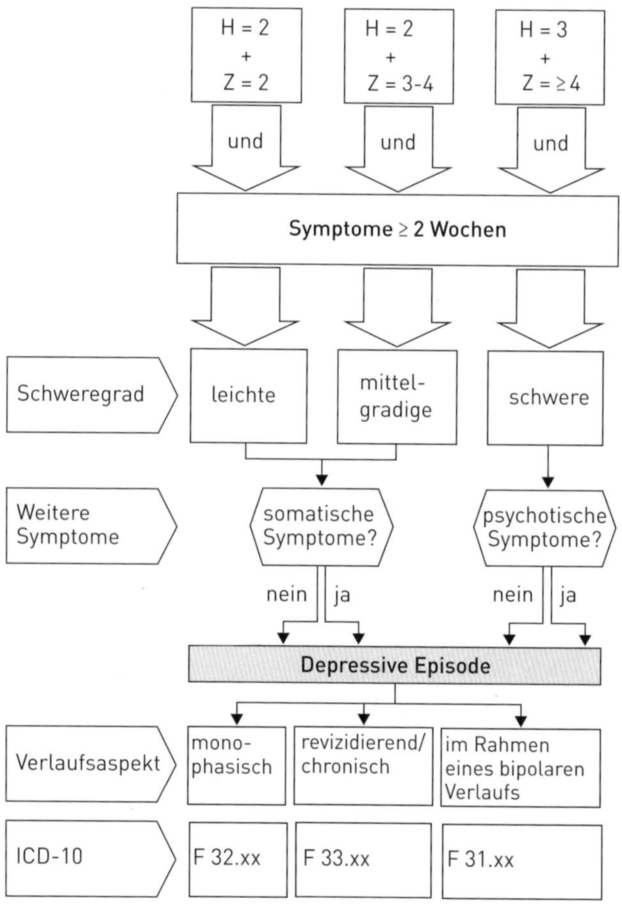

ICD-10-Diagnose affektiver Störungen
Hauptkategorien:
F30 manische Episode
F31 bipolare affektive Störung
F32 depressive Episode
F33 rezidivierende depressive Störung
F34 anhaltende affektive Störungen
F38 sonstige affektive Störungen
F39 nicht näher bezeichnete affektive Störungen

Abbildung 5-1: Algorithmus für die Diagnose einer depressiven Episode che für die hohe Suizidrate im Alter, insbesondere wenn sie nicht erkannt werden.

Die Behandelbarkeit ist per se nicht schlechter als in anderen Lebensabschnitten. Jedoch sind Faktoren, die in allen Lebensabschnitten die Prognose verschlechtern, im Alter häufiger: die Komorbidität, die Anzahl vorangegangener Episoden, ein späterer Behandlungsbeginn (Mitchell et al., 2005). In der Versorgungspraxis überwiegen derzeit Pharmakotherapien, die oft nicht fachgerecht durchgeführt werden. Schon allein deshalb gilt es der Psychotherapie mehr Gewicht einzuräumen und auch Fachärzte bzw. -therapeuten konstruktiv einzubeziehen.

Diagnose

Die diagnostischen Kriterien für eine Depression, eine Manie oder eine Angsterkrankung unterscheiden sich nicht von denen für das mittlere Erwachsenenalter. Beispielhaft zeigt Abbildung 5-1 die Kriterien für ein depressives Syndrom nach ICD-10. Generell zeigt sich jedoch im Alter häufig ein anderes Symptombild. Als wesentliches Kennzeichen kann gelten, dass die **depressive oder ängstliche Verstimmung** häufig nicht so deutlich imponiert. Es ist deshalb bei der Diagnostik wichtig, Veränderungen der Affektivität sorgfältig zu explorieren. Gerade ältere Menschen fürchten in einer entsprechenden Situation den Autonomieverlust und haben auch oft Angst, an einer psychischen Krankheit zu leiden. Vergleichsweise häufigere Klagen sind solche über körperliche Beschwerden wie Schwindel, Müdigkeit, Unruhe, Appetitmangel, Konzentrationsstörungen, Herzbeschwerden etc.

Allein diese Beschwerdeliste zeigt, dass diese gerade bei multimorbiden Patienten «übersehen» werden können. Man hat deshalb gute Erfahrungen mit dem Einsatz von standardisierten Instrumenten gemacht, um die Früherkennung zu verbessern. Im hausärztlichen Bereich wird zum Screening auf eine Depression im Alter insbesondere die **geriatrische Depressionsskala** empfohlen (D'Ath et al., 1994). Die Tabelle 5-1 zeigt die kürzeste Version mit vier Fragen. Speziell für die (psycho-)somatisch kranken Patienten wurde die **Hospital Anxiety and Depression Scale** entwickelt, die sich an großen Patientenzahlen in verschiedenen Settings bewährt hat und jeweils Subskalen für Angst und Depression aufweist (Herrmann et al., 1995). Diese ist der Tabelle 5-2 zu entnehmen. Sofern man ein solches Screening nicht regulär im Rahmen regelmäßiger Gesundheitschecks in der Praxis einsetzen will, sollten sie zumindest bei entsprechenden Risikogruppen

Tabelle 5-1: Geriatrische Depressionsskala (GDS) in der kürzesten Version, die noch mit guter Sensitivität und Spezifität einhergeht (D'Ath et al., 1994).

Wenn ein oder mehr Punkte erzielt werden, sollte weitergehend das Vorliegen einer Depression überprüft werden. Die Fragen können gestellt werden, oder der Patient kann den Bogen selbst ausfüllen. Die Frage bzw. Aufgabe lautet: Geben Sie bei den folgenden Fragen an, ob sie für Sie innerhalb der letzten Woche zutrafen oder nicht:		
	ja	nein
1. Sind Sie mit Ihrem Leben grundsätzlich zufrieden?	0	1
2. Haben Sie das Gefühl, dass Ihr Leben ohne Inhalt ist?	1	0
3. Befürchten Sie, dass Ihnen etwas Schlimmes zustoßen könnte?	1	0
4. Fühlen Sie sich überwiegend gut?	0	1
Gesamtpunktzahl:		

Tabelle 5-2: Hospital Anxiety and Depression Scale (HADS) (deutsche Version Herrmann et al., 1995).

Bei der Skala handelt es sich um eine Selbstauskunftsskala, die sich auf die letzte Woche bezieht. Die Bewertung erfolgt jeweils von Null bis drei Punkten. Auf jeder Subskala – Depression bzw. Angst – können 21 Punkte erreicht werden, wobei jeweils Werte bis sieben als unauffällig gelten. Wenn acht oder mehr Punkte erzielt werden, sollte weitergehend das Vorliegen einer Depression bzw. einer Angsterkrankung überprüft werden. Die Subskala Depression ist durch kursive Schriftzeichen gekennzeichnet.

Der Patient wird gebeten, ein Kreuz pro Frage zu machen und keine Frage auszulassen. Der Patient soll möglichst spontan die Antwort auswählen, die er auf Anhieb am zutreffendsten findet.

1. Ich fühle mich angespannt und überreizt.	meistens oft von Zeit zu Zeit/gelegentlich überhaupt nicht
2. Ich kann mich heute noch so freuen wie früher.	*ganz genauso* *nicht ganz so sehr* *nur noch ein wenig* *kaum oder gar nicht*
3. Mich überkommt eine ängstliche Vorahnung, dass etwas Schreckliches passieren könnte.	ja, sehr stark ja, aber nicht allzu stark Etwas, aber es macht mir keine Sorgen. überhaupt nicht
4. Ich kann lachen und die lustige Seite der Dinge sehen.	*ja, so viel wie immer* *nicht mehr ganz so viel* *inzwischen viel weniger* *überhaupt nicht*
5. Mir gehen beunruhigende Gedanken durch den Kopf.	*ein Großteil der Zeit* *verhältnismäßig oft* *von Zeit zu Zeit, aber nicht allzu oft* *nur gelegentlich/nie*
6. Ich fühle mich glücklich.	*überhaupt nicht* *selten* *manchmal* *meistens*
7. Ich kann behaglich dasitzen und mich entspannen.	ja, natürlich gewöhnlich schon nicht oft überhaupt nicht
8. Ich fühle mich in meinen Aktivitäten gebremst.	fast immer sehr oft manchmal überhaupt nicht
9. Ich habe manchmal ein ängstliches Gefühl in der Magengegend.	überhaupt nicht gelegentlich ziemlich oft sehr oft

10. Ich habe das Interesse an meiner äußeren Erscheinung verloren.	*ja, stimmt genau* *Ich kümmere mich nicht so sehr darum, wie ich sollte.* *Möglicherweise kümmere ich mich zu wenig darum.* *Ich kümmere mich so viel darum wie immer.*
11. Ich fühle mich rastlos, muss immer in Bewegung sein.	ja, tatsächlich ziemlich nicht sehr überhaupt nicht
12. Ich blicke mit Freude in die Zukunft.	*ja, sehr* *eher weniger als früher* *viel weniger als früher* *kaum bis gar nicht*
13. Mich überkommt plötzlich ein panikartiger Zustand.	ja, tatsächlich sehr oft ziemlich oft nicht sehr oft überhaupt nicht
14. Ich kann mich an einem guten Buch, einer Radio- oder Fernsehsendung freuen.	*oft* *manchmal* *eher selten* *sehr selten*

eingesetzt werden. Die Risikogruppen (nicht nur) für eine Depression im Alter sind in der **Tabelle 5-3** zusammengefasst.

In jedem Fall sollten aber die folgenden zwei Fragen gestellt werden (2-Fragen-Test nach Whooley et al., 1992):

- Fühlten Sie sich im letzten Monat häufig niedergeschlagen, traurig, bedrückt oder hoffnungslos?
- Hatten Sie im letzten Monat deutlich weniger Lust und Freude an Dingen, die Sie sonst gern tun?

Wichtige Differentialdiagnosen

Depression und Trauer

Dies ist eine im Alter häufige Differentialdiagnose aufgrund der in diesem Lebensabschnitt häufigeren Verluste. Für eine Trauerreaktion spricht, wenn die Reaktion eine zu erwartende Antwort auf den Tod einer geliebten Person ist und der Patient in sozialen bzw. beruflichen Bereichen dadurch nicht bedeutsam beeinträchtigt ist. Die Trauer ist per se keine Krankheit und läuft prozesshaft ab. Sofern dieser Prozess nicht voranschreitet, muss an eine anhaltende oder pathologische Trauer gedacht werden bzw. an eine Depression. Typischerweise macht eine Depression das Trauern nicht mehr möglich. Hinweise auf eine Depression sind eine psychomotorische Hemmung, ein herabgesetztes Selbstwertgefühl, Gedanken und Pläne zur Selbsttötung sowie eine ausgeprägte Hoffnungslosigkeit.

Depression und hirnorganische Störung/Demenz

Grundsätzlich können die zwei häufigsten psychischen Erkrankungen im höheren Lebensalter auch gemeinsam auftreten. Problematisch ist die Differentialdiagnose dann, wenn die Depression – wie häufig – das Anfangsstadium einer Demenz kennzeichnet. Schätzungsweise etwa jeder vierte Patient mit einer Alzheimer Demenz und bis zu 50 % der Patienten mit eher subkortikalen (demenziellen) Erkrankungen (z. B. bei der Parkinson Erkrankung oder der vaskulären Demenz) haben behandlungsbedürftige depressive Symptome. Zu beachten ist die Wechselbeziehung, bei der auch vaskuläre zerebrale Läsionen und damit auch vaskuläre Risikofaktoren das Auftretensrisiko einer Depression und auch einer Demenz erhöhen (Miyasaki et al., 2006; Stoppe, 2008).

In der Differentialdiagnose sind Symptome, die zu beiden Syndromen (Demenz und Depression) gehören können, wenig trennscharf. Hierzu gehören Störungen des Antriebs, der Konzentration, Merkfähigkeit, Desinteresse und sozialer Rückzug. Andererseits sprechen eine vorwiegende depressive Verstimmung, Hoffnungslosigkeit und Lebensmüdigkeit für ein depressives Syndrom. Hinweise auf eine Demenz sind ausgeprägte Störungen von Orientierung, Gedächtnis und vor allen Dingen auch so genannte «kortikale» Funktionsstörungen wie Beeinträchtigung von Wortflüssigkeit oder handwerkliche Störungen. *Im Zweifelsfall sollte immer eine sorgfältige Demenzdiagnostik gemacht werden.* Ein Demenzsyndrom, das ausschließlich im Rahmen einer affektiven Störung auftritt, beginnt in der Regel gemeinsam mit dieser und korrespondiert auch in der Ausprägung zu deren Ausmaß. Während depressive Patienten eher klagen, versuchen demente Patienten häufiger, die Fassade zu wahren; auch konfabulieren sie öfter (Stoppe, 2008).

Die **depressive Verstimmung im Vorfeld einer Demenz** hat zusätzlich noch eine emotionale Labilität und Irritabilität als Kennzeichen. Bei ausgeprägten vaskulären Hirnschädigungen, zum Beispiel bei einer vaskulären Demenz oder nach einem Schlaganfall, finden sich auch Zeichen einer so genannten **vaskulären Depression**. Typischerweise gehören hierzu eine ausgeprägte motorische Verlangsamung, Apathie und Beeinträchtigung in den Alltagsaktivitäten mit häufig primär chronischem Verlauf. Bei ausgeprägtem Interessensverlust äußern sich die Patienten besonders wenig «typisch depressiv» (Kales et al., 2005).

Zur Symptomatik von Angsterkrankungen, Psychosen oder Manien im Vorfeld einer Demenz fehlen bisher systematische Untersuchungen.

Affektive und substanzinduzierte Störungen

In Anbetracht der häufigen körperlichen Erkrankungen sowie der Polymedikation im Alter ist eine substanzinduzierte Störung stets zu berücksichtigen. Eine wichtige Rolle spielt auch im Alter – derzeit noch vorwiegend bei Männern – der Alkoholabusus. Grundsätzlich sollte immer überprüft werden, ob der Beginn einer affektiven Störung mit einer Veränderung der Medikation zusammentrifft.

Depression und Angst, vor allem Sturzangst

Generell und besonders im Alter treten Depressionen häufig mit Angsterkrankungen auf. Jeder zweite bis dritte Patient zeigt nicht nur Zeichen eines depressiven Syndroms, sondern auch einer Angsterkrankung, wobei wohl dann die Symptome der Angsterkrankung wahrscheinlich vorausgehen. Umgekehrt erfüllt etwa jeder dritte Angstpatient auch die Kriterien eines depressiven Syndroms. *Diese Komorbidität ist assoziiert mit einer größeren Symptomschwere, Chronizität, funktionellen Beeinträchtigung, höherer Suizidalität und einem schlechteren Ansprechen auf Medikamente* (Schoevers et al., 2005). Die genauen Zusammenhänge sind noch Gegenstand der Forschung.

Vor allem in der Rehabilitation nach Sturz ist dieser Zusammenhang gut untersucht. Es konnte gezeigt werden, dass die Sturzangst auch zu einer Aktivitätsvermeidung führt und damit den Teufelskreis von Immobilität, Stürzen und Depressionsentwicklung antreibt. Dieses Syndrom betrifft häufig hochaltrige Frauen in sub-

Tabelle 5-3: Erhöhte Erkrankungsrisiken für eine Depression im Alter (Stoppe, 2008)

- einschneidende Lebenssituationen, z. B. neu auftretenden körperlichen Krankheiten
- hirnorganische Erkrankungen, z. B. beginnender Alzheimer Demenz
- länger bestehende Schlafstörungen
- chronische körperliche Erkrankungen, insbesondere wenn sie mit Schmerzen einhergehen und/oder die Mobilität einschränken
- fehlendes/eingeschränktes «soziales Netz»
- geringere Bildung
- psychiatrische Erkrankungen in der Vorgeschichte
- positive Familienanamnese.

jektiv schlechtem Gesundheitszustand. Sowohl Personen, die schon gestürzt sind als auch solche, die noch nicht gestürzt sind, leiden an Sturzangst, wobei die Häufigkeitsangaben zwischen 12 und 65 % in der Allgemeinbevölkerung schwanken. Interessant ist, dass allein die Sturzangst bereits das Risiko für Stürze erhöht (Delbaere et al., 2004).

Anders herum sind aber auch die wesentlichen psychischen Erkrankungen im höheren Lebensalter, speziell Demenzen, Delirien und auch Depressionen, mit einem erhöhten Sturzrisiko verbunden. Ursächlich ist wahrscheinlich die bei psychischen Erkrankungen gestörte zentrale Informationsverarbeitung, jedoch auch eine schlechte Selbsteinschätzung der Gesundheit und nicht zuletzt die entsprechende Pharmakotherapie (s. hierzu auch Kap. 14 «Stürze»).

Risikofaktoren für Depressionen im Alter

Eine Vielzahl von Untersuchungen konnte zeigen, dass neben den lebenslangen Risikofaktoren wie weibliches Geschlecht, familiäre Belastung mit psychischen, vor allen Dingen affektiven Störungen, weitere Faktoren eine besondere Rolle spielen, die sämtlich der Prävention zugänglich sind. Dies gilt insbesondere für persistierende Schlafstörungen, geringe Bildung, (neu auftretende) körperliche Krankheiten und ein fehlendes bzw. eingeschränktes soziales Netz (Cole/Dendukuri, 2003). Eine Zusammenfassung der bekannten Risikofaktoren findet sich in Tabelle 5-3 (Stoppe, 2008).

Gleichzeitig erhöhen Depressionen auch das Risiko für andere wichtige Erkrankungen. Depressionen verdoppeln das Risiko für eine Demenz (Ownby et al., 2006). Sie verdoppeln wohl auch das Risiko für Schlaganfälle und koronare Herzerkrankungen sowie Myokardinfarkte (Albus et al., 2005; Salaycik et al., 2007). Die Komorbidität mit Depressionen führt auch zu einer Verringerung der Lebenserwartung. Dies konnte zum Beispiel nach Schlaganfällen bzw. Herzinfarkten im Verlauf gezeigt werden. Einige Studien zeigen bereits heute, dass die Behandlung der Depression bei Schlaganfall oder Herzinfarkt dann auch die Prognose verbessern kann, jedoch ist die Datenlage hier noch nicht konsistent (Jorge et al., 2003).

Somatische Diagnostik

Grundsätzlich ist bei Vorliegen einer affektiven Störung eine biologische Diagnostik nicht regelhaft erforderlich, insbesondere wenn die aktuelle Episode nicht die erste ist. Es sollte jedoch bei entsprechendem Verdacht eine **Demenzdiagnostik** unternommen werden (s. Kap. 6 «Demenz»). Auch bei jeder neu auftretenden affektiven Störung im höheren Lebensalter sollte der Einsatz eines bildgebenden Verfahrens (CT, MRT) – gegebenenfalls zusammen mit dem Facharzt – überdacht werden. Bei den **Laboruntersuchungen** empfiehlt es sich, in jedem Fall metabolische Störungen und hier in jedem Fall vor allem die Schilddrüsenfunktion zu überprüfen. In gleicher Weise sollten auch die **Ernährungssituation** und zum Beispiel Vitamin B_{12} bzw. Folsäure überprüft werden.

Suizidalität

In allen Ländern der Welt ist die Suizidrate in der Altersgruppe über 75 Jahren am höchsten. Das Geschlechtsverhältnis ist hierbei 4:1 zuungunsten der Männer. Aber auch jede zweite Frau, die sich suizidiert, tut dies im Alter. Die Suizidversuchsraten sind hingegen geringer als im jüngeren Lebensalter. Die **Abbildung 5-2** zeigt die Statistiken der WHO mit dem eindrucksvollen Anstieg im Alter. Problematisch für das Management und die Prävention ist, dass es eine allgemeine Tendenz gibt, die auch von Ärzten geteilt wird: Suizidalität im Alter als verständlich bzw. rational zu interpretieren. Mitunter wird sogar erwartet, dass der alte Mensch sich in pseudo-altruistischer Weise zugunsten nachfolgender Generationen rechtzeitig aus dem Feld nimmt (Erlemeier, 2002).

Gleichzeitig gilt es jeweils genau hinzuschauen. So ist der von hochalten körperlich sehr beeinträchtigten Menschen oft hervorgebrachte Todeswunsch nicht gleichzusetzen mit dem Wunsch, sich zu töten. Auch sollte bei einer Nahrungsverweigerung immer überprüft werden, ob nicht zum Beispiel ein hypochondrischer Wahn oder ein Vergiftungswahn im Rahmen eines depressiven Syndroms die Entscheidung begründet. *Mit dem Begriff des «Bilanzsuizids» sollte gerade im Alter sehr vorsichtig umgegangen werden.*

Für eine hohe Suizidgefährdung spricht immer, wenn es bereits Pläne und Vorbereitungen gibt. Schlechte oder fehlende familiäre und religiöse Bindungen sowie Suizidversuche in der Vorgeschichte und das Vorliegen einer schweren psychischen Störung, insbesondere mit wahnhaften Symptomen, sollten in jedem Fall fachärztlich bzw. stationär behandelt werden.

Wichtig ist es, dass ÄrztInnen es sich auch im hausärztlichen Bereich zur Regel machen, Patienten immer wieder auch auf ihre Suizidgedanken anzusprechen. Dies kann zum Beispiel so aussehen: «Wenn ich mir ihre Situation anschaue, könnte ich verstehen, wenn Ihnen das Leben nicht mehr viel Freude bereitet. Trifft das für Sie zu? Denken Sie in dieser Situation auch daran, das Leben selbst beenden zu wollen?» Das Gespräch kann dann nach dem in **Tabelle 5-4** dargestellten Leitfaden fortgesetzt werden. Suizidalität wird dadurch **nicht** induziert, die meisten sind eher erleichtert, diese belastenden Gedan-

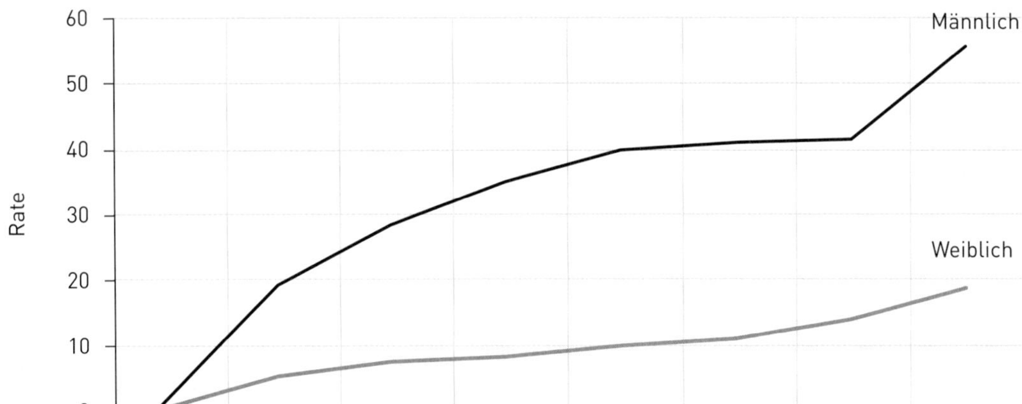

	5–14	15–24	25–34	35–44	45–54	55–64	65–74	75+
Männlich	1,2	19,2	28,3	34,7	39,7	41,0	41,5	55,7
Weiblich	0,5	5,6	7,7	8,4	10,5	11,8	14,1	18,8

Abbildung 5-2: Suizidrate nach Geschlecht und Lebensalter (WHO, 2002)

Tabelle 5-4: Leitfragen zur Abklärung des Suizidrisikos

- Haben Sie in letzter Zeit daran denken müssen, nicht mehr leben zu wollen? Häufig?
- Haben Sie auch daran denken müssen, ohne es zu wollen? Haben sich die Gedanken aufgedrängt?
- Konnten Sie diese Gedanken beiseite schieben?
- Hatten Sie oder haben Sie Vorbereitungen getroffen?
- Gibt es umgekehrt etwas, was Sie davon abhält?
- Haben Sie schon mit jemandem über diese Suizidgedanken gesprochen? Gegebenenfalls mit wem?
- Haben Sie jemals einen Suizidversuch unternommen?
- Hat sich in Ihrer Familie oder Ihrem Freundes- und Bekanntenkreis schon jemand das Leben genommen?

ken teilen zu können. Sollte ein Patient tatsächlich Suizidgedanken äußern, kann man in dieser Situation immer noch einen konkreten verbindlichen Termin für ein Gespräch über dieses Thema vereinbaren. Dies bedeutet, dass Suizidalität per se nicht «den Praxisablauf» sprengen muss!

Aufklärung

Auf die Aufklärung von Patienten wird heutzutage immer mehr Wert gelegt. Besonders über Depressionen und psychische Erkrankungen bestehen in der Öffentlichkeit immer noch falsche Vorstellungen. Entsprechend dem Modell der partizipativen Entscheidungsfindung sind folgende Elemente für den weiteren Behandlungsverlauf wichtig:

- Aufklärung über Diagnose und Prognose
- Darstellung der Behandlungsmöglichkeiten mit ihren Chancen und Möglichkeiten
- Explorieren von Verständnis, Gedanken und Befürchtungen des Patienten
- gegebenenfalls Klären der Angst auslösenden Situation
- Erfassen von Erwartungen und unterschiedlichen Behandlungspräferenzen.

Weitere Inhalte eines Aufklärungsgesprächs sind in der Tabelle 5-5 zusammengefasst.

Allgemeine Therapiemaßnahmen

Unabhängig von der gewählten spezifischen Therapie sollten folgende allgemeine Maßnahmen umgesetzt werden:

- Die **Grundhaltung** sollte empathisch und akzeptierend sein. Der depressive Patient darf klagen und er «kann nicht wollen». Stellvertretend für ihn bzw. sie sollten die Therapeuten Hoffnung vermitteln und positive Veränderungen im Verlauf betonen. Die Förderung von Motivation und Kompetenz in angemessener Weise sowie Aktivierung und immer wieder Realitätsprüfung sind wesentliche Elemente im Kontakt.
- Gemeinsam mit Patienten und Angehörigen sollten Möglichkeiten für **unterstützende Maßnahmen** überprüft werden. Hierzu gehören Gesprächsgruppen, Veranstaltungen für Senioren, aber auch Entspannungsverfahren und Bewegungstherapie.
- **Soziale Maßnahmen** sind oft sehr wichtig. Hierzu gehört die Klärung der finanziellen Situation oder der Wohnsituation.
- Das **familiäre Umfeld** sollte jeweils miteinbezogen werden, zumindest sollten stützende und belastende Interaktionen identifiziert werden. Auch im Alter sind Familien- und Paargespräche sinnvoll.
- Es sollte stets überprüft werden, wer in der Behandlung noch mitwirkt. Kontakt mit den **anderen «Behandlern»** sollte gegebenenfalls gesucht werden.
- Mit dem Patienten sollte eine **Liste angenehmer Aktivitäten** angelegt werden und gegebenenfalls auch das Führen eines **Stimmungskalenders** besprochen werden.

Tabelle 5-5: Inhalte eines Aufklärungsgesprächs zur Depression (analog auch für Angststörungen oder Manie)

Ziele der Aufklärung	• Krankheitsverständnis • Entlastung von Schuldgefühlen • Förderung der Compliance • Information über den Behandlungsverlauf und Verhaltensmaßnahmen. Was ist gut? Was ist schlecht? • Identifikation angenehmer und angemessener körperlicher und sozialer Aktivitäten
Das sollte der Patient über die Depression wissen.	Depressionen ... • sind häufig • sind nicht normal im Alter • sind nicht die normale Folge einer körperlichen Krankheit • sind gut behandelbar • haben nichts mit Faulheit oder Nicht-Wollen zu tun! • sind kein Zeichen von Schwäche oder Verrückheit. Die Therapie ... • ist komplex und in der Regel längerfristig angelegt • wirkt nicht in den ersten Tagen • muss regelmäßig durchgeführt werden.
Spezifische Hinweise zu den angezeigten Therapieformen	

- Regelmäßig sollte die **Suizidalität** geprüft werden.
- Sollte sich nach Therapiebeginn nach sechs Wochen keinerlei positive Wirkung abzeichnen, sollte eine **Neubewertung der therapeutischen Maßnahmen** erfolgen.

Biologische Therapien

Zu den biologischen Therapien gehören neben Medikamenten auch körpertherapeutische Verfahren wie Entspannungsverfahren, Sport oder auch die Elektrokrampftherapie (EKT). Neuere Verfahren wie die Transkranielle Magnetstimulation oder auch die Vagusstimulation eröffnen potenziell für die ältere Bevölkerung neuere und schonendere Optionen gerade bei komplizierten Therapieverläufen. Hierzu können jedoch beim derzeitigen Kenntnisstand keine Empfehlungen ausgesprochen werden. In jedem Fall sollten jedoch bei längeren und schweren Verläufen Spezialisten konsultiert werden. Kriterien für die Überweisung finden sich in Tabelle 5-6.

Die **Elektrokonvulsionsbehandlung** ist inzwischen infolge von Fortschritten in Anwendungstechnik und Anästhesie eine sichere und gut wirksame Behandlungsmethode und sollte deshalb gerade im Alter häufiger erwogen werden als bisher.

Es mehren sich die Hinweise, dass **körperliche Bewegung** nicht nur eine präventive, sondern auch eine therapeutische Wirkung hat und sowohl die Stimmung als auch den Schlaf sowie die Mobilität und andere Faktoren beeinflusst (s. hierzu auch Kap. 29 «Körperliches Training bei älteren Menschen»; Stoppe, 2007 und 2008).

Tabelle 5-6: Überweisungskriterien zum Spezialisten

- fragliche Suizidalität
- differentialdiagnostische Unsicherheit
- wahnhafte Störungen (z. B. bipolare Störungen, schizoaffektive Störung)
- die erste Behandlung «greift» nicht bzw.
- innerhalb von bis zu zwei Monaten Verlauf bzw. Behandlung hat sich kein Erfolg/keine Besserung abgezeichnet
- das Gespräch ist erschwert (z. B. aufgrund sozialer Beziehungen)
- Hinweise auf Non-Compliance

Psychopharmaka

Grundsätzlich stehen für die Behandlung affektiver Störungen Antidepressiva, Neuroleptika und Benzodiazepine sowie Stimmungsstabilisatoren zur Verfügung. Außer in der Behandlung der Manie sollten **Benzodiazepine** nur adjuvant, zum Beispiel bei schweren Schlafstörungen und Unruhezuständen, eingesetzt werden. Auch **Neuroleptika** folgen einer strengen Indikation und sind schweren Verlaufsformen und vor allen Dingen wahnhaften Verläufen vorbehalten.

Mittel der Wahl für die Behandlung von Depressionen und Angststörungen sind Antidepressiva. Auch wenn im klassischen Sinne kein Antidepressivum im höheren Lebensalter kontraindiziert ist, sind SSRI, SNRI, RIMA oder NaSSA deutlich weniger toxisch (insbesondere kardial) und aufgrund weitgehend fehlender anticholinerger, antiadrenerger und antihistaminerger Nebenwirkungen in jedem Fall bei Patienten mit somatischen Problemen, zum Beispiel Glaukom, Prostatahypertrophie, Adipositas, Demenz oder kardialen Erkrankungen, zu bevorzugen. *Auch wenn die Grundregel «start low – go slow» gilt, bedeutet dies nicht, dass die individuelle Dosis nicht mindestens genauso hoch sein kann wie im mittleren Lebensalter.* Von den einzelnen Präparaten sollte bei den SSRI Fluoxetin wegen seiner langen Halbwertszeit eher nicht gegeben werden. Bei komorbiden Schmerzen sind SNRI zu bevorzugen (Attal et al., 2006).

Bei der **Behandlung uni- und bipolarer Störungen** können auch im höheren Lebensalter Lithium, Valproinsäure, Carbamazepin oder auch Lamotrigin eingesetzt werden. Die Lithiummedikation muss sehr vorsichtig und sorgfältig kontrolliert erfolgen, weil die Gefahr einer Intoxikation grundsätzlich deutlich höher ist. Andererseits ist die nachgewiesene antisuizidale Wirkung auch im Alter von Vorteil (Cipriani et al., 2005). Es wird deshalb die Einstellung im unteren Referenzbereich (jedoch nicht unterhalb des therapeutischen Wirkspiegels!) empfohlen. Hierzu möchte ich auf das Kapitel 27 «Psychopharmakotherapie» verweisen.

Die **Behandlungsdauer** ist wegen der höheren Rezidiv- und Chronifizierungsgefahr im höheren Lebensalter länger – in jedem Fall mehrmonatig – zu wählen. Hierauf sollten die Patienten von Anfang an hingewiesen werden. Dabei ist die Behandlungsdosis, das heißt die Dosis, die zum Erfolg geführt hat, grundsätzlich auch die **Erhaltungsdosis**. Soweit möglich, sollte davon nicht abgewichen werden.

Für die Pharmakotherapie bei **komorbider hirnorganischer Erkrankung** wie Demenz, Parkinson-Krankheit oder vaskulären Hirnkrankheiten ist die Studienlage noch mangelhaft und uneinheitlich. Es erscheint jedoch plausibel, gut verträgliche Substanzen einzusetzen (so wurden Citalopram, Sertralin und Moclobemid bei Demenz untersucht) und auch noradrenerge Pharmaka zu wählen (bestuntersuchte Substanz ist dabei Nortriptylin) (Bains et al., 2002; Miyasaki et al., 2006; Stoppe, 2008)

Weitere Angaben zur Präparatewahl finden sich im Kapitel 27 «Psychopharmakotherapie».

Psychotherapie

Für die Bereitstellung einer Psychotherapie ist zunächst einmal wichtig, dass es überhaupt Psychotherapeuten gibt, die die Psychotherapie älterer Menschen übernehmen. Dies ist noch nicht in allen Regionen der Fall. Natürlich muss auch ein Patient bereit sein, Psychotherapie für sich zu akzeptieren und für sinnvoll zu befinden. Dies ist immer häufiger der Fall, nachdem die ältere Generation bei ihren erwachsenen Kindern Erfolge dieser Therapieform beobachten kann. Zudem zeigen Untersuchungen, dass ältere Menschen mindestens genauso «gute» wenn nicht sogar «bessere» Therapiepatienten sind. Die Indikationsstellung sollte gegebenenfalls zusammen mit dem Facharzt bzw. dem Fachpsychotherapeuten erfolgen.

In jedem Fall sollte Psychotherapie bei affektiven Störungen immer empfohlen werden, wenn:

- deutliche Hinweise auf psychosoziale Auslöser bestehen
- deutliche Hinweise auf die Depression oder Angst erhaltende psychosoziale Faktoren vorhanden sind
- es allgemeine Hinweise auf Probleme des Copings gibt (wobei hier sowohl die Verarbeitung von Verlustsituationen als auch körperliche Erkrankungen gemeint sind)
- mittelschwere und schwere affektive Störungen vorliegen (im Sinne einer kombinierten und stützenden Therapie).

Speziell für die Depression im Alter gibt es inzwischen spezifische manualisierte Verfahren, insbesondere für die Erinnerungstherapie (life review), die interpersonelle Therapie (IPT-LL) und die kognitive Verhaltenstherapie. Bei leichten – auch subklinischen – Depressionen reichen Psychoedukation, Gesprächstherapie oder auch eine Bibliotherapie aus (Hautzinger, 2008).

Die Therapie der Angst unterscheidet sich bei älteren Menschen wenig von der bei jüngeren Patienten. Neben der Bedingungsanalyse, Psychoedukation, Entspannungstraining und Training sozialer Kompetenz sollte die Reizkonfrontation (Desensibilisierung und Exposition) erfolgen. Hierbei wird empfohlen, die systematische Desensibilisierung häufiger mit jedoch geringerer Intensität zu betreiben.

Im Übrigen sei auf das Kapitel 28. «Psychotherapie und Entspannungsverfahren» verwiesen.

Literatur

Albus, C.; De Backer, G.; Bages, N.; Deter, H.-Ch.; Herrmann-Lingen, C.; Oldenburg, B.; Sans, S.; Schneiderman, N.; Williams, R. B.; Orth-Gomer, K. (2005): Psychosoziale Faktoren bei koronarer Herzkrankheit – wissenschaftliche Evidenz und Empfehlungen für die klinische Praxis. Gesundheitswesen, 67: 1–8.

Angst, J.; Gamma, A.; Sellaro, R.; Lavori, P. W.; Zhang, H. (2003): Recurrence of bipolar disorders and major depression. A life-long perspective. Eur Arch Psychiatry Clin Neurosci, 253: 236–240.

Attal, N.; Cruccu, G.; Haanpää, M.; Hansson, P.; Jensen, T. S.; Nurmikko, T.; Sampaio, C.; Sindrup, S.; Wiffen, P.; EFNS Task Force (2006): EFNS guidelines on pharmacological treatment of neuropathic pain. Eur J Neurol. 13: 1153–1169.

Bains, J.; Birks, J. S.; Dening, T. R. (2002): The efficacy of antidepressants in the treatment of depression in dementia. Cochrane Database Syst Rev (4): CD003944.

Boerner, R. J. (2004): Angst im Alter – Epidemiologie, Diagnostik und therapeutische Optionen. Fortschr Neurol Psychiatr, 72: 564–573.

Cipriani, A.; Pretty, H.; Hawton, K.; Geddes, J. R. (2005): Lithium in the prevention of suicidal behavior and all-cause mortality in patients with mood disorders: a systematic review of randomized trials. Am J Psychiatry, 162: 1805–1819.

Cole, M. G.; Dendukuri, N. (2003): Risk factors for depression among elderly community subjects: a systematic review and meta-analysis. Am J Psychiatry, 160: 1147–1156.

D'Ath, P.; Katona, P.; Mullan, E.; Evans, S.; Katona, C. (1994): Screening, detection, and management of depression in primary care attenders. I: The acceptability of the 15-Item Geriatric Depression Scale (GDS-15) and the development of short versions. Fam Pract, 11: 260–266.

Delbaere, K.; Crombez, G.; Vanderstraeten, G.; Willems, T.; Cambier, D. (2004): Fear-related avoidance of activities, falls and physical frailty. A prospective community-based cohort study. Age Ageing, 33: 368–373.

Erlemeier, N. (2002): Suizidalität und Suizidprävention im Alter. Kohlhammer, Stuttgart.

Herrmann, C.; Buss, U.; Snaith, R. P. (1995): Hospital Anxiety and Depression Scale – Deutsche Version (HADS-D). Manual. Verlag Hans Huber, Bern.

Hautzinger, M. (2008): Psychotherapie der Depression. Bundesgesundheitsblatt Gesundheitsforschung Gesundheitsschutz, 51: 422–429.

Jorge, R. E.; Robinson, R. G.; Arndt, S.; Starkstein, S. (2003): Mortality and poststroke depression: a placebo-controlled trial of antidepressants. Am J Psychiatry, 160: 1823–1829.

Kales, H. C.; Maixner, D. F.; Mellow, A. M. (2005): Cerebrovascular disease and late-life depression. Am J Geriatr Psychiatry, 13: 88–98.
Mitchell, A. J.; Subramaniam, H. (2005): Prognosis of depression in old age compared to middle age: a systematic review of comparative studies. Am J Psychiatry, 162: 1588–1601.
Miyasaki, J. M.; Shannon, K.; Voon, V.; Ravina, B.; Kleiner-Fisman, G.; Anderson, K.; Shulman, L. M.; Gronseth, G.; Weiner, W. J. (2006): Quality Standards Subcommittee of the American Academy of Neurology. Practice Parameter: evaluation and treatment of depression, psychosis, and dementia in Parkinson disease (an evidence-based review): report of the Quality Standards Subcommittee of the American Academy of Neurology. Neurology, 66: 996–1002.
Ownby, R. L.; Crocco, E.; Acevedo, A.; John, V.; Loewenstein, D. (2006): Depression and risk for Alzheimer disease. Arch Gen Psychiatry, 63: 530–538.
Salaycik, K. J.; Kelly-Hayes, M.; Beiser, A.; Nguyen, A. H.; Brady, S. M.; Kase, C. S.; Wolf, P. A. (2007): Depressive symptoms and risk of stroke: the Framingham Study. Stroke, 38: 16–21.
Schoevers, R. A.; Deeg, D. J.; Tilburg, W. van; Beekman, A. T. (2005): Depression and generalized anxiety disorder: co-occurrence and longitudinal pattern in elderly patients. Am J Geriatr Psychiatry, 13: 31–39.
Stoppe, G. (2007): Prävention psychischer Erkrankungen im Alter. Die Psychiatrie, 4: 153–158.
Stoppe, G. (2008): Depression im Alter. Bundesgesundheitsblatt Gesundheitsforschung Gesundheitsschutz, 51: 406–410.

6 Demenz

Gabriela Stoppe und Lienhard Maeck

Häufigkeit

Demenzen betreffen etwa 8 % der über 65-Jährigen und werden in Anbetracht der Bevölkerungsprognose immer häufiger. Die Krankheitshäufigkeit (Prävalenz) steigt ebenso wie die Neuerkrankungsrate (Inzidenz) exponentiell mit dem Lebensalter an. Diese Dynamik geht im Wesentlichen auf das Konto der Alzheimer-Demenz (AD). Die neuropathologischen Veränderungen der Alzheimer-Erkrankung spielen jedoch auch bei anderen Demenzerkrankungen eine Rolle, insbesondere bei den Parkinson-Demenzen (PDD), der Lewy-Körper-Demenz (LBD) und der vaskulären Demenz (VaD). Neuropathologisch liegt die Alzheimer-Pathologie damit bei mindestens 80 % der Demenzerkrankungen vor. Untersuchungen zeigen, dass vaskuläre und neurodegenerative Veränderungen miteinander interagieren. Grundsätzlich finden sich *reine* Demenzformen mit zunehmendem Lebensalter immer weniger. Bisher konnte eine eindeutige Ursache, die eine kausale Therapie ermöglicht, nicht gefunden werden. Vieles spricht aber für das Zusammenwirken genetischer und vielfältiger anderer Faktoren. Hierzu sei auf weiterführende Literatur verwiesen (Beyreuther et al., 2002; Stoppe, 2006).

Zu den gravierendsten Folgen von Demenzen zählt der im Verlauf fortschreitende Verlust der Selbstständigkeit, der in umfassende Pflegebedürftigkeit und Beaufsichtigung mündet. Mehr als 50 % der Patienten können bereits in mittelschweren Stadien kaum für mehrere Stunden allein im Haus gelassen werden. Auch wenn nach Untersuchungen in Deutschland etwa drei Viertel der Demenzkranken im Laufe des Krankheitsprozesses doch in ein Heim eingewiesen werden müssen, werden derzeit zum jeweiligen Zeitpunkt immer noch 60 % von Familie bzw. Freunden betreut. Diese haben eine hohe eigene Krankheitslast. Überdurchschnittlich hohe Belastungen finden sich bei den überwiegend weiblichen Pflegepersonen, bei der Unerfahrenheit mit der Pflegesituation, bei der geringen wahrgenommenen Unterstützung aus dem sozialen Umfeld und/oder dem Belohnungswert der geleisteten Pflege. Etwa 30 bis 50 % der Betroffenen entwickeln krankheitswertige psychische und/oder somatische Beschwerden, insbesondere depressive Verstimmungen, psychosomatische Störungen, Erkrankungen des Bewegungsapparats. Diese oft so genannten «hidden patients» sind zu über 70 % Frauen (Schäufele et al., 2007).

Die durchschnittliche Krankheitsdauer wird mit vier bis zehn Jahren für die AD und mit etwa einem Jahr weniger für vaskuläre Demenzen angegeben. Im Allgemeinen ist die verbleibende Lebenserwartung unter Frauen höher als unter Männern. Eine wesentliche Rolle spielt auch das Erkrankungsalter mit längeren Überlebensraten bei früherem Beginn (Xie et al., 2008).

Klinische Symptomatik

Die Alzheimer-Demenz (AD)

In der Regel ist sie durch einen allmählichen Beginn mit vermehrter Vergesslichkeit, Wortfindungsstörungen und/oder Störungen der räumlichen Wahrnehmung gekennzeichnet. Sozialer Rückzug, Ängstlichkeit, oft auch eine depressive Verstimmung, stehen am Anfang. Im weiteren Verlauf nehmen die Gedächtnisstörungen zu, und es treten Beeinträchtigungen der Informationsverarbeitung mit Störung der sozialen Beziehungen hinzu. Misstrauen, Unruhe, wahnhafte Verkennungen, Aggressionen (verbal und körperlich) sowie auch nächtliche Unruhezustände treten auf. In der Wissenschaft wird – nicht sehr glücklich – zwischen den *kognitiven Störungen* (Gedächtnis, Sprache etc.) und den so genannten *nicht-kognitiven Störungen* unterschieden, die auch als BPSD (Behavioural and Psychological Symptoms of Dementia) abgekürzt werden. Derzeit ist die Diagnose noch eine Ausschlussdiagnose (s. **Tab. 6-1**), zukünftig werden wohl biologische Positivbefunde einbezogen werden, insbesondere die (bilaterale) Hippocampusatrophie (s. **Abb. 6-1**) und Befunde aus der Liquordiagnostik (Dubois et al., 2007).

Vaskuläre Demenz (VaD)

Es handelt sich um ein klinisch heterogenes Bild, weil die Symptomatik auch sehr abhängig davon ist, wo die vaskulären Läsionen lokalisiert sind. Sie beginnt meist plötzlich. Der weitere Verlauf zeigt *Fluktuationen*, vorübergehende Remissionen und auch Plateaubildungen. Häufig sind *fokale neurologische Symptome* und bei bis zu 50 % der Erkrankten depressive Verstimmungen, wohl aufgrund der Störung subkortikaler frontaler Hirnstrukturen. Diagnostisch ist es wichtig, dass ein plausibler Zusammenhang zwischen – mit bildgebenden Verfahren nachgewiesenen! – vaskulären Läsionen einerseits und dem Auftreten der Demenz andererseits besteht. Ein Zusammenhang wird als gegeben angenommen, wenn die Demenz sich zum Beispiel innerhalb von drei Monaten nach einem ischämischen Ereignis entwickelt.

Parkinson (PDD) und Lewy-Körperchen-Demenz (LBD)

Neurobiologisch liegen beide Demenzformen auf einem Kontinuum zwischen der neurodegenerativen AD und der ebenfalls neurodegenerativen Parkinsonerkrankung. Welche Diagnose getroffen wird, hängt von der chronologischen Abfolge demenzieller und motorischer Symptome ab. Beginnen die Demenzsymptome erst ein Jahr nach den motorischen Symptomen oder später, wird von einer PDD gesprochen. Ist der zeitliche Zusammenhang enger oder beginnen die Demenzsymptome vorher, wird von der LBD gesprochen.

Klinisch finden sich viele Zeichen der AD, jedoch deutlich häufiger *Fluktuationen* und Beein-

Tabelle 6-1: Kriterien für eine Alzheimer Demenz nach DSM-IV und ICD-10 (gekürzt). Deutlich wird die derzeit noch gültige *Ausschlussdiagnostik* für die AD.

- Vorliegen einer Demenz
- schleichender Beginn mit progredienter Verschlechterung
- Die kognitiven Einbußen können nicht zurückgeführt werden auf:
  - andere Erkrankungen des Zentralnervensystems, die fortschreitende Defizite in Gedächtnis und Kognition verursachen (z. B. subdurales Hämatom)
  - systemische Erkrankungen, die eine Demenz verursachen können (z. B. Hypothyreose)
  - substanzinduzierte Erkrankungen
- bei Erkrankungsbeginn:
  - vor dem 65. Lebensjahr: präseniler Beginn
  - nach dem 65. Lebensjahr: seniler Beginn.

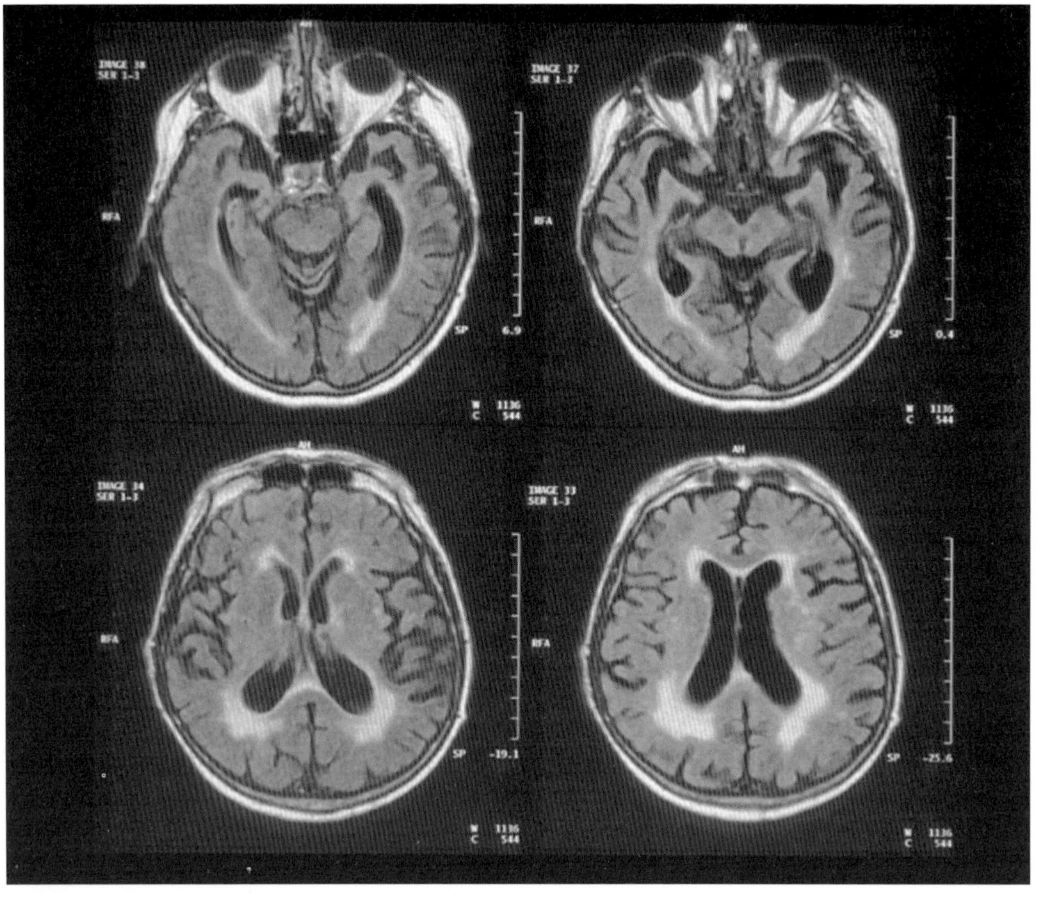

Abbildung 6-1: Magnetresonanztomographie (transversale Schnittführung) mit Hinweisen auf AD (bilaterale Atrophie temporal im Bereich des Hippocampus) und zerebrovaskuläre Läsionen. Ohne weitere Hinweise auf eine vaskuläre Demenz, zum Beispiel über einen neurologischen Herdbefund und einen plötzlichen Demenzbeginn, reicht dieser Befund nicht aus, eine AD auszuschließen.

trächtigungen von Aufmerksamkeit und visuellräumlichen Funktionen. Bereits früh kommt es zu (oft szenischen und optischen) *Halluzinationen.* Die *extrapyramidalmotorischen Störungen* sind typischerweise axial und akinetisch betont. Die initial für sehr wichtig gehaltene neuroleptische Sensitivität hat mittlerweile eine geringere diagnostische Aussagekraft. Das gehäufte Auftreten von REM-Schlafstörungen (in der Vorgeschichte) zeigt die klinische Verbindung zu den Alpha-Synukleinopathien (Parkinson Erkrankung, Multi-System-Atrophien etc.).

Die Frontotemporalen Degenerationen (FTD)

Sie treten eher bei jüngeren Personen und familiär auf. Es ist ein Sammelbegriff, der alle degenerativen Erkrankungen in den Nicht-Alzheimerregionen, vor allem bifrontal bzw. bitemporal, zusammenfasst. Typischerweise besteht zu Beginn eine *Störung des Sozialverhaltens*, während das Gedächtnis und Orientierung oft noch intakt sind. Apathie, Depressivität, Distanzlosigkeit, Minderung von Kritik- und Urteilsfähigkeit und auch sozial inadäquates Verhalten ebenso wie Veränderungen der Essgewohnheiten (zum Teil regelrechte *Kohlenhydratgier*) und Hyperoralität sind häufig. Motorische Störungen und auch *Störungen der Sprache* (vor allen Dingen der expressiven Sprache) bis zum Mutismus sind ebenfalls typische Zeichen.

So genannte reversible Demenzen

Mit zunehmend besserer Diagnostik wird die Häufigkeit so genannter reversibler Demenzen kleiner. Hierunter werden Demenzen anderer Ätiologie, zum Beispiel in Folge metabolischer Störungen (z. B. bei einer Schilddrüsenfunktionsstörung, subduralem Hämatom o. Ä.), zusammengefasst. Auch wenn bei der Behandlung Besserung oder auch ein Stillstand zu erwarten ist, *ist eine vollständige Reversibilität wohl doch eher die Ausnahme.*

In dieser Gruppe hervorzuheben sind vor allen Dingen der *Normaldruckhydrozephalus* mit der typischen Trias aus Demenz, Inkontinenz und Ataxie sowie die *alkoholische Demenz*, die klinisch viele Ähnlichkeiten mit der AD aufweist, jedoch im Zusammenhang mit einer Alkoholerkrankung steht.

Leichte kognitive Beeinträchtigung/Mild Cognitive Impairment (MCI)

In Anbetracht des Interesses, Frühstadien vor allem der AD zu definieren, wurden in einer Fülle von Untersuchungen erste Zeichen bzw. Vorläufer der späteren Demenzentwicklung untersucht. Hierbei zeigte sich, dass schon früh Störungen des verzögerten Erinnerns sowie des episodischen Gedächtnisses auftreten. Je nach «Sensibilität» des familiären Umfeldes sind deren Einschätzungen ebenfalls sehr wichtig (s. Fallbeispiel). Von den biologischen Verfahren findet sich wie auch in der Diagnostik die betonte Atrophie im Bereich (beider) Hippocampi bzw. in temporo-parietaler Perfusionsdefizite oder metabolischer Defizite in den nuklearmedizinischen Untersuchungsverfahren Einzelphotonen- (SPET) bzw. Positronen- (PET) Emissionstomographie.

Das MCI ist definiert als eine subjektiv beklagte Beeinträchtigung in einem kognitiven Bereich, die in neuropsychologischen Untersuchungen objektiviert werden kann und eine deutliche Abweichung vom Normalen zeigt. Die Alltagsaktivitäten sind jedoch noch nicht beeinträchtigt, deshalb liegt definitionsgemäß noch keine Demenz vor. Ursprünglich wurde angenommen, dass 10 bis 15 % solcher Personen pro Jahr in eine Demenz «konvertieren». Dies hat sich jedoch nur bei Spezialgruppen von Patienten so gezeigt, hingegen gerade in der Allgemeinversorgung nicht. Die neuesten Untersuchungen – im hausärztlichen Bereich – zu modifizierten Kriterien des MCI zeigen auf, dass etwa zwei Drittel der Patienten auch nach vier Jahren eine stabile Beeinträchtigung aufweisen, ein Drittel zeigt eine deutliche Besserung und nur knapp 10 % konvertieren tatsächlich in eine Demenz (Artero et al., 2008). Offensichtlich sind nicht nur Gedächtnisstörungen, sondern auch Gangstörungen sowie häufigere Arztbesuche schon Jahre vorher auffällig (Ramakers et al., 2007). Ein MCI rechtfertigt heute sorgfältig begründete Folgeuntersuchungen in mehrmonatigem Abstand, jedoch noch keine spezifische Therapie.

Fallbeispiel

Ein im Ruhestand befindliches wohl situiertes Akademiker-Ehepaar kommt zur Beratung. Sie ist Juristin, er Arzt. Sie bagatellisiert ihre Beschwerden, räumt jedoch ein, dass manches «nicht mehr so gehe wie früher». Der Ehemann berichtet, seine Frau sei sprachlich immer gewandter gewesen und habe auch das bessere Gedächtnis von beiden gehabt. Dies habe sich in den letzten zwei Jahren verändert! Der Mini Mental Status Test (MMSE) ist mit 28 von 30 Punkten noch normal. In den bildgebenden Verfahren zeigt sich jedoch eine linksbetonte Hippocampusatrophie und in der funktionellen Bildgebung eine bitemporale Hypoperfussion. In der neuropsychologischen Untersuchung zeigt sich eine in Anbetracht des hohen Bildungsniveaus geringfügige Beeinträchtigung in den Gedächtnisleistungen.

Diagnostik in der hausärztlichen Praxis

Der Hausarzt hat die bedeutsame Aufgabe, eine Demenzerkrankung zu erkennen, und zwar möglichst früh. Die wesentlichen Argumente für eine möglichst frühzeitige Diagnose sind in Tabelle 6-2 zusammengefasst.

Um diese in den Praxisalltag zu integrieren, empfehlen viele Leitlinien ein regelmäßiges Demenz-Screening, analog zu regelmäßigen Überprüfungen von Blutdruck und Blutzucker (Sandholzer et al., 2004). Grundsätzlich kann die Durchführung von Screeningtests an die Praxismitarbeiter delegiert werden. Gut etablierte Verfahren sind die folgenden (Ivemeyer/Zerfass, 2002; Stoppe, 2006):

- Mini-Mental-Status-Examination (MMSE)
- Uhrenzeichentest (UZT)
- Test zur Früherkennung von Demenzen mit Depressionsabgrenzung (TFDD)
- DemTect.

Von diesen Tests ist der MMSE der etablierteste (s. Kap. 31 «Geriatrisches Assessment»). Die Kombination mit dem UZT kann die Aussagekraft erhöhen. Gerade bei den leichten Schweregraden oder Personen mit hoher Bildung wird jedoch seine geringere Sensitivität oft zum Nachteil im Vergleich zu DemTect bzw. TFDD.

Wegen der Häufigkeit von depressiven Erkrankungen und der oft auch schwierigen Differentialdiagnose zur Depression empfiehlt sich ein gleichzeitiges Screening für das Vorliegen einer Depression (siehe auch Kap. 5 «Affektive Störungen und Suizidalität»). Es besteht Einigkeit, dass in Anbetracht der Vielzahl von Demenzerkrankten die Hauptversorgung in den hausärztlichen Händen bleiben sollte. Im Rahmen einer Zwei-Stufen-Diagnostik oder auch einer angemessenen Schnittstellendefinition wurden Empfehlungen zur hausärztlichen Basisdiagnostik ebenso wie Überweisungskriterien zum Facharzt erarbeitet (Stoppe et al., 2004). Die Kriterien zur Überweisung zum Facharzt sowie die hausärztliche Basisdiagnostik finden Sie in den Tabellen 6-3 und 6-4. Die Überweisung zum Facharzt bedeutet nicht, dass dies der nächste Facharzt für Psychiatrie und/oder Neurologie sein sollte. Vielmehr ist umfassender durchaus auch an eine Gedächtnissprechstunde/Memoryklinik bzw. eine entsprechende Ambulanz in einem gerontopsychiatrischen Zentrum gedacht. Dies richtet sich nach den lokalen Möglichkeiten.

Tabelle 6-2: Argumente für eine Frühdiagnostik von Demenzen

- Die frühe (Differential-)Diagnostik anderer (besser) behandelbarer Störungen (z. B. Depressionen) bringt Vorteile.
- Die Behandlung ist wirkungsvoller, je weniger fortgeschritten die Krankheit ist.
- Die rechtzeitige Information der Angehörigen über die Krankheit und ihre Folgen sowie über Unterstützungsmöglichkeiten wirkt sich günstig auf den Verlauf aus.
- Wissenschaftlich sind Erkenntnisse zur Pathophysiologie präklinischer Stadien wichtig, um Möglichkeiten zur Prävention bzw. Frührehabilitation zu erschließen.
- Ethische Konsequenzen: einerseits größere Gefahr falsch positiver Diagnosen, andererseits «unbedenklichere» Einwilligung in Maßnahmen.

Wesentliche Differentialdiagnosen

Die wesentlichen Differentialdiagnosen sind zum einen die zwischen den verschiedenen Demenzformen, zum anderen die Abgrenzung vom noch gesunden Alter und der Depression. In bei-

Tabelle 6-3: Überweisungskriterien in die fachärztliche Diagnostik und (Mit-)Behandlung (nach Stoppe et al., 2004). Dies sind Konstellationen, die den Verdacht auf eine Demenz anderer Ursache als die AD begründen. Dazu gehört mindestens eines der folgenden klinischen Merkmale:

- akuter Krankheitsbeginn
- unklare/schwierige Differentialdiagnose
- Patient jünger als 70 Jahre
- atypischer Verlauf (z. B. Fluktuationen, rasche Progression)
- zusätzliche neurologische Symptome
- Gangataxie und/oder Inkontinenz im frühen Krankheitsstadium
- Schädel-Hirn-Trauma – auch banal – in der Vorgeschichte
- Status nach Insult
- unklarer Befund in der Bildgebung
- Verdacht auf seltene bzw. hereditäre Krankheiten.

Tabelle 6-4: Basisdiagnostik bei Demenzverdacht

- Anamnese und Fremdanamnese(!):
  - Was waren/sind die ersten Symptome?
  - Wann begannen die Beschwerden?
  - Wie ist/war der Verlauf?
  - Weist die Vorgeschichte Auffälligkeiten auf?
  - Gibt es familiäre Belastungen?
- internistische/neurologische Untersuchung
- Seh- oder Hörstörung?
- Depression?
- medikamenteninduzierte Störung?
- Skalen/Screeningtests
- EKG, RR
- Labor: Routine +TSH +Vitamin B_{12} +TPHA
- CT/MRT (typischer Befund bei AD, s. Abb. 6-1)

den Fällen gilt gleichermaßen, dass eine adäquate Demenzdiagnostik die Differentialdiagnostik in der Regel zu keiner größeren Schwierigkeit werden lassen sollte. Speziell bei der Depression kann es durchaus sein, dass initial beide Syndrome in einem behandlungsbedürftigen Ausmaß vorliegen. Hier sollte dann eher beides behandelt als beides nicht behandelt werden!

Abgrenzung vom normalen Alter

Im Hinblick auf die Veränderung der neuropsychologischen Leistungen mit dem Alter muss beachtet werden, dass die Standardabweichungen mit zunehmendem Lebensalter zunehmen, so dass insgesamt individuelle Längsschnitt- bzw. Verlaufsuntersuchungen oft aussagekräftiger sind als Untersuchungen zu einem Zeitpunkt. Gerade zu Beginn der degenerativen Demenzerkrankung, insbesondere der AD, findet sich eine Beschleunigung des Altersabbaus, der von den Betroffenen bzw. ihren Angehörigen oft auch so wahrgenommen wird. Zu den normalen Alterungsvorgängen gehört, dass der Abruf aus und auch die Speicherung von Inhalten im Gedächtnis *langsamer* erfolgen. Gleichzeitig ist die *Speicherkapazität reduziert.* Zur Kompensation werden in der Regel mit zunehmendem Alter Merkhilfen eingesetzt, ohne dass dies zu einer Beeinträchtigung im Alltag führt. Störungen der Sprache, Verminderungen des Wissens und Störungen der Wahrnehmung von optisch-räumlichen Situationen finden sich bei gesunden Betagten jedoch nicht.

Abgrenzung von der Depression

Hierzu muss beachtet werden, dass verschiedene Symptome *zu beiden Krankheitsbildern* gehören. Dies gilt insbesondere für den sozialen Rückzug, die Störungen von Aufmerksamkeit und Konzentration und sogar für eine Gewichtsabnahme. Typischerweise findet sich jedoch bei der Demenz keine depressive Kernsymptomatik, die über zwei Wochen relativ stabil besteht (deutlich herab gestimmter Affekt, Störung des Selbstwerterlebens, Schuldgefühle). Demenzpatienten bagatellisieren eher und versuchen, die Fassade zu erhalten, während Depressive trotz vermeintlich kognitiver Einbußen oft keine Störungen im Alltag aufweisen. Bei der Depression sind typischerweise auch die Merkfähigkeit sowie die Informationsverarbeitungsgeschwindigkeit vermindert, jedoch finden sich keinerlei Störungen von sprachlicher Funktion, Wissen oder visuell-räumlichen Kompetenzen.

Abgrenzung von der substanzinduzierten Störung und vom Delir

Die medikamenteninduzierte Störung oder auch das Delir (s. auch Kap. 7 «Delir») unterscheidet man von einer Demenz vorwiegend durch eine entsprechende Anamnese, den relativ plötzlichen Beginn und das Vorhandensein von Bewussteinsstörungen. *Grundsätzlich steigt das Risiko für ein Delir bei einer vorbestehenden Demenz an.* Nicht selten ist bei Krankenhausaufenthalten das Auftreten eines Delirs Hinweis auf eine bis dahin möglicherweise noch gar nicht bekannte Demenz. Immer sollte deshalb überprüft werden, ob eine Änderung der Medikation oder auch eine Fehldosierung für die Verschlechterung der kognitiven Situation in Frage kommt.

Nach der Diagnose «Demenz»

In der hausärztlichen Praxis fallen hier gleich mehrere Aufgaben an, die allerdings im Sinne eines Prozesses in einer gewissen Zeit umgesetzt werden sollen. Die Kernelemente sind:

- die Aufklärung und Information über die Krankheit und Behandlungsmöglichkeiten
- die Sorge für die körperliche Gesundheit des Demenzkranken
- die Therapie des demenziellen Syndroms
- die Beratung und regelmäßige Überprüfung der Gesundheit der Hauptpflegeperson
- Beachtung von Tabuthemen: Gewalt, Sexualität, Vernachlässigung
- Grundberatung über soziale Folgen der Demenzkrankheit, insbesondere im rechtlichen Bereich.

Aufklärung und Information

Patienten haben ein Recht darauf, ihre Diagnose zu erfahren. In keiner Weise sollten Sie die Aufklärung über eine Krankheit davon abhängig machen, ob Sie als behandelnder Arzt daraus Konsequenzen ableiten wollen oder nicht. *Die Entscheidung, ob er seine Diagnose wissen will oder nicht, fällt letztendlich der Patient selbst.* Es ist deshalb gerade als Hausarzt wichtig zu unterscheiden, wer die Diagnose wissen will. Respektieren Sie soweit als möglich den Wunsch Ihres Patienten. Untersuchungen zeigen, dass Angehörige und auch Patienten Aufklärung wünschen, damit sie wissen «wo der Feind steht». *Ausnahmen*, dass der Patient die Diagnose nicht wissen will, sind dann gegeben, wenn er diese nicht mehr verstehen kann, oder wenn gewichtige Gründe dagegen sprechen bzw. zu der Befürchtung Anlass geben, dass die Aufklärung dem Patienten schadet (z. B. Suizidalität).

Das Aufklärungsgespräch sollte gleichzeitig dazu genutzt werden, Informationen über mögliche Hilfen, Hoffnung und Vertrauen zu vermitteln.

Sorge für die körperliche Gesundheit der Demenzkranken

Das Vorliegen einer Demenz erhöht das Risiko für andere Krankheiten. So sind demenzielle Beeinträchtigungen einer der wichtigsten Risikofaktoren für *Stürze*: Jeder zweite Kranke stürzt mindestens einmal im Jahr. Als Ursachen sind vor allem eine früh und häufig vor Demenzbeginn auftretende Störung der Koordination durch visuell-räumliche Defizite, Schwierigkeiten in der parallelen Bewältigung mehrerer Aufgaben sowie – vor allem im fortgeschrittenen Stadium – auch autonome Funktionsstörungen zu nennen. Daneben treten mit zunehmender Demenz nahezu regelhaft eine *Inkontinenz* sowie – wohl aufgrund endokriner Veränderungen – *Kachexie* und *Gebrechlichkeit* auf (s. auch Kap. 25 «Frailty»). Das Mortalitätrisiko Demenzkranker ist in Abhängigkeit von Schweregrad und Erkrankungsalter gegenüber dem Risiko Nicht-Dementer um das Zwei- bis Fünffache erhöht.

Viele Untersuchungen zeigen, dass Demenzkranke bei gleichen körperlichen Komorbiditäten weniger und schlechter diagnostiziert und behandelt werden. Dies hat möglicherweise mit einer Form des Nihilismus zu tun, wahrscheinlich aber auch mit dem veränderten Beschwerdeverhalten von den Patienten selbst. Deshalb sollte die körperliche Gesundheit von Demenzkranken regelmäßig überprüft werden, insbesondere die *Ernährungssituation*, der *Pflegezustand* und die *Zahngesundheit* (s. auch Kap. 16 «Orale Gesundheit»). Dies gilt insbesondere für Heimpatienten, denn neue Untersuchungen zeigen, dass diese häufig nicht fachärztlich betreut werden (Hallauer et al., 2005). Hier sind die Ärzte gefragt, die eine aktivere Rolle, gegebenenfalls koordiniert durch die Hausärzte, übernehmen sollten.

Therapie des demenziellen Syndroms

Für die Therapie des Demenzsyndroms stehen medikamentöse und nichtmedikamentöse Möglichkeiten zur Verfügung. Ein wesentliches Grundelement ist die Tagesstrukturierung und die Umgebungsgestaltung. Hinweise hierzu finden sich in der Tabelle 6-5.

Antidementiva bei der AD

Der medikamentösen Therapie des Demenzsyndroms stehen heute die Cholinesterasehemmer (ChEI) als Mittel der Wahl für die leichte und mittelschwere AD zur Verfügung sowie Memantine für die mittelschwere und schwere Demenz. Die ChEI folgen einem plausiblem Wirkprinzip – Ausgleich des cholinergen Transmitterdefizits – und sind die bestuntersuchte Therapie der Demenzen. Wirksamkeitsnachweise wurden zudem auch bei schwerer AD, VaD und LBD erbracht. Auch zeigt sich eine positive Beeinflussung nichtkognitiver BPSD in mit der Neuroleptikatherapie vergleichbarem Ausmaß. Die Diskussion über die klinische Relevanz dieser Medikation wird jedoch weiter geführt, wohl auch deshalb, weil die damit zu erreichenden Effekte nicht in jedem Fall über Zweifel erhaben sind. Nachdem jedoch im Vorhinein nicht gesagt werden kann, welcher Patient profitiert, *sollte jeder Patient mindestens eine Chance bekommen.* Sollte keine Wirksamkeit oder sogar eine Unverträglichkeit zu beobachten sein, kann ein anderes Antidementivum versucht werden. Diese Therapie sollte ausreichend dosiert und gut dokumentiert werden und mindestens ein halbes Jahr dauern. Eine Kombination verschiedener ChEI ist nicht sinnvoll, eventuell aber eine von ChEI mit Memantine. Entsprechend den Zulassungsstudien entspricht eine leichte bis mittelschwere Demenz den MMSE-Skalenwerten zwischen 10 und 26 Punkten.

In Deutschland, Österreich und der Schweiz sind drei Substanzen zugelassen, die sich auf den geforderten Ebenen Kognition, Alltagsfunktion und klinischer Gesamteindruck als wirksam erwiesen haben.

Tabelle 6-5: Grundelemente in der Demenzversorgung

- feste Zeiten bzw. Regelmäßigkeit von:
  - Schlaf
  - Bewegung
  - Toilettengang
  - Ernährung
- ausreichende Lichtexposition (idealerweise täglich an die frische Luft!)
- Orientierungshilfen in der Umgebung (Beschriftungen, Uhren, Kalender ...)

Bei *Donepezil* handelt es sich um einen selektiven und reversiblen Hemmstoff der Acetylcholinesterase mit vorwiegend zentraler Wirkung. Nach initialer Einnahme von 5 mg, vorzugsweise vor dem abendlichen Zubettgehen, kann nach etwa vier bis sechs Wochen auf 10 mg gesteigert werden. Bei leichter bis mittelschwerer Leber- oder Niereninsuffizienz ist im Gegensatz zu Galantamin keine Dosisanpassung notwendig.

Auch *Galantamin* ist ein selektiver, kompetitiver und reversibler ChEI, dessen inhibierende Wirkung geringer als die von Donepezil und Rivastigmin ist. Ein Teil der therapeutischen Wirkung des Galantamins soll durch die Verstärkung der intrinsischen Aktivität des Acetylcholins an dessen nikotinergischen Bindungsstellen resultieren. Nicht-retardiertes Galantamin wird üblicherweise zweimal täglich, beginnend mit zweimal 4 mg, verabreicht. Nach vier Wochen sollte auf zweimal 8 mg gesteigert werden, nach weiteren vier Wochen ist eine Erhöhung auf zweimal 12 mg anzustreben. Die retardierte Form wird, beginnend mit einmal 8 mg, eindosiert, wobei nach vier Wochen eine Steigerung auf 16 mg erfolgt. Ab der neunten Woche sollte eine Erhöhung auf 24 mg geprüft werden. In Fällen von Leber- oder Niereninsuffizienz ist eine maximale Gesamttagesdosis von 16 mg einzuhalten.

Rivastigmin, das auch zur Behandlung der leichten bis mittelschweren Demenz bei idiopathischer Parkinson-Krankheit zugelassen ist, hemmt sowohl die Acetyl- als auch die Butyrylcholinesterase pseudoirreversibel. Der Beitrag der Butyrylcholinesterase zum Abbau von Acetylcholin soll vor allem in fortgeschrittenen Stadien der AD relevant sein. Beginnend mit zweimal 1,5 mg täglich zu den Mahlzeiten sollte nach frühestens 14 Tagen auf zweimal 3 mg gesteigert werden. Der Versuch weiterer Dosissteigerungen von zweimal 4,5 mg bis zu zweimal 6 mg ist nach sukzessivem Zuwarten von jeweils mindestens 14 Tagen sinnvoll. Inzwischen steht auch ein Pflaster mit Vorteilen bezüglich Verträglichkeit und einfacher Dosierung zur Verfügung.

Unerwünschte Wirkungen der ChEI sind vor allem Folge peripherer cholinerger Effekte. Besonders zu Therapiebeginn ist mit Übelkeit, Erbrechen und Diarrhoe zu rechnen. Darüber hinaus können Blasenentleerungsstörungen sowie Beeinträchtigungen der kardialen Reizleitung auftreten, insbesondere, wenn zusätzlich mit Digitalis behandelt wird. Da ChEI die Krampfschwelle herabsetzen, ist bei Patienten mit epileptischem Anfallsleiden Vorsicht geboten. Das Gleiche gilt bei Prädisposition zu gastrointestinalen Ulzera sowie beim Vorliegen einer obstruktiven Lungenerkrankung oder einer bradykarden (supraventrikulären) Rhythmusstörung. Insgesamt zwingen unerwünschte Wirkungen nur selten zum vorzeitigen Therapieabbruch; in diesem Fall sollte jeweils mindestens ein anderer Vertreter der ChEI versucht werden. Entsprechende Switching-Untersuchungen zeigten, dass Demente, die auf eine Behandlung nicht ansprechen oder zu starke Nebenwirkungen zeigten, von einem Wechsel auf einen anderen ChEI profitieren konnten. Hierbei ist zum einen zu berücksichtigen, dass nur der Wechsel von Donepezil zu einem anderen ChEI systematisch untersucht wurde, nicht jedoch die umgekehrte Richtung. Zum anderen erlaubt die Studienqualität allenfalls die Aussage, dass ein Wechsel versucht werden sollte. Vergleichende Untersuchungen zweier ChEI, wovon stets einer Donepezil war, lassen keine Überlegenheit einer der Substanzen erkennen, wohl aber Unterschiede in der Verträglichkeit.

Als evidenzbasierte Therapie der mittleren bis schweren Alzheimer-Demenz gilt *Memantine*, das als selektiver, nichtkompetitiver NMDA-Rezeptorantagonist der Wirkung des pathologisch erhöhten neurotoxischen Glutamats entgegen wirkt. Memantine hat einen positiven Einfluss auf das Alltagsverhalten und -funktion sowie auf die kognitiven Leistungen. Behandelt wird einschleichend mit 5 mg morgens, wobei innerhalb von drei Behandlungswochen um wöchentlich 5 mg bis auf 20 mg täglich, aufgeteilt auf zwei Gaben, gesteigert werden kann. Das unerwünschte Wirkungsspektrum umfasst vor allem Schwindel, psychomotorische Unruhe, Übelkeit, Durchfall, Kopfschmerzen, Halluzinationen, Husten sowie eine Erniedrigung der Krampfschwelle (Maeck et al., 2007).

Antidementiva bei anderen Demenzen und MCI

Bei der LBD und der PDD ist aufgrund der motorischen Symptomatik eine dopaminagonistische Medikation oft zusätzlich indiziert. Hier ist die Monotherapie mit Levodopa, vorsichtig eintitriert, mit Erfolgsraten von etwa 50 % die Therapie der Wahl. Alle anderen Substanzen gehen mit einem höheren Risiko einher, psychotische Symptome auszulösen oder zu verstärken.

Als wenig Erfolg versprechend haben sich ChEI bei der Behandlung der FTD erwiesen, so dass die Behandlung auf den symptombezogenen Einsatz von Antidepressiva (vor allem SSRI, z. B. bei Antriebsstörungen) oder Antipsychotika beschränkt ist.

Im Falle *vaskulärer Demenzen* ist zunächst eine suffiziente Behandlung kardiovaskulärer Risikofaktoren anzustreben. Acetylsalicylsäure (ASS, 50–150 mg/d), Clopidogrel (75 mg/d) und Dipyridamol (zweimal 200 mg/d) in Kombination mit ASS (zweimal 25 mg/d) sind für die Sekundärprophylaxe zerebrovaskulärer Infarkte geeignet, ohne aber bezüglich demenzieller Erkrankungen einen belegten protektiven Effekt zu haben. Der oben angegebene ASS-low-dose-Behandlung sollte aufgrund klinisch vergleichbar guter Wirksamkeit bei besserer Verträglichkeit der Vorzug gegenüber höheren Dosierungen gegeben werden. (s. hierzu auch Kap. 9 «Schlaganfall»). Die Off-Label-Behandlung vaskulärer Demenzen mittels ChEI kann sich inzwischen auf eine Reihe von Studien stützen, die für alle der drei zugelassenen Substanzen begrenzte therapeutische Effekte belegen.

In der *Therapie des MCI* wurden bisher nicht nur die drei ChEI mittels kontrollierter Studien untersucht, sondern auch die Kombination Donepezil mit Vitamin E sowie die Substanzen Piracetam, Rofecoxib und Ampakine. Keine der Substanzen konnte überzeugen, was wohl auch wesentlich an der Methodik lag und da wiederum wesentlich an den Einschlusskriterien für das MCI (Maeck et al., 2007). Insofern bleibt die oben genannte Empfehlung, diese Patienten im Längsschnitt sorgfältig zu beobachten, bestehen.

Medikamentöse Behandlung nicht-kognitiver Störungen (BPSD)

Für die medikamentöse Behandlung der nicht-kognitiven Störungen empfiehlt sich die Beachtung des abgebildeten Algorithmus (s. **Abb. 6-2**). Danach sollte bei jedem Symptom zunächst überprüft werden, in welchem zeitlichen und situativen Kontext es auftritt. So sind beispielsweise Unruhezustände möglicherweise der Ausdruck von Schmerzen. Soweit möglich, sollten die Auslöser bzw. Ursachen identifiziert und behandelt werden. Erst dann sollte eine symptomatische Medikation initiiert werden, wobei schon zum Anfang dokumentiert werden sollte, welches Behandlungsziel erreicht werden soll. So kann der häufig zu recht kritisierte inadäquate Einsatz von Psychopharmaka vermindert werden, der mit deutlichen Gesundheitsrisiken (vermehrte Stürze, erhöhte Mortalität etc.) einhergeht (Stoppe/Maeck, 2007a).

Die Auswahl eines Pharmakons richtet sich ganz wesentlich nach den Nebenwirkungen. Zu den verschiedenen Substanzgruppen soll hier kurz Stellung genommen werden. Details finden sich im Kapitel 27 «Psychopharmakotherapie» in diesem Buch.

- **Antipsychotika/Neuroleptika:** Es empfiehlt sich, insbesondere bei der LBD, der Einsatz von atypischen Substanzen. Zugelassen ist allein Risperidon (mittlere Dosierung: 1 mg/d). Gute Erfahrungen gibt es auch mit Quetiapin (75–150 mg/d), Olanzapin (5–10 mg/d) und auch Aripiprazol. Oftmals werden noch sedierende Substanzen wie Melperon und Dipiperon eingesetzt.
- **Antidepressiva:** Auch hier gilt die Auswahl entsprechend dem Nebenwirkungsprofil. Von den Serotonin- und Noadrenalinwiederaufnahmehemmern sind bis heute allein Cita-

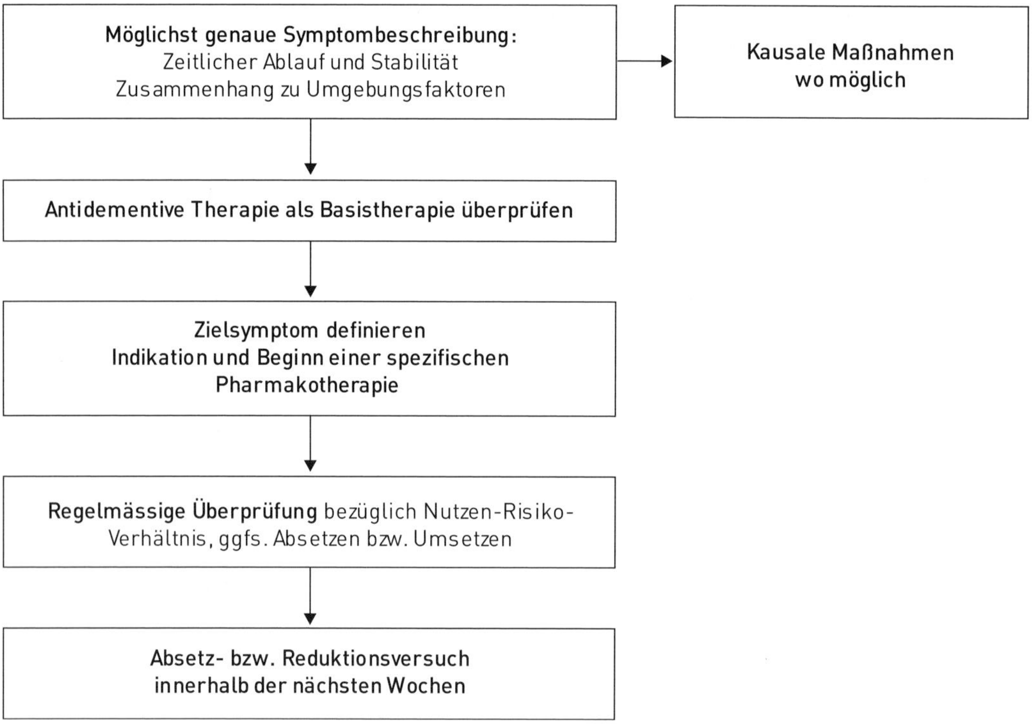

Abbildung 6-2: Algorithmus zur medikamentösen Behandlung nichtkognitiver Störungen bei Demenz (aus Stoppe/Maeck, 2007)

lopram und Sertralin überhaupt in Studien untersucht worden. Grundsätzlich können jedoch auch duale Wiederaufnahmehemmer oder auch MAO-Hemmer eingesetzt werden. Die Dosierung richtet sich nach Verträglichkeit und Ansprechen.

- **Benzodiazepine und Hypnotika:** Hier gilt es, bei Demenzen die Möglichkeit paradoxer Symptomverstärkung zu beachten. Zudem ist die Gefahr der Kumulation durch eine verlängerte Halbwertszeit im Alter und aktive Metaboliten zu beachten. Letztendlich werden deshalb im Alter nur vier Benzodiazepine (Lorazepam, Lormetazepam, Oxazepam, Temazepam) und Zolpidem empfohlen.
- **Weitere Substanzen, insbesondere Stimmungsstabilisatoren:** Für Carbamazepin, Valproinsäure, Lamotrigin oder auch Lithium gibt es insgesamt wenig systematische Untersuchungen bei Demenzkranken. Sie sollten gegebenenfalls mit Vorsicht – «offlabel» im Sinne eines Heilversuchs – eingesetzt werden.

Nichtmedikamentöse Maßnahmen

Nichtmedikamentöse Maßnahmen spielen eine Rolle in Vorbeugung und Therapie der Demenzen. Derzeit sind sie kaum standardisiert. Erst mit der Frühdiagnose können auch psychotherapeutische Verfahren zum Einsatz kommen (s. Kap. 28 «Psychotherapie und Entspannungsverfahren»). Kontrollierte Studien gibt es vor allem im Bereich des Hirnleistungs- und Realitätsorientierungstrainings sowie der Lichttherapie. Fehlende Evidenz bedeutet aber nicht fehlende Wirksamkeit. Insbesondere ungefährliche und preisgünstige Verfahren erfreuen sich in der Praxis zunehmender Beliebtheit, wie zum Beispiel Aromatherapien. Insgesamt findet sich ein Trend, dass ein Therapiekonzept, das mehrere Elemente zu einer «globalen» Strategie zusammenfasst, die günstigsten Effekte hat. Auch wenn dies bisher wenig untersucht ist, ist die Kombination mit antidementiver Therapie und Maßnahmen für die pflegenden Angehörigen wohl mindestens als additiv bezüglich der Wirksamkeit einzuschätzen. Derzeit muss stets regional überprüft werden, wer ein entsprechendes Angebot vorhalten kann. Weitere Informationen finden sich an anderer Stelle (Stoppe, 2007; Stoppe/Maeck, 2007a, 2007b; www.kda.de).

Generell werden unterschieden:

- **Trainingsverfahren:** Bei noch leichteren Demenzen kann ein therapeutischer Effekt erzielt werden, wobei das Hirnleistungstraining stark individualisiert gestaltet werden muss. Erfolgreicher scheint ein eher globales multimodales (Aktivitäts-) Training, auch in Gruppen, zu sein (Schmid, 2005). Beachten Sie jedoch stets, dass die Patienten nicht in einer leistungsbetonten und gestressten Atmosphäre trainieren. Hier führt es eher zu ungünstigen Effekten und auch zu Spannungen innerhalb der Pflegebeziehung. Eine spezielle Form ist auch das Realitätsorientierungstraining (ROT), das recht gut untersucht ist und einen signifikanten Effekt auf kognitive und Verhaltensfunktionen erbringt. Dabei werden orientierende Informationen in Einzel- oder Gruppensitzungen vermittelt.
- **Sinnesorientierte Verfahren:** Hierunter werden Verfahren zusammengefasst, die über taktile, olfaktorische, akustische oder optische Reize versuchen, schwer Demenzkranke zu erreichen und insbesondere Unruhezustände zu vermindern. Hierzu zählen die basale Stimulation, das Snoezelen, die Aromatherapie, aber auch Bäder, Massagen und die Kinästhetik.

Ein weiteres Verfahren ist zum Beispiel die **Musiktherapie**, die auch schwer Demente erreichen kann. Insbesondere Musikstücke oder Rhythmen, die altbekannt sind, mobilisieren nicht nur Gemeinschaftsgefühl, sondern auch das Langzeitgedächtnis.

Immer deutlicher zeigt sich, dass eine ausreichende **Lichtexposition** hilfreich ist, den Tagesrhythmus zu stabilisieren, die Schlafzeit zu verlängern und nächtliche Unruhezustände zu reduzieren. Dies hat Einfluss auf die Lebensqualität der Patienten, insbesondere in Heimen, möglicherweise aber auch auf die Heimeinweisungsrate. Dabei sollte eine Lichtmenge von etwa 10 000 Lux für 30 Minuten oder 2500 Lux für etwa zwei Stunden verabreicht werden, ersatzweise geringere Lichtintensitäten über einen längeren Zeitraum. Schwer Demente können allerdings nur noch begrenzt profitieren (Riemersma-van der Lek et al., 2008).

Die Gesundheit der Hauptpflegeperson

Demenzkranke werden in der Regel von ein bis zwei Personen intensiv betreut. Auch wenn andere Familienangehörige und Freunde einbezogen sind, tragen letztendlich nur wenige die Verantwortung. Fragt man die Angehörigen, worunter sie leiden, klagen sie oft darüber, dass sie keine Zeit mehr für sich alleine haben. Gleichzeitig müssen sie damit fertig werden, dass der Kranke oft keine Ähnlichkeit mehr mit dem vertrauten Menschen vor Beginn der Krankheit hat. Dies bedeutet Trauerarbeit, und gleichzeitig ist es auch eine Herausforderung, die richtige Balance für die eigene Gesunderhaltung zu finden (siehe hierzu auch Kap. 34 «Angehörigenbetreuung»).

Informieren Sie die Angehörigen deshalb möglichst rasch über entsprechende Hilfsangebote. Wichtig ist, dass sie sich mit anderen Menschen in ähnlicher Situation austauschen und weitere Informationen erhalten können. Wenn es die Möglichkeit gibt, sollten die Pflegenden Kontakt zur örtlichen *Alzheimer-Gesellschaft* aufnehmen (auch wenn eine andere Demenzform vorliegt!). Gegebenenfalls kann die Zentrale der Alzheimergesellschaft in den jeweiligen Ländern Auskunft geben (www.alz.ch; www.alzheimer-gesellschaft.at; www.deutsche-alzheimer.de).

Auch über Entlastungsangebote sollten Sie umgehend informieren, die zum Beispiel die jeweiligen Sozialstationen, die Seniorenbeiräte, ProSenectute etc. anbieten. Oft finden sich auch Angehörigengruppen zusammen, teilweise mit gleichzeitiger Betreuung der Demenzkranken.

Relativ neu ist die so genannte ehrenamtliche Hilfe in Form niedrigschwelliger Betreuungsangebote. Nach den derzeitigen Erfahrungen ist es sinnvoll, die Freiwilligen für diese Aufgabe durch eine Schulung zu qualifizieren, die etwa 40 Stunden umfasst. Diese ehrenamtlichen Helfer werden flexibel vermittelt und bieten stundenweise Unterstützung an. Ihre Aufgabe ist es jedoch nicht, professionelle Pflege zu ersetzen. Hier muss eine genaue Abgrenzung erfolgen (Stoppe/Stiens, 2009).

Beachtung von Tabuthemen: Gewalt, Sexualität, Vernachlässigung

Im Verlauf von Demenzerkrankungen kommt es häufig zu verbal aggressiven und sogar zu körperlich aggressiven Auseinandersetzungen. Diese werden oft nicht thematisiert, weil sie schambesetzt sind. Es sollte deshalb regelmäßig aktiv daraufhin untersucht und nachgefragt werden.

Ein weiteres wichtiges Thema ist die Sexualität. Im Verlauf einer Demenz und auch abhängig von der Demenzform kann es sowohl zu einer Abnahme als auch zu einer Zunahme von sexuellen Bedürfnissen der betroffenen Person kommen. Dies kann zu schwierigen Situationen in der Partnerschaft und/oder der Pflegebeziehung führen. Auch hier gilt es, die Situationen entsprechend sensibel aufzunehmen und Lösungen zu finden.

Das Thema des Missbrauchs ist schwierig zu besprechen, weil es verschiedene Formen der strukturellen Gewalt gibt. Gerade der Hausarzt ist, wie auch in anderen Situationen familiärer Gewalt, die Person, die entsprechende Verdachtsmomente sensibel aufnehmen und ihnen nachgehen sollte. An einigen Orten gibt es Foren zu diesem Thema (z. B. www.hsm-bonn.de).

Grundberatung über soziale und rechtliche Folgen der Demenzerkrankung

Speziell für die rechtlichen Belange ist die Frühdiagnostik von exorbitanter Wichtigkeit: Der Erkrankte kann noch selbst eine *Bevollmächtigung* ausstellen, ein Testament schreiben und gegebenenfalls über das zukünftige Heim mitentscheiden. Die Demenzdiagnose bedeutet per se nicht, dass *Urteils- bzw. Geschäftsfähigkeit* nicht mehr gegeben sind. Grundsätzlich hängt es auch davon ab, was zur Entscheidung ansteht. Eine Rolle spielt sicherlich auch, inwieweit die demenzkranke Person ihren Willen unbeeinflusst äußern kann, und dieser auch mit den im vorherigen Lebensabschnitt geäußerten Einstellungen und Haltungen übereinstimmt. Entsprechende Übersichtsarbeiten kommen zu dem Schluss, dass wahrscheinlich erst bei einer mittelschweren Demenz die Urteilsfähigkeit per se nicht mehr gegeben ist. Zu berücksichtigen ist in diesem Kontext die – je nach Schweregrad der Demenz – in mindestens 20 % der Fälle fehlende Krankheitseinsicht (Kessler/Supprian 2003).

Für den *Führerschein* spielen die vorhandene Krankheitseinsicht und die Persönlichkeit des Demenzkranken eine wichtige Rolle. Erfahrungsgemäß hören Demenzkranke oft selbst auf, Auto zu fahren, wenn sie sich dadurch überfordert fühlen. Auch bei der Fahrerlaubnis gibt es kein Maß, zum Beispiel keinen Skalenwert, an dem eine nicht mehr gegebene Fahrtauglichkeit festzumachen ist. Entsprechende Empfehlungen raten zu einem Fahrtest mit einem Fahrlehrer (s. auch Kap. 36 «Teilnahme am Straßenverkehr»). Das Problem stellt sich wahrscheinlich insbesondere dann, wenn in ländlichen Regionen eine Abhängigkeit vom Auto besteht und andere Familienangehörige nicht einspringen oder nicht Auto fahren können.

Zudem muss bedacht werden, dass Demenzkranke nicht nur als Fahrer mögliche Gefahren mit sich bringen, sondern auch als Verkehrsteilnehmer in anderer Rolle, zum Beispiel als Fahrradfahrer oder auch als Fussgänger. In gefährlichen und unübersichtlichen Verkehrssituationen sollten sie nicht allein sein.

Möglichkeiten der Prävention

Die wesentlichen Präventionsmöglichkeiten leiten sich aus der Kenntnis von Risikofaktoren für die Krankheitsentstehung ab (Stoppe, 2007). In der **Tabelle 6-6** finden Sie die derzeitig bekannten Risikofaktoren. Danach zeichnet sich ab, dass das Auftreten einer Demenz zumindest durch Maßnahmen verzögert werden kann, die auch anderen Bereichen der Gesundheit, insbesondere der kardiovaskulären, zugute kommen. Entsprechende Empfehlungen finden Sie in der **Tabelle 6-7**.

Notwendige Krankenhaus- bzw. Heimeinweisung

Bei dieser Entscheidung, die für den Demenzkranken eine große Veränderung und Belastung ist, spielt der Hausarzt eine wichtige Rolle. Gerade Demenzkranke sind besonders gefährdet, durch einen Umgebungswechsel an einem Delir zu erkranken. Deshalb ist es wichtig, dass eine *gute Übergabe* erfolgt, in der der betreuende Arzt über die bisherigen Krankheiten, die vorhandene Diagnostik und die Medikation der letzten Wochen informiert. Idealerweise sollten diese Informationen abrufbereit zur Verfügung stehen, wenn ein Patient unter Umständen notfallmäßig in eine Klinik muss.

Beim *Übergang in ein Heim* gilt es, in ähnlicher Weise eine sorgfältige Übergabe zu ermöglichen. Dabei ist wichtig, dass auch die Angehörigen über den dementen Patienten informieren, beispielsweise über die religiöse Orientierung, besondere Interessensgebiete, Nahrungsvorlieben, die typische Tagesgestaltung, Hobbys etc.

Idealerweise bietet das Heim nicht nur eine Besichtigung, sondern auch die Möglichkeit des Probewohnens an. Es sollte überprüft werden, ob das Heim – analog zu den oben genannten Empfehlungen – entsprechende Angebote für Demenzkranke vorhält, ob die baulichen Gegebenheiten für Demenzkranke geeignet sind und ob auch andere Maßnahmen (Orientierungshilfen, Licht, Ernährung, Per-

Tabelle 6-6: Risikofaktoren der Alzheimer Demenz

- Alter
- positive Familienanamnese
- genetische Faktoren, derzeit am wichtigsten:
  - APOE-4 ist der stärkste bekannte genetische Risikofaktor der AD und beeinflusst das Risiko, das mit anderen Hirnschäden zusammenhängt, z. B. Schädel-Hirn-Traumen oder vaskulären Schäden.
- Schädel-Hirn-Traumen mit Bewusstlosigkeit
- Depressionen
- psychosoziale und motorische Inaktivität
- geringe Bildung
- Rauchen
- Alkohol (J-Beziehung)
- Ernährung: cholesterinreich, Mangel an Antioxidantien.

Tabelle 6-7: Empfehlungen zur Prävention – nicht nur von Demenzen (aus Stoppe, 2008)

- Beeinflussung der vaskulären Risikofaktoren: Normalisierung des Bluthochdrucks, des Gewichts, der Blutfette, Einstellung des Rauchens, körperliche Aktivität
- Konsum von reichlich Früchten und Gemüse (5-mal täglich) sowie regelmäßig Fisch
- Vermeidung einer Ernährung reich an Cholesterin und gesättigten Fetten
- Vermeidung von Alkohol in größeren Mengen
- adäquate Pharmakotherapie im Alter, Vermeidung von Multimedikation
- Bildung und geistige Beschäftigung, vor allem auch psychomotorischer Aktivierung, über die Lebensspanne hinweg
- gesellschaftliche Beteiligung bis ins hohe Lebensalter.

sonalqualifikation etc.) getroffen worden sind (Held/Ermini-Fünfschilling, 2004).

Literatur

Artero, S.; Ancelin M. L.; Portet, F.; Dupuy, A.; Berr, C.; Dartigues, J. F.; Tzourio, C.; Rouaud, O.; Poncet, M.; Pasquier, F.; Auriacombe, S.; Touchon, J.; Ritchie, K. (2008): Risk profiles for mild cognitive impairment and progression to dementia are gender specific. J Neurol Neurosurg Psychiatry, 79: 979–984.

Beyreuther, K.; Einhäupl, K. M.; Förstl, H.; Kurz, A. (Hrsg.) (2002): Demenzen. Thieme, Stuttgart.

Dubois, B.; Feldman, H. H.; Jacova, C.; Dekosky, S. T.; Barberger-Gateau, P.; Cummings, J.; Delacourte, A.; Galasko, D.; Gauthier, S.; Jicha, G.; Meguro, K.; O'brien, J.; Pasquier, F.; Robert, P.; Rossor, M.; Salloway, S.; Stern, Y.; Visser, P. J.; Scheltens, P. (2007): Research criteria for the diagnosis of Alzheimer's disease: revising the NINCDS-ADRDA criteria. Lancet Neurol, 6: 734–746.

Held, C.; Ermini-Fünfschilling, D. (2004): Das demenzgerechte Heim. Lebensraumgestaltung, Betreuung und Pflege für Menschen mit leichter, mittelschwerer und schwerer Alzheimer Krankheit. Karger, Basel.

Ivemeyer, D.; Zerfass, R. (2002): Demenztests in der Praxis. Urban & Fischer, München.

Maeck, L.; Müller-Spahn, F.; Stoppe, G. (2007): Pharmakotherapie der Demenz. Die Psychiatrie, 4: 41–49.

Ramakers, I.H.G. B.; Visser, P. J.; Aalten, P.; Boesten, J.H. M.; Metsemakers, J.F. M.; Jolles, J.; Verhey, F.R. J. (2007): Symptoms of preclinical dementia in general practice up to five years before dementia diagnosis. Dement Geriatr Cogn Disord, 24: 300–306.

Riemersma-van der Lek, R. F.; Swaab, D. F.; Twisk, J.; Hol, E. M.; Hoogendijk, W. J.; Van Someren, E. J. (2008): Effect of bright light and melatonin on cognitive and noncognitive function in elderly residents of group care facilities: a randomized controlled trial. JAMA, 299: 2642–2655.

Hallauer, J.; Bienstein, C.; Lehr, U.; Rönsch, H. (2005): SÄVIP-Studie zur ärztlichen Versorgung in Pflegeheimen. Vincentz Network Marketing Service, Hannover.

Kessler, H.; Supprian, T. (2003): Zum Problem der Krankheitseinsicht bei Patienten mit Demenz vom Alzheimer Typ. Fortschr Neurol Psychiatr, 71: 541–548.

Sandholzer, H.; Hellenbrand, W.; Renteln-Kruse, W. v.; Van Weel, C.; Walker, P. (2004): STEP – europäische Leitlinie für das standardisierte evidenzbasierte präventive Assessment älterer Menschen in der medizinischen Primärversorgung. Dtsch Med Wschr, 129: 183–226.

Schäufele, M.; Köhler, L.; Lode, S.; Weyerer, S. (2007): Welche Faktoren sind mit subjektiver Belastung und Depressivität bei Pflegepersonen kognitiv beeinträchtigter älterer Menschen assoziiert? Ergebnisse einer repräsentativen Studie in Deutschland. Zeitschrift für Gerontopsychologie & -psychiatrie, 20: 197–210.

Schmid, R. (2005): Gedächtnistraining: Multimodales, themenzentriertes Gedächtnistraining durch das ganze Jahr. Karger, Basel.

Stoppe, G. (2007): Prävention psychischer Erkrankungen im Alter. Die Psychiatrie, 4: 153–158.

Stoppe, G. (2006): Demenz. UTB Ernst Reinhardt, München.

Stoppe, G.; Maeck, L. (2007): Nichtpharmakologische Therapie bei Demenz. Die Psychiatrie, 4: 33–36.

Stoppe, G.; Maeck, L. (2007): Therapie von Verhaltensstörungen bei Menschen mit Demenz. Zschr Gerontopsychol & -psychiat, 20: 53–58.

Stoppe, G.; Stiens, G. (Hrsg.) (2009): Niedrigschwellige Betreuung von Demenzkranken: Grundlagen und Unterrichtsmaterialien. Kohlhammer, Stuttgart (im Druck 2009).

Xie, J.; Brayne, C.; Matthews, F. E. and the Medical Research Council Cognitive Function and Ageing Study Collaborators (2008): Survival times in people with dementia: analysis from population based cohort study with 14year follow-up. BMJ, 336 (7638): 258–262.

7 Delir

Gabriela Stoppe

Das Delir ist ein bis heute etwas von der Forschung vernachlässigtes sehr häufiges Problem in der Altersmedizin. Die Ursache für die geringe Beachtung der Wissenschaft mag sein, dass es komplexe Entstehungsmuster hat und an der Schnittstelle verschiedener Disziplinen oder gar im intensivstationären Bereich auftritt. Für die Forschung bestehen wie auch bei der Demenz Probleme hinsichtlich der Einwilligungsfähigkeit.

Schon heute besteht Konsens, dass Maßnahmen darauf zielen sollten, ein Delir – insbesondere in schwerer Form – gar nicht entstehen zu lassen. Damit wird ein *proaktives Delir-Management mit den Elementen Prävention, Früherkennung und Frühbehandlung* zunehmend wichtiger. Auch wenn Delirien vorwiegend im stationären Bereich auftreten, so hat der Hausarzt in den modernen Strategien eine immer wichtigere Rolle.

Häufigkeit

Angaben zur Häufigkeit liegen bisher ausschließlich aus dem stationären Bereich und hier vor allem aus operativen Fächern vor. Danach liegt die Prävalenz schon bei Eintritt in eine Klinik bei 10 bis 20 %, etwa 25 bis 60 % entwickeln ein Delir während des stationären Aufenthaltes (Voyer et al., 2007). Am Universitätsspital Basel wurden im ersten Halbjahr 2006 über alle Altersgruppen hinweg 10,2 % der Patienten als «verwirrt» erfasst, wobei die Häufigkeit von 2 % bei den unter 40-Jährigen auf über 35 % bei den über 85-Jährigen anstieg (Hasemann et al., 2007). Es tritt häufig im Kontext mit einer Demenz auf, was auch differentialdiagnostische Probleme aufwirft (s. u.). Eine große US-Studie (N => 76 000) kam zu dem Ergebnis, dass ca. 13 % aller Dementen auch delirant seien (Fick et al., 2005).

Komplikationen und Folgen

Das Auftreten eines Delirs **verlängert die Dauer des Krankenhausaufenthalts** und ist betreuungs- und damit kostenintensiv. Neuere Untersuchungen schätzen die gesundheitsökonomische Bedeutung als vergleichbar zu Stürzen oder Diabetes mellitus ein (Leslie et al., 2008).

Das **funktionelle Ergebnis verschlechtert sich** nach einem Delir. Dies gilt besonders dann, wenn das Delir bei einer bereits bestehenden Demenz aufgetreten ist. Wohl mindestens 20 % der Patienten sind nach einem Jahr in einer stationären Pflegeeinrichtung untergebracht.

Dies gilt vor allem auch für die kognitive Verschlechterung. Die Mehrzahl der Studien zeigt persistierende und auch zunehmende **kognitive Verschlechterungen** (vor allem Aufmerksamkeit, Gedächtnis), wobei dies bei gleichzeitig vorliegender Demenz besonders ausgeprägt ist.

Die **Mortalität ist hoch** und wird mit 10 % im ersten Jahr und bis zu 50 % in fünf Jahren angegeben. Vor allem die langfristige Prognose hängt aber stark von den zusätzlichen Diagnosen ab. Im akuten Delir ist die Sterblichkeit vor allem infolge der Komplikationen hoch. Hierzu gehören vor allen Dingen Stürze, Pneumonien oder kardiovaskuläre Insuffizienz (Leentjes/van der Mast, 2005).

Definition und Diagnostik

Heute geht man davon aus, dass etwa 70 % der Delirien nicht diagnostiziert werden. Im klinischen Gebrauch sind Begriffe wie «Durchgangssyndrom» oder «akutes HOPS» immer noch gebräuchlich. Dabei hat das Delir im Alter wohl kein anderes Erscheinungsbild als in jüngeren Jahren, außer dass es eher persistiert bzw. chronisch ist. Problematisch ist wohl auch die starke syndromatische Überlappung mit der Demenz einerseits und der Depression andererseits. So sind Störungen von Gedächtnis, Aufmerksamkeit, Orientierung oder Schlaf und auch Veränderungen von Psychomotorik auch bei Depressionen oder Demenzen zu finden (Leentjes/van der Mast, 2005).

Die diagnostischen Kriterien der verschiedenen Klassifikationssysteme (ICD-10 bzw. DSM-IV) unterscheiden sich, wobei die der ICD-10 als eher streng gelten (Hasemann et al., 2007). Sie finden sich in Tabelle 7-1a und 7-1b. Ein wesentliches Kriterium ist das Vorliegen einer **Bewusstseinsstörung**. Es tritt in der Regel akut auf. Definitionsgemäß sollte das Delir – auch in Abgrenzung zur Demenz – nicht länger als sechs Monate andauern. Die Störungen des Bewusstseins zeigen sich in der Regel in erheblichen Fluktuationen der Wachheit mit Veränderungen in Richtung Somnolenz und Stupor auf der einen bzw. Unruhe und Schlaflosigkeit auf der anderen Seite. Eine Reihe anderer Symptome tritt entweder in einer **hypoaktiven**, einer **hyperakti-**

Tabelle 7-1a: Klassifikation des Delirs nach ICD-10 (Dilling et al., 2005). Wenn zugrunde liegende hirnorganische Faktoren eine wesentliche Rolle spielen, dann sollte eher im Kapitel F0 (organische Störungen) kodiert werden.

F05.	Delir, nicht durch Alkohol und andere psychotrope Substanzen bedingt
F05.0	Delir ohne Demenz
F05.1	Delir bei Demenz
F05.8	sonstige Formen des Delirs/gemischte Ätiologie
F05.9	Delir, nicht näher bezeichnet
F1	psychische und Verhaltensstörungen durch psychotrope Substanzen
F10.	Störungen durch Alkohol
F11.	Störungen durch Opioide
F13.	Störungen durch Sedativa und Hypnotika
F...3	Entzugssyndrom
F...4	Entzugssyndrom mit Delir Ein Zustandsbild, bei dem das Entzugssyndrom durch ein Delir kompliziert wird. Krampfanfälle können ebenfalls auftreten.

Tabelle 7-1b: Klinisch diagnostische Leitlinien für ein Delir nach ICD-10 (Dilling et al., 2005). Für eine endgültige Diagnose müssen leichte oder schwere Symptome in jedem der folgenden Bereiche vorliegen.

- Störung des Bewusstseins (auf dem Kontinuum zwischen leichter Minderung und Koma) und der Aufmerksamkeit mit einer eingeschränkten Fähigkeit, die Aufmerksamkeit zu richten, aufrecht zu erhalten oder zu verlagern
- globale Beeinträchtigung von Kognition (Gedächtnis, Orientierung etc.), Wahrnehmungsstörungen wie Verzerrungen der Wahrnehmung, Illusionen und (meist) optische Halluzinationen; Beeinträchtigungen des Denkens und der Auffassung mit oder ohne (flüchtigen) Wahnideen, meistens Inkohärenz
- psychomotorische Störungen (Hypo- und Hyperaktivität und nicht vorhersehbarer Wechsel zwischen beiden, verlängerte Reaktionszeit, vermehrter oder verminderter Redefluss, verstärke Schreckreaktion)
- Beeinträchtigung des Schlaf-Wach-Rhythmus (Schlafstörungen bis Schlaflosigkeit bzw. völlige Umkehr des Schlaf-Wach-Rhythmus mit Schläfrigkeit am Tag und nächtlicher Verschlimmerung der Symptomatik, Träume und Alpträume, die nach dem Erwachen als Halluzinationen fortbestehen können)
- affektive Störungen wie Depression, Angst, Reizbarkeit, Euphorie, Apathie, Ratlosigkeit
- typischerweise akuter Beginn (in Stunden oder Tagen), (im Laufe des Tages) fluktuierender Verlauf, Gesamtdauer weniger als sechs Monate.

ven bzw. einer **gemischten** Variante auf. So findet sich entweder eine Apathie bzw. depressive Stimmung oder aber eine vermehrte Irritabilität und Reizbarkeit. Häufig sind Wahrnehmungsstörungen mit Verkennungen, Suggestibilität und auch vor allen Dingen optische oder akustische Halluzinationen. Nicht selten sind auch vegetative Symptome mit Tremor, Schwindel und Tachykardie.

In der Forschung, aber auch der klinischen Praxis, hat sich ein Instrument bewährt, das inzwischen auch in deutscher Form vorliegt: die **Confusion Assessment Method (CAM)** (Inouye et al., 1990). Die CAM hat in vielen Studien gezeigt, dass die Identifikation von deliranten Syndromen mit hoher Sensitivität (98 %) und auch Spezifität (89 %) verbessert werden kann (Wei et al., 2008). Es gibt eine längere und eine kürzere Version, wobei die Letztere mit vier relevanten Aspekten als geeignetes «**Bedside Screening**» gilt (Hasemann et al., 2007). Sie ist zwar überwiegend im klinischen Bereich untersucht, ihre Anwendung sollte aber auch die Erkennung im hausärztlichen Bereich verbessern. Details finden Sie in Tabelle 7-2.

Für die Schwere des Delirs ist international die **Delirium Rating Scale** (Trzepacz et al., 2001), im deutschsprachigen Bereich inzwischen auch die aus der Pflegewissenschaft stammende **Delirium Observation Scale (DOS)** (Hasemann et al., 2007). Diese eignen sich zur strukturierten Verlaufsbeobachtung im stationären Bereich (Klinik, Pflegeheim).

Fallbeispiel

Eine 80-jährige Patientin wurde nach einem Sturz wegen einer Hüftfraktur schnell operiert. Postoperativ liegt sie erschöpft und antriebsarm im Bett. Sie muss zum Essen meistens geweckt werden. Die Physiotherapeutin beklagt die mangelnde Mitarbeit der Patientin. Bei der Befragung ist sie zu Zeit und Ort desorientiert.

Die Kombination aus Desorientierung und Bewusstseinsstörung muss an ein Delir denken lassen. Wer nach einer Operation nur «einfach müde» ist, sollte nicht desorientiert sein.

Prädisponierende Faktoren und Auslöser

Ein Delir entsteht in der Regel, *wenn die individuelle Verarbeitungskapazität zu gering für die Menge an Stressoren ist.* Alte, demente und ge-

Tabelle 7-2: Confusion Assessment Method (Inouye et al., 1990). Kurzfassung zur raschen Erkennung eines Delirs (nach Hasemann et al., 2007). Die Diagnose eines Delirs gilt als relativ sicher, wenn die oberen drei Fragen sämtlich und eine der beiden unteren Fragen bejaht werden.

akuter Beginn und fluktuierender Verlauf	Gibt es begründete Anzeichen für eine akute Änderung des mentalen Grundzustandes des Patienten?
	Fluktuierte das (veränderte) Verhalten während des Tages, d. h. hatte es die Tendenz aufzutreten und wieder zu verschwinden oder wurde es stärker und schwächer?
Aufmerksamkeitsstörung	Hatte der Patient Schwierigkeiten, seine Aufmerksamkeit zu fokussieren, z. B. war er leicht ablenkbar oder hatte er Schwierigkeiten, dem Gespräch zu folgen?
formale Denkstörung	War der Gedankenablauf des Patienten desorganisiert oder zusammenhanglos, wie «Gefasel» oder belanglose Konversation, unklarer und unlogischer Gedankenfluss oder unerwartete Gedankensprünge?
veränderte Bewusstseinslage	Wie würden Sie die Bewusstseinslage des Patienten beschreiben? (ja = gestört bei überspannter, schläfriger, soporöser bzw. komatöser Bewusstseinslage)

brechliche Personen sowie solche mit Polypharmazie sind Risikopopulationen. Auslöser kann dann eine durch den Eintritt ins Krankenhaus oder durch perioperative Intensivbehandlung eintretende Reizüberflutung, Stress und Angst sein. Als Ursache ist aber auch eine Reizdeprivation möglich, weshalb Delirien oft nachts verstärkt auftreten. Die **Tabellen 7-3** und **7-4** fassen den derzeitigen Kenntnisstand zu den Vulnerabilitätsfaktoren und den (akuten) Auslösern zusammen.

Eine wesentliche Rolle spielen auch Medikamente, vor allem anticholinerg wirksame Pharmaka (s. Kap. 26 «Pharmakotherapie im Alter» und Kap. 27 «Psychopharmakotherapie»), (opiathaltige) Schmerztherapien und Benzodiazepine. Gut belegt ist die Risikoerhöhung durch Anticholinergika. Auch jüngere Menschen können unter einer akuten Anticholinergikatherapie in ausreichender Dosis in ein Delir gebracht werden. In der Drogenszene ist der Konsum von Tollkirschen oder Stechäpfeln bekannt (Voyer et al., 2007; Hasemann et al., 2007).

Eine **Schmerztherapie** ist schwierig: Zum einen ist der nicht behandelte Schmerz selbst delirogen, und gerade bei bewusstseinsgestörten und dementen Patienten ist die Diagnose von Schmerzen oft nicht einfach. Zum anderen fördert gerade die Schmerztherapie mit opiathaltigen Substanzen wiederum die Entwicklung von Delirien (s. auch Kap. 19 «Schmerzsyndrome und Behandlung bei älteren Patienten»).

Im Alter wird zudem ein Konsum und potenzieller Entzug von Alkohol bzw. Benzodiazepinen oft nicht ausreichend beachtet. Gerade der Benzodiazepinentzug wird oft nicht erkannt, weil der oft jahrelange Low-Dose-Benzodiazepinkonsum von den Patienten gar nicht mehr berichtet wird. Ein Benzodiazepinentzug tritt oft erst Tage bis Wochen nach Absetzen auf (wegen der Halbwertszeit). **Warnzeichen für einen Benzodiazepinentzug** können sein:

- Schlafstörungen mit Alpträumen
- evtl. optische Halluzinationen bzw. Illusionen (Wände des Raumes biegen sich ...)
- Unruhe, Nesteln.

Tabelle 7-3: Prädisponierende (Risiko-) Faktoren für ein Delir (nach Leentjes/van der Mast, 2005)

- höheres Alter
- männliches Geschlecht
- kognitive Beeinträchtigung bzw. Demenz
- arterieller Hypertonus
- Arteriosklerose
- Beeinträchtigung des Sehens
- Beeinträchtigung des Hörens
- schwere körperliche Krankheit
- Schmerztherapie
- Multimedikation, vor allem mit Anticholinergika
- Alkohol
- Rauchen
- Benzodiazepine.

Tabelle 7-4: Auslöser für ein Delir (nach Leentjes/van der Mast, 2005; Voyer et al., 2007)

- Infektionen
- zerebrovaskuläre Ereignisse
- Malnutrition
- Dehydratation
- Schlafentzug
- Immobilisierung, vor allem Fixierung
- Blasenkatheter
- Reizüberflutung, z. B. durch häufige Raumwechsel
- Reizmangel
- akute Polymedikation

Pathophysiologie

Die Pathophysiologie ist insgesamt noch nicht gut verstanden. Es scheint jedoch eine gemeinsame Endstrecke für die ätiologisch verschiedenen Formen zu geben. In Tierversuchen konnte ein verringerter Energiestoffwechsel mit konsekutiven Störungen des Transmitterstoffwechsels festgestellt werden. Einer verringerten cholinergen Funktion steht eine verstärkte dopaminerge, noradrenerge und glutamaterge Funktion gegenüber. Für Serotonin und die Gamma-Amino-Buttersäure (GABA) gibt es sowohl Hinweise auf eine vermehrte als auch verminderte Funktion. Relevant scheint auch die – zum Beispiel infektionsvermittelte – Synthese zerebraler Zytokine zu sein. Im Rahmen der Stressreaktionen kommt es zudem zu Aktivierungen der «Stressachse», Veränderungen der thyreoidalen Hormonsekretion und zum Beispiel Veränderungen von Membranpermeabilitäten (van der Mast, 1998; Leentjes/van der Mast, 2005). Die **Abbildung 7-1** verdeutlicht schematisch die Balance zwischen cholinerger und adrenerger Funktion und den auslösenden Faktoren.

Prävention, Therapie und Delirmanagement

Medikamente

Die Therapie der Wahl bei schon bestehendem Delir ist Haloperidol, das in Anbetracht seiner kardialen Sicherheit und den variablen Verabreichungsformen viele Vorteile bringt. Von den Atypika ist bis heute nur Risperidon untersucht. Problematisch ist die Behandlung bei zugrunde liegender Parkinson-Krankheit oder Lewy-Body-Demenz. Hier gibt es zwar keine Studien, jedoch spricht die Erfahrung aus der Behandlung psychotischer Phänomene für Quetiapin und Clozapin, wobei Letzteres auch stark anticholinerg ist.

Studien haben auch den präventiven Einsatz von Haloperidol untersucht, wobei die gewählte

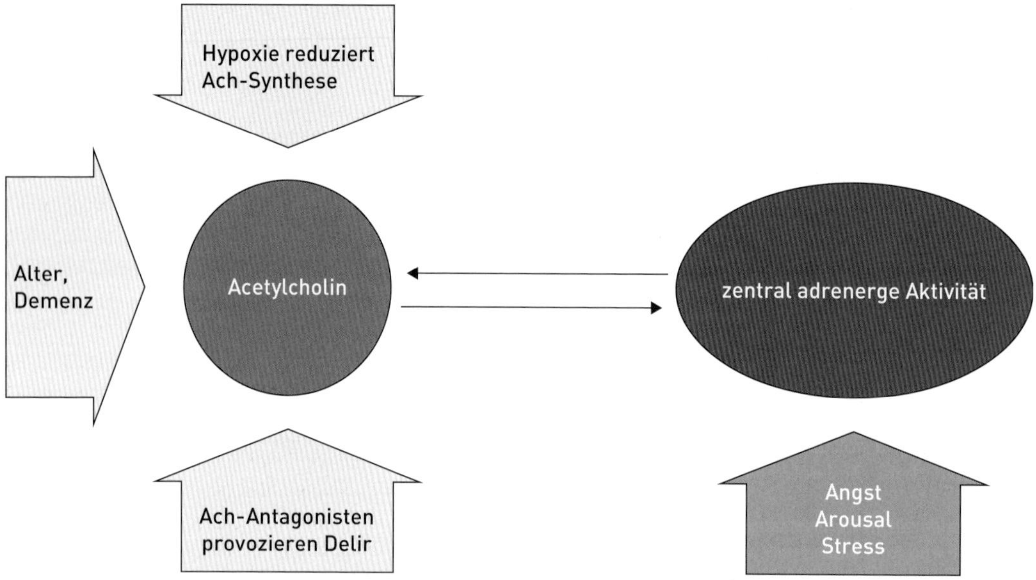

Abbildung 7-1: Neurobiologie der Delir-Auslösung (aus Stoppe, 2006).

Dosis von 1 mg über wenige Tage die Zahl der Delirien nicht, wohl aber ihre Schwere positiv beeinflusste. Möglicherweise muss die Dosis höher gewählt werden.

Zur Behandlung und Prävention mit Cholinesterasehemmern spricht theoretisch viel, dennoch fehlt bis heute die entsprechende wissenschaftliche Evidenz (Leentjes/van der Mast, 2005).

Nicht-medikamentös

Screening und Assessment, einerseits mit den genannten Instrumenten als auch in Form multidisziplinärer Assessments (Geriatrie, Psychiatrie, Anästhesie) scheinen ein wesentliches Merkmal erfolgreicher Delirprävention zu sein. Dabei sollten «auffällige» Patienten nicht selektiert werden, weil gerade dabei die hypoaktiven Delirien nicht entdeckt werden. Allerdings ist eine Beschränkung auf eine bestimmte Altersgruppe (z. B. ab 65 Jahre) sinnvoll. Wichtig ist auch, dass die Mitarbeiter entsprechend geschult und sensibilisiert werden. Damit ist Aufwand verbunden, aber es wird mit Erleichterungen in der Pflege belohnt!

Eine wesentliche Rolle spielt die **Umgebungsgestaltung.** Diese sollte klar sein und **Orientierungshilfen** bieten. Sowohl dauerndes Dämmerlicht sowie kontinuierliche (Musik-)Berieselung sollte ebenso vermieden werden wie stille karge Zimmer. Eine Uhr im Zimmer, vertraute Elemente, klare Abgrenzung von Dunkelheit in der Nacht und Helligkeit am Tag etc. sind hilfreich.

Mobilisierung, Training und aktive Ernährung sind wesentlich. Wichtig ist ebenso, dass Seh- und Hörhilfen ebenso wie Zahnprothesen gegebenenfalls zur Verfügung stehen. Untersuchungen haben auch gezeigt, dass eine Betreuungskontinuität/Bezugspflege den Verlauf deutlich verbessert. Allerdings muss einschränkend gesagt werden, dass sowohl eine Studie in Skandinavien als auch in Münster/Westfalen mit historischen Vergleichen gearbeitet haben (Leentjes/van der Mast, 2005; Hasemann et al., 2007).

Interventionen im hausärztlichen Bereich

Ein wesentlicher Aspekt der hausärztlichen Tätigkeit liegt in der **Prävention von Delirien.** Folgende Empfehlungen sind zwar bisher nicht ausreichend untersucht, jedoch plausibel und nach klinischer Erfahrung hilfreich:

- rechtzeitige Diagnose einer **Demenzkrankheit**. Derzeit werden nicht selten erst über ein Delir im Krankenhaus Demenzen diagnostiziert.
- Vermeidung von unnötiger **Multimedikation**. Insbesondere eine mehrmonatige Benzodiazepin- oder andere Psychopharmakabehandlung sollte regelmäßig überprüft werden. Die Schmerztherapie sollte angemessen sein und mit niedriger Dosis beginnen.
- Auch im Alter sollte, vor allen Dingen bei Männern, immer an den **Alkoholabusus** gedacht werden.
- Entsprechende Befunde, die exakte Medikation und die entsprechenden Diagnosen sind rasch an die weiterbehandelnden klinischen Kollegen zu **kommunizieren**. Wünschenswert ist natürlich, dass diese ihrerseits bei den Hausärzten nachfragen.
- Bei bzw. vor einer Krankenhaus- oder Heimeinweisung sollte das Vorliegen eines Delirs überprüft und dokumentiert werden.
- Eine wesentliche Rolle spielt auch die persönliche **Zuwendung**. Wann immer möglich, sollte eine der Patientin/dem Patienten vertraute Person den Transport ins Krankenhaus und auch die dortige akute Behandlungsperiode begleiten.

Hausärztliche Aufgaben nach einem Delir im stationären Bereich

Hierzu liegen letztendlich bisher keine geprüften Empfehlungen vor. Erfahrungsgemäß ist es jedoch sinnvoll, das Vorliegen etwaiger Komplikationen zu überprüfen bzw. auszuschließen. Dies gilt insbesondere für Pneumonien, Thrombosen und Demenz.

Die kognitiven Funktionen sollten regelmäßig geprüft werden, gegebenenfalls eine Demenz abgeklärt und behandelt werden.

Die Pharmakotherapie muss überprüft und angepasst werden. Eine angemessene Physiotherapie und auch ergotherapeutische Maßnahmen helfen sicher bei der Reintegration in den häuslichen Alltag.

Literatur

Dilling, H.; Mombour, W.; Schmidt, M.H. (2005): Weltgesundheitsorganisation – Internationale Klassifikation psychischer Störungen ICD-10, Kapitel V (F) Klinisch-diagnostische Leitlinien. Verlag Hans Huber, Bern (5. Auflage).

Fick, D.M.; Kolanowski, A.M.; Waller, J.L.; Inouye, S.K. (2005): Delirium superimposed on dementia in a community-dwelling managed care population: a 3-year retrospective study of occurrence, costs, and utilization. J Gerontol A Biol Sci Med Sci, 60: 748–753.

Hasemann, W.; Kressig, R.W.; Ermini-Fünfschilling, D.; Pretto, M.; Spirig, R. (2007): Screening, Assessment und Diagnostik von Delirien. Pflege, 20: 191–204.

Inouye, S.K.; Dyck, C.H. van; Alessi, C.A.; Balkin, S.; Siegal, A.P.; Horwitz, R.I. (1990): Clarifying confusion: the confusion assessment method. A new method for detection of delirium. Ann Intern Med, 113: 941–948.

Leentjens, A.F.; Mast, R.C. van der (2005): Delirium in elderly people: an update. Curr Opin Psychiatry, 18: 325–330.

Leslie, D.L.; Marcantonio, E.R.; Zhang, Y.; Leo-Summers, L.; Inouye, S.K. (2008): One-year health care costs associated with delirium in the elderly population. Arch Intern Med, 168: 27–32.

Mast, R.C. van der (1998): Pathophysiology of delirium.J Geriatr Psychiatry Neurol, 11: 138–145.

Stoppe, G. (2006): Demenz. UTB Ernst Reinhardt, München.

Trzepacz, P.T.; Mittal, D.; Torres, R.; Kanary, K.; Norton, J.; Jimerson, N. (2001): Validation of the Delirium Rating Scale-revised-98: comparison with the Delirium Rating Scale and the Cognitive Test for Delirium. J Neuropsychiatr Clin Neurosci, 13: 229–242.

Voyer, P.; McCusker, J.; Cole, M.G.; St-Jacques, S.; Khomenko, L. (2007): Factors associated with delirium severity among older patients. J Clin Nurs, 16: 819–831.

Wei, L.A.; Fearing, M.A.; Sternberg, E.J.; Inouye, S.K. (2008): The Confusion Assessment Method: a systematic review of current usage. J Am Geriatr Soc, 56: 823–830.

8 Abhängigkeitserkrankungen

Gerhard A. Wiesbeck und Barbara Mary Hiss

Die demografische Entwicklung unserer Gesellschaft lässt eine zunehmende Zahl älterer Menschen erwarten, die unter Abhängigkeitserkrankungen leiden werden. Dies zeigt sich bereits heute in Alters- und Pflegeheimen sowie in den Hausarztpraxen. Dort ist die Versorgungssituation älterer Menschen mit Suchterkrankungen derzeit noch nicht angemessen (Weyerer, 2003; Weyerer/Zimber, 1997). Abhängigkeitserkrankungen sind sowohl im sozialgerichtlichen wie auch im medizinischen Sinne Krankheiten. Sie sind weder selten noch harmlos, führen unbehandelt zu körperlichen Komplikationen und überzufällig häufig zum vorzeitigen Tod. *Abhängigkeitserkrankungen sind «bösartige» Erkrankungen!* Gerade im höheren Lebensalter sind sie mitunter schwer zu diagnostizieren und gehen häufig mit neuropsychiatrischen Komplikationen einher. Dem Hausarzt kommt daher eine Schlüsselfunktion zu. Mit seinem hohen Ansehen als «Gesundheitsexperte» und ausgestattet mit dem Bonus einer Arzt-Patienten-Beziehung, die häufig über lange Zeiträume reicht, hat er die einmalige Chance, früh zu erkennen und rechtzeitig zu intervenieren. Denn Abhängigkeit ist kein unvermeidbares Schicksal – auch nicht im Alter!

Begriffe

Der umgangssprachlich populäre Begriff «Sucht» (ethymologisch von «siech» = krank) bringt den Krankheitscharakter gut zum Ausdruck. Krankheiten im medizinischen Sinne sind diagnostizier- und behandelbar, im Falle der Sucht mitunter sogar heilbar. Im offiziellen und wissenschaftlichen Sprachgebrauch wurde der Begriff «Sucht» jedoch ersetzt durch «schädlichen Gebrauch» bzw. «Missbrauch» (Abusus) und «Abhängigkeit». Der **schädliche Gebrauch** ist durch ein Konsumverhalten charakterisiert, das zu einer tatsächlichen Schädigung der psychischen oder physischen Gesundheit geführt hat, ohne dass die Kriterien einer **Abhängigkeit** bereits erfüllt sind. Letztere liegt dann vor, wenn starkes Verlangen, eine verminderte Kontrollfähigkeit, ein körperliches Entzugssyndrom, eine Toleranz, ein eingeengtes Verhaltensmuster und schädliche (körperliche, seelische und soziale) Folgen das Krankheitsgeschehen kennzeichnen. Weder der schädliche Gebrauch noch die Abhängigkeit sind über die Konsummenge definiert. Beide Begriffe sind exklusiv, das heißt, *entweder liegt das eine vor oder das andere.*

Häufigkeiten

Repräsentative Daten zur Häufigkeit von Abhängigkeitserkrankungen im Alter sind rar. Zum Konsum illegaler Drogen fehlen sie nahezu vollständig. Vermutlich, weil dieser eher mit den jüngeren Menschen in Verbindung gebracht wird. Durch die breite Einführung der Substitutionsbehandlungen erreichen jedoch immer mehr Drogenabhängige das Rentenalter. So zeigen Daten aus dem umfangreichsten Methadonprogramm der USA, dem «Beth Israel Healthcare System» in New York City, dass dort etwa ein Drittel der Patienten über 50 Jahre und etwa 6 % bereits über 60 Jahre alt sind. In Deutschland und der Schweiz zeichnen sich ähnliche Entwicklungen ab (Dürsteler-MacFarland et al., 2004). Da diese Patienten in der Regel seit vielen Jahren in ihr psychosoziales Behandlungsprogramm eingebettet sind, stellen sie weniger ein medizinisches Problem als vielmehr eine Herausforderung für das soziale Versorgungssystem, zum Beispiel für die Alters- und Pflegeheime, dar.

Anders sieht es bei den so genannten «legalen» Substanzen Alkohol, Tabak und Medikamente aus. *Etwa ein Drittel aller Alkoholabhängigen entwickelt die Krankheit erst nach dem 50. Lebensjahr.* Abhängigkeitserkrankungen sind die dritthäufigste psychiatrische Diagnose bei älteren Patienten. Nach Wetterling et al. (2002) liegt die Zahl der älteren Alkoholabhängigen bei ca. 6 % vor dem 60. Lebensjahr und nimmt dann auf etwa 1 % nach dem 60. Lebensjahr ab. Bei den über 70-Jährigen finden sich nur noch 0,5 % Alkoholabhängige. Hauptursache für diesen markanten Rückgang ist die um 10 bis 15 Jahre reduzierte Lebenserwartung. Alkoholabhängige sterben deutlich früher, ihre Zahl wird daher mit zunehmendem Alter immer weniger. Besorgniserregend sind die Daten aus Alten- und Pflegeheimen. Dort finden sich Punktprävalenzen für Alkoholmissbrauch und -abhängigkeit von über 30 %!

Auch beim Tabak nehmen die Häufigkeiten mit zunehmendem Alter ab und auch hier mag die Hauptursache dafür die kürzere Lebenserwartung sein. Raucher sterben früher und werden dadurch immer weniger. Nach John et al. (2004) beträgt der Anteil der Raucher bei den über 60-Jährigen 16,4 % und sinkt dann mit den weiteren Lebensdekaden auf 9,7 % (> 70-Jährige) bzw. auf 5,4 % (> 80-Jährige). Das Rauchen wird mit steigendem Alter zunehmend schlechter vertragen, weil es etliche Krankheiten begünstigt, die mit dem Alter ohnehin zunehmen (Durchblutungsstörungen, Gefäßerkrankungen, Hypertonie, Herzerkrankungen usw.). Alte Raucher sind in der Regel stark abhängig. Dies gilt insbesondere für Frauen.

Der Konsum von Medikamenten steigt jenseits des 60. Lebensjahrs deutlich an. Gemäß amerikanischen Untersuchungen machen ältere Menschen 13 % der Bevölkerung aus. Sie konsumieren aber 30 % der verschreibungspflichtigen und 40 % der rezeptfreien Medikamente. Mit dem regelmäßigen Konsum steigt auch die Gefahr der Abhängigkeit. Nach Wetterling et al. (2002) besteht bei 0,5 % der über 69-Jährigen eine Medikamentenabhängigkeit. Ältere Frauen sind dabei etwa doppelt so häufig betroffen als ältere Männer. Die überwiegende Mehrheit konsumiert Schmerz-, Schlaf- oder Beruhigungsmittel. Über 80 % der Medikamentenabhängigen sind abhängig von Benzodiazepinen.

Cum grano salis sind es die Abhängigkeiten von Alkohol und Medikamenten, die im Alter dominieren. Dabei ist Alkohol vorwiegend das Problem der älteren Männer, Medikamente das der älteren Frauen (Rumpf/Weyerer, 2006) – die Dunkelziffer ist sicherlich recht groß. Die Suchtkrankenversorgung ist auf diese Entwicklung noch nicht vorbereitet (Hiss/Ladewig, 1998).

Besonderheiten von Abhängigkeitserkrankungen im Alter

Abhängigkeitserkrankungen im Alter zeichnen sich durch besondere biologische, psychosoziale, aber auch iatrogene Begünstigungsfaktoren aus (s. **Tab. 8-1**). Darüber hinaus muss man sich verdeutlichen, dass unser medizinisches Wissen über Abhängigkeitserkrankungen überwiegend von Patienten des mittleren Lebensalters stammt. Die ICD-10 Kriterien der WHO verlangen für die Diagnose «Abhängigkeit» unter anderem ein eingeengtes Verhaltensmuster, eine

Tabelle 8-1: Begünstigungsfaktoren für Abhängigkeitserkrankungen im Alter

Biologische Begünstigungsfaktoren
erhöhte Wirkstoff-Konzentrationen durch Reduktion von Körpergewebe, Serumproteinen und intravaskulärem Volumen
verlängerte Wirkzeiten und Sensitivitätssteigerungen durch herabgesetzte enzymatische Abbaukapazitäten
Toleranzminderung durch kognitive psychoorganische Beeinträchtigungen
Psychosoziale Begünstigungsfaktoren
soziale Rollenänderung durch Berentung und Vereinsamung
Häufung von Verlust und Trauer
Zunahme psychischer Begleiterkrankungen
Circulus vitiosus durch abhängigkeitsbahnende Schlafstörungen
kontinuierlicher Verlust an sozialer Kontrolle
Iatrogene Begünstigungsfaktoren
leichtfertige Langzeit- und Mehrfachverschreibungen von Medikamenten mit Abhängigkeitspotential
ärztliche Alkoholempfehlung als «Einschlafhilfe»
(ungerechtfertigter!) Zweifel am Sinn von Psychotherapie im Alter
(Übertragungs-)Hemmung, ältere Menschen auf Substanzabhängigkeit anzusprechen

fortschreitende Vernachlässigung von Vergnügen und Interesse und anhaltenden Konsum trotz schädlicher Folgen unter anderem im sozialen Bereich. Diese Kriterien betonen die Folgen der Sucht, die bei älteren Menschen mit den Folgen von Lebensereignissen zusammenfallen können (Reduktion von sozialen Kontakten aufgrund von eingeschränkter Mobilität, beschränkter finanzieller Mittel, Berentung und Verlust von Angehörigen durch den Tod). Mit anderen Worten, die «genormten» Diagnosekriterien greifen im Alter nicht mehr valide. Auch standardisierte Screeningtests wie der CAGE oder Biomarker wie das mittlere korpuskuläre Erythrozytenvolumen (MCV) haben bei Menschen des höheren Lebensalters eine deutlich reduzierte Sensitivität.

Hinzu kommen altersbedingte biologische Veränderungen: So bewirkt die physiologische Reduktion von funktionalem Körpergewebe, von Serumproteinen und intravaskulärem Volumen eine Erhöhung von Wirkkonzentrationen psychotroper Substanzen. Gleichzeitig sind infolge einer reduzierten enzymatischen Abbaukapazität intensivere Wirkungen und prolongierte Wirkzeiten zu erwarten. Kognitive psychoorganische Störungen, wie sie im höheren Lebensalter gehäuft auftreten, können eine Toleranzminderung bewirken, und die nachlassende neuroplastische Flexibilität des alternden Gehirns vermag die negativen Folgen des Alkohol-, Tabak- oder Medikamentenkonsums immer weniger effektiv zu kompensieren. Dies alles sind altersbedingte Konsequenzen, die in ihrer Summe bewirken, dass *bei abhängigen älteren Menschen die Komplikationen zu- und die Kompensationsmöglichkeiten abnehmen.*

Besonders deutlich wird dies bei den häufig verordneten Benzodiazepinen (BZD). Im Alter nimmt die Toleranz gegenüber den Wirkungen der BZD ab, die Sensibilität aber zu. Die Halbwertszeit der BZD, beispielsweise des Diazepams und seiner aktiven Metabolite kann sich verfünffachen. Kumulationseffekte, schleichende Intoxikationen und deutlich verzögerte Entzugssymptome (zum Teil erst nach Wochen) sind bei älteren Abhängigen die Folge. Diese werden dann oft nicht der Substanz zugeordnet (s. auch Kapitel 7 «Delir»).

Auch psychologische Faktoren spielen im höheren Lebensalter eine besondere Rolle: So existiert beispielsweise «Abhängigkeit» in der Vorstellungswelt älterer Menschen noch weniger als bei Jüngeren. Ältere Menschen neigen auch eher dazu, Scham zu empfinden und Probleme zu verleugnen.

Abhängigkeit wird gerade von Älteren nicht als eigenständiges Problem wahrgenommen, sondern körperlichen Erkrankungen zugeschrieben. Unbewusst mögen manche Ärzte diese Verleugnungstendenz fördern, denn sie empfinden häufig ein deutliches Unbehagen, abhängiges Verhalten bei älteren Menschen offen und deutlich anzusprechen. Nicht selten wird dann der Verweis auf die ohnehin nur noch kurze Lebensspanne im Dienste der Abwehr von Patient und Arzt gleichermaßen instrumentalisiert.

Alterspezifische Komplikationen

Unerkannt oder unbehandelt verlaufen Abhängigkeitserkrankungen im Alter folgenschwerer als bei jüngeren Menschen. Entzugssymptome sind stärker ausgeprägt (Brower et al., 1994), dauern länger, verursachen mehr Komplikationen und erfordern einen andern Umgang mit Medikamenten als bei Jüngeren. Die Mortalität des Delirium tremens ist signifikant höher. Duale Diagnosen, das heißt die Komorbidität von Abhängigkeit mit anderen Erkrankungen, sind häufiger. So wird beispielsweise das «klinisch-phänomenologische Verwandtschaftsverhältnis von Sucht und Suizid» (Wiesbeck et a., 2004) im höheren Lebensalter besonders deutlich. Im amerikanischen «National Mortality Followback Survey» wurde nach Risikofaktoren für vollendete Suizide geforscht. Bei älteren Menschen waren es drei, die im letzten Lebensjahr das Suizidrisiko signifikant erhöhten: Krebserkrankung (OR = 51,9), moderater (OR = 29,4) und schwerer Alkoholkonsum (OR = 22,9). Abhängigkeit ist demnach einer der stärksten Prädiktoren für Suizide älterer Menschen.

Abhängigkeitserkrankungen im Alter entwickeln sich meist im Verborgenen. Oft sind Trauer, Vereinsamung, Depressionen, Schlafstörungen Grund für die falsche «Selbstbehandlung» (s. hierzu die entsprechenden Kap. in diesem Buch). Häufig sind es erst die negativen Folgen des Konsums, die die diagnostische Richtung weisen. Diese wegweisenden Komplikationen können körperlicher, psychischer und sozialer Natur sein (s. Tab. 8-2).

Tabelle 8-2: Typische Komplikationen bzw. Hinweiszeichen auf eine Abhängigkeitserkrankung

Körperliche Komplikationen
substanzspezifische Organschäden
Unfälle (insbesondere Sturzverletzungen)
schlechter Ernährungszustand
mangelnde Körperhygiene
verminderte Krankheitsresistenz
Entzugserscheinungen
Krampfanfälle
Psychische Komplikationen
Verwirrtheitszustände
kognitive Beeinträchtigung bis hin zur Demenz
Suizidalität
Affektlabilität
Soziale Komplikationen
Zunahme von Konflikten
Rückzug, Vereinsamung
Verwahrlosung
riskantes Fahrverhalten

Fallbeispiel

Frau B. (83 Jahre) wird aus dem somatischen Krankenhaus notfallmäßig zugewiesen wegen akuter Erregung. Psychopathologisch imponiert die Patientin, die bisher selbständig gelebt hat, in allen Qualitäten vollständig desorientiert, Derealisationen und Verkennungen sowie wahnhaftes Erleben, Beeinträchtigung und optische Halluzinationen werden offensichtlich. Sie lässt sich vorerst weder pharmakologisch noch durch andere Maßnahmen beruhigen und stürzt in der Folge. Sie trägt ein Monokelhämatom und eine Nasenbeinfraktur davon, weitere Frakturen und ein Subduralhämatom können ausgeschlossen werden. Der Zustand bleibt unklar. Anamnestische Angaben der Patientin können nicht verwertet werden. Eine Pneumonie wird antibiotisch behandelt, aber auch nach Abklingen der Infektzeichen bleibt der Zustand weiterhin schlecht mit zeitweiser qualitativer Bewusstseinsstörung, massiver psychomotorischer Beschleunigung, Verwirrtheit und inadäquatem Realitätsbezug. Unter Annahme eines protrahierten Delirs gemischter Ätiologie (Alkoholentzug, Benzodiazepinentzug, Infekt u. a.) und neuroleptischer Behandlung mit Haloperidol kombiniert mit Benzodiazepinen kommt es schließlich innerhalb eines Monats zum Sistieren der deliranten Symptomatik. Die Patientin kann in ihre früheren Wohnverhältnisse entlassen werden.

Behandlungsmöglichkeiten

Auch beim älteren Patienten steht die Diagnose vor der Behandlung. Deshalb sollte jeder Arzt Abhängigkeitserkrankungen in den Kanon seiner differentialdiagnostischen Erwägungen aufnehmen. Er sollte dies grundsätzlich tun und nicht erst dann, wenn ihm die «Fahne» entgegen weht oder die leere Tablettenschachtel ins Auge springt. Die Polyneuropathie der Beine, der gebrochene Schenkelhals oder andere Unfallverletzungen, der kariöse Zahnstatus, die chronische Schlafstörung, die hartnäckige Psoriasis, der hohe Blutdruck, der schlechte Ernährungszustand eines alten Menschen – all dies muss zu der Frage führen: Könnte unter anderem eine Abhängigkeit zugrunde liegen?

Alte Menschen begegnen ihrer Abhängigkeit ähnlich wie jüngere: Sie bagatellisieren, verdrängen, verleugnen, spielen sie herunter. Der Arzt muss diesen Widerstand respektieren. Statt ihn zu brechen, kann er ihn therapeutisch nutzen, zum Beispiel mit der so genannten «**motivierenden Gesprächsführung**» (Miller/Rollnick, 1999). Diese Interventionstechnik ist evidenzbasiert und relativ leicht erlernbar. Sie ermöglicht einen verständnisvollen und empathischen anstelle eines konfrontativen Umgangs mit dem älteren Abhängigen. Der Hausarzt hat dabei den unschätzbaren Vorteil, dass er keine tragfähige Beziehung mühsam aufbauen muss. Er hat sie bereits, denn sie ist über Jahre gewachsen, und auf dieser Basis kann er erfolgreich intervenieren. Ein therapeutischer Nihilismus ist unangebracht. Auch im höheren Lebensalter ist einer erfolgreiche Behandlung möglich (s. Tab. 8-3 und 8-4).

Frühintervention

Jeder Hausarzt hat die Möglichkeit zur Frühintervention. Um dem Missbrauch von Alkohol und Medikamenten entgegen zu wirken, eignet sich eine dem Alter angemessene Wissensvermittlung. Dabei können Angehörige oder Betreuende einbezogen und in Vereinbarungen mit eingebunden werden. *Die Kombination aus Wissensvermittlung, ärztlicher Beratung und kon-*

Tabelle 8-3: Behandlungsmöglichkeiten

Frühintervention
altersgemäße Vermittlung von Wissen
Einbeziehung von Angehörigen und Betreuenden
konkrete Vereinbarungen
Hilfe zur Selbstkontrolle
Hausbesuche durch suchtmedizinisch geschultes Personal
Ausstiegsorientierte Interventionen
Interventionstechnik der motivierenden Gesprächsführung
kognitiv-verhaltenstherapeutische Behandlungsansätze
häufigere Kontrollen von Gesundheitszustand und Konsumverhalten
Einbezug von Selbsthilfegruppen
medikamentöse Interventionen

Tabelle 8-4: Prädiktoren einer erfolgreichen Behandlung

• hohe Motivation zu Beginn der Behandlung
• akzeptierende Einstellung des Arztes
• hohe Relevanz der Arzt-Patienten-Beziehung
• positive Emotionen während der Behandlung
• abstinenter Lebenspartner
• Teilnahme an weiterführenden Unterstützungen
• Einbezug von Selbsthilfegruppen
• Nachsorge mit häufigen kurzen Kontakten und Kontrolle

kreten Vereinbarungen hat sich als sehr erfolgreich erwiesen. In der Praxis bewährt sich ein gestuftes Vorgehen:

- Aufklärung für ältere Menschen mit minimalem Konsum
- Aufklärung plus ärztlicher Rat bzw. Kurzintervention bei Missbrauch
- Einleitung einer formalen Behandlung bei Abhängigkeit.

Ausstiegsorientierte Behandlung bei Abhängigkeit

Ältere Menschen sind im Vergleich zu jüngeren aufmerksamer in den Behandlungssitzungen und gewissenhafter in der Einnahme der verschriebenen Medikamente. Auf Kurzinterventionen nach dem Prinzip des «ärztlichen Rats» sprechen sie besonders gut an.

Bei Medikamentenabhängigkeit haben sich in der ambulanten Behandlung kognitiv-verhaltenstherapeutische Interventionen in Kombination mit einer langsamen Reduktion der Medikation bewährt (Baillargeon et al., 2003). Bei stationären Patienten konnten gute Erfolge erzielt werden durch Substitution mit einem Medikament kürzerer Wirkungsdauer, dessen Dosis langsam verringert wurde (Petrovic, 2002).

Untersuchungen zur Alkoholabhängigkeit zeigten, dass bei älteren Menschen die Wirksamkeit der gängigen kognitiv-verhaltenstherapeutisch orientierten Programme durch alterspezifische Unterstützung (s. hierzu Kap. 28 «Psychotherapie und Entspannungsverfahren») gesteigert werden konnte. Interventionen, angelehnt an das 12-Schritte-Programm der Anonymen Alkoholiker, haben sich ebenfalls als erfolgreich erwiesen. Wichtig ist auch eine weiterführende Unterstützung im Sinne der Nachsorge: hochfrequente Kurzzeitkontakte und die Anbindung an eine Selbsthilfegruppe.

Bei der Behandlung der Tabakabhängigkeit älterer Menschen haben sich kognitiv-verhaltenstherapeutische Ansätze ebenfalls bewährt. In Verbindung mit medikamentösen Behandlungsmethoden (z. B. Nikotinsubstitution) zeigten sich die besten Behandlungserfolge (Dale al., 1997).

Fazit

Der Erfolg einer Behandlung alter abhängiger Menschen beginnt beim Rollenverständnis des Arztes. Indem er Abhängigkeit grundsätzlich in den Kanon seiner differentialdiagnostischen Erwägungen einbezieht, indem er psychotrope Medikamente nicht gewohnheitsmäßig verschreibt und indem er Abhängigen mit einer akzeptierenden Grundhaltung begegnet, schafft er wichtige Voraussetzungen für eine erfolgreiche Frühintervention bzw. Therapie. Wenn er Risikokonsumverhalten deutlich, aber nicht-wertend anspricht und dabei nicht-konfrontierend nach dem Prinzip des ärztlichen Rats interveniert, nutzt er seinen «white-coat effect» als Gesundheitsexperte therapeutisch optimal. Altersspezifische Komplikationen (z. B. das erhöhte Komorbiditätsrisiko) und alterspezifische Besonderheiten (z. B. bei der Diagnosestellung) sind bei der Behandlung älterer Menschen zu berücksichtigen. Frühinterventionen mit altersgemäßer Aufklärung unter Einbeziehung nahe stehender Personen haben sich bewährt. Die Technik der motivierenden Gesprächsführung und die kognitiv-verhaltenstherapeutische Interventionen sind auch bei älteren Abhängigen Mittel der ersten Wahl für eine ausstiegsorientierte Behandlung. Abhängigkeit ist zu jedem Lebenszeitpunkt eine therapiepflichtige Krankheit, und auch im Alter ist ihre erfolgreiche Behandlung möglich.

Literatur

Baillargeon, L.; Landreville, P.; Verreault, R.; Beachemin, J. P.; Grégoire, J. P.; Morin, C. M. (2003): Discontinuation of benzodiazepines among older insomniac adults treated with cognitive-behavioural therapy combined with gradual tapering: a randomized trial. CMAJ 169 (10): 1015–1020.

Brower, K. J.; Mudd, S.; Blow, F. C.; Young, J. P.; Hill, E. M. (1994): Severity and treatment of alcohol withdrawal in elderly versus younger patients. Alcohol Clin Exp Res, 18: 196–201.

Dale, L. C.; Olsen, D. A.; Patten, C. A.; Schroeder, D. R.; Croghan, I. T.; Hurt, R. D.; Offord, K. P.; Wolter, T. D. (1997): Predictos of smoking cessation among elderly smokers treated for nicotine-dependence. Tobacco Control, 6: 181–187.

Dürsteler-MacFarland, K. M.; Strom, J.; Petitjean, S.; Wiesbeck, G. A. (2004): Drogensubstitution im Alter. Für Methadon ist man nie zu alt. Geriatrie Praxis, 10: 27–29.

Hiss, B. M.; Ladewig, D. (1998): Suchtkrankenversorgung und Prävention im höheren Lebensalter in der Schweiz. In: Havemann-Reinecke, U.; Weyerer, S.; Fleischmann, H. (Hrsg): Alkohol und Medikamente, Missbrauch und Abhängigkeit im Alter. Lambertus Verlag, Freiburg: 188–198.

John, U.; Meyer, C.; Hapke, U.; Rumpf, J. H. (2004): Nicotine dependence and lifetime amount of smoking in a population sample. Eur J Public Health, 14: 182–185.

Miller, W. R.; Rollnick, S. (1999): Motivierende Gesprächsführung. Ein Konzept zur Beratung von Menschen mit Suchtproblemen. Lambertus Verlag, Freiburg.

Petrovic, M.; Pevernagie, D.; Mariman, G.; Van Maele, G.; Afschrift, M. (2002): Fast withdrawal from benzodiazepines in geriatric inpatients: a randomized double-blind, placebo-controlled trial. Eur J Clin Pharmacol, 57: 759–764.

Rumpf, H. J.; Weyerer, S. (2006): Suchterkrankungen im Alter. In: DHS (Hrsg): Jahrbuch Sucht 2006. Neuland Verlag, Geesthacht: 189–199.

Schnoz, D.; Salis Gross, C.; Grubenmann, D.; Uchtenhagen, A. (2006): Alter und Sucht. Forschungsbericht aus dem Institut für Sucht- und Gesundheitsforschung, Zürich. Bericht Nr. 0221.

Wiesbeck, G. A.; Petitjean, S.; Dürsteler-MacFarland, K. (2004): Alkoholismus und Selbsttötung im Alter – Die Sucht als schleichender Suizid. Geriatrie Praxis, 10: 23–25.

Wetterling, T.; Backhaus, J.; Junghanns, K. (2002): Sucht im Alter. Nervenarzt, 73: 861–866.

Weyerer, S. (2003): Missbrauch und Abhängigkeit von Alkohol und Benzodiazepinen im höheren Alter. Suchtmagazin, Jahrgang 29, Nr. 4.

Weyerer, S.; Zimber, A. (1997): Abhängigkeit und Missbrauch von Alkohol und Medikamenten in Alten- und Pflegeheimen. In: Watzl, H.; Rockstroh, B. (Hrsg.): Abhängigkeit und Missbrauch von Alkohol und Drogen. Hogrefe Verlag, Göttingen: 159–184.

9 Schlaganfall

Nicole Simmet, Reinhold Schmidt und Franz Fazekas

Ein Schlaganfall ist weltweit die dritthäufigste Todesursache und die häufigste Ursache für eine schwere Behinderung von Erwachsenen. Die Inzidenz für Schlaganfälle steigt mit dem Lebensalter. Etwa die Hälfte der SchlaganfallpatientInnen ist über 70 Jahre alt. Jenseits des 55. Lebensjahres nimmt das Schlaganfallrisiko mit jeder weiteren Dekade um den Faktor 2 zu. Männer sind in allen Altersstufen häufiger betroffen. Nur in der Altersgruppe über 85 Jahre erkranken und sterben mehr Frauen an einem Schlaganfall und seinen Folgen. Nach den degenerativen Demenzen zählt der Schlaganfall daher zu der zweithäufigsten Erkrankung alter Menschen. Der Schlaganfall und andere zerebrovaskuläre Schäden sind selbst die zweithäufigste Ursache von Demenz, die häufigste Ursache von Altersepilepsie und eine häufige Ursache von Depressionen.

Viele Prinzipien der Diagnostik und der Therapie des Schlaganfalles sind unabhängig vom Alter gültig. Bei älteren und vor allem bei hochbetagten Menschen gibt es aber auch eine Reihe von Besonderheiten zu beachten. Dies betrifft unter anderem das gehäufte Auftreten bestimmter auslösender Ursachen und spezielle therapeutische Überlegungen. Ältere Menschen weisen besondere biologische Voraussetzungen mit möglichen Veränderungen der Resorption und des Metabolismus von Medikamenten auf. Desweiteren liegt oft eine hohe Rate von Komorbidität vor, die nicht nur Komplikationen begünstigt, sondern durch die Behandlung mit unterschiedlichen Substanzen natürlich auch Medikamenteninteraktionen sowie Nebenwirkungen wahrscheinlicher macht. Wir wollen daher im Folgenden die Grundprinzipien der Ätiologie, Diagnose und Behandlung des Schlaganfalles darstellen und jene Aspekte hervorheben, die für die Behandlung von geriatrischen PatientInnen mit Schlaganfall besonders wichtig sind.

Definition

Unter einem Schlaganfall versteht man ein plötzlich einsetzendes neurologisches Defizit, das durch eine Ischämie oder Hämorrhagie im Zentralnervensystem hervorgerufen wird. Synonym wird oft auch der Ausdruck «apoplektischer Insult» verwendet. Ungefähr 80 % aller Schlaganfälle werden durch einen Gefäßverschluss mit nachfolgender Ischämie und dadurch bedingtem Sauerstoff- und Glucosemangel im betroffenen Hirnareal verursacht. Bei ca. 15 % treten die neurologischen Symptome durch spontane Einblutung in das Hirngewebe nach dem Zerreißen eines Blutgefäßes auf. In der angloamerikanischen Literatur wird auch die Einblutung in den Subarachnoidalraum zum Schlaganfall gezählt. Aufgrund ganz unterschiedlicher Ursachen und sich daraus ergebender Behandlungsmaßnahmen muss ein Schlaganfall jedenfalls weiter differenziert werden.

Letztendlich ist eine möglichst genaue ätiologische Zuordnung wichtig, um eine gezielte Akuttherapie und Prävention vor weiteren Ereignissen zu ermöglichen.

Ischämischer Schlaganfall

Ätiopathogenese

Die wichtigsten Risikofaktoren für zerebrale Durchblutungsstörungen und einen daraus resultierenden ischämischen Infarkt sind in der Tabelle 9-1 dargestellt.

Natürlich wirken all diese Faktoren auf andere Gefäßgebiete ebenfalls schädigend, so dass PatientInnen mit Schlaganfall oft auch an einer koronaren Herzkrankheit oder arteriellen Verschlusskrankheit der Beingefäße leiden.

Ein Gefäßverschluss kann einerseits durch ein lokalthrombotisches Geschehen ausgelöst werden, häufiger aber ist eine embolische Genese. Die häufigsten arterioarteriellen Streuquellen sind die Karotisbifurkation und der Aortenbogen, hämodynamisch verursachte Infarkte sind selten. Anamnestische Hinweise sind am ehesten kurzfristige oder zumindest fluktuierende Symptome bei starkem Absinken des Blutdruckes, die dem Versorgungsgebiet eines Hirngefäßes mit einer bekannten höhergradigen Gefäßstenose zuzuordnen sind. Kardiale Embolien entstehen vor allem bei chronischem und intermittierendem Vorhofflimmern, nach rheumatischer Erkrankung oder prothetischem Ersatz der Herzklappen, einem Myokardinfarkt und bei Herzinsuffizienz mit geringer Auswurfleistung bzw. dilatativer Kardiomyopathie. Seltene Ursachen wie eine Gefäßdissektion, eine Vaskulitis oder Thrombosen im Rahmen von Gerinnungsstörungen spielen bei geriatrischen PatientInnen kaum eine Rolle.

Tabelle 9-1: Risikofaktoren des ischämischen Schlaganfalles

zunehmendes Alter
arterieller Hypertonus
kardiale Erkrankungen
Diabetes mellitus
Störungen des Lipidstoffwechsels
Nikotinabusus
übermäßiger Alkoholgenuss

Klinik

Welche neurologischen Störungen auftreten, hängt vom betroffenen Gefäß bzw. vom davon versorgten Hirnareal ab. Die häufigsten Symptome sind:

- kontralaterale Schwäche und/oder Gefühlstörung (tritt fast in jedem zweiten Fall auf)
- Aphasie, Dysarthrie, Apraxie
- Sehstörungen (Amaurosis fugax, Hemi- oder Quadrantenanopsie)
- Schwindel, Doppelbilder, Nystagmus, Dysphagie, Ataxie
- Bewusstseinsstörung, Orientierungsstörung.

Schwindel ist natürlich ein vielschichtiges Symptom mit einer Reihe möglicher (vor allem auch peripher neurologischer) Ursachen. Ohne sonstige begleitende neurologische Ausfälle ist ein Schlaganfall kaum als Ursache anzunehmen, obwohl durchaus immer auch an die Möglichkeit eines Kleinhirninfarktes gedacht werden sollte.

Transitorisch-ischämische Attacke (TIA)

Von einer transitorisch-ischämischen Attacke (TIA) spricht man, wenn sich die neurologische Symptomatik innerhalb von 24 Stunden vollständig zurückbildet, andernfalls handelt es sich um einen Schlaganfall. Diese zeitliche Abgrenzung ist willkürlich und verliert immer mehr an Bedeutung, da eine TIA genauso ernst zu nehmen ist wie ein Schlaganfall. Bei bis zu 75 % der Betroffenen finden sich mittels diffusionsgewichteter Magnetresonanztomographie (MRT) akute ischämische Läsionen und ohne Behandlung erleiden 4 bis 20 % in den ersten 90 Tagen einen kompletten Schlaganfall, die Hälfte davon in den ersten zwei Tagen. Das zeigt eindringlich die Notwendigkeit einer raschen Diagnostik und frühen Sekundärprävention auf. Schon klinisch gibt es gewisse Hinweise, wann PatientInnen mit TIA besonders gefährdet sind, einen weiteren Schlaganfall zu erleiden.

Ein hilfreiches Instrument zur Risikoabschätzung ist etwa der ABCD^2-Score, den die Gruppe um Peter Rothwell in Oxford entwickelt hat (s. **Tab. 9-2**). Eine Punktezahl von 6 bis 7 wird als hohes Risiko angesehen und war bei etwa 8 % der PatientInnen mit einem weiteren Schlaganfall in den nächsten zwei Tagen assoziiert. Ein mäßiges Risiko (Punktescore 4 bis 5) bedeutete in der Untersuchung von Johnston et al. immer noch eine Rezidivrate von etwa 4 %.

Ischämischer Schlaganfall

Ein Schlaganfall (auch kompletter Schlaganfall) wird dann diagnostiziert, wenn neurologische Ausfälle verbleiben. Früher hat oft folgende Faustregel gegolten: Ein Drittel der Betroffenen stirbt in Folge des Ereignisses, ein weiteres Drittel trägt eine bleibende Behinderung davon und nur bei einem Drittel kommt es zu einer vollständigen Rückbildung der Symptome. Dies ist insofern nicht ganz richtig, als man heute durch eine gezielte und umfassende Behandlung die Prognose zweifellos verbessern kann. Dazu hat vor allem auch die Errichtung von *Stroke Units* beigetragen. Prognostisch ungünstige Faktoren sind initiale Bewusstseinstrübung, ein Alter über 70 Jahre, Hemiplegie, Herdblick, frühere Schlaganfälle und eine bestehende symptomatische koronare Herzkrankheit. Die höchste Gefahr zu versterben, besteht innerhalb der ersten ein bis zwei Wochen. Zu den wichtigsten Sekundärkomplikationen zählen das Hirnödem, der Reinsult, eine Aspirationspneumonie und andere bakterielle Infekte (z. B. im Bereich der Harnwege), eine Lungenembolie oder ein Myokardinfarkt. Während das Hirnödem beim älteren Menschen aufgrund einer bestehenden zerebralen Atrophie meist weniger zu fürchten ist, werden andere Komplikationen durch vorbestehende Erkrankungen oft begünstigt.

Tabelle 9-2: ABCD^2-Score

Alter	≥ 60 Jahre: 1 Punkt
Blutdruck	≥ 140/90 mmHg: 1 Punkt
Klinik	halbseitige Schwäche: 2 Punkte
Dauer	Sprachstörung ohne Schwäche: 1 Punkt ≥ 60 Minuten: 2 Punkte 10 bis 59 Minuten: 1 Punkt
Diabetes mellitus	1 Punkt

Akutmaßnahmen/Erstversorgung

Jeder akute Schlaganfall ist als Notfall zu behandeln. Da eine möglichst rasche und gezielte Behandlung für die Prognose entscheidend ist, sollte bei entsprechendem Verdacht der sofortige Transport an eine neurologische Notfallaufnahme oder Fachabteilung (wenn möglich mit *Stroke Unit*) erfolgen. Alleine die spezialisierte Betreuung kann nachweislich Mortalität und Morbidität vermindern. Führt der Arzt zusätzlich eine Thrombolyse durch, reduziert sich die Morbidität weiter signifikant.

Auch die Tatsache, dass es sich mit eventueller Besserung der Symptome letztendlich auch um eine TIA handeln könnte, ändert nichts an der Einweisungsindikation. Dies ist deshalb entscheidend, weil für die systemische Thrombolyse beim ischämischen Schlaganfall *ein Zeitfenster von drei Stunden ab Symptombeginn* existiert und die Prognose nach einer solchen Intervention umso besser ist, je schneller sie durchgeführt wird. Außerdem ist eine sichere Unterscheidung zwischen ischämischem und hämorrhagischem Schlaganfall vor Ort nicht möglich und bedarf der bildgebenden Diagnostik (s. **Abb. 9-1**).

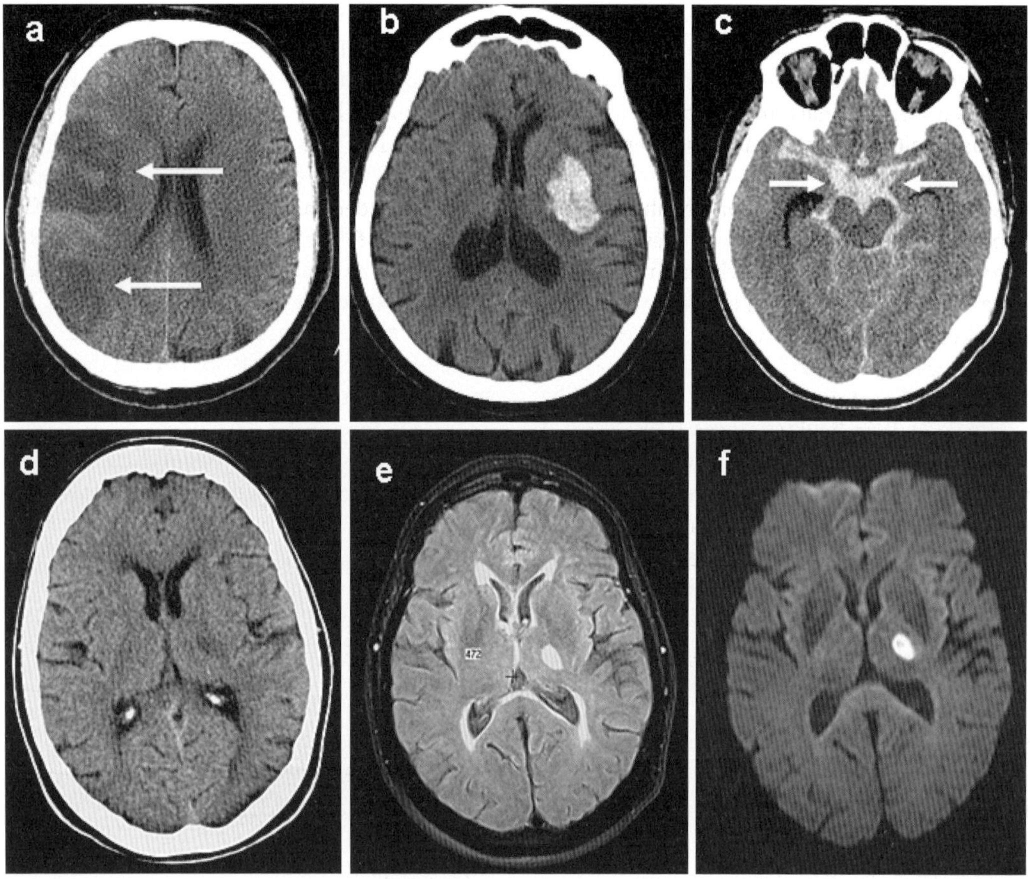

Abbildung 9-1: CT (a–d) und MRT (e, f) zur Differenzierung unterschiedlicher Ursachen des Schlaganfalls.
a) Ischämische Infarkte im Versorgungsgebiet der Arteria cerebri media (Pfeile)
b) Stammganglienblutung
c) Blut in den basalen Zisternen (Pfeile) bei Subarachnoidalblutung
d, e) Vergleichende Darstellung von CT und MRT beim selben Patienten: kleine und sehr frische Ischämieareale können mittels MRT leichter und spezifischer nachgewiesen werden
e) FLAIR-Gewichtung
f) Diffusionsgewichtung

Die **Maßnahmen der Prähospitalphase**, die meistens den Allgemeinmediziner betreffen, dienen primär der Sicherung der Vitalparameter, der exakten Anamneseerhebung (inklusive Symptombeginn, Vorerkrankungen, Vormedikation) sowie dem bevorzugten Transport mit Vorankündigung am Zielkrankenhaus mit *Stroke Unit* und der Möglichkeit zur Akuttherapie:

- Atemwege frei halten, Überwachung von Atmung und Lungenfunktion
- bei Hypoxie 2–4 l/min Sauerstoff über Nasensonde verabreichen
- Blutzucker messen: Hypoglykämie kann einen Schlaganfall vortäuschen. Deutlichere Hyperglykämie (> 200 mg%) mit Insulin ausgleichen.

- Blutdruck messen: Blutdruckwerte bis 220/120 mmHg sind zu tolerieren, bei Werten darüber nur vorsichtige Blutdrucksenkung (außer kardiopulmonal erforderlich).
- Flüssigkeitssubstitution, insbesondere bei Hypotonie
- keine spezielle Medikamentengabe in Hinblick auf den Schlaganfall, da dies die nachfolgenden Therapiemöglichkeiten im Krankenhaus massiv einschränken kann
- Dokumentation der Symptomatik und vor allem des Zeitpunkts des Symptombeginns. Von dieser Information hängt im Krankenhaus die Entscheidung über eine mögliche Lysetherapie ab.
- Anamnese (Gerinnungsstörungen; Medikamente wie z. B. orale Antikoagulantien, Antihypertensiva, Thrombozytenaggregationshemmer; frühere zerebrovaskuläre Ereignisse; Vorliegen kardialer Begleiterkrankungen; Hypertonie; Diabetes etc.), soweit dies ohne Zeitverlust möglich ist.

Diagnostik/Akutbehandlung

Die **systemische (intravenöse) Thrombolyse** ist derzeit die einzige spezifische und potenziell sofort wirksame Behandlungsmöglichkeit des akuten ischämischen Schlaganfalles. Sie basiert auf der Überlegung, dass ein Großteil der ischämischen Schlaganfälle durch thrombotische oder thrombembolische Gefäßverschlüsse bedingt ist, deren Auflösung zu einer raschen Perfusionsverbesserung führt. Dadurch vermindert sich das Risiko für bleibende Schäden, insbesondere für Behinderung. Entscheidend ist dabei, dass der Arzt schnell handelt. Die intravenöse Behandlung mit rekombinantem Gewebsplasminogen-Aktivator (rt-PA) ist derzeit nur innerhalb von drei Stunden nach dem Auftreten der Symptome zugelassen. Sie erfolgt in einer Dosierung von Alteplase® von 0,9 mg/kg Körpergewicht (maximal 90 mg). Davon werden 10 % als Bolus verabreicht, der Rest als Infusion über 60 Minuten.

Es sollte deshalb möglich sein, eine Lysebehandlung innerhalb von 45 Minuten nach Eintreffen der Patientin/des Patienten im Krankenhaus einzuleiten. Dazu ist nach einer orientierenden klinisch-neurologischen Untersuchung ein festgelegter diagnostischer Ablauf notwendig, der rasch alle notwendigen Informationen liefert (s. Tab. 9-3). Gleichzeitig müssen alle Ein- und Ausschlusskriterien für eine Lysebehandlung überprüft werden.

Tabelle 9-3: Notfalldiagnostik bei akutem Schlaganfall

Bei allen Patienten:	
1.	Bildgebung: CCT oder MRT
2.	EKG
3.	Laboruntersuchungen: vollständiges Blutbild und Thrombozytenzahl, Prothrombinzeit und INR, PTT, Serum-Elektrolyte, Blutzucker CRP, BSG Leber, Nierenwerte, Herzfermente
In Einzelfällen:	
4.	extrakranieller und transkranieller Duplex/Doppler Ultraschall
5.	MRA oder CTA
6.	Diffusions- und Perfusions-MR oder Perfusions-CT
7.	Echokardiographie (transthorakal und/oder transösophageal)
8.	Röntgen Thorax
9.	Pulsoxymetrie und arterielle Blutgasanalyse
10.	Lumbalpunktion
11.	EEG
12.	toxikologisches Screening

Der Therapieerfolg der Lysebehandlung hängt einerseits von möglichst kurzem zeitlichem Abstand zwischen Akutereignis und Behandlungsbeginn ab. Andererseits ist die Rate symptomatischer zerebraler Einblutungen entscheidend, die der Arzt durch ein möglichst striktes Beachten der Ausschlusskriterien gering halten kann. Ausgenommen sind insbesondere PatientInnen mit schweren Schlaganfällen (NIH Stroke Score > 25, ausgedehnte Infarktfrühzeichen im CT) sowie anderen einblutungsfördernden Begleitumständen (unkontrollierbare Hypertonie, verminderte Gerinnungsneigung, kurz zurückliegende Operation oder Unfall etc.). Bezüglich des Alters ist die Zulassung der systemischen Thrombolyse mit 80 Jahren begrenzt, vor allem deshalb, weil in den relevanten Studien keine älteren Personen eingeschlossen worden sind. Beobachtungsstudien lassen aber annehmen, dass rt-PTA auch bei PatientInnen über 80 Jahren innerhalb des 3-Stunden-Zeitfensters sicher und effektiv ist, wenn die entsprechenden sonstigen Ausschlusskriterien beachtet werden und keine Multimorbidität vorliegt. Daten aus randomisierten Studien liegen derzeit aber noch nicht vor. Wichtig für eine erfolgreiche Lysebehandlung ist auch ein strenges Blutdruckmanagement. So muss der Blutdruck vor, während und in den ersten 24 Stunden nach Lyse unter 185/110 mmHg liegen.

Sonstige Maßnahmen

Zur Basistherapie eines Schlaganfalls gehören alle jene Maßnahmen, die über eine globale Optimierung der zirkulatorischen und metabolischen Parameter zu einer Verbesserung des funktionellen Ergebnisses führen. Dazu gehören eine entsprechende Unterstützung der kardiorespiratorischen Funktionen, exakte Flüssigkeits- und Elektrolytbilanzierung, ausreichende Energiezufuhr unter besonderer Beachtung des Zuckerstoffwechsels, Fiebersenkung und Prophylaxe in Hinblick auf häufige Komplikationen. Grundlage hierfür ist ein engmaschiges Monitoring der relevanten Parameter, wie das auf *Stroke Units* möglich ist. Dies bedingt zweifellos auch den Vorteil dieser umfassenden Behandlungsform.

Frühe Hemmung der Thrombozytenaggregation

Große randomisierte Studien haben gezeigt, dass Azetylsalizylsäure (ASS), die in einer Dosis von 160–325 mg/d innerhalb der ersten 48 Stunden nach Symptombeginn verabreicht wurde, die Mortalität und das Rezidivrisiko gering, aber signifikant reduzieren kann. Daher ist dies, wenn Kontraindikationen fehlen, *eine empfohlene Sofortmaßnahme*. Studien zu anderen Dosierungen oder Thrombozytenfunktionshemmern liegen nicht vor. ASS sollte allerdings nicht gegeben werden, wenn eine Thrombolyse geplant ist; sie ist auch bis 24 Stunden nach Lyse kontraindiziert.

Heparin

Die frühzeitige Antikoagulation mit hochdosiertem Heparin wird *im Allgemeinen nicht empfohlen*. Die reduzierte Rate von Frührezidiven wird durch ein erhöhtes Risiko intrazerebraler Blutungen aufgehoben. Die PTT-wirksame Heparinisierung (das Zwei- bis Dreifache der Ausgangs-PTT) kommt nur für einige wenige Indikationen (z. B. kardiale Emboliequelle mit hohem Rezidivrisiko wie künstliche Herzklappe, Vorhofflimmern, Myokardinfarkt mit Wandthromben, linksatriale Thromben), arterielle Dissektion oder hochgradige Stenose vor Operation in Frage. Kontraindikationen für die hochdosierte Heparingabe sind große Hirninfarkte (z. B. über 50 % des Mediaterritoriums), unkontrollierbare arterielle Hypertonie und fortgeschrittene zerebrale Mikroangiopathie.

Behandlung akuter Komplikationen

Infektionen: Zu den häufigsten Komplikationen in der Akutphase zählen Infekte, insbesondere Pneumonien, die häufig durch Aspiration bedingt sind, sowie Harnwegsinfekte. Generell gilt, eine frühzeitige Antibiose einzuleiten, eine prophylaktische Antibiotikagabe wird jedoch nicht empfohlen. Bei eingeschränkter Bewusstseinslage und Schluckproblemen kann die Gefahr von Aspirationspneumonien durch Ernährung über Magensonden reduziert werden. Auch sollte mit der Mobilisation möglichst früh begonnen werden. Eine Ernährung mittels perkutaner enteraler Gastrostomie (PEG) sollte nicht innerhalb der ersten 14 Tage erfolgen.

Thrombosen: Die Inzidenz symptomatischer Lungenembolien und tiefer Beinvenenthrombosen wird auf unter 5 % geschätzt. Ausreichende Hydrierung, frühzeitige Mobilisation sowie das Tragen von Kompressionsstrümpfen reduzieren das Risiko. Bei PatientInnen mit hohem Risiko für eine Beinvenenthrombose oder Lungenembolie sollte auch eine Thromboseprophylaxe mit niedermolekularem Heparin erfolgen.

Sekundärprävention

PatientInnen mit transienter ischämischer Attacke (TIA) oder einem ischämischen Schlaganfall haben, wie bereits erwähnt, ein deutlich erhöhtes Risiko, einen weiteren Schlaganfall zu erleiden. Gezielte Maßnahmen zur Vorbeugung sind daher unerlässlich. Sie richten sich nach der/den auslösenden Ursache(n) und müssen konsequent verfolgt werden. Die wesentlichsten Säulen der Sekundärprävention sind in Tabelle 9-4 zusammengefasst.

Antithrombotische Therapie

Den Schwerpunkt der Sekundärprävention bilden Thrombozytenfunktionshemmer (TFH). Derzeit stehen folgende Substanzen alternativ zur Verfügung: Azetylsalizylsäure (ASS) (75–325 mg/d), Kombinationspräparate von ASS (2 x 25 mg) plus retardiertem Dipyridamol (2 x 200 mg) und Clopidogrel (75 mg/d).

Bis vor kurzem wurde bei erstmaligem Schlaganfall ohne antithrombotische Vormedikation primär die Behandlung mit ASS (75–325 mg/d)

Tabelle 9-4: Die wesentlichen Säulen der Sekundärprävention bei Schlaganfall

1.	**Antithrombotische Therapie**
	Thrombozytenfunktionshemmer orale Antikoagulation (fast ausschließlich bei kardialer Emboliequelle)
2.	**Gefäßrekanalisierende Maßnahmen**
	gefäßchirurgische Maßnahmen Stent-gestütze perkutane transluminale Angioplastie (PTA)
3.	**Vermeidung und Korrektur vaskulärer Risikofaktoren**
	medikamentös Lebensstilmodifikation!

empfohlen. Neuere Studien lassen annehmen, dass sowohl Kombinationspräparate bestehend aus ASS (25 mg) plus retardiertem Dipyridamol (200 mg) als auch Clopidogrel etwas wirksamer als die Monosubstanz ASS sind. Daher wird unter Berücksichtigung der Kosten *heute in erster Linie die Kombination ASS/Dipyridamol empfohlen.* Dipyridamol kann allerdings Kopfschmerzen verursachen. Die Häufigkeit dieser Nebenwirkung kann durch einschleichende Dosierung (überlappend mit initial verabreichter ASS für einige Tage) reduziert werden. Jedenfalls sollte TFH nicht wegen dieser Nebenwirkung abgesetzt werden, sondern man kann gegebenenfalls auf Clopidogrel oder die Monosubstanz ASS umstellen.

Clopidogrel (75 mg/Tag) wird vor allem bei PatientInnen mit ASS- oder Dipyridamol-Unverträglichkeit sowie bei HochrisikopatientInnen (Zweitereignis unter ASS, koronarer oder zerebraler Stent, KHK) eingesetzt. Im Vergleich zu den Nebenwirkungen von ASS zeigt Clopidogrel eine bessere Verträglichkeit. PatientInnen mit TIA oder ischämischem Schlaganfall und instabiler Angina pectoris oder Fermentinfarkt sollten mit einer Kombinationstherapie bestehend aus ASS 75 mg und Clopidogrel 75 mg behandelt werden ebenso PatientInnen vor, während oder bis zu einem Monat nach zerebraler Stentimplantation. Ansonsten ist eine Kombinationsbehandlung mit ASS und Clopidogrel nicht indiziert, da sich daraus ein etwas höheres zerebrales Einblutungsrisiko ergibt.

Die orale Antikoagulation nach nicht-kardialem Hirninfarkt ist der Gabe von Aspirin nicht überlegen, hat aber ein höheres Blutungsrisiko. Sie senkt jedoch nachweislich das Risiko einer kardialen Embolie um ca. 70 %, während eine ASS-Dosis von 300 mg/Tag das Schlaganfallrisiko bei VHFA um nur ca. 25 % im Vergleich zu Placebo senkt. *Daher ist eine orale Antikoagulation (INR 2,0–3,0) nach einem ischämischen Schlaganfall und Vorhofflimmern indiziert, außer es bestehen Kontraindikationen* (Sturzgefahr, Epilepsie, gastrointestinale Blutungen, fortgeschrittene Demenz). In diesen Fällen kann, sofern möglich, auf ASS 300 mg/d zurückgegriffen werden. Nach einer TIA oder nicht schwerwiegendem Schlaganfall kann unmittelbar mit der Antikoagulation begonnen werden, bei größeren Infarkten (z. B. mehr als ein Drittel des Mediaterritoriums) sollte einige (z. B. vier) Wochen abgewartet werden. Eventuell sollten Sie an eine Überbrückung mit niedermolekularem Heparin denken.

PatientInnen mit einer künstlichen Herzklappe sollten langfristig mit einem Ziel-INR 2,5–3,5 oder höher antikoaguliert werden, und in der Akutphase sollten sie überlappend mit einem niedermolekularen Heparin in therapeutischer Dosierung oder Heparin per perfusionem behandelt werden.

Gefäßrekanalisierende Maßnahmen

PatientInnen mit symptomatischen extrakraniellen Karotisstenosen über 70 % und akzeptablem perioperativem Risiko von unter 6 % profitieren durch eine gefäßchirurgische Endarteriektomie gegenüber der alleinigen medikamentösen Therapie. Bei Stenosen unter 50 % konnte kein Vorteil nachgewiesen werden. Bei 50- bis 69-prozentigen Stenosen profitieren vor allem männliche Patienten über 75 Jahre. Die **Karotisendarteriektomie (CEA)** ist also jedenfalls bei 70- bis 99-prozentiger Stenose nach einem ischämischen Ereignis in den letzten 180 Tagen indiziert, wenn dieses zu keinem schweren neurologischen Defizit geführt hat. Metaanalysen zeigen allerdings, dass der Nutzen eines gefäßchirurgischen Eingriffes umso größer ist, je früher die Thrombendarteriektomie (TEA) durchgeführt wird. Der größte Effekt wird bei einem Eingriff binnen 14 Tagen nach dem klinischen Ereignis erzielt. PatientInnen sollten während und nach dem operativen Eingriff mit einem Thrombozytenaggregationshemmer behandelt werden.

Alternativ zur Operation steht die **perkutane transluminale Angioplastie (PTA)** mit Einbringen eines Stents zur Verfügung. Die Ergebnisse verschiedener vergleichender Multicenterstudien sind uneinheitlich, lassen insgesamt aber annehmen, dass der Erfolg der Stent-PTA mit dem der Operation vergleichbar ist. Angioplastie und Stenting ist vor allem bei PatientInnen mit Kontraindikation für CEA, postoperativer Restenose oder radiogener Stenose indiziert. PatientInnen sollten mit einer Kombination aus ASS und Clopidogrel vor, während und mindestens einen Monat nach dem Eingriff behandelt werden. Bei extrakraniellen Vertebralisstenosen wird die Revaskularisation derzeit nur bei Auftreten einer Symptomatik unter medikamentöser Therapie empfohlen.

Vermeidung und Korrektur vaskulärer Risikofaktoren

Bluthochdruck ist nicht nur ein Hauptrisikofaktor für einen primären Schlaganfall, sondern erhöht auch die Rezidivrate. Generell kann empfohlen werden, bei allen PatientInnen nach einer TIA oder einem ischämischem Schlaganfall nach Ende der Akutphase den Blutdruck unabhängig vom Ausgangswert mit einem Diuretikum und/oder ACE-Hemmer bzw. einem Angiotensinrezeptorblocker zu senken. Gefordert ist ein Blutdruck zumindest unter 140/90 mmHg, ein Benefit hat sich jedoch bereits bei einer mittleren Blutdrucksenkung von 10/5 mmHg gezeigt. Begleitend zur medikamentösen Therapie sollte eine entsprechende Lebensstilmodifikation durchgeführt werden. Bei PatientInnen mit hämodynamischem Schlaganfall oder bilateraler hochgradiger Karotisstenose sollte der Blutdruck nicht zu intensiv gesenkt werden.

Im Gegensatz zu kardiovaskulären Erkrankungen ist die Rolle der **Lipide** als Schlaganfallrisikofaktor noch nicht restlos geklärt. Metaanalysen zufolge kommt es durch Senkung des Cholesterinspiegels zu einer 25-prozentigen Reduktion des Schlaganfallrisikos. In weiteren Untersuchungen konnte belegt werden, dass die antithrombotische Wirkung neben einer Reduktion der Thrombozytenaggregation auf plaquestabilisierenden, antiinflammatorischen und antioxidativen Effekten beruht. Angestrebt wird eine LDL-Senkung unter 100 mg/dl bzw. unter 70 mg/dl bei HochrisikopatientInnen.

Ein **Diabetes mellitus** zählt neben dem arteriellen Hypertonus zu den wichtigsten kardiovaskulären Risikofaktoren. Die Prävalenz von DiabetikerInnen in der Schlaganfallpopulation liegt zwischen 15 und 33 % und ist damit deutlich höher als in der Normalbevölkerung. Obwohl wenige Daten zur Schlaganfallsekundärprävention bei DiabetikerInnen vorliegen, wird generell eine besonders konsequente Blutdruckeinstellung und Lipidsenkung gefordert; der HbA1c-Wert sollte unter 7 % liegen.

Nikotinkarenz: Rauchen führt zu einem zweifach höheren Schlaganfallrisiko. Auch Passivrauchen ist möglicherweise mit einem erhöhten Schlaganfallrisiko verbunden. In jedem Fall sollte bei PatientInnen nach einer TIA oder einem Schlaganfall darauf gedrängt werden, das Rauchen einzustellen.

Mäßiger Alkoholgenuss (12–24 g/d) führt zu einer Reduktion des Insultrisikos, während übermäßiger Alkoholkonsum (> 60 g/d) zu einem erhöhten Risiko für ischämische und hämorrhagische Schlaganfälle führt. Das Trinken von Rotwein ist im Vergleich zu anderen Alkoholika mit dem niedrigsten Risiko verbunden.

Eine **Hormontherapie** (Östrogen/Progesteron) zur Sekundärprävention von Schlaganfällen bei postmenopausalen Frauen ist nicht indiziert.

Regelmäßige **körperliche Betätigung** senkt das Schlaganfallrisiko, bedingt durch den günstigen Einfluss auf Blutdruck, Cholesterinspiegel, Körpergewicht und Glukosespiegel.

Wir empfehlen eine salz- und fettarme, faserreiche **Diät** mit viel Obst, Gemüse und Fisch.

Besonders wichtig bei all diesen Maßnahmen ist ihre konsequente (lebenslange) Einhaltung. Dazu gehören auch regelmäßige Besuche beim Haus- oder Facharzt, der die Behandlung dem Gesundheitszustand entsprechend anpassen kann und eventuell weitere therapeutische Schritte empfiehlt.

Primärprävention

Noch besser als eine suffiziente Behandlung nach einer TIA oder einem Schlaganfall ist natürlich, überhaupt solchen Ereignissen bestmöglich vorzubeugen. Dazu gehört vor allem, dass vaskuläre Risikofaktoren konsequent vermieden und behandelt werden, so wie wir im Abschnitt «Sekundärprävention» bereits ausgeführt haben. Bezüglich TFH, oraler Antikoagulation und gefäßrekanalisierender Maßnahmen ergeben sich gesonderte Empfehlungen.

Thrombozytenaggregationshemmer: ASS reduziert zwar nicht das Schlaganfallrisiko oder die Mortalität bei Gesunden, senkt aber das Herzinfarktrisiko und ist daher bei PatientInnen mit mehr als einem Risikofaktor zu empfehlen. Das Gleiche gilt für PatientInnen mit einer asymptomatischen ACI-Stenose über 50 %. Clopidogrel, Ticlopidin und Dypiridamol wurden bei asymptomatischen PatientInnen nicht untersucht und sind daher als Primärprophylaxe nicht zu empfehlen.

Antikoagulation: Bei asymptomatischen PatientInnen mit Vorhofflimmern, insbesondere bei einem hohem Embolierisiko (Alter > 75 Jahre, oder Alter > 60 Jahre plus Risikofaktoren wie Hypertonie, Diabetes, Linksherzinsuffizienz), sollten Sie eine Langzeitantikoagulation (Ziel-INR 2–3) durchführen. Hierbei ist die absolute Risikoerhöhung für schwerwiegende extrakranielle Blutungen geringer als die absolute Risikoreduktion für ischämische Schlaganfälle. Für PatientInnen mit Vorhofflimmern und mäßigem Embolierisiko (Alter 60 bis 75 Jahre, ohne zusätzliche Risikofaktoren) wird eine Langzeittherapie mit ASS (100–325 mg/d) oder Phenprocoumon (INR 2,0–3,0) empfohlen. Für PatientInnen mit Vorhofflimmern und niedrigem Embolierisiko (Alter < 60 Jahre ohne zusätzliche Risikofaktoren) wird ASS (100–325 mg/d) oder keine medikamentöse Therapie empfohlen.

PatientInnen mit künstlicher Herzklappe mit oder ohne Vorhofflimmern sollten langfristig antikoaguliert werden, wobei die Ziel-INR vom Klappentyp abhängig ist (Bioklappe INR 2,0–3,0; mechanische Klappe INR 3,0–4,0).

Die **Operation** asymptomatischer Karotisstenosen wird noch immer kontrovers diskutiert und kann nicht generell empfohlen werden. Die TEA kann bei asymptomatischen PatientInnen mit einer 60- bis 99-prozentigen Stenose indiziert sein, wenn das perioperative Risiko unter 3 % liegt und die Lebenserwartung mindestens fünf Jahre beträgt. Frauen haben einen deutlich niedrigeren Benefit als Männer. Die Karotisangioplastie mit oder ohne Stenting ist nicht routinemäßig für asymptomatische Stenosen zu empfehlen und sollte nur im Rahmen von randomisierten Studien durchgeführt werden.

Hämorrhagischer Schlaganfall

Intrakranielle Blutungen machen etwa 15 % aller Schlaganfälle aus. Aufgrund der Lokalisation werden intrazerebrale und subarachnoidale Blutungen unterschieden. Die jährliche Inzidenz von intrazerebralen Blutungen steigt mit zunehmendem Lebensalter exponentiell an. Über 70 % der Patienten sind 65 Jahre alt und älter.

Intrazerebrale Blutung

Ätiopathogenese: Die häufigste Ursache für eine intrazerebrale Blutungen ist die so genannte hypertensive Massenblutung. Sie ist Folge einer Wandschädigung der mittleren und kleinen Hirngefäße (Arteriolosklerose) durch meist langjährig erhöhten Blutdruck. *Hypertensive Blutungen* finden sich präferenziell in den Stammganglien sowie infratentoriell, selten kortikal. Eine weitere vor allem beim älteren Menschen zunehmend als häufig erkannte Ursache ist die *sporadische zerebrale Amyloidangiopathie.* Sie ist unter dem 50. Lebensjahr selten, kann aber in etwa jedem zweiten Fall mit einem Alter von über 90 Jahren nachgewiesen werden. Verursacht wird sie durch Ablagerung von Beta-2-Amyloidprotein bevorzugt an Gefäßbifurkationen. Typisch für die Amyloidangiopathie sind rezidivierende lobäre Blutungen, ohne dass wesentliche vaskuläre Risikofaktoren vorliegen. Andere Ursachen sind Blutungen bei Gefäßmalformationen (Aneurysmata oder arteriovenöse Malformationen) und infolge erhöhter Blutungsneigung (Leukämie, thrombozytopenische Purpura, Leberzirrhose, Hämophilie). Ein entsprechender Risikofaktor ist natürlich auch die Behandlung mit Antikoagulantien und zwar insbesondere dann, wenn Schäden der kleinen Gefäße, das heißt eine Mikroangiopathie, vorliegen. Nikotin- und Alkoholkonsum erhöhen das Risiko für intrazerebrale Blutungen. Männer sind generell häufiger betroffen als Frauen.

Klinik: Die Symptomatik tritt meist tagsüber unter physischer oder psychischer Belastung und typischerweise plötzlich auf. Es kommt zu heftigem Kopfschmerz, Schwindel und rascher Ausbildung der neurologischen Ausfälle mit Vigilanzstörung bis hin zum Koma.

Oft kommt es zu einer Progredienz der Symptome in den ersten Stunden analog zur Hämatomausweitung im CT, desweiteren zu Symptomen des erhöhten intrakraniellen Druckes.

Abklärung, Therapie und Prognose: Die Diagnose und ätiologische Einordnung intrazerebraler Blutungen erfolgt primär durch eine bildgebende Untersuchung (meist CT). Die Therapie ist grundsätzlich konservativ und wird meist auf einer Überwachungs- oder Intensivstation erfolgen; bei Vorliegen eines Gerinnungsproblems ist dieses sofort zu korrigieren (z. B. durch Gabe von FFP – *fresh frozen plasma* – oder durch Substitution von Gerinnungsfaktoren sowie Gabe von Vitamin K bei vorhergehender Behandlung mit Kumarinen). Nur in seltenen Fällen (Kleinhirnblutung, Liquorabflussstörung) können operative Maßnahmen indiziert sein. Bei Unsicherheit über die Ätiologie der Blutung wird eine MRT und gegebenenfalls eine konventionelle Angiographie durchgeführt.

In der Sekundärprophylaxe nach einer intrazerebralen Blutung nimmt neben der Beseitigung einer eventuellen Blutungsquelle die antihypertensive Therapie einen besonders wichtigen Stellenwert ein. Das Risiko für eine weitere hypertensive Hirnblutung lässt sich durch genaue Blutdruckeinstellung um 50 % senken. Ansonsten sind natürlich auch alle anderen vaskulären Risikofaktoren entsprechend den Empfehlungen beim ischämischen Schlaganfall zu vermeiden bzw. zu korrigieren.

Über 40 bis 77 % der PatientInnen mit einer parenchymatösen Blutung versterben innerhalb der ersten 30 Tage nach der Blutung. Prädiktoren für einen letalen Ausgang sind ein höheres Alter als 80 Jahre, trilobäre Verteilung und Ventrikeleinbruch. Wenn Hirnparenchymblutungen überlebt werden, haben sie im Vergleich zu ischämischen Insulten eine bessere Prognose, da die Blutungen das Nervengewebe häufig nur komprimieren und so zu einem reversiblen Funktionsausfall führen.

Subarachnoidalblutung (SAB)

Subarachnoidalblutungen gehören (nach ischämischem Infarkt und intrazerebraler Blutung) zu den dritthäufigsten Schlaganfallursachen und weisen einen Altersgipfel im fünften und sechsten Lebensjahrzehnt auf.

Ätiopathogenese: Die meisten Subarachnoidalblutungen (85 %) entstehen durch die Ruptur eines Aneurysmas im Bereich des Circulus arteriosus Willisii. Bei 15 % handelt es sich um perimesencephale oder präpontine Blutungen ohne Aneurysmanachweis.

Klinik: Leitsymptom ist der akut einsetzende, sehr heftige, meist okzipital betonte Kopfschmerz. Gleichzeitig oder etwas verzögert kommt es zur Nackensteife, etwa 20 % der PatientInnen werden initial bewusstlos. Zusätzliche fokale Defizite sprechen für ein Einbrechen der Blutung ins Hirnparenchym. Oft kommt es auch zu Übelkeit, Erbrechen und Lichtscheu als Ausdruck der meningealen Reizung. Bei ca. 25 % der PatientInnen lässt sich anamnestisch ein früheres heftiges Kopfschmerzereignis erheben, bei dem es sich vermutlich um die Symptome einer kleinen Subarachnoidalblutung gehandelt hat (warning leaks).

Abklärung, Therapie und Prognose: In der kranialen CT lässt sich bei 95 % der PatientInnen Blut im Subarachnoidalraum oder in den Ventrikeln nachweisen. Bei unauffälligem Schädel-CT und typischer Klinik ist eine Lumbalpunktion zum sicheren Ausschluss einer subarachoidalen Blutung indiziert. Nach dem Blutungsnachweis erfolgt eine Angiografie, um ein eventuelles Aneurysma zu identifizieren und gegebenenfalls einer operativen oder interventionellen Therapie zuzuführen. Zur Diagnostik und zum Monitoring von Gefäßspasmen, die häufig als Komplikation auftreten, wird die transkranielle Dopplersonografie eingesetzt.

PatientInnen mit einer SAB müssen intensivmedizinisch überwacht werden, da in den ersten zehn Tagen ein hohes Nachblutungsrisiko gegeben ist. Vasospasmen treten meist zwischen dem 4. und 14. Tag auf und können zu ischämischen Infarkten führen. Daher wird eine Vasospasmusprophylaxe mit dem Kalciumantagonisten Nimodipin empfohlen. Allgemeintherapeutische Maßnahmen inkludieren eine ausreichende Flüssigkeitszufuhr und Elektrolytbilanzierung,

Blutdruckmonitoring, strikte Bettruhe, Analgesie und Vermeidung von Stress. Ist es durch die Blutansammlung im Subarachnoidalraum zu einem Hydrozephalus malresorptivus gekommen, erfolgt initial die Anlage einer externen Ventrikeldrainage und später, falls notwendig, die definitive Versorgung mit einem ventrikuloperitonealen Shunt.

Die Behandlung inzidentiell entdeckter, asymptomatischer Aneurysmen wird kontrovers diskutiert. Ein niedriges Alter und ein Durchmesser, der größer als 7 mm ist, sprechen für eine Intervention.

Für die Prognose sind entscheidend: Ausmaß der Blutung im CCT, der neurologischer Status bei Aufnahme und das Alter. Bis zu einem Drittel der PatientInnen versterben unmittelbar oder während des Transportes in das Krankenhaus bzw. innerhalb der ersten 48 Stunden. Ein weiteres Drittel entwickelt persistierende neurologische Defizite.

Neurorehabilitation und sozialmedizinische Maßnahmen

Neben allen Bemühungen zur Reduktion der Schäden in der Akutphase des Schlaganfalls und zur Vorbeugung weiterer zerebrovaskulärer Ereignisse darf nicht übersehen werden, dass in Form der Neurorehabilitation ein weiteres wertvolles Instrument zur Reduktion funktioneller Defizite zur Verfügung steht. Durch gezielte physiotherapeutische und logopädische Maßnahmen können neurologische Ausfälle wirkungsvoll minimiert werden. Die Ergotherapie hilft zusätzlich beim Wiedererlernen und bei der Bewältigung von Alltagsaufgaben. Diese Formen der Behandlung sollten schon in der Akutphase beginnen, müssen aber natürlich auch nach der Entlassung aus dem Krankenhaus fortgesetzt werden. Neben spezialisierten Rehabilitationszentren werden zunehmend auch ambulante Rehabilitationsmöglichkeiten angeboten. Bei Zuweisungen sollten Sie auf eine neurorehabilitative Spezialisierung der TherapeutInnen achten.

Genauso wichtig ist es, die Betroffenen bei ihrer weiteren Lebensführung zu unterstützen und zu beraten. Bis zu 50 % der Menschen, die einen Schlaganfall überleben, können sich nicht mehr selbst versorgen. Dies bedeutet für allein stehende SchlaganfallpatientInnen meist die Aufnahme in ein Pflegeheim. Aber auch in Partnerschaft lebende Menschen können diese Situation, insbesondere bei fortgeschrittenem Alter, kaum bewältigen. Achten Sie darauf, dass entsprechende Unterstützung und Versorgungshilfen organisiert werden. Desweiteren sollten Sie auf das gehäufte Auftreten von Depressionen und vaskulären Demenzen nach Schlaganfällen hinweisen. Vor allem betreuende Angehörige und Hausärzte müssen auf mögliche Frühsymptome achten, um diese rechtzeitig zu diagnostizieren und zu behandeln (s. Kap. 5 «Affektive Störungen und Suizidalität» und Kap. 6 «Demenz»).

Literatur

Deuschl, G.; Reichmann, H. (2006): Gerontoneurologie. Georg Thieme Verlag, Stuttgart.

Diener, H.; Putzki, N (2008): Kommission «Leitlinien» der Deutschen Gesellschaft für Neurologie. Leitlinien für Diagnostik und Therapie in der Neurologie. Georg Thieme Verlag, Stuttgart (4. überarbeitete Auflage).

European Stroke Initiative Executive Committee; EUSI Writing Committee; Olsen, T.; Langhorne, P.; Diener, H. C.; Hennerici, M.; Ferro, J.; Sivenius, J.; Wahlgren, N. G.; Bath, P. (2003): European Stroke Initiative Recommendations for Stroke Management-update 2003. Cerebrovasc Dis, 16: 311–337.

European Stroke Organisation (ESO) Executive Committee and ESO Writing Committee (2008): Guidelines for Management of Ischaemic Stroke and Transient Ischaemic Attack 2008. Cerebrovasc Dis, 25: 457–507.

Hamann, G.; Siebler, M.; Scheidt, W. (2002): Schlaganfall: Klinik, Diagnostik, Therapie. Interdisziplinäres Handbuch. Ecomed, Landsberg (1. Auflage).

Horner, S.; Niederkorn, K.; Schnabl, S., Fazekas, F. (2008): Genderaspekte des ischämischen Schlaganfalls. Wien Med Wochenschr, 158: 446–452.

Truelsen, T.; Piechowski-Jóźwiak, B.; Bonita, R.; Mathers, C.; Bogousslavsky, J.; Boysen, G. (2006): Stroke incidence and prevalence in Europe: a review of available data. Eur J Neurol, 13: 581–598.

Internetadressen

Deutsche Schlaganfall Gesellschaft: www.dsg-info.de/
Schweizerische Neurologische Gesellschaft: www. swiss-neuro.ch
Österreichische Gesellschaft für Neurologie: www.oegn.at
Österreichische Gesellschaft für Schlaganfall Forschung: www.schlaganfall-info.at
WHO Global InfoBase: www.who.int/cardiovascular_diseases

10 Vaskuläre Erkrankungen/Atherosklerose

Heinz Drexel

Atherosklerotische vaskuläre Erkrankungen entwickeln sich über Jahrzehnte und bleiben lange Zeit symptomlos. Wir wissen aus Erfahrung, dass das Alter ein starker Risikofaktor für die Entstehung vaskulärer Erkrankungen ist. Die Atherosklerose entwickelt sich lange stumm, das Erstereignis führt dann häufig zum Tod oder in die Invalidität. Nur wenn wir die Risikofaktoren kennen, können wir rechtzeitig gegen die Entwicklung einer Atherosklerose intervenieren.

Da wir Menschen fast ausnahmslos atherosklerotische Läsionen entwickeln, sobald wir ein bestimmtes Alter erreicht haben, könnten wir natürlich auch behaupten, dass atherosklerotische vaskuläre Erkrankungen in der Geriatrie physiologisch sind. Wenn man aber bedenkt, dass auch im hohen Alter noch gesunde Menschen sehr oft von einem atherosklerotischen Ereignis SCHLAGartig in ihrer Lebensqualität eingeschränkt werden – man beachte den Volksmundbegriff des «Schlaganfalls» oder «Herzschlags» – ist es nicht richtig, die Atherosklerose als physiologische Alterserscheinung zu betrachten und vor ihr zu kapitulieren. Denn sie bedeutet meist einen einschneidenden Schicksalsschlag!

Daher richtet sich das Hauptaugenmerk dieses Kapitels auf die Frage: Wie kann der alte Mensch vor atherosklerotischen, vaskulären Erkrankungen geschützt werden, die seine Lebensqualität beeinträchtigen oder sein Leben abrupt beenden?

Maßstäbe des Therapieerfolges

Da in der Atherosklerose-Therapie langfristige Ziele verfolgt werden, möchte ich die Instrumente zur Beurteilung von langfristigen Interventionsstudien kurz beleuchten und die **Maßstäbe für die Risikoreduktion** anhand eines Beispiels erklären:

Die Therapie einer Erkrankung, zum Beispiel der schweren Herzinsuffizienz, verringert die Mortalität von 4 % auf 2 % in einem Jahr. Das heißt, dass von 100 Patienten ohne die spezielle Therapie vier sterben, mit der speziellen Therapie zwei Patienten.

Für die **relative Risikoreduktion** bedeutet diese Mortalitätsreduktion um die Hälfte also 50 %. Die **absolute Risikoreduktion** ist jedoch «nur» 2 %. Bei identischer relativer Risikoreduktion kann also das absolute Risiko sehr unterschiedlich reagieren. Das Ausgangsrisiko ist entscheidend, auch für den folgenden Maßstab.

Number needed to treat: Je höher das Ausgangsrisiko, umso geringer ist die Anzahl der Patienten, die behandelt werden müssen, um zum Beispiel die relative Risikoreduktion von 50 % zu zeigen. In unserem Beispiel müsste man 50 Patienten behandeln, um ein Leben zu retten. Der kritische Leser sollte sich immer zwei Fragen stellen:

1. Für welchen Endpunkt wird die Zahl angegeben?
2. Für welche Zeiteinheit wird die Zahl angegeben?

Number needed to harm: Sie berechnet sich aus der Formel 100 dividiert durch die absolute Risikozunahme in Prozent, zum Beispiel durch Toxizität.

Verlauf von Kurven: Meistens wird das Überleben («survival») oder symptomfreies Überleben über die Zeit gemessen, so dass das (symptomfreie) Überleben auf der y-Achse aufgetragen ist und die x-Achse der Zeitachse entspricht. Hier kann man grundsätzlich drei Arten von Kurven erkennen und aufgrund der Form der Kurven eine Interpretation des Therapieerfolges machen: Echter Effekt = Verminderung des Endpunktes (s. Abb. 10-1a), Verzögerung des Endpunktes (s. Abb. 10-1b) und Maskierung des Endpunktes (s. Abb. 10-1c).

Verminderung des Endpunktes

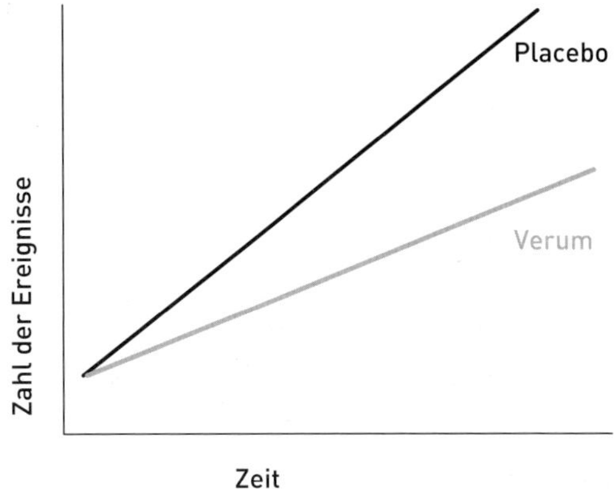

Unter Placebo tritt über die Zeit kontinuierlich eine höhere Ereignisrate auf als unter Verum, daher ist der Anstieg der beiden Kurven der einzige Unterschied, und es ist sehr vertrauenswürdig, dass lediglich die Medikation die beiden Anstiege bestimmt.

Abbildung 10-1a: Interpretation von Studienergebnissen bei Verminderung des Endpunkte

Verzögerung des Endpunktes

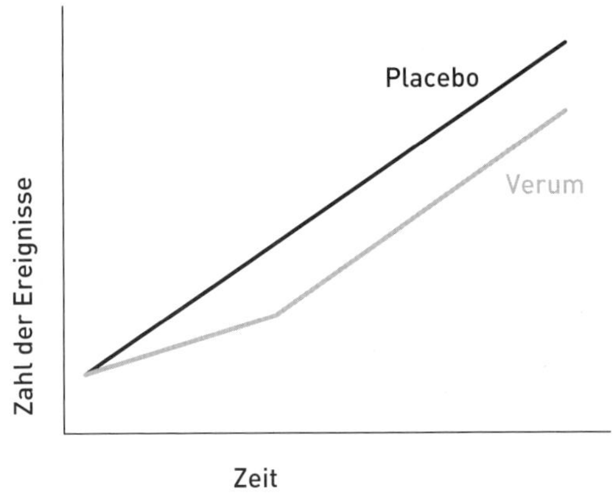

Die Ereignisrate wird gegenüber dem Placebo durch das Verum vorübergehend herabgesetzt, nach einer gewissen Zeit ist die Ereignisrate aber gleich. Somit wird der Endpunkt durch die Medikation zwar verzögert, aber nicht wirklich vermindert.

Abbildung 10-1b: Interpretation von Studienergebnissen bei Verzögerung des Endpunktes

Maskierung des Endpunktes

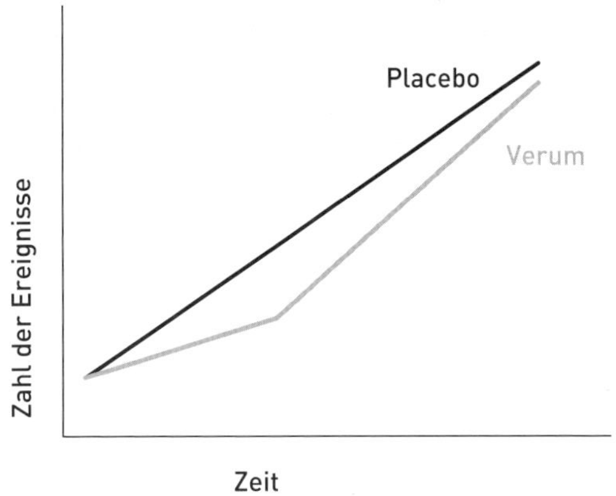

Die Ereignisrate nimmt unter Verum langsamer zu als unter Placebo. Ab einem gewissen Zeitpunkt aber nimmt sie sogar schneller zu als unter Placebo. Hier wird ein Endpunkt lediglich maskiert, zum Beispiel weil er bis zum Knickpunkt in der Kurve nicht so oft diagnostiziert wird, weil zum Beispiel ein Symptom durch das Verum unterdrückt wird.

Abbildung 10-1c: Interpretation von Studienergebnissen bei Maskierung des Endpunktes

Biologie des Alters und der Atherosklerose

Das Alter ist ein kontinuierlicher Faktor für die Entstehung einer Atherosklerose. Es gibt keinen biologischen Hinweis, dass ein Schwellenwert besteht. Manchmal wird arbiträr eine Art «Altersschwellenwert» verwendet. Ein gutes Beispiel dafür ist die familiäre Häufung von Atherosklerose. Hier wird angegeben, dass das Auftreten eines klinisch atherosklerotischen Krankheitsbildes (Myokardinfarkt oder Schlaganfall) vor dem Alter von 45 Jahren bei Männern oder vor 50 Jahren bei Frauen, bei Verwandten ersten Grades als familiärer Risikofaktor gilt.

In der Pathogenese und Progression der Atherosklerose sind solche Schwellenwerte nicht sinnvoll. Man kann davon ausgehen, dass Patienten mit einem hohen Quantum und diejenigen mit einem niedrigen Quantum an Risikofaktoren eine Atherosklerose unterschiedlich schnell entwickeln. Daher erreicht der Risikopatient früher als der «Niedrig-Risiko»-Patient den ersten klinischen Endpunkt (s. **Abb. 10-2**). Mit dem klinischen Endpunkt hat man dann ein Maß für die Geschwindigkeit der Entwicklung und damit auch für die Progression der Atherosklerose. Das heißt, *mit dem Zeitpunkt des ersten klinischen Endpunktes liegt auch ein Maß für die Gefährlichkeit der Atherosklerose-Entwicklung vor.*

Eine weitere Überlegung ergibt sich aus der klinischen Beobachtung, dass nach Auftreten des ersten kardiovaskulären Ereignisses – bei Männern typischerweise im Alter von ca. 65 Jahren – bei vielen Patienten sehr rasch weitere Ereignisse wie Herzinfarkt, instabile Angina Pectoris, PAVK und Schlaganfall auftreten. Dies kann einerseits damit erklärt werden, dass die Atherosklerose bis zum ersten Ereignis eben diese 65 Jahre braucht, um sich zu manifestieren, dann aber an verschiedenen anderen Stellen im

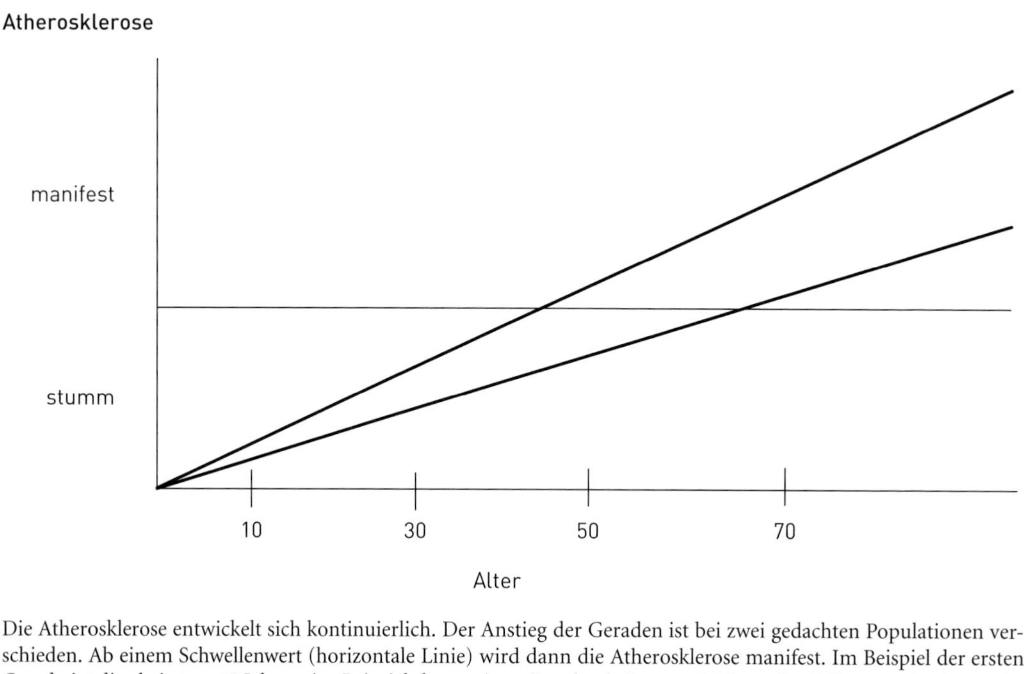

Die Atherosklerose entwickelt sich kontinuierlich. Der Anstieg der Geraden ist bei zwei gedachten Populationen verschieden. Ab einem Schwellenwert (horizontale Linie) wird dann die Atherosklerose manifest. Im Beispiel der ersten Gerade ist dies bei etwa 45 Jahren, im Beispiel der zweiten Geraden bei etwa 65 Jahren der Fall. Danach nimmt die Atherogenese weiter kontinuierlich zu wie zuvor.

Abbildung 10-2: Entwicklung einer Atherosklerose

arteriellen Gefäßbaum Läsionen vorliegen, die auch rasch bis zu einem klinischen Ereignis fortschreiten. Eine alternative Überlegung des Autors ist in **Abbildung 10-3** festgehalten. Diese ist derzeit allerdings wissenschaftlich noch nicht endgültig belegt und daher eine Hypothese. Wenn man bedenkt, dass das erste schwere atherosklerotische Ereignis ein Herzinfarkt, ein peripherer arterieller Verschluss oder ein Schlaganfall sein kann, dann folgt daraus, dass in allen drei Fällen eine Zäsur der körperlichen Beweglichkeit resultiert: Beim Schlaganfall ist der Betroffene halbseitig gelähmt und kann nicht mehr gehen, beim Herzinfarkt wird das Opfer herzinsuffizient und daher immobilisiert und bei einer symptomatischen PAVK werden nur noch kurze Strecken ohne Schmerzen zurücklegbar. In allen drei Situationen ist also der Körper weniger beweglich, die Beinmuskulatur ist metabolisch viel inaktiver als zuvor. Dies bedeutet, dass der Triglyzerid-HDL-Stoffwechsel (s. u. Dyslipämie) wesentlich schlechter wird. Damit werden atherosklerotische Risikofaktoren durch den «Treffer» der Atherosklerose am Herz, Gehirn oder Bein verschlechtert. Es bietet sich der Satz an: «Atherosklerose erzeugt Atherosklerose.» Diese Hypothese ist zwar äußerst einleuchtend, der Leser sollte aber skeptisch bleiben, ob die Zusammenhänge tatsächlich so sind und die Forschung sollte diese Zusammenhänge dringend klären.

Dyslipämie

Physiologie des Lipoproteinstoffwechsels

Für die klinische Betrachtung des Lipidstoffwechsels sind die Nüchternwerte von Triglyzeriden, Cholesterin, LDL-Cholesterin und HDL-Cholesterin entscheidend. Sie sind auch ausreichend. Gerade in der Geriatrie ist derzeit die Erfassung

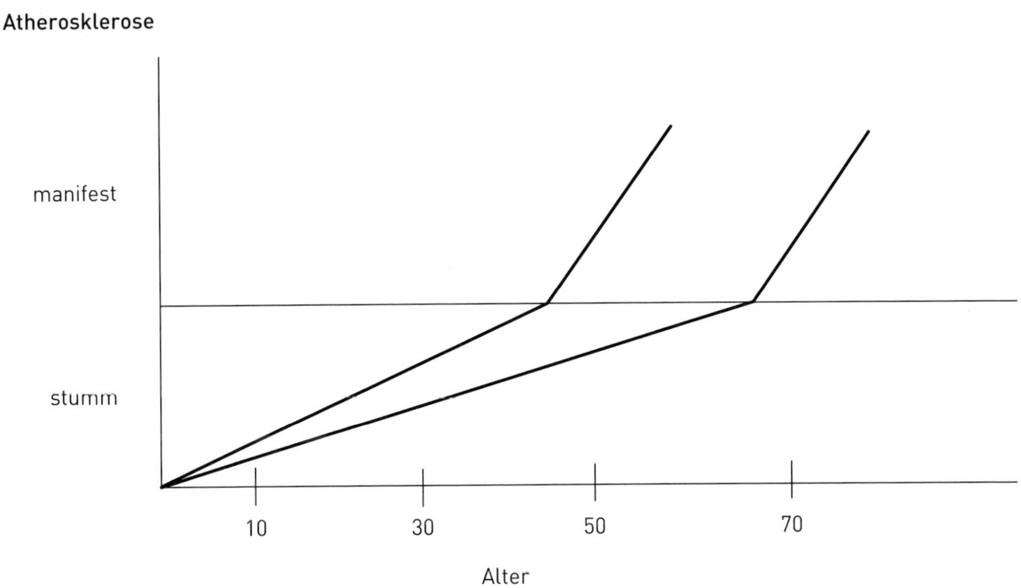

Ab dem ersten klinischen Ereignis nimmt bei beiden Populationen die Ereignisrate markant zu (s. Abb. 10-2).

Abbildung 10-3: Entwicklung einer Atherosklerose

anderer Parameter wie Apolipoproteine, A1 und B sowie Lp(a) nicht zu empfehlen. Die Apolipoproteine A1 und B könnten in Zukunft das HDL-Cholesterin und das LDL-Cholesterin ersetzen. Zusätzliche Information bringen sie aber nur in geringem Maße. Lp(a) ist vorwiegend genetisch determiniert und daher im höheren Alter, wie Studien zeigen (Saely et al., 2004; Gaw et al., 2005), immer weniger aussagekräftig. Postprandiale Lipidwerte sind wissenschaftlich äußerst interessant, derzeit aber für die Praxis noch nicht ausreichend standardisiert.

Die Hauptquelle für Bluttriglyzeride sind postprandial die Nahrungsfette, nüchtern das Fettgewebe, vor allem das viszerale. Je mehr (viszerales) Fettgewebe vorliegt, umso mehr fließen im Nüchternzustand Triglyzeride an die Leber (s. **Abb. 10-4**). Cholesterin wird von den Hepatozyten selbst synthetisiert. *Die Leber produziert ungefähr zwei Drittel des Blutcholesterins, ein Drittel wird aus der Nahrung aufgenommen.*

Im *Blut* liegen Triglyzeride und Cholesterin nicht separat und nicht gelöst, sondern als wasserunlösliche Moleküle in einem kugeligen Gebilde, dem so genannten Lipoprotein vor. Im Kern des Kügelchens sind die wasserunlöslichen Fette. Außen werden die Fette zur Vermittlung der Wasserlöslichkeit von einer monomolekula-

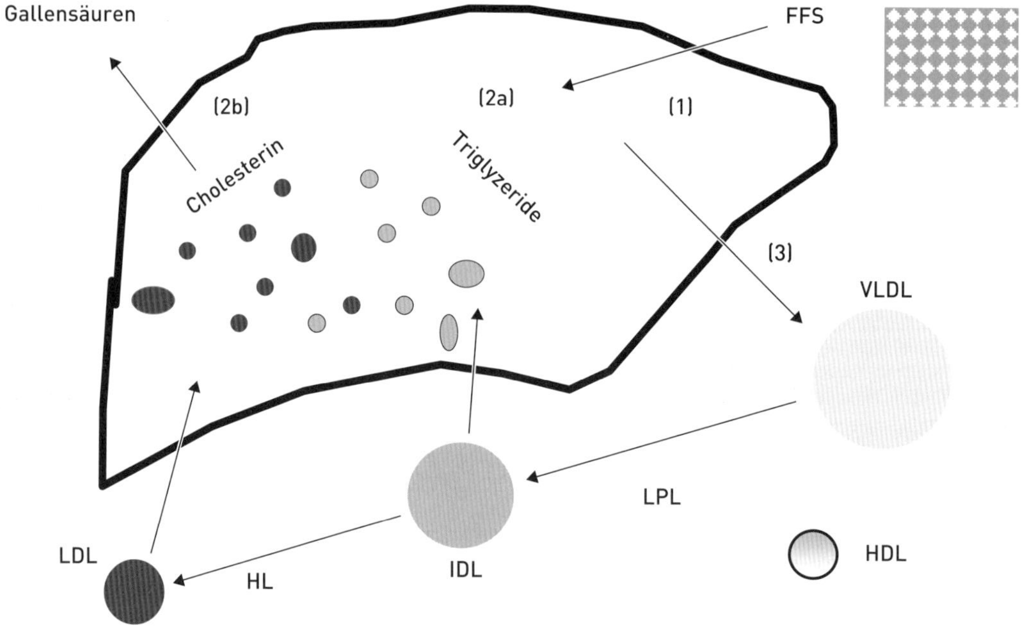

(1) Das Fettgewebe setzt freie Fettsäuren frei, diese gelangen auf dem Blutweg in die Leber. (2) Die Leber synthetisiert Triglyzeride (2a) und Cholesterin (2b). (3) Die Leber verpackt Triglyzeride und Cholesterinester in Lipoproteine und exportiert diese ins Blut. Das frisch sezernierte Lipoprotein ist sehr triglyzeridreich und hat wegen des hohen Anteils an leichten Fetten eine sehr niedere Dichte, heißt daher Very-low-density Lipoprotein (VLDL). Im Blut verliert VLDL in zwei Stufen Triglyzeride: Zuerst wird durch die Lipoprotein Lipase (LPL) Triglyzerid hydrolysiert und Fettsäuren und Glyzerin verlassen das Lipoprotein. Dieses wird dadurch kleiner und die Dichte weniger nieder, Intermediate-density Lipoprotein (IDL) entstehen. Die hepatische Lipase (HL) führt den zweiten Schritt der Liplyse aus und hinterlässt nochmals kleinere und weniger niedrigdichte Low-density Lipoproteins (LDL).

Abbildung 10-4: Lipoproteinstoffwechsel

ren Schicht von Phospholipiden und Proteinen umhüllt.

Der **physiologische Stoffwechsel** verläuft folgendermaßen: Die Leber produziert ökonomisch Partikel, die Cholesterin und vor allem Triglyzeride enthalten, also VLDL. In der Zirkulation werden Triglyzeride durch Enzyme (Lipoprotein-Lipase und hepatische Lipase) in zwei Schritten zu LDL abgebaut. Das Zwischenprodukt nach der Lipoprotein-Lipase ist das IDL (Intermediate-density Lipoprotein). Da die Enzyme selektiv Triglyzeride spalten und aus den Partikeln entfernen, wird das Folgepartikel immer kleiner und cholesterinreicher. Eine einfache Interpretation des klinischen Labors ist also, dass hohe Triglyzeride mit normalem Cholesterin einer Vermehrung von VLDL entsprechen, etwa gleich hohe Werte für Cholesterin und Triglyzeride, zum Beispiel 300 mg/dl einer hauptsächlichen Formierung von IDL entspricht und eine Hypercholesterinämie bei normalen Triglyzeriden einer Vermehrung von LDL entspricht.

Die Triglyzeride hängen in zweifacher Weise mit den HDL zusammen. **Abbildung 10-5** zeigt, dass die Lipolyse der VLDL nicht nur zu IDL führt, sondern dass das nun überflüssige Oberflächenmaterial sich zu naszierenden HDL ab-

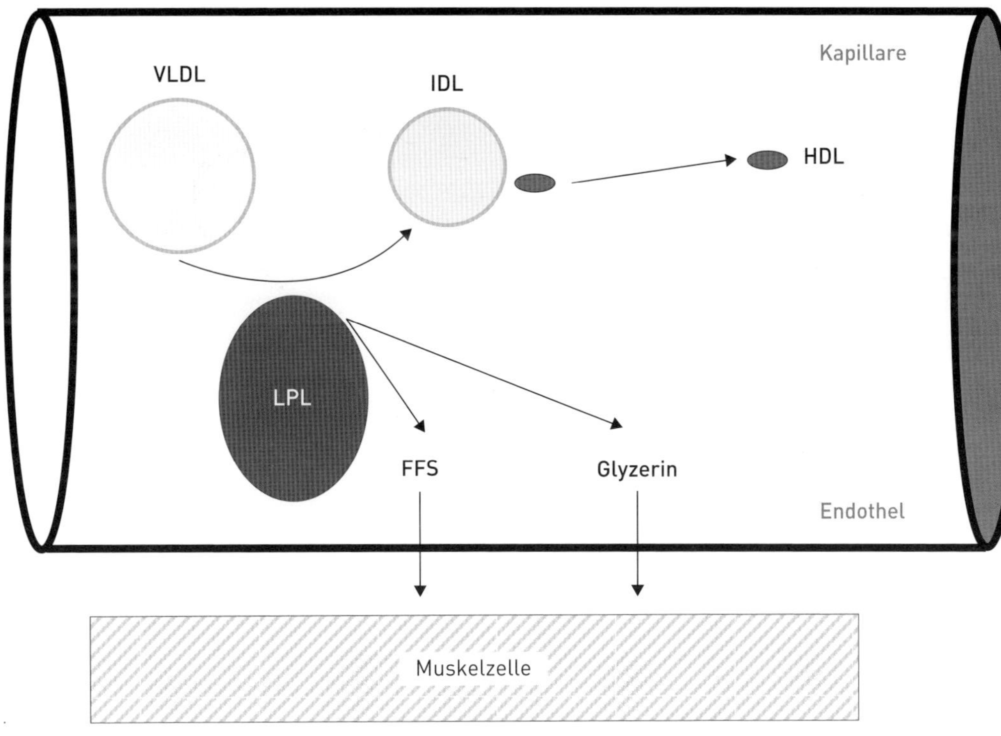

Durch die Lipoproteinlipase (LPL) wird aus VLDL selektiv Triglyzerid heraushydrolisiert. Damit wird der Kern des Partikels kleiner, das Volumen schrumpft, also schrumpfen auch der Durchmesser und die Oberfläche. Somit sind Oberflächenmaterialien überflüssig. Diese wandern in Form von Scheibchen aus Phospholipid und Protein aus dem Partikel heraus und bilden die Grundsubstanz für HDL (naszierende HDL). Die freien Fettsäuren und das Glyzerin werden in der Muskelzelle verbrannt. Würde das Oberflächenmaterial bei der Transformation von VLDL auf IDL nicht abgespalten, wäre ja die Hülle zu groß für den Kern. Sie würde sozusagen rund um den Kern schlottern und sich zu Doppelschichten zusammenlagern.

Abbildung 10-5: Lipolyse in der Muskelkapillare

spaltet. Die hepatische Lipase ist auf kleinere Triglyzeridträger wie IDL spezialisiert.

Die **Abbildung 10-6** zeigt, dass vor allem durch die postprandiale Hypertriglyzeridämie, Triglyzeride in HDL und in LDL transferiert werden, die im Austausch Cholesterinester verlieren. Die Triglyzeridverunreinigung in HDL und LDL führt dann schlussendlich durch die hepatische Lipase, die ja auf kleine Triglyzeridträger spezialisiert ist, zu einer Verkleinerung von HDL und LDL. Die kleinen LDL sind besonders atherogen, die kleinen HDL können den natürlichen Gefäßschutz nicht mehr richtig bewerkstelligen.

Geriatriespezifische Aspekte

Für den geriatrischen Patienten bedeutet die oben geschilderte Physiologie des Lipidstoffwechsels, dass sein Risiko im Laufe des Alters vorwiegend in der Muskelinaktivität und in der Entstehung von

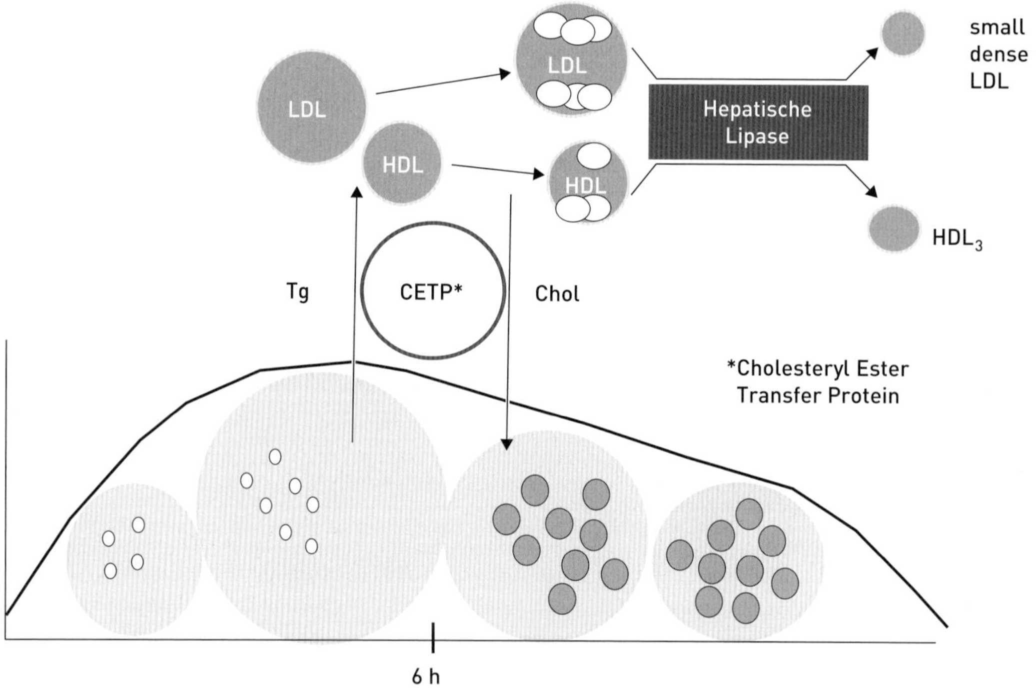

Schema für den Austausch apolarer Lipide im Plasma: In der unteren Hälfte des Bildes findet sich eine postprandiale Verlaufskurve für Triglyzeride in Chylomikronen und VLDL, den beiden triglyzeridreichen Partikeln. Diesen gegenüber stehen die LDL und die HDL, deren Lipidkern vorwiegend aus Cholesterinestern besteht. Durch Wirkung des Cholesterinesthertransferproteins wird ein «sozialer Ausgleich» zwischen den beiden Lipoproteinklassen bewirkt: Die triglyzeridreichen Lipoproteine geben Triglyzeride an die triglyzeridarmen LDL und HDL ab. Diese sind cholesterinreich und geben damit ihren Reichtum zum Teil an die cholesterinarmen Chylomikronen und VLDL ab. Ein Resultat sind triglyzeridverunreinigte LDL und HDL sowie cholesterinverunreinigte Chylomikronenen und VLDL. Triglyzeridverunreinigte LDL und HDL werden von ihren Triglyzeriden wieder durch die hepatische Lipase gesäubert. Als Folge entstehen dann kleinere Partikel, weil ja zuvor im Austausch Cholesterinester verloren gingen. Diese kleineren Partikel sind dann Small-dense-LDL und kleine HDL. Small-dense-LDL sind besonders atherogen, weil sie aufgrund ihres kleinen Durchmessers leicht in die Arterienwand rutschen. Kleine geschrumpfte HDL-3 sind nicht mehr in der Lage, Cholesterin aufzunehmen.

Abbildung 10-6: Postprandialer Triglyzeridtransport und HDL

Übergewicht besteht. Übergewicht fördert die Mehrproduktion von VLDL aus der Leber und fehlende Muskelaktivität behindert den Abbau von VLDL und die Produktion von HDL. Der Lebensstil des alternden Menschen ist also vor allem für den Triglyzerid- und HDL-Stoffwechsel unter Umständen ein Problem. Umgekehrt ist das LDL vorwiegend durch genetische Faktoren bestimmt, aber ebenfalls natürlich durch die Ernährung (s. oben [S. 102]). Bei Übergewicht steigt daher auch das Cholesterin an. Auch Bewegungsmangel führt zu erhöhten LDL-Cholesterinwerten, weil ja das LDL als letztes Abbauprodukt von VLDL, das noch im Blut zirkuliert, betrachtet werden kann und die Erhöhung von VLDL letztlich in Erhöhung von LDL resultiert.

Aus diesen Zusammenhängen ist ersichtlich, dass der Fettstoffwechsel mit zunehmendem Alter vulnerabler wird. *Dem Lebensstil kommt also von Jahrzehnt zu Jahrzehnt größere Bedeutung zu.* Lange Zeit wurde angenommen, dass Lebensstiländerungen im Alter sehr schwer umzusetzen sind. Das US-amerikanische Diabetespräventionsprogramm (DPP) hat aber genau auf das Gegenteil hingewiesen: Ältere Menschen waren erfolgreicher in der Umstellung ihrer Ernährungsgewohnheiten und konnten durch Lebensstilveränderungen in höherem Maße die Diabetesinzidenz trotz Risikos senken. Bei jüngeren Menschen war eher die medikamentöse Intervention (Metformin) erfolgreich (DPP, 2000).

Evidenz für die Lipidintervention

Die LDL-Senkung mittels Statinen ist die bestbelegte chronische Therapie zur Prävention der Atherosklerose. Es gibt keinen plausiblen biologischen Grund, der für die Geriatrie eine Ausnahme macht, im Gegenteil (s. Abb. 10-2 und 10–3): Mit zunehmendem Alter wird das Risiko kontinuierlich größer.

Die CTT-Metaanalysen belegen die Effizienz der Statintherapie in Abhängigkeit der Reduktion des LDL-Cholesterins sowohl in der Gesamtheit der Patienten mit Atherosklerose als auch bei Patienten mit Diabetes. Spezifisch geriatrische Studien sind die PROSPER-Studie, einige Daten sind auch aus der Heart Protection Study und aus der Treating New Targets (TNT)-Study erhoben worden (Kearney et al., 2008; Baigent et al., 2005).

Die PROSPER-Studie (Shepherd et al., 2002) untersuchte den Effekt von Pravastatin bei Männern und Frauen im Alter von 70 bis 82 Jahren mit koronarer Herzkrankheit und Schlaganfall oder mit einem hohen Risiko für die beiden Endpunkte. Sie ist also eine gemischte Primär- und Sekundärpräventionsstudie im hohen Alter. Die Studie, die 2804 Männern und 3000 Frauen einschloss, dauerte 3,2 Jahre im Durchschnitt; dabei wurde 40 mg Pravastatin gegen Placebo getestet. Durch Pravastatin wurde das LDL-Cholesterin um die erwarteten 34 % gesenkt und der primäre Endpunkt, eine Kombination aus Herztod, nicht-tödlichem Infarkt und Schlaganfall, wurde um 15 % gesenkt, die Koronarereignisse um 19 % und die KHK-Mortalität um 24 %. Der Schlaganfall wurde nicht gesenkt, allerdings die Inzidenz von transitorisch ischämischen Attacken um 25 %. PROSPER ist eine ganz entscheidende Studie für die Geriatrie, weil sie gezeigt hat, dass das Wissen um die Atherosklerose und die Retardierung durch Statine auch für die Geriatrie gilt, waren doch die Patienten am Ende der Studie im Mittel 73 bis 85 Jahre alt.

Eine weitergehende Fragestellung wurde durch die TNT-Studie beantwortet. In einem Subset der Patienten über 65 Jahren (Wenger et al., 2007) wurde untersucht, ob die Hochdosis-Statintherapie mit 80 mg Atorvastatin einen Vorteil gegenüber einer Standarddosis von 10 mg Atorvastatin erbringt. In dieser Studie waren insgesamt 10 000 Patienten eingeschlossen, und unser Zentrum hat aktiv daran teilgenommen. Von den 10 000 Patienten waren 3809 65 Jahre oder älter. Alle hatten eine KHK, das Ausgangs-LDL-Cholesterin war unter 130 mg/dl oder 3,4 mmol/l. Der Endpunkt war wiederum eine Kombination, nämlich Tod durch Herzinfarkt, nicht-tödlicher Herzinfarkt, Reanimation und Schlaganfall. Es fand sich eine 19-prozentige relative Risikoreduktion und eine absolute Risikoreduktion von 2,3 % für diesen

Endpunkt. Wie auch in vielen anderen Studien, war erstaunlicherweise die Muskeltoxizität von 80 mg Atorvastatin nicht höher als von 10 mg, es kam nicht zu persistierenden CK-Erhöhungen. Die Studie zeigt also sehr eindeutig, dass es keinen biologischen Grund gibt, im höheren Alter mit der Statintherapie anders umzugehen als im durchschnittlichen Alter, in dem diese Studien durchgeführt werden. Die Autoren weisen darauf hin, dass es sich hierbei um eine sekundäre Analyse handelt, die nicht a priori festgelegt war. Dies tut aber der Schlussfolgerung keinen Abbruch.

Afilalo et al. (2008) beschrieben unlängst in einer Metaanalyse, dass die Statintherapie im Alter in ihrer Wirksamkeit unterschätzt und auch zu selten verwendet wird. Sie haben neun Studien mit insgesamt etwa 20 000 Patienten analysiert und hier eine relative Risikoreduktion von 22 % über fünf Jahre beobachtet. Die KHK-Mortalität wurde sogar um 30 % gesenkt, nichttödliche Myokardinfarkte um 26 %. Daneben wurde auch die Revaskularisation (aortokoronare Bypassoperationen und perkutane Koronarinterventionen) um 30 % und die Schlaganfälle um 25 % gesenkt. Die Number Needed to Treat, um ein Leben zu retten, war lediglich 28. Die Autoren konnten daher schlussfolgern, dass die Statine die Gesamtmortalität bei älteren Patienten signifikant senken, und dass das Ausmaß dieser Senkung wesentlich größer ist, als bisher angenommen wurde. Aus dieser Metaanalyse resultiert, dass bei Patienten, die bereits eine koronare Herzkrankheit entwickelt haben, unbedingt eine Statintherapie durchgeführt werden muss.

Bedeutung des C-reaktiven Proteins

In den letzten Jahren wurden viele Daten veröffentlicht, die dem CRP als Entzündungsmarker eine Rolle in der Risikostratifizierung zugesprochen haben. Nach diesen Daten sollte jede Intervention der Atherosklerose besonders intensiv durchgeführt werden, wenn das CRP erhöht ist. Allerdings sind diese Daten noch sehr umstritten. Aus der oben erwähnten PROSPER-Studie sind kürzlich einige Dämpfer publiziert worden: Das CRP korrelierte sehr stark mit dem Body-Mass-Index und negativ mit dem HDL-Cholesterin. Dies ist auch aus anderen Studien bekannt, und legt natürlich die Frage nahe, ob über das Übergewicht und niedriges HDL-Cholesterin hinaus das CRP überhaupt ein Risikoindikator ist. Wenn immer ein Risikofaktor stark mit einem anderen korreliert, ist der eine ja eher nur ein Marker und die beiden Maßstäbe sind Ausdruck desselben Stoffwechselsystems, wie zum Beispiel oben für Triglyzeride und HDL-Cholesterin. In PROSPER nun hat tatsächlich CRP bei älteren Patienten, die 70 bis 82 Jahre alt waren bei Beginn der Therapie, keinen Einfluss auf ihr Risiko. Es wird daher von Sattar et al. (2007) die Schlussfolgerung gezogen, dass das CRP einen höchst begrenzten klinischen Wert in der kardiovaskulären Risikostratifikation im Alter hat. Die jüngst publizierte JUPITER-Studie (Ridker et al., 2008) stellt allerdings die CRP-Werte wieder ganz in den Vordergrund der Statintherapie.

Zur Therapie der Triglyzeride und des HDL-Cholesterins sind nach wie vor Lebensstilmaßnahmen die beste Intervention. Gewichtsabnahme und körperliche Bewegung haben den stärksten Effekt. Wesentlich ist hier, langfristige Ziele zu setzen. Es ist zum Beispiel bekannt, dass bei Interventionen des HDL die Effekte erst drei Monate später messbar werden und über zwei Jahre noch weiter zunehmen.

Schlussfolgerung

Die Verschreibungsrate und Compliance der Statine ist in jedem Alter nach wie vor geringer, als die Leitlinien es fordern. Dies gilt insbesondere bei zunehmendem Alter. Eine solche Einschränkung ist nicht gerechtfertigt. Auch beim älteren Menschen, der atherosklerotische Ereignisse erlebt hat, ist eine Statintherapie heute obligat. Dies gilt auch beim Patienten, dessen Lebenserwartung in der Größenordnung von drei bis fünf Jahren ist. Schwer multimorbide Patienten, insbesondere mit Herzinsuffizienz sollten die Ausnahme darstellen.

Hypertonie

Wir sind gewohnt, den systolischen und den diastolischen arteriellen Blutdruck zu messen. Sie stellen den Maximal- bzw. den Minimalwert in der Arteria radialis dar. Der Blutdruck ist das Ergebnis des Zusammenwirkens von Blutvolumen und Gefäßwand-Tonus (und damit des arteriellen Gesamtvolumens).

In der Geriatrie kommt ein wesentlicher Aspekt hinzu. Durch die Versteifung der Arterienwand und durch die Atherosklerose nimmt die Elastizität der Arterienwand ab. Dadurch entsteht systolisch ein größerer Widerstand und diastolisch wegen des mangelnden Zurückschwingens der Arterienwand ein kleinerer Widerstand. Eine unelastische Arterienwand führt also bei Konstanz der übrigen Determinanten zu einem höheren systolischen und niedrigeren diastolischen Blutdruckwert. Daraus folgt, dass der erhöhte systolische Druck nicht nur ein Risikofaktor, sondern auch eine Folge der Arterienwandverhärtung und Atherosklerose ist. *Der systolische Blutdruck ist also der wesentlich wichtigere Prognoseparameter im Alter,* weil er auch Information über Atherosklerose einschließt. Der diastolische Blutdruckabfall kann ein Problem für die blutdrucksenkende Therapie werden, weil die diastolischen Werte unerwünscht niedrig werden können.

Es besteht eine klare Evidenz, dass die Therapie des isolierten systolischen Blutdruckes Gefäßfolgen verhindert (SHEP- und SYSTEUR-Studien; Probstfield et al., 1989; Moye et al., 1993; Staessen et al., 1991). Eine besonders interessante Arbeit ist die HYVET-Studie. Hier wurde unlängst erstmals nachgewiesen, dass die Senkung des Blutdruckes in sehr hohem Alter gegenüber Placebo einen eindeutigen Vorteil aufweist.

In dieser Studie (Beckett et al., 2008) wurden Patienten mit einem Alter über 80 eingeschlossen, weil die bisherigen Daten unschlüssig waren, obwohl eine Reduktion von Schlaganfall wahrscheinlich schien. Allerdings gab es Bedenken, dass die antihypertensive Therapie zu einer Erhöhung der Gesamtmortalität führt. 3845 Patienten wurden eingeschlossen, wenn ihr Blutdruck systolisch über 160 war. Es wird noch einmal auf die Bedeutung des systolischen und diastolischen Blutdruckes, wie oben festgehalten, hingewiesen, der diastolische wurde also in dieser Studie richtigerweise nicht als Einschlusskriterium verwendet. Die Studie dauerte im Median 1,8 Jahre, unter der aktiven Therapie mit ACE-Hemmer und Diuretikum war der Blutdruck 15/6 mmHg niedriger als in der Placebogruppe. Es wurde eine 30-prozentige Reduktion der Schlaganfallsrate beobachtet. 39 % weniger Todesfälle durch Schlaganfälle traten auf, und eine 64-prozentige Reduktion von Herzinsuffizienz wurde beobachtet. Überraschenderweise waren auch weniger schwere unerwünschte Wirkungen in der aktiven Gruppe als in der Placebogruppe zu beobachten. Die Schlussfolgerung ist ganz klar: Diese Therapie der Hypertonie war auch bei Patienten über 80 Jahren einer Placebo-Therapie massiv überlegen. Somit sind ACE-Hemmer, Diuretika und Calciumantagonisten in der Geriatrie als evidenzbasiert zu betrachten.

Jüngste Ergebnisse aus Schweden zeigen allerdings bei über 85-jährigen Menschen, dass Blutdruckwerte unter 120 mmgHg vermieden werden sollten (Molander et al., 2008).

Leitfaden zur Primärdiagnostik und Kontrolluntersuchung beim Hausarzt

Primärdiagnostik der KHK

Sowohl Myokardinfarkt als auch reversible, myokardiale Ischämien führen mit zunehmendem Alter in Folge einer Altersneuropathie seltener zu Schmerzen. Es bedarf also einer besonderen diagnostischen Aufmerksamkeit des geriatrisch interessierten Arztes, damit eine myokardiale Ischämie diagnostiziert wird. Bei Symptomen wie in kurzer Zeit aufgetretener

Dyspnoe, neuen Rhythmusstörungen und natürlich bei Angina pectoris, ist der Leitfaden zur Primärdiagnostik folgender:

a) klinische Untersuchung mit Frage nach aktuellen Rhythmusstörungen und Herzinsuffizienzzeichen
b) Ruhe-EKG
c) nicht-invasiver Ischämienachweis (Ergometrie, Szintigraphie)
d) invasive Methoden.

Wenn eine KHK vorliegt, langfristige Kontrolle:

a) der Blutlipide
b) des Blutdruckes
c) der Glykämie.

Häufigkeit von Untersuchungen

Es muss besonders betont werden, dass die Hauptursache einer schlechten Dyslipämie-Einstellung darin liegt, dass der Patient unter Statinen gute Lipide erreicht hat und dann glaubt, ein für alle Mal das Problem gelöst zu haben. Sehr viele Patienten nehmen nach der ersten guten Lipidkontrolle bei ihrem Hausarzt die Statine nicht mehr weiter. Besonderes Augenmerk ist also auch auf die *langfristige Lipidkontrolle* zu legen. Unter Statinen sollte die erste Kontrolle zur Beurteilung des Therapieerfolges nach drei Monaten erfolgen. Ist der Erfolg noch nicht gegeben, sollte nach einer Dosissteigerung wieder nach drei Monaten kontrolliert werden. War die Therapie bereits erfolgreich, sind jährliche Kontrollen ausreichend. Sicherheitskontrollen bezüglich der Muskelnebenwirkungen werden unterschiedlich empfohlen. Eine Bestimmung der Creatinphosphokinase drei Monate nach Beginn der Therapie und zusammen mit den Lipidparametern kann empfohlen werden. Wesentlich ist, dass die Patienten über das mögliche Auftreten von Muskelschmerzen oder Muskelschwäche bei Beginn der Therapie informiert werden und im Falle des Auftretens sofort ihren Hausarzt aufsuchen oder das Präparat vorübergehend absetzen.

Literatur

Afilalo, J.; Duque, G.; Steele, R.; Jukema, J. W.; Craen, A. J. de; Eisenberg, M. J. (2008): Statins for secondary prevention in elderly patients: a hierarchical bayesian meta-analysis. J. Am. Coll. Cardiol., 51 (1): 37–45.

Baigent, C.; Keech, A.; Kearney, P. M.; Blackwell, L.; Buck, G.; Pollicino, C.; Kirby, A.; Sourjina, T.; Peto, R.; Collins, R.; Simes, R. (2005): Efficacy and safety of cholesterol-lowering treatment: prospective meta-analysis of data from 90,056 participants in 14 randomised trials of statins. Lancet, 366 (9493): 1267–1278.

Beckett, N. S.; Peters, R.; Fletcher, A. E.; Staessen, J. A.; Liu, L.; Dumitrascu, D.; Stoyanovsky, V.; Antikainen, R. L.; Nikitin, Y.; Anderson, C.; Belhani, A.; Forette, F.; Rajkumar, C.; Thijs, L.; Banya, W.; Bulpitt, C. J. (2008): Treatment of hypertension in patients 80 years of age or older. N.Engl. J. Med., 358 (18): 1887–1898.

DPP (2000): Baseline characteristics of the randomized cohort. The Diabetes Prevention Program Research Group. Diabetes Care, 23 (11): 1619–1629.

Ford, E. S.; Giles, W. H.; Dietz, W. H. (2002): Prevalence of the metabolic syndrome among US adults: findings from the third National Health and Nutrition Examination Survey. JAMA, 287 (3): 356–359.

Gaw, A.; Murray, H. M.; Brown, E. A. (2005): Plasma lipoprotein(a) [Lp(a)] concentrations and cardiovascular events in the elderly: evidence from the prospective study of pravastatin in the elderly at risk (PROSPER). Atherosclerosis, 180 (2): 381–388.

Kearney, P. M.; Blackwell, L.; Collins, R.; Keech, A.; Simes, J.; Peto, R.; Armitage, J.; Baigent, C. (2008): Efficacy of cholesterol-lowering therapy in 18,686 people with diabetes in 14 randomised trials of statins: a meta-analysis. Lancet, 371 (9607): 117–125.

Molander, L.; Lövheim, H.; Norman, T.; Nordström, P.; Gustafson, Y. (2008): Lower systolic blood pressure is associated with greater mortality in people aged 85 and older. J Am Geriatr Soc., 56 (10): 1853–9.

Moye, L. A.; Davis, B. R.; Hawkins, C. M.; Probstfield, J. L. (1993): Conclusions and implications of the systolic hypertension in the elderly program. Clin. Exp. Hypertens., 15 (6): 911–924.

Probstfield, J. L.; Applegate, W. B.; Borhani, N. O.; Curb, J. D.; Cutler, J. A.; Davis, B. R.; Furberg, C. D.; Hawkins, C. M.; Lakatos, E.; Page, L. B. (1989): The Systolic Hypertension in the Elderly Program (SHEP): an intervention trial on isolated systolic hypertension. SHEP Cooperative Research Group. Clin. Exp. Hypertens. A, 11 (5–6): 973–989.

Ridker, P.M; Danielson, E.; Fonseca, F. A.; Genest, J.; Gotto, A. M. Jr.; Kastelein, J. J.; Koenig, W.; Libby, P.; Lorenzatti, A. J.; MacFadyen, J. G.; Nordestgaard, B. G.; Shephard, J.; Willerson, J. T.; Glynn, R. J. (2008): Rosuvastatin to prevent vascular events in men and women with elevated C-reacitve protein. N Engl J Med, 359 (21): 2195–207.

Saely, C. H.; Marte, T.; Drexel, H. (2004): Lp(a) lipoprotein, vascular disease, and mortality in the elderly. N. Eng l. J. Med., 350 (11): 1150–1152.

Sattar, N.; Murray, H. M.; McConnachie, A.; Blauw, G. J.; Bollen, E. L.; Buckley, B. M.; Cobbe, S. M.; Ford, I.; Gaw, A.; Hyland, M.; Jukema, J. W.; Kamper, A. M.; Macfarlane, P. W.; Murphy, M. B.; Packard, C. J.; Perry, I. J.; Stott, D. J.; Sweeney, B. J.; Twomey, C.; Westendorp, R. G.; Shepherd, J. (2007): C-reactive protein and prediction of coronary heart disease and global vascular events in the Prospective Study of Pravastatin in the Elderly at Risk (PROSPER). Circulation, 115 (8): 981–989.

Shepherd, J.; Blauw, G. J.; Murphy, M.B.,; Bollen, E. L.; Buckley, B. M.; Cobbe, S. M.; Ford, I.; Gaw, A.; Hyland, M.; Jukema, J. W.; Kamper, A. M.; Macfarlane, P. W.; Meinders, A. E.; Norrie, J.; Packard, C. J.; Perry, I. J.; Stott, D. J.; Sweeney, B. J.; Twomey, C.; Westendorp, R. G. (2002): Pravastatin in elderly individuals at risk of vascular disease (PROSPER): a randomised controlled trial. Lancet, 360 (9346): 1623–1630.

Staessen, J.; Dekempeneer, L.; Fagard, R.; Guo, C. Y., Thijs, L.; Hoof, R. van; Amery, A. (1991): Treatment of isolated systolic hypertension in the elderly. J. Cardiovasc. Pharmacol., 18 (1): S34–S40.

Wenger, N. K.; Lewis, S. J.; Herrington, D. M.; Bittner, V.; Welty, F. K. (2007): Outcomes of using high- or low-dose atorvastatin in patients 65 years of age or older with stable coronary heart disease. Ann.Intern. Med., 147 (1): 1–9.

11 Diabetes mellitus

Monika Lechleitner

Epidemiologie

Immer mehr Menschen erkranken weltweit an Diabetes. Für Europa zeigen aktuelle Auswertungen, dass die Prävalenz des diagnostizierten Diabetes mellitus in der Bevölkerung rund 5 % beträgt und mit zunehmendem Lebensalter kontinuierlich ansteigt. Für die Altersgruppe über dem 70. Lebensjahr ergibt sich eine geschätzte Diabetesprävalenz von 25 %. Unter Einbeziehung von Patienten mit einem abnormen Nüchternblutzucker oder einer gestörten Glucosetoleranz erhöht sich die Prävalenz einer Störung des Glucosestoffwechsels im höheren Lebensalter auf 50 % (American Diabetes Association, 2008).

Ältere Menschen sind sowohl durch die Symptome der Hyperglykämie wie Polyurie, Exsikkose, Schwäche und Infektneigung wie auch durch Einschränkungen in Folge diabetischer Spätkomplikationen durch den Diabetes besonders gefährdet und in der Lebensqualität eingeschränkt. Das Risiko für einen Myokardinfarkt oder Schlaganfall ist beim älteren Diabetiker doppelt so hoch wie beim gleichaltrigen Nicht-Diabetiker. Darüberhinaus korreliert der Diabetes mit einem höheren Risiko für die Entwicklung eines demenziellen Syndroms und funktioneller Einschränkungen aufgrund einer verstärkten Abnahme der Muskelkraft, und damit einer erhöhten Pflegebedürftigkeit. Die Lebenserwartung ist bei Diabetikern gegenüber der nicht-diabetischen gleichaltrigen Bevölkerung verkürzt, dies trifft jedoch nicht für die späte Diagnose eines Diabetes mellitus nach dem 75. Lebensjahr zu.

Das grundsätzliche Behandlungsziel beim älteren Diabetiker ist deshalb, die Selbständigkeit und Lebensqualität durch eine rechtzeitige Diagnose und umfassende Therapie bestmöglich zu erhalten (European Union Geriatrics Medicine Society, 2004). Dabei sollten die Komorbiditäten und individuellen Bedürfnisse einbezogen werden.

Klinische Symptomatik und Diagnose

Der beim älteren Menschen häufigere Diabetes mellitus Typ II verläuft über viele Jahre symptomarm und unter uncharakteristischen Beschwerden wie Müdigkeit, Schwäche, Wundheilungsstörungen, Auftreten einer Inkontinenz sowie Einflussnahme auf weitere geriatrische Syndrome. Klassische Symptome des Diabetes – Durst, Polyurie, Exsikkose, Polydipsie, Sehstörungen, Infektneigung und Gewichtsreduktion – zeigen sich bei einer ausgeprägten hyperglykämischen Entgleisung. Häufig fehlt gerade beim geriatrischen Patienten die Fähigkeit, diese Symptome entsprechend wahrzunehmen.

Die Diagnose des Diabetes mellitus wird unabhängig vom Alter anhand erhöhter Blutzuckerwerte gestellt, der Einsatz qualitätsgesicherter Labormessungen ist dabei eine Voraussetzung. Blutzuckermessgeräte zur Selbstkontrolle sind für diagnostische Maßnahmen nicht geeignet, sie dienen der Therapiekontrolle. Ein normaler HbA1c-Wert schließt das Vorliegen eines Diabetes mellitus nicht aus.

Diagnose des Diabetes mellitus

Ein manifester Diabetes mellitus besteht bei klassischen Symptomen eines Diabetes und

- einem Nicht-Nüchtern-Glucosewert ≥ 200 mg/dL oder
- einem Nicht-Nüchtern-Glucosewert ≥ 200 mg/dL an zwei verschiedenen Tagen oder
- einem Nüchtern-Glucosewert ≥ 126 mg/dL an zwei verschiedenen Tagen oder
- einem Glucosewert ≥ 200 mg/dL, der im Rahmen eines oralen Glucosetoleranztests (Einnahme von 75 g Glucose) nach zwei Stunden gemessen wird (s. **Tab. 11-1**) (American Diabetes Association, 2008; Praxis-Leitlinien der Deutschen Diabetes Gesellschaft, 2002; Fasching 2007).

Ein abnormer Nüchternblutzucker liegt bei Werten zwischen > 100 und ≤ 125 mg/dL vor, eine eingeschränkte Glucosetoleranz bei einem Zwei-Stunden-Wert im Rahmen eines oralen Glucosetoleranztests > 140 und < 200 mg/dL.

Im Hinblick auf Leitlinienempfehlungen sind regelmäßige Screening-Untersuchungen auf das Vorliegen eines Diabetes mellitus insbesondere nach dem 45. Lebensjahr empfehlenswert. Blutzuckerbestimmungen sollten vor allem beim geriatrischen Patienten regelmäßig erfolgen.

Erstuntersuchung nach Diagnosestellung

Die Erstuntersuchung bei Diagnosestellung eines Diabetes mellitus umfasst neben der Bestimmung der Glucose, des HbA1c-Wertes, des Lipidstatus, des Harnstatus, der Kreatinin- und Elektrolytwerte, vor allem die Erhebung des klinischen Status mit Untersuchung auf das Vorliegen diabetischer Spätkomplikationen (kardiovaskuläre Erkrankungen, diabetische Augenerkrankung, Nephropathie, Neuropathie, diabetisches Fußsyndrom). Die Vereinbarung des Therapieplans und der Therapieziele muss beim älteren Patienten individuelle Bedürfnisse besonders berücksichtigen. Die strukturierte Diabetikerschulung sollte bei höhergradigen kognitiven und funktionellen Einschränkungen des Patienten Angehörige und Betreuungspersonen

Tabelle 11-1: Diagnose des Diabetes mellitus – Blutzuckerwerte (mg/dL)

	Plasma venös	**Plasma** kapillär	**Vollblut** venös	**Vollblut** kapillär
normaler Nüchternblutzucker	< 100	< 100	< 90	< 90
abnormer Nüchternblutzucker	100–125	100–125	90–109	90–109
Diabetes mellitus	≥ 126	≥ 126	> 110	> 110
normaler 2-h-Wert (75 g oGTT)	< 140	< 160	< 120	< 140
gestörte Glucosetoleranz	140–199	160–219	120–179	140–199
Diabetes mellitus	≥ 200	≥ 220	≥ 180	≥ 200

miteinbeziehen (Roden, 2007). Die Durchführung eines geriatrischen Assessments ist auch in der Diabetestherapie eine Voraussetzung für die Festlegung des weiteren Behandlungsplanes.

Klassifikation des Diabetes mellitus und Pathogenese

Die verschiedenen Typen des Diabetes mellitus können grundsätzlich altersunabhängig auftreten. Der **Diabetes mellitus Typ I** ist eine Autoimmunerkrankung, die zu einer Zerstörung der Insulin-produzierenden Beta-Zelle führt. Dieser Diabetes (früher: «jugendlicher Diabetes») zeigt einen Altersgipfel im Kindes- und Jugendalter, kann aber auch im höheren Alter auftreten, man spricht dann vom «latend autoimmune diabetes in adults»(LADA-Diabetes). Rund 5 bis 10 % der Diabetiker über dem 65. Lebensjahr zeigen Charakteristika eines Autoimmundiabetes (s. Tab. 11-2).

Der **Diabetes mellitus Typ II**, der rund 90 % aller Diabetesfälle ausmacht, beruht auf einer beeinträchtigten Insulinwirkung (Insulinresistenz) und einem gestörten Insulinsekretionsmuster. Diese Veränderungen sind schon lange vor der Manifestation allein oder im Rahmen des so genannten *metabolischen Syndroms* vorhanden. Der Typ-2-Diabetes wurde früher als Altersdiabetes bezeichnet, die Zunahme der Prävalenz an Übergewicht und Adipositas und damit der Insulinresistenz führt dazu, dass immer jüngere Altersgruppen von dieser Krankheit betroffen sind. Im höheren Lebensalter kommt weniger der *Insulinresistenz*, als vielmehr der altersassoziierten Einschränkung der Beta-Zellfunktion, die über dem 80. Lebensjahr um rund 50 % vermindert ist, eine grundlegende pathophysiologische Bedeutung zu. Typisch für den betagten Diabetiker sind deshalb hohe postprandiale Blutzuckerwerte, die alleinige Bestimmung der Nüchternblutzuckerwerte ist deshalb beim geriatrischen Patienten diagnostisch nicht ausreichend.

Der **Gestationsdiabetes,** eine erstmals während der Schwangerschaft diagnostizierte Glucosetoleranzstörung, geht mit einem erhöhten

Tabelle 11-2: Klassifikation des Diabetes mellitus – Differentialdiagnose (Diabetes mellitus Typ I und Typ II)

	Diabetes mellitus Typ I	Diabetes mellitus Typ II
Häufigkeit	< 10 %	ca. 90 %
Alter bei Manifestation	< 40 Jahre	> 40 Jahre
Körpergewicht	normal, untergewichtig	übergewichtig, adipös
Symptome	häufig	seltener
Ketoazidose-Neigung	hoch	gering
familiäre Häufung	gering	typisch
C-Peptid	niedrig bis fehlend	normal bis erhöht
Insel-Zell-Antikörper	85–95 % positiv (GAD, ICA, IA-2, IAA)	fehlend
HLA-Assoziation	positiv (HLA-DR/DQ)	fehlend
Insulintherapie	sofort erforderlich, lebenswichtig	nach längerer Dauer (Sekundärversagen oraler Antidiabetika)

Risiko für die spätere Entwicklung eines Diabetes mellitus Typ II einher.

Zu den **weiteren spezifischen Diabetes-Typen** zählen der pankreoprive Diabetes mellitus (Pancreatitis, Tumore, Hämochromatose, zystische Fibrose), endokrine Erkrankungen (Akromegalie, Cushing Syndrom, Phäochromozytom), medikamentös bedingte Formen (Glucocorticoide, Interferon) sowie genetische Defekte der Insulinsekretion (MODY-Diabetes), der Insulinwirkung, seltenere genetische Formen und seltenere Autoimmunerkrankungen.

Therapie und Ziele

Zu den grundlegenden Therapiezielen beim geriatrischen Patienten mit Diabetes zählen die Symptomfreiheit vonseiten der Hyperglykämie, das Vermeiden der Akutkomplikationen (Hyper- und Hypoglykämie) und vor allem der Erhalt der Lebensqualität. Das geriatrische Assessment sollte auch in der Diabetestherapie eine Grundvoraussetzung für die Therapieplanung sein. Bei aktiven und selbständigen älteren Diabetikern werden hinsichtlich der Blutzuckerkontrolle ähnliche HbA1c-Zielwerte wie beim jüngeren Diabetiker angestrebt mit einem HbA1c < 7,0 %. Bei Multimorbidität, hohem Risiko für Hypoglykämie und einer kurzen Lebenserwartung unter zwei Jahren werden höhere Blutzuckerwerte akzeptiert, die jedoch unter der Nierenschwelle liegen sollten, um die klinischen Symptome der Hyperglykämie zu vermeiden (HbA1c-Wert bis 8,0 %).

Die *Diabetikerschulung* und Lebensstilmaßnahmen stellen die Basis in der Therapie des Diabetes mellitus dar, sind aber beim geriatrischen Patienten besonders entsprechend den individuellen Voraussetzungen zu modifizieren. Empfehlungen zur körperlichen Bewegung sind durch Komorbiditäten und ein erhöhtes Sturzrisiko begrenzt möglich.

Lebensstilmaßnahmen

Einseitige Diabeteskostformen und strenge Diäten sind vor allem beim geriatrischen Patienten abzulehnen und obsolet, da sie das Risiko für eine Mangelernährung erhöhen.

Als grundlegende Anhaltspunkte für die Ernährung gelten Empfehlungen zur prozentualen Verteilung der Kohlehydrat-, Fett- und Proteinzufuhr, die jedoch entsprechend den Bedürfnissen des geriatrischen Patienten anzupassen sind. Eine Berechnung der Broteinheiten (12 g Kohlenhydrate als 1 Broteinheit) ist nur in der Therapie des Typ-1-Diabetes und dabei zur Anpassung der Insulindosis bei funktioneller Insulintherapie von Bedeutung. *Für ältere Patienten mit einem Typ-2-Diabetes ist die Angabe von Broteinheiten in der Therapie nicht zielführend.* Die Ernährungsempfehlungen für den Diabetiker umfassen vereinfacht eine gesunde Mischkost. Auch eine vollständige Saccharoserestriktion wird heute in der Therapie des Diabetes nicht mehr gefordert, allerdings bei einer Begrenzung der Zuckeraufnahme auf unter 10 % der Gesamtenergiezufuhr. Zwischen 45 bis 60 % der täglichen Energie sollte in Form von *Kohlehydraten* zugeführt werden. Eine tägliche Ballaststoffaufnahme von 40 g bzw. 20 g pro 1000 kcal pro Tag bei ausreichender Flüssigkeitszufuhr wäre günstig, beim geriatrischen Patienten kann eine schlechte Zahnversorgung und das verminderte Durstempfinden die Ballaststoffzufuhr begrenzen. Der Anteil der *Fette* in der täglichen Energiezufuhr sollte 35 % nicht überschreiten, und die tägliche Cholesterinzufuhr unter 300 mg pro Tag betragen. Bei Diabetikern ohne Anzeichen für eine Nephropathie beträgt der empfohlene *Proteinanteil* 10 bis 20 % der täglichen Energiezufuhr.

Orale Antidiabetika

Orale Antidiabetika kommen zum Einsatz, wenn durch Lebensstilmodifikation die glykämischen Zielwerte bei Typ-2-Diabetes nicht erreicht werden. Die für den klinischen Einsatz zur Verfügung stehenden oralen Antidiabetika beeinflussen die Insulinresistenz (Metformin, Glitazone), die Insulinsekretion (Sulfonyhlharnstoffderiavate, Repaglinid, DPP-4-Inhibitoren,

Exenatide) bzw. die enterale Resorption von Kohlehydraten (Disaccharidasehemmer).

Reduktion der Insulinresistenz: Aufgrund der hohen Prävalenz von Übergewicht und Adipositas bei Patienten mit Typ-2-Diabetes wird die Behandlung mit oralen Antidiabetika meist mit *Metformin* begonnen, das die Insulinresistenz vermindert und einen gewichtsreduzierenden Effekt aufweist (Fasching, 2007; Braun/Zeyfang 2008). Der appetithemmende Effekt von Metformin kann beim geriatrischen Patienten jedoch unerwünscht sein. Ältere Patienten weisen aufgrund ihrer altersbedingten Einschränkung der Nierenfunktion häufig eine Kontraindikation gegenüber Metformin auf. Ein Kreatininwert über 1,3 mg/dL bzw. eine GFR < 60 mL/min gelten als strikte Kontraindikation für Metformin. Komplexe günstige Effekte auf die Insulinresistenz weisen *Glitazone* auf. Der Einsatz der Glitazone ist im Hinblick auf die Kontraindikation bei Herzinsuffizienz beim geriatrischen Patienten ebenfalls erschwert. *Disaccharidasehemmer* hemmen den intestinalen Kohlehydratverdau und führen zu einer Reduktion der postprandialen Blutzuckerspitzen, gastrointestinale Nebenwirkungen können die Anwendung beim älteren Patienten begrenzen.

Insulinsekretagoga: Bei normalgewichtigen Patienten mit Typ-2-Diabetes und/oder einer im Vordergrund stehenden Erhöhung der postprandialen Werte kommen *Sulfonylharnstoffderivate* oder *Repaglinid* als Insulinsekretagoga zum Einsatz. Im Hinblick auf das potenziell erhöhte Hypoglykämierisiko und die eingeschränkte Nierenfunktion beim geriatrischen Patienten sind Sulfonylharnstoffderivate mit renaler und hepatischer Metabolisierung von Vorteil. Gliclazid scheint für den geriatrischen Patienten besonders geeignet, da die Metabolite nicht mehr stoffwechselwirksam sind und damit das Hypoglykämierisiko als besonders gering eingestuft wird.

Kombinationstherapie oraler Antidiabetika: Bei Nicht-Erreichen des HbA1c-Zielwerts erfolgt die Kombination oraler Antidiabetika als 2er- oder 3er-Kombination und – meist im Rahmen des Sekundärversagens einer Therapie mit oralen Antidiabetika – die Therapieerweiterung mit Insulin. Die Wahl der Kombinationen der oralen Antidiabetika erfolgt entsprechend dem Glucophänotyp, das heißt dem Überwiegen eines erhöhten Nüchtern- oder postprandialen Blutzuckerwertes, und vor allem beim geriatrischen Patienten im Hinblick auf das Nebenwirkungsprofil der unterschiedlichen Substanzklassen. Die therapeutischen Optionen werden in den Leitlinienempfehlungen internationaler und nationaler Fachgesellschaften dargelegt (American Diabetes Association, 2008; European Union Geriatrics Medicine Society, 2004; Praxis-Leitlinien der Deutschen Diabetes Gesellschaft, 2002; Fasching et al., 2007).

Inkretine: Seit Kurzem steht das so genannte *Inkretinkonzept* als vielversprechende Alternative in der Behandlung des Typ-2-Diabetes zur Verfügung. Inkretine sind insulinotrope Hormone, die nach Stimulation durch die Nahrung aus den Intestinum freigesetzt werden und eine Steigerung der Insulinsekretion bewirken (Drucker/Nauck, 2006). Diese gastrointestinalen Hormone sind dafür verantwortlich, dass oral zugeführte Glukose zu einer stärkeren Insulinfreisetzung führt, als intravenös verabreichte. Als erstes dieser gastrointestinalen Hormone wurde GIP (Glucose dependent insulinotropc pepetide) identifiziert, gefolgt von Glucagonlike Peptide (GLP-1). GLP-1 bewirkt eine Steigerung der Insulin- und eine Hemmung der Glucagonsekretion, verzögert die Magenentleerung und stimuliert über das Zentralnervensystem ein Sättigungsgefühl. *Exenatide*, ein so genanntes Inkretin-Mimetikum, ahmt die Wirkung von GLP-1 nach und stimuliert die Insulinsekretion, analog der physiologischen Situation auf einen Glucosereiz hin. Im Rahmen der Therapie mit Exenatide, das subcutan verabreicht werden muss, zeigt sich häufig eine Gewichtsreduktion. Als Nebenwirkung kann es zum Auftreten eines Übelkeitsgefühls und gastrointestinaler Beschwerden kommen. Aufgrund dieses

Nebenwirkungsprofils erscheint Exenatide für den geriatrischen Patienten eher ungeeignet.

Gliptine: Die so genannten DPP-IV-Inhibitoren (Gliptine) verhindern den enzymatischen Abbau von körpereigenem GLP-1, die orale Verabreichung bewirkt über eine Stabilisierung des endogenen Insulinspiegels eine Blutzuckersenkung. Gliptine können oral eingenommen werden. Gastrointestinale Nebenwirkungen sind unter DPP-4-Inhibitoren selten, im Hinblick auf das Körpergewicht wurde ein gewichtsneutraler Effekt in den klinischen Studien beschrieben.

Insulintherapie

Die Insulintherapie kommt bei Typ-2-Diabetes im Stadium des Sekundärversagens oraler Antidiabetika zum Einsatz (beim geriatrischen Patienten bei einem HbA1c Wert > 8 %) bzw. bei schweren Stoffwechselentgleisungen und Ko-Morbiditäten (Praxis-Leitlinien der Deutschen Diabetes Gesellschaft, 2002; Fasching, 2007). Weitere Indikationen für eine Insulintherapie können das Vorliegen einer schweren Hepatopathie, Niereninsuffizienz oder einer Malnutrition bei kataboler Stoffwechsellage sein.

Insuline stehen als kurzwirksame, langwirksame und Mischinsuline zur klinischen Anwendung zur Verfügung. Die Insulintherapie erfordert eine entsprechende Schulung des Patienten bzw. seines Betreuungsteams. Gerade beim älteren Diabetiker muss der Therapiemodus die Umsetzbarkeit im Alltag berücksichtigen, einschließlich der Notwendigkeit einer Insulinverabreichung durch mobile Dienste. Als einfachste Therapieform gilt die Ergänzung der Behandlung mit oralen Antidiabetika durch ein langwirksames Insulin (NPH-Insulin) bzw. langwirksames Insulinanalogon (Insulin Glargin, Insulin Detemir) als so genannte **basal unterstützte orale Therapie**. Rezente Studien konnten aufzeigen, dass diese Form der Insulintherapie beim Typ-2-Diabetiker effektiv ist und ein geringes Hypoglykämierisiko aufweist (Bretzel et al., 2008; Holmann et al., 2007).

Die so genannte **konventionelle Insulintherapie** ist durch eine verbindliche Vorgabe sowohl der Insulindosis als auch der Abfolge und Größe der Mahlzeiten charakterisiert. Bei dieser Therapieform werden meist fixe Mischinsuline (NPH-Insulinen mit Normalinsulin bzw. kurzwirksamen Insulinanaloga) verwendet, die üblicherweise zweimal täglich verabreicht werden. Die komplexe **intensivierte Insulintherapie** kommt beim Typ-2-Diabetiker – und insbesondere beim geriatrischen Patienten – nur in Ausnahmefällen zum Einsatz. Bei dieser Therapieform erfolgt eine getrennte Substitution des basalen und prandialen Insulinbedarfs (Basis-Bolus-Therapie) mit einer Anpassung der Insulindosierung entsprechend der Nahrungszufuhr und der aktuellen Blutzuckerwerte. Im Rahmen von Sondenernährungen kann die Basis-Bolus-Therapie von Nutzen sein, um beim geriatrischen Patienten eine entsprechende Blutzuckerkontrolle zu errreichen. Bei der Dosisberechnung durch den Diabetiker selbst spricht man von der funktionellen Insulintherapie, die überwiegend beim selbständigen Typ-1-Diabetiker zur Anwendung kommt.

Beispiele für die Insulintherapie bzw. die Umstellung von oralen Antdiabetika auf Insulin finden sich in den Tabellen 11-3 und 11-4.

Antihypertensive und lipidsenkende Therapie

Hinsichtlich der Blutdruck- und Lipidwerte gelten für den älteren Diabetiker ähnliche Zielwerte wie für den jüngeren Patienten. Die systolischen Blutddruckzielwerte werden entsprechend den Ergebnissen aus Interventionsstudien (z. B. UKPDS) mit < 130 mmHg bzw. < 150 mmHg definiert. Hinsichtlich des Lipidmanagements zeigen große Studien auch für ältere Patienten einen klaren Vorteil für den Einsatz von Statinen in Bezug auf die kardiovaskuläre Ereignisrate und Mortalität. Die medikamentöse Intervention wird entsprechend den Leitlinienempfehlungen bei einem LDL-Cholesterinwert > 130 mg/dL empfohlen (American

Tabelle 11-3: Erweiterung der Therapie mit oralen Antidiabetika durch Insulin – basal unterstützte orale Therapie beim geriatrischen Patienten

- Belassen der oralen Antidiabetika
- Abendliches Basalinsulin (NPH-Insulin)
  - Beginn mit 8 E
  - Dosisanpassung entsprechend Nüchternblutzuckerwerten bei Zielwert 100–140 mg/dL
    + 2 E Insulin bei Nüchternblutzuckerwerten über 140 mg/dL
    - 2 E Insulin bei Nüchternblutzuckerwerten unter 100 mg/dL

  Alternative:

  Langwirksame Insulinanaloga (Insulin Levemir, Insulin Glargin)
  Insulin Glargin:
  morgendlicher Einmalgabe wirkäquivalent zur abendlichen Einmalgabe (Fritsche et al., 2003)
  günstige Therapiestrategie bei externer Versorgung durch Hilfsdienste

Tabelle 11-4: Umstellung der Therapie mit oralen Antidiabetika auf Insulin – konventionelle Insulintherapie beim geriatrischen Patienten

- bei entsprechender Indikation zur Umstellung auf eine Insulintherapie (Stoffwechselentgleisung, perioperativ, Infekte, KI gegenüber oralen Antidiabetika)
- Konventioneller Insulintherapie – Insulindosis initial: 0.2–0.5 E/kg KG
- 60 kg schwerer Patient: 12 E bis 30 E Gesamttagesdosis
  - bei konventioneller Insulintherapie: 2/3 der Dosis morgens, 1/3 abends
  - z. B. Mischinsulin mit 30 % Normalinsulin morgens (Mixtard 30 oder Profil III oder Komb Typ 25) und NPH-Insulin (Insulatard oder Basal) am Abend
  - Alternative: Mischinsuline mit kurzwirksamen Insulinanaloga (Humalog Mix 25 oder Humalog Mix 50; Novo Mix 30 oder Novo Mix 70) prandial

Diabetes Association, 2008; Praxis-Leitlinien der Deutschen Diabetes Gesellschaft, 2002; Shekelle/Vijan, 2007).

Diabetische Akutkomplikationen

Ältere Menschen sind für das Auftreten einer **Hypoglykämie** besonders gefährdet. Neben der altersassoziierten Einschränkung der Nierenfunktion und der potenziellen Arzneimittelinterferenz sind Beeinträchtigungen der gegenregulatorischen Mechanismen für das erhöhte Hypoglykämierisiko verantwortlich, die Hypoglykämiewahrnehmung ist beim älteren Patienten gestört. Während beim jüngeren Diabetiker bei Blutzuckerwerten unter 60 mg/dL üblicherweise Symptome der Hypoglykämie wie Schwitzen, Palpitationen und Tremor auftreten, *können beim älteren Diabetiker Gleichgewichts- und Koordinationsstörungen sowie Doppelbilder und eine «verwaschene» Sprache Symptome einer Hypoglykämie sein.* Wegen der Gefahr eines Rezidivs der Hypoglykämie stellt die Hypoglykämie unter Sulfonylharnstoffderivaten eine Indikation zur stationären Betreuung dar.

Bei einer *hyperglykämischen Entgleisung* sind abklärende Untersuchungen hinsichtlich eines auslösenden Infekts oder kardiovaskulärer Ereignisse durchzuführen. Die komplexe Therapie der hyperglykämischen und ketoazidotischen Entgleisung mit parenteraler Volums-, Insulin- und Elektrolytverabreichung erfordert ein intensivmedizinisches Monitoring.

Diabetische Spätkomplikationen

So genannte Disease-Management-Programme sollen in einigen europäischen Ländern die Versorgung der diabetischen Patienten auch im Hinblick auf eine Reduktion der Spätkomplikationsrate verbessern. Die zugrunde liegenden Leitlinien-Empfehlungen beinhalten grundsätzlich zumindest jährliche Untersuchungen auf das Vorliegen makro- und mikroangiopathischer Komplikationen, und damit eine kardiovaskuläre Abklärung, die regelmäßige augenärztliche Untersuchung (Retinopathie, Maculopathie, Optikusneuropathie, Katarakt, Paresen und Plegien der Augenmuskel), Bestimmungen der Nierenfunktionsparameter und der Proteinurie sowie neurologische, angiologische und orthopädische Kontrollen hinsichtlich des diabetischen Fußsyndroms. Bei entsprechenden Risikokonstellationen sind kurzfristigere Kontrollintervalle angezeigt (American Diabetes Association, 2008; European Union Geriatrics Medicine Society, 2004; Praxis-Leitlinien der Deutschen Diabetes Gesellschaft, 2002; Auinger et al., 2007; Stur et al., 2007; Lechleitner et al., 2007a, b; Haffner et al., 1998).

Kardiovaskuläres Risiko

Das kardiovaskuläre Risiko ist bei Diabetikern gegenüber der nicht-diabetischen Bevölkerung signifikant erhöht, und rund 65 % aller Todesfälle bei Typ-2-Diabetikern beruhen auf kardio- oder zerebrovaskulären Ereignissen (Haffner et al., 1998; Beckman et al., 2002). Die Prognose bei einem vaskulären Ereignis ist bei Diabetikern ungünstiger, die Gefäßläsionen sind ausgeprägter und betreffen typischerweise mehrere Gefäßabschnitte. Hinsichtlich der diagnostischen und therapeutischen Maßnahmen wird auf das vorherige Kapitel dieses Buches verwiesen.

Diabetische Neuropathie und diabetisches Fußsyndrom

Ein besonderer Stellenwert unter den diabetischen Spätkomplikationen kommt den diabetischen Augenveränderungen und dem diabetischen Fußsyndrom zu, da die Sturzneigung und damit Gefährdung des geriatrischen Diabetikers signifikant zunimmt.

Unter dem Begriff der diabetischen Neuropathie werden Störungen der peripheren sensomotorischen und/oder autonomen Nervenfunktion zusammengefasst, die in Folge des Diabetes mellitus auftreten. Die diabetische Neuropathie kann sowohl subklinisch vorliegen als auch vielfältige Symptome hervorrufen und zeigt eine positive Korrelation zur Diabetesdauer, zur Qualität der Stoffwechselkontrolle, zum Lebensalter, zu Risikofaktoren (wie der arteriellen Hypertonie, Dyslipidämie und dem Nikotinskonsum) und zu weiteren mikrovaskulärer Spätkomplikationen (Retinopathie, Nephropathie). In der *Rochester Diabetic Neuropathy Study* betrug die Prävalenz aller Formen der diabetischen Neuropathie 66 % bei Typ-1-Diabetikern und 59 % bei Typ-2-Diabetikern (Dyck et al., 1993). Die positive Korrelation zum Lebensalter bestätigt eine britische multizentrische Studie mit 6487 Teilnehmern, die Prävalenz der peripheren Neuropathie in der Altergruppe unter 30 Jahre lag bei 5 % und stieg bis zum Alter von 79 Jahren auf 44 % an (Young et al., 1993). Hinsichtlich der Pathomechanismen auch dieser mirkoangiopathischen Komplikation werden die nicht-enzymatische Glykierung von Struktur- und Funktionsproteinen, ein Mangel an neurotrophen Faktoren, die Akkumulation von Sorbit und Fructose, immunologische Pozesse sowie mikroangiopathische Veränderungen der Vasa nervorum mit erhöhter Kapillarpermeabilität und Entwicklung endoneuraler Ödeme diskutiert.

Diagnostik: Im Rahmen der Screening-Untersuchung auf ein diabetisches Fußsyndrom erfolgt die Inspektion (Fehlstellungen, Fehlbelastungen, trophische Störungen, Hyperkeratose, Mykose), die Beurteilung der vaskulären Situation (Temperatur, Zyanose, Fußpulse) und die neurologische Diagnostik (Reflexprüfung, Spitz-Stumpf-Diskriminierung mittels Microfilament, Temperaturdiskriminierung, Lagesinn, Stimmgabeltest). Auf das Vorliegen einer autonomen diabetischen Neuropathie weist eine verminderte Variabilität der Herzfrequenz im Orthostasetest und bei Inspiration sowie ein deutlicher Blutdruckabfall im Aufstehversuch (> 30 mmHg).

Prävention und Therapie: Grundlegende und evidenzbasierte Maßnahmen zur Prävention und Therapie diabetischer Spätkomplikationen sind die Optimierung der glykämischen Kontrolle, die Lipidsenkung, die antihypertensive Therapie und das Nichtrauchen. Hinsichtlich des diabetischen Fußsyndroms sind die Schulung, Hygiene- und Pflegemaßnahmen sowie bei Fehlstellungen eine Versorgung mittels Entlastungeinlagen bzw. orthopädisch angepasstem Schuhwerk wichtige Vorsorgemaßnahmen. Bei einem Hochrisikofuß (diabetische Neuropathie, periphere arterielle Verschlusserkrankung, manifestes Ulcus) sollte die Zuweisung an ein Zentrum für den diabetischen Fuß erfolgen.

Weitere therapeutische Maßnahme sind symptombezogen (Analgetika, Antiepileptika, Antidepressiva, transdermale Elektrostimulation). Klinische Studien weisen auf einen günstigen Effekt der Thioctsäure (Alpha-Liponsäure) bei diabetischer Neuropathie hin. Hinsichtlich der Fragestellung der Vitaminsubstitution beim Diabetiker konnte kürzlich aufgezeigt werden, dass Typ-1- und Typ-2-Diabetiker eine im Vergleich zu Nicht-Diabetikern reduzierte Vitamin-B1-Plasmaskonzentration aufweisen (Thornalley et al., 2007). Als ursächlich wurde eine gesteigerte renale Vitamin-B-Ausscheidung in Folge einer gestörten tubulären Wiederaufnahme dargestellt, die auf einer im Rahmen der Hyperglykämie beeinträchtigten Expression der Thiamintransporter-Gene beruht.

Die interdisziplinäre Betreuung ist beim älteren Diabetiker von grundlegender Bedeutung, um das vorrangige Therapieziel eines Erhaltens der Lebensqualität zu erreichen (s. **Tab. 11-5**).

Geriatrische Syndrome sollten im Behandlungsplan und damit auch in den entsprechenden Schulungsmaßnahmen miteinbezogen werden.

Tabelle 11-5: Behandlungsziele beim geriatrischen Patienten mit Diabetes mellitus

- Erhalt einer größtmöglichen Selbständigkeit und damit Lebensqualität
- Verbesserungen hinsichtlich geriatrischer Symptome
- Vermeiden von Arzneimittelinteraktionen
- Vermeiden diabetischer Akutkomplikationen (Hypoglykämie, hyperglykämische Entgleisung)
- Prävention bzw. Therapie diabetischer Spätkomplikationen
- Reduktion der Multimorbidität

Literatur

American Diabetes Association (2008): Clinical Practice Recommendations 2008, Diabetes Care, S1.

Auinger, M.; Edlinger, R.; Prischl, F.; Kautzky-Willer, A.; Prager, R.; Myer, G.; Roden, M. (2007): Diabetische Nephropathie. Wien Klin Wochenschr, S2: 35–40.

Beckman, J. A.; Creager, M. A.; Libby, P. (2002): Diabetes and atherosclerosis: epidemiology, pathophysiology, and management. J Am Med Assoc, 287: 2570–2581.

Braun, A.; Zeyfang, A. (2008): Strukturierte Schulung für geriatrische Patienten mit Diabetes mellitus. Diabetologe, 4: 355–360.

Bretzel, R. G.; Nuber, U.; Landgraf, W.; Owens, D. R.; Bradley, C.; Linn, T. (2008): Once-daily basal insulin glargine versus thrice-daily prandial insulin lispro in people with type 2 diabetes on oral hypoglycaemic agents (APOLLO): an open randomised controlled trial. Lancet, 371: 1073–1084.

Drucker, D. J.; Nauck, M. A. (2006): The incretin system: glucagon-like pepetide-1 receptor agonists and dipetidyl peptidase-4 inhibitors in type 2 diabetes. Lancet, 368: 1696–1705.

Dyck, P. J.; Kratz, K. M.; Karnes, J. L.; Litchy, W. J.; Klein, R.; Pach, J. M.; Wilson, D. M.; O'Brien, P. C.; Melton, L. J.; Service, F. J. (1993): The prevalence by staged severity of various types of diabetic neuropathy, retinopathy and nephropathy in a population based cohort: the Rochester diabetic neuropathy study. Neurology, 43: 817–824.

European Union Geriatrics Medicine Society (EUGMS) (2004): Clinical Guidelines for Type 2 Diabetes Mellitus in the elderly (www.eugms.org).

Fasching, P. (2007): Geriatrische Aspekte bei Diabetes mellitus. Wien Klin Wochenschr, S2: 62–64.

Fasching, P.; Kautzky-Willer, A.; Lechleitner, M.; Ludvik, B.; Prager, R.; Roden, M.; Schernthaner, G.; Wascher, T. C.; Weitgasser, R. (2007): Antidiabetische Therapie bei Typ 2 Diabetes. Wien Klin Wochenschr, S2: 12–15.

Fritsche, A.; Schweitzer, M. A.; Häring, A. U.; 4001 Study Group (2003): Glimepiride Combined with morning insulin glargine in patients with type 2 diabetes. A randomized controlled trial. Ann Intern Med, 138: 952–959.

Haffner, S. M.; Lehto, S.; Ronnemaa, T.; Pyorala, K.; Laakso, M. (1998): Mortality from coronary heart disease in subjects with type 2 diabetes and in non-diabetic subjects with and without prior myocardial infarction. N Engl J Med, 339: 229–234.

Holman, R. R.; Thromse, K. I.; Farmer, A. J.; Davies, M. J.; Keenan, J. F.; Paul, S.; Levy, J. C.; 4-T Study Group (2007): Addition of biphasic, prandial, or basal insulin to oral therapy in type 2 diabetes. N Engl J Med, 357: 1716–1730.

Lechleitner, M.; Abrahamian, A.; Fransesconi, M. (2007): Die diabetische Polyneuropathie. Wien Klin Wochenschr, S2: 27–31.

Lechleitner, M.; Abrahamian, H.; Francesconi, M. (2007): Diabetischer Fuß. Wien Klin Wochenschr, S2: 32–34.

Praxis-Leitlinien der Deutschen Diabetes Gesellschaft (2002): Diabetes und Stoffwechsel, S2: 1–38.

Roden, M. (2007): Diabetes mellitus – Defintion, Klassifikation und Diagnose. Leitlinien der ÖDG. Wien Klin Wochenschr, S2: 5–7.

Shekelle P, Vijan S. Quality indicators fort the care of diabetes mellitus in vulnerable elderls. J Am Geriat Soc 2007,55:S312-S317

Stur, M.; Egger, S.; Hass, A.; Kieselbach, G.; Mennel, S.; Michl, R.; Roden, M.; Stolba, U.; Wedrich, A. (2007): Diagnose, Therapie und Verlaufskontrolle der diabetischen Augenerkrankung. Wien Klin Wochenschr, S2: 41–48.

Thornalley, P. J.; Babaei-Jadidi, R.; Al Ali, H.; Rabbani, N.; Antonysunil, A.; Larkin, J.; Ahmed, A.; Rayman, G.; Bodmer, C. W. (2007): High prevalence of low plasma thiamine concentration in diabetes linked to a marker of vascular disease. Diabetologia, 50: 2164–2170.

Young, M. J.; Boulton, A. J. M.; MacLeod, A. F.; Williams, D. R.; Sonksen, P. H. (1993): A multicenter study of the prevalence of diabetic peripheral neuropathy in the United Kingdrom hospital population. Diabetologia, 36: 150–154.

12 Tumorerkrankungen im Alter

Gerald Franz Kolb

Tumorepidemiologie – Daten- und Studienlage

Die demografische Entwicklung aller westlichen Industriestaaten führt zu einer erheblichen Zunahme aller typischen Erkrankungen des Alters in den nächsten Jahrzehnten. Mit Blick auf die Tumorepidemiologie werden deshalb bereits in naher Zukunft die bösartigen Erkrankungen zunehmen (s. Tab. 12-1) und sowohl die Erkrankungsstatistiken wie auch die Sterbetafeln der Älteren dramatisch verändern.

Diese Fakten sind zwar alamierend, doch werden betagte Tumorpatienten weder in der Geriatrie noch in der klassischen Onkologie ausreichend beachtet. Dass ältere Tumorpatienten nicht oder schlechter von Standardchemotherapien profitieren, liegt zumeist an *Vorurteilen*: Chemotherapien bei älteren Patienten seien begleitet von einem höheren Toxizitätsrisiko, schlecht wären Überlebenszeit, Remissionsraten und Lebensqualität. In dieser Betrachtung wird allerdings nicht unterschieden zwischen Alter als einem eigenständigen Risikofaktor und lediglich altersassoziierten Erkrankungen oder Funktionseinschränkungen.

Tabelle 12-1: Inzidenz onkologischer Erkrankungen in Abhängigkeit vom Lebensalter

Altersgruppe	Inzidenz
45–49 Jahre	300
55–59 Jahre	750
65–75 Jahre	1200
80–84 Jahre	2400
> 85 Jahre	2300

Ein großes Problem ist, dass aussagefähige prospektive Studien mit älteren Tumorpatientinnen bislang fehlen (Hutchins et al., 1999). Gleichwohl zeigen Metaanalysen, dass die meisten Chemotherapeutika keine erhöhte Toxizität aufweisen, sofern man die im Alter veränderten Eliminationsbedingungen bei der Dosierung beachtet.

Aus Phase-II-Studien wurde der Einfluss des Alters speziell auf die Toxizität von Standardtherapien analysiert (Giovanazzi-Bannon et al., 1994): Es bestehen keine signifikanten Unterschiede, die alterskorreliert wären. Lediglich die Zahl der applizierten Chemotherapiezyklen war bei den Älteren geringfügig höher und die Notwendigkeit zur Dosiseskalation geringfügig seltener.

Prävention und Vorsorge

Naturgemäß spielt die Prävention im Alter eine untergeordnete Rolle. Maßnahmen zur Vorsorge und Früherkennung von Krebsleiden haben hingegen im Alter einen nachgewiesenen Vorteil auch in ökonomischer Hinsicht, wie für das Screening nach kolorektalen Tumoren nachgewiesen wurde (Bailes, 1997). Der besondere Wert des Hämoccult-Screenings gerade bei den Patienten, die älter als 79 Jahre waren, ist nachgewiesen (Crespi/Lisi, 2002; Kronborg et al., 1996), für die Koloskopie zeichnet sich ein ähnlicher Trend ab.

Für die drei epidemiologisch wichtigsten Tumorentitäten – nicht nur des Alters – sind Effektivität und Nutzen von Vorsorgemaßnahmen im Alter hinreichend bekannt. *Die großen Drei,* Mammakarzinom, Prostatakarzinom und kolorektales Karzinom sind die häufigsten bösartigen Erkrankungen weltweit und ebenso typische Tumoren des höheren Lebensalters. Die Frage des Tumor Screenings – ob und wie – im Fall der Älteren ist deshalb eine zentrale Frage für die Reduktion der «Gesamt-Tumorlast» und Tumormortalität in westlichen Staaten.

Mammakarzinom

Das altersabhängige Risiko, an einem Mammakarzinom zu erkranken, steigt von rund 1:2500 im Alter 30+ zu >1:10 für 80-Jährige an. Nichtsdestotrotz enden die meisten nationalen *Mammakarzinom-Screening*-Programme mit dem 60. Lebensjahr oder sogar früher. Deshalb wird die Mehrheit aller fortgeschrittenen Stadien, zum Beispiel die T4-Stadien des Mammakarzinoms, bei älteren Frauen über 60 Jahren gefunden. Es wird unterstellt, dass die altersabhängige Komorbidität den eventuellen Vorteil einer regelrechten und frühzeitigen Behandlung im Alter eliminiere. Zwei kürzlich publizierte Studien (Mustacci et al., 2003; Fentiman et al., 2003a; Fentiman et al., 2003b) haben jedoch gezeigt, dass eine saubere und stadiengerecht durchgeführte Chirurgie in Verbindung mit einer erforderlichen adjuvanten Chemotherapie bei älteren ebenso wirksam ist wie bei jüngeren Frauen. Die Komorbidität spielt nicht die Rolle, die man ihr früher beigemessen hat. Es konnte gezeigt werden, dass die Mamma-CA-Mortalität signifikant sinkt in Abhängigkeit von einer regelmäßigen Durchführung eines Mammographie-Screenings aller Altersgruppen (Freedman et al., 2003). Es konnte auch gezeigt werden, dass sowohl die Spezifität und Sensitivität der Mammographie speziell bei den älteren Frauen über 70 Jahren am höchsten ist (s. **Tab. 12-2**)

Prostatakarzinom

Die Screening-Situation für das Prostatakarzinom ist vom Mammakarzinom deutlich verschieden. Dies liegt auch daran, dass die Risikoprofile nicht klar definiert werden können im Hinblick eines Vorteils nach einer radikalen Prostatektomie; zumindest bezogen auf die frühen, asymptomatischen Stadien (Holmberg et al., 2002). Andererseits konnte auch gezeigt werden, dass beobachtendes Zuwarten («wachtful waiting») ebenso zu einer erhöhten Zahl von Inkontinenz und auch Harnverhalten (Whitmore, 1990; Walsh, 2002) führt. Zwei Studien sind derzeit noch in der Rekrutierungsphase, von denen man sich frühestens 2008 die entscheidenden Ergebnisse erwartet, um eine klare Empfehlung für oder gegen ein Tumor-Screening mit der Konsequenz einer frühzeitigen Diagnostik und einer Frühoperation zu geben. Bis dahin können lediglich die Information und gegebenenfalls die Unterstützung bei der individuellen Entscheidungsfindung des Patienten für oder gegen eine Operation empfohlen werden.

Tabelle 12-2: Relatives Risiko, an einem Mammakarzinom zu erkranken (in Abhängigkeit vom Lebensalter der Frau)

Alter/Jahre	RR
30	1 von 2525
50	1 von 50
60	1 von 24
70	1 von 14
80	1 von 10

Kolorektale Karzinome

Das Risiko des älteren Patienten ist ein mittleres Risiko und beträgt etwa 500:100 000 um das 75. Lebensjahr. Alle aktuellen Screening-Empfehlungen basieren weitgehend auf Expertenempfehlungen. Unbeantwortete Fragen und Probleme: Komplikationsraten der anerkannten Screening-Verfahren, i. e. Koloskopie und Test auf okkultes, fäkales Blut (so genannter Hämoccult-Test) sowie Kolon-Doppelkontrast-Röntgen sind nicht ausreichend untersucht. Immerhin, *die Effektivität eines regelmäßigen Kolonoskopie-Screenings ohne oder in Kombination mit Stuhlproben auf okkultes Blut ist klar dokumentiert* in drei randomisierten Studien, die eine Reduktion der spezifischen Mortalität um 15 bis 33 % bei einer Beobachtungsperiode von acht bis 13 Jahren nachweisen konnten (Berry et al., 1997; Winawer, 1993). Fest steht aber auch, dass nicht unerhebliche Ressourcen durch die Gesellschaft für derartige Programme mobilisiert werden müssen. Die Finanzierung von Hämoccultesten für zehn Jahre und für 1000 Personen ist notwendig, um ein Leben zu retten.

Funktionsstatus und Assessment

Im Unterschied zur Situation in den jüngeren Lebensjahren spielen im Alter funktionelle Parameter und psychosoziale Faktoren eine ausgesprochen therapieentscheidende Rolle. Zu betrachten ist neben der Fähigkeit zur Selbstversorgung das gesamte soziale Umfeld und die Begleitumstände, in denen sich Krankheit und die Behandlung vollziehen. Aufgrund umfänglicher geriatrisch-onkologischer Erhebungen (Balducci, 2000; Exterman et al., 2000) ist bekannt, dass validierte Assessment-Verfahren bei alten Tumorpatienten zu einer Risikostratifizierung und damit zur Auswahl der geeigneten Therapieoption entscheidend beitragen. Dem Assessment müssen allerdings auch eine effektive Symptomkontrolle und Unterstützungen im ADL-Bereich (ADL = Activities of Daily Living, Aktivitäten des täglichen Lebens) folgen (s. **Tab. 12-3**). Hinzu kommt die Berücksichtigung häufiger psychischer Erkrankungen, vor allem Demenzen und Depressionen (s. Kap. 5 «Affektive Störungen und Suizidalität» und Kap. 6 «Demenz»).

Tabelle 12-3: Defizite im Funktionsstatus inklusive der Aktivitäten des täglichen Lebens bei alten Tumorpatienten (n = 799; nach Goodwin et al., 1991)

	Altersgruppen %			
Funktionsdefizit	alle	65–74	75–84	> 85
Unterstützungen bei ADL[1]	11,6	7,8	14,1	25,3
Unterstützung bei IADL[2]	24,0	12,6	30,9	65,8
Gehilfe, Rollator, Rollstuhl	17,4	11,3	20,1	43,6
Fahrdienst benötigt	33,2	22,8	40,1	68,4
deutliche Gedächtnisschwäche[3]	34,1	27,7	40,4	65,5
Betreuungsbedürfnis bei Demenz	7,5	2,7	10,0	26,6

$p < 0{,}001$

[1] Activities of Daily Living (Mahony/Barthel, 1965)

[2] Instrumental Activities of Daily Living (Lawton/Brody, 1969)

[3] zwei von vier Objekten über drei Minuten, Demente ausgeschlossen

Ein weit verbreitetes Vorurteil ist, dass alte Krebspatienten nicht behandelt werden möchten. Richtig ist, dass der Behandlungswunsch stark von familiären sowie anderen sozialen Primär- und Sekundärbindungen abhängig ist, so dass Familiengespräche hilfreich sein können.

Hochrisikopatienten und Risikostratifizierung

Als Hochrisikopatienten, die nur unter besonderen Umständen und besonderem Schutz einer Standardtherapie ausgesetzt werden sollten, gelten Patienten mit hoher Komorbidität mit den typischen Syndromen: Inkontinenz, häufige Stürze, Gebrechlichkeit, Unterernährung und deutliche kognitive Einschränkungen.

Die Arbeitsgruppe «Geriatrische Onkologie» der Deutschen Gesellschaft für Geriatrie und der Deutschen Gesellschaft für Hämato-Onkologie, an die Risikostratifizierung von Hamermann (1999) angelehnt, schlägt vor: Patienten, die älter als 70 Jahre sind, sollten in Abhängigkeit von ihren Komorbiditäten und Funktionseinschränkungen entweder eine mehr oder weniger adaptierte Standardtherapie, eine Alternativtherapie oder eine ausschließliche Palliativtherapie respektive ein «best supportive care» erhalten (s. Tab. 12-4).

Myelotoxizität und Granulozytenfunktion im Alter

Ein besonderes Problem im Alter stellt die Hämatotoxizität vieler antitumoröser Therapien dar. Die Veränderungen oder Nichtveränderungen, die das hämatopoetische Organ im Laufe des Alterns aufweist, sind seit Längerem Gegenstand einer kontrovers geführten Debatte (Lipschitz/Udupa, 1986). Es fällt auf, dass die Zahl aplastischer und dysplastischer Störungen exponentiell mit dem Alter anwächst, wobei der eigentliche Anstieg deutlich jenseits des 75. Lebensjahres liegt. Das funktionelle Knochenmarksgewebe, das so genannte Stroma, erfährt im Alter einen deutlichen Umbau mit Vermehrung von Fasern und Fettmarksanteilen. Die Zahl der hämatopoetischen Stammzellen hingegen fällt gegenüber jüngeren Menschen zunächst nicht signifikant ab. Gleichwohl lässt die

Tabelle 12-4: Geriatrisch-onkologisches Assessment und Management (modifiziert nach Hamermann, 1999)

I	unabhängig (IADL)* ohne relevante Komorbidität	Standardbehandlung ggf. Initialdosis adaptiert (> 70/75a)
II	abhängig ≥ 1 IADL ≤ 3 Komorbiditäten	Adaption der Behandlung Alternativtherapie Behandlung nur, wenn IADL-Supportion gewährleistet
IIIa	gebrechlich: abhängig ≥ 1 ADL-**Bereich eingeschränkt ≥ 3 Komorbiditäten ≥ 1 schwere Komorbidität	palliative Behandlung keine/geringe Toxizität
IIIb	≥ 1 sog. geriatrische Syndrome (Delirium, Demenz, schwere Depression, Stürze, Inkontinenz)	

* instrumentelle tägliche Aktivitäten
** tägliche Aktivitäten

Kompensationsfähigkeit gegenüber «hämatopoetischem Stress» nach, insbesondere, wenn dieser Stress anhaltend oder repetitiv auftritt (Rothstein, 1993). Wir wissen heute, dass hämatopoetischer Stress im Sinne einer Sepsisepisode, aber auch im Rahmen einer Chemotherapie zunächst auf eine gegenüber Jüngeren nicht verminderte Anzahl von pluripotenten hämatopoetischen Stammzellen (PHSC) trifft. Wir wissen aber auch, dass Sepsisepisoden und auch zytoreduktive Chemotherapien die Zahl der funktionellen Stammzellen bei den Älteren mindern (Lipschitz, 1995).

Daneben finden sich aber auch Störungen der eigentlichen Granulozytenfunktion i. e. Phagozytose und Bakterizidie, oxydativer Metabolismus und intrazelluläre Kalziumkonzentration sowie Hexosemonophosphatshunt, aber auch Chemotaxis und Chemokinese. In jüngsten Untersuchungen konnte gezeigt werden, dass Phagozytose auch den Hexosemonophospattransport signifikant in Abhängigkeit vom Lebensalter verändert, das heißt, im Alter reduziert. So haben die Granulozyten eines 80-Jährigen nunmehr etwa die Hälfte der phagozytischen Kompetenz eines jugendlichen, etwa 20-jährigen Menschen (Wenisch et al., 2000; vgl. **Abb. 12-1**). Der intrazelluläre Kalziumgehalt, von dem ein negativer Effekt auf die phagozytische Aktivität bekannt ist, steigt hingegen in Abhängigkeit vom Lebensalter kontinuierlich an (s. **Abb. 12-2**). Andere Funktionen wie die Chemotaxis zeigen ebenfalls eine Altersabhängigkeit, jedoch mit geringerer statistischer Signifikanz. Ähnliches gilt für die Bakterizidie (i. e. bacterial killing). Die geschilderten Veränderungen zeigen durchaus Parallelen zu Befunden, wie man sie in früheren Untersuchungen bei Patienten mit Diabetes mellitus und/oder chronischer Niereninsuffizienz unter Hämodialysebehandlung messen konnte (Kolb, 1993). Die klinische Relevanz dieser Ex-vivo-Daten, das heißt im Sinne einer zunehmenden Sepsisgefährdung während einer Chemotherapie, ist bislang nicht bewiesen, aber evidenzträchtig; zumal speziell im Fall der chronischen Hämodialyse bekannt ist, dass repetetive Stimulation kompromittierter Granulozyten sowohl mit akuten Komplikationen im Sinne einer «Schocklunge» (Kolb et al., 1991; Kolb, 1996) als auch mit einem schlechten kli-

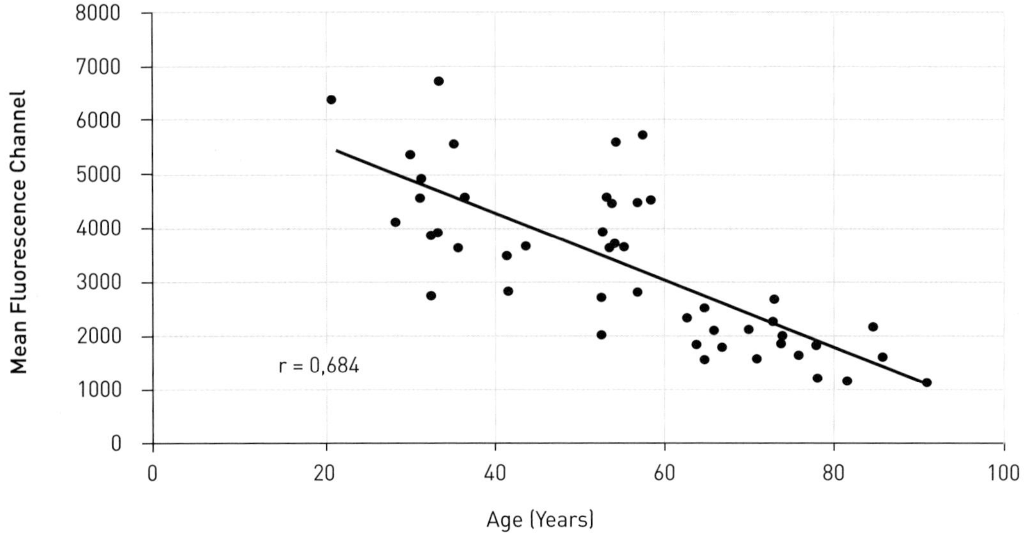

Abbildung 12-1: Korrelation zwischen Alter und granulozytärer Phagozytose (FITC-labeled S. aureus, flow cytometry, P < 0,01 Pearson's rank correlation); zitiert aus Wenisch et al. 2000.

nischen Ausgang korreliert sind. Es ist daher überlegenswert, ob neben den proliferationsfördernden auch die funktionsstimulierenden Eigenschaften von Wachstumsfaktoren im Fall der älteren Patienten erwünscht sind.

Zusammengefaßt: Granulozytenzahl und Granulozytenfunktion spielen eine zentrale Rolle sowohl hinsichtlich des Erfolges, aber auch der Komplikationsträchtigkeit einer zytoreduktiven Tumortherapie. Diese Veränderungen sind relevant etwa ab dem 70. Lebensjahr und somit Ausdruck einer verminderten Kompensationsfähigkeit zum Ausgleich hämatologischer Stresszustände. Von Wichtigkeit ist daher die Frage, ob sie entsprechend kompensiert werden können.

Ältere bedürfen dringender der Supportion mit Wachstumsfaktoren als Jüngere, da ihr Knochenmark eine verminderte Reserve an stimulierbaren Stammzellen aufweist (Chatta et al., 1994). Die aktuelle ASCO-Empfehlung befürwortet den prophylaktischen Einsatz von Granulozyten-stimulierenden Wachstumsfaktoren bei Patienten, die älter als 70 Jahre sind, wenn eine Hämatotoxizität von ≥ 40 % erwartet wird.

Therapeutische Alternativen in der Altersonkologie

Zu den wichtigsten Innovationen in der Altersonkologie zählen neben Antidoten und Antibiotika neuere nebenwirkungsärmere antitumoröse Substanzen, wie sie in **Tabelle 12-5** aufgelistet sind. *Antikörper* werden derzeit bei einer Reihe von soliden Tumoren, besonders aber bei Lymphomen erprobt, eine allgemeine Empfehlung kann dabei noch nicht gegeben werden (Opalka, 1998). Grundsätzlich ist diese praktisch untoxische Option jedoch gerade für die Gruppe der älteren Patienten interessant, da neben den Anthrazyklinen auch für 5-Fluorouracil (5-FU) ein *kardiotoxischer* Effekt bekannt ist. Insbesondere bei vorbestehender ischämischer koronarer Herzerkrankung ist bei 5-FU Vorsicht geboten (Mosseri et al., 1993). Die Karditoxizität von *Doxorubicin* hingegen basiert auf einer Schädigung myokardialer Sarkolemme (Olson/Mushlin, 1990) durch freie Radikale, die über eine Reaktion des Medikaments mit sarkolemmalen Eisenionen entstehen, was klinisch zu dilatativen Herzerkrankungen führt. Das Aus-

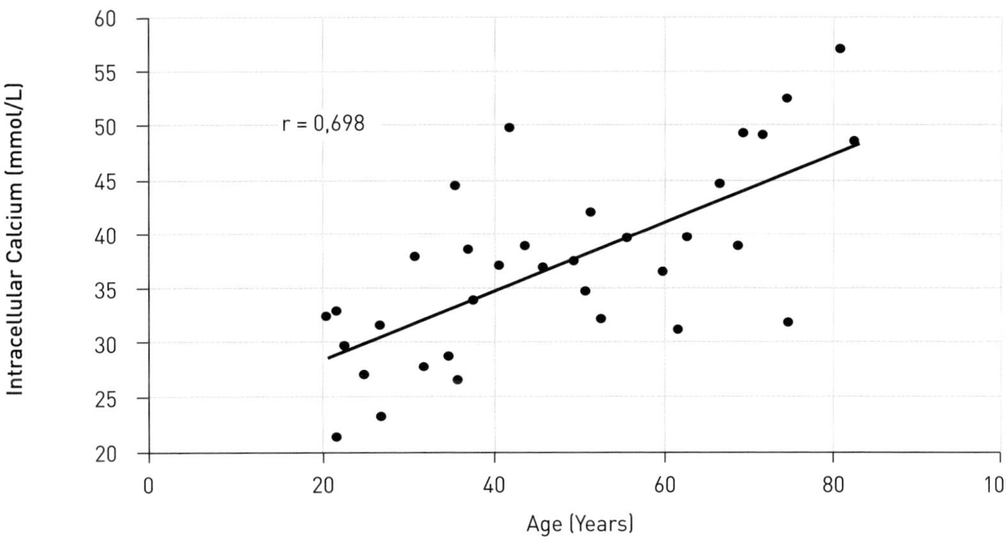

Abbildung 12-2: Korrelation zwischen Alter und intrazellulären Kalziumspiegel in nicht aktivierten Granulozyten (P < 0,01 Pearson's rank correlation); zitiert aus Wenisch et al. (2000).

Tabelle 12-5: Supportive Maßnahmen und therapeutische Alternativen, die besonders die Situation älterer Tumorpatienten berücksichtigen

wiederholtes klinisches Assessment
(z. B. nach Gallo, 1995)

Antidote

- Wachstumsfaktoren: G(M)-CSF (Granulozyten > 1000/\Ml), Erythorpoetin (endogen < 500 \Ml/dl), kaum Erfahrungen mit Throbopoetin bei Patienten > 70
- Desrazoxan (Kardiotoxizität ↓ auch bei höheren Dosen von Doxorubicin)
- Glutaminsäure (Neurotoxizität ↓ von Vincristin)

Neuere nebenwirkungsärmere Medikamente

- Mitoxantrone statt klassischer Anthrazykline
- Vinorelbin (Mamma Ca)
- Gemcitabin (Pankreas, Mamma, Lunge/Bronch, Blase, über andere Indikationen derzeit Studien)
- monoklonale (Maus-)Antikörper (gerichtet gegen 17-1A-Oberflächenproteine und kolorektale Karzinome)

prophylaktische Antibiotikatherapie?

maß der Schädigung korreliert mit der kumulativen Gesamtdosis von Doxorubicin. *Mitoxantrone* ist als synthetisches Analogon den klassischen Anthrazyklinen verwandt, aber geringer kardiotoxisch als Doxorubicin (Pouillart et al., 1994); ein Vorteil bei der Behandlung von älteren, kardial kompromittierten Patienten zum Beispiel mit Akuter Myeloischer Leukämie (AML) wird propagiert (Dunn/Goa, 1996).

Die Neurotoxizität ist ein Problem vieler Zytostatika, wobei außer bei Hochdosisbehandlung mit Cytarabin bislang keine Aussagen über ein spezielles neurotoxisches Risiko bei älteren Patienten vorliegen. Neuroprotektiv wirkt eine Beimedikation mit Glutaminsäure, der Effekt ist allerdings auf das Vinca-Alkaloid Vincristin beschränkt (Jackson et al., 1988).

Additive Therapien und supportive Maßnahmen

Additive Therapien wie zum Beispiel Bisphosphonate werden im Alter seltener angewandt, obwohl sie wesentlich häufiger als bei jüngeren Patienten benötigt würden (Bloomfield, 1998). Ähnliches gilt für den Einsatz von hämatopoetischen Wachstumsfaktoren. Dabei wird das oben beschriebene besondere Problem der Hämatotoxizität von Chemotherapie im Alter durch den Einsatz von granulopoetischen Wachstumsfaktoren gemildert. Inwieweit diese Faktoren (Granulozyten-Kolonie-stimulierender Faktor = G-CSF und Granulozyten-Makrophagen-Kolonie-stimulierender Faktor = GM-CSF) ihrerseits als hämatologischer Stress, insbesondere bei repetitiver Anwendung im Alter, die Knochenmarksreserve reduzieren, ist bislang nicht untersucht. Gesichert ist ein Vorteil des Einsatzes von Wachstumsfaktoren bei Patienten ab einem Alter von 60 Jahren mit AML (Rowe et al., 1995; Rowe/Liesveld, 1998). Empfohlen wird die Gabe von G(M)-CSF, wenn eine Granulozytopenie von < 1000 Granulozyten/µl erwartet wird. Die oben erwähnte ASCO-Guidelines gehen sogar weiter.

Die medikamentöse Unterdrückung von Nausea und Erbrechen als Nebenwirkung von Chemotherapie erfordert bei älteren keine besonderen, von den Behandlungen jüngerer Patienten abweichenden Richtlinien und Maßnahmen (Dodd et al., 1996). Wichtig ist, dass die routinemäßige Behandlung konsequent und prophylaktisch gehandhabt wird.

Zu den *supportiven Maßnahmen* gehört die antibiotische Therapie bei einer Therapie-induzierten Granulozytopenie mit Sepsis. Diese erfolgt nach Stufenplan, wobei idealerweise die lokale Resistenzlage Berücksichtigung findet. Inwieweit eine hin und wieder propagierte prophylaktische Antibiotikagabe einen Vorteil für ältere Patienten bringt, muss sehr kritisch hinterfragt werden.

Wichtig und viel zuwenig beachtet, ist eine optimierte Ernährung als Infektionsprophylaxe gerade für ältere Tumorpatienten (Eriksson et al., 1998). Zur Supportion zählt aber auch ein regelmäßig zu wiederholendes geriatrisches Funktionsassessment (Balducci, 2000; Friedrich et al., 2003).

Wer soll die geriatrischen Tumorpatienten behandeln?

Bislang unzureichend entwickelt ist die Zusammenarbeit zwischen Onkologie und Geriatrie, mithin auch zwischen Onkologen und Geriatern. Dabei ist aus amerikanischen Untersuchungen bekannt, dass ein interdisziplinäres Training beider Fachgruppen die rechtzeitige Diagnosestellung, die Therapieentscheidung und den Behandlungserfolg nachhaltig beeinflussen (Kennedy, 1997). *Interdisziplinarität und Wissenstransfer von Geriatrie zur Onkologie und vice versa sind gefragt.* Trotz erster Ansätze für ein derartiges, standardisiertes geriatrisch-onkologisches Training (Cohen, 1997) bleibt festzustellen, dass die klassische Onkologie sich nur viel zu selten mit geriatrischen Tumorpatienten beschäftigt. Die Gründe hierfür sind vielfältiger Natur. Jedenfalls ist die systematische Erarbeitung von Therapiestandards anhand klinischer Studien bei jüngeren Patienten Routine, bei älteren die Ausnahme. Im Ergebnis *führt die mangelhafte Datenlage, die aus der weitgehenden Unterrepräsentanz von älteren Tumorpatienten in klinischen Studien herrührt, dazu, dass es keine für höhere Lebensalter spezifische Diagnose- und Behandlungsstandards gibt.*

Aus diesem Grunde hat sich eine interdisziplinäre Arbeitsgruppe[1] aus den Bereichen Onkologie und Geriatrie formiert, die seit Ende 1999 offiziell durch die beiden wissenschaftlichen Gesellschaften, Deutsche Gesellschaft für Geriatrie und Deutsche Gesellschaft für Hämato-Onkologie, autorisiert wurde. Selbstgesetzte Aufgaben dieser Arbeitsgruppe sind: Sichtung und Auswertung der aktuellen Datenlage hinsichtlich Aussagefähigkeit in Bezug auf ältere Krebspatienten (Bokemeyer et al., 1998; Honecker et al., 2001; Kolb, 2000; Lipp/Bokemeyer, 2000) und daraus abgeleitet die Feststellung von Defiziten und eine aktuelle Darlegung des klinischen Forschungsbedarfs. Die Arbeitsgruppe empfiehlt in Zusammenarbeit mit der deutschen Krebsgesellschaft Folgendes:

- Klinisch-onkologische Studien sollten eine ausreichende Zahl älterer Patienten aufnehmen.
- Studiendesigns sollten auf die Situation der älteren Patienten ausgerichtet werden.
- Validierte geriatrische Assessmentinstrumente sollten in der Routinesituation der Behandlung und in der Studiensituation angewendet werden (Friedrich et al., 2003).

Eine weitere wichtige Aufgabe ist die Information und Weiterbildung, speziell auch der jungen, nachrückenden Ärztegeneration. Alle Initiativen der Fortbildung unseres Ärztenachwuchses, die sich dem wichtigen Thema der Altersmedizin und in diesem speziellen Fall der Besonderheiten der Altersonkologie widmen, sind wichtige Investitionen in die Zukunft (Wilsede Schule für Onkologie und Hämatologie, 2001 und 2005) und sollten deshalb von den Fachgesellschaften unterstützt werden. Nur so können wir die notwendigen Änderungen für die Zukunft herbeiführen. Bislang allerdings werden ältere Tumorpatienten oftmals immer noch zögerlich und inadäquat diagnostiziert und therapiert. Behandlungsversuche im Alter fallen schlechter aus, als sie es unter günstigen Bedingungen müssten. Die defizitäre Situation und der daraus resultierende Auftrag sind hin-

1 Mitglieder der Arbeitsgruppe Geriatrische Onkologie DGG/DGHO: C. Bokemeyer, Tübingen; C. Friedrich, Bochum; K. P. Hellriegel, Berlin; O. Kloke, Recklinghausen; K.-M. Koeppen, Berlin; T. H. Köhne, Köln; G. Kolb, Lingen (Ems); G. Krüger, Gelsenkirchen; J. Meran, Wien; L. Pientka, Bochum; H. Schmidt, Hameln; S. Schmitz, Köln; E. Spät-Schwalbe, Berlin; U. Wedding, Jena.
Website: www.dggeriatrie.de. Zu weiteren ausführlichen Informationen und zertifizierten Online-Kursen zu diversen Themen der geriatrischen Onkologie gelangen Sie auch über die Inititative Geriatrische Hämato-Onkologie (IN-GHO) über folgende Website: www.in-gho.de.

gegen klar. Wollen wir erfolgreiche Sachwalter unserer älteren Tumorpatienten sein, so müssen wir die Datenlage zur Wirksamkeit und Effektivität ihrer Behandlung verbessern. Dies wird in Zukunft der beste Schutz vor einem scheinbar gesundheits-ökonomisch, in Wirklichkeit aber monetär begründeten ethischen Utilarismus sein (Bailes, 1997; Jorke, 1998). Der beste Weg hin zu einer gesundheitspolitisch und ethisch gleichermaßen vertretbaren Behandlung älterer Tumorpatienten führt deshalb unabdingbar über kontrollierte prospektive Studien zur Wirksamkeit und Effizienz der Diagnose- und Behandlungsmaßnahmen beim älteren Tumorpatienten.

Literatur

Bailes, J. S. (1997): Health care economics of cancer in the elderly. Cancer, 80: 1348–1350.

Balducci, L. (2000): Geriatric oncology: challenges for the new century. Euro J of Can, 36: 1741–1754.

Balducci, L. (2000): The assessment of the older cancer patient. Schwerpunktheft Geriatrische Onkologie. Euro J Ger, 4: 168–172.

Berry, D. P.; Clarke, P.; Hardcastle, J. D.; Vellacott, K. D. (1997): Randomized trial of the addition of flexible sigmoidoscopy to faecal occult blood testing for colorectal neoplasia population screening. Br J Surg., 84: 1274–1276.

Bloomfield, D. J. (1998): Should bisphosphonates be part of the standard therapy of patients with multiple myeloma or bone metastases from other cancers: An evidence-based review. J Clin Oncol, 16: 1218–1225.

Bokemeyer, C.; Lipp, H. P.; Mayer, F.; Kanz, L. (1998): Supportive Maßnahmen bei der Chemotherapie älterer Patienten. Arzneimitteltherapie, 16: 140–146.

Chatta, G. S.; Price, Th.; Allen, R. C. (1994): Effects of in vivo recombinant methionyl human granulocyte colony-stimulating factor on the neutrophil response and peripheral blood colony-forming cells in healthy young and elderly adult volunteers. Blood, 84: 2923–2929.

Cohen, H. J. (1997): The oncology geriatric education retreat. Commentary and conclusions. Cancer, 80: 1354–1356.

Collins, C.; Weiden, P. L. (1987): Cardiotoxicity of 5-fluorouracil. Cancer Treat Rep, 71: 733–736.

Crespi, M.; Lisi, D. (2002): Is colorectal cancer screening by fecal occult blood feasible? Ann Oncol, 13: 47–50.

Dodd, M. J.; Onishi, K.; Dibble, S. L.; Larson, P. J. (1996): Differences in nausea, vomiting and retching between younger and older outpatients receiving cancer chemotherapy. Cancer Nursing, 19: 155–161.

Dunn, C. J.; Goa, K. L. (1996): Mitoxantrone: a review of its pharmacological properties and use in nonlymphoblastic leukaemia. Drugs & Aging, 9: 122–147.

Eriksson, K. M.; Cederholm, T.; Palmblad, J. E. W. (1998): Nutrition and acute leukemia in adults. Relation between nutritional status and infectious complications during remission induction. Cancer, 82: 1071–1077.

Extermann, M.; Balducci, L.; Lyman, G. H. (2000): What Threshold for Adjuvant Therapy in Older Breast Cancer Patients? J Clin Oncol, 18 (8): 1709–1717.

Fentiman, I. S.; Christaens, M-R.; Paridaens, R.; Geel, A. von; Rutgers, E.; Berner, J. de; Keizer, G.; Wildiers, J.; Nagadowska, M.; Legrand, C.; Therasse, P. (2003a): Treatment of operable breast cancer in the elderly: A randomised clinical trial EORTC 10851 comparing tamoxifen alone with modified radical mastectomy: Eur J Cancer, 39: 309–316.

Fentiman, I. S.; Zijl, J. van; Karydas, I.; Chaudary, M. A.; Margreiter, R.; Legrand, C.; Therasse, P. (2003b): Treatment of operable breast cancer in the elderly: A ranomied clinical trial EORTC 10850 comparing modified radical mastectomy with tumorectomy plus tamoxifen. Eur J Cancer, 39: 309–316.

Freedman, G. M.; Anderson, P. R.; Goldstein, L. J.; Hanlon, A. L.; Cianfrocca, M. E.; Millenson, M. M.; Mehren, M. von; Torosian, M. H.; Boraas, M. C.; Nicolaou, N.; Patchefsky, A. S.; Evers, K. (2003): Routine mammography is associated with earlier stage disease and greater eligiblility for breast conversation in breast carcinoma patients age 40 years and older. Cancer, 98: 918–925.

Friedrich, C.; Kolb, G.; Wedding, U.; Pientka, L. (2003): Interdisziplinäre Arbeitsgruppe der DGHO/DGG. Comprehensive geriatric assessment in the elderly cancer patient. Onkologie, 26: 355–360.

Giovanazzi-Bannon, S.; Rademaker, A.; Lai, G.; Benson, A. B. (1994): Treatment tolerance of elderly cancer patients entered onto phase II clinical trials: an Illinois Cancer Center study. J Clin Oncol, 12: 2447–2452.

Goodwin, J. S.; Hunt, W. C.; Samet, J. M. (1991): A population-based study of functional status and social support of elderly patients newly diagnosed with cancer. Arch Intern Med, 151: 366–370.

Hamermann, D. (1999): Towards an understanding of frailty. Ann Int Med, 130: 945–950.

Henderson, I. C.; Allegra, J. C.; Woodcock, T. (1989): Randomized clinical trial comparing mitoxantrone with doxorubicin in previously treated patients with metastatic breast cancer. J Clin Oncol, 7: 560–571.

Holmberg, L.; Bill-Axelson, A.; Helgesen, F.; Salo, J.; Folmerz, P.; Häggman, M.; Andersson, S. O.; Busch, C.; Palmgren, J.; Adami, H. O.; Johansson, J. E.; Norlèn, B. J.; SPCG-4 Study Group (2002): A randomized trial comparing radical prostatectomy with watchful waiting in early prostate cancer. N Engl J Med, 347: 781–789.

Honecker, F.; Wedding, U.; Kolb, G.; Bokemeyer, C. (2001): Chemotherapie des kolorektalen Karzinoms – Welche Therapie ist bei älteren Patienten gerechtfertigt? Onkologie, 24: 87–94.

Hutchins, L. F.; Unger, J. M.; Crowley, J. J.; Coltmann, C. A.; Albain, K. S. (1999): Unterrepresentation of patients 65 years of age or older in cancer-treatment trials. New Engl J Med, 341: 2061–2067.

Jackson, D. V.; Wells, H. B.; Atkins, J. N. (1988): Amelioration of vincristine neurotoxicity by glutamic acid. Am J Med, 84: 1016–1022.

Jorke, D. (1998): Ethische Dimension der geriatrischen Onkologie. Onkologie, 4: 61–65.

Kennedy, B. J. (1997): Ageing and cancer. Geriatric oncology – Keynote address to integrating geriatrics into oncology education. Cancer, 80: 1270–1272.

Kolb, G. (1993): Granulozytäre Unverträglichkeitsreaktionen unter der Hämodialysebehandlung. Fortschr Med, 111: 130–131.

Kolb, G. (1996): Pulmonale (Neben)Wirkungen extrakorporaler Therapieverfahren. Wien Klin Wochschr, 108: 15–20.

Kolb, G. (2000): Geriatrische Onkologie als Herausforderung. Euro J Ger, 2: 155–162.

Kolb, G.; Nolting, C.; Eckle, I.; Müller, T.; Lange, H.; Havemann, K. (1991): The role of membrane contact in hemodialysis induced granulocyte activation. Nephron, 57: 64–68.

Kronborg, O.; Fenger, C.; Olsen, J.; Dan Jorgensen, O.; Sondergaard, O. (1996): Randomised study of screening for colorectal cancer with fecal-occult-blood test. Lancet, 348: 1467–1471.

Lipp, H. P.; Bokemeyer, C. (2000): Supportivtherapie in der klinischen Onkologie. Krankenhauspharmazie, 21: 559–575.

Lipschitz, D. A.; Udupa, K. B. (1986): Age and the hematopoetic system. J Am Geriatr Soc, 34: 448–454.

Lipschitz, D. A. (1995): Age related decline in hematopoetic reserve capacity. Semin Oncol, 22 (1): 3–6.

Manus, B.; Braglmann, R.; Ambrecht, U.; Stolte, M.; Sockbrugger, R. W. (1996): Screening for gastrointestinal neoplasia: efficacy and cost of two different approaches in a clinical rehabilitation centre. Eur J Cancer Prev, 5: 49–55.

Mosseri, M.; Fingertr. H. J.; Varticovski, L. (1993): In vitro evidence that myocardial ischemia resulting from 5-fluorouracilchemotherapy is due to protein kinase C-mediated vasoconstriction of vasular smooth muscle. Cancer Res, 53: 3028–3033.

Mustacchi, G.; Ceccherini, R.; Milani, S.; Pluchinotta, A.; De Matteis, A.; Maiorino, L.; Farris, A.; Scanni, A.; Sasso, F. (2003): Tamoxifen alone versus adjuvant tamoxifen for operable breast cancer of the elderly: Long-term results of the phase III randomized controlled multicenter GRETA trial. Ann Oncol, 14: 414–420.

Olson, R. D.; Mushlin, P. S. (1990): Doxorubicin cardiotoxicity: analysis of prevailing hypothesis. FASEB J,4: 3076–3084.

Opalka, B. (1998): Immuntherapie von Tumorerkrankungen – Probleme und neuere klinische Ergebnisse. Tumordiagnose und Therapie, 19: 12–16.

Pouillart, P.; Follezou, J. Y.; Palangie, T. (1994): Long-term results of a randomised trial comparing regimes of cyclophospamide and fluorouracil with either mitoxantrone or doxorubicin in patients with advenced breast cancer. Eur J Cancer, 30A: 715–716.

Rothstein, G. (1993): Hematopoiesis in the aged: a model of hematopoeitic dysregulation? Blood, 82: 2601–2604.

Rowe, J. M.; Andersen, J. W.; Mazza, J. J. (1995): A randomized, placebo controlled phase III study of granulocyte-macrophage-colony-stimulating factor in adult patients (> 55 to 70 years of age) with acute myelogenous leukemia: A study of the Eastern Cooperative Oncology Group. Blood, 86: 457–462.

Rowe, J. M.; Liesveld, J. L. (1998): Hematopoetic growth factors in acute leukemia. Leukemia, 11: 328–341.

Walsh, P. C. (2002): Surgery and the reduction of mortality from prostate cancer. N Engl J Med, 347: 839–840.

Wenisch, C.; Patruta, S.; Daxböck, F.; Krause, R.; Hörl, W. (2000): Effect of age on human neutrophil function. J Leuk Biol, 67: 40–41.

Whitmore, W. F. Jr. (1990): Natural history of lowstage prostatic cancer and the impact of early detection. Urol ClinNorth Am, 17: 689–697.

Wilsede Schule für Onkologie und Hämatologie (2001): 33. Seminar der Wilsede Schule 21.03. bis 24.03.2001. Teil I: Geriatrische Onkologie. Reader erhältlich über Prof. Illiger, Klinik für Innere Medizin II, Städt. Kliniken Oldenburg, Dr. Eden Straße 10, 26133 Oldenburg.

Wilsede Schule für Onkologie und Hämatologie (2005): 29.06. bis 02.07.2005.

Winawer, S. (1993): Screening for colorectal cancer with fecal occult blood testing and sigmoidoscopy. J Natl. Cancer Inst, 85 (16): 1311–1318.

13 Infektionskrankheiten

Matthias Pfisterer und Jürgen Heins

Infektionen zählen zu den häufigsten medizinischen Problemen in der Altersmedizin. Erschwert wird das Erkennen von Infektionen bei Älteren meist durch einen atypischen Verlauf, der sich in unspezifischen Fähigkeits- und Funktionsstörungen äußern kann. Neben Antibiotikatherapien und nicht-medikamentösen Interventionen erfordert die angemessene Behandlung von Infektionen geriatrischer Patienten nicht selten die Berücksichtigung ethisch-moralischer Aspekte.

Häufigkeit

Zu den häufigsten Infektionen von betagten Patienten zählen Harnwegsinfektionen, Atemwegsinfektionen (Pneumonie), gastrointestinale Infektionen (Diarrhoe, Cholecystitis, Divertikulitis) und Haut-/Weichteilinfektionen. Infektionen sind sehr oft Anlass für die Einweisung zu Hause lebender alter Menschen in ein Akut-Krankenhaus. Dabei besteht eine enge Beziehung zwischen Hospitalisierungsrate und Lebensalter. So werden über 85-Jährige mit einer Pneumonie zehnmal häufiger hospitalisiert als 60- bis 64-jährige Patienten. Infektionen betagter Menschen stellen auch die häufigste Ursache für die Verlegung von Pflegeheimbewohnern in ein Akut-Krankenhaus dar.

Infektionsprädisposition geriatrischer Patienten: Die Häufigkeit von Infektionskrankheiten im Alter läßt sich durch die mit dem Alter zunehmende Anzahl begünstigender Faktoren wie Malnutrition, Immobilität, Veränderung von Abwehrmechanismen, Multimorbidität und Auftreten von sogenannten Eintrittspforten (s. Tab. 13-1) erklären (s. hierzu auch Kap. 30 «Immunseneszenz und Impfungen im Alter»).

Klinische Präsentation

Typischerweise präsentieren sich Infektionen bei betagten Patienten entweder durch einen *atypischen*, einen *stillen* oder einen *pseudo-stillen* Verlauf. Bei der *atypischen* Präsentation stehen statt charakteristischer Symptome unspezifische Fähigkeits- und Funktionsstörungen wie Verwirrtheit, Lethargie, Inappetenz und Stürze im Vordergrund. Beim *stillen* Verlauf bleibt die Infektion lange symptomarm, wird spät erkannt, verläuft schwergradig und häufig komplikationsreich.

Wird beim Vorliegen von Infektionszeichen die Symptomatik fälschlicherweise dem Alterungsprozess zugeschrieben, spricht man vom *pseudo-stillen* Verlauf (*die Krankheit schreit, nur der Arzt ist taub*). Demenzerkrankte sind besonders gefährdet, weil allzu häufig unspezifische Symptome einer Infektionskrankheit der Demenzerkrankung zugeschrieben werden. Die Folge sind verspätete Diagnose, verzögerter Therapiebeginn und eine dadurch erhöhte Mortalität. Deshalb ist es von besonderer Bedeu-

Tabelle 13-1: Risikofaktoren für Infektionen im Alter

Prädisponierender Faktor	Beispiel
Malnutrition	Serum-Albumin vermindert, Cholesterin vermindert, geringer Body-Mass-Index
Immobilität	verminderte pulmonale Ventilation
Abwehrmechanismen	vermindere Immunkompetenz, verminderte Barrierefunktion der Haut, reduzierter Hustenstoß
Keimverschleppung	Konfrontation mit Keimen durch Pflegepersonal
Multimorbidität	Begleiterkrankungen (Diabetes mellitus, Schluckstörung, Begleitmedikation [Steroide, Säureblocker])
Eintrittspforten	Katheter- und Sondenversorgung, Hautläsionen, Dekubitalulzera, Injektionen

tung, bei plötzlichen Verhaltensänderungen von Demenzerkrankten an eine Infektion zu denken und dann schnell zu handeln.

Bei gebrechlichen älteren Menschen und Pflegeheimbewohnern finden sich bei Atemwegsinfektionen im Vergleich zu Harnwegsinfektionen häufiger typische Befunde und Symptome. Allerdings zeigt sich auch bei Patienten mit Atemwegsinfektionen ein relevanter Anteil (> 25 %) ohne Fieber, Husten oder Rasselgeräusche (Brooks et al., 1994).

Wenn bei einem alten Menschen eine plötzliche Fähigkeitsstörung auftritt, ist dies immer als Alarmsymptom eines möglichen Infektes zu werten. Dies bedarf einer schnellen und gründlichen diagnostischen Abklärung. So fanden sich in über 75 % der Phasen einer funktionellen Verschlechterung älterer Patienten Zeichen einer Infektion (Berman et al., 1987). Typische Komplikationen von Infektionen betagter Patienten sind in Tabelle 13-2 dargestellt.

Unspezifische Fähigkeitsstörungen als Ausdruck einer Infektion:

- jede ungeklärte Funktions-/Verhaltensänderung
- plötzliche Verwirrtheit
- Wahrnehmungsstörung
- psychomotorische Unruhe oder Lethargie
- Appetitlosigkeit, Gewichtsverlust, Dehydratation
- Schwindel, Stürze.

Tabelle 13-2: Komplikationen bei Infektionen im Alter

Infektion	Komplikation
Pneumonie	häufig Bakteriämie, verzögerte Rückbildung, erhöhte Mortalität
Harnwegsinfektion	häufig Bakteriämie, häufige Rezidive, chronische Verläufe, Inkontinenz
intraabdominelle Infektionen	Perforation, Gangrän, Abszesse, Sepsis, Spondylodiszitis
bakterielle Endokarditis	Herzinsuffizienz, hohes Operationsrisiko, neurologische Komplikationen
Herpes Zoster	häufig postherpetische Neuralgie
Sepsis	hohe Mortalität

Diagnostisches Vorgehen

Besteht bei einem betagten Patienten der Verdacht auf eine Infektionskrankheit, kann die Infektion häufig durch gezielte Anamnese und körperliche Untersuchung lokalisiert werden. Dabei sollten Komorbidität und Herkunftsort des Patienten zur Abschätzung des Erregerspektrums berücksichtigt werden. Die wichtigste diagnostische Maßnahme bei Infektionserkrankungen betagter Patienten ist das «Daran-Denken». *Zur Basisdiagnostik zählen weiterhin Blutbild/Leukozytenzahl mit Differentialblutbild, CRP-Wert, Körpertemperatur und Urinstatus* (Werner/Kontsche, 2000). Als möglicher Grenzwert für die Definition von Fieber bei gebrechlichen Patienten sollte eine Rektaltemperatur von ≥ 37,5°Celsius oder die Veränderung der individuellen Ausgangstemperatur eines Patienten, um ≥ 1,1°Celsius gelten (wiederholte Messungen). Legt man den Schwellenwert bei 37,5°Celsius (rektal) fest, so liegt die Sensitivität, bei einem gebrechlichen älteren Menschen eine Infektion zu finden, bei 85 %, die Spezifität bei 30 % und der positive prädiktive Wert bei 45 % (Castle et al., 1993; Bentley et al., 2001).

Gerade bei gebrechlichen Patienten im häuslichen Umfeld sollten die Vor- und Nachteile einer Hospitalisierung abgewogen werden. In Fällen mit neuer Verwirrtheit, schwerer Dehydratation, Hypotonie, Tachypnoe, Zeichen einer Hypoxie und hohem Fieber muss die Entscheidung für eine Hospitalisierung ohne Verzögerung getroffen werden.

Therapeutisches Vorgehen

Bei entsprechenden Hinweisen für einen bakteriellen Infekt sollte die **empirische Antibiotikatherapie** sofort nach der Basisdiagnostik eingeleitet werden (Werner/Kontsche, 2000). Dabei müssen therapeutische Entscheidungen die erhöhte Mortalität und Morbidität, das vielfältige Keimspektrum und die veränderte Pharmakokinetik einiger Antibiotika im Alter berücksichtigen. Prinzipiell ist bei empirischer Therapie ein Antibiotikum mit breitem Wirkspektrum unter Berücksichtigung der Lokalisation und der Herkunft des Patienten zu wählen. Darüber hinaus sollte eine mögliche prädisponierende Grunderkrankung wie beispielsweise eine kardiale Dekompensation bei einer Stauungspneumonie mit behandelt werden, und Präventionsmöglichkeiten (z. B. ausreichende Flüssigkeitszufuhr bei Katheterträgern zur Prävention katheter-assoziierter Harnwegsinfektionen oder Frühmobilisation bettlägeriger Patienten zur Vermeidung von Pneumonien) sollten genutzt werden.

Nosokomiale Infektionen

Bei Pflegeheimbewohnern und betagten Krankenhauspatienten besteht ein deutlich erhöhtes Risiko, an einer nosokomialen Infektion zu erkranken. Zu den häufigsten nosokomialen Infektionen zählen Harnwegsinfekte (40 %), Atemwegsinfekte (20 %), Gastroenteritiden (häufig assoziiert mit Clostridium difficile) und infizierte Hautläsionen (Werner/Kontsche, 2000).

Zu den **präventiven Maßnahmen**, die eine nosokomiale Infektion bei institutionalisierten geriatrischen Patienten vermeiden helfen, zählen optimale Ernährung, kritischer Umgang mit invasiven Maßnahmen, Dekubitusprophylaxe, Sanierung von Hautdefekten, Mobilisation, Atemtherapie, Impfungen und die hygienische Händedesinfektion. Zur Vorbeugung der häufigsten nosokomialen Magen-Darm-Infektion, der Clostridien assoziierten Diarrhoe, empfiehlt sich der zurückhaltende Einsatz von Antibiotika, insbesondere von Glindamycin und Chinolonen. Darüber hinaus sollte durch enterale Ernährung und gegebenenfalls über Sondenkost der Schutz der enteralen Mukosa unterstützt werden.

Leider stellt die konsequente Umsetzung von Hygienemaßnahmen zur Vermeidung einer Verschleppung der Infektion durch Kontaktpersonen bei stuhlinkontinenten Patienten ein großes Problem dar.

Pneumonie

Pneumonien zählen einerseits zu den häufigsten, oft gut behandelbaren, Infektionserkrankungen älterer Menschen, gelten andererseits aber bei fortgeschrittenem Grundleiden als der «Freund des alten Menschen», da sie nicht selten den Endpunkt des natürlichen Verlaufs einer konsumierenden Erkrankung darstellen. Zu den typischen *Risikofaktoren*, die die Entwicklung einer Pneumonie in höherem Lebensalter begünstigen, zählen Schlaganfall, chronisch-obstruktive Bronchitis, Mangelernährung, Tumorerkrankung, Influenzainfektion, Diabetes mellitus, Herzinsuffizienz und Immobilität. Auch altersassoziierte Veränderungen der Atemwege und der Atemfunktion sowie der Immuabwehr spielen hierbei eine Rolle. *Ein sensitiver Indikator für das Vorliegen einer Pneumonie ist die Tachypnoe (> 25 Atemzüge/min).* So ergab sich bei Pflegeheimbewohnern ohne chronische Lungenerkrankung bei einer Tachypnoe für das Vorliegen einer Pneumonie eine Sensitivität von 90 %, Spezifität von 95 %, ein positiver prädiktiver Wert 95 % und ein negativer prädiktiver Wert von 95 % (Bentley et al., 2001; McFadden et al., 1984). Dagegen verlaufen bis zu 50 % der Pneumonien im Alter afebril, selbst wenn dabei eine Bakteriämie nachgewiesen werden kann («the older, the colder»). Auch typische Symptomkonstellationen wie Husten, Auswurf, Pleuraschmerzen und eine Leukozytose können fehlen. An *präventiven Maßnahmen* zur Vorbeugung einer Pneumonie bei betagten Patienten sind neben körperlicher Aktivierung, Atemtherapie, Meidung sedierender Medikamente und einer sorgfältigen Mundhygiene die Influenza- und die Pneumokokken-Schutzimpfung zu nennen.

Pneumokokken sind die häufigsten Erreger, die bei ambulant erworbenen Pneumonien älterer Menschen zu finden sind (s. Tab. 13-3). 30 bis 50 % aller Krankenhauseinweisungen wegen ambulant erworbener Pneumonien werden durch Pneumokokken verursacht. Bei Pneumokokkeninfektionen kommt es bei bis zu 90 % der Fälle zu einer Bakteriämie. Mit zunehmender Häufigkeit werden multiresistente Pneumokokken isoliert. So fanden sich in Deutschland bei 1 bis 5 % und in Südeuropa bei 25 bis 50 % der Fälle penicillinresistente Pneumokokkenstämme (Lode, 2007).

Tabelle 13-3: Keimspektrum bei zu Hause erworbener Pneumonie

Keim	Bemerkung
Pneumokokken	häufigster Keim
Haemophilus influenzae	COPD, Raucher
Moraxella catarrhalis	COPD
Legionella pneumoniae	
Chlamydia pneumoniae	zunehmend häufig
Staphylococcus aureus	
Klebsiella pneumoniae	oft bei Alkoholabusus
Viren	Influenza, RSV

Das Keimspektrum bei Pflegeheimbewohnern ist ähnlich wie bei ambulant erworbener Pneumonie, allerdings finden sich vermehrt gram-negative Keime und Staphylococcus aureus (oft MRSA).

Bei der *antibiotischen Therapie* betagter Patienten sollte die mit dem Alter zunehmende Einschränkung der Nierenfunktion berücksichtigt werden. Insbesondere sollte bei Einsatz von Aminoglykosiden, Betalaktam-Antibiotika, Fluorchinolonen, Vancomycin, Cotrimoxazol und Clindamycin eine an die Kreatininclearence angepasste Dosierung erfolgen. Die empirische Therapie der ambulant erworbenen Pneumonie geriatrischer Patienten ist in Tabelle 13-4 dargestellt.

Harnwegsinfektion

Harnwegsinfektionen zählen zu den häufigsten bakteriellen Infektionen im Alter. Unter einer asymptomatischen Bakteriurie versteht man eine Keimbesiedelung des Urins von mindestens 100 000/ml, bei der keinerlei Symptome eines

Tabelle 13-4: Empirische Therapie der ambulant erworbenen Pneumonie

Pneumonie	Antibiotikum
ambulant gebrechlicher Patient	**Mittel der Wahl: Betalaktam-Antibiotikum** • Amoxicillin/Clavulansäure • Sultamicillin **Alternativen:** • Levofloxacin • Moxifloxacin • Cefpodoxim-Proxetil • Cefuroxim-Axetil
stationär	**Betalaktam-Antibiotikum** • Amoxicillin/Clavulansäure oder Ampicillin/Sulbactam • Cefuroxim oder Ceftriaxon oder Cefotaxim Plus/minus Makrolid **Alternativen: Fluorchinolon** • Levofloxacin oder Moxifloxacin
Aspiration	Fluorchinolon oder Cephalosporin der 3. Generation + Clindamycin oder Betalaktam-Antibiotikum/Betalaktamase-Inhibitor oder Metronidazol

Harnwegsinfekts vorliegen. Eine asymptomatische Bakteriurie findet sich bei ca. 35 % der betagten Frauen und 20 % der betagten Männer, die in Institutionen der stationären Altenhilfe leben (Nicolle, 1997). Dabei gilt es zu beachten, dass bei betagten Patienten kein Zusammenhang zwischen asypmtomatischer Bakteriurie und Mortalität oder Nierenschädigung besteht. Auch bei betagten Diabetikern oder Menschen mit Blasenverweilkathetern ist die antibiotische Therapie bei asymptomatischer Bakteriurie nicht indiziert.

Prävention

In der Prävention von rezidivierenden Harnwegsinfektionen erscheinen folgende Maßnahmen sinnvoll:

- Behandlung von Blasenentleerungsstörungen
- Behandlung einer nachweisbaren Schleimhautatrophie (atrophische Koplitis, Urethritis) mittels lokaler Östrogenapplikation
- Urinansäuerung (cave: Niereninsuffizienz, Nephrolithiasis!)
- strenge Indikationsstellung beim Einsatz von Blasenverweilkathetern
- ausreichender Flüssigkeitsumsatz (Ziel: Urinausscheidung > 1-1,5 l).

Klinische Präsentation

Bei einem typischen Harnwegsinfekt finden sich Symptome wie *Dysurie, Pollakisurie und Fieber.* Typische Symptomträger sind allerdings bei betagten Patienten selten. Häufig findet man bei kognitiv eingeschränkten Patienten ein atypisches Bild mit Fähigkeitsstörungen, Delir, Anorexie, Stürzen oder einer neu aufgetretenen bzw. verschlimmerten Harninkontinenz. Das klinische Bild kann von der asymptomatischen Bakteriurie bis zum septischen Schock reichen. Zu den Risikofaktoren, die das Auftreten einer Harnwegsinfektion begünstigen, zählen Harninkontinenz, Diabetes mellitus, Obstruktion im Bereich der Harnwege, Steine, Z. n. urologischen Eingriffen und Raumforderungen im Bereich des Urogenitalsystems.

Diagnostik

In der Basisdiagnostik sollte neben der gezielten körperlichen Untersuchung und fokusierten Anamnese eine *Urinanalyse* mittels Teststreifen durchgeführt werden. In komplizierteren Fällen und bei rezidivierenden Infektionen empfiehlt sich die Gewinnung einer *Urinkultur.* Dabei zählen E. coli Bakterien mit 50 bis 60 % zu den häufigsten Erregern eines Harnwegsinfektes.

Tabelle 13-5: Therapie der Harnwegsinfektion im Alter

Keim	Therapie
E. coli, Proteus	Trimethoprim + Sulfamethoxazol (bei Resistenzraten < 20 %), Betalaktam-Antibiotikum/ Betalaktamase-Inhibitor, Nitrofurantoin (Cave: nicht bei einer Kreatininclearence < 60 ml/min.)
Klebsiellen	Cefuroxim, Trimethoprim + Sulfamethoxazol, Betalaktam-Antibiotikum/ Betalaktamase-Inhibitor
Enterobacter, Morganella	Cefuroxim, Fluorchinolone, Betalaktam-Antibiotikum/ Betalaktamase-Inhibitor
Enterokokken	Fluorchinolone, Betalaktam-Antibiotikum/ Betalaktamase Inhibitor, Trimethoprim + Sulfamethoxazol

Diese werden gefolgt von Proteus, Klebsiella und Morganella morganii. Bei Männern mit subvesikaler Obstruktion im Rahmen einer Prostatavergrößerung finden sich häufig Staphylokokken und Enterokokken (Nicolle, 2001).

Die *Therapiedauer* sollte bei unkomplizierter akuter Cystitis bei Frauen fünf Tage betragen. Bei Männern liegt meist ein komplizierter Harnwegsinfekt vor, der sieben bis zehn Tage behandelt werden sollte (s. **Tab. 13-5**).

Literatur

Bentley, D. W.; Bradley, S.; High, K.; Schoenbaum S.; Taler, G.; Yoshikawa, T. T. (2001): Practice guideline for evaluation of fever and infection in long-term care facilities. J Am Geriatr Soc, 2: 246–258.

Berman, P.; Hogan, D. B.; Fox, R. A. (1987): The atypical presentation of infection in old age. Age Ageing, 16: 201–207.

Brooks, S.; Warshaw, G.; Hasse, L.; Kves, J. R. (1994): The physician decision-making process in transferring nursing home patients to the hospital. Arch Intern Med, 154: 902–908.

Castle, S. C.; Yeh, M.; Toledo, S. (1993): Lowering the temperature criterion improves detection of infections in nursing home residents. Aging Immunol Infect Dis, 4: 67–76.

Lode, H. M. (2007): Managing community-acquired pneumonia: A European perspective Respir Med, 101: 1864–1873.

McFadden, J. P.; Price, R. C.; Eastwood, H. D. (1984): Raised respiratory rate in dehydrated elderly patients. Clin Endocrinol, 20: 451–456.

Nicolle, L. E. (1997): Asymptomatic bacteriuria in the elderly. Infect Dis Clin North Am, 11: 647–662.

Nicolle, L. E. (2001): Urinary tract pathogens in complicated infection and in elderly individuals. J Infect Dis, 183 (1): S5–8.

Werner, H.; Kuntsche, J. (2000): Infektionen im Alter – Was ist anders? Z Gerontol Geriat, 33: 350–356.

Internetadressen

Leitlinie «Ambulant-erworbene Pneumonie/tiefe Atemwegsinfektionen» unter http://leitlinien.net.

14 Stürze

Reto W. Kressig

Definition

Jedes Ereignis, in dessen Folge eine Person unbeabsichtigt auf dem Boden oder auf einer tieferen Ebene zu liegen kommt, wird als Sturz definiert (Lamb et al., 2005). Der Sturz eines betagten Menschen ist meist multifaktoriell bedingt und auf das ungünstige Zusammenwirken mehrer Sturzrisikofaktoren zurückzuführen. Diese Ursachenkomplexität macht, dass der gestürzte Betagte oft nicht in der Lage ist, den erlebten Sturzmechanismus zu erklären oder zu beschreiben (Shaw/Kenny, 1997). Deshalb kann nach einem Sturz nur ein methodisch-systematisches, aktives Suchen aller in Frage kommender Risikofaktoren helfen, die Unfallursachen zu identifizieren, das Sturzrisiko zu definieren und entsprechende Präventionsmaßnahmen einzuleiten.

Neben dieser *sekundären Sturzprophylaxe* (Risikoeinschätzung und Präventionsmaßnahmen erfolgen nach einem ersten Sturzereignis) gilt ein zunehmendes Interesse der *primären Sturzprävention*, die die frühzeitige Erkennung von Risikofaktoren zum Ziel hat. Dies ermöglicht, rechtzeitig Maßnahmen einzuleiten, die im besten Fall das Auftreten von Stürzen generell verhindern oder zumindest verzögern. Leider ist diese letzte Form von Prävention noch relativ selten und benötigt bei Betagten, Pflegenden und Kostenträgern ein grundsätzliches Umdenken. Doch nur eine wirksame primäre Sturzprävention wird helfen, dass unser Gesundheitssystem den demografischen Herausforderungen der kommenden Jahre standhalten kann.

In diesem Zusammenhang sollte auch an die *relativ hohe Dunkelziffer von Stürzen* erinnert werden, die von den Betagten aus Angst vor allfälligen sozialen Konsequenzen (z. B. einer Einweisung in ein Pflegeheim) verschwiegen werden. Sturzprävention kann deshalb nur dann sinnvoll und wirksam sein, wenn der Sturz als solcher in unserer Gesellschaft «enttabuisiert» und nicht als unvermeidliches Schicksal des Älterwerdens betrachtet wird. Die folgenden Ausführungen werden zusätzlich zur Einschätzung des Sturzrisikos auch zeigen, dass es mittlerweile eine Vielzahl von wirksamen Möglichkeiten gibt, wie ein betagter Mensch aktiv sein Sturzrisiko verringern kann.

Die **Prinzipien einer modernen Sturzprävention** sind in der Tabelle 14-1 aufgeführt.

Konsequentes Risikomanagement ist die Basis von jeder effizienten Prävention. Risikomanagement ist ein permanenter Prozess und der Ausgangspunkt ist die Erfassung und Beurteilung der Risikofaktoren. Die so gewonnenen Erkenntnisse werden in Maßnahmen zur Risikominimierung umgesetzt. Daneben bedarf es der Erstellung von Notfallplänen, die beim Auftreten eines Sturzes Anwendung finden. Sämtliche Maßnahmen sind schließlich in regelmäßigen Abständen auf Angemessenheit und Wirksamkeit hin zu überprüfen (Evaluation) (Sturzprävention, 2008).

Tabelle 14-1: Die verschiedenen Schritte des modernen Sturzrisikomanagements

1. Schritt: Risikoerkennung/Screening
Der erste Schritt im Risikomanagement-Prozess beinhaltet das Erkennen von Patienten mit einem erhöhten Sturzrisiko. Durch die Einbeziehung evidenzbasierter Risikofaktoren zur Risikoerkennung können bei der Risikogruppe gezielte Maßnahmen zur Sturzprävention umgesetzt werden.
2. Schritt: Risikoabklärung/-beurteilung (Assessment)
Die Abklärung und Beurteilung möglicher Risikofaktoren eines Patienten sind zentrale Bestandteile der Sturzprävention. Zur Abklärung und Beurteilung von Sturzrisikofaktoren kommen verschiedene standardisierte Verfahren zum Einsatz.
3. Schritt: Prävention und Intervention
Dieser Schritt beinhaltet die Planung und Umsetzung individueller Maßnahmen mit dem Ziel der Sturzreduktion und Verletzungsprävention. Voraussetzung für die Wirksamkeit von Präventionsmaßnahmen ist unter anderem der aktive Einbezug des Patienten und seiner Angehörigen.
4. Schritt: Evaluation
Die regelmäßige Überprüfung der Präventionsmaßnahmen und der Interventionen sowie der Risikofaktoren sind Bestandteil des sich permanent wiederholenden Risikomanagement-Prozesses und Voraussetzung für die Wirksamkeit der eingeleiteten Maßnahmen.
Reaktion auf einen Sturz
Oberstes Gebot nach einem Sturz ist die Bewahrung des Patienten vor weiterem Schaden. Nach der klinischen Beurteilung der Sturzfolgen ist ein systematisch strukturiertes Sturzprotokoll zur Ereignisanalyse und zur Qualitätssicherung zu erstellen. Die Erkenntnisse aus der Analyse fließen wieder in die Erkennung und Beurteilung der Risikofaktoren (Schritt 1 und 2) ein.

Sturzrisikofaktoren

Die Risikofaktoren werden in der Regel nach intrinsischen und extrinsischen Faktoren unterteilt (s. Tab. 14-2). *Intrinsische* Faktoren sind individuumsbezogene Eigenschaften, die die sturzgefährdete Person mit sich bringt. *Extrinsische* Faktoren sind Umgebungsfaktoren, die von außen auf die Person einwirken. Stürze sind meist multifaktoriell bedingt und kommen durch das ungünstige Zusammenwirken von intrinsischen und extrinsischen Risikofaktoren zustande. Während über Jahrzehnte die Eruierung und Bekämpfung extrinsischer Risikofaktoren in der Sturzprävention im Vordergrund standen, gilt heute das Hauptaugenmerk der Identifizierung intrinsischer Faktoren. Eine Vielzahl von klinischen Studien hat gezeigt, dass die erfolgreiche Modifizierung intrinsischer, individuumsbezogener Risikofaktoren zu einer signifikanten Reduktion der Sturzrate führte, wohingegen Umgebungsveränderungen (z. B. Entfernung von als gefährlich eingestuften Teppichen und Möbeln im Domizil der Betagten) nur einen unwesentlichen Einfluss auf die Sturzrate zeigten. Es scheint, dass Umgebungsmodifikationen (wie Anbringen von Haltegriffen und Geländern, Erhöhung von Toilettensitz etc.) in erster Linie den Unabhängigkeitsgrad und damit die Lebensqualität einer Person verbessern, jedoch nicht deren Sturzrisiko vermindern.

Tabelle 14-2: Listung häufiger intrinsischer und extrinsischer Sturzrisikofaktoren

intrinsisch	**1. Mobilitäts- und Gleichgewichtsstörungen** Störungen des Gleichgewichts, Gangstörungen
	2. Seh- und Hörstörungen
	3. Psychische und kognitive Störungen Demenz und Delir, Sturzangst, Depression
	4. Kurzer Bewusstseinsverlust, Synkopen Hypoglykämie, Orthostase, Herzrhythmusstörungen, TIA, Epilepsie
	5. Inkontinenz und gehäufte Toilettengänge
	6. Sturzvorgeschichten
extrinsisch	**1. Medikamente** Psychopharmaka, Antiarrhythmika, Diuretika
	2. Schuhwerk und Kleidung
	3. Verwendung von Gehhilfen
	4. Umgebungsgefahren schlechte Beleuchtung, glatte Böden, lose Teppiche, Haustiere, steile Treppen, fehlende Haltegriffe

Intrinsische Risikofaktoren

Mobilitäts- und Gleichgewichtsstörungen: Posturale Stabilität oder die Fähigkeit, die Körperstellung innerhalb spezifischer Grenzen ohne Veränderung der Supportbasis (Fußstellung) aufrecht zu erhalten, setzt komplexe motorische Kontrollmechanismen voraus, die gleichzeitig sensorielle Informationen integrieren und entsprechende Muskelkräfte generieren (vgl. Abb. 14-1). Die Stabilitätsgrenzen während des normalen Stehens auf beiden Füßen sind definiert durch die Positionierung beider Füße auf dem Boden. Die Stabilitätsgrenzen während des Einbeinstandes sind reduziert auf die Berührungsfläche des Standfußes mit dem Boden. Dadurch ist der *Einbeinstand* eine entsprechend anspruchsvollere Aufgabe, die mehr posturale Kontrolle erfordert. Posturale Stabilität erfordert die Interaktion von muskulo-skelettalen und sensoriellen Systemen. Die muskulo-skelettalen Komponenten der posturalen Stabilität setzen sich aus den biomechanischen Eigenschaften der verschiedenen Körperteile (Arme, Beine, Rumpf etc.), der Gelenke und der Muskeln zusammen. Die sensoriellen Komponenten gründen auf Sehfunktion, Innenohrfunktion (Vestibulärfunktion) und peripherer Sensibilität. Durch neurologische, weitgehend unbewusste oder automatisierte (subkortikale) Prozesse werden die beiden Komponenten ver-

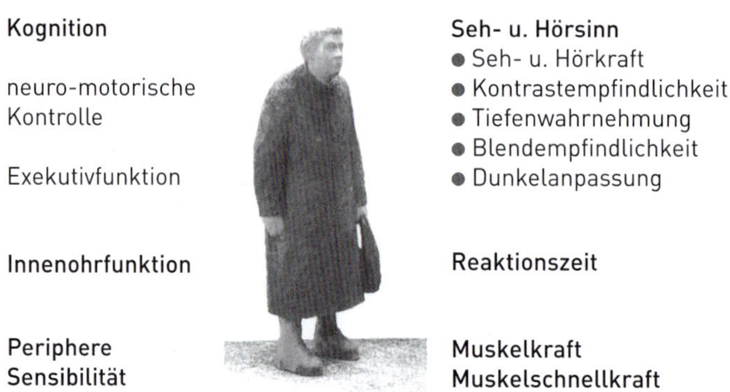
Kognition
neuro-motorische Kontrolle
Exekutivfunktion
Innenohrfunktion
Periphere Sensibilität
Seh- u. Hörsinn
• Seh- u. Hörkraft
• Kontrastempfindlichkeit
• Tiefenwahrnehmung
• Blendempfindlichkeit
• Dunkelanpassung
Reaktionszeit
Muskelkraft
Muskelschnellkraft

Abbildung 14-1: Systeme und Funktionen, die an der posturalen Stabilität beteiligt sind.

bunden, was den Erhalt des Gleichgewichtes, einen koordinierten Bewegungsablauf und eine allfällige Bewegungsanpassung an eine sich ändernde Aufgabe ermöglicht.

Der normale Alterungsprozess betrifft viele der Subkomponenten des muskulo-skelettalen und sensoriellen Systems, was erklärt, warum Erhalt und Kontrolle posturaler Stabilität bei älteren Menschen anspruchsvoller werden. Als Ausdruck der bei alten Menschen reduzierten Sensibilität in den unteren Extremitäten kommt es zum Beispiel während des normalen Stehens auf beiden Beinen zu größeren Körperschwankungen (feine Oszillationen des Körperschwerpunktes auf Bauchnabelhöhe) als bei jungen Vergleichspersonen. Verglichen mit jungen Erwachsenen müssen Betagte bei Störung des Gleichgewichtes von außen (z. B. Person wird gestoßen) schneller Kompensationsbewegungen (z. B. Verschieben eines Fußes) vornehmen, um das Gleichgewicht nicht zu verlieren. *Die schwierigste und zugleich gefährlichste Situation für einen älteren Menschen ist ein Gleichgewichtsverlust zur Seite.* Um das Gleichgewicht aufzufangen, muss der auf der Fallseite stehende Fuß in kürzester Frist weiter lateral gestellt werden. Dies bedingt eine Kraftmobilisation im entsprechenden Bein, die vielfach ungenügend ist oder zu spät erfolgt. Resultat ist ein Sturz zur Seite mit Aufprall auf die Hüfte mit, bei gleichzeitig vorliegender Osteoporose, einer konsekutiven Schenkelhalsfraktur.

Mehr als die Hälfte aller Stürze von Betagten erfolgen aus der Bewegung, das heißt beim Aufstehen, Absitzen oder Gehen. Verschiedene Tests stehen heute zur Verfügung, um das diesbezügliche Sturzrisiko festzulegen. Der wohl bekannteste, auf globale Mobilitätsstörungen abzielende Test, ist der «Timed up and go»-Test (s. Kap. 31 «Geriatrisches Assessment»).

Der zurzeit wohl aussagekräftigste Test zur Festlegung des Sturzrisikos ist ein Gehtest, bei dem die Gangregelmäßigkeit gemessen wird. Dabei werden mit einfachen Ganganalyse-Systemen (z. B. elektronischer Teppich, elektronische Spezialsohlen in den Schuhen, Sensoren an beiden Füßen oder unteren Extremitäten etc.) Gangveränderungen von einem Schritt zum nächsten bestimmt (s. **Abb. 14-2**). Die so gemessene «Gangvariabilität» wird benutzt, um das individuelle Sturzrisiko abzuschätzen. So weiß man zum Beispiel, dass eine Variation der Schrittlänge von 1,7 cm von einem Schritt zum nächsten, das Sturzrisiko für die nächsten sechs Monate verdoppelt (Maki, 1997). Die Gründe und Mechanismen für den Zusammenhang zwischen erhöhter Gangvariabilität und erhöhtem Sturzrisiko sind noch nicht vollends geklärt. Man nimmt an, dass ein unregelmäßiger Gang Ausdruck eines verminderten Automatisierungsgrades der Gangbewegung ist. Das würde bedeuten, dass eine sturzgefährdete Person mit hoher Gangvariabilität sich auf jeden Schritt speziell konzentriert, was die permanente Veränderung von Schrittparametern von einem Schritt zum anderen erklären könnte. Dies steht im

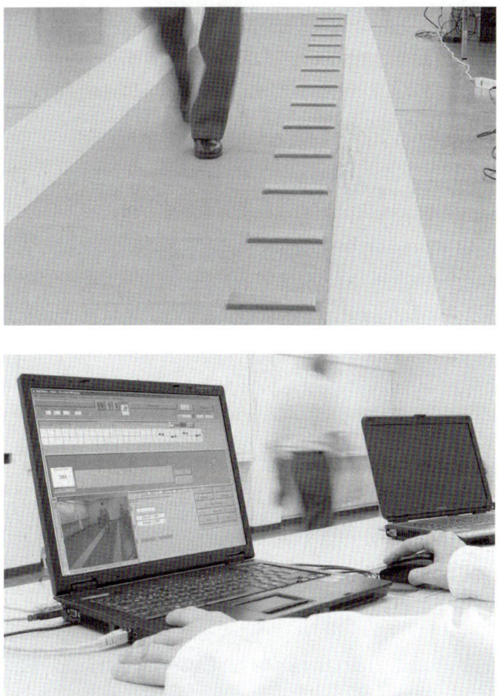

Abbildung 14-2: Ganganalyse mit elektronischem Teppich (GAITRite® System) zur Bestimmung der Gangvariabilität und des individuellen Sturzrisikos (Basel Mobility Center, Akutgeriatrie, Universitätsspital Basel)

klaren Gegensatz zu der nachgewiesenermaßen tiefen Gangvariabilität bei jungen Erwachsenen, wo die Gehbewegung weitgehend automatisch abläuft, ohne eine spezielle Aufmerksamkeit oder Konzentration zu erfordern.

Die Theorie der vermindert disponiblen Aufmerksamkeitsressourcen kommt auch im *«Stops Walking while Talking»-Test* zu tragen. In diesem Test wird geprüft, ob eine im Gehen gestellte, einfache Frage («Wann sind Sie geboren?») im Gehen oder Stehen beantwortet wird. In einer schwedischen, von Lillemor Lundin durchgeführten Studie stürzten praktisch alle zur Antwort stillgestandenen Probanden innerhalb der kommenden sechs Monate (Lundin-Olsson et al., 1997). Es scheint, dass die sturzgefährdeten Teilnehmer dieser Studie sämtliche Aufmerksamkeitsressourcen für die Kontrolle der Gehbewegung mobilisierten und deshalb unfähig waren, mit dem Gehen gleichzeitig eine zusätzliche Aufgabe (Antwort geben) zu kombinieren. Bedingt durch die körperliche Inaktivität und den sitzenden Lebensstil, aber auch durch andere Faktoren wie Sehstörungen, Sensibilitätsstörungen oder Sturzangst, ist es nachvollziehbar, dass das sichere Gehen vieler älterer Menschen mehr Konzentration erfordert. Angesichts der unzähligen täglichen Situationen, die eine gleichzeitige Kombination mehrerer Aufgaben erfordern, wird das erhöhte Sturzrisiko vieler älterer Menschen nachvollziehbar.

Schließlich sind Gehstörungen, die im Rahmen von Erkrankungen wie M. Parkinson, Multipler Sklerose, zerebrovaskulärer Insult, Polyarthrose etc. auftreten, als wesentliche Sturzrisikofaktoren zu erwähnen. Das mit diesen Erkrankungen einhergehende erhöhte Sturzrisiko stellt vielfach den Hauptgrund für einen erhöhten Abhängigkeitsgrad mit verminderter Lebensqualität dar.

Seh- und Hörstörungen: Ein beeinträchtigtes Sehvermögen ist häufig im Alter. Neben der altersbedingten Weitsichtigkeit (Presbyopie) gibt es auch andere altersphysiologische Veränderungen (z. B. verminderte Kontrastsensibilität oder verzögerte Hell-Dunkel-Anpassung), die das Sehvermögen älterer Menschen einschränken. Dazu kommen im Alter häufige Augenerkrankungen wie Katarakt oder Glaukom, die nicht erkannt oder unbehandelt zu einem erhöhten Sturzrisiko beitragen können. Letztendlich können auch nichtgetragene oder ungeeignete Brillen zum indirekten Sturzgrund werden. Die visuelle Information ist für den Erhalt von Gleichgewicht und die Reaktionsfähigkeit gegenüber etwaiger Umwelteinflüsse (z. B. Erkennen von Hindernissen) während des Gehens und Stehens von großer Bedeutung. Vielfach werden damit andere sensorielle Defizite (z. B. Polyneuropathie oder gestörte Innenohrfunktion) wettgemacht. Schließlich, häufig vergessen und unterschätzt, ist auch ein gutes Hörvermögen von Belang für ein sicheres Bewegen mit guter räumlicher Orientierung (s. hierzu auch Kapitel 7 «Sehstörung» und 18 «Hörstörung»).

Psychologische und kognitive Störungen: Verglichen mit somatischen, sensoriellen oder motorischen Störungen finden psychologische Faktoren wie Depression, Sturzangst oder intellektuelle Defizite relativ wenig Beachtung als prädisponierende Sturzfaktoren (s. auch Kap. 5 «Affektive Störungen und Suizidalität» und 6 «Demenz»). Wohl am besten anerkannt ist der Zusammenhang zwischen einem erhöhten Sturzrisiko und dem Vorliegen einer Demenz. Im Vergleich zu nicht-dementen Patienten haben an Demenz erkrankte ältere Menschen ein vierfach erhöhtes Risiko, nach einem Sturz eine Hüftfraktur zu erleiden und ein dreifach erhöhtes Risiko, an den Frakturfolgen zu sterben. *Demenz-assoziierte Stürze stellen vor allem in Pflegeheimen eine große Herausforderung dar, da kognitive Störungen einen Hauptgrund für den Eintritt in ein Pflegeheim darstellen.* Demenzielle und delirante Zustände vermindern die Fähigkeit eines älteren Menschen, adäquat auf Hindernisse in der Umgebung zu reagieren. Die Sturzrate dementer Patienten ist besonders hoch, wenn die vertraute Umgebung mit einer unvertrauten ausgetauscht wird, wie dies zum Beispiel bei einer Hospitalisation oder einem Eintritt ins Pflegeheim der Fall ist.

Inzwischen ist bekannt, dass Alzheimer-Patienten eine erhöhte Gangvariabilität aufweisen, was etwas nähere Aufschlüsse über mögliche Sturzmechanismen zulässt (Nakamura et al., 1996). Diese Gangvariabilität nimmt mit zunehmendem Schweregrad der Demenz zu und scheint besonders hoch bei Demenzpatienten mit eingeschränkten Exekutivfunktionen (Planung motorischer Handlungen). Ist deshalb bei einem dementen Patienten das für die Exekutivfunktionen hauptverantwortliche Frontalhirn mitbetroffen, dann äußert sich dies einerseits mit der typischen Klinik (Enthemmung, Kritiklosigkeit, Apraxie etc.), andererseits auch mit einem speziell hohen Sturzrisiko. Neueste Studien haben nämlich gezeigt, dass demente Patienten mit beeinträchtigter Exekutivfunktion mit ihrer Gangvariabilität nahezu «explodieren», wenn man sie auffordert, neben dem Gehen gleichzeitig eine kognitive Aufgabe auszuführen.

Die Sturzangst (Kressig et al., 2001), an der je nach Studie bis zu 50 % der zuhause lebenden älteren Menschen leiden, ist ein anderer, häufig unterschätzter Sturzrisikofaktor. Die Angst vor Stürzen kann – muss jedoch nicht unbedingt – nach einem erfolgten Sturz auftreten. Sturzangst führt auch zu typischen Ganganpassungen (verkürzte Schritte, Beinversteifung, verlängerter Bodenkontakt der Füße, breite Schrittweite etc.) (Maki, 1997), was nicht unbedingt zu einem sichereren Gang führen muss. So führt zum Beispiel die erhöhte Schrittweite zu einem erhöhten Sturzrisiko, was auf den ersten Blick überraschend scheint, würde man doch durch die vermehrt gespreizten Beine eher eine erhöhte Gangsicherheit vermuten. Tatsächlich erfährt das Körpergravitätszentrum durch die mehr lateral platzierten Füße eine vermehrte seitliche Beschleunigung, was mit einer erhöhten mediolateralen Instabilität, und damit mit einem erhöhten Sturzrisiko zur Seite einhergeht.

Nicht nur Demenz und Delir, sondern auch Angst und Depression gehen mit Beeinträchtigungen neuropsychologischer Funktionen einher, zum Beispiel einer veränderten Konzentration und Reaktionszeit, was das erhöhte Sturzrisiko erklären könnte.

Kurzer Bewusstseinsverlust, Synkopen: Eine Synkope wird als Ausfall bestimmter Körperfunktionen definiert, die insbesondere mit einer Minderdurchblutung im Gehirn einhergeht. Die dadurch bedingten Stürze sind in der Regel heftiger und mit einer ca. sechsfach erhöhten Verletzungsfolge (z. B. Frakturen) als nicht ohnmachtbedingte Stürze. Die Gründe für durch Bewusstseinsverlust herbeigeführte Stürze sind multipel und erfordern eine ausgedehnte medizinische Abklärung: Hypoglykämie, Orthostase, Herzrhythmusstörungen, Transitorische ischämische Attacke (TIA) und Epilepsie.

Inkontinenz und gehäufte Toilettengänge: Eine durch zwei oder mehr nächtliche Toilettengänge gekennzeichnete Nykturie stellt einen bedeutenden Sturzrisikofaktor bei zuhause lebenden älteren Menschen dar. Bei drei oder mehr Toilettengängen erhöht sich das Risiko zu stürzen nochmals bedeutend. Dabei scheint das durch eine Dranginkontinenz bedingte eilige Aufsuchen der Toilette als besonders sturzgefährdend. Inkontinenz und häufige Toilettengänge gewinnen vor allem in Kombination mit anderen Sturzrisikofaktoren wie Sehbeeinträchtigung, Mobilitätsstörung, ungenügende Beleuchtung etc. an Bedeutung.

Sturzvorgeschichte: In einer Vielzahl von Studien konnte gezeigt werden, dass eine Sturzvorgeschichte eine erhöhte Gefahr ist, dass die betroffene Person erneut stürzen wird. Dieser Sturzrisikofaktor ist besonders einfach festzustellen.

Extrinsische Risikofaktoren

Medikamente: Verschiedene Medikamentenklassen sind mit einer erhöhten Sturzhäufigkeit assoziiert worden:

- Psychopharmaka (Antidepressiva, Neuroleptika, Hypnotika und Sedativa)
- Antiarrhythmika
- Diuretika.

Neben der Medikamentenklasse spielen Dosierung, Einnahmezeit, Interaktionen mit anderen Medikamenten und allfälliger Alkoholeinfluss eine wesentliche Rolle für das medikamentös bedingt erhöhte Sturzrisiko. Die medikamentös bedingten Sturzmechanismen sind multipel und können Schwindel, Koordinationsstörungen, verlangsamte Reaktionszeit, verminderter Muskeltonus, Müdigkeit etc. umfassen.

Schuhwerk und Kleidung: Obwohl Studien zu der Rolle von Schuhen und Kleidung in der Sturzentstehung weitgehend fehlen, besteht weitgehend empirische Übereinstimmung, dass zumindest bei Vorliegen von zusätzlichen anderen Sturzrisikofaktoren (wie Mobilitätseinschränkung, Gleichgewichtsstörungen) das Tragen von inadäquaten Schuhen oder Kleidungsstücken das Sturzrisiko erhöhen kann. Bezüglich der Kleidung stellen besonders Situationen in Verbindung mit Toilettengängen (z. B. Runterziehen von engsitzenden Unterhosen/Strumpfhosen, straff-elastischen Hüftprotektorenhosen etc.) das An- und Auskleiden von Hosen und Röcken im Stehen oder das sich Bücken zum Anziehen von Schuhen und Strümpfen im Vordergrund.

Das Tragen von Slippern oder Schuhen ohne Halteriemen geht mit einem erhöhten Risiko zu stolpern einher. Ergebnisse von Gehtests fielen besser aus, wenn die Personen Gehschuhe im Vergleich zu Stöckelschuhen trugen. Potenziell gefährliches Schuhwerk wurde auch mit einer erhöhten sturzbedingten Hüftfrakturrate in Zusammenhang gebracht. Angesichts der im Alter häufigen peripheren Sensibilitätsdefizite scheinen Trainingsschuhe mit ausgeprägt amortisierender (luftgefederter) Sohle die Gangsicherheit eher zu vermindern («Gehen wie auf Watte...»).

Verwendung von Gehhilfen: Das Verwenden von Gehhilfen ist mit einem bis 1,7-fach erhöhten Sturzrisiko verbunden worden, verglichen mit Personen, die keine Gehhilfe benützen (Rubenstein, 2006). Auf den ersten Blick erstaunt dies nicht, sind es doch in erster Linie Personen mit einem erhöhten Sturzrisiko, die zur Benützung eines Hilfsmittels greifen. Trotzdem gibt es erste Anhaltspunkte, dass die Gehhilfe bei einem allfälligen Gleichgewichtsverlust zur eigentlichen Sturzursache werden kann. So scheint es, dass insbesondere kognitiv beeinträchtigte ältere Menschen die Benützung von Gehhilfen schlecht im Alltag integrieren und deren Existenz im Falle eines Gleichgewichtsverlusts bedingten Stresses schlicht vergessen.

Umgebungsgefahren: Vor allem in der älteren Literatur über Stürze sind unzählige Umgebungsfaktoren mit einem erhöhten Sturzrisiko in Verbindung gebracht worden. Stolpergefahren wie lose Teppiche, Haustiere, steile Treppen, mangelnde Haltemöglichkeiten, glatte Böden, aber auch schlechte Beleuchtung wurden als Hauptursachen gesehen. Trotz Durchführung mehrerer großen Studien mit Hauptaugenmerk auf der Umgebungsmodifikation misslang es wiederholt, eine wirkungsvolle Sturzprävention durch die Behebung von Umgebungsrisiken zu erreichen (Stevens et al., 2001). Die meisten neueren Sturzpräventionsstudien stellen deshalb die Bekämpfung von intrinsischen Faktoren in den Vordergrund.

Sturzpräventionsmaßnahmen

Es gibt heute genügend Studien, die beweisen, dass durch gezielte Maßnahmen die Sturzrate von älteren Menschen gesenkt werden kann. Stürze sind somit keineswegs eine Fatalität des Alters. Es ist wichtig, dass dies den Patienten und ihren Familien klar kommuniziert wird. Andererseits muss auch klar informiert werden, *dass insbesondere bei älteren, gebrechlichen hospitalisierten oder institutionalisierten Patienten das Erstreben einer Null-Fallrate unmöglich ist, sofern die Patienten zu aktiven Rehabilitationsmaßnahmen ermuntert werden, und nicht einfach im Bett festgehalten oder angebunden werden sollen.* Sturzpräventionsmaßnahmen sind am wirkungsvollsten, wenn alle modifizierbaren, vorgängig minutiös identifizierten Sturzrisikofaktoren in ihrer Gesamtheit angegangen werden. Meistens liegen mehrere Sturzrisikofaktoren gleichzeitig vor, was eine Kombination von mehreren Präventionsmaßnahmen zur Folge hat und erklärt, dass Vorschläge zur Sturzprävention individualisiert und situationsgerecht gemacht werden müssen.

Die besten Präventionsmaßnahmen nützen nichts, wenn sie von der betroffenen Person nicht befolgt werden. Wichtig ist deshalb, die Patienten und auch ihre Angehörigen angemessen zu informieren. Wenn Sie Sturzpräventionsmaßnahmen vorschlagen und konkret umsetzen, sollten Sie immer auch an Faktoren denken, die nachgewiesenermaßen die Patienten-Compliance positiv beeinflussen. So weiß man zum Beispiel, dass die Teilnahmerate für körperliche Aktivitätsprogramme über lange Zeit hochgehalten werden kann, wenn die vorgeschlagene Aktivität Freude macht, Anlass zu neuen sozialen Kontakten gibt, körperlich nicht zu intensiv ist, einfach zu erreichen ist und gut in den Tagesablauf des betagten Menschen passt.

Interventionsmaßnahmen bei zu Hause lebenden Alten

Sturzpräventionsprogramme bei zu Hause lebenden Betagten sind, im Vergleich zu Maßnahmen bei hospitalisierten oder institutionalisierten, mit einer Sturzreduktion von bis zu rund 50 % die wirksamsten. Dabei scheint die Kombination von Medikamentenanpassung durch den Arzt, tägliche selbstständig durchgeführte Gleichgewichts- und Kraftübungen, Sensibilisierung für Risikofaktoren mit Verhaltenstraining und Anpassung von Seh- und Hörhilfen am erfolgversprechendsten. Im Gegensatz zu standardisierten umfassenden Interventionsprogrammen kann eine Verringerung der Sturzrate durch die *Kombination gezielter Einzelinterventionen* erreicht werden, was für die betroffenen Personen wohl am wirksamsten ist. Wie bereits vorgängig ausgeführt, basiert dieses individuelle Interventionsangebot auf einem sorgfältigen Assessment intrinsischer und extrinsischer Risikofaktoren.

Modifizierung intrinsischer Risikofaktoren: Das Angehen von *Mobilitäts-, Gleichgewichts-* und *Gangstörungen* steht dabei im Vordergrund. Regelmäßiges Gang- und Gleichgewichtstraining (Tinetti et al., 1993) (s. **Abb. 14-3**) sowie körperliche Aktivitäten, die in erster Linie auf eine verbesserte Körperkontrolle abzielen, sind zur Reduktion der Sturzrate am geeignetsten. So konnte zum Beispiel in einer amerikanischen Studie die Sturzrate von gesunden zuhause lebenden Betagten mit regelmäßigem Praktizieren von T'ai Chi um beinahe 50 % reduziert werden (Wolf et al., 1992). Isoliertes Krafttraining hingegen hatte keinen Einfluss auf die Sturzrate. Es scheint, dass konzentrationsbeanspruchende Aktivitätsformen wie das T'ai Chi oder Tanz einen besonders wirksamen Einfluss auf Körperbewusstsein und Körperkontrolle haben. Dies ist für die statische Gleichgewichtserhaltung, aber auch für das erfolgreiche Auffangen bei einem drohenden Gleichgewichtsverlust nicht unwesentlich. Eine mögliche andere erfolgsversprechende körperliche Aktivitätsform ist die Rhythmik von Jaques Dalcroze, eine ursprünglich in der Musikerziehung von Kindern angewandte Methode. Hier werden Gang- und andere Bewegungsübungen zum Rhythmus improvisierter Musik praktiziert, was viel Konzentration und vor allem die Fähigkeit verlangt, verschiedene motorische und kognitive Aufgaben miteinander zu kombinieren. Ältere Menschen, die zeitlebens Jaques-Dalcroze-Rhythmik praktizierten, haben eine mit 20-Jährigen vergleichbare tiefe Gangvariabilität und zeigen auch keinen Variabilitätsanstieg, wenn das Gehen mit einer gleichzeitigen kognitiven Aufgabe kombiniert werden muss (Kressig et al., 2005).

Werden Sehbeeinträchtigungen als Einzelmaßnahme behandelt, ist das für die Reduktion der Sturzrate unwirksam. Dies lässt sich jedoch, mit anderen Maßnahmen wie Balanceübungen oder Umgebungsanpassungen kombiniert, einfach korrigieren. Dabei reicht es nicht, dass Sehhilfen an die individuellen Bedürfnisse angepasst sind, sie müssen auch getragen werden.

Die gezielte Behandlung psychologischer und kognitiver Störungen ist vielfach mit dem

Better Balance!

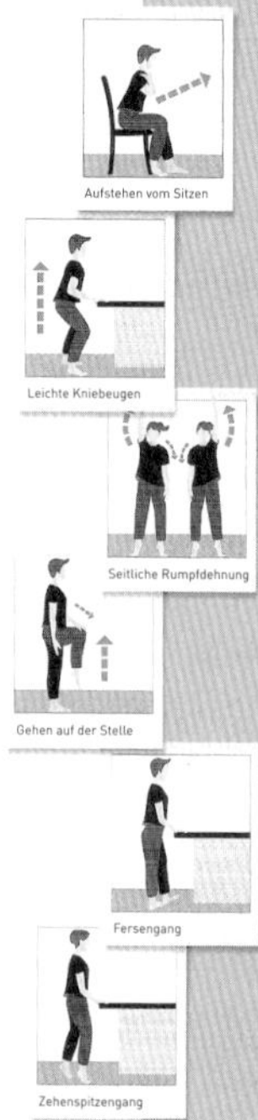

Führen Sie diese Übungen täglich aus, um Ihr Gleichgewicht und Ihre Gangsicherheit zu verbessern

Universitätsspital Basel

Akutgeriatrie
Mobility Center

Schanzenstrasse 55
CH-4031 Basel
Telefon 061 265 33 48

- Stehen Sie gerade und stellen Sie die Füsse hüftbreit
- Strecken Sie den rechten Arm nach oben und stellen Sie sich auf die Zehenspitzen
- Gehen Sie in Ihre Ausgangsposition zurück
- Strecken Sie nun den linken Arm nach oben und stellen Sie sich erneut auf die Zehenspitzen
- Gehen Sie wieder in Ihre Ausgangsposition zurück

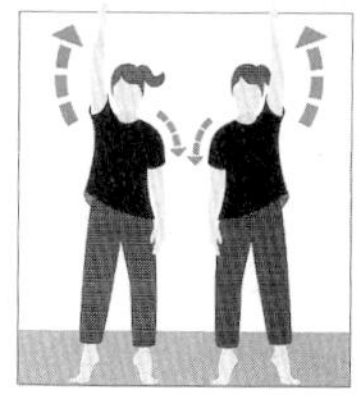

Seitliche Rumpfdehnung

- Stehen Sie gerade
- Legen Sie die linke Hand auf das angehobene rechte Knie
- Die Zehenspitzen sollen leicht nach aussen zeigen
- Gehen Sie in die Ausgangsposition zurück

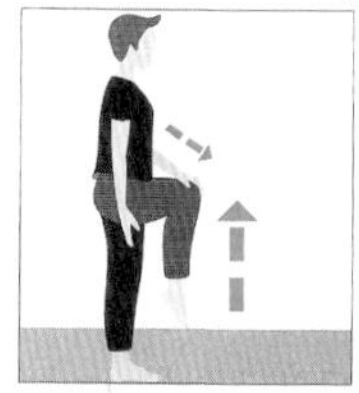

Gehen auf der Stelle

- Setzen Sie sich auf einen Stuhl
- Kreuzen Sie die Arme vor der Brust
- Stellen Sie einen Fuss etwas vor den anderen
- Die Zehenspitzen sollen leicht nach aussen zeigen
- Benutzen Sie die Kraft der Beine und des Rumpfes um aufzustehen
- Setzen Sie sich langsam wieder hin

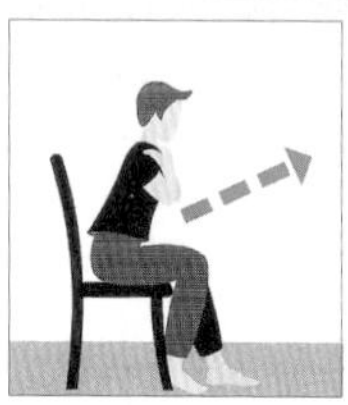

Aufstehen vom Sitzen

- Halten Sie sich an einem stabilen Gegenstand fest
- Stellen Sie die Füsse hüftbreit
- Die Zehenspitzen sollen leicht nach aussen zeigen
- Beugen Sie Hüfte und Knie
- Halten Sie den Rumpf gerade (Oberkörper nicht nach vorne oder hinten neigen)
- Gehen Sie in die Ausgangsposition zurück

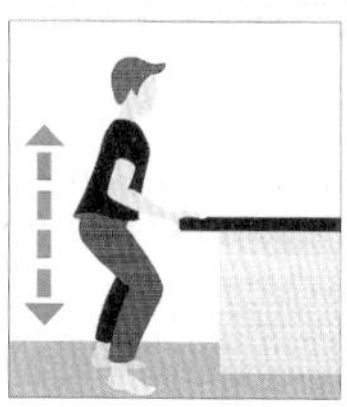

Leichte Kniebeugen

- Halten Sie sich an einem stabilen Gegenstand fest
- Gehen Sie 4 Schritte im Fersengang an Ort

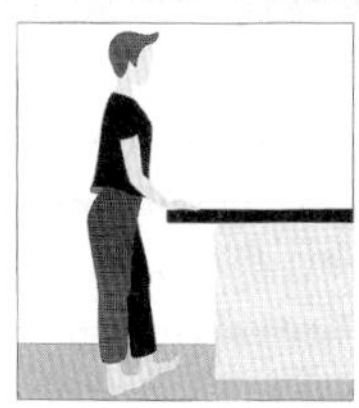

Fersengang

- Halten Sie sich an einem stabilen Gegenstand fest
- Gehen Sie 4 Schritte auf den Zehenspitzen an Ort

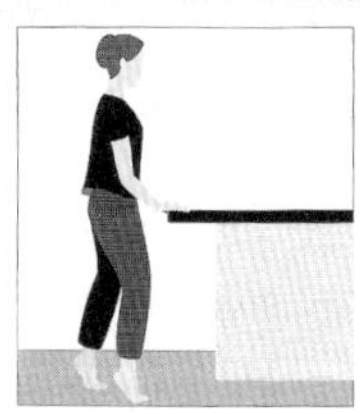

Zehenspitzengang

In Anlehnung an «Frailty and Injuries: Cooperative Studies of Intervention Trjals, Yale University School of Mediane», M.E.Tinetti

mit freundlicher Unterstützung der Healthcare Nurtition, Nestle Suisse S.A.

Abwägen zwischen positiven und negativen Auswirkungen von allfälligen medikamentösen Behandlungen bezüglich des Sturzrisikos verbunden. So scheint es derzeit, dass zum Beispiel die Sturzrate von dementen Patienten mit Interventionen kaum oder nicht zu beeinflussen ist. Die Wirkung von den Antidementiva auf das Sturzrisiko ist unbekannt. Die zur Behandlung einer Depression zur Verfügung stehenden medikamentösen Möglichkeiten haben sich in den letzten Jahrzehnten wesentlich verbessert. Zur Behandlung einer Sturzangst bieten sich in erster Linie Gleichgewichtsübungen und andere Übungsprogramme an (T'ai Chi, psychomotorisches Training etc.), die die Gangsicherheit und das allgemeine Selbstvertrauen fördern. Ist die Sturzangst vor allem mit der Angst verbunden, eine Hüftfraktur zu erleiden, hat sich auch der Einsatz von Hüftprotektoren als nützlich erwiesen. Es ist davon auszugehen, dass Mobilisierung und die spezifische Therapie von Angst und Depression mindestens synergistische Effekte haben (s. entsprechende Kap. in diesem Buch).

Modifizierung extrinsischer Risikofaktoren: Unter den modifizierbaren extrinsischen Faktoren gehört die Anpassung von sturzgefährdenden Medikamenten wie Psychopharmaka (Antidepressiva, Neuroleptika, Benzodiazepine), Antiarrhythmika und Diuretika zu den wirksamsten extrinsischen Sturzpräventionsmaßnahmen. Dabei geht es nicht nur darum, die Indikation sorgfältig abzuwägen, sondern auch Dosierungen anzupassen und Interaktionen mit anderen Medikamenten zu berücksichtigen. Oft kommt es auch vor, dass Medikamente (v.a. Anxiolytika, Schlafmittel etc.) ohne Wissen des behandelnden Arztes genommen werden. Gute Information und Kommunikation zwischen Arzt und Patient sind auch in der Sturzprävention von größter Bedeutung! Obwohl *Vitamin D* kein eigentliches Medikament ist, sondern vom Körper selbst unter Einwirkung von UV-Licht hergestellt wird, kann es in Tablettenform eingenommen werden, was bei vielen Betagten (mangelnde UV-Exposition) nötig ist. Die Bedeutung von Vitamin D ist vor allem für die ausreichende Aufnahme von Calcium zur Verhinderung von Osteoporose bekannt. Es gibt deshalb verschiedene Präparate, die Calcium und Vitamin enthalten. Neure Daten haben nun gezeigt, dass eine gute Vitamin-D-Versorgung auch die Sturzrate von Betagten reduzieren kann. Man nimmt an, dass Vitamin D zur Verbesserung der Muskeltätigkeit beiträgt und damit das Risiko für Stürze vermindert.

Bezüglich des Schuhwerks gibt es zunehmend wissenschaftliche Daten, die deren Bedeutung für die posturale Stabilität und Gangsicherheit bestätigen (Lord et al., 1993). Dabei konnte gezeigt werden, dass Schuhe mit dicken und weichen Zwischensohlen die Stabilität von Senioren verschlechtern. Angesichts der häufig verminderten Tiefensensibilität in Füßen und Beinen von älteren Menschen erstaunt es deshalb nicht, dass Schuhe mit dünnen harten Sohlen, mit breitem niedrigem Absatz und erhöhtem Schaft und stabilem Verschluss über dem Knöchel am meisten Halt geben (s. **Abb. 14-4**). Anscheinend können mit sanfter Umfassung der rezeptorenreichen Knöchelgelenkkapsel tiefensensorielle Defizite weitgehend kompensiert werden.

Gehhilfen können Hinweise auf ein erhöhtes Sturzrisiko sein (s. o.), jedoch auch dazu beitragen, die Gehfähigkeit zu verbessern und das Sturzrisiko zu verringern. Die Verschreibung von Gehhilfen gehört in die Hand des Spezialisten und darf auf keinen Fall den Betagten oder deren Angehörigen selbst überlassen werden. Eine Gehhilfe kann nur nützen, wenn sie korrekt benützt wird. Entsprechende Instruktion und Kontrolle ist von größter Bedeutung. Dabei ist auch die Benutzung der Gehhilfe unter Stress zu prüfen. Wird zum Beispiel ein Stock beim eiligen Gehen «vergessen» und wie eine Hand-

Abbildung 14-3: Regelmäßige Gleichgewichtsübungen zuhause senken das Sturzrisiko signifikant.

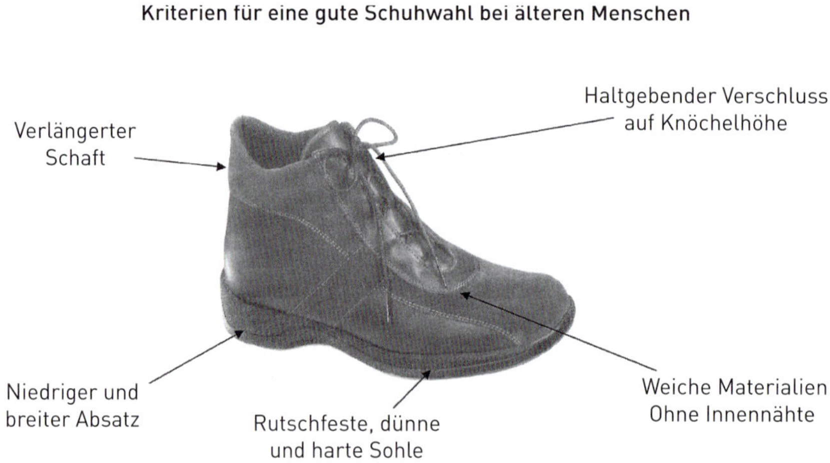

Abbildung 14-4: Kriterien für eine gute Schuhwahl bei Betagten (Mobility Center, Akutgeriatrie, Universitätsspital Basel)

tasche getragen, bedeutet dies, dass der Patient keinen Stock braucht, und dass die Gehhilfe bei einem allfälligen Gleichgewichtsverlust zum Sturzgeschehen beitragen kann, da sie total «vergessen» wird.

Die Vorschläge für die Modifikation von Umgebungsfaktoren, die als potenzielle Gefahrenquellen für Stürze identifiziert wurden, sind multipel und reichen über die Entfernung von Stolperfallen bis hin zur Installierung von «Falldetektoren». Obwohl solche Maßnahmen kaum sturzverhindernd sind, verbessern Umgebungsveränderungen die Unabhängigkeit und Lebensqualität vieler Betagter bedeutend!

Sturzprävention in Krankenhäusern

Der Effekt von Sturzpräventionsprogrammen in Spitälern ist schlecht untersucht. Immerhin wurde in einer kürzlich publizierten Metaanalyse (Oliver et al., 2004) gezeigt, dass durch spitaleigene Interventionsprogramme bis zu 25 % der während des Spitalaufenthaltes auftretenden Stürze vermieden werden können. Wesentlich scheint dabei die frühzeitige Identifizierung von Hochrisikopatienten, deren Sturzrisiko mit gezielt interdisziplinären medizinischen, pflegerischen, verhaltenserzieherischen und technischen Maßnahmen eingedämmt werden soll. Stürze in Krankenhäusern führen nicht selten zur psychischen Belastung von Patienten, Angehörigen und Pflegenden, da sie oft – fälschlicherweise – als Zeichen schlechter Pflegequalität interpretiert werden. Gute Informationen sowie die Tatsache, dass Stürze in einem Spitalmilieu der aktiven Rehabilitation ohne freiheitseinschränkende Maßnahmen als kalkulierbares Risiko akzeptiert werden sollten, können helfen, diesbezügliche Missverständnisse zu vermeiden.

Sturzprävention in Pflegeheimen

Studien zeigen, dass Stürze auch in Altenheimen reduziert werden können. Die diesbezüglich vorgeschlagenen präventiven Interventionen umfassen unter anderem Schulung und Begleitung des Personals, Modifizierung der Räumlichkeiten, körperliche Übungsprogramme, Anpassung der Medikamentenverordnung, systematische Besprechung von Sturzereignissen im Team etc. (Lord et al., 2001; Skelton/Todd, 2004). Ähnlich wie im Krankenhaus sollte in Pflege- und Altenheimen eine möglichst niedrige, aber keinesfalls eine Null-Sturzrate angestrebt werden, um den Einsatz freiheitseinschränkender Maßnahmen möglichst zu verhindern. Multifaktorielle und langfristige Interventionsprogramme können die Sturzrate von Heimbewohnern positiv beeinflussen, sofern die Bedingungen für Ein- und Durchführung solcher Programme in den Institutionen gegeben sind.

Die Wirksamkeit **freiheitseinschränkender Maßnahmen** zur Sturzprophylaxe ist umstritten. Vielmehr erhöhen Maßnahmen wie das Verwenden von Barrieren und Bettgittern, Fixierung an Bett oder Stuhl die Verletzungsgefahr der Patienten eher, ohne die Sturzgefahr wesentlich zu reduzieren. Die Verwendung freiheitseinschränkender Maßnahmen einschließlich Bettgittern sollte deshalb unbedingt vermieden werden (s. auch Kap. 37 «Freiheitseinschränkende Maßnahmen»).

Literatur

Guideline for the Prevention of Falls in Older Persons. J Am Geriatr Soc 2001, 49: 664–672.

Kressig, R. W.; Allali, G.; Beauchet, O. (2005): Long-term practice of Jaques-Dalcroze Eurhythmics prevents age-related increase of gait variability under dual-task. J Am Geriatr Soc, 53: 728–9.

Kressig, R. W.; Beauchet, O. (2004): Die Rolle der Ganganalyse in therapeutischen Trainingsprogrammen von Betagten. Z Gerontol Geriat, 37: 15–19.

Kressig, R. W.; Wolf, S. L.; Sattin, R.; O'Grady, M.; Greenspan, A.; Curns, A.; Kutner, M. (2001): Association of demographic, functional and behavioral characteristics with activity-related fear of falling among older adults transitioning to frailty. J Am Geriatr Soc, 49: 1456–1462.

Lamb, S. E.; Jørstad-Stein, E. C.; Hauer, K.; Becker, C.; Prevention of Falls Network Europe and Outcomes Consensus Group (2005): Development of a common outcome data set for fall injury prevention trials: the prevention of falls network Europe consensus. J Am Geriatr Soc, 53: 1618–22.

Lord, S. R.; Bashford, G. M.; Howland, A.; Munroe, B. J. (1999): Effects of shoe collar height and sole hardness on balance in older women. J Am Geriatr Soc: 681–684.

Lord, S. R.; Sherrington, C.; Menz, H. B. (2001): Falls in older people: Risk factors and strategies for prevention. Cambridge University Press, Cambridge.

Lundin-Olsson, L.; Nyberg, L.; Gustafson, V. (1997): «Stops walking when talking» as a predictor of falls in elderly people. Lancet, 349: 617.

Maki, B. E. (1997): Gait changes in older adults: Predictors of falling or indicators of fear? J Am Geriatr Soc, 45: 313–320.

Nakamura, T.; Meguro, K.; Sasaki, H. (1996): Relationship between falls and stride length variability in senile dementia of the Alzheimer Type. Gerontology, 42: 108–113.

Oliver, D.; Daly, F.; Martin, F. C.; McMurdo, M. E. (2004): Risk factors and risk assessment tools for falls in hospital inpatients: a systematic review. Age Ageing, 33: 122–130.

Podsiadlo, D.; Richardson, S. (1991): The timed «Up & Go»: A test of basic functional mobility for frail edlerly persons. J Am Geriatr Soc, 39: 142–148.

Rubenstein, L. Z. (2006): Falls in older people: epidemiology, risk faktors and strategies for prevention. Age Ageing, 35-S2: ii37–ii41.

Shaw, F. E.; Kenny, R. A. (1997): The overlap between syncope and falls in the elderly. Postgrad Med J, 73: 635–9.

Skelton, D.; Todd, C. (2004): What are the main risk factors for falls amongst older people and what are the most effective interventions to prevent these falls? How should interventions to prevent falls be implemented? HEN synthesis report, WHO.

Stevens, M.; Holman, C. D.; Bennett, N.; de Klerk, N. (2001): Preventing falls in older people: Outcome evaluation of a randomized trial. J Am Geriatr Soc, 49: 1448–55.

Sturzprävention (Schriftenreihe). Patientensicherheitschweiz. Nr. 2, Februar 2008).

Tinetti, M. E.; Baker, D. I.; Garrett, P. A.; Gottschalk, M.; Koch, M. L.; Horwitz, R. I. (1993): Yale FICSIT: Risk factor abatement strategy for fall prevention. J Am Geriatr Soc, 41: 315–320.

Wolf, S. L.; Barnhart, H. X.; Kutner, N. G.; McNeely, E., Coogler, C.; Xu, T. (1996): Reducing frailty and falls in older persons: an investigation of Tai Chi and computerized balance training. Atlanta FICSIT Group. Frailty and Injuries: Cooperative Studies of Intervention Techniques. J Am Geriatr Soc, 44: 489–497.

15 Ernährung des älteren Menschen

Jürgen Bauer

Während die Bedeutung von akuten und chronischen Erkrankungen für den Erhalt von Funktionalität und Lebensqualität des älteren Menschen nie in Frage gestellt wurde, erhielt der Ernährungsstatus über lange Zeit eine wesentlich geringere Beachtung. Dabei beweist eine Vielzahl von wissenschaftlichen Arbeiten die große prognostische Bedeutung der Ernährung für den älteren Menschen (Bauer/Volkert, 2007). Beispielhaft sei auf die hohe Prävalenz der Mangelernährung unter älteren Krankenhauspatienten und deren Einfluss auf Komplikationen, Verweildauer und Mortalität verwiesen (Pirlich et al., 2006). Obwohl die Mangelernährung unter älteren Erwachsenen in den letzten Jahren auch aufgrund einer Vielzahl von Medienberichten größere Aufmerksamkeit erhielt, sind wir gegenwärtig noch weit davon entfernt, uns dieser Problematik systematisch und konsequent zu nähern. Ein gegenwärtig rasch an Bedeutung gewinnender Problembereich stellt die anwachsende Zahl adipöser älterer Menschen dar. Im Folgenden werden daher beide Bereiche, Mangelernährung und Adipositas im Alter, in ihren wesentlichen Inhalten dargestellt. Der Schwerpunkt liegt dabei auf der Mangelernährung. Zunächst werden jedoch zum besseren Verständnis einige Besonderheiten des Alterns mit Hinblick auf die Entwicklung von Ernährungsstatus und Körperzusammensetzung dargelegt.

Tabelle 15-1: Vereinfachte Kalkulation des Energiebedarfs älterer Menschen

Immobile	20 kcal/kg KG
in ihrer Beweglichkeit eingeschränkte	20–25 kcal/kg KG
normal aktive	25–30 kcal/kg KG
sportlich aktive	30–35 kcal/kg KG

Als Kalkulationsgrundlage dient das aktuelle Körpergewicht im BMI-Bereich zwischen 20 und 29 kg/m^2. Bei Untergewicht sollte man sich auf das für einen BMI von 23 kg/m^2 bei bekannter Körpergröße zu berechnende Körpergewicht (KG) beziehen.

Besonderheiten des Nährstoffbedarfs und der Körperzusammensetzung im Alter

Mit steigendem Lebensalter nimmt der Energiebedarf des Menschen deutlich ab (Volkert, 2004). Dies ist in erster Linie Folge einer Verminderung der körperlichen Aktivität, die bei multimorbiden älteren Menschen besonders ausgeprägt ist. Zum anderen finden sich jedoch auch ein verminderter Ruheenergieumsatz, der in einer Abnahme der Organ- und Muskelmasse begründet ist, sowie eine verminderte Thermogenese. Die **Tabelle 15-1** zeigt Anhaltswerte für den Energiebedarf des älteren Menschen. Während dieser abnimmt, bleibt jedoch der Bedarf an Mikronährstoffen unverändert. *Bei niedrigem Energiebedarf ist daher auf eine hohe Dichte an Mikronährstoffen zu achten.*

Wie bereits erwähnt, findet sich altersassoziiert eine Abnahme der Muskelmasse, die in fortgeschrittenen Fällen als *Sarkopenie* bezeichnet wird [4]. Diese ist mit einem Verlust an Muskelkraft verbunden und bedroht die funktionelle Selbständigkeit des älteren Menschen. Parallel zur Abnahme der Muskelmasse ist eine relative Vermehrung der Fettmasse zu beobachten. Ältere Menschen sind daher bei Auftreten einer Mangelernährung aufgrund dieser altersbedingten Besonderheiten der Körperzusammensetzung stärker durch funktionelle Einbußen bedroht als dies bei jüngeren Erwachsenen der Fall ist.

Mangelernährung

Definition

Bei einer Mangelernährung handelt es sich um eine Minderversorgung mit Makro- und/oder Mikronährstoffen. Meist findet sich bei älteren Menschen ein simultanes Defizit in beiden Bereichen. Als Folge des zu beobachtenden Mangels an Makronährstoffen entwickelt sich in der Mehrzahl der Fälle ein Defizit an Energie und Proteinen, auf dessen Ausgleich die therapeutischen Bemühungen zu richten sind.

Epidemiologie

Die Prävalenz der Mangelernährung wird einerseits vom durchschnittlichen Lebensalter der untersuchten Population, zum anderen von ihrem Versorgungsgrad wesentlich beeinflusst. So zeigte sich sowohl für den Bereich der Krankenhauspatienten als auch für selbständig lebende ältere Menschen, dass eine Mangelernährung mit steigendem Lebensalter deutlich zunahm. Im Krankenhaus ist die Prävalenz zudem je nach Fachrichtung unterschiedlich. In der Deutschen Krankenhausstudie fanden sich die höchsten Werte mit 35 bzw. 55 % in der Inneren Medizin bzw. in den geriatrischen Abteilungen, während eine Mangelernährung nur bei etwa 14 % der chirurgischen und bei weniger als 10 % der gynäkologischen Patienten anzutreffen war (Pirlich et al., 2006). Um diese Beobachtung richtig zu interpretieren, ist es wichtig anzumerken, dass sich eine Mangelernährung zwar während eines Krankenhausaufenthaltes verschlechtern kann, aber in der Mehrzahl der Fälle bereits bei Aufnahme vorliegt. Um hier eine relevante Verbesserung zu erreichen, *ist es daher erforderlich, vor allem im ambulanten Bereich frühzeitig zu intervenieren.*

Bei selbständig lebenden älteren Menschen in Deutschland ist je nach Lebensalter und Geschlecht mit einer Prävalenz der Mangelernährung zwischen 2 und 8 % zu rechnen (Bauer/Volkert, 2007). Für den Pflegeheimbereich schwanken die Werte zwischen 10 und 30 %. Es zeichnet sich eine zunehmende Prävalenz mit steigender Pflegestufe ab. So fand sich in einer Analyse eine Prävalenz der Mangelernährung von etwa 40 % für ältere Personen mit der Pflegestufe 3 gegenüber 4 % bei fehlender Zuordnung einer solchen (Pauly et al., 2007). Die prozentualen Prävalenzzahlen im ambulanten Bereich sind zwar am niedrigsten, dennoch gibt es dort – absolut betrachtet – die meisten Menschen, die von einer Mangelernährung betroffen sind.

Ursachen und Pathophysiologie

Warum begegnen wir mangelernährten älteren Menschen im Praxisalltag wesentlich häufiger als dies bei jüngeren Personen der Fall ist? Die hierfür verantwortlichen Kausalfaktoren sind zahlreich und umfassen so verschiedene Einflüsse wie altersphysiologische Phänomene, Multimorbidität sowie sich verändernde soziale Lebensbedingungen (Bauer et al., 2008).

Der ältere Mensch empfindet in der Nüchternphase weniger Hunger und ist bei Einnahme einer Mahlzeit früher satt. Älteren Menschen fällt es zudem wesentlich schwerer, nach einer unfreiwilligen Fastenperiode, wie sie eine akute Erkrankung mit sich bringt, die zurückliegende defizitäre Aufnahme von Makro- und Mikronährstoffen durch eine gesteigerte Zufuhr in der Rekonvaleszenz auszugleichen. Der bei jüngeren Personen oftmals unerwünschte Jojo-Effekt lässt sich in höheren Lebensjahren nicht mehr beobachten. Diesen Besonderheiten des Alters scheint eine veränderte Sekretion appetitregulierender Hormone wie Ghrelin und Cholezystokinin zugrunde zu liegen. Im Alter lässt sich ferner eine Verminderung des Geruchs- und Geschmacksempfindens nachweisen, die zu einer Reduktion der Nahrungsaufnahme beitragen kann.

Wesentlich für die Einstehung einer Mangelernährung ist auch eine Vielzahl von akuten und chronischen Erkrankungen (s. Tab. 15-2). Beispielhaft sei auf die Depression verwiesen, die im ambulanten Bereich die häufigste Ursache einer Gewichtsabnahme darstellt. Auch weisen 50 % aller Demenzkranken im Verlauf ihrer Erkrankung eine relevante Reduktion ihres Körpergewichts auf. Es ist zudem auch auf die Bedeutung der Mundgesundheit (s. Kap. 16 «Orale Gesundheit») sowie gastrointestinaler Erkrankungen wie zum Beispiel Obstipation und Diarrhoe für die Entstehung eines Gewichtsverlustes hinzuweisen. Paresen nach zerebraler Ischämie oder Blutung sowie krankheitsbedingte Fehlstellungen im Bereich der oberen Extremitäten in fortgeschrittenen Stadien einer chronischen Polyarthritis können große Schwierigkeiten bei der Nahrungsaufnahme verursachen. Es sollte ferner bedacht werden, dass auch eine Multimedikation einen wesentlichen Risikofaktor für das Auftreten einer Mangelernährung darstellt. In diesem Kontext besonders relevante Medikamente sind der Tabelle 15-3 zu entnehmen.

Der niedergelassene Arzt sollte die wichtigsten Ursachen für das Auftreten einer Mangelernährung unbedingt kennen, da sich bei etwa 70 % aller Fälle im höheren Lebensalter eine kausale Ursache nachweisen lässt.

Diagnostik

Die Diagnostik der Mangelernährung in der Praxis ist im Prinzip einfach und bedarf keiner kostspieligen Spezialuntersuchungen (s. Tab. 15-4) (Bauer et al., 2006). Hingegen ist ein kontinuier-

Tabelle 15-2: Chronische Erkrankungen, die die Entstehung einer Mangelernährung bei älteren Menschen günstig beeinflussen

chronische Herzinsuffizienz	pulmonale Erkrankungen
Tumorerkrankungen	chronische Infektionen
gastrointestinale Blutungen	Diabetes mellitus
chronische Polyarthritis	fortgeschrittene Arthrosen
Hypo-/Hyperthyreose	zerebrale Infarkte/ Blutungen
Dekubitalgeschwüre	Morbus Parkinson
Demenz	Depression

Tabelle 15-3: Medikamente, die eine Mangelernährung begünstigen können

ACE-Hemmer	zentrale Analgetika
Antacida	Antiarrhythmika
Antibiotika	Antiepileptika
Antidepressiva	Beta-Blocker
Kalziumantagonisten	Digoxin/Digitoxin
H_2-Antagonisten	Laxantien
NSAR	orale Antidiabetika
Kaliumpräparate	Kortikosteroide

liches Interesse an dieser Problematik entscheidend.

Wenden wir uns zunächst der **Anamnese** zu. Die größte Bedeutung besitzt hier die Information über einen erlittenen *Gewichtsverlust.* Wenngleich im höheren Alter auch bei Gesunden mit einer Abnahme des Körpergewichts zu rechnen ist, so ist diese jedoch mit nicht mehr als 250 g pro Jahr zu veranlagen. Ein Gewichtsverlust von mehreren Kilogramm pro Jahr bedarf daher in jedem Fall der Abklärung. Hier sollte zunächst nicht zwischen einem unfreiwilligen und einem vermeintlich beabsichtigten Gewichtsverlust unterschieden werden, auch wenn das eine in vielen Fällen nicht vom anderen abzugrenzen ist. Tabelle 15-5 zeigt Anhaltszahlen für die Ermittlung eines signifikanten Gewichtsverlustes.

Eine negative Gewichtsentwicklung ist in ihrer Wertigkeit der Momentaufnahme eines isolierten *BMI-Wertes* (*Body-Mass-Index*) deutlich überlegen. Man denke hier zum Beispiel an eine Gewichtsabnahme bei vorbestehendem Übergewicht oder vorbestehender Adipositas. Auch hier kann der Gewichtsverlust die Folge einer anderweitigen therapiebedürftigen Morbidität sein. Zudem ist in der Gruppe der adipösen älteren Menschen besonders dann mit negativen Auswirkungen eines Gewichtsverlustes auf die Funktionalität zu rechnen, wenn die betroffenen Personen bereits zuvor eine geringe Muskelmasse aufweisen. Man bezeichnet Menschen mit einer diesbezüglichen Gefährdung als *sarkopenische Adipöse.* Es handelt sich dabei um eine Untergruppe, die uns in Zukunft noch intensiv – vor allem wegen ihres im Vergleich zu nicht-sarkopenischen adipösen älteren Menschen erhöhten Pflegeaufwandes – beschäftigen wird.

Als Gegenbeispiel für die mögliche Überbewertung eines niedrigen BMI hinsichtlich des Vorliegens einer Mangelernährung sei jedoch auf solche ältere Personen verwiesen, die über weite Strecken ihres Lebens einen BMI unter 20 kg/m² aufgewiesen haben. Hier ist ein niedriger BMI im Alter nicht als Ausdruck einer Mangelernährung zu werten. Der BMI ist trotz dieser wichtigen Einschränkungen eine populäre Größe für die Beurteilung des Ernährungszustandes. Jedoch ist es notwendig, bei seiner Verwendung im Alter die notwendige Anpassung der Grenzwerte zu beachten.

Tabelle 15-4: Diagnose der Mangelernährung des älteren Menschen

Anamnese • Gewichtsverlust • Appetitlosigkeit • gastrointestinale Symptom
Verzehrsmenge (Tagebuch, Tellerschema) BMI Unterschenkelumfang
Optional: Screening-Bögen • Mini Nutritional Assessment (Pflegeheim, ambulant) • Nutritional Risk Screening (Krankenhaus) • Malnutrition Universal Screening Tool (ambulante «Minimallösung»)

Tabelle 15-5: Signifikanter Gewichtsverlust im Alter

1–2 %	in einer Woche
5 %	in einem Monat
7,5 %	in 3 Monaten
10 %	in 6 Monaten

Mit zunehmendem Lebensalter zeigt sich für das längste Überleben eine Verschiebung hin zu höheren BMI-Werten. Dabei lässt sich für über 70-Jährige für den BMI-Bereich zwischen 25 und 29,9 kg/m², dass heißt im Bereich des Übergewichtes, die höchste Überlebensrate nachweisen. Hingegen steigt die Mortalität in dieser Altersgruppe bereits bei einem BMI < 24 kg/m² deutlich an. Die Deutsche Gesellschaft für Ernährungsmedizin empfiehlt daher ebenso wie ihr europäisches Pendant einen Grenzwert von 20 kg/m² für die Diagnose einer Mangelernährung. Zwischen 20 und 24 kg/m² sollte zumindest von einer diesbezüglichen Gefährdung ausgegangen werden (Volkert et al., 2006).

Neben der Gewichtsentwicklung und dem BMI kann die aktuelle *Verzehrsmenge* einen wesentlichen Indikator für eine Mangelernährung darstellen. Diese kann prospektiv im ambulanten Sektor mittels eines *Ernährungs-Tagebuchs* oder im Pflegeheimbereich mittels *Tellerschema* dokumentiert werden. Aufgrund der häufigen mnestischen Probleme im Alter ist von der Verwendung einer retrospektiven Dokumentation abzuraten.

Fragen nach dem Vorliegen von Appetitlosigkeit, speziellen, meist restriktiven Diäten und nach gastrointestinalen Symptomen (insbesondere abdominellen Schmerzen, Übelkeit und Obstipation) ergänzen das klinische Bild.

In bis zu 75 % aller Fälle lässt sich bei sorgfältiger Anamnese eine Ursache für die Entwicklung einer Mangelernährung ermitteln. Eine wesentliche ärztliche Aufgabe liegt daher in der sorgfältigen Analyse aller auf die Ätiologie des Gewichtsverlustes hinweisenden Faktoren. Nicht in jedem Fall ist in der Folge eine ursächliche Klärung und eine kausale Therapie möglich, jedoch ist die Kombination einer Ernährungsintervention mit einer solchen einer reinen ernährungstherapeutischen Maßnahme in der Regel vorzuziehen.

Klinischer Befund: Die wichtigsten klinischen Zeichen einer schweren Mangelernährung sind der Schwund des Subkutanfettes, eine generalisierte Muskelatrophie sowie Eiweißmangelödeme. Durch Mikronährstoffdefizite können ferner Symptome an den verschiedensten Organsystemen entstehen. Beispielhaft seien hier Haut und Schleimhäute, Nervensystem und Augen erwähnt. Für eine vollständige Darstellung sei auf einschlägige diesbezügliche Publikationen verwiesen (Thomas, 2004).

Bei sorgfältiger und regelmäßiger Erhebung stellen die Kriterien Gewichtsabnahme, Verzehrsmenge und BMI ein ausreichendes diagnostisches Sicherheitsnetz dar, durch das kaum ein älterer Mensch mit manifester Mangelernährung fallen wird.

Für die Funktionalität alter Menschen hat das Vorliegen eines fortgeschrittenen Muskelschwundes, der so genannten Sarkopenie, wesentliche Bedeutung. Die Bestimmung des Wadenumfangs kann hier einen Hinweis auf eine diesbezügliche Gefährdung liefern. Der **Wadenumfang** wird mit dem Maßband an der Stelle des maximalen Unterschenkelumfangs gemessen. Als geschlechtsunspezifischer Grenzwert wurden 31 cm ermittelt. Bei niedrigeren Werten liegt mit einer hohen Wahrscheinlichkeit eine Sarkopenie vor.

Laborbefunde: Generell ist anzumerken, dass Laborwerte für die Primärerfassung der Mangelernährung in aller Regel verzichtbar sind (Omran/Morely, 2000). Die Bestimmung des Serum-Albumins kann jedoch zur Schweregradabschätzung nützlich sein. Es gilt aber zu beachten, dass ein niedriger Serumalbuminspiegel bei Klinikpatienten mit akuten und chronischen Erkrankungen, insbesondere der Niere und der Leber, häufig nicht einer Mangelernährung zuzuschreiben ist. Dennoch ist der Serumalbuminspiegel ein wichtiger Prognoseparameter. Die Bestimmung anderweitiger Laborwerte wie Präalbumin, Transferrin und Retinol-bindendes Globulin ist sehr spezifischen Fragestellungen im Rahmen des Monitorings einer Ernährungsintervention vorbehalten. Auch in Anbetracht der hohen Kosten ist im Praxisalltag auf ihre Bestimmung zu verzichten. Bei der Analyse von Mikronährstoffen ist auch im höheren Lebensalter zur Zurückhaltung zu raten.

Sie sollte in der Regel lediglich bei konkretem klinischem Verdacht sehr gezielt erfolgen.

Bereits seit mehreren Jahren finden in der Diagnostik der Mangelernährung so genannte **Screening-Tools** Anwendung (Bauer/Volkert, 2007). Es handelt sich hierbei um Fragebögen, die auf möglichst pragmatische Art das Vorliegen einer Mangelernährung und eine diesbezügliche Gefährdung erkennen lassen. In den meisten Fällen ist die Anwendung der Bögen auch durch ärztliches Hilfspersonal möglich. Bei ihrem regelhaften Einsatz gestatten sie eine Standardisierung des Screenings. Sie sind auch Teil des geriatrischen Assessments (s. Kap. 31 «Geriatrisches Assessment»), und gerade im ambulanten Bereich erscheint ihr Einsatz sinnvoll.

Hier sollen nur zwei aus der Vielzahl der vorhandenen Screening-Verfahren vorgestellt werden. Es handelt sich hierbei um das *Malnutrition Universal Screening-Tool (MUST)* und das *Mini Nutritional Assessment (MNA)*, die beide von der Europäischen Gesellschaft für Klinische Ernährung und Metabolismus (ESPEN) als Screening-Verfahren für den ambulanten Bereich empfohlen werden (Kondrup et al., 2002). Den Anamnesebogen zur Bestimmung des Ernährungszustandes älterer Menschen (Mini nutrional Assessment, MNA) finden Sie im Anhang 1.

Ein Download des MUST ist über die Website der Deutschen Gesellschaft für Ernährungsmedizin (www.dgem.de/materialien.htm) möglich. Die deutsche Version des MNA findet sich unter: www.mna-elderly.com/mna_forms.html.

Das MUST stellt eine Minimallösung dar und besteht lediglich aus drei Komponenten: dem aktuellen BMI, dem stattgehabten Gewichtsverlust und der Frage nach einer akuten Erkrankung mit einer Nahrungskarenz von voraussichtlich mehr als fünf Tagen. In Abhängigkeit von den individuellen Werten wird ein Score ermittelt, der den Patienten in die Kategorien geringes, mittleres oder hohes Risiko für das Vorliegen einer Mangelernährung eingruppieren lässt. Bei hohem Risiko wird die sofortige Einleitung einer Ernährungstherapie empfohlen. Nachteilig ist bei Verwendung des MUST die fehlende Berücksichtigung der veränderten BMI-Grenzwerte im Alter. Vorteilhaft ist seine unkomplizierte und schnelle Anwendbarkeit, die ihn gerade für den Praxisalltag interessant macht.

Das MNA wurde speziell für das Screening von älteren ambulanten Patienten entwickelt und geht daher in besonderem Maße auf die Ernährungssituation in dieser Altersgruppe ein. Es besteht aus zwei Komponenten, der so genannten Kurzform, die als Eingangsscreening dient, und der Langform, die der urspünglichen vollständigen MNA-Fassung entspricht. Generell empfiehlt sich initial die aus sechs Fragen bestehende Kurzform durchzuführen und nur dann das vollständige MNA zu komplettieren, wenn die Kurzform pathologisch ausfällt, was einem Punktewert von 11 oder weniger entspricht. Das MNA umfasst Fragen aus den Bereichen allgemeine Beurteilung der Gesundheit, Ernährung, Anthropometrie (Gewichtsverlust, BMI, Trizepshautfaltendicke, Unterschenkelumfang) und subjektive Selbsteinschätzung des Patienten. Aufgrund des ermittelten Punktwertes erfolgt eine Einstufung in die Kategorien normal, Risikobereich für Unterernährung und schlechter Ernährungszustand. Für den MNA existiert eine umfangreiche wissenschaftliche Literatur. Es wird gegenwärtig als das qualitativ beste Screening-Verfahren für geriatrische Patienten betrachtet. Nachteilig ist der erhöhte Zeitaufwand sowie seine eingeschränkte Anwendbarkeit bei Patienten mit mittelgradiger bis schwerer Demenz sowie solchen mit Aphasie. Hier ist die Kooperation der nächsten Angehörigen für eine korrekte Anwendung des MNA erforderlich.

Zusammengefasst stellt das MUST den praktischen Kompromiss für den Praxisalltag dar, während das MNA in der Regel dem geriatrisch besonders engagierten Kollegen zu empfehlen ist, der die mit seiner Komplettierung verbundenen zeitlichen Ressourcen aufbringen kann. Screening-Verfahren bezüglich des Vorliegens einer Mangelernährung sind nicht auf die Geriatrie beschränkt. So wird das für Krankenhauspatienten empfohlene *Nutritional Risk Screening (NRS)* zukünftig manchem Austrittsbericht zu entnehmen sein (Kondrup et al., 2002).

Therapieoptionen

Nach Diagnosestellung sollte in aller Regel zunächst eine ätiologische Klärung versucht werden. Parallel hierzu wird es in der Mehrzahl aller Fälle sinnvoll sein, eine **Ernährungstherapie** zu beginnen.

Das ernährungstherapeutische Regime hat im Einzelfall immer die individuellen Gegebenheiten zu berücksichtigen und darf nicht als starre Behandlungsmaßnahme verstanden werden (s. Tab. 15-6). Zunächst empfiehlt sich die Einleitung einer *Ernährungsberatung*, die die Aufnahme von kaloriendichten Produkten und den Verzehr von Zwischenmahlzeiten empfiehlt. Beispielhaft sei auf die Verwendung einer Milch mit einem Fettgehalt von 3,5 % statt 1,5 % sowie auf Sahnejoghurts als Zwischenmahlzeit verwiesen. Bei den Zwischenmahlzeiten ist eine Spätmahlzeit als besonders günstig einzustufen. Der großzügige Verzehr von pflanzlichen Produkten mit einem hohen Gehalt an Ballaststoffen sollte bei drohender oder manifester Mangelernährung zurückgestellt werden. Generell empfiehlt sich in diesen Fällen, individuelle Lieblingsgerichte mit hohem Kalorien- und Proteingehalt anzubieten, statt auf einer «gesunden» Ernährung zu beharren.

Tabelle 15-6: Therapieoptionen bei Mangelernährung im Alter

Ernährungsberatung

- Bevorzugung kaloriendichter Lebensmittel
- Zwischenmahlzeiten
- Einführung einer Spätmahlzeit

Anreicherung

- bilanzierte Produkte
- Protein

Supplemente

- hohe Kaloriendichte
- hoher Einweisgehalt
- mindestens 400 kcal/Tag
- in der Regel temporäre Maßnahme für 4 bis 8 Wochen

Ernährung über Sonde

- auch als temporäre Maßnahme denkbar
- regelmäßige Überprüfung der Indikation für die Verabreichung eines kompletten Ernährungsprogramms
- Applikation von Flüssigkeit und Medikamenten auch unter palliativen Gesichtspunkten in vielen Fällen sinnvoll

Ferner ist es sinnvoll, wenn immer möglich, das Umfeld der betroffenen Person in die Therapieplanung einzubeziehen. Der Einfluss sozialer Komponenten wie das gemeinsame Essen mit nahen Angehörigen oder Freunden sollte nicht unterschätzt werden (Nijs et al., 2006).

Führen solche Anregungen zur Veränderung der Nahrungszufuhr mit natürlichen Lebensmitteln nicht zum Erfolg, kann die *Anreicherung der Gerichte* durch kommerziell angebotene Produkte erwogen werden. Hier werden vollbilanzierte *Pulverzubereitungen* sowie *Eiweißkonzentrate* angeboten, die insbesondere Joghurts, Suppen, Saucen oder Nachspeisen beigemengt werden können. Leider liegen zur Effektivität eines solchen Vorgehens nur sehr wenige wissenschaftliche Arbeiten vor, so dass der Wert dieser Maßnahmen bislang nur unzureichend beurteilt werden kann. Problematisch erweist sich hierbei insbesondere das Problem, die mit Hilfe der angereicherten Mahlzeiten zugeführte Menge an Kalorien und Proteinen abzuschätzen.

Besser untersucht ist der Wert von *Trinksupplementen*, die in der Regel vollbilanziert sind. Für den geriatrischen Patienten zu bevorzugen sind Supplemente, die hochkalorisch und proteinreich sind. In einer 2006 publizierten Metaanalyse gelang der Nachweis, dass der Verzehr von Trinksupplementen bei geriatrischen Krankenhauspatienten die Mortalität und stationäre Komplikationen verringert (Milne et al., 2006). Besonders profitieren Patienten mit manifester Mangelernährung jenseits des 75. Lebensjahres, sowohl diejenigen mit schlechtem Allgemeinzustand sowie die, die mehr als 400 kcal pro Tag durch Supplemente zu sich nahmen. Es ist dabei wichtig, auf einen Abstand von mindestens zwei Stunden zwischen der Einnahme von Trinksupplementen und den Hauptmahlzeiten zu achten. *Supplemente sollten keinen Ersatz für eine Hauptmahlzeit darstellen.*

Leider ist die *Geschmacksakzeptanz* für die meisten Produkte nicht optimal. Deshalb ist es wichtig, die Patienten immer wieder zur Einnahme zu motivieren und mit den Supplementen kreativ umzugehen, zum Beispiel die Konsistenz zu verändern durch Gefrieren oder Schäumen. Besonders wichtig ist es, Supplemente nicht ungekühlt zu verabreichen, da sonst oftmals eine unangenehme bittere Geschmacksnote festzustellen ist. Aufgrund dieser bekannten Akzeptanzprobleme bei längerer Verordnung sollte die Einnahme von Trinksupplementen in den meisten Fällen auf einen Zeitraum von ein bis zwei Monaten beschränkt werden. Diese *befristete Anwendung* sollte dem Patienten erläutert und die Notwendigkeit einer ausreichenden Compliance auf eine Stufe mit der einer Medikamentengabe gestellt werden. Der sinnvolle Einsatz von Trinksupplementen erfordert demnach eine klare Indikationsstellung verbunden mit einer engagierten Aufklärung des Patienten.

PEG-Sonde: Bei Patienten mit anhaltender Dysphagie nach zerebralem Insult und bei Menschen mit Morbus Parkinson ist oftmals die Indikation für eine Ernährung über eine PEG-Sonde zu prüfen. Ferner kann eine Sondenernährung auch bei progredienter Gewichtsabnahme im Rahmen einer Depression temporär erforderlich sein. Eine Ernährung mittels PEG bei Patienten mit Demenz kann bei vorübergehenden Verschlechterungen in mittleren Stadien der Erkrankung eine sinnvolle Maßnahme sein. In fortgeschrittenen Stadien sollte die Indikation zur PEG-Anlage sehr zurückhaltend gestellt werden (Volkert et al., 2006).

Generell sollte der Nutzen einer PEG auch in rein palliativen Behandlungssituationen nicht unterschätzt werden, da auf diese Weise eine meist problemlose Verabreichung von Flüssigkeit und Medikamenten möglich ist, ohne dass kritiklos eine komplette Ernährung verabreicht werden sollte (s. hierzu auch Kap. 40 «Ethik und letzte Lebensjahre»).

Monitoring

Ein erfolgreiches Ernährungsmanagement beinhaltet neben Diagnosestellung und Therapie auch das Monitoring des Ernährungsstatus nach Einleitung einer therapeutischen Maßnahme. Für den Praxisalltag eignet sich aufgrund ihrer Simplizität die **Gewichtskontrolle** im Verlauf, die im Einzelfall durch ein Verzehrsprotokoll ergänzt werden kann. Bei unzureichendem Erfolg der eingeleiteten Maßnahmen ist die zunächst in Betracht gezogene Ursache in Frage zu stellen sowie das eingeleitete ernährungstherapeutische Regime zu ergänzen. Bei der Betreuung von Betagten ist jedoch zu bedenken, dass nach vorangehender Gewichtsabnahme bereits die Dokumentation einer Stabilisierung des Körpergewichtes einen therapeutischen Erfolg darstellen kann.

Übergewicht und Adipositas im Alter

In den Industrieländern hat das Problem der rapide zunehmenden Adipositas mittlerweile auch die über 65-Jährigen erreicht. Besonders dramatisch sind hierbei die Zahlen aus den Vereinigten Staaten. Hier sind etwa 60 % in dieser Altersgruppe übergewichtig (BMI $\geq$ 25)und 20 % adipös (BMI $\geq$ 30). Gegenwärtig lässt sich ein weiterer Anstieg dieser Werte beobachten. Es ist daher nahe liegend, auch für adipöse ältere Menschen nach therapeutischen Konzepten zu suchen. Hier gilt es, einige grundsätzliche Anmerkungen zu machen. Bislang liegen für den Altersbereich jenseits des 65. Lebensjahres nur sehr wenige wissenschaftliche Untersuchungen zur Therapie der Adipositas vor (Bales/Buhr, 2008). Unter den Experten besteht Übereinstimmung, dass älteren adipösen Erwachsenen *von Fastenkuren oder auch von Programmen mit einer Kalorienzufuhr unter 1200 kcal pro Tag abzuraten ist* (s. hierzu auch Kap. 11 «Diabetes mellitus»). Die Gefahr eines übermäßigen Verlustes an Muskelmasse kann schwerwiegende negative Auswirkungen in dieser Population haben. Prinzipiell darf ein *geplanter Gewichtsverlust nur in Verbindung mit körperlichem Training* unter fachkundiger Aufsicht erfolgen. Zusätzlich ist zu bedenken, dass bislang mit keiner Studie gezeigt wurde, dass ältere Menschen mittel- und langfristig von einer Gewichtsreduktion profitieren. Es ist daher vielmehr zu überlegen, adipöse ältere Menschen *primär zu mehr Bewegung* zu ermuntern, ohne dies mit einer Empfehlung zu einer Gewichtsreduktion zu verbinden. Auf diese Weise kommt es meist zu einer leichten Gewichtsabnahme, die mit einer Verbesserung der Mobilität verbunden ist. Zukünftige Interventionsstudien werden notwendig sein, um hier mehr Klarheit zu schaffen.

Mikronährstoffe

Generell gilt, dass Defizite an Mikronährstoffen im Alter ausgeglichen werden sollen. Dies betrifft in erster Linie Vitaminmangelzustände. Häufige relevante Defizite betreffen die *Vitamine B_{12}, Folsäure* und *Vitamin D* [14]. Da für Vitamin D bis zu 50 % der älteren Menschen eine suboptimale Versorgung aufweisen, seine Wirkungen im menschlichen Organismus aber äußerst vielfältig sind und unter anderem auch eine Verbesserung der Muskelkraft und der Insulinresistenz umfassen, sollte zukünftig vermehrt auf eine ausreichende Vitamin-D-Versorgung älterer Menschen geachtet werden. Eine übermäßige Zufuhr von Mikronährstoffen über den Bedarf hinaus, ist demgegenüber nach gegenwärtiger wissenschaftlicher Erkenntnis abzulehnen, da ein fehlender Nutzen im Einzelfall gar von nachteiligen Wirkungen begleitet sein kann.

Abschließend sei darauf hingewiesen, dass die Ernährung sehr wesentliche soziale Aspekte beinhaltet. Das Miteinander-Essen stiftet Gemeinschaft und vermindert Einsamkeit und Isolation. Eine sorgfältig zubereitete Mahlzeit beweist Respekt und Achtung gegenüber dem Älteren. Es ist daher nach meiner Ansicht eine wichtige Aufgabe für alle, die mit älteren Menschen leben, sich dieser Möglichkeit bewusst zu sein und sie, wenn immer möglich, auch als Verpflichtung zu begreifen. Auch auf diese Weise werden wir uns dem Ziel, möglichst vielen Menschen ein gesundes Altern zu ermöglichen, weiter nähern.

Literatur

Bales, C.W.; Buhr, G. (2008): Is obesity bad for older persons? A systematic review of the pros and cons of weight reduction in later life. J Am Med Dir Assoc, 9: 302–312.

Bauer, J.M. (2007): Darf's noch ein bisschen mehr Gesundheit sein? Bedeutung von Supplementen und Functional Food in der Ernährung älterer Menschen. Aktuelle Ernährungsmedizin 32 (2): S144–147.

Bauer, J.M.; Volkert, D. (2007): Nutritional Assessment in the European Community. In: Morley, J.E.; Thomas, D.R. (2007): Geriatric Nutrition. CRC Press, Boca Raton, London/New York: 235–248.

Bauer, J.M.; Volkert, D.; Wirth, R.; Vellas, B.; Thomas, D.; Kondrup, J.; Pirlich, M.; Werner, H.; Sieber, C.C. (2006): Diagnostik der Mangelernährung des älteren Menschen. Dtsch Med Wochenschr, 131: 223–7.

Bauer, J.M.; Wirth, R.; Volkert, V.; Werner, H.; Sieber, C.C. (2008): Malnutrition, Sarkopenie und Kachexie im Alter – Von der Pathophysiologie zur Therapie. Dtsch Med Wochenschr, 133: 305–310.

Kondrup, J.; Allison, S.P.; Elia, M.; Vellas, B.; Plauth, M.; Educational and Clinical Practice Committee, European Society of Parenteral and Enteral Nutrition (ESPEN) (2002): ESPEN guidelines for nutrition screening 2002. Clin Nutr, 22: 415–421.

Milne, A.C.; Avenell, A.; Potter, J. (2006): Meta-analysis: protein and energy supplementation in older people. Ann Intern Med, 144: 37–48.

Nijs, K.A.; Graaf, C. de; Kok, F.J.; Staveren, W.A. van (2006): Effect of family style mealtimes on quality of life, physical performance, and body weight of nursing home residents: cluster randomised controlled trial. BMJ, 332: 1180–1184.

Omran, M.L.; Morely, J.E. (2000): Assessment of protein energy malnutrition in older persons. Part II: Laboratory evaluation. Nutrition, 16: 131–140.

Pauly, L.; Stehle, P.; Volkert, D. (2007): Nutritional situation of elderly nursing home residents. Z Gerontol Geriatr, 40: 3–12.

Pirlich, M.; Schütz, T.; Norman, K.; Gastell, S.; Lübke, H.J.; Bischoff, S.C.; Bolder, U.; Frieling, T.; Güldenzoph, H.; Hahn, K.; Jauch, K.W.; Schindler, K.; Stein,

J.; Volkert, D.; Weimann, A.; Werner, H.; Wolf, C.; Zürcher, G.; Bauer, P.; Lochs, H. (2006): The German hospital malnutrition study. Clin Nutr, 25: 563–72.

Thomas, D. R. (2004): Vitamins in health and aging. Clin Geriatr Med, 20: 259–74.

Volkert, D.; Berner, Y. N.; Berry, E.; Cederholm, T.; Coti, Bertrand P.; Milne, A.; Palmblad, J.; Schneider, S.; Sobotka, L.; Stanga, Z.; DGEM (German Society for Nutritional Medicine), Lenzen-Grossimlinghaus, R.; Krys, U.; Pirlich, M.; Herbst, B.; Schütz, T.; Schröer, W.; Weinrebe, W.; Ockenga, J.; Lochs, H.; ESPEN (European Society for Parenteral and Enteral Nutrition) (2006): ESPEN Guidelines on Enteral Nutrition: Geriatrics. Clin Nutr, 25: 330–360.

Volkert, D. (2004): Leitlinie Enterale Ernährung der DGEM und DGG. Ernährungszustand, Energie- und Substratstoffwechsel. Aktuelle Ernährungsmedizin, 29: 190–197.

16 Orale Gesundheit

Ina Nitschke und Thomas Reiber

Versorgungssituation

Die zahnmedizinische Versorgung der heterogenen Bevölkerungsgruppe der Senioren sollte durch alle Berufsgruppen, die in die Versorgung, Betreuung sowie Pflege der betagten und hochbetagten Menschen eingebunden sind, intensiviert und gemeinsam strukturiert werden. Wünschenswert ist, dass sich im Gebiet der Zahn-, Mund- und Kieferheilkunde die Fachrichtung *Seniorenzahnmedizin* weiter etabliert, so dass flächendeckend ein kompetenter Ansprechpartner für die anderen Fachrichtungen zur Verfügung steht, der die lokalen geriatrischen Versorgungsstrukturen mitgestalten kann. Empfehlenswert ist, dass andere Fachrichtungen zahnmedizinische Grundlagen, die in ihr Fachgebiet hineinreichen und dieses beeinflussen, kennen lernen und dann gemeinsam mit dem Zahnarzt zur Verbesserung der Lebensqualität der Senioren beitragen.

Immer mehr Senioren treten mit Zähnen und Zahnersatz in den Ruhestand ein, jedoch gibt es große Defizite in der Mundgesundheit der Betagten und Hochbetagten. Die Vierte Deutsche Mundgesundheitsstudie (DMS IV) (Michaelis, 2006) zeigt, dass 22,6 % der 65- bis 74-Jährigen zahnlos sind. Mit zunehmendem Alter steigt der Anteil der Zahnlosen in der Bevölkerung. So konnte in der Berliner Altersstudie in der Kohorte der 85- bis 90-Jährigen ein Anteil von fast 80 % ohne Zähne ermittelt werden (Nitschke/Hopfenmüller, 1996). Viele der verbleibenden Zähne wiesen ein hohes parodontales Risiko auf.

Im Gegensatz zum Besuch bei Allgemeinmedizinern wird der Zahnarzt mit steigendem Alter seltener aufgesucht. Im Jahr 2002 suchten in der Schweiz von den 45- bis 54-Jährigen 66,9 % den Zahnarzt auf. Die Zahnarztkontaktrate sank von 65,4 % bei den 55- bis 64-Jährigen, über 61,0 % bei den 65- bis 74-Jährigen auf 45,7 % bei über 74-Jährigen (Schweizerische Gesundheitsbefragung, 2002). Dagegen steigen die Arztkontaktraten von 72,4 % bei den 45- bis 54-Jährigen auf 89,8 % bei den über 74-Jährigen (s. **Abb. 16-1**). Eine bevölkerungsrepräsentative Studie aus Pommern (SHIP) zeigte, dass die Kontaktraten zum Zahnarzt im Alter auch in Deutschland zurückgehen (Born et al., 2006). Besonders im vierten Lebensabschnitt, in der instabilen Phase, die mit Pflegebedürftigkeit einhergeht, ist eine starke Reduzierung der Zahnarztkontaktraten festzustellen, was sich häufig in desolaten Gebissen bei Pflegebedürftigen widerspiegelt.

Der Hausarzt sollte sich bewusst sein, dass er eine wichtige Rolle für die Mundgesundheit seiner Patienten spielt. Er sollte Erkrankungen des orofazialen Systems genauso in Augenschein nehmen wie Erkrankungen anderer Körperregionen. Ähnlich der Diagnostik anderer Erkrankungen, deren Behandlung der Hausarzt nicht in seiner Fachkompetenz sieht,

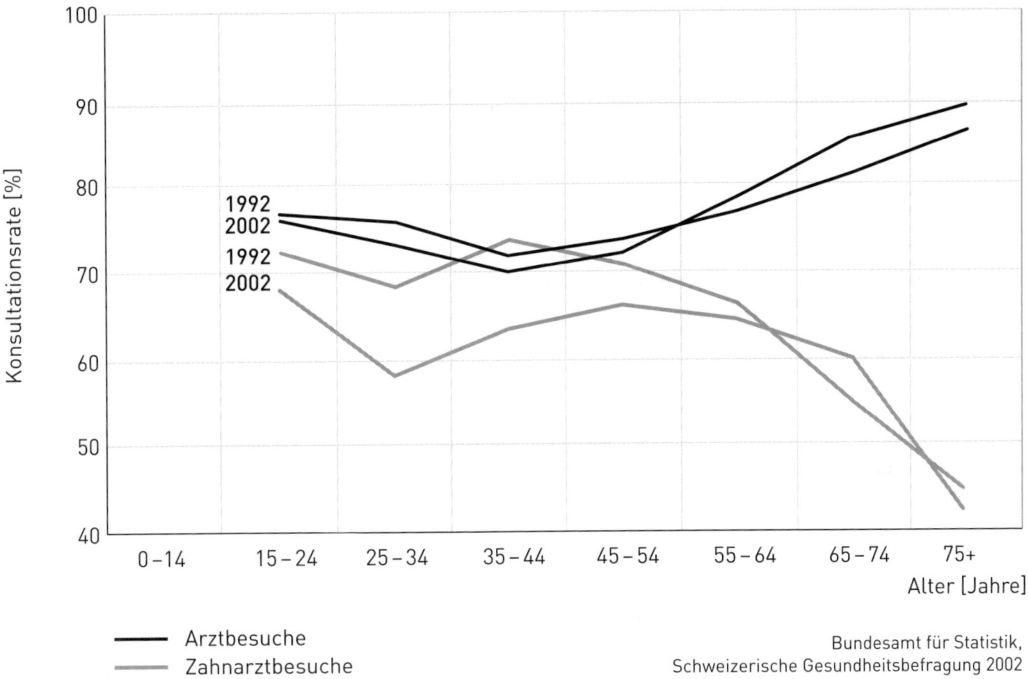

Abbildung 16-1: Inanspruchnahme von ärztlichen und zahnärztlichen Leistungen in Abhängigkeit vom Alter 1992 und 2002 in der Schweiz (Bundesamt für Statistik, Bern)

sollte er eine orale Erkrankung erkennen und seinen Patienten an einen Zahnarzt überweisen, der weitergehend diagnostiziert und therapiert. Ärzte, die in der Regel keine oral-medizinische Ausbildung besitzen, glauben manchmal aus der Darstellung des Patienten heraus, die zahnärztliche Therapie beurteilen und ablehnen zu können. Zahnärzte haben auch schon erlebt, dass der Patient dem Hausarzt mehr als dem «Facharzt für Munderkrankungen» vertraut als dem Zahnarzt. Woher die Ablehnung durch den Hausarzt rührt, ist leider nicht ergründbar.

Es ist anzustreben, dass der Hausarzt die häufigen oralen Krankheitsbilder und Therapiemöglichkeiten im Überblick kennt und eine Struktur in seiner Praxis etabliert, die es ihm ermöglicht, ein Mundbild durch den Zahnarzt zu erhalten.

Zahnmedizinisches Wissen für Hausärzte

Grundwissen zu den Erkrankungen in der Mundhöhle

Karies ist ein Prozess der Auflösung von Schmelz und Dentin und das Ergebnis eines multikausalen Systems (s. Abb. 16-2). Bakterien, Substrat (z. B. Zucker), Wirt (z. B. Speichel) und die Zeit wirken als einzelne Faktoren bei der Entstehung von Karies mit. Im Biofilm, früher auch Plaque genannt, verstoffwechseln lebende Bakterien den Zucker (als Substrat) zu organischen Säuren, die wiederum den Zahnschmelz angreifen und eine kariöse Läsion entstehen lassen. Wird die Karies am Zahn nicht frühzeitig behandelt, ist der Prozess fortschreitend. Es kann dann zu einer **Pulpitis** kommen.

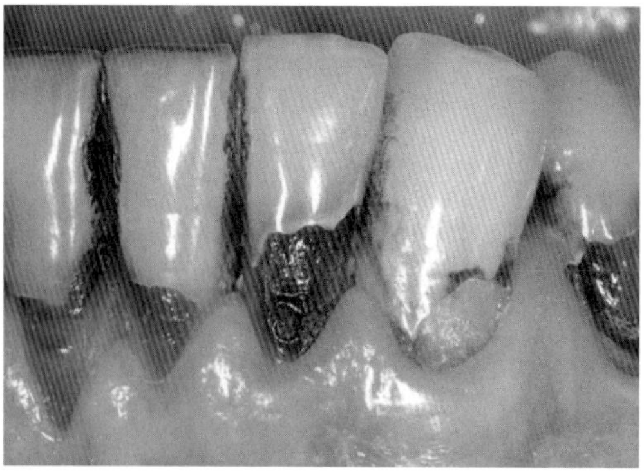

Abbildung 16-2: Unterkieferzähne 41, 31, 32, 33 und 34 mit kariösen Läsionen (Wurzelkaries) am Übergang von Zahnkronen und Zahnwurzel, die meistens bei älteren Menschen auftreten. Die Interdentalräume zwischen den Zähnen sind durch u. a. Nahrungsreste verfärbt. Der Zahn 33 (linker unterer Eckzahn) besitzt eine zahnfarbene Füllung mit Randkaries.

Das dabei zerfallende Gewebe kann nicht wie an anderer Stelle im Körper abtransportiert werden, sondern bleibt im Pulpakavum und im Wurzelkanal liegen. Sind wie bei der Karies Bakterien am Zerfall der Pulpa beteiligt, setzt zusätzlich ein Fäulnisprozess im abgestorbenen Gewebe ein, der dann eine Entzündungsreaktion über die Wurzelspitze hinaus zeigen kann. Wenn keine Therapie erfolgt, kommt es zur Auflösung des Knochengewebes an der Wurzelspitze (apikale Parodontitis). Ist der Reiz stark und die körperliche Abwehrlage eingeschränkt, kann die Entzündung nicht bindegewebig abgegrenzt werden, und es entsteht eine äußerlich sichtbare Gesichtsschwellung.

Ursache der **Gingivitis** ist der nicht vom Zahnhals entfernte Biofilm (s. Abb. 16-3a und 16-3b). Eine Gingivitis ist in unterschiedlichen Ausprägungsgraden in fast jeder Mundhöhle aller Altersstufen zu finden. Wird die Gingivitis nicht therapiert, kann sich die Entzündung vom Zahnfleischsaum in das tiefer liegende Parodont (Zahnhalteapparat) ausweiten. Es entsteht dann eine **Parodontitis**, die meist irreversible Schäden am Zahnhalteapparat auslöst. Es kommt zum Abbau des Alveolarknochens und des desmodontalen Faserapparates in Richtung der Wurzelspitze. Dies bedeutet, dass Zahnwanderungen, Zahnlückenbildung, Zahnlockerung und Zahnverlust folgen (s. Abb. 16-4). Im höheren Alter sind die meisten bezahnten Menschen von Erkrankungen wie Gingivitis und Parodontitis betroffen. Die *weitverbreitete Meinung, dass*

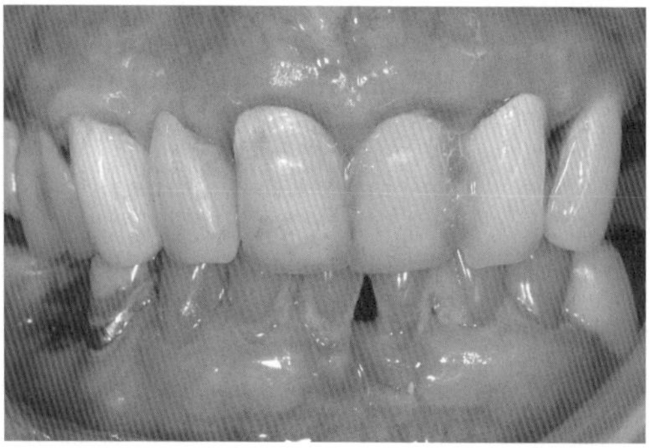

Abbildung 16-3a: Patientin mit Ersatzkronen im Oberkiefer und natürlichen Unterkieferzähnen. In den Interdentalräumen hat sich weißlicher Biofilm (Plaque) abgesetzt, der zu einer Entzündung der Gingiva (Zahnfleisch) führt. Rötliche, entzündliche Verfärbung am Zahn 41 sichtbar. Alte Zahnersatzkonstruktion im rechten Unterkieferseitenzahnbereich.

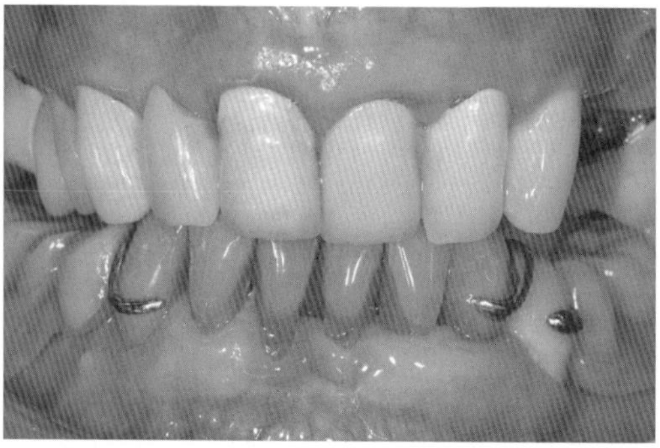

Abbildung 16-3b: Patientin mit einem erneuerten, abnehmbaren Unterkieferzahnersatz, der mit Klammern die Prothese am Restzahngebiss verankert. Die Interdentalräume zwischen den Zähnen wurden zu Beginn der Behandlung professionell gereinigt, jedoch sind bei der Prothesennachsorge schon wieder weiche, weißliche Belange an den Zähnen sichtbar.

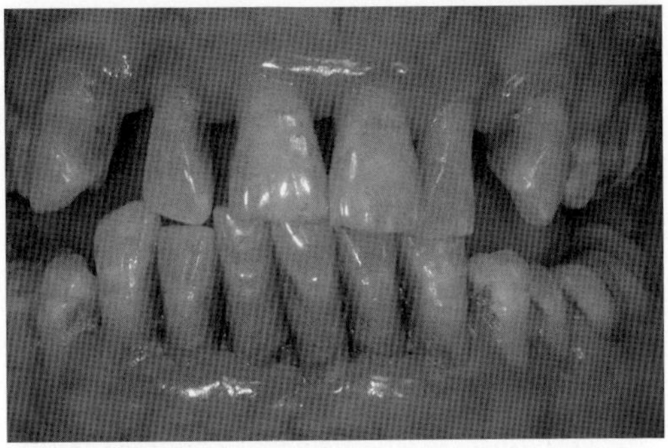

Abbildung 16-4: Teilbezahntes Gebiss im Ober- und Unterkiefer. Massive Zahnsteinablagerung an den Unterkieferzähnen, die bis unter die Gingiva reichen. Die Erkrankung des Zahnhalteapparates (Parodontitis) ist fortgeschritten, Rückgang der Gingiva in den Interdentalräumen und entzündliche Veränderungen sind fast um jeden Zahn sichtbar.

die Parodontitis (im allgemeinen Sprachgebrauch auch falsch als «Parodontose» bezeichnet) als Schicksal hinzunehmen sei, ist ein Irrtum. Zu jedem Zeitpunkt sollte die Erkrankung des Zahnhalteapparates behandelt und ihr Fortschreiten aufgehalten werden. Ko-Faktoren können den Verlauf der Erkrankung beeinflussen. Hierzu zählen alle Erkrankungen, die die Kapillardurchblutung und das Immunsystem beeinflussen.

Folgen von Erkrankungen in der Mundhöhle

Einbußen orofazialer Funktionen und des Wohlbefindens: Der Zahnverlust wirkt sich auf die Physiognomie, die Lautbildung, die Funktion der Kaumuskulatur und der Kiefergelenke, das Kauvermögen und damit verbunden auch auf den Ernährungszustand aus. Die verbleibenden natürlichen Zähne können durch die fehlende Abstützung im Lückengebiss fehl- oder überbelastet werden. Immer mehr Studien zeigen, dass es zwischen allgemeinmedizinischen Erkrankungen (z. B. Pneumonien, kardiovaskuläre Erkrankungen) und der Mundgesundheit Zusammenhänge gibt (Genco et al., 2002; 2002; Hujoel et al., 2002; Janket et al., 2003; Khader et al., 2006; Yoneyama et al., 1999).

Nach Zahnverlust tritt die Einbuße der Kaufunktion meist schleichend ein und wird daher vom Senior selbst nur selten bemerkt. Des Weiteren werden das allgemeine Wohlbefinden, die allgemeine Zufriedenheit und die Lebensqualität negativ beeinflusst. Beispiele hierfür sind Zahnschmerzen, Mundgeruch oder schlecht sitzende Prothesen, die Druckstellen verursachen können (s. **Abb. 16-5**). Menschen, denen es schwer möglich ist, eine zahnärztliche Versorgung zu erhalten, leiden manchmal so stark, dass sie sämtliche soziale Bindungen und Kontakte abbrechen.

Mundtrockenheit: Im Alter lässt die Speichelmenge nach, die durch Stimulation abgegeben werden kann; dahingegen bleibt die Menge an Ruhespeichel nahezu unverändert, die zur

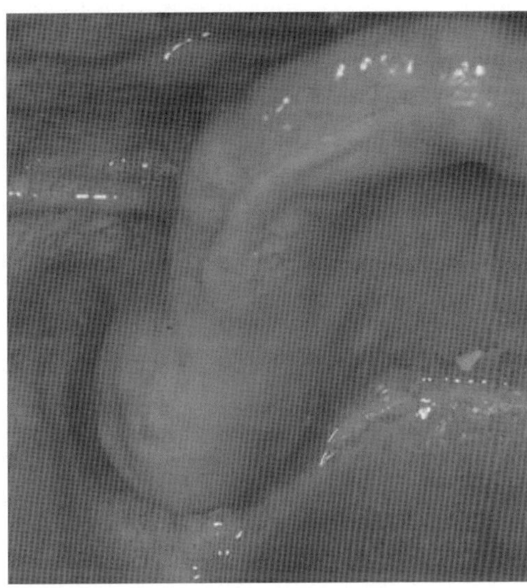

Abb. 16-5: Gut ausgeprägter zahnloser Oberkiefer, der im dorsalen Bereich einen Ulcus aufweist. Die Prothese schließt in diesem Bereich ab und liegt dem Gaumen zu stark an, sodass die Schleimhaut verletzt wird. Die Prothese ist in diesem Bereich zu reduzieren, der Ulcus verursacht Schmerzen und kann daher die Kaufunktion einschränken.

Gesunderhaltung der Mundhöhle ausreicht (Nitschke/Hopfenmüller, 1996; Nitschke, 2000). Etwa jeder dritte alte Mensch leidet unter einer subjektiv empfundenen Mundtrockenheit, die die Lebensqualität deutlich einschränkt (Ikebe et al., 2001; Locker, 2003). Die Mundtrockenheit kann auch durch systemische Erkrankungen wie das Sjögren-Syndrom oder durch Radiatio bedingt sein. Meist ist die Ursache in den Nebenwirkungen von Medikamenten zu finden. Zur Formung eines Speisebolus sowie für den Schluckakt ist eine ausreichende Menge Speichel unerlässlich. Weitere unangenehme Folgen der Xerostomie sind Sprachprobleme, häufige Entzündungen der Schleimhäute, Verlust an Prothesenretention sowie eine erhöhte Inzidenz von Karies und Abrasionen an den Zähnen. Leider sind die *therapeutischen Möglichkeiten* für die Xerostomie sehr begrenzt. Das Kauen von Kaugummi kann den Speichelfluss über die Parodontalrezeptoren stimulieren. Auch gustatorische Reize, beispielsweise das Lutschen von zuckerfreien Anisbonbons, regen den Speichelfluss an. Zitrone erhöht den Speichelfluss ebenfalls, greift aber gleichzeitig den Zahnschmelz an. Neben einer ausreichenden Flüssigkeitszufuhr beschränken sich viele Patienten auf regelmäßige kleine Schlucke Wasser und verzichten somit auf den Einsatz von künstlichem Speichel, der häufig als unangenehm empfunden wird. Zahn- und Hausarzt sollten die Mundtrockenheit eines Patienten gemeinsam thematisieren.

Ernährungsstörungen: Eine gesunde und ausgewogene Ernährung trägt wesentlich zum gesunden Altern bei. Unter- und Mangelernährung sind jedoch nicht nur bei selbständig Lebenden, sondern insbesondere bei Senioren in Heimen zu beobachten (Boumendjel et al., 2000; Dormenval et al. 1995). Viele Aspekte, wie zum Beispiel Mobilität, Motivation, Appetit, Handkraft, manuelle Geschicklichkeit und «Kochkunst» sowie gesellschaftliche Einbindung bei der Nahrungsbeschaffung, -zubereitung und -aufnahme, sind für einen guten Ernährungszustand der Senioren von Bedeutung. Ein weiterer Aspekt, der im Hinblick auf die Ursachen von Unter- und Mangelernährung oft unterschätzt und daher vernachlässigt wird, ist die Mundgesundheit (Walls/Steele, 2004). Der Zustand des Kauorgans, das sich aus den Zähnen, dem Zahnhalteapparat, dem Speichel, dem Kiefergelenk, der Mundschleimhaut und der Muskulatur zusammensetzt, kann die Kaufunktion erheblich beeinträchtigen. Insbesondere der Zahnstatus (d. h. die Anzahl, Wertigkeit und Verteilung der natürlichen Zähne), Erkrankungen wie Karies und Parodontitis sowie die Qualität und Art der prothetischen Versorgung bestimmen die Kaueffizienz und können die Nahrungsmittelauswahl beeinflussen. Das Beispiel der Karies verdeutlicht den *circulus vitiosus* von Kaufunktion, Ernährung und Zahnstatus. Kariöse Zähne können zu Zahnverlust führen, der die Kaueffizienz verringert. Dieser führt wiederum zu einer veränderten Nahrungsauswahl, insbesondere der vermehrten Aufnahme von süßen und klebrigen Speisen, die weitere Karies und weiteren Zahnverlust verursachen. Mit dem Alter finden zahnärztliche Interventionen seltener statt. Die Eingliederung von festsitzendem oder abnehmbarem Zahnersatz trägt dazu bei, die infolge des Zahnverlustes gestörten orofazialen Funktionen, soweit es die so genannten biotechnische Beschränkung künstlicher Materialien zulässt, wiederherzustellen. Grundsätzlich bietet dabei festsitzender Zahnersatz eine höhere Kaueffizienz als abnehmbarer Zahnersatz. *Implantatverankerte Prothesen sind dem konventionellen, gegebenenfalls rein mukosal gelagerten Zahnersatz in der Regel überlegen.*

Subjektiv nicht wahrnehmend stellen Prothesenträger häufig ihre Nahrungsmittelauswahl um und greifen auf spezielle Zubereitungsarten zurück. Letztlich zeigt der Zahnstatus einen Einfluss auf die Nahrungsaufnahme. *Mit abnehmender Zahnzahl werden weniger Kalorien, Proteine, Fett, nicht-stärkehaltige Polysaccharide und Vitamine aufgenommen.* Oft werden die fehlenden Kalorien durch vermehrte Zucker- und Fettaufnahme ausgeglichen. Besonders zahnlose Personen mit geringer Schulbildung greifen zu einer eher fett- und zuckerhaltigen Ernährung.

Auch nimmt der tägliche Verzehr von Früchten und Gemüse mit der Anzahl der okklusalen Einheiten im Seitenzahnbereich ab. Die Nachteile der Fehl- und Mangelernährungen machen sich genauso an den Gewebestrukturen des Kauorgans bemerkbar wie an anderen Orten im Körper (s. Kapitel 15 «Ernährung des älteren Menschen»).

Therapien der Erkrankungen in der Mundhöhle

Ziel der zahnmedizinischen Therapie ist es, die Funktionen des stomatognathen Systems wie die Kaufunktion, die Phonetik und die Ästhetik wiederherzustellen und diesen erreichten Status durch kontinuierliche Betreuung mit gezielten präventiven Maßnahmen zu erhalten. Da viele Erkrankungen im Mund auf eine Infektion zurückzuführen sind, ist es wichtig, die verursachenden pathogenen Keime zu reduzieren. Dies erfolgt durch eine intensive Säuberung der Zahnoberflächen zum Beispiel im Rahmen einer Parodontal-Therapie, die aber die Ausbildung der Patienten, des Pflegpersonals oder der Angehörigen im Bereich der häuslichen Mundhygiene beinhalten sollte. Die Therapieziele können langfristig nur bei Mitarbeit des Patienten bzw. mit Unterstützung aus seinem Betreuungsteam erreicht werden.

Verloren gegangene Zahnhartsubstanz kann durch Füllungen, Inlays und Teil- sowie Vollkronen ersetzt werden, wobei sich die Therapiemöglichkeiten im Material sowie im Zeit- und finanziellen Aufwand unterscheiden.

Fehlende Zähne können mit festsitzendem (Brücken) oder abnehmbarem Zahnersatz (Prothesen) ersetzt werden. Auch Kombinationen aus festsitzendem und abnehmbarem Zahnersatz sind denkbar. Unterschiede liegen auch hier im Material sowie in dem Verbindungselement (z. B. Klammer, Doppelkrone, Anker, Geschiebe) zwischen Zahn und der Prothese. Das Spektrum der Therapiemöglichkeiten hat sich stark erweitert, da fehlende Zähne auch durch orale Implantate ersetzt werden können. Die orale Implantologie ist gut etabliert und das Alter des Patienten stellt keine generelle Kontraindikation dar. Besonders zahnlose Ältere mit starker Knochenatrophie können mithilfe einer implantatgestützten Prothese viel an Lebensqualität zurückgewinnen.

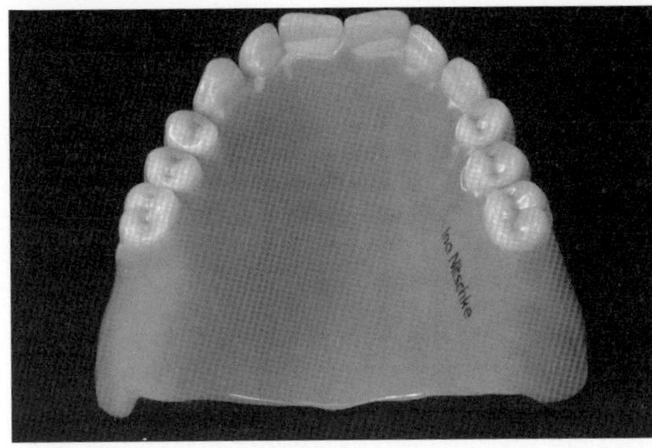

Abbildung 16-6: Beschriftung einer Oberkiefer-Totalprothese mit dem Namen, so dass eine verloren gegangene Prothese nach dem Auffinden (z. B. Röntgen- oder Notfallstation eines Krankenhauses) wieder dem Besitzer zugeordnet werden kann.

Bei der Auswahl des Zahnersatzes ist jedoch zu bedenken, dass die Adaptationsfähigkeit bei älteren Menschen verringert ist und es keine zuverlässige Diagnostik gibt, diese vor Anfertigung einzuschätzen. Die Einschränkungen der Greif- und Sehfähigkeit sind im Therapiekonzept zu berücksichtigen. Daher sollte der Zahnersatz einfach zu reinigen sowie leicht ein- und ausgliederbar sein. Auch ist eine einfache Abänderbarkeit des Zahnersatzes bei Verlust weiterer Zähne einzuplanen. Um nach dem Auffinden einer verloren gegangenen Zahnprothese die Zuordnung zum Patienten zu erleichtern, ist die Beschriftung der Prothesen wünschenswert, die bei einer Reparatur oder im Rahmen der Neuanfertigung erfolgen kann (s. **Abb. 16-6**).

Zusammenarbeit Hausarzt und Zahnarzt

Die unterschiedlichen Ausbildungswege der Ärzte und Zahnärzte führen dazu, dass die beiden Berufsgruppen häufig nicht hinreichend im Kontakt miteinander sind und eine Kooperation nur mühsam entsteht. So überrascht es den einen oder anderen Arzt, wenn der Zahnarzt die Medikation besprechen möchte, da er eine Mundtrockenheit bei dem gemeinsamen Patienten festgestellt hat. Der Arzt empfindet diesen Anruf unter Umständen als Einmischung in seine Medikation und übersieht, dass die Fürsorge des Zahnarztes für seinen Patienten bei festgestellter Mundtrockenheit dazu führt, mit dem Arzt darüber zu sprechen. Vielleicht kann ein anderes Medikament verabreicht werden, das nicht so eine starke Wirkung auf die Speichelproduktion hat, aber dennoch den gewünschten pharmakologischen Effekt zeigt.

Es ist somit sehr wünschenswert, wenn beide Berufsgruppen im kollegialen Miteinander zum Wohle des Patienten kooperieren. Dies setzt eine gegenseitige Akzeptanz des Fachwissens voraus. Es ist ebenso zu empfehlen, dass sich am Anfang der Zusammenarbeit die Partner zusammenfinden, um das Spektrum beider Praxen kennen zu lernen. Arzt und Zahnarzt werden mit mehreren Ärzten bzw. Zahnärzten zusammenarbeiten, so dass der kollegiale Austausch vielseitig sein wird. Organisatorische Absprachen können dann getroffen werden, die die Kooperation im Alltag für beide Seiten reibungslos machen. Bei dieser Zusammenkunft können auch fachliche Inhalte angesprochen werden. Dies könnte dazu beitragen, dass Patienten nicht mehr aus Unwissenheit des eines Arztes von diesem falsch zu einer Therapieemp-

Tabelle 16-1: Checkliste 1 zur Mundgesundheit – Anamnese. Diese Fragen könnten den Senioren regelmäßig einmal im Jahr gestellt oder mit dem Anamnesefragebogen des Hausarztes ausgehändigt werden. Wird eine Frage mit «ja» oder «nein» beantwortet, die fettgedruckt ist, sollte der Patient aufgefordert werden, den Zahnarzt aufzusuchen (Baustein 1 des zahnmedizinischen Hausarzt-Konzeptes nach der Empfehlung von Nitschke und Reiber).

	Fragen für den Anamnesebogen	ja	nein
1	Haben Sie Kummer oder Schmerzen an Ihren Zähnen?	**○**	○
2	Haben Sie Kummer oder Schmerzen mit Ihrem Zahnersatz?	**○**	○
3	Sind Ihnen Ihre Zähne oder Ihre Prothesen in manchen Situationen peinlich?	**○**	○
4	Ist der Zahnersatz funktionstüchtig bzw. tragen Sie ihn?	○	**○**
5	Haben Sie Einschränkungen oder Schmerzen beim Kauen?	**○**	○
6	Haben Sie öfters einen trockenen Mund?	**○**	○
7	Haben Sie einen Zahnarzt, den Sie als den Ihrigen bezeichnen? Hauszahnarzt?	○	**○**
8	Ist Ihr Hauszahnarzt für Sie leicht zu erreichen?	○	**○**
9	Ist der letzte Zahnarztbesuch länger als ein Jahr her? Wann waren Sie das letzte Mal beim Zahnarzt? __.__.____	**○**	○
10	Ist der letzte Eintrag im Bonusheft länger als ein Jahr her?	**○**	○
11	Bietet Ihr Zahnarzt ein Prophylaxeprogramm in der Praxis an? (weiß ich nicht = nein)	○	**○**
12	Nehmen Sie an dem Prophylaxeprogramm des Hauszahnarztes teil?	○	**○**

fehlung des anderen Arztes beraten werden. In beiden Fachgebieten sind die Entwicklungen so rasant, dass es schwierig sein dürfte, fachlich in ausreichendem Maß für beide Gebiete kompetent zu sein.

Da die älteren Patienten den Hausarzt häufiger und regelmäßiger aufsuchen als den Zahnarzt (s. Abb. 16-1), wird ein zahnmedizinisches Hausarzt-Konzept beschrieben, das den Patienten motiviert, seine Mundgesundheit ernst zu nehmen. Der Patient wird dazu hingeführt, mit dem Zahnarzt auch bei zunehmender Gebrechlichkeit in Kontakt zu bleiben und sich dadurch eine optimale Mundgesundheit zu erhalten.

Das zahnmedizinische Hausarzt-Konzept

Das zahnmedizinische Hausarzt-Konzept hilft, die Zusammenarbeit zwischen Hausarzt und Zahnarzt zu strukturieren. Ziel der Zusammenarbeit sollte zum einen sein, dass der Hausarzt einen Hinweis erhält, ob sein Patient eine Erkrankung in der Mundhöhle aufweist, die zum Beispiel auch einen Zusammenhang oder Einfluss auf eine Allgemeinerkrankung haben könnte. Zum anderen sollte der Hausarzt seinen Patienten motivieren, den Zahnarzt auch routinemäßig zur Kontrolle aufzusuchen und nicht erst, wenn Beschwerden oder Schmerzen vorliegen.

Das zahnmedizinische Hausarzt-Konzept nach der Empfehlung von Nitschke und Reiber besteht aus drei Bausteinen und ist so erarbeitet, dass es vom Arzt und Zahnarzt nach erster Erprobung und Implementierung in der Praxis nur wenig Zeit abverlangt.

Baustein 1 – Anamnese zur Mundgesundheit: Diese Anamnesefragen (s. Tab. 16-1) sollten den Senioren regelmäßig einmal im Jahr gestellt oder mit dem Anamnesefragebogen des Hausarztes ausgehändigt werden. Wird eine Frage mit «ja» oder «nein» in der letzten Spalte beantwortet, bei dem der anzukreuzende Kreis fettgedruckt ist, sollte der Patient vom Hausarzt aufgefordert werden, den Zahnarzt aufzusuchen. Der Patient ist mit dem Überweisungsschein (Baustein 3) auszustatten.

Baustein 2 – Beobachtung zur Mundgesundheit: Diese Beobachtungen (s. Tab. 16-2) kann der Hausarzt während seines Gespräches und seiner Untersuchung bei seinem Patienten machen. Wird eine Beobachtung mit «ja» oder

Tabelle 16-2: Checkliste 2 zur Mundgesundheit – Beobachtungen. Diese Beobachtungen kann der Hausarzt während seines Gespräches und seiner Untersuchung bei seinem Patienten machen. Wird eine Beobachtung mit «ja» oder «nein» beantwortet, die fettgedruckt ist, sollte der Patient aufgefordert werden, den Zahnarzt aufzusuchen (Baustein 2 des zahnmedizinischen Hausarzt-Konzeptes nach der Empfehlung von Nitschke und Reiber).

	Beobachtungen im Gespräch	ja	nein
1	Sind Zahnlücken sichtbar?	**○**	○
2	Wird der Zahnersatz getragen?	○	**○**
3	Ist kein Zahnersatz vorhanden, obwohl einige Zähne fehlen?	**○**	○
4	Ist im Gespräch Mundgeruch wahrnehmbar?	**○**	○
5	Zeigen Zähne, Zunge und ggf. Prothesen Beläge?	**○**	○
6	Sind Karies und/oder eine Entzündung des Zahnfleisches sichtbar?	**○**	○
7	Sind Veränderungen an der Mundschleimhaut zu erkennen?	**○**	○

«nein» in der letzten Spalte beantwortet, bei der das Antwortfeld grau hinterlegt und der anzukreuzende Kreis fettgedruckt ist, sollte der Patient auch aufgefordert werden, den Zahnarzt aufzusuchen. Der Patient ist mit dem Überweisungsschein (Baustein 3) auszustatten.

Baustein 3 – Überweisungsschein des Hausarztes für das Zahnarztkonsil: Wurde durch die zahnmedizinische Anamnese oder die Beobachtung festgestellt, dass ein zahnmedizinisches Konsil sinnvoll wäre, sollte der Hausarzt den Patienten zu einer zahnmedizinischen Untersuchung auffordern. Der Hausarzt wird am Anfang sicherlich überraschte und verwunderte Patienten sehen. Mit dem Hinweis, dass er zur Beurteilung des Gesundheitszustandes nicht nur ein Blutbild, sondern auch ein Mundbild bräuchte, ist dann für den Patienten die Überweisung an den Zahnarzt schnell einleuchtend. Dabei ist dem Patienten die Überweisung (s. Überweisungsschein im Anhang 2) mit den Fragen an den Zahnarzt auszuhändigen mit der Bitte, dem Zahnarzt diesen zu geben. Genauso überrascht werden einige Zahnärzte sein, die nicht gerostomatologisch geschult sind. Daher könnte es bei der Etablierung hilfreich sein, die umliegenden zahnärztlichen Kolleginnen und Kollegen anzuschreiben (s. Musterbrief im Anhang 3) und zu informieren. Der an den Zahnarzt überwiesene Patient bringt den zahnmedizinischen Kurzbefund dem Hausarzt beim nächsten Besuch mit.

Zusammenarbeit der Konsilärzte in der Pflegeeinrichtung

In den Pflegeeinrichtungen ist die zahnmedizinische Betreuung oft nicht oder nur eingeschränkt organisiert. Daher weisen viele Pflegebedürftige desolate orale Verhältnisse auf. Es wäre daher wünschenswert, wenn der Arzt bei der Heimleitung den Aufbau einer strukturierten zahnmedizinischen Betreuung anregen würde. Reihenuntersuchungen, professionelle Zahn- und Prothesenreinigung und zahnärztliche Therapien könnten den Bewohner, die keinen Hauszahnarzt benennen, regelmäßig angeboten werden. Eine Versorgung sollte, soweit wie möglich, vor Ort in der Pflegeeinrichtung stattfinden, so dass kein zusätzlicher Transport- und Begleitungsaufwand entsteht. Der direkte Kontakt zwischen Pflegepersonal und Zahnarzt ist hilfreich, da Informationen direkt dem Pflegepersonal am Patienten erläutert werden können. Der Betreuungszahnarzt ist dann auch Ansprechpartner für Fortbildungsveranstaltungen, für die es vorgefertigte Vorträge gibt (www.dgaz.org). Beispielhaft für eine strukturierte zahnärztlichen Versorgung sei auf das mobiDent™ des gemeinnützigen Schweizer Vereins altaDent (www.altadent.ch) hingewiesen. In Kooperation mit der Klinik für Alters- und Behindertenzahnmedizin der Universität Zürich wird in rund 90 Minuten in einer Pflegeeinrichtung eine zahnärztliche Praxis mit drei Behandlungsstühlen aufgebaut. Die Praxis ist so ausgestattet, dass alle Maßnahmen, die in das übliche Therapiespektrum einer zahnärztlichen Praxis fallen, geleistet werden können.

Ausblick

Eine gute Kooperation zwischen Haus- und Zahnarzt unterstützt, dass auch die älteren Patienten unabhängig von ihrer Gebrechlichkeit zahnärztliche Betreuung in Anspruch nehmen und mehr für ihre Mundgesundheit tun – was letztendlich auch die Lebensqualität erhöhlt. Die Wahrscheinlichkeit, mit verwahrlosten und desolaten Gebissen erst in einer zahnärztlichen Notfallsituation konfrontiert zu werden, verringert sich, wenn der Hausarzt den Patienten der zahnmedizinischen Betreuung zuführt. Der Patient nimmt das Interesse des Hausarztes an der Mundgesundheit wahr, und kann hieraus ableiten, dass die Mundgesundheit für die allgemeine Gesundheit wichtig ist. Durch die Anforderung des Hausarztes an den Zahnarzt, ihm ein Mundbild zur Verfügung zu stellen, erhalten die Senioren eine zusätzliche Motivation, für ihre orale Gesundheit. Zahnmedizinische Infektionskontrolle an den Zähnen und dem Zahnhalteapparat sowie das Vorhandensein eines passgenauen Zahnersatzes und eine gesunde Mundschleimhaut sind Voraussetzungen für eine hohe mundbezogene Lebensqualität. Das Erreichen dieses Zieles kann der Hausarzt mit einfachen Mitteln nachhaltig unterstützen.

Literatur

Born, G.; Baumeister, S. E.; Sauer, S.; Hensel, E.; Kocher, T.; John, U. (2006): Merkmale von Risikogruppen einer unzureichenden Inanspruchnahme zahnmedizinischer Leistungen – Ergebnisse der Study of Health in Pomerania (SHIP). Gesundheitswesen. 68: 257–264.

Boumendjel, N.; Herrmann, F.; Girod, V.; Sieber, C.; Rapin, C. H. (2000): Refrigerator content and hospital admission in old people. Lancet, 356: 563.

Dormenval, V.; Budtz-Jørgensen, E.; Mojon, P.; Bruyère, A.; Rapin, C. H. (1995): Nutrition, general health status and oral health status in hospitalised elders. Gerodontology, 12: 73–80.

Genco, R.; Offenbacher, S.; Beck, J. (2002): Periodontal disease and cardiovascular disease: epidemiology and possible mechanisms. J Am Dent Assoc, 133: S 14–22.

Hujoel, P. P.; Drangsholt, M.; Spiekerman, C.; Rouen, T. A. de (2002): Periodontitis-systemic disease associations in the presence of smoking – causal or coincidental? Periodontology, 30: 51–60.

Ikebe, K.; Nokubi, T.; Sajima, H.; Kobayashi, S.; Hata, K.; Ono, T.; Ettinger, R. L. (2001): Perception of dry mouth in a sample of community-dwelling older adults in Japan. Spec Care Dentist, 21: 52–59.

Janket, S. J.; Baird, A. E.; Chuang, S.K. et al. (2003): Meta-analysis of periodontal disease and risk of coronary heart disease and stroke. Oral Surg Oral Med Oral Pathol Oral Radiol Endod, 95 (5): 559–569.

Jansson, L.; Lavstedt, S.; Frithiof, L. (2002): Relationship between oral health and mortality rate. J Periodontol, 29: 1029–1033.

Khader, Y. S.; Dauod, A. S.; El-Qaderi, S. S. et al. (2006): Periodontal status of diabetics compared with nondiabetics: a meta-analysis. J Diabetes Complications, 20: 59–68.

Locker, D. (2003): Dental status, xerostomia and the oral health-related quality of life of an elderly institutionalized population. Spec Care Dentist, 23: 86–93.

Michaelis, W. (2006): Vierte Deutsche Mundgesundheitsstudie (DMS IV). Institut der Deutschen Zahnärzte (IDZ). (Hrsg) Bundeszahnärztekammer Berlin.

Michaelis, W.; Reich, E. (1999): Dritte Deutsche Mundgesundheitsstudie (DMS III). Ergebnisse, Trends und Problemanalysen auf der Grundlage bevölkerungsrepräsentativer Stichproben in Deutschland 1997. Institut der Deutschen Zahnärzte (IDZ). (Hrsg) Deutscher Ärzteverlag, Köln.

Nitschke, I. (2000): Zahnmedizinische Aspekte in der klinischen Geriatrie. In: Nikolaus, T. (Hrsg): Klinische Geriatrie. Springer Verlag, Berlin, 78: 703–715.

Nitschke, I.; Hopfenmüller, W. (1996): Die zahnmedizinische Vesorgung älterer Menschen. In: Mayer, K. U.; Baltes, P. B. (Hrsg.): Die Berliner Altersstudie, Akademieverlag, Berlin: S 429–451.

Nitschke, I.; Müller, F.; Hopfenmüller, W. (2001): The uptake of dental services by elderly Germans. Gerodontology, 18: 114–120.

Schweizerische Gesundheitsbefragung 2002 (SGB02). In: statistique Ofdl, Statistik Bf, statistica Ufd, statistica Ufd, Office SFS eds: Bundesamt für Statistik; 2002. Thema 6: Inanspruchnahme.

Walls, A.W. G.; Steele, J. G. (2004): The relationship between oral health and nutrition in older people. Mechan Ageing Develop, 125: 853–857.

Yoneyama, T.; Yoshida, M.; Matsui, T. et al. (1999): Oral care and pneumonia. Oral Care Working Group, Lancet, 7: 354 (9177): 515.

17 Sehstörungen

Michael Stur

Mit zunehmendem Alter treten gehäuft Sehstörungen auf (Cedrone et al., 2007), und die erworbene schwere Sehbehinderung ist eine der häufigsten Ursachen für Pflegebedürftigkeit (West et al., 2002). Die ersten Beschwerden treten aber schon um das 45. Lebensjahr auf, sobald die Altersweitsichtigkeit das Lesen erschwert (Weale, 2003). Dieses Problem kann zwar sehr einfach durch Verordnung einer Lesebrille behoben werden, sollte aber doch Grund zur Wahl eines Augenfacharztes sein, der in der Folge *regelmäßig, am besten jährlich*, aufgesucht wird, um andere Augenerkrankungen des fortschreitenden Alters rechtzeitig erkennen und behandeln zu können. Die Früherkennung von Augenkrankheiten ist entscheidend für den Erhalt des Sehvermögens, weshalb gerade bei geriatrischen Patienten eine enge Zusammenarbeit zwischen Hausarzt und Augenarzt wünschenswert ist.

Im Folgenden soll zunächst die Art der möglichen Sehstörungen des fortgeschrittenen Lebensalters definiert und anhand der Symptome die Differentialdiagnose erörtert werden. Im Anschluss werden die häufigsten Ursachen von Sehstörungen kurz besprochen und gleichzeitig derzeit zur Verfügung stehenden therapeutischen Maßnahmen angeführt (s. Tab. 17-1).

Verschiedene Arten der Sehstörung

Verschwommensehen

Jede Abweichung von der Emmetropie führt zu Verschwommensehen. Im Falle einer Kurzsichtigkeit (**Myopie**) kann durch Herangehen an das Objekt oder durch Zusammenkneifen der Lider («Blinzeln») die Sehschärfe verbessert werden. Eine Weitsichtigkeit (**Hypermetropie**) wird vor dem 40. Lebensjahr durch Anspannung des Ziliarmuskels und dadurch resultierende Verformung der Linse korrigiert. Durch zunehmende Alterssichtigkeit mit Verlust der Linsenelastizität gelingt dies nicht mehr, das Sehen ist gestört und eine Brille wird erforderlich (Saunders, 1981; Weale, 2003).

Ein Verschwommensehen kann auch durch eine Trübung der Linse (**Katarakt**) entstehen, wobei diese Trübung in der Nähe und beim Lesen wenig, beim Blick in die Ferne aber stärker stört. Eine beginnende Katarakt kann aber auch zur Refraktionsveränderungen führen, eine vorbestehende Myopie verringern bzw. eine Hypermetropie verstärken. Bei zunehmender Kerntrübung kann wiederum eine massive Myopisierung auftreten. Bei Makulakrankheiten hingegen treten nicht selten Sehstörungen in Form von verschwommenen Flecken auf, die vor allem beim Lesen stark stören.

Tabelle 17-1: Maßnahmen bei verschiedenen Sehstörungen

Symptom	Differentialdiagnose	Untersuchung	Therapie
Verschwommensehen	Refraktionsfehler Katarakt	Augenuntersuchung	Brille Kat-OP
Verbogensehen	Makulopathie: AMD, epiret. Gliose Katarakt	Augenuntersuchung OCT Fluoreszenzangiographie	intravitr.Injektion Membranpeeling Kat-OP
Doppelbilder	Augenmuskellähmung dekomp. Heterophorie Katarakt	Augenuntersuchung Schielstatus	Prismenbrille Kat-OP
Gesichtsfeldausfall	Glaukom Insult Ret. Gefäßverschluss Hirntumor Netzhautablösung Vask. Optikusläsion	Augenuntersuchung Perimetrie: dann Neuro- loge, Internist	je nach Diagnose
Flimmerskotom	Migräne Hypertonie Hypotonie	Augenuntersuchung evtl. Perimetrie, dann Internist, Neurologe	Antimigränosa Antihypertensiva
Glaskörpertrübung	Glaskörperabhebung Uveitis Synchisis nivea	Augenuntersuchung	selten Vitrektomie
Schmerzen	Entzündung akutes Glaukom trockenes Auge	Augenuntersuchung	Augentropfen. Laser/OP system. Antibiotika, Immunsuppressiva
Tränen	trockenes Auge Tränenwegsverschluss	Augenuntersuchung	Augentropfen Lidhygiene Tränenwegs-OP
Blendung	Katarakt Retinopathie	Augenuntersuchung	Kantenfilterbrille
Halluzinationen	Zentralskotom bei AMD andere Makulopathie	Augenuntersuchung evtl. Psychiater	Antidepressiva

Augenuntersuchung:
Refraktion, Visus, Augendruck, Spaltlampe: Vorderabschnitt und Augenhintergrund
Abkürzungen: AMD: altersbedingte Makuladegeneration
Kat OP: Katarakt-Operation
OCT: optische Kohärenztomographie

Verbogen-, Verzerrtsehen

Werden gerade Linien verbogen, gekrümmt, gewellt oder geknickt gesehen («Metamorphopsie»), kann dies sowohl durch optisch wirksame Linsentrübungen (subkapsuläre Vakuolen) als auch durch Verschiebungen der Photorezeptorschicht der Netzhaut verursacht werden. Ein «photoreceptor disalignment» tritt bei verschiedensten Netzhautkrankheiten (am häufigsten bei altersbedingter Makuladegeneration (AMD), Makulaloch und/oder epiretinaler Gliose) auf und erlaubt keinen Rückschluss auf die Krankheit; eine Metamorphopsie erfordert daher immer eine genauere Untersuchung des Augenhintergrunds (Arndt et al., 2007; Loewenstein, 2007).

Doppelbilder

Binokuläre Doppelbilder sind Folge von Störungen in der Zusammenarbeit der äußeren Augenmuskeln, beispielsweise bei Augenmuskellähmungen (Diabetes!), bei einer Dekompensation eines latenten Schielens (dekompensierte Heterophorie) oder bei Erkrankungen im Bereich der Orbita. *Monokuläre* Doppelbilder hingegen entstehen in der Regel durch eine beginnende Katarakt mit Trübungen des Linsenkerns, wodurch eine Doppelbrechung der Linse entsteht. Ein Auftreten von binokulären Doppelbildern sollte daher sowohl ophthalmologisch als auch neurologisch abgeklärt werden, für monokuläre Doppelbilder ist meist eine einfache Augenuntersuchung ausreichend (Comer et al., 2007).

Gesichtsfeldausfälle

Ausfälle des peripheren Gesichtsfelds können halbseitig, quadrantenförmig, bogenförmig oder röhrenartig sein. Typische Gesichtsfeldausfälle können Hinweis auf das Vorliegen eines Hirntumors, einer Cerebromalazie, eines Glaukoms, einer Retinopathie, einer Neuritis oder einer vaskulären Optikusneuropathie sein (Trautner et al., 2003; Gilhotra et al., 2002). Nicht selten sind aber Gesichtsfeldausfälle atypisch und erfordern eine ausführliche Untersuchung zur Abklärung der Krankheitsursache. Rasch zunehmende Gesichtsfeldausfälle, verbunden mit Photopsien und «Mouches volantes» sind wiederum typisch für die akute Netzhautablösung im Rahmen einer Glaskörperabhebung (Kakehashi et al., 1998; Kirwan et al., 1997; Drouilehet, 1997).

Zentrale Gesichtsfeldausfälle sind typisch für fortgeschrittene Makulopathien mit Ausfall der zentralen Areale der Netzhaut. Treten diese Ausfälle langsam und schleichend und nur an einem Auge auf, werden sie oft erst spät bemerkt, später als ein Verzerrtsehen, das das binokuläre Sehen stärker stört als ein fokaler Gesichtsfeldausfall.

Flimmerskotome

Leuchtende Zacken, Spiralen oder Flecken, die minutenlang auftreten und langsam abklingen, sind einerseits typische Migränesymptome, können andererseits aber auch bei hypertonen Krisen, bei einer Carotisstenose oder bei einem Orthostase-Syndrom beobachtet werden. Flimmerskotome sollten bei erstmaligem Auftreten daher neurologisch und internistisch abgeklärt werden (Diamond, 1992).

Glaskörpertrübungen

In jedem Lebensalter, vor allem aber nach dem 50. Lebensjahr, können Sehstörungen durch Veränderungen im Bereich des Glaskörpers auftreten. Auch kleinste fasrige Strukturen im Rahmen der altersbedingten Glaskörperverflüssigung werden vom Patienten als störend empfunden (Kakehashi et al., 1998). Massivere Trübungen können durch Einblutungen, durch Cholesterinkristalle, durch amyloidale Ablagerungen oder durch entzündliche Exsudate entstehen (Noda et al., 1993). Nicht jede biomikroskopisch sichtbare Trübung ist auch subjektiv störend, entscheidend ist die Lokalisation. Jede Zunahme oder Änderung von Glaskörpertrübungen sollte mithilfe einer eingehenden biomikroskopischen Untersuchung an der Spaltlampe abgeklärt werden.

Augenschmerzen

Schon eine geringe Reduktion der Tränenproduktion kann Augenschmerzen verursachen. Starke Schmerzen können beim akuten Winkelblockglaukom, bei einer Skleritis oder Iridozyklitis, bei einem Ulcus corneae (Kontaktlinsenträger!) oder bei einer Myositis, einer Arteriitis temporalis oder einer Neuritis N. opt. auftreten. Neben einer kompletten Augenuntersuchung ist daher manchmal auch eine sonographische Untersuchung der Orbita (Myositis, Skleritis) oder eine internistische und/oder neurologische Durchuntersuchung indiziert, wobei unbedingt auf eine exakte Fragestellung (z. B.: Arteriitis?, Neuritis?) Wert gelegt werden sollte (Dargin/Lowenstein, 2008).

Tränende Augen, trockenes Auge

Übermäßiger Tränenfluss kann ebenso Sehstörungen verursachen wie eine reduzierte Tränenproduktion. In den meisten Fällen ist der Tränenfluss nicht durch einen Verschluss der Tränenwege, sondern durch eine Reizsekretion bei verminderter Muzinproduktion bedingt. In solchen Fälle helfen visköse Augentropfen, das Tränen zu beseitigen. Patienten mit reduzierter Tränenproduktion, zum Beispiel im Rahmen eines Morbus Sjögren, benötigen eine Tränenersatztherapie in Form von Augentropfen, manchmal auch einen Verschluss der ableitenden Tränenwege. Nicht selten entsteht ein Tränenfluss auch bei chronischer Blepharoconjunctivitis. Hier ist regelmäßige Lidhygiene mit einem speziellen medizinischen Reinigungsgel erforderlich, zudem sollte auch eine Tränenersatztherapie erfolgen (Ng/Isenberg, 2008; Jackson, 2008).

Blendempfindlichkeit

Viele ältere Patienten klagen über Blendung. Diese kann einerseits durch Linsentrübungen entstehen, wird andererseits aber auch durch eine verzögerte Hell-Dunkel-Adaptation der Netzhaut verursacht, die bei verschiedenen Netzthautkrankheiten (z. B. AMD, diabetische Retinopathie) beobachtet wird. Diese Blendempfindlichkeit wird vor allem durch die blauen Anteile des Spektrums erzeugt, deshalb werden von vielen Patienten gerne gelbe Kantenfilterbrillen («Blaublocker») getragen. Diese Brillen verstärken auch das Kontrast-Sehen und erleichtern damit das Erkennen von Stufen und Gehsteigkanten. Da der Krankheitsverlauf einer Augenkrankheit durch Kantenfilterbrillen nicht beeinflusst wird, sollte aber kein Patient, der diese Brillen wegen der verfälschten Farben als unangenehm empfindet, zum Tragen gezwungen werden (West et al., 2003 und 2002; Kolanowski, 1992).

Visuelle Halluzinationen

Augenkrankheiten, bei denen zentrale Gesichtsfeldausfälle auftreten, sind oft mit sehr störenden visuellen Halluzinationen verbunden. Die Patienten geben an, Muster, Formen, Gestalten, Gesichter, Blumen oder Tiere und anderes zu sehen, obwohl sie genau wüssten, dass diese Objekte nicht existierten. Diese Phänomen wird «Charles Bonnet Syndrom» genannt und hat eine ähnliche Ursache wie der Phantomschmerz nach Amputationen: Da große Teile des Sehnerven keine adäquaten Impulse mehr von der Netzhaut erhalten, entstehen reizinadäquate Entladungen, die die diversen Sehzentren des Großhirns irritieren und dadurch Halluzinationen auslösen (Abbott et al., 2007). In den meisten Fälle reicht es, dem Patienten zu erklären, dass diese Halluzinationen nur Folge der Augenkrankheit sind, manchmal sind Antidepressiva indiziert (Lang et al., 2007).

Häufige Ursachen von Sehstörungen

Die häufigsten Ursachen von Sehstörungen bei geriatrischen Patienten sind die Katarakt, die altersbedingte Makuladegeneration, die diabetische Retino- und/oder Makulopathie, die Netzhautablösung und die epiretinale Gliose nach Glaskörperabhebung, retinale Gefäßverschlüsse sowie ischämische und glaukomatöse Optikusatrophien.

Katarakt

Die altersbedingte Trübung der Linse ist weltweit die häufigste Indikation für einen chirurgischen Eingriff (Livingston et al., 1995). Die Einführung und Standardisierung der mikrochirurgischen Operationstechnik mit Implantation einer intraokularen Kunstlinse hat die Sicherheit der Katarakt-Operation so erhöht, dass heute oft schon bei geringen Beschwerden operiert wird.

Die Katarakt hat aber sehr unterschiedliche Formen, von denen einige kaum störend empfunden werden, andere bereits im Frühstadium stark beeinträchtigen. Generell werden periphere speichenförmige Trübungen der Linsenrinde selten als störend empfunden, während zentrale subkapsuläre Trübungen an der Linsenhinterkapsel das Sehvermögen bald stark beeinträchtigen. Trübungen des Linsenkerns stören vor allem dann, wenn es zu einer Doppelbrechung mit monokulären Doppelbildern kommt; sie werden andererseits aber oft lange toleriert, weil die mit der Kerntrübung verbundene Myopisierung oft als angenehm empfunden wird, wenn der Patient bemerkt, dass er wieder ohne Brille lesen kann. Andererseits beeinträchtigt fast jede Katarakt den Fernvisus und das Gesichtsfeld, so dass dem Patient sehr bald mitgeteilt werden muss, dass sein Sehvermögen für das Lenken eines Kraftfahrzeuges nicht mehr ausreichend sei.

Die Indikation zur Operation wird daher stark von den subjektiven Bedürfnissen des Patienten beeinflusst: Will der Patient weiter uneingeschränkt Auto fahren, auch nachts und auch auf Autobahnen, wird man eher zur Operation raten als wenn ein Patient nicht Auto fährt. Andererseits muss bei Vorliegen anderer Augenkrankheiten wie Makuladegeneration und/oder glaukomatöse oder vaskuläre Optikusatrophie genau geklärt werden, wieviel Verbesserung durch eine Operation möglich ist. Im Rahmen des *Aufklärungsgesprächs* muss dem Patienten daher mitgeteilt werden, ob er nach der Operation wieder Auto fahren, lesen, Gesichter erkennen kann, oder ob nur eine geringe Verbesserung zu erwarten wäre (Owsley et al., 2007).

Altersbedingte Makuladegeneration

Die altersbedingte Makuladegeneration ist nach dem 50. Lebensjahr die häufigste Ursache einer erworbenen schweren Sehbehinderung (Pauleikhoff/Koch, 1995). Der Name ist aber heute nicht ganz korrekt. Es ist heute bekannt, dass Ursache der AMD verschiedene genetische Polymorphismen sind, die vor allem zu einer Produktion irregulärer Komponenten des Komplementsystems führen (Chamberlain et al., 2006; Thakkinstian et al., 2006). Patienten ohne diese pathologischen Genpolymorphismen erkranken nicht an AMD. Das Auftreten der AMD wird aber erst durch äußere Einflüsse getriggert. So ist bekannt, dass *durch Rauchen und/oder Übergewicht das Risiko für eine AMD massiv ansteigt*, und es gibt daher übergewichtige Raucher, die schon vor dem 50.Lebensjahr an einer fortgeschrittenen AMD leiden. Zudem betrifft diese Krankheit nicht nur ausschließlich die Makula. Das *Anfangsstadium* der Krankheit besteht aus einer Verdickung der Bruch'schen Membran und Ablagerungen («Drusen») zwischen Pigmentepithel und Bruch'scher Membran, wobei diese Veränderungen die gesamte Netzhaut betreffen können. Neben Patienten, die Drusen ausschließlich in der Makula haben, findet man andere, bei denen Makula ausgespart bleibt, deren mittlere und äußere Fundusperipherie aber voller Drusen ist. Die korrekte

Bezeichnung sollte daher besser lauten «komplementbedingte und drusenassoziierte Retinopathie»; eine solche Nomenklatur wird aber auch in Zukunft wahrscheinlich nicht verwendet werden.

Sehstörungen treten bei AMD auf, wenn

a) große Drusen enger nebeneinander stehen und dadurch eine Metamorphopsie erzeugen
b) als Antwort auf die massiven Ablagerungen im Rahmen einer Fremdkörperreaktion eine fibrovaskuläre Proliferation von Aderhautgefäßen («choroidale Neovaskularisation», CNV) entsteht
c) es als Folge der fortgeschrittenen AMD zu einer zentralen chorioretinalen Atrophie kommt.

Diese verschiedenen Manifestationen der AMD machen sehr ähnliche Beschwerden, so dass erst durch ausführliche Untersuchungen geklärt werden muss, welche genaue Variante der AMD vorliegt und welche Therapie daher möglich ist (Loewenstein, 2007).

Eine Therapie der AMD ist heute nur dann möglich, wenn eine CNV vorliegt. Diese kann medikamentös mithilfe von intravitrealen Anti-VEGF-Antikörpern in ein trockenes Ruhestadium gebracht werden, was in der Regel zu einer Visusverbesserung führt (Pieramici/Rabena, 2008). Diese *Injektionstherapie wirkt aber rein symptomatisch* und hat keine Abheilung zur Folge, sie muss daher laufend weiter fortgeführt werden. Es wird derzeit nach Kombinationstherapien geforscht, die weniger aufwändig sind und rascher ein stabiles Narbenstadium erreichen (Smith et al., 2008). Alle Therapiemethoden sind aber derzeit rein symptomatisch, eine kausale Therapie gibt es bisher noch nicht.

Glaukom

Ein primäres Offenwinkel-Glaukom besteht dann, wenn als Folge eines erhöhten Augendrucks ein Defekt an der retinalen Nervenfaserschicht und an der Papille mit daraus resultierenden Gesichtsfeldausfällen entstanden ist. Das Glaukom ist neben der diabetischen Retinopathie die häufigste Ursache einer Erblindung (Trautner et al., 2003). Der Grenzwert, ab dem ein Glaukom auftritt, ist interindividuell verschieden, so dass eine Augendruckmessung allein für die Diagnose des Glaukoms nicht ausreicht. Neben den Druckkontrollen ist daher bei allen Augenuntersuchungen eine Kontrolle der Papille notwendig, bei Glaukomverdacht erfolgt sowohl eine Perimetrie als auch eine Vermessung der Nervenfaserschichtdicke und/oder der Papillentopographie (Boland et al., 2008; Greenfield/Weinreb, 2008; Nouri-Mahdavi et al., 2008).

Die Therapie des Glaukoms erfolgt durch Senkung des Augeninnendrucks (McKinnon et al., 2008). Diese kann medikamentös durch Augentropfen und chirurgisch durch *Laserkoagulation* (selektive Lasertrabekuloplastik) oder durch eine fistulierende Glaukomoperation (Trabekulektomie) erreicht werden. Die modernen *Glaukommedikamente* (primär Prostaglandinanaloge, Carboanhydrasehemmer und Betablocker) zeichnen sich durch langandauernde Drucksenkung bei geringen Nebenwirkungen aus und ermöglichen in den meisten Fälle eine ausreichende Stabilisierung (Cvenkel et al., 2008). Eine Lasertrabekuloplastik (George et al., 2008) oder eine Trabekulektomie (Filippopoulos/Rhee, 2008; Fraser/Wormald, 2008) sind dann indiziert, wenn die medikamentöse Drucksenkung nicht ausreicht oder eine mangelnde Compliance besteht.

Ein *akutes Winkelblockglaukom* versacht starke Schmerzen, Übelkeit und eine massive Sehverschlechterung. Da die Ursache meist eine altersbedingte Verdickung der Linse mit resultierender Verflachung der vorderen Augenkammer ist, tritt das akute Winkelblockglaukom vor allem bei älteren Patienten auf, die noch nicht kataraktoperiert sind. Die Therapie besteht zunächst in einer Drucksenkung mit lokaler und systemischer Therapie. Ist der Druck normalisiert, kann entweder eine Laser-Iridotomie oder eine Katarakt-Operation durchgeführt werden (Ang, 2008).

Diabetische Retinopathie

Schon bei Diagnose eines Diabetes mellitus Typ II liegt bei etwa 20 % der Patienten eine diabetische Retinopathie vor (Massin/Kaloustian, 2007). *Eine Absenkung des mittleren Blutzuckerspiegels kann zu einer Verschlechterung der Retinopathie führen*, wobei nicht die Geschwindigkeit der Absenkung, sondern die Dauer der bisherigen Hyperglykämie mit dem Ausmaß der Verschlechterung korreliert. Die Retinopathie führt dann zu Sehstörungen, wenn entweder ein diabetisches Makulaödem oder Glaskörperblutungen auftreten.

Die *Stadien* der diabetischen Retinopathie werden heute folgendermaßen definiert (Lindholm et al., 2001):

- keine Retinopathie
- milde nichtproliferative Retinopathie (nur Mikroaneurysmen)
- mäßige nichtproliferative Retinopathie (Mikroaneurysmen und anderes)
- schwere nichtproliferative Retinopathie (4-2-1 Regel)
- proliferative Retinopathie (Gefäßneubildungen an Papille, Netzhaut oder Iris)
- fortgeschrittene diabetische Augenerkrankung.

Die 4-2-1 Regel besagt, dass eine schwere nichtproliferative Retinopathie vorliegt, wenn entweder mehr als 20 Blutungen in allen vier Quadranten des Fundus oder Perlschnurvenen in zwei Quadranten oder ausgeprägte intraretinale mikrovaskuläre Anomalitäten («IRMA») in einem Quadranten gefunden werden.

Eine fortgeschrittene diabetische Augenerkrankung liegt vor, wenn neben einer prolferativen Retinopathie Glaskörperblutungen und/oder eine Neovaskularisationsglaukom und/oder eine Katarakt und/oder eine Traktionsamotio bestehen, so dass eine komplexe chirurgische Sanierung indiziert ist.

Die **diabetische Makulopathie** wird getrennt klassifiziert und berücksichtigt, ob das Ödem die Makula miteinschließt («klinisch signifikantes Makulaödem») oder nicht, ob eine ischämische Makulopathie vorliegt und/oder die Makula bereits durch Lipidablagerungen irreversible geschädigt worden ist.

Eine Therapie ist dann indiziert, wenn eine «visusbedrohende Retinopathie» vorliegt.

- Im Falle von Vasoproliferationen erfolgt eine panretinale Laserkoagulation.
- Bei klinisch signifikantem Makulaödem wird eine fokale oder gitterförmige Laserkoagulation im Bereich des Makulaödems durchgeführt.
- Intravitreale Inkjektionen und/oder glaskörperchirurgische Eingriffe werden angewendet, wenn Glaskörperblutungen, makuläre Glasköpertraktionen oder Netzhautablösungen vorliegen.

Die Therapie der diabetischen Retinopathie erfordert viel Erfahrung und sollte daher entsprechend ausgestatteten Netzhautzentren vorbehalten bleiben (Hoerle/Kroll, 2007; Wilkinson-Berka/Miller, 2008).

Glaskörperabhebung und Folgeerkrankungen

Der Glaskörper weist beim Jugendlichen eine gelförmige Konsistenz auf, die vor allem stabilisierende Funktionen hat («Stoßdämpfer»). Mit zunehmendem Alter, bei myopen früher als bei hypermetropen Augen, kommt es aus unbekannten Gründen zu einer im Zentrum beginnenden Verflüssigung, so dass die bisher ins Gel eingebettete Faserstruktur sichtbar wird. Die nun frei flottierenden Fasern können aneinanderkleben und geformte Trübungen bilden, die störend empfunden werden. Wenn der Glaskörper komplett verflüssigt ist, entstehen bei jeder Augenbewegung Scherkräfte an den Fasern, die den fasrigen Glaskörper ständig hin- und herbewegen, so dass schließlich die Glaskörpergrenzschicht sich von der Netzhautoberfläche löst und die gesamte Faserstruktur des Glaskörpers kollabiert. Dieser Vorgang kann typische Symptome erzeugen: «fliegende Mücken» und «Blitze».

Löst sich der Glaskörper problemlos von seiner Unterlage, der Membrana limitans interna der Netzhaut, ist keinerlei Therapie erforderlich. Bleibt der Glaskörper aber an einer Stelle hängen, kann die Netzhaut einreißen und durch anhaltenden Zug am Rissrand kann schließlich eine *Netzhautablösung* entstehen. Netzhautrisse können relativ problemlos mit Laserkoagulation abgeriegelt werden, eine Netzhautablösung erfordert einen chirurgischen Eingriff, der entweder mit oder ohne Bulbuseröffnung erfolgen kann (Byer, 1994; Drouilehet, 1997; Kirwan et al., 1997).

Auch eine zunächst problemlose Glaskörperabhebung kann aber in der Folge, oft auch erst Jahre später, Sehstörungen erzeugen. Ursache dafür sind einzelne Zellen der Glaskörpergrenzschicht, die an der Netzhautoberfläche zurückbleiben, dort wachsen und eine kollagenfaserhaltige Membran («epiretinale Gliose oder Fibrose») erzeugen (Snead et al., 2008). Durch Faserkontraktion bildet diese Membran parallele oder sternförmige Fältchen der darunterliegenden Membrana limitans interna. Diese Fältchen können Sehstörungen verursachen: meist ein Verschwommen- und Fleckensehen, verbunden mit Metamorphopsie. Wenn die Sehstörungen zunehmen und die Lebensqualität beeinträchtigen, kann durch einen chirurgischen Eingriff die epiretinale Membran abgezogen («membrane peeling») und damit die Beschwerden beseitigt werden (Abdelkader/Lois, 2008).

Ein *Makulaloch* kann bei entsprechender Veranlagung ebenfalls als Folge von degenerativen Glaskörper- und Netzhautveränderungen auftreten. Betroffen sind meist weibliche Patienten nach dem 60. Lebensjahr, ein bilateraler Befund ist in 40 % der Fälle zu beobachten. Da eine Glaskörperadhärenz das Makulaloch unter Spannung setzt und aufdehnt, wird ein beginnendes Makulaloch ebenfalls chirurgisch mittels Peeling der Membrana limitans interna behandelt, wodurch in vielen Fälle eine Visusverbesserung und -stabiliserung erreicht werden kann (Hasler/Prunte, 2008; Ruiz-Moreno et al., 2008; Schumann et al., 2008).

Retinale Gefäßverschlüsse

Retinale Venen- und Arterienverschlüsse können aus verschiedenen Ursachen auftreten. Retinale Venenastverschlüsse entstehen an arteriovenösen Kreuzungen als Folge zunehmender arteriosklerotischer Wandverdickung, die zu reduziertem Perfusionsdruck bei gleichzeitig erhöhtem Abflusswiderstand führt. *Risikofaktoren* für Zentralvenenverschlüsse sind Bluthochdruck, Hyperlipidämie, Hyperhomocysteinämie, Nephropathie, Hyperviskosität bzw. akuter Flüssigkeitsverlust (Battaglia Pardodi/Di Crecchio, 2003; Mukherji et al., 2004; Sottilotta et al., 2007; Wong/Mitchell, 2007; Cheung et al., 2008). Derzeit gibt es keine kausale Therapie für Venenverschlüsse, Sehstörungen als Folge eines massiven Makulaödems lassen sich aber durch regelmäßige intravitreale Injektion von Anti-VEGF Antikörpern deutlich mildern (Stefansson, 2008; Rehak/Rehak, 2008; Pournaras et al., 2008).

Andere *Ursachen* retinaler Gefäßverschlüsse sind entzündliche Infiltrationen der Gefäßwände, entweder als primäre Vaskulitis oder sekundär im Rahmen einer Uveitis oder einer Systemerkrankung. Diese Gefäßverschlüsse sind aber eher bei jüngeren Menschen zu beobachten und nicht bei geriatrischen Patienten.

Während retinale Venenverschlüsse das Sehvermögen nur dann massiv stören, wenn Kapillarverschlüsse auftreten, ist das Sehvermögen bei retinalen Arterienverschlüssen irreversibel geschädigt, wenn der Verschluss nicht geöffnet werden kann. Arterienverschlüsse müssten umgehend einer intraarteriellen Lyse unterzogen werden, die aber in den wenigsten Fälle auch möglich ist, weil meist doch internistische Kontraindikationen vorliegen (Chen/Lee, 2008; Noble et al., 2008).

Entzündungen

Auch das Auge des geriatrischen Patienten kann eine Vielzahl unterschiedlicher Entzündungen aufweisen, die entweder nur die Lider und die

Bindehaut (Blepharoconjunctivitis) oder aber auch die Hornhaut und die Iris (Keratouveitis anterior) oder Netzhaut, Aderhaut und Glaskörper (Endophthalmitis) betreffen können (Mueller/McStay, 2008). Eine einfache augenfachärztliche Untersuchung an der Spaltlampe kann diese verschiedenen Entzündungen feststellen, die exakte Abklärung und Therapie erfordert aber oft zusätzliche Untersuchungen. Nur der Augenfacharzt kann entscheiden, ob eine lokale Behandlung ausreicht oder ob der Patient für eine exakte Abklärung und intensivere systemische Therapie stationär an einer Augenfachabteilung aufgenommen werden sollte.

Fazit

Das Auge des alternden Menschen kann oft simultan an einer Vielzahl von Krankheiten leiden, deren Symptome einander überlagern und daher nur nach exakter Abklärung eine befriedigende therapeutische Betreuung ermöglichen. Auch der geriatrische Patient ist in der Lage, auf gezielte Befragung seine Beschwerden exakter zu definieren und damit eine erste Differentialdiagnose zu ermöglichen. Andererseits bemerken viele Patienten eine langsame Verschlechterung des Sehvermögens erst dann, wenn keine Wiederherstellung mehr möglich ist. Eine regelmäßige grobklinische Überprüfung des Sehvermögens sollte daher Bestandteil jeder ärztlichen Untersuchung älterer Patienten sein. Denn nur eine frühzeitige Diagnose erlaubt auch eine erfolgreiche Anwendung aller modernen Therapiemodalitäten.

Literatur

Abbott, E. J.; Connor, G. B.; Artes, P. H.; Abadi, R. V. (2007): Visual loss and visual hallucinations in patients with age-related macular degeneration (Charles Bonnet syndrome). Invest Ophthalmol Vis Sci, 48: 1416–23.

Abdelkader, E.; Lois, N. (2008): Internal limiting membrane peeling in vitreo-retinal surgery. Surv Ophthalmol, 53: 368–96.

Ang, L. P. (2008): Current understanding of the treatment and outcome of acute primary angle-closure glaucoma: an Asian perspective. Ann Acad Med Singapore, 37: 210–5.

Arndt, C.; Rebollo, O.; Seguinet, S.; Debruyne, P.; Caputo, G. (2007): Quantification of metamorphopsia in patients with epiretinal membranes before and after surgery. Graefes Arch Clin Exp Ophthalmol, 245: 1123–1129.

Battaglia Parodi, M.; Di Crecchio, L. (2003): Hyperhomocysteinemia and retinal vascular occlusive disease. Eur J Ophthalmol, 13: 500; author reply 500–1.

Boland, M. V.; Zhang, L.; Broman, A. T.; Jampel, H. D.; Quigley, H. A. (2008): Comparison of optic nerve head topography and visual field in eyes with open-angle and angle-closure glaucoma. Ophthalmology, 115: 239–245 e2.

Byer, N. E. (1994): Natural history of posterior vitreous detachment with early management as the premier line of defense against retinal detachment. Ophthalmology, 101: 1503–13; discussion 1513–4.

Cedrone, C.; Ricci, F.; Nucci, C.; Cesareo, M.; Macri, G.; Culasso, F. (2007): Age-specific changes in the prevalence of best-corrected visual impairment in an italian population. Ophthalmic Epidemiol, 14: 320–326.

Chamberlain, M.; Baird, P.; Dirani, M.; Guymer, R. (2006): Unraveling a complex genetic disease: age-related macular degeneration. Surv Ophthalmol, 51: 576–86.

Chen, C. S.; Lee, A. W. (2008): Management of acute central retinal artery occlusion. Nat Clin Pract Neurol, 4: 376–83.

Cheung, N.; Klein, R.; Wang, J. J.; Cotch, M. F.; Islam, F. A.; Klein, B. E., Cushman, M.; Wong, T. Y. (2008): Traditional and Novel Cardiovascular Risk Factors for Retinal Vein Occlusion: The Multi-Ethnic Study of Atherosclerosis. Invest Ophthalmol Vis Sci., 49: 4297–4302.

Comer, R. M., Dawson, E.; Plant, G.; Acheson, J. F.; Lee, J. P. (2007): Causes and outcomes for patients presenting with diplopia to an eye casualty department. Eye, 21: 413–8.

Cvenkel, B.; Stewart, J. A.; Nelson, L. A.; Stewart, W. C. (2008): Dorzolamide/timolol fixed combination versus latanoprost/timolol fixed combination in patients with primary open-angle glaucoma or ocular hypertension. Curr Eye Res, 33: 163–8.

Dargin, J. M.; Lowenstein, R. A. (2008): The painful eye. Emerg Med Clin North Am, 26: 199–216.

Diamond, J. P. (1992): When are simple flashes and floaters ocular emergencies? Eye, 6 (1): 102–4.

Drouilehet, J. H. (1997): Flashes, floaters retinal tears and retinal detachment. Hawaii Med J, 56: 238–9.

Filippohoulos, T.; Rhee, D. J. (2008): Novel surgical procedures in glaucoma: advances in penetrating glaucoma surgery. Curr Opin Ophthalmol, 19: 149–54.

Fraser, S. G.; Wormald, R. P. (2008): Hospital Episode Statistics and changing trends in glaucoma surgery. Eye, 22: 3–7.

George, M. K.; Emerson, J. W.; Cheema, S. A.; McGlynn, R.; Ford, B. A.; Martone, J. F.; Shields, M. B.; Wand, M. (2008): Evaluation of a modified protocol for selective laser trabeculoplasty. J Glaucoma, 17: 197–202.

Gilhotra, J. S.; Mitchell, P.; Healey, P. R.; Cumming, R. G.; Currie, J. (2002): Homonymous visual field defects and stroke in an older population. Stroke, 33: 2417–20.

Greenfield, D. S.; Weinreb, R. N. (2008): Role of optic nerve imaging in glaucoma clinical practice and clinical trials. Am J Ophthalmol, 145: 598–603.

Hasler, P. W.; Prunte, C. (2008): Early foveal recovery after macular hole surgery. Br J Ophthalmol, 92: 645–9.

Hoerle, S.; Kroll, P. (2007): Evidence-based therapy of diabetic retinopathy. Ophthalmologica, 221: 132–41.

Jackson, W. B. (2008): Blepharitis: current strategies for diagnosis and management. Can J Ophthalmol, 43: 170–9.

Kakehashi, A.; Inoda, S.; Shimizu, Y.; Makino, S.; Shimizu, H. (1998): Predictive value of floaters in the diagnosis of posterior vitreous detachment. Am J Ophthalmol, 125: 113–5.

Kirwan, J. F.; Aylward, G. W.; Downie, J.; Thompson, G. M. (1997): Flashes and floaters as predictors of vitreoretinal pathology. Eye, 11 (3): 431–2.

Kolanowski, A. M. (1992): The clinical importance of environmental lighting to the elderly. J Gerontol Nurs, 18: 10–4.

Lang, U. E.; Stogowski, D.; Schulze, D.; Domula, M.; Schmidt, E.; Gallinat, J.; Tugtekini, S. M.; Felber, W. (2007): Charles Bonnet Syndrome: successful treatment of visual hallucinations due to vision loss with selective serotonin reuptake inhibitors. J Psychopharmacol, 21: 553–5.

Lindholm, E.; Agardh, E.; Tuomi, T.; Groop, L.; Agardh, C. D. (2001): Classifying diabetes according to the new WHO clinical stages. Eur J Epidemiol, 17: 983–9.

Livingston, P. M.; Carson, C. A.; Taylor, H. R. (1995): The epidemiology of cataract: a review of the literature. Ophthalmic Epidemiol, 2: 151–64.

Loewenstein, A. (2007): The significance of early detection of age-related macular degeneration: Richard & Hinda Rosenthal Foundation lecture, The Macula Society 29th annual meeting. Retina, 27: 873–878.

Massin, P.; Kaloustian, E. (2007): The elderly diabetic's eyes. Diabetes Metab, 33 (1): S4–9.

McKinnon, S. J.; Goldberg, L. D., Peeples, P.; Walt, J. G.; Bramley, T. J. (2008): Current management of glaucoma and the need for complete therapy. Am J Manag Care, 14: S20–7.

Mueller, J. B.; McStay, C. M. (2008): Ocular infection and inflammation. Emerg Med Clin North Am, 26: 57–72, vi.

Mukherji, S.; Kurli, M.; Sandramouli, S. (2004): Indications and outcome of carotid Doppler ultrasound: an ophthalmic perspective. Eur J Ophthalmol, 14: 240–4.

Ng, K. P.; Isenberg, D. A. (2008): Sjogren's syndrome: diagnosis and therapeutic challenges in the elderly. Drugs Aging, 25: 19–33.

Noble, J.; Weizblit, N.; Baerlocher, M. O.; Eng, K. T. (2008): Intra-arterial thrombolysis for central retinal artery occlusion: a systematic review. Br J Ophthalmol, 92: 588–93.

Noda, S.; Hayasaka, S.; Setogawa, T. (1993): Patients with asteroid hyalosis and visible floaters. Jpn J Ophthalmol, 37: 452–5.

Nouri-Mahdavi, K.; Nikkhou, K.; Hoffmann, D. C.; Law, S. K.; Caprioli, J. (2008): Detection of early glaucoma with optical coherence tomography (StratusOCT). J Glaucoma, 17: 183–8.

Owsley, C.; McGwin, G. JR.; Scilley, K.;Meek, G. C.; Seker, D.; Dyer, A. (2007): Impact of cataract surgery on health-related quality of life in nursing home residents. Br J Ophthalmol, 91: 1359–63.

Pauleikhoff, D., Koch, J. M. (1995): Prevalence of age-related macular degeneration. Curr Opin Ophthalmol, 6: 51–6.

Pieramici, D. J., Rabena, M. D. (2008): Anti-VEGF therapy: comparison of current and future agents. Eye, 22 1330–1336.

Pournaras, J. A.; Nguyen, C.; Vaudaux, J. D., Konstantinidis, L.; Ambresin, A.; Wolfensberger, T. (2008): Treatment of central retinal vein occlusion-related macular edema with intravitreal bevacizumab (Avastin): preliminary results. Klin Monatsbl Augenheilkd, 225: 397–400.

Rehak, J.; Rehak, M. (2008): Branch retinal vein occlusion: pathogenesis, visual prognosis, and treatment modalities. Curr Eye Res, 33: 111–31.

Ruiz-Moreno, J. M.; Staicu, C.; Pinero, D. P.; Montero, J.; Lugo, F.; Amat, P. (2008): Optical coherence tomography predictive factors for macular hole surgery outcome. Br J Ophthalmol, 92: 640–4.

Saunders, H. (1981): Age-dependence of human refractive errors. Ophthalmic Physiol Opt, 1: 159–74.

Schumann, R. G.; Rohleder, M.; Schaumberger, M. M.; Haritoglou, C.; Kampik, A.; Gandorfer, A. (2008): Idiopathic macular holes: ultrastructural aspects of surgical failure. Retina, 28: 340–9.

Smith, B. T.; Dhalla, M. S.; Shah, G. K.; Blinder, K. J.; Ryan, E. H. JR.; Mittra, R. A. (2008): Intravitreal injection of bevacizumab combined with verteporfin photodynamic therapy for choroidal neovascularization in age-related macular degeneration. Retina, 28: 675–81.

Snead, D. R.; James, S.; Snead, M. P. (2008): Pathological changes in the vitreoretinal junction 1: epiretinal membrane formation. Eye, 22: 1310–1317.

Sottilotta, G.; Oriana, V.; Latella, C.; Luise, F.; Piromalli, A.; Ramirez, F.; Mammi, C.; Occhiuto, A.; Lombardo, V. T. (2007): Role of hyperhomocystinemia in retinal vascular occlusive disease. Clin Appl Thromb Hemost, 13: 104–7.

Stefansson, E. (2008): Treatment of branch retinal vein occlusion. Acta Ophthalmol, 86: 122–3.

Thakkinstian, A.; Han, P.; McEvoy, M.; Smith, W.; Hoh, J.; Magnusson, K.; Zhang, K.; Attia, J. (2006): Systematic review and meta-analysis of the association between complement factor H Y402H polymorphisms and age-related macular degeneration. Hum Mol Genet, 15: 2784–90.

Trautner, C.; Haastert, B.; Richter, B.; Berger, M.; Giani, G. (2003): Incidence of blindness in southern Germany due to glaucoma and degenerative conditions. Invest Ophthalmol Vis Sci, 44: 1031–4.

Weale, R. A. (2003): Epidemiology of refractive errors and presbyopia. Surv Ophthalmol, 48: 515–43.

West, C. G.; Gildengorin, G.; Haegerstrom-Portnoy, G.; Lott, L. A.; Schneck, M. E.; Brabyn, J. A. (2003): Vision and driving self-restriction in older adults. J Am Geriatr Soc, 51, 1348–55.

West, C. G.; Gildengorin, G.; Haegerstrom-Portnoy, G.; Schneck, M. E.; Lott, L; Brabyn, J. A. (2002): Is vision function related to physical functional ability in older adults? J Am Geriatr Soc, 50, 136–45.

Wilkinson-Berka, J. L.; Miller, A. G. (2008): Update on the treatment of diabetic retinopathy. Scientificworldjournal, 8, 98–120.

Wong, T. Y.; Mitchell, P. (2007): The eye in hypertension. Lancet, 369, 425–35.

18 Hörstörungen

Martin Kompis

Hörstörungen sind häufig, und sie haben große Auswirkungen auf das Wohlbefinden und auf das soziale Leben der Betroffenen. Die Wiederherstellung der Kommunikationsfähigkeit ist eine wesentliche Voraussetzung für eine *gute Lebensqualität.*

Die Diagnostik und Therapie von Hörstörungen liegt im deutschsprachigen Raum überwiegend in den Händen von niedergelassenen HNO-Fachärzten und den entsprechend spezialisierten Kliniken. Die Bedeutung des Hausarztes bei der Erkennung von Hörstörungen und der Beratung der Betroffenen und der Unterstützung nach Therapiebeginn ist aber dennoch sehr groß.

Definition und Diagnostik

Es gibt verschiedene und voneinander abweichende Definitionen für Hörstörungen. Grundsätzlich entspricht eine Hörschwelle bei 20 dB oder besser im gesamten Hauptsprachbereich (500–4000 Hz) einem normalen Hörvermögen. Ab einem Hörverlust von etwa *30 dB* in diesem Frequenzbereich ist davon auszugehen, dass nicht mehr alle Informationen in normal laut gesprochener Sprache wahrgenommen werden und die Einschränkung des Hörvermögens im Alltag stört.

Dementsprechend wird die Diagnose mittels *Reintonaudiometrie*, also der Messung der Hörschwellen, und häufig durch einen HNO-Facharzt gestellt. Sie erlaubt auch die Differenzierung zwischen verschiedenen Arten der Schwerhörigkeit. Ist keine Audiometrie möglich, liefert eine *Hörweitenprüfung* ohne jegliche technische Ausrüstung wesentliche Informationen. Dabei werden dem Patienten von dessen Seite zweistellige viersilbige Zahlen (zweiundzwanzig, sechsundvierzig, ...) zugeflüstert. Das nicht geprüfte Gegenohr soll sich der Patient zuhalten. Werden in einer Entfernung von 60 cm drei Zahlen hintereinander vollständig richtig wiederholt, liegt die Hörschwelle im oberen Hauptsprachbereich mit guter Wahrscheinlichkeit über 30 dB, andernfalls darunter (Kompis, 2004). Zur klinischen Hörprüfung gehören auch die *Stimmgabeltests*, wobei der Rinne- und der Webertest genügen.

Häufigkeit

Mehrere große Studien belegen, dass bei *rund 10 % der Bevölkerung* in den industrialisierten Ländern eine wesentliche Hörstörung besteht (Wilson et al., 1999; Ko et al., 2001; Johansson/Arlinger, 2003). Der genaue Wert ist stark von der verwendeten Definition einer Hörstörung abhängig. 10 % sind deutlich mehr, als die meisten Menschen aufgrund ihrer Alltagserfahrung schätzen würden. Dafür gibt es zwei Gründe: Einerseits sind viele Hörstörungen nicht offensichtlich, anderseits ist die Verteilung stark alterslastig. So besteht bei rund 0,1 % der Population eine kongenitale Schwerhörigkeit, *bei den über 60-Jährigen sind es aber über 30 %* (Ko et al., 2001).

Einteilung der Hörstörungen

Aufgrund des Verlaufs der Luft- und Kochenleitungsschwellen im Reintonaudiogramm kann zwischen *Schallleitungs-, Schallempfindungs- und gemischten Schwerhörigkeiten* unterschieden werden. Bei Schallleitungsschwerhörigkeiten, beispielsweise aufgrund einer chronischen Otitis media, ist die Schallzuleitung zum Innenohr gestört. Bei Schallempfindungsschwerhörigkeiten ist die Transduktion des (an sich mechanischen) akustischen Schallsignals in das (elektrische) Signal des N. vestibulocochlearis gestört. Aufgrund der bereits im Innenohr stattfindenden Vorverarbeitung ist bei gleicher Hörschwelle die Nutzbarkeit des Restgehörs bei Schallempfindungsschwerhörigkeit geringer. Im Alter kommen häufig noch *zentrale Komponenten* der Hörstörung hinzu.

Hörstörungen können zudem verschiedene Grade, von leichtgradig bis zur an Taubheit grenzenden Schwerhörigkeit aufweisen, verschiedene Frequenzbereiche betreffen und symmetrisch oder stark asymmetrisch sein. Alle diese Faktoren haben einen Einfluss auf die Therapie und den zu erwartenden Erfolg. Alle genannten Arten der Schwerhörigkeit kommen auch im Alter vor, eine detaillierte Betrachtung sprengt aber den Rahmen dieses kurzen Kapitels.

Einen besonders großen Teil der Hörstörungen im Alter macht die Presbyakusis aus; entweder alleine oder in Kombination mit anderen, früher erworbenen Hörstörungen.

Presbyakusis

Der Begriff der Presbyakusis ist *nicht genau definiert* und teilweise umstritten. Einige Autoren schreiben zu Recht, eine Altersschwerhörigkeit, das heißt eine physiologische und unvermeidbare Hörminderung, gäbe es nicht (Schuhknecht, 1993; Hesse, 2004); es handle sich vielmehr um eine Folge zahlreicher kleinerer Noxen, deren Wirkung sich im Verlauf eines langen Lebens kumuliert. Dennoch ist die Zunahme von Schwerhörigkeit mit dem Alter evident und von so großer praktischer Bedeutung, dass der Begriff gebräuchlich geblieben ist und auch hier verwendet wird.

Pathophysiologie

Histopathologisch lassen sich im Alter drei Veränderungen besonders häufig beobachten (Schuhknecht, 1993). Zum einen kommt es zum Verlust äußerer Haarzellen, die als Verstärker in der Cochlea für die Wahrnehmung leiser akustischer Signale und für eine verbesserte Auflösung nahe beieinander liegender Frequenzen notwendig sind. Dies ist die *sensorische Komponente* der Presbyakusis. Zudem wird eine Abnahme der Anzahl Ganglienzellen *(neuronale Komponente)* und eine Atrophie der Stria vaslcularis, die die Endolyphe im Innenohr produziert, gehäuft beobachtet *(striale Komponente)*. Die Veränderungen können entweder einzeln oder in Kombination auftreten.

Klinik der Presbyakusis

Als Folge dieser pathophysiologischen Veränderungen kommt es zu einer Erhöhung der *Hörschwelle*, wobei die sensorische Komponente bevorzugt den *höheren Frequenzbereich* betrifft. Zudem kommt es zu einer Abnahme der Leistung bei der Verarbeitung komplexer akustischer Signale aufgrund der neuralen und zentralen Komponente.

Der Hochtonverlust wirkt sich vor allem auf das *Sprachverstehen im Störlärm* aus. Während das Sprachverstehen in Ruhe am besten mit der Wahrnehmung von Frequenzen bis 2 kHz korreliert, ist für das Sprachverstehen in Störlärm die Wahrnehmung der höherfrequenten Signalkomponenten um 2 bis 4 kHz besonders wichtig. Personen mit einem Hochtonverlust kön-

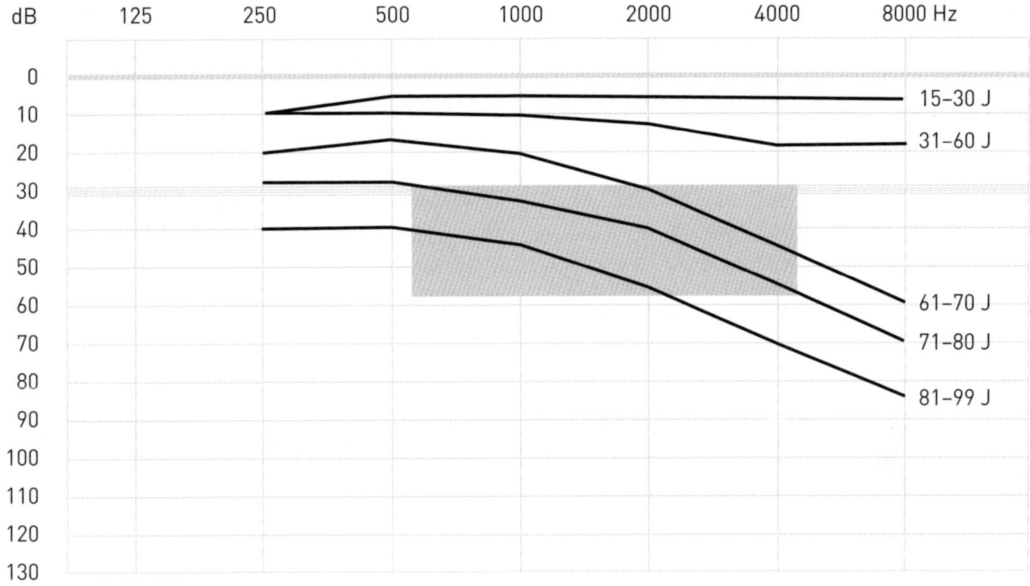

Abbildung 18-1: Frequenzabhängige Mediane der Hörschwellen in fünf Altersgruppen (nach Hesse, 2004). Die grau unterlegte Fläche entspricht in etwa demjenigen Bereich, in dem normal laut gesprochene Sprache am meisten Informationen enthält (Sprachfeld).

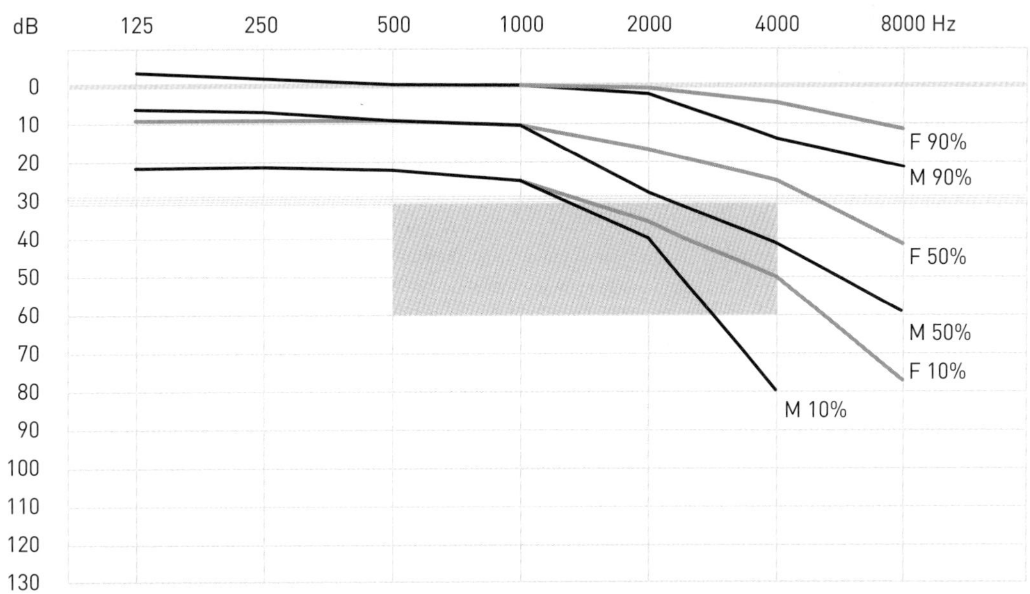

Abbildung 18-2: Frequenzabhängige Mediane für das 70. Altersjahr nach ISO 7029, getrennt für Frauen (helle Linien) und Männer (dunkle Linien). Dargestellt sind jeweils der Median (50. Perzentile) sowie die 10. und die 90. Perzentile. Personen mit vorbestehender Hörstörung wurden ausgeschlossen.

nen sich darum in einer ruhigen Umgebung unter Umständen noch gut unterhalten, bei mehreren Gesprächsteilnehmern oder im Hintergrundlärm nimmt das Sprachverstehen aber rasch ab. Diese scheinbare Diskrepanz ist für normal hörende Angehörige oft nicht leicht nachzuvollziehen. Erschwerend kommt hinzu, dass gerade an sozialen Anlässen mit vielen gleichzeitig sprechenden Personen der so genannte *Nutz-Störsignal-Abstand*, also das Pegelverhältnis zwischen Nutz- und Störanteilen des akustischen Signals, niedrig ist. Theoretische akustische Modelle zeigen, dass er in diesen so genannten Cocktail-Party-Situationen oft nur etwas 2 dB über demjenigen liegt, den Normalhörende für eine befriedigende Kommunikation brauchen. Schwerhörige Personen benötigen dagegen einen um rund 4 bis 18 dB höheren Signal-Stör-Abstand (Killion, 1997).

Zudem nimmt die Fähigkeit, *komplexe akustische Signale* sinnvoll zu verarbeiten, im Alter ab. Zahlreiche Studien belegen, dass ältere Personen schlechter als jüngere Personen mit gleichen Hörschwellen abschneiden, wenn das Sprachverstehen in Störlärm oder in einer halligen Umgebung geprüft wird (Hesse, 2004; Gifford et al., 2007).

Trotz diesen, über die Anhebung der Hörschwellen hinausgehenden Folgen der Presbyakusis ist die Bestimmung der Hörschwellen im Reintonaudiogramm der wichtigste diagnostische Schritt. **Abbildung 18-1** zeigt die mediane der Hörschwellen von Personen in verschiedenen Alterstufen aus einer groß angelegten Studie (Hesse, 2004). Die Hörschwellen sinken besonders nach dem 60. Lebensjahr und zu den höheren Frequenzen hin ab. Die ungefähre Lage des *Sprachfeldes*, also desjenigen Bereichs in der Frequenz-Pegel-Ebene, in dem normal laut gesprochene Sprache die wichtigsten Informationen enthält, ist in den Abbildungen 18-1 und 18–2 grau dargestellt. Es liegt ungefähr zwischen 30 und 60 dB bzw. zwischen 500 und 4000 Hz und wird vom Median der Hörschwellenkurven *etwa ab dem 60. Lebensjahr geschnitten.* Oft bemerken Betroffene um diesen Zeitpunkt herum erste Anzeichen einer Hörschwäche.

Drei Eigenschaften des Hörschwellenanstiegs kommen in Abbildung 18-1 nicht zum Ausdruck: Die Rolle von *vorbestehenden Hörstörungen*, der Einfluss des Geschlechts und die individuelle Streuung.

Die Hörschwellen in **Abbildung 18-2** sind der ISO-Norm 7029 (International Organization for Standardization, 2000) entnommen und stellen Mediane der Hörschwellen von 70-Jährigen dar.

Der größte Unterschied zur Population, auf der die Daten in Abbildung 18-1 beruhen, ist, dass bei den ISO-Kurven alle Personen, die anamnestisch eine frühere Hörstörung oder ein akustisches Trauma oder einen auffälligen otologischen Befund hatten, ausgeschlossen wurden, in Abbildung 18–1 hingegen nicht. Der Unterschied illustriert so den Einfluss vorbestehender Hörstörungen.

Wie die Abbildung 18-2 zeigt, besteht bei den Hörschwellen oberhalb von rund 1000 Hz im Alter ein *Geschlechtsunterschied*: Frauen sind im Mittel weniger von Hörstörungen betroffen als Männer. Die *individuelle und familiäre Streuung* ist aber groß, wie die weit auseinander liegenden 10. und 90. Perzentilen zeigen. Über 10 % aller 70-Jährigen weisen noch Hörschwellen auf, die dem Median von 30-Jährigen und Jüngeren entsprechen.

Therapie

Die Therapie richtet sich nach der Art und dem Ausmaß der Hörstörung und der Vorgeschichte. Bei wesentlichen Schallleitungsschwerhörigkeiten sollte die Möglichkeit einer chirurgischen Therapie zumindest abgeklärt werden. Für die überwiegende Zahl der therapiebedürftigen Schallempfindungsschwerhörigkeiten sind Hörgeräte das Mittel der Wahl.

Hörgeräte

Konventionelle Hörgeräte oder Luftleitungshörgeräte sind technische Hörhilfen, die den einfallenden Schall über ein oder mehrere Mikrofone aufnehmen, dem Hörverlust des Benutzers entsprechend aufarbeiten und verstärken, und das so entstehende Signal über einen Hörer (Miniaturlautsprecher) in den äußeren Gehörgang abstrahlen.

Abbildung 18-3 zeigt einige **Bauformen** moderner Luftleitungshörgeräte. Sie können alle grundsätzlich sowohl bei jüngeren als auch bei älteren Patienten zum Einsatz kommen.

Kleine *Im-Ohr-* oder *CIC-Geräte* (Completely in the canal, d. h. die Gerätefrontplatte kommt im Ohr hinter den Tragus zu liegen) sind beliebt, da sie kaum sichtbar sind. Die Bedienung und das Einsetzen der Geräte können aber gerade wegen der geringen Größe unter Umständen schwieriger sein. Bedienungselemente sind aus Platzmangel auf das Minimum reduziert oder können bei vollautomatischen Geräten sogar ganz fehlen. Wegen der unvermeidbaren Nähe des Mikrofons zum eingebauten Hörer ist die maximale Verstärkung, die realisiert werden kann, ohne dass ein Rückkopplungspfeifen auftritt, begrenzt. Im-Ohr-Geräte werden darum meist nur bei Hörverlusten von 60 bis zu 70 dB eingesetzt.

Bei *Hinter-dem-Ohr-Geräten (HdO)* (Abb. 18-3, links) liegen Mikrofon und Schallaustritt deutlich weiter auseinander, was eine Versorgung von bis zur Taubheit grenzenden Schwerhörigkeiten erlaubt. Der Schall wird über ein individuell angefertigtes Ohrpassstück in den äußeren Gehörgang geleitet. Bei den Im-Ohr-Geräten wird jeweils die ganze Gehäuseschale nach einem Ohrabdruck für jedes Ohr individuell hergestellt.

Zuweilen fühlen sich Hörgeräteträger durch den so genannten *Okklusionseffekt* gestört. Es handelt sich um eine Kombination aus der Veränderungen der eigenen Stimme, einem übermäßigen Anstieg der Lautheit eigener Körpergeräusch und unter Umständen einem Druckgefühl im Ohr, hervorgerufen durch den Verschluss des äußeren Gehörgangs. Der Okklusionseffekt kann durch eine Belüftungsbohrung häufig reduziert werden. Eine verhältnismäßig neue Lösung für dieses Problem ist die *offene Anpassung* (Abb. 18-3, zweites Gerät von links). Sie wird von vielen Hörgeräteträgern als angenehmer empfunden als die klassische geschlos-

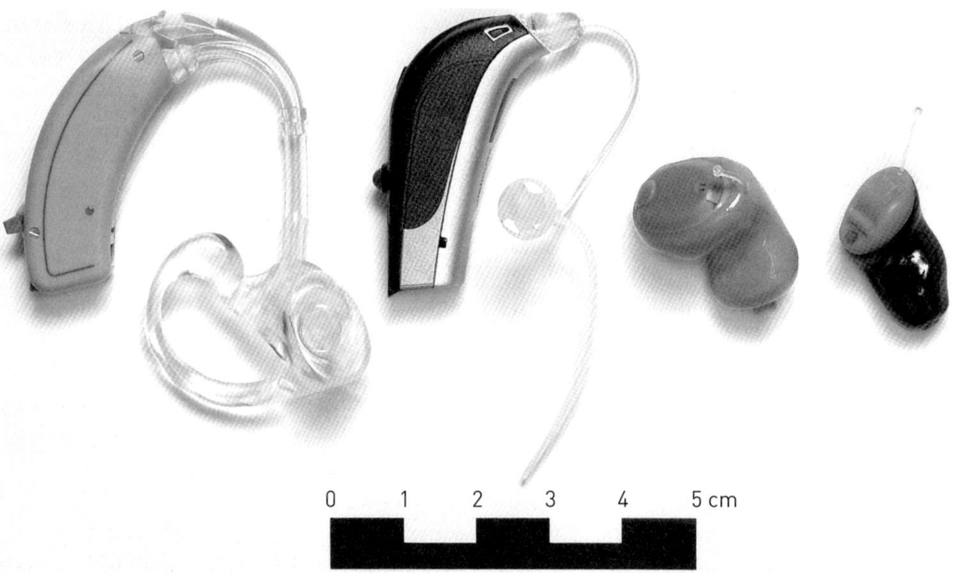

Abbildung 18-3: Verschiedene Bauformen konventioneller Hörgeräte. Von links nach rechts: Hinter-dem-Ohr-Gerät (HdO) mit Ohrpassstück, HdO-Gerät mit offener Anpassung, Im-Ohr-Gerät (IdO) und Completely-in-the-canal-Gerät (CIC).

sene Versorgung. Die Schallzuführung erfolgt nicht über ein dicht sitzendes Ohrpassstück, sondern über einen dünnen Schlauch, der von einem durchbrochenen, weichen Silikonschirmchen im äußeren Gehörgang gehalten wird. Leider begrenzt die offene Schallzuführung die realisierbare Verstärkung insbesondere im unteren Frequenzbereich, so dass diese Form der Versorgung nur bei einem geringen oder mittelgradigen Hochtonabfall einsetzbar ist.

Funktion von Hörgeräten: In der Hörgeräte-Technologie wurden in den letzten Jahrzehnten große Fortschritte erzielt. Moderne Hörhilfen arbeiten digital, sind also eigentlich kleine Computer mit akustischen Ein- und Ausgängen. Sie weisen eine Reihe von Eigenschaften auf, die früher, bei analog arbeitenden Geräten, nicht denkbar waren. Die wichtigste Funktion von Hörgeräten ist und bleibt aber die *Verstärkung* des einfallenden Schalls. Alle Hörgeräte haben die Möglichkeit, diese Verstärkung frequenzabhängig und individuell an die Hörstörung des Patienten anzupassen. Weitere wichtige Funktionen sind die *Kompression und Begrenzung*. Sie vermindern die Verstärkung bei lauten Eingangssignalen um die natürliche Lautheitswahrnehmung so weit als möglich, um laute Umgebungsgeräusche nicht unangenehm laut werden zu lassen.

Die meisten modernen Hörgeräte verfügen über *mehrere wählbare Programme*, die vom Hörakustiker eingestellt werden. Damit kann verschiedenen Bedürfnissen beispielsweise für das Hören in Ruhe oder in Störlärm Rechung getragen werden.

Einige Geräte verfügen über mehrere (meist zwei) hintereinander angeordnete Mikrofone. Mit ihnen kann eine vom Benutzer abschaltbare Richtwirkung nach vorne erzielt werden. In komplexen akustischen Situationen, zum Beispiel in einem Restaurant oder in einem Gruppengespräch, wird die Sprache von Personen dem Benützer gegenüber bevorzugt aufgenommen, und Störgeräusche werden effizient unterdrückt. Der subjektive und objektive Nutzen solcher *Mehrmikrophonsysteme* ist klar nachgewiesen.

Einige Geräte verfügen über eine so genannte *Telefonspule*. Wird diese anstelle des Mikrofons als Eingangsquelle gewählt, können neben dem erleichterten Telefonieren auch Induktionsanlagen, zum Beispiel in Kirchen und Vortragssälen, benutzt werden, um das Gesprochene mit einem besseren Signal-Stör-Abstand zu empfangen. Für einige Hörgeräte sind Fernbedienungen verfügbar, die große Bedienungselemente am Hörgerät und den Griff hinter das Ohr unnötig machen, dafür aber vergessen oder verloren gehen können.

Hörgeräte verbessern das Hörvermögen und das Sprachverstehen, normalisieren es aber trotz aller Fortschritte nicht. Einschränkungen, beispielsweise beim Sprachverstehen in Störlärm, bleiben nachweisbar.

Weitere technische Hörhilfen

In der apparativen Therapie von Hörstörungen überwiegen heute Luftleitungshörgeräte verschiedener Bauformen. Andere technische Hörhilfen werden aber, auch bei älteren Patienten, zunehmend verwendet. Es sind dies insbesondere Knochenleitungshörgeräte und *knochenverankerte Hörgeräte* (Bone Anchored Hearing Aids, BAHA) (Kompis et al., 2007), bei denen die Schallzuführung nicht über den äußeren Gehörgang, sondern über die Knochenleitung erfolgt. Sie werden zur Therapie von Schallleitungsschwerhörigkeiten eingesetzt. Stark im Kommen sind *Cochlea-Implantate*, die den Hörnerv in der Cochlea direkt elektrisch stimulieren und zur Therapie beidseitiger, an Taubheit grenzender Schwerhörigkeit eingesetzt werden (Waltzman, 2006). Teil- oder vollimplantierbare Hörgeräte mit akustischer Schallzuführung im Mittelohr (Haeusler et al., 2008) sind heute noch eine Rarität, was sich aber längerfristig ändern könnte.

Hörgeräteversorgung im Alter

Erstversorgungen im Alter können mitunter schwierig sein. Eine adäquate Unterstützung vor, während und nach der Anpassphase verbessert die Chancen auf eine erfolgreiche und nutzbringende Hörgeräteversorgung.

Vor der Hörgerätevorsorgung sind die *Motivation* des Patienten und *realistische Erwartungen* von großer Bedeutung. Hörgeräte normalisieren das Hörvermögen nicht, sie können aber das Sprachverstehen in wichtigen Situationen verbessern. Eine Hörgeräteanpassung benötigt mindestens einige Wochen Zeit, Geduld und die Bereitschaft, die Geräte über einen längeren Zeitraum kritisch zu erproben.

Während der Anpass- und Eingewöhnungsphase ist es wichtig, die Hörgeräte möglichst viel, *mindestens aber mehrere Stunden täglich zu tragen.* Hörgeräte nur für besondere Gelegenheiten und nicht täglich zu tragen, führt häufig zu Misserfolgen. Ein ungewohnter oder zu Beginn unangenehmer Klang, die Unverträglichkeit lauter Umgebungsgeräusche bei zu großer Verstärkung oder umgekehrt ein subjektiv zu geringer Nutzen bei zu schwacher Einstellung sind Gründe, so bald als möglich eine Nacheinstellung der Geräte beim *Hörakustiker* vorzunehmen. In dieser Phase muss der Akustiker den Patienten oder die Betreuer des Patienten über die *Bedienung und einfache Überprüfung der Hörgeräte* informieren. Der Umgang mit dem Hörgerät muss gut gelingen. Es ist vorteilhafter, nötigenfalls komplexere und wenige gebrauchte Funktionen, wie die beispielsweise die Telefonspule, zu deaktivieren, als eine Einbuße des Nutzens durch Fehlbedienungen in Kauf zu nehmen. Verschiedene Vereinigungen (s. Adressen im Anhang 4) führen immer wieder *Kurse* mit dem Ziel durch, die Handhabung und den Nutzen von Hörgeräten zu optimieren.

Nach Abschluss der Anpassung muss die korrekte Funktion der Hörgeräte sichergestellt werden. Eine einfache, kursorische *Funktionskontrolle* ist schnell und ohne jegliche Hilfsmittel möglich (s. Tab. 18-1). Sie kann mit einfachen Hilfsmitteln wie einem Batterieprüfgerät oder einem Stethoclip (Stethoskopähnliches Instrument zum Abhören des Hörgerätes) erweitert werden.

Bei *Defekten* oder bei subjektiv *nachlassendem Nutzen* sollte das Gerät umgehend vom Hörakustiker überprüft werden. Das Ohrpassstück darf keine Druckstellen verursachen. Tritt dies dennoch auf oder lockert es sich und verursacht dadurch Rückkopplungspfeifen, muss es unbedingt erneuert werden. Wenn ein Hörgerät pfeift, funktioniert es nicht mehr richtig. Bei Progredienz der Schwerhörigkeit und bei zunehmender Abnutzung der Hörgeräte (bei häufiger Nutzung nach rund fünf bis sechs Jahren) ist eine Neuversorgung abzuklären.

Aus audiologischer und medizinischer Sicht ist sehr häufig die Indikation für eine *beidohrige*

Tabelle 18-1: Einfache Prüfung des Hörgerätes ohne Hilfsmittel

1. Visuelle Kontrolle	• Ist das Batteriefach intakt, weist es keine Oxidationsspuren auf? • Sitzt das Ohrpassstück fest? • Ist die Schallausleitung nicht mit Cerumen verlegt?
2. Rückkopplungstest	• Batterie einsetzen, Gerät einschalten (häufig ist die Batteriefachtüre gleichzeitig der Schalter, bei separatem Schalter am Gehäuse Stellung «M» für Mikrofon wählen). • Lautstärke hoch stellen, falls Regelmöglichkeit vorhanden (Regler am Gerät oder an der Fernbedienung). • Hörgerät zwischen hohle Hände legen. Bei fast allen Geräten im funktionstüchtigen Zustand wird nun ein Rückkopplungspfeifen hörbar sein.

Hörgeräteversorgung gegeben. Audiologische Kontraindikationen sind die mangelnde zentrale Integration (dies ist selten und nur durch einen Hörgeräteversuch zu ermitteln) oder ein großer Seitenunterschied im Hörvermögen beider Ohren. Die beidohrige Versorgung verbessert unter anderem meist das Sprachverstehen im Störlärm (Behrens/Neher, 2008), also gerade in einem Problembereich zahlreicher älterer Patienten.

Die **versicherungstechnischen Aspekte** einer Hörgeräteversorgung variieren bereits innerhalb des deutschsprachigen Raumes erheblich, sind zudem dem Wandel unterworfen und sprengen den Rahmen dieses Kapitels. Nicht immer geht eine korrekte medizinische Indikation auch mit einer Kostenübernahme durch die zuständige Versicherung einher. Gerade bei der beidohrigen Versorgung wird nicht selten eine Eigenleistung der Betroffenen erwartet.

Schwerhörigkeit im hausärztlichen Bereich

Die *Verdachtsdiagnose* einer Schwerhörigkeit ergibt sich meist aus der Anamnese, eventuell unter Einbezug der Fremdanamnese, und dem Verhalten des Patienten beim Gespräch. Hörweitenprüfung, Stimmgabeltests, wie oben ausgeführt, sind auf jeden Fall dort angebracht, wo keine Audiometrie möglich ist.

Die *Unterstützung* des Hausarztes vor, während und nach einer Hörgeräteversorgung ist ausgesprochen wichtig. Durch Motivation und die Vermittlung realistischer Erwartungen kann die Geduld und der Durchhaltewillen der Patienten während der Anpass- und Gewöhnungsphase erhöht werden. Hörgeräte sollten viel, wenn möglich, ganztags getragen werden. Nach erfolgreicher Anpassung ist eine umgehende Intervention wichtig, falls Probleme bei der *Handhabung der Geräte* oder *Defekte* auftreten. Der Patient sollte in diesen Fällen so bald als möglich den Hörakustiker aufsuchen, um einer Entwöhnung und einer negativen affektiven Haltung gegenüber der Versorgung zuvorzukommen. Eine gute Hörgeräteversorgung kann die Lebensqualität schwerhöriger Patienten entscheidend verbessern.

Literatur

Behrens, T.; Neher, T. (2008): Binaural hearing abilities of bilaterally fitted hearing aid users assessed using objective and subjective outcome measures. J Acoust Soc Am, 123: 3169.

Gifford, R. H.; Bacon, S. P.; Williams, E. J. (2007): An examination of speech recognition in a modulated background and of forward masking in younger and older listeners. J Speech Lang Hear Res, 50: 857–864.

Hauesler, R.; Stieger, C.; Haller, M.; Bernhard, H.; Kompis, M. (2008): A novel implantable hearing system with direct acoustic cochlear stimulation (DACS) Audiol Neurotol, 13: 247–256.

Hesse, G. (2004): Hörgeräte im Alter. HNO, 52: 321–328.

International Organization for Standardization (2000): ISO 7029 Acoustics – Statistical distribution of hearing thresholds as a function of age (second Edition).

Johansson, M.S. K.; Arlinger, S. D. (2003): Prevalence of hearing impairment in a population in Sweden. Int J Audiol, 42: 18–28.

Killion, M. C. (1997): Hearing aids: past, present, future: moving towards normal conversations in noise. Br J Audiol, 31: 141–148.

Ko, W. H.; Zhu, W. L.; Kane, M.; Maniglia, A. J. (2001): Engineering principles applied to implantable otologic devices. Otolaryngol Clin North Am, 34: 299–314.

Kompis, M. (2004): Audiologie. Verlag Hans Huber, Bern.

Kompis, M.; Krebs, M.; Häusler, R. (2007): Speech understanding in quiet and in noise with bone-anchored hearing aids BAHA compact and BAHA Divino. Acta Otolaryngol, 127: 829–835.

Schuhknecht, H. F. (1993): Pathology of the ear. Lea & Febiger, Malvern PA (2nd edition).

Waltzman, S. B. (2006): Cochlear implants: current status. Expert Rev Med Devices, 3: 647–655.

Wilson, D. H.; Walsh, P. G.; Sanchez, L.; Davis, A. C.; Taylor, A. W.; Tucker, G.; Meagher, I. (1999): Int J Epidemiol, 28: 247–252.

19 Schmerzsyndrome und Behandlung bei älteren Patienten

Jürgen Drewe

Häufigkeit

Aufgrund der verbesserten Lebensbedingungen und gesundheitlichen Versorgung nimmt der Anteil der älteren Menschen in unserer Gesellschaft ständig zu, der Anteil der Frauen ist bei diesem Trend höher. Andererseits steigen mit zunehmendem Alter die Polymorbidität, die Häufigkeit und der Schweregrad einer Einschränkung der körperlichen Leistungsfähigkeit (Deane/Smith, 2008).

Die Prävalenz von Schmerzzuständen beim alten Menschen wird von der *American Geriatric Society* (2002) mit etwa 20 % angegeben. Andererseits fanden andere Untersucher (Crook et al., 1984; Miro et al., 2007; Brattberg et al., 1996; Soldato et al., 2007; Thomas et al., 2004) Prävalenzen von Schmerzzuständen von über 70 % bei den über 65-jährigen Patienten.

In einer europaweiten Erhebung bei 46 394 Patienten mit chronischen Schmerzen konnte gezeigt werden, dass von den Schmerzpatienten 52 % Frauen und 48 % Männer waren (Breivik et al., 2006). Nur 4 % hatten ihre chronischen Schmerzen weniger als ein Jahr lang, immerhin 21 % der Patienten litten mehr als 20 Jahre daran. Nur 35 % der Patienten wurden nur von einem Arzt behandelt, aber bei 70 % der Patienten war der Hausarzt verantwortlich für die Schmerztherapie.

Eine Schwierigkeit beim alten Menschen ist die Diagnose eines Schmerzzustandes, insbesondere beim dementen Patienten (Bjoro/Herr, 2008), so dass ein größerer Teil der Patienten nicht hinreichend analgetisch behandelt wird (s. auch Kap. 6 «Demenz»). In der oben genannten europäischen Umfrage war die häufigste Schmerzursache Osteoarthritis oder eine rheumatoide Arthritis (42 %) (Breivik et al., 2006). Chronische Schmerzen führen bei vielen Patienten zur Einschränkung ihrer Aktivitäten des täglichen Lebens und ihrer Erwerbstätigkeit sowie der Lebensqualität (s. auch Kap. 5 «Affektive Störungen und Suizidalität»).

Die Behandlung des Schmerzes beim alten Menschen sollte multimodal sein. Neben pharmakologischen Ansätzen können nicht-pharmakologische Ansätze (z. B. Bewegungstherapie, physikalische Therapie) einen Nutzen bringen. Das primäre Ziel einer Schmerztherapie sollte neben der symptomatischen Therapie auf den Erhalt und die Förderung der körperlichen Funktion gerichtet sein.

Besonderheit der Arzneimitteltherapie im Alter

Der alte Patient zeigt eine erhöhte Empfindlichkeit für die erwünschten und unerwünschten Wirkungen von Psychopharmaka, Opiaten und

Antihypertensiva. Gut dokumentiert sind auch die deutlich erhöhte Sensitivität für gastrointestinale und renale Toxiziät von nichtsteroidalen Antirheumatika (NSAR) sowie die erhöhte Empfindlichkeit für anticholinerge unerwünschte Arzneimittelwirkungen (UAWs) wie das anticholinerge Syndrom und die Delirentwicklung nach Gabe von bestimmten Antihistaminika, Neuroleptika und Antidepressiva.

Veränderung der Pharmakokinetik im Alter

Generell wird hier auf das Kapitel 26 «Pharmakotherapie» verwiesen. Die Physiologie des alten Menschen zeigt auch ohne Erkrankungen altersbedingte Veränderungen im Abbau (Metabolismus) und in der Ausscheidung (Elimination) von Fremdstoffen (z. B. Medikamenten). Die Leberdurchblutung und das funktionelle Lebervolumen sinken im Alter um bis zu 40 bis 50 %. Dieses bewirkt eine *eingeschränkte metabolische Kapazität der Leber*, die sich besonders stark auf den durch Cytochrom P450 Enzyme vermittelten Phase-I-Metabolismus (kaum auf den Phase-II-Metabolismus wie z. B. Glukuronidierungen) auswirkt. Die Einschränkung der Leberfunktion kann die Elimination von Medikamenten erheblich reduzieren. So konnte beispielsweise gezeigt werden (Klotz et al., 1975), dass die Halbwertszeit von Diazepam in etwa dem Lebensalter der Patienten entspricht. Diese Untersuchungsergebnisse begründen die Empfehlung, dass beim alten Patienten möglichst nur Benzodiazepine verwendet werden sollen, die nur über Phase-II-Reaktionen abgebaut werden (z. B. Lorazepam, Temazepam oder Oxazepam) (s. Kap. 20 «Schlaf-Wach-Rhythmusstörungen»).

Auch die *Nierenfunktion* ist im Alter reduziert. Im Alter ab 40 Jahren reduziert sich die Creatinin-Clearance um etwa 1 % jährlich. Medikamente mit enger therapeutischer Breite, die fast ausschließlich renal eliminiert werden (z. B. Digoxin, Lithium), müssen bei alten Menschen obligat in ihrer Dosis an die individuelle Nierenfunktion des Patienten angepasst werden, wenn toxische Blutkonzentrationen vermieden werden sollen. Diese altersbedingten physiologischen Funktionseinschränkungen der Leber- und Nierenfunktion werden darüber hinaus noch durch eine mit fortschreitendem Lebensalter steigende Anzahl von Erkrankungen verstärkt.

Polymorbidität und Polypharmazie

Mit zunehmendem Alter nimmt auch die Polymorbidität zu. Im Alter von 65 Jahren oder höher haben mehr als 80 % der Patienten mehr als zwei unterschiedliche Diagnosen, und die Medikamentenverschreibungen nehmen, verglichen mit 30-jährigen Patienten, um das Fünffache zu (Polypharmazie). Risikofaktoren für eine Polypharmazie sind kardiovaskuläre Medikamente, Antianämika, Antidiabetika, Analgetika, Psychopharmaka, Alter > 65 Jahre und weibliches Geschlecht sowie die Anzahl der behandelnden Ärzte. Mit der Anzahl der verordneten Medikamente steigt dann die Häufigkeit von relevanten unerwünschten Arzneimittelwirkungen (UAWs). Etwa 28 bis 42 % dieser teilweise schweren oder sogar lebensbedrohlichen UAWs werden als vermeidbar eingeschätzt (Gurwitz et al., 2003; Malhotra et al., 2001).

Polypharmazie ist auch bei älteren psychiatrischen Patienten häufig: von 984 Patienten nahmen 33,6 % (mittleres Alter: 61 Jahre) mehr als fünf Medikamente (im Mittel 7,3) ein. Von den Patienten mit Polypharmazie waren 75 % Frauen (Viola et al., 2004). Mehr als die Hälfte der eingenommenen Medikamente sind zur Behandlung von somatischen Erkrankungen verschrieben worden.

Mit steigender Anzahl der verordneten Medikamente sinkt die Compliance der Patienten und steigt die Wahrscheinlichkeit von Wechselwirkungen (Interaktionen) zwischen den eingenommenen Medikamenten. Wechselwirkungen können sich auf der Blutspiegelebene (**pharmakokinetischen**) oder der Effektebene (**pharmakodynamische** Interaktionen) abspielen. Die

Ursachen der pharmakokinetischen Interaktionen, die mit Veränderungen der Wirkstoffkonzentrationen eines oder mehrerer beteiligter Medikamente einhergehen, sind häufig in der Beeinflussung metabolischer Enzyme (z. B. der Cytochrom P450 Isoenzyme, CYPs; UDP-Glukuronyltransferasen) zu finden; oder auch in den für die Wirkstoffverteilung oder -elimination wichtigen Transportproteinen (z. B. P-Glycoprotein, Pgp).

Werden die Cytochrom P450 Isoenzyme (CYPs) gehemmt, so hat dies eine Erhöhung des Blutspiegels der von ihnen abgebauten Medikamente zur Folge.

Behandlungsprinzip der Schmerztherapie

Das Behandlungsprinzip der Schmerztherapie richtet sich danach, ob akute oder chronische Schmerzzustände vorliegen (s. Tab. 19-1). Bei **akuten** Schmerzen wird nach Bedarf therapiert, bis eine ausreichende Schmerzreduktion vorliegt. Bei **chronischen** Schmerzzuständen wird in der Regel nach festen Verordnungsschemata, vorzugsweise oral (oder neuerdings auch transdermal) therapiert. Die Medikamente werden in der letzteren Gruppe entsprechend dem WHO-Stufenschema ausgewählt (s. Tab. 19-2). Das WHO-Stufenschema wurde initial für Tumorpatienten entwickelt, hat aber für alle (chronischen) Schmerzzustände eine Bedeutung: Hierbei wird dann auf die nächst höhere Stufe gewechselt, wenn mit der Medikation der tieferen Stufe keine oder keine ausreichende Schmerzlinderung erzielt werden kann. Zentral ist bei diesem Vorgehen, dass möglichst parenterale Schmerzmittel vermieden werden und eine gleichbleibende (basale) Analgesie mithilfe von retardierten Präparaten erreicht wird. Durchbruchsschmerzen werden dann zusätzlich mit schnell freisetzenden Formen (z. B. Tropfen) behandelt.

Startpunkt ist in der Regel die Therapie mit NSAR. Dies ist vor allem bei Schmerzen mit einer entzündlichen Komponente wie muskuloskeletalen Schmerzen (z. B. low back pain) der Fall. Es sollte hier betont werden, dass insbesondere beim alten Patienten und bei Langzeittherapie zum Teil klinisch relevante UAWs zu erwarten sind. Von diesen sind vor allem gastrointestinale Beschwerden (Ulkusentwicklung), Störungen der Nierenfunktion, Interaktionen mit antihypertensiver Therapie und seltener zum Teil schwere Hautreaktionen zu nennen. Beim älteren Patienten (> 65 J.) mit gastrointestinalen (Ulkus-) Beschwerden in der Anamnese, sollten unselektive NSAR mit Protonenpumpeninhibitoren (PPIs) kombiniert werden. Alternativ können COX-2-selektive NSAR (z. B. Celebrex) eingesetzt werden, die sich aber hinsichtlich ihrer Nephrotoxizität nicht von unselektiven NSAR unterscheiden und die nicht bei Patienten mit kardiovaskulären Vorerkrankungen eingesetzt werden dürfen.

Opioide beim alten Menschen

Bei der Therapie von Malignomschmerzen ist die Therapie mit Opioiden weitgehend akzeptiert. Größere Akzeptanzprobleme hat die Opioidtherapie aber bei chronischen Schmerzzuständen aufgrund anderer Ursachen, obwohl 90 % aller chronischen Schmerzen nicht durch Tumoren bedingt sind (Aeschlimann et al., 2005). Ein Hauptgrund, Opioide so zurückhaltend zu

Tabelle 19-1: Behandlungsprinzipien der analgetischen Therapie beim somatischen Schmerz

Art des Schmerzes	Prinzip der Behandlung
akute Schmerzen	• nach Bedarf
chronische Schmerzen	• verzugsweise perorale Gabe (*«by the mouth»*) • nach festem Zeitschema (*«by the clock»*) • gemäß dem WHO-Stufenschema (*«by the ladder»*)

Tabelle 19-2: WHO-Stufenschema der analgetischen Behandlung

Stufen	Mittel der Wahl
Stufe I: (schwache Schmerzen)	**nichtsteroidale Antirheumatika** (NSAR) (z. B. Ibuprofen, Diclofenac), und Paracetamol, Metamizol, COX-2 selektive NSAR (z. B. Celecoxib)
Stufe II: (mittelstarke Schmerzen)	**schwache Opioide** (z. B. Pethidin, Tramadol, Codein) + Laxantien ± NSAR ± Ko-Analgetika
Stufe III: (starke Schmerzen)	**starke Opioide** (z. B. Morphin, Methadon, Fentanyl, Buprenorphin) + Laxantien ± NSAR ± Ko-Analgetika

verschreiben, ist die Angst vor einer möglichen Abhängigkeitsentwicklung. Bei einer Langzeittherapie mit Opioiden kommt es immer zu einer (nach Absetzen in der Regel reversiblen) *körperlichen Abhängigkeit* und einer *Toleranzentwicklung*. Dieses ist aber nicht mit einer Suchtentwicklung zu verwechseln. Bei starken Schmerzen ist vielmehr die Gefahr für eine (häufig auch nach Absetzen bestehen bleibende) psychische Abhängigkeit gering. Aus diesem Grund und wegen der geringen Organtoxizität haben Opioide einen hohen Stellenwert auch bei chronischen, nicht-malignen Schmerzzuständen.

Eine Langzeittherapie mit Opioiden führt zu einem zunehmenden Wirkungsverlust (Toleranzentwicklung), die dann zu einer Dosiserhöhung führt. Dieser Wirkungsverlust betrifft alle Wirkqualitäten, auch die Miose und die Obstipation. Bei sehr starker Toleranzentwicklung muss die Dosis erhöht werden, um denselben therapeutischen Effekt zu erzeugen. Ist man an die Grenzen der Dosiserhöhung angelangt, gewinnt man manchmal durch einen Wechsel auf ein anderes Opioid (*Opioidrotation*) wegen einer inkompletten Kreuztoleranz wieder an Wirkung.

Was ist bei der Substanzauswahl zu beachten?

Morphin ist pharmakologisch ein voller µ-Rezeptor-Agonist, und zur Behandlung mittelstarker bis starker akuter und prolongierter Schmerzen geeignet: Die orale Aufnahme aus dem Darm ist nur unvollständig (30 bis 40 %). Es wird nach der Aufnahme in der Leber in das aktive Morphin-6-Glukuronid sowie in einem stärkeren Ausmaß in das inaktive Morphin-3-Glukuronid umgewandelt. Die Glukuronide werden über die Niere ausgeschieden. Da sie bei Niereninsuffizienz kumulieren können, sollte bei diesen Patienten Morphin nicht eingesetzt werden (Intoxikationsgefahr).

Buprenorphin ist das Mittel der Wahl bei Patienten mit schwerer Niereninsuffizienz. Es ist pharmakologisch ein partieller µ-Rezeptor-Agonist und κ-Rezeptor-Antagonist und hat eine 25- bis 50-fach höhere Wirkungsstärke als Morphin. Es ist zur Behandlung mittelstarker bis starker akuter und prolongierter Schmerzen geeignet. Da Buprenorphin mit sehr hoher Affinität an den Opioidrezeptoren bindet (30-mal starker als Morphin), müssen bei Überdosierung höhere Dosen des Antidots Naloxon eingesetzt werden. Nach sublingualer Verabreichung wird eine Bioverfügbarkeit von 55 % erreicht. Bei der Therapie chronischer Schmerzen wird Buprenorphin vor allem als transdermales Pflaster angewandt.

Hydromorphon ist reiner Opiat-Rezeptoren-Agonist mit überwiegender Affinität zu μ-Rezeptoren bei gleichzeitiger geringer Affinität zu κ-Rezeptoren. Es 7- bis 8-mal stärker wirksam als Morphin. Es wird hepatisch metabolisiert, aber zum Teil (als Metabolit) renal eliminiert. Wegen der Kumulation von möglicherweise aktiven Metaboliten muss Hydromorphon bei Patienten mit Niereninsuffizienz sehr vorsichtig dosiert werden.

Methadon hat eine ebenso große Wirkungsstärke wie Morphin. Zusätzlich zu seiner Opioidwirkung hemmt es noch zusätzlich den N-Methyl-D-Aspartat-Rezeptor (NMDA), der bei der Entwicklung von chronischen Schmerzsyndromen eine wichtige Bedeutung spielt; deshalb ist es bei chronischen Schmerzen sehr geeignet, hat aber manchmal bei ambulanten Patienten gewisse Akzeptanzprobleme, da sie befürchten, mit Patienten in der Drogensubstitution verwechselt zu werden. Methadon wird vor allem hepatisch metabolisiert (Cytochrom P450 3A4). Aus diesem Grund sollte die gleichzeitige Gabe von CYP3A4-Inhibitoren vermieden werden, da es zu einem starken Anstieg der Plasmakonzentrationen von Methadon und somit zu Intoxikationen kommen kann. CYP3A4-Inhibitoren sind zum Beispiel Azol-Antimykotika (Itraconazol, Ketoconazol, Voriconazol u. a.), Makrolide (Erythromycin, Clarithromycin u. a.), gewisse HIV-Medikamente (Ritonavir, Indinavir, Efavirenz u. a.) und Valproat.

Fentanyl ist ein sehr potentes Opioid (voller μ-Agonist) und hat eine 50- bis 100-fache Wirkungsstärke als Morphin. Es ist außerhalb der Anästhesie praktisch nur als transdermales Pflaster in Gebrauch. Vorsicht ist geboten bei Hauterkrankungen am Applikationsort der Pflaster, bei Fieberzuständen, starker Sonnenexposition sowie externen Wärmquellen, die die Hautdurchblutung und die transdermale Aufnahme des Medikamentes erhöhen und zu einer Überdosierung führen können. Fentanyl wird vor allem hepatisch metabolisiert (Cytochrom P450 3A4). Aus diesem Grund sollte – wie unter Fentanyl angeführt – die gleichzeitige Gabe von CYP3A4-Inhibitoren, Makroliden und gewissen HIV-Medikamenten vermieden werden, da es zu einem starken Anstieg der Plasmakonzentrationen von Methadon und somit zu Intoxikationen kommen kann. Da die renale Ausscheidung weniger als 10 % beträgt, ist eine Dosisanpassung bei Niereninsuffizienz nicht erforderlich

Tramadol ist ein schwaches Opioid (voller Agonist an μ- und κ-Rezeptoren). Die Wirkungsstärke beträgt nur etwa 1/10 der von Morphin. Ein Teil seiner Wirkung kommt durch eine Hemmung der Serotonin-Wiederaufnahme und somit durch *serotonerge Wirkung* zustande. Wegen der Gefahr eines potenziell lebensbedrohlichen Serotonin-Syndroms ist die Kombination mit anderen serotonergen Medikamenten (z. B. selektive Serotonin-Wiederaufnahmehemmer [SSRI], Monoaminooxidase [MAO]-Hemmer) zu vermeiden. Tramadol wird vor allem über CYP2D6 sowie etwas schwächer über CYP3A4 abgebaut. Klinisch relevante pharmakokinetische Interaktionen sind aber bisher nicht beschrieben worden. Nur 30 % der Dosis wird unverändert über die Niere ausgeschieden, deshalb ist eine Dosisanpassung bei Niereninsuffizienz nicht erforderlich. Verglichen mit anderen Opioiden sind Übelkeit und Erbrechen recht häufig. Tramadol *senkt die Krampfschwelle*, deshalb sollte es bei Patienten mit Krampfanfällen nicht verabreicht werden. Es unterliegt nicht dem Betäubungsmittelgesetz.

Die Kombination von NSAR mit Opioiden ist sinnvoll und kann zu synergistischen Effekten führen, hingegen sollten schwache und starke Opioide nicht kombiniert werden, da dies zur Wirkungsabschwächung der starken Opioide führt. Zusätzlich zu diesen Medikamenten können noch **Ko-Analgetika** eingesetzt werden. Zu diesen zählen zum Beispiel Antidepressiva (z. B. Amitriptylin, Venlafaxin, Duloxetin), Antikonvulsiva (z. B. Carbamazepin, Gabapentin,

Pregabalin) und Kortikosteroide, die primär keine Analgetika sind, aber insbesondere bei chronischen Schmerzen die analgetische Wirkung der Analgetika verstärken.

Grundsätzlich sollten bei Opioid-Therapie immer Laxantien als **Adjuvantien** kombiniert werden, um die Nebenwirkung der Opioidtherapie (Obstipation) zu vermeiden.

Die Therapie mit Opioiden sollte regelmäßig vom behandelnden Arzt kontrolliert werden, der bei diesen Konsultationen insbesondere auf Zeichen einer psychischen Abhängigkeit achten sollte. Ebenso muss bei der Substanzauswahl die Komorbidität des Patienten (Leber- und Niereninsuffizienz) berücksichtigt werden (eine ausführliche Darstellung bieten Aeschlimann et al., 2005).

Unbefriedigend ist die therapeutische Situation beim **neuropathischen Schmerz**. Hier sind als Mittel der ersten Wahl die Wirksamkeit von Antikonvulsiva (Carbamazepin und Oxcarbazepin sowie Gabapentin/Pregabalin), trizyklischen Antidepressiva (TCA; Amitritylin und Impramin) sowie von selektiven Noradrenalin-Wiederaufnahmehemmern (z. B. Duloxetin und Venlafaxin) in klinischen Studien gezeigt worden. Opioide, Tramadol und Lamotrigin können in zweiter Linie eingesetzt werden. Bei der **postherpetischen Neuralgie** sind Pregabalin, Gabapentin und TCA nach Empfehlungen der European Federation of Neurology Society Mittel der ersten Wahl (Attal et al., 2006).

In schweren, mit der oben beschriebenen Pharmakotherapie nicht zu therapierenden Fällen sind Nervenblockaden oder die Implantation von epiduralen Pumpen (mit Opioiden oder Lokalanästhetika) eine mögliche therapeutische Alternative, die aber dem Spezialisten vorbehalten sein sollen.

Fahrtauglichkeit bei Schmerztherapie

Für Opioide gilt, dass Fahrtauglichkeit bei Änderungen in der Therapie (z. B. Absetzen, Dosiserhöhung, Verkürzung des Dosisintervalls, anderer Applikationsweg oder Wechsel des Präparates) prinzipiell nicht gegeben ist. Dies gilt ebenso bei der Neuverordnung einer anderen ZNS-wirksamen Begleitmedikation (z. B. Antidepressiva) sowie bei Anzeichen eines Suchtverhaltens des Patienten. Die Fahrtauglichkeit kann aber nur im Einzelfall für den jeweiligen Patienten beurteilt werden (Aeschlimann et al., 2005) (s. Kapitel 36 «Teilnahme am Strassenverkehr»).

Leitlinien der Therapie beim alten Patienten

Generell gilt, dass alle Therapieänderungen vorsichtig vorgenommen werden sollten, das heißt mit niedriger Anfangsdosierung und, je nach klinischem Effekt und Verträglichkeit, langsamer Dosissteigerung («start low – go slow!»). Dabei ist zu beachten, dass die individuelle Höchstdosis durchaus nicht niedriger sein muss als bei jüngeren Erwachsenen.

Literatur

Aeschlimann, A.; Büttneer, U. W.; Desmeules, J. A.; De Stoutz, N. D.; Eychmüller, S.; Limacher, F.; Müller, P.; Pance-Perisa, T.; Pautex, S.; Lüthy, A. R.; Sturzenegger, M.; Uchtenhagen, A. A. (2005): Empfehlungen zur Opioidtherapie chronischer Schmerzen. Teil 1. Schweiz Med Forum, 5: 1076–1082.

Attal, N.; Cruccu, G.; Haanpaa, M.; Hansson, P.; Jensen, T. S.; Nurmikko, T.; Sampaio, C.; Sindrup, S.; Wiffen, P. (2006: EFNS guidelines on pharmacological treatment of neuropathic pain. Eur J Neurol, 13: 1153–1169.

Bjoro, K.; Herr, K. (2008): Assessment of pain in the nonverbal or cognitively impaired older adult. Clin Geriatr Med, 24: 237–62.

Brattberg, G.; Parker, M. G.; Thorslund, M. (1996): The prevalence of pain among the oldest old in Sweden. Pain, 67: 29–34.

Breivik, H.; Collett, B.; Ventafridda, V.; Cohen, R.; Gallacher, D. (2006): Survey of chronic pain in Europe: prevalence, impact on daily life, and treatment. Eur J Pain, 10: 287–333.

Crook, J.; Rideout, E.; Browne, G. (1984): The prevalence of pain complaints in a general population. Pain, 18: 299–314.

Deane, G.; Smith, H. S. (2008): Overview of pain management in older persons. Clin Geriatr Med, 24: 185–201.

Gurwitz, J. H.; Field, T. S.; Harrold, L. R.; Rothschild, J.; Debellis, K.; Seger, A. C.; Cadoret, C.; Fish, L. S.; Garber, L.; Kelleher, M.; Bates, D. W. (2003): Incidence and preventability of adverse drug events among older persons in the ambulatory setting. Jama, 289: 1107–1116.

Klotz, U.; Avant, G. R.; Hoyumpa, A.; Schenker, S.; Wilkinson, G. R. (1975): The effects of age and liver disease on the disposition and elimination of diazepam in adult man. J Clin Invest, 55: 347–359.

Malhotra, S.; Karan, R. S.; Pandhi, P.; Jain, S. (2001): Drug related medical emergencies in the elderly: role of adverse drug reactions and non-compliance. Postgrad Med J, 77: 703–707.

Miro, J.; Paredes, S.; Rull, M.; Queral, R.; Miralles, R.; Nieto, R.; Huguet, A.; Baos, J. (2007): Pain in older adults: a prevalence study in the Mediterranean region of Catalonia. Eur J Pain, 11: 83–92.

Soldato, M.; Liperoti, R.; Landi, F.; Finne-Sovery, H.; Carpenter, I.; Fialova, D.; Bernabei, R.; Onder, G. (2007): Non malignant daily pain and risk of disability among older adults in home care in Europe. Pain, 129: 304–310.

Thomas, E.; Peat, G.; Harris, L.; Wilkie, R.; Croft, P. R. (2004): The prevalence of pain and pain interference in a general population of older adults: cross-sectional findings from the North Staffordshire Osteoarthritis Project (NorStOP). Pain, 110: 361–368.

Viola, R.; Csukonyi, K.; Doro, P.; Janka, Z.; Soos, G. (2004): Reasons for polypharmacy among psychiatric patients. Pharm World Sci, 26: 143–147.

20 Schlaf-Wach-Rhythmusstörungen

Stefan Rupprecht-Mrózek und Jürgen Staedt

Bei der Betrachtung von Schlaf-Wach-Rhythmusstörungen im Alter ist es sinnvoll, sich zunächst mit grundlegenden Erkenntnissen der Chronobiologie vertraut zu machen, da die Steuerung unseres Schlaf-Wach-Rhythmus durch das chronobiologische System erfolgt und dieses alterstypischen Veränderungen unterliegt. Mehr als ein Drittel älterer Menschen leiden unter Schlafstörungen. Bei Patienten, die an einer Demenz leiden, ist dieser Anteil sogar noch höher.

Chronobiologie

Die Entwicklung chronobiologischer Systeme ist die Folge der Erdrotation um die Sonne. Entsprechend haben sich bei allen Lebewesen, angefangen von Einzellern über Pflanzen bis zu allen höheren Lebewesen innere «endogene», an diesen äußeren Rhythmus angelehnte Zeitgeber entwickelt. Diese inneren Zeitgeber sind ungenau, beim Menschen gehen sie bis zu einer halben Stunde vor oder nach. Daraus folgt, dass biologische Uhren immer einen Abgleich brauchen, um nicht aus dem Takt mit dem auf der Erde herrschenden Tag-Nacht-Rhythmus zu kommen. Bei Säugetieren erfolgt die übergeordnete circadiane Synchronisation im Nucleus suprachiasmaticus (SCN). Die Perzeption der Lichtinformation ist hierbei durch zwei Systeme abgesichert. Zusätzlich zu den für die visuelle Wahrnehmung verantwortlichen Stäbchen und Zapfenrezeptoren gibt es in der Säugernetzhaut einen kleinen Anteil von Ganglienzellen, die melanopsinhaltige Fotorezeptoren aufweisen. Diese neuen Photorezeptoren stehen in direkter Verbindung mit dem SCN und sind darauf spezialisiert, die Intensität des Umgebungslichtes zu erfassen. Sie reagieren besonders empfindlich auf das blaue Lichtspektrum um 450 nm (Cajochen et al., 2005). Diese so genannte *biologische bzw. nicht-visuelle Wirkung des Lichtes* ist für den Abgleich unserer inneren Uhr sehr wichtig. Aber genau dieses blaue Lichtspektrum um 450 nm wird mit zunehmendem Alter infolge Vergilbung und Trübung der Augenlinse verstärkt herausgefiltert (Gaillard et al., 2000), so dass die biologische Lichtwirkung sich im Alter um bis zu 50 % reduziert. «Lichtvermittelt» wird durch den SCN über eine polysynaptische Kaskade die Melatoninsynthese gesteuert. In Rückkopplung hemmt Melatonin seinerseits die Erregbarkeit des SCN.

Neben dem Licht werden beim Menschen circadiane Rhythmen maßgeblich durch *soziale Zeitgeber* beeinflusst. So haben wir bei der Geburt noch einen ultradianen Rhythmus (von lat. «ultra» = über ~ kürzer und lat. «dies» = Tag). Spätestens die Ausbildung und die Aufnahme der Berufstätigkeit zwingen uns dann allmählich in einen ganz festen Schlaf-Wach-Rhythmus, der sich erst viel später mit dem Auszug der Kinder und/oder der Berentung ändert. Hier können zum Beispiel berentungsbedingte Einschränkungen der sozialen Kontakte, aber auch im Alter verstärkt auftretende körperliche und seelische Erkrankungen unsere Aktivität am Tage einschränken und häufigere Nickerchen und zu frühes Zubettgehen begünstigen. Diese Faktoren können zusammen mit nicht ausreichender Beleuchtung in den Wohnräumen bei gleichzeitig bestehender altersassoziierter Linsentrübung über eine verringerte biologische Lichtwirkung die Melationausschüttung und letztlich auch die Schlaf-Wach-Rhythmik negativ beeinflussen (s. **Abb. 20-1**).

Normaler Schlaf

Mit dem Alter treten sowohl qualitative als auch quantitative Veränderungen des Schlafes auf. Zur weiteren Vertiefung verweisen wir auf unser Fachbuch (Staedt/Riemann, 2007). Mit zunehmendem Alter kommt es zum einen zu einer abnehmenden Konsolidierung des NONREM-Schlafes. Während sich die (tiefen) Schlafstadien III und IV reduzieren, nimmt der leichte Schlaf des Schlafstadiums I zu. Es kommt zu vermehrtem Wechsel der Schlafstadien und zu Wachphasen (s. **Abb. 20-2**).

Hierzu ist anzumerken, dass kurze *Aufwachvorgänge* ganz «normal» sind, auch normale Schläfer wachen bis zu vier Mal pro Stunde kurz auf, drehen sich und schlafen sofort wieder ein. Daher erwacht auch ein «normaler Schläfer» bei einer sechsstündigen Schlafdauer kurzzeitig bis zu 24-mal. Ältere Menschen mit Schlafstörungen nehmen diese kurzen Aufwachphasen aber verstärkt wahr, da diese im Alter häufiger auftreten und länger dauern können. Hinzu kommt, dass ältere Menschen häufig länger untertags schlafen und schon am frühen Abend schlafen gehen wollen. Der Tagschlaf vermindert jedoch zum einen den Schlafdruck, so dass das Einschlafen schwerer fällt. Zum anderen führt das zeitige Zubettgehen

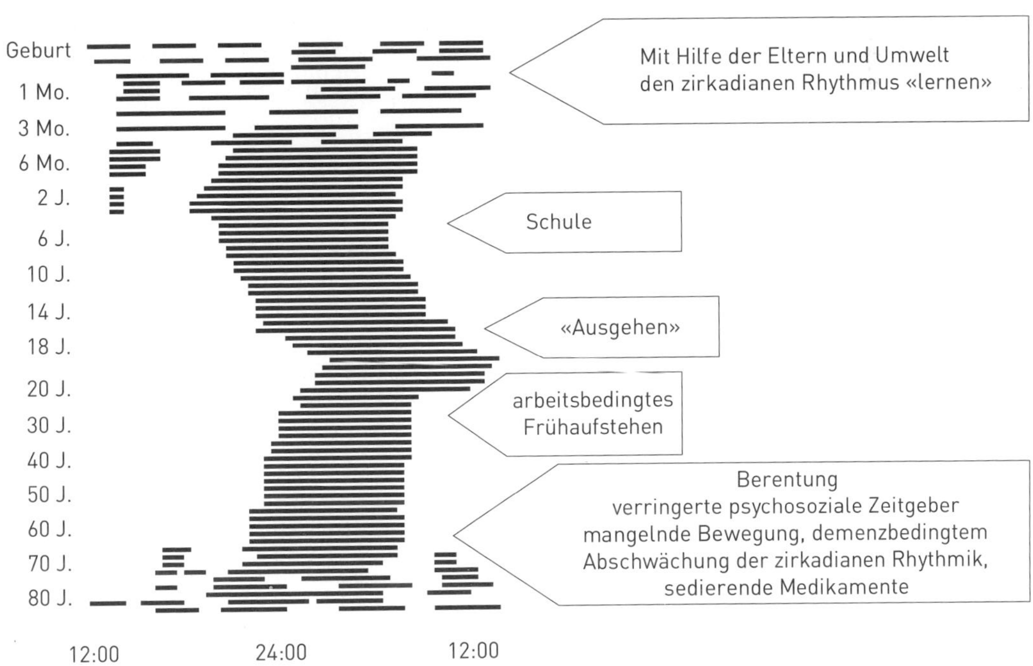

Abbildung 20-1: Veränderung und Beeinflussung der menschlichen Schlaf-/Wachrhythmen über die Lebensspanne. Schwarze Balken = Schlafphasen (aus Staedt/Riemann, 2007).

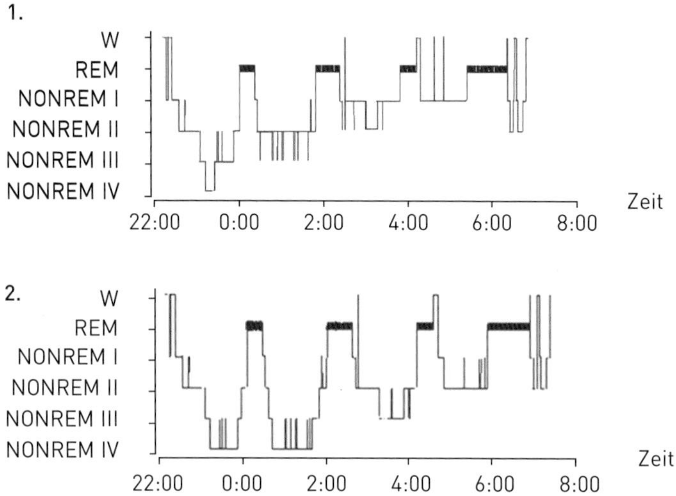

Abbildung 20-2:
1) Normschlafprofil im Alter mit Reduktion des Tiefschlafes und vermehrten Aufwachvorgängen,
2) Normschlafprofil eines nicht schlafgestörten jüngeren Erwachsenen
W: Wach
REM: Rapid Eye Movement Schlaf
NONREM I-IV: Non Rapid Eye Movement Schlaf
Stadium I-IV (NONREM I, II: leichter Schlaf; NONREM III, IV: tiefer Schlaf)

zwangsläufig zu einem sehr frühen Erwachen. Besonders die mit dem Alter bzw. mit der Inaktivität zunehmenden Nickerchen am Tage sind problematisch, da die Quantität und Qualität des NONREM-Schlafes von der Länge der dem Schlaf vorausgehenden Wachphase abhängt. Das bedeutet: Um so mehr am Tage geschlafen wird, umso flacher und subjektiv unerholsamer wird dann der Nachtschlaf erlebt. Dies veranlasst die Betroffenen wiederum, vermehrt tagsüber zu schlafen, wodurch ein Circulus vitiosus in Gang gesetzt wird. Vor dem Hintergrund dieser Überlegungen ist es leicht nachvollziehbar, *dass über 40 % der Älteren über Ein- und Durchschlafstörungen klagen.*

Schlafstörungen bei organischen Faktoren

Häufige organische Ursachen, die mit Schlafstörungen im Alter einhergehen, sind vor allem das Restless-Legs-Syndrom mit periodischen Beinbewegungen im Schlaf und das Schlaf-Apnoe-Syndrom. Diese Störungen führen genauso wie einige internistische Erkrankungen zu vermehrtem Aufwachen mit entsprechender Verschlechterung der Schlafqualität und folgender Tagesmüdigkeit.

Schlafbezogene Atmungsstörungen treten insbesondere bei übergewichtigen älteren Männern sowie bei übergewichtigen Frauen nach der Menopause auf (Prävalenz 2 bis 4 %). Neben dem Schnarchen sind Tagesmüdigkeit, Konzentrationsstörungen und morgendliche bitemporale Kopfschmerzen wegweisend (Symptomübersicht s. **Tab. 20-1**). Die chronischen

Tabelle 20-1: Symptome eines Schlaf-Apnoe-Syndroms

- Übergewicht
- morgens bitemporaler Kopfschmerz
- morgens Mundtrockenheit
- Tagesmüdigkeit
- häufig arterieller Hypotonus

nächtlichen Atempausen begünstigen die Entwicklung einer arteriellen Hypertonie sowie das Auftreten von Herz- und Hirninfarkten. Bei Verdacht auf Apnoe-Syndrom sollte eine ambulante Screeninguntersuchung durch einen entsprechend qualifizierten Internisten durchgeführt werden. Mit der ambulanten nächtlichen Messung der Sauerstoffsättigung (Pulsoximetrie) und der Atembewegungen kann in ca. 50 % der Fälle ein Apnoe-Syndrom zuverlässig diagnostiziert werden. Bei anamnestisch/klinisch nicht eindeutigen Fällen sollte sicherheitshalber eine Überweisung an ein Schlaflabor erfolgen. Neben der Gewichtsabnahme, Verzicht auf Alkohol (verstärkt die Atempausen) ist die Einstellung auf eine *CPAP-Beatmung* (continous positive airway pressure) Mittel der Wahl. Bei Ansprechen der CPAP-Therapie (Abnahme der Müdigkeit, Verbesserung der Konzentration) ist in der Regel keine Schlaflaborverlaufsuntersuchung notwendig. Abschließend sei angemerkt, dass eine CPAP Therapie allerdings nur bei ausreichend zur Therapie motivierten Patienten sinnvoll ist, da ein abruptes Absetzen der nächtlichen Beatmung nicht risikolos ist.

Das **Restless-Legs-Syndrom (RLS)** ist ebenfalls eine sehr häufig übersehene Ursache von Schlafstörungen in der Altersgruppe der über 65-Jährigen (Prävalenz bis 25 % bei Älteren; Kriterien s. Tab. 20-2). Mithilfe der folgenden Frage können Sie im klinischen Alltag sehr einfach ein RLS bei Ihren Patienten diagnostizieren: «Haben Sie abends, wenn Sie sich entspannen oder nachts, wenn Sie schlafen wollen, jemals unangenehme, unruhige Gefühle in den Beinen gespürt, die Sie durch Umhergehen oder Bewegung lindern können?»

Typischerweise klagen die Betroffenen auch über ausgeprägte Schlafstörungen, die durch die beim RLS auftretenden periodischen Beinbewegungen im Schlaf begünstigt werden. Bei dementen Patienten kann die Exploration diesbezüglich schwer fallen, hier können aber mithilfe von *Bewegungssensoren* (ActiTrac; siehe www.somnomedics.de) die periodischen Beinbewegungen diagnostiziert werden. Wichtig ist, dass ein RLS im Alter durch Antidepressiva und Antipsychotika verschlechtert oder auch hervorgerufen werden kann. Vor einer Therapie mit den non-ergolinen Dopaminagonisten Ropinirol oder Pramipexol sollte auf jeden Fall der Ferritinspiegel kontrolliert und bei einem Wert < 50 ng/ml substituiert werden. Niedrige Ferritinspiegel verstärken ein RLS. Bei der Ernährung sollte deshalb eher auf Tee, Kaffee, Milchprodukte, Soja, Cola verzichtet werden, da Letztere die Eisenaufnahme hemmen. Positiv wirken sich hingegen Vitamin C, Fisch, Fleisch und Geflügel aus.

Tabelle 20-2: Minimalkriterien des Restless-Legs-Syndroms

- Bewegungsdrang der Beine mit unbehaglichem Gefühl
- Beginn und Verschlechterung bei Ruhe oder Inaktivität
- teilweise oder vollständige Besserung durch Bewegung
- Verschlimmerung am Abend oder nachts

Besonderheiten bei Demenzen

Auch bei Demenzen finden sich die oben dargestellten Veränderungen des Schlaf-Wach-Rhythmus – nur in stärkerer Ausprägung, da es hier zu einer *verstärkten Degeneration chronobiologischer Systeme* kommt. Typischerweise werden bei Alzheimerpatienten bis zu drei Stunden Tagschlaf beobachtet.

Bei diesen Patienten spielen degenerative Veränderungen im Nucleus basalis Meynert (NBM) eine Rolle. Hierbei handelt es sich um ein cholinerges, zum aufsteigenden aktivierenden retikulären System (ARAS) gehörendes Kerngebiet, das den Neokortex aktiviert. Dort steigert Acetylcholin die neuronale Reagibilität. In diesem Zusammenhang ist es interessant, dass die bei Patienten mit Lewy-Körperchen-Demenz häufig auftretende Fluktuationen in der Bewusstseinshelligkeit durch eine besonders ausgeprägte Degeneration der cholinergen Projektionen zum Thalamus erklärbar sind. Zudem beeinflussen cholinerge Bahnen des NBM die metabolische Aktivität des SCN, so dass es auf diese Weise zu einer zusätzlichen Aktivitätsverminderung des SCN mit der Folge einer gestörten Melatoninfreisetzung und einer weiteren Destabilisation des Tag-Nacht-Rhythmus kommt. Die zentrale Bedeutung des SCN für die Schlaf/Regulation konnten Edgar et al. (1993) bei Untersuchungen an Totenkopfäffchen eindrücklich darlegen. Die Untersucher fanden 2,6 Monate nach Ausschaltung beider SCN eine komplette Aufhebung der circadianen Temperatur- und Schlaf-Wach-Rhythmik sowie der Flüssigkeitsaufnahme. Aus dem klinischen Alltag sind uns analog ausgeprägte Störungen des Schlaf-Wach-Rhythmuses bei schwer Dementen aus dem Heimbereich vertraut.

REM-Schlafverhaltensstörung

Bei Parkinson Patienten/Demenzen und Lewy-Körper-Demenzen findet sich häufiger eine REM-Schlaf-Verhaltensstörung. Der REM-Schlaf ist das Schlafstadium, das durch schnelle Augenbewegungen (auf englisch: Rapid Eye Movement, abgekürzt: REM) gekennzeichnet ist und aus dem wir uns nach Weckungen am meisten an Träume erinnern. Damit wir unsere Träume nicht ausleben, hat die Natur dafür gesorgt, dass die Muskeln unseres Körpers im REM-Schlaf entspannen. Genau diese Muskeltonuserniedrigung funktioniert bei der REM-Schlaf-Verhaltensstörung nicht mehr. Die Patienten weisen häufig am Kopf und an den Armen blaue Flecke auf, die sie sich zuziehen, wenn sie unvermittelt plötzlich nachts aus dem Bett aufspringen, um sich schlagen oder gegen den Schlafzimmerschrank laufen. In den ausgelebten Träumen fühlen sich die Betroffenen häufig bedroht, so dass auch Verletzungen der Bettpartner vorkommen können. Es ist daher nicht sinnvoll, die Patienten beruhigen zu wollen. Typischerweise erinnern sich die Patienten am nächsten Morgen oft an intensive Träume mit aggressiv getönten Inhalten. REM-Schlaf-Verhaltensstörungen treten bis zu 3- bis 4-mal pro Nacht und etwa 2-mal pro Woche auf. Verstärkt werden kann eine REM-Schlaf-Verhaltensstörung durch Alkohol, Serotonin- und Serotoninnoradrenalinwiederaufnahmehemmer sowie durch Selegelin. *Therapie der Wahl* für die REM-Schlaf-Verhaltensstörung ist 0,5 bis 1 mg Clonazepam, das auch längerfristig verordnet eine gute Wirksamkeit zeigt.

Therapie

Wie Sie unseren Ausführungen entnehmen können, sind die Ursachen von Schlafstörungen im Alter sehr vielfältig. Zunächst sollte immer eine körperliche Untersuchung mit Routinelabor (incl. Schilddrüsenwerte) erfolgen, um eine körperliche Erkrankung auszuschließen. Bei ausgeprägter Tagesmüdigkeit und Übergewicht sollte differentialdiagnostisch an ein Apnoe-Syndrom und bei Schlaflosigkeit mit abendlicher Unruhe und Bewegungsdrang an ein Restless-Legs-Syndrom gedacht werden. Zusätzlich sollten die verordneten Medikamente überprüft werden, da unter anderem Betablocker, Antiarrhythmika und Lipidsenker (s. Tab. 20-3) eine Schlafstörung fördern können. Weiterhin ist es notwendig, eingehend die Schlafgewohnheiten und potenziell dem Schlaf abträgliche Gewohnheiten zu erfragen. Hierfür ist es hilfreich, die Patienten zu bitten, ein **Schlaftagebuch** (s. Anhang 5) sowie ein **Schlafhygieneprotokoll** (s. Anhang 6) für eine Woche ausfüllen zu lassen. So erhalten Sie sehr schnell einen Überblick, ob und wie viel die Betreffenden tagsüber schlafen und welche dem Schlaf abträgliche Verhaltensweisen (z. B. viel Kaffeekonsum, lange Bettliegezeiten) möglicherweise vorliegen. Nach Ausschluss bzw. Bewertung dieser Einflussgrößen ist in erster Linie zu empfehlen, durch **nicht-medikamentöse Therapiemaßnahmen** den Schlaf-Wach-Rhythmus zu stabilisieren. Hierzu gehört zunächst eine Beratung des Patienten über den normalen Schlaf und die Grundregeln der Schlafhygiene, die im Folgenden dargestellt werden.

Tabelle 20-3: Medikamente mit potenziell* unerwünschten Wirkungen auf das Schlaf-/Wachverhalten

Substanzgruppe	chemische Kurzbezeichnung	Müdigkeit	Insomnie	Albträume
Alpha-Agonisten**	z. B. Clonidin, Methyldopa	+	+	+
Antiarrhythmikum	z. B. Amiodaron	+	+	+
Betablocker**	z. B. Atenolol, Propanolol	–	+	+
Broncholytikum	z. B. Theophyllin	–	+	–
Ca-Antagonisten	z. B. Diltiazem	+	+	+
Corticosteroide	z. B. Dexamethason, Prednisolon	–	+	–
Lipidsenker	z. B. Lovastatin, Simvastatin	–	+ (Amnesien)	–
Parkinsonmittel (bei hoher Dosierung)	z. B. Levodopa, Pergolid	–	+	–

* in der Regel Angaben aus Fallberichten
** α-Rezeptoragonisten und ß1-Blocker können durch eine Hemmung der Melatoninfreisetzung die zirkadiane Rhythmik stören (aus Staedt/Riemann, 2007)

Psychoedukation Schlafstörungen

Allgemeine Informationen zum Schlaf:

- Nächtliche Aufwachvorgänge sind normal.
- Es besteht eine hohe Variabilität der Schlafdauer (4 bis 8 h).
- Die Schlafqualität schwankt u. a. in Abhängigkeit von Stress und Alter.
- Schlechter Schlaf führt zu schlechter Stimmung und herabgesetzter Leistungsfähigkeit, ist aber nicht lebensbedrohlich.
- Das Ärgern über schlechten Schlaf ist nicht hilfreich.
- Lange Bettliegezeiten sind nicht erholsam und somit nicht hilfreich.
- Die subjektiv erlebte Schlafqualität stimmt nicht unbedingt mit der objektiven Schlafqualität überein.

Zur Verbesserung des Schlaf-Wach-Rhythmus sollen folgende Punkte berücksichtigt werden:

- Sorgen Sie täglich für ausreichende körperliche Bewegung (30 min Spaziergang im Freien) und eine ausreichende Lichtstärke in den Aufenthaltsräumen (500 bis 1000 Lux).
- Achten Sie auf ausgewogene Ernährung mit kohlhydratreicher Ernährung morgens und mittags (Kohlehydrate/Süßigkeiten am Abend machen wach!).
- Verzichten Sie auf anregende Drogen wie Kaffee, Tee, Cola und Nikotin.
- Konsumieren Sie keinen Alkohol, da dieser den Schlaf in der zweiten Nachthälfte verschlechtert.
- Verzichten Sie auf Nickerchen, da besonders abendliche Nickerchen den Nachtschlaf verschlechtern.
- Wichtig ist, dass Sie sich an regelmäßige, begrenzte Schlafzeiten gewöhnen, auch am Wochenende sollten Sie nicht länger als während der Woche schlafen.
- Probleme sollten nicht im Bett «gewälzt» werden, sondern dazu sollten Sie sich immer

an einen speziellen Platz in der Wohnung begeben.

- Spätestens zwei Stunden vor dem Schlafengehen sollten Sie sich entspannen.
- Körperlich oder geistig anstrengende Tätigkeiten sollen zwei bis drei Stunden vor dem Zubettgehen beendet werden, ausgenommen sind natürlich sexuelle Aktivitäten.
- Ein festes Einschlafritual kann hilfreich sein.
- Bei Schlafproblemen sollten Sie im Bett nicht essen, lesen oder fernsehen.
- Stehen Sie bei Einschlafproblemen oder längeren nächtlichen Wachphasen (> 30 min) wieder auf.
- Benutzen Sie Ihr Bett nur zum Schlafen oder für sexuelle Aktivitäten.
- Richten Sie Ihre Schlafzimmer schön ein. Es ist kein Ablageraum für unerledigte Dinge.

Diese schlafhygienischen Grundregeln unter besonderer Berücksichtigung der Stimuluskontrolle (konsequente Förderung der Assoziation von Bett mit Schlaf) und der Schlafrestriktion sollte in jedem Fall als Basistherapiebaustein berücksichtigt werden. Für weiterführende Informationen kann interessierten Patienten und Angehörigen auch der neu erschienene «Ratgeber Schlafstörungen im Alter» (Staedt et al., 2008) empfohlen werden.

Bei dementen Patienten sind die Angehörigen mit einzubeziehen, und es ergeben sich einige Veränderungen der beschriebenen Vorgehensweise, die Grundregeln decken sich jedoch (s. Tab. 20-4 und auch Kap. 6 «Demenz»). Dabei ist es wichtig, die Angehörigen darüber zu informieren, dass die erarbeiteten Aufsteh- und Schlafenszeiten nicht mehr als 30 Minuten von der geplanten Zeit abweichen sollen, um den Rhythmus nicht zu destablilisieren. In Studien konnte nachgewiesen werden, dass eine Lichttherapie sowohl Kognition und Stimmung als auch auf jeden Fall in der Kombination mit Melatonin den Schlaf verbessert und aggressives Verhalten mildert (Riemersma-van der Lek et al., 2008). Deshalb sollten demente Patienten täglich eine halbe Stunde spazieren gehen und die Wohnräume ausreichend beleuchten (1000 Lux in der Vertikalen gemessen).

Tabelle 20-4: Schlafhygiene für demente Patienten

• Angehörige informieren und mit einbeziehen
• Nickerchen auf 30 min täglich begrenzen (nicht später als 13.00 Uhr)
• regelmäßiger Tagesablauf mit sozialen Kontakten
• keine Rhythmusverschiebung von mehr als +/–30 min
• täglich 30 min im Freien spazierengehen
• ausreichende Lichtzufuhr: täglich 2 h mindestens 2500 Lux

Aus klinischen Studien und der Literatur wissen wir, dass gerade ältere Menschen mit einem stabilem Rhythmus sowohl allgemein wie auch kognitiv leistungsfähiger und seelisch ausgeglichener sind als Menschen mit einem schlechtem Rhythmus (s. Abb. 20-3), bei denen oft depressive Symptome und auch ein schlechteres Abschneiden bei der Bewertung der «activities of daily living» zu beobachten sind (Carvalho-Bos et al., 2007). Deshalb ist es wichtig, durch äußere Einflüsse wie regelmäßige Aktivität und zwischenmenschliche Kontakte die Rhythmik zu stabilisieren.

Pharmakologische Therapie

Vor allem bei nicht-dementen Patienten sollte bei Schlafstörungen *in erster Linie die Schlafpsychoedukation angewendet werden.* Nur im Fall, dass diese Maßnahmen nicht ausreichend sind oder die Betroffenen große Schwierigkeiten mit der Umsetzung haben, sollte über eine Pharmakotherapie nachgedacht werden. Bei der Auswahl der Medikamente sollte auf Überhangeffekte geachtet werden, um Aktivitätsminderung und Sturzgefahr vorzubeugen. Bezüglich der Wirksamkeit von Medikamenten auf Schlafstörungen im Alter sei an dieser Stelle angemerkt, das die Wirksamkeit zur (Langzeit-) Behandlung von Schlafstörungen im Alter in

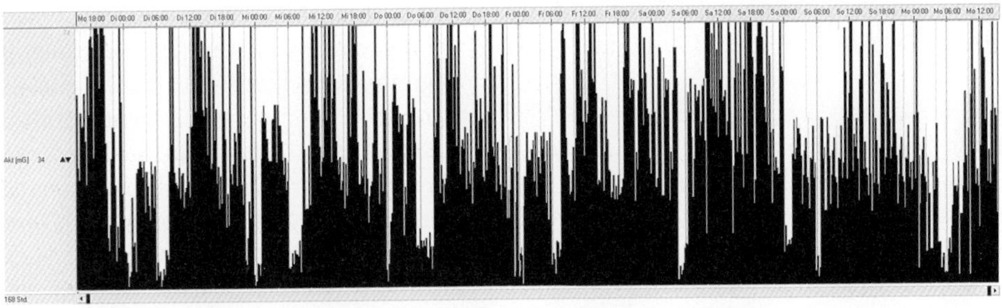

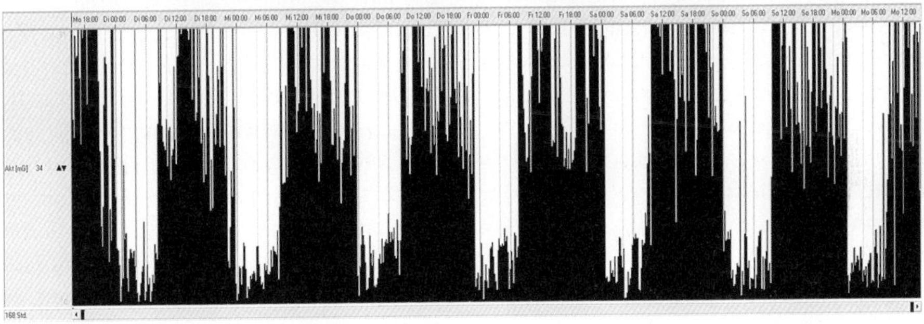

Abbildung 20-3: Im oberen Bereich der Abbildung findet sich eine Aktometer-Aufzeichnung mit einem für die schwere Demenz typischen gestörten Tag-Nacht-Aktivitätsrhythmus. Unten eine «normale» Aktometer-Aufzeichnung eines Nicht-Dementen. Ordinate: Aktometer Aktivität in mili G oder mili m/s² gemessen. Damit wird die Beschleunigung gemessen, die der Patient am nicht dominanten Arm aufgebracht hat. Multipliziert man diesen Wert mit der Masse, erhält man die Kraft. Abszisse Zeiteinheit in Stunden über eine Woche angegeben. Die oben gezeigte instabile Tag-Nachtaktivität geht in der Regel mit Einschränkungen in den Aktivitäten des täglichen Lebens (ADL) der Kognition einher.

der Regel für gängige Medikamente nicht geprüft ist, da kaum ausreichend doppel-blinde und Plazebo-kontrollierte Studien vorliegen.

Pflanzliche Präparate: Einzig für eine *Baldrian-Hopfen-Kombination* konnten in Untersuchungen eine leichte Verbesserungen des Schlafes festgestellt werden. Probanden äußerten jedoch subjektiv bei verschiedenen Präparaten und Tees durchaus den Eindruck, dass sie mit dem betreffenden Mittel besser geschlafen haben. Insofern können solche Mittel mitunter auch im Sinne eines Einschlafrituals für viele Patienten eine wirkungsvolle Maßnahme sein.

Antihistaminika: Durch Hemmung des aktivierend auf die Nervenzellen wirkenden Histamins entfalten Antihistaminika eine entspannende und schlaffördernde Wirkung. In Untersuchungen konnte eine signifikante leichte Verbesserung des Schlafes festgestellt werden. Im höheren Lebensalter sollten diese Präparate äußerst zurückhaltend angewendet werden, da sie über eine ausgeprägte anticholinerge Wirkung verfügen und damit neben Harnverhalt und Obstipation vor allem delirante Zustände begünstigen können.

Antidepressiva: Obwohl sedierende Antidepressiva zur Behandlung von depressiven Störungen zugelassen sind, deren Begleitsymptome oft Schlafstörungen sind, können diese auch bei Schlafstörungen, die nicht mit einer Depression einhergehen, gut eingesetzt werden. Sie besitzen kein Abhängigkeitspotenzial, führen jedoch genauso wie Antihistaminika zu einer Gewichtszunahme. Aufgrund des verzögerten Wirkungseintritts und um einem Überhang am nächsten

Morgen vorzubeugen, ist eine Einnahme im Zeitfenster zwischen 19:00 und 21:00 Uhr sinnvoll.

In Frage kommt hier zum Beispiel eine Verordnung von *Trimipramin* (25 bis 300 mg). Die Substanz fördert den Tiefschlaf, ohne den REM-Schlaf zu unterdrücken. Allerdings liegen keine Daten zur Wirksamkeit beim Einsatz von Schlafstörungen im höheren Lebensalter vor. Die mäßige anticholinerge Wirkung sollte beachtet werden. Aus diesem Grund sollte von der Verordnung von Amitryptylin, das etwa fünffach stärker anticholinerg wirkt als andere trizyklischen Antidepressiva, Abstand genommen werden.

Eine Alternative stellt das deutlich weniger anticholinerge *Mirtazapin* (15 bis 45 mg) dar. Allerdings ist die Wirksamkeit zur Behandlung von Schlafstörungen im Alter auch für Mirtazapin nicht geprüft, und es ist unserer klinischen Erfahrung nach bei schwerer Schlafgestörten weniger wirksam als Trimipramin.

Eine weitere Möglichkeit ist die Behandlung mit *Trazodon*, das keine anticholinerge Nebenwirkungen aufweist und nach klinischer Erfahrung gut wirksam ist. Allerdings ist die Wirksamkeit zur Behandlung von Schlafstörungen im Alter nicht geprüft, und es begünstigt nach unserer klinischen Erfahrung verstärkt orthostatische Dysregulationen, so dass in jedem Fall, wie auch bei den anderen Antidepressiva, eine einschleichende Aufdosierung in 25-mg-Schritten bis zur Wirkdosis zu empfehlen ist (25 bis 200 mg).

Benzodiazepine und Non-Benzodiazepin-Hypnotika: Grundsätzlich sind diese Substanzgruppen für einen Zeitraum von vier bis sechs Wochen zur Behandlung von Schlafstörungen bei älteren Patienten einsetzbar. Beachten Sie dabei jedoch das Sturzrisiko, das Suchtpotenzial und eine mögliche Toleranzentwicklung. Bei Patienten mit Schlaf-Apnoe-Syndrom sollten Sie bei der Verordnung von Benzodiazepinen auch daran denken, dass Benzodiazepine durch Muskelrelaxation und Arousalschwellenerhöhung die Sauerstoffentsättigung verstärken können. Ältere Benzodiazepine mit langer Halbwertszeit sollten bei alten Menschen nicht verordnet werden, da sie das Sturzrisiko erhöhen und die Kognition verschlechtern können. Aus pharmakologischer Sicht sind folgende drei Benzodiazepine zum Einsatz für Schlafstörungen im Alter vertretbar: *Oxazepam, Lormetazepam, Temazepam.* Eine Ausnahme stellt *Clonazepam* dar, das bevorzugt bei REM-Schlaf-Verhaltensstörungen eingesetzt wird. Außerhalb dieser Indikation sollten zur Kurzzeittherapie von Schlafstörungen im Alter bevorzugt Zolpidem und Zopiclon eingesetzt werden. Auch dabei ist zu beachten, dass auch diese Präparate das Sturzrisiko erhöhen können.

Zolpidem ist ein Non-Benzodiazepin und das Mittel mit der am besten belegten Langzeitwirksamkeit für Schlafstörungen im höheren Lebensalter. So wurde eine sechsmonatige Behandlung mit Zolpidem von älteren Patienten gut vertragen, ohne dass eine Abhängigkeit auftrat. Im Gegensatz zu Zopiclon und Lormetazepam unterscheidet sich Zolpidem auch neun bis elf Stunden nach der Einnahme nicht von Plazebo im Einfluss auf die Fahrtauglichkeit in Fahrsimulatoruntersuchungen. Somit erscheint Zolpidem gut zur Therapie von Schlafstörungen im Alter geeignet. Häufige Nebenwirkung ist Benommenheit.

Zopiclon ist ebenfalls ein Non-Benzodiazepin. Für Eszopiclon (das S-Enantiomer von Zopiclon) ist eine Wirksamkeit für Schlafstörungen im Alter in zwei Wochen dauernden Untersuchungen belegt. Somit kann Zopiclon zur Kurzzeittherapie bei Schlafstörungen im Alter verwendet werden. Daten zur Wirksamkeit in der Langzeitanwendung bei Älteren stehen noch aus.

Es liegen keine Langzeitdaten zum Einsatz von *Clonazepam* bei Schlafstörungen im Alter vor. Allerdings ist die Wirksamkeit von Clonazepam für die Behandlung der REM Schlaf-Verhaltensstörung gut belegt (s. o.).

Abschließend sei noch erwähnt, dass Chloralhydrat vor der Ära der Benzodiazepine als Schlafmittel eingesetzt wurde. Heutzutage sollte dieses Mittel im Alter nicht mehr verwendet werden, da es rasch eine Abhängigkeit erzeugt,

Leber und Nieren schädigen und zudem Herzrhythmusstörungen hervorrufen kann.

Melatonin: Aus Untersuchungen ist bekannt, dass etwa die Hälfte älterer Menschen mit Schlafstörungen nachts weniger Melatonin ausschüttet. Deshalb sollten sie versuchen, durch ausreichende Bewegung im Freien (vormittags und nachmittags zwei Stunden) die Melatonin-Spiegel zu erhöhen (Spiegelerhöhung ist in Studien belegt!). Falls eine ausreichende Aktivierung im Freien nicht realisierbar ist, kann versucht werden, mit synthetisch hergestelltem Melatonin die Melatoninspiegel zu verbessern. Wobei angemerkt sei, dass Melatonin den Schlaf-Wach-Rhythmus stabilisieren kann, aber nur für den Melatoninagonisten (Ramelteon, USA Zulassung) ist eine schlafpolygraphisch gesicherte Verkürzung der Einschlaflatenz und Verlängerung der Schlafzeit nachgewiesen.

Um durch die Einnahme von Melatonin (3 mg) den Tag-Nacht-Rhythmus sinnvoll zu unterstützen, sollte man Folgendes beachten: Melatonin wird normalerweise etwa zwischen 20.00 Uhr abends und 6.00 Uhr morgens von der Zirbeldrüse freigesetzt. Um nun den Tag-Nacht-Rhythmus zu stabilisieren, *ist es notwendig, das zusätzliche Melatonin immer zu einem festen Zeitpunkt einzunehmen.* Damit das Melatonin gut wirken kann, ist in den dunkeln Wintermonaten eine Einnahme um 20.00 Uhr und im Hochsommer um 21.00 Uhr zu empfehlen, da das eingenommene Melatonin nur stabilisierend bzw. verstärkend auf den Schlaf wirkt, wenn die Einnahme mit dem Beginn der körpereigenen Melatoninfreisetzung zusammenfällt. Eine Behandlung mit Melatonin kann sich in der Langzeittherapie auch bei älteren unter einer Demenz leidenden Menschen positiv auf den Schlaf-Wach-Rhythmus auswirken. In einer bereits erwähnten Studie von Riemersma-van der Lek et al. (2008) wurde festgestellt, dass die alleinige Behandlung mit Melatonin bei Heimbewohnern die Stimmung verschlechtert hat. Allerdings konnte dies durch eine zusätzliche Lichtbehandlung (1000 Lux in den Aufenthaltsräumen) wieder ausgeglichen werden. *Bei einer Melatoninbehandlung sollte also immer für eine ausreichende Lichtzufuhr gesorgt werden!* Melatonin ist in Deutschland nur als retardiertes Melatonin (Circadin®, 2 mg kosten 1,25 €) verfügbar. Alternativ kann Melatonin mit einem Privatrezept über die internationale Apotheke bezogen werden (3 mg Melatonin kosten ca. 40 Cent/pro Tag).

Antipsychotika: Die Verordnung von Antipsychotika im höheren Lebensalter ist grundsätzlich kritisch zu beurteilen und aufgrund des erhöhten Risikos zerebrovaskulärer Ereignisse zur alleinigen Behandlung von Schlafstörungen nicht zu empfehlen. In diesem Zusammenhang sei besonders darauf hingewiesen, dass es sich bei der genannten Nebenwirkung um einen Gruppeneffekt handelt, der bei klassischen Antipsychotika wie Haloperidol wahrscheinlich noch stärker ausgeprägt ist als bei Atypika (Kozma, 2003). In der genannten Studie zeigt sich interessanterweise jedoch auch eine Zunahme zerebrovaskulärer Ereignisse unter der Behandlung mit Benzodiazepinen. Sollte es keine Alternative zur Behandlung mit Antipsychotika geben, ist als Mittel der ersten Wahl bei dementen Patienten mit gleichzeitig bestehenden gefährlichen Verhaltensstörungen *Risperidon* (0,5 bis 1,0 mg) zu empfehlen. Denn in Untersuchungen mit dementen Patienten stabilisierte die Behandlung den Schlaf-Wach-Rhythmus und verursachte im Vergleich zu *Melperon* weniger Schwindel, Tagessedierung und Gangunsicherheit, ohne dass sich die Substanzen in ihrem Einfluss auf den Nachtschlaf unterschieden. In jedem Fall liegen keine Daten vor, die eine positive Wirkung von Melperon auf den Schlaf im Alter in der Langzeitanwendung belegen. Bei Menschen mit Parkinson-Erkrankungen kann das Antipsychotikum *Quetiapin* (unretardiert, wegen der Halbwertszeit von ca. 7 h) teilweise zu einer Verbesserung des Schlafes beitragen, wenn diese unter nächtlicher Unruhe mit Trugbildern leiden.

Acetylcholinesterase-Inhibitoren: Die cholinergen Neurone spielen eine maßgebliche Rolle in der Regulation des Schlaf-Wach-Rhythmus und sind bei Aufmerksamkeits- und Gedächtnisleistungen verstärkt aktiviert. Deshalb können abends verordnete Acetylcholinesterase-Inhibitoren unter Umständen den NONREM-Schlaf verschlechtern und Albträume fördern. Aus chronopsychopharmakologischer Sicht sollten diese Antidementiva *eher morgens oder mittags gegeben werden,* da sie sich so über ihre aktivierende Wirkung positiv auf die Wachheit auswirken und dadurch dazu beitragen können, den Schlaf-Wach-Rhythmus zu stabilisieren.

Literatur

Cajochen, C.; Münch, M.; Kobialka, S.; Kräuchi, K.; Steiner, R.; Oelhafen,P.; Orgül, S.; Wirz-Justice, A. (2005): High sensitivity of human melatonin,alertness, thermoregulation, and heart rate to short wavelength light. J Clin Endocrinol Metab, 90: 1311–1316.

Carvalho-Bos, S.; Riemersma-van der Lek, R. F.; Waterhouse, J.; Reilly, T.; Van Someren, E. J. (2007): Strong association of the rest-activity rhythm with well-being in demented elderly women. Am J Geriatr Psychiatry, 15: 92–100.

Edgar, D. M.; Denent, W. C.; Fuller, C. A. (1993): Effect of SCN lesions on sleep in squirrel monkeys: evidence for opponent processes in sleep-wake regulation. J Neurosci, 13: 1065–1079.

Gaillard, E. R.; Zheng, L.; Merriam, J. C.; Dillon, J. (2000): Age-related changes in the absorption characteristics of the primate lens. Invest Ophthalmol Vis Sci, 41: 1454–9.

Kozma, C. M.; Engelhart, L. M.; Long, S.; Greenspan, A.; Mahmoud, R.; Baser, O. (2003): Absence of increased relative stroke risk in elderly dementia patients treated with risperidone versus other antipsychotics. ICGP Program book.

Riemersma-van der Lek, R. F.; Swaab, D. F.; Twisk, J.; Hol, E. M.; Hoogendijk, W. J.; Van Someren, E. J. (2008): Effect of bright light and melatonin on cognitive and noncognitive function in elderly residents of group care facilities. JAMA, 299: 2642–2655.

Staedt, J.; Gudlowski, Y.; Hauser, M. (2008): Schlafstörungen im Alter. Rat und Hilfe für Betroffene und Angehörige. Kohlhammer Verlag, Stuttgart.

Staedt, J.; Riemann, D. (2007): Diagnostik und Therapie von Schlafstörungen. Kohlhammer Verlag, Stuttgart.

21 Frauengesundheit

Sabine Schwarz und Martina Dören

Warum Frauengesundheit?

Frauen sind «anders» krank als Männer; das betrifft sowohl die Häufigkeit, die Symptomatik und den Verlauf von bestimmten Krankheiten als auch deren Ursachen. Frauen wurden bisher nur ungenügend in klinische Studien einbezogen (s. Tab. 21-1). Da viele Erkrankungen von Frauen im höheren Lebensalter zwar nicht lebensbedrohlich, aber mit Schmerzen und Mobilitätseinschränkungen verbunden sind und somit zum Verlust der Selbständigkeit, Lebensqualität und zur Pflegebedürftigkeit führen können, sind Rahmenbedingungen von Frauengesundheit bedeutend. Der Anteil älterer Frauen in der Bevölkerung wird aufgrund des demografischen Wandels weiter zunehmen. Daher ist davon auszugehen, dass zukünftig die (psycho-) sozialen und gesundheitlichen Belastungen von Frauen sowie ihre Ansprüche an die medizinische Versorgung einen noch wichtigeren Platz im ärztlichen Alltag einnehmen werden als bisher.

Tabelle 21-1: Frauen und Männer – Beispiele für versorgungsrelevante Unterschiede

- Knieendoprothesen speziell für Frauen, da sich die Anatomie unterscheidet (Bericht Deutsches Ärzteblatt, 2007)
- Frauen bekommen zwar mehr Medikamente verschrieben als Männer, aber diese mehr neuere und teuere (Stock et al., 2008)
- Frauen besuchen häufiger eine ärztliche Praxis als Männer (Kruse/Ding-Greiner, 2007a)

Soziale Belastungen älterer Frauen: Konsequenzen für die Gesundheit

Frauen leben länger als Männer. In Deutschland werden Frauen heute 81,6 Jahre und Männer 76 Jahre alt (Robert-Koch-Institut, 2006). Womöglich achten Frauen besser auf ihre Gesundheit und Bedürfnisse als Männer. Aber auch andere Anfälligkeiten für Krankheiten, unterschiedliche genetische Faktoren und Freizeitverhalten könnten dabei eine Rolle spielen. Weil Frauen länger leben, werden sie häufiger als ihre männlichen Altersgenossen mit sozialen, gesundheitsrelevanten Problemen des Älterwerdens konfrontiert.

Frauen im Alter: Pflegende und Pflegebedürftige

Einerseits ist der Anteil von Frauen ab dem 75. Lebensjahr, die pflegebedürftig sind, höher als bei gleichaltrigen Männern (Pick et al., 2004). Anderseits übernehmen ältere Frauen häufiger die Pflege des Ehepartners oder die Betreuung von Kindern (Bonita, 1998). Auch das kann die Gesundheit beeinträchtigen und die Wahrscheinlichkeit für koronare Herzerkrankungen fördern (Lee et al., 2003).

Frauen leben im Alter häufiger allein

Ein großer Anteil dieser Frauen ist verwitwet oder lebt allein; sie beanspruchen in höherem Maß ärztliche und pflegerische Hilfe (Kruse/ Ding-Greiner, 2007a). Der Tod des Ehemannes kann die Gesundheit, vor allem die seelische, beeinflussen (Wilcox et al., 2003). Trotzdem scheinen verwitwete Frauen weniger unter depressiven Symptomen zu leiden als Witwer (Lee et al., 2001) und kommen, wie es scheint, etwas besser mit ihrer neuen Lebenssituation zurecht.

Frauen sind im Alter häufiger arm

Ältere Frauen sind von Armut häufiger betroffen als gleichaltrige Männer (Kruse et al., 2005), ungünstige sozioökonomische Bedingungen beeinflussen Morbidität und Mortalität (Huisman et al., 2003). Dabei scheint der soziale Gradient für die Sterblichkeit aufgrund einer koronaren Herzerkrankung bei Frauen sogar noch wichtiger zu sein als bei Männern. Auch bei der Verteilung von gesundheitlichen Risikofaktoren in Abhängigkeit von der sozialen Schichtzugehörigkeit wurden Geschlechtsunterschiede gefunden. Der Verlust des Ehemannes bedeutet oft eine Verschlechterung der finanziellen Situation der überlebenden, älteren Frauen (Hungerford, 2001).

Häufige Erkrankungen: Was ist typisch Mann – typisch Frau?

Die Tatsache, dass Frauen länger leben als Männer bedeutet auch, dass mit steigendem Alter eine Vielzahl von Erkrankungen zahlreicher bei Frauen als bei ihren männlichen Altersgenossen auftreten. Das Geschlecht beeinflusst ebenfalls die *seelische Gesundheit:* Ältere Frauen sind offenbar häufiger depressiv als Männer (Gostynski et al., 2002; Linden et al., 1998). Dabei wurde gezeigt, dass depressive Symptome bei Frauen mit einer Inanspruchnahme von Hilfe im Haushalt oder anschließendem Krankenhausaufenthalt assoziiert sind (Larsen et al., 2006). Bei Männern wurde das so nicht beobachtet. Geschlechtsdifferenzen hinsichtlich der Krankheitshäufigkeit wurden auch für *Diabetes* beobachtet. Erkranken in Deutschland in den jüngeren Lebensjahren meist mehr Männer als Frauen an Diabetes, so sind ab dem 70. Lebensjahr die Frauen häufiger betroffen (Icks et all., 2005). Weitere Ergebnisse zeigen, dass Frauen ein größeres Lebenszeitrisiko für Demenzen, Depressionen und Ängste haben (s. die entsprechenden Kap. in diesem Buch). *Lungenkrebs* wird immer häufiger bei Frauen diagnostiziert, bei Männern sinken die relativen Erkrankungsraten.

Herz-Kreislauf-Erkrankungen

Die Bedeutung der Herz-Kreislauf-Erkrankungen für Frauen ist lange Zeit unterschätzt worden, dabei gehören Herzinfarkte zu den häufigsten Todesursachen in vielen entwickelten Ländern. Historisch betrachtet wurden Symptome ganz überwiegend oder ausschließlich an und von Männern entwickelt und können heute in ihrer Bezeichnung als «klassisch» nicht mehr gelten; Symptome bei Frauen und Männern unterscheiden sich (s. Tab. 21-2). Arbeitsgruppen aus Deutschland (Theres et al., 2004), der Schweiz (Naegeli et al., 1998) und Österreich (Hochleitner, 1999) wiesen darauf hin, dass Frauen bei der *Einlieferungszeit ins Krankenhaus, bei der Diagnostik und Behandlung oder der Rehabilitation* teilweise benachteiligt sind. Hingegen hat eine süddeutsche Studie keine Geschlechtsunterschiede in der medizinischen Versorgung gezeigt (Löwel et al., 2006).

Osteoporose

Mehr Frauen als Männer erkranken an Osteoporose. Das (stereotype) Bild von «typisch männlichen» und «typisch weiblichen» Erkrankungen existiert so allerdings nicht; da auch

Tabelle 21-2: Besonderheiten von Herz-Kreislauf-Erkrankungen bei Frauen

- *Selbstunterschätzung* von Frauen, einen Herzinfarkt zu bekommen
- *Relative Bedeutung von Risikofaktoren*: Stressoren – Arbeitsplatz, in der Familie – erhöhen das Risiko für Herz-Kreislauf-Erkrankungen bei Frauen mehr als bei Männern (Orth-Gomér/Leineweber, 2005) Bluthochdruck und Diabetes sind womöglich stärkere Risikofaktoren bei Frauen als bei Männern, moderater Alkoholkonsum und sportliche Bewegung schützen womöglich eher Frauen als Männer (Anand et al., 2008).
- Frauen sind bei einem Herzinfarkt *älter* als Männer (Anand et al., 2008), *häufiger zuhause* und *alleine* (Löwel, 2006).
- *Symptomatik ist* bei Frauen *«atypisch»*: Frauen mit Herzinfarkt haben häufiger als Männern Schmerzausstrahlung in den linken Arm, Rücken, linkes Schulterblatt und Kiefer-Halswinkel; eventuell Todesangst, Atemnot und Übelkeit mit Erbrechen (Löwel, 2006).

Männer diese «frauentypische» Erkrankung entwickeln können. Besondere Risikogruppen sind Frauen mit:

- eingeschränkter körperlicher Aktivität (z. B. Bettlägerigkeit, Bewegungsdefizit) und mit einer Fehl- oder Mangelernährung
- Magersucht vor oder nach den Wechseljahren (DOP, 2007)
- körperlicher oder kognitiver Beeinträchtigung (Schrager, 2004)
- langandauernder Einnahme von Glucocorticoiden (DOP, 2007)
- Migrationshintergrund (Scheidt-Nave/Starker, 2005).

Es gibt keine eindeutigen Frühsymptome, aber eine Abnahme der Körpergröße um mehr als 4 cm und starke Rückenschmerzen sind bereits Zeichen von Wirbelkörperfrakturen. Schon bei geringen Belastungen wie zum Beispiel bei Hausarbeit können Frakturen (Wirbelkörper, Oberschenkelhals, Unterarm) auftreten; Stürze sind dann Auslöser für Frakturen (s. Kap. 14 «Stürze»).

Sexualität

In der zweiten Lebenshälfte nimmt die sexuelle Aktivität sowohl bei Frauen als auch Männern ab, wobei dies eindeutig mehr auf das Konto der Männer und ihrer Gesundheit geht. Während in der sechsten Dekade noch 74 bis 88 % der Frauen angeben, regelmäßig Geschlechtsverkehr zu haben, sind dies in der achten Dekade 31 bis 65 %. Die Häufigkeit der Selbstbefriedigung bleibt hingegen relativ stabil. Bei hoher Schwankungsrate findet sich ein gewisser Rückgang des sexuellen Interesses und der erotischen Phantasien. Erotische Träume werden jedoch von mehr als zwei Drittel der älteren Frauen bejaht. Auf die Frage, was älteren Frauen sexuelle Probleme bereitet, geben sie mit abnehmender Häufigkeit folgende Themen an: Mangel an Zärtlichkeit, Mangel an sexuellem Kontakt, sexuelle Kommunikationsprobleme bzw. Routine-Sex, Schmerzen beim Koitus sowie Schuldgefühle wegen sexueller Phantasien, Gefühlen und Handlungen (von Sydow, 2000).

Bei der Behandlung und Beratung älterer Frauen muss berücksichtigt werden, welche Faktoren die psychosexuelle Biografie geprägt haben. Dies gilt auch für erlebte Traumatisierungen, zum Beispiel Vergewaltigungen im Krieg (Dörr, 1998).

Die immer wieder als belastend angegebenen Lubrikationsstörungen sind zwar das am häufigsten untersuchte Symptom in der Peri- und Postmenopause, müssen jedoch zu der zweifellos abnehmenden vulvovaginalen Gesundheit in Bezug gesetzt und zumindest in der Eindeutigkeit in Frage gestellt werden. Frauen geben in der Regel ihre Lubrikation als «ausreichend» an, wenn eine sexuelle Erregung vorhanden ist. Dies würde für die auch für Männer geltende *Disuse-Theorie* (use it or loose it) sprechen (s. Kap. 22 «Männergesundheit»).

Probleme in der partnerschaftlichen Kommunikation, aber auch längere Unterbrechungen der Sexualität, zum Beispiel infolge körperlicher Krankheiten, führen bei manchen Frauen dazu, sexuell nicht mehr aktiv zu werden. Andere Frauen wiederum beleben ihre Sexualität noch einmal neu. Auch hier spielen sicherlich kulturelle Einflüsse eine erhebliche Rolle.

Prävention

Eine *gesunde Verhaltensweise* beugt zahlreichen Erkrankungen vor (Mosca et al., 2004; Schwarz/Dören, 2007). Bewegung im Freien und eine ausgewogene Ernährung sind bis in das hohe Alter sinnvoll, ebenso wichtig ist es aber auch, *soziale Beziehungen* oder *Interessen* und *Hobbys* zu pflegen (Kruse/Ding-Greiner, 2007b).

Einige *Medikamente* können helfen, bestimmten Erkrankungen vorzubeugen. Allerdings haben auch hier Untersuchungen gezeigt, dass sich der präventive Effekt bei Frauen und Männern unterscheidet. So wurde gezeigt, dass Aspirin zwar bei Männern das Risiko für einen Myokardinfarkt senken kann, nicht aber im gleichen Maß bei Frauen (Yerman et al., 2007). Des Weiteren scheint die Einnahme von niedrig dosiertem Aspirin nicht vor Brustkrebs oder kolorektalen Karzinomen zu schützen (Cook et al., 2005). Auch für Vitamin E konnte kein protektiver Effekt (kardiovaskuläre Erkrankungen, Krebserkrankungen) gezeigt werden (Lee et al., 2005).

Es war ein Paradigma, Frauen nach den Wechseljahren zur Vorbeugung von osteoporosebedingten Frakturen Östrogene zu empfehlen. Diese Hormontherapie, bei erhaltener Gebärmutter in Kombination mit Gestagenen, sollte auch vor Herzinfarkt und M. Alzheimer bewahren und allgemein «dem Alter» vorbeugen. Allerdings haben umfangreiche Studien mit klinischen Endpunkten der letzten sechs Jahre gezeigt, dass eine Hormontherapie Herzinfarkt- und Demenzrisiken nicht vermindern kann, aber das Risiko für venöse Thromboembolien, Schlaganfall und Brustkrebs erhöht (Farquhar et al., 2005; Robert-Koch-Institut, 2008); verlässliche Studien zur Verzögerung der Alterung von Haut und Haaren liegen nicht vor (Arzneimittelkommission der deutschen Ärzteschaft, 2003).

Die *Domäne der Hormontherapie* bleibt die Behandlung (mit Auslassversuchen) von Hitzewallungen, die von Frauen als belastend empfunden werden, mit der niedrigst möglichen Dosis eines Östrogens (oral, transdermal gleichwertig) sowie die lokale Behandlung vaginaler Trockenheit (Creme, Suppositorium). Östrogene wirken hier nur lokal unterstützend.

Nachweislich zur Prävention sinnvoll sind *Krebsfrüherkennungsuntersuchungen.* Leider nimmt ab dem etwa 50. Lebensjahr die Teilnahmebereitschaft zur Früherkennung von Gebärmutterhalskrebs deutlich ab; nicht zuletzt könnte und sollte der Hausarzt/die Hausärztin Frauen auf dieses Präventionsangebot – auch für hochaltrige Frauen medizinisch sinnvoll! – hinweisen. Ein unter optimalen Bedingungen durchgeführtes Mammografie-Screening vermag bei Frauen zwischen 50 und 69 Jahren die Sterblichkeit für Brustkrebs um etwa 15 % zu senken, wie Studien aus Skandinavien gezeigt haben.

Fallvignette zur Intervention im hausärztlichen Bereich

Eine 85-jährige Frau mit klinischen Zeichen einer Demenz und Status nach Schlaganfall bei lange bestehender koronarer Herzerkrankung und nicht optimal eingestelltem Bluthochdruck soll anlässlich eines Rehabilitationsaufenthalts mit Acetylsalicylsäure (ASS) zur Antikoagulation versorgt werden.

Hier ist zu beachten, dass zwar Studiendaten auf die Senkung des Risikos für einen erneuten Schlaganfall hinweisen, jedoch besteht ein Blutungsrisiko (Berger et al., 2006; Dören, 2007). In Anbetracht fehlender Studiendaten ist ein Neubeginn einer ASS-Therapie sorgfältig zu überdenken; mit bekannten Nebenwirkungen wie Übelkeit, Erbrechen, asthmoiden und allergischen Reaktionen, Kopfschmerzen oder Somnolenz ist bei dieser hochaltrigen Frau zu rechnen. Ob angesichts dieser fakultativen Symptome die Neueinstellung mehr Nutzen als Risiken birgt, ist unklar, zumal auch antidemenzielle Wirkungen von ASS nicht belegt sind (Kang et al., 2007).

Literatur

Anand, S. S.; Islam, S.; Rosengren, A.; Franzosi, M. G.; Steyn, K., Yusufali, A. H.; Keltai, M.; Diaz, R.; Rangarajan, S.; Yusuf, S.; INTERHEART Investigators (2008): Risk factors for myocardial infarction in women and men: insights from the INTERHEART study. Eur Heart J, 29: 932–940.

Arzneimittelkommission der deutschen Ärzteschaft (2003): Hormontherapie im Klimakterium; http://www.akdae.de/35/82_Hormontherapie_2003_1Auflage.pdf.

Berger, J. S.; Roncaglioni, M. C.; Avanzini, F.; Pangrazzi, I.; Tognoni, G.; Brown, D. L. (2006): Aspirin for the primary prevention of cardiovascular events in women and men: a sex-specific meta-analysis of randomized controlled trials. JAMA, 295: 306–313.

Bericht Deutsches Ärzteblatt (2007): Knieendoprothesen: Speziell für Frauen. Dtsch Arztebl, 104, A-2441. (http://www.aerzteblatt.de/v4/archiv/artikel.asp?src=heft&id=56812; Zugang geprüft am 26.08.2008.

Bonita, R. (1998): Women, Ageing and Health – Achieving health across the life span. World Health Organization. Genf. (Zugang: http://whqlibdoc.who.int/hq/1996/WHO_HPR_AHE_HPD_96.1_2nd_ed.pdf; Zugang geprüft am 26.08.2008).

Cook, N. R.; Lee, I. M.; Gaziano, J. M.; Gordon, D.; Ridker, P. M.; Manson, J. E.; Hennekens, C. H.; Buring, J. E. (2005): Low-dose aspirin in the primary prevention of cancer: the Women's Health Study: a randomized controlled trial. JAMA, 294: 47–55.

Dachverband Deutschsprachiger Osteoporose-Selbsthilfeverbände und Patientenorientierte Osteoporose-Organisationen e. V. (DOP) und Dachverband der Deutschsprachigen Osteologischen Wissenschaftlichen Fachgesellschaften (DVO) (2007): (http://www.osteoporose-dop.org/images/content/pdfs/pll.pdf; Zugang geprüft am 26.08.2008).

Dören, M. (2007): Acetylsalicylsäure – kein «Anti-Aging»-Medikament. Dtsch Med Wochenschr, 132.

Dörr, M. (1998): «Wer die Zeit nicht miterlebt hat ...». Frauenerfahrungen im Zweiten Weltkrieg und in den Jahren danach. Campus Verlag, Frankfurt a.M./New York.

Farquhar, C. M.; Marjoribanks, J.; Lethaby, A.; Lamberts, Q.; Suckling, J. A. (2005): Long term hormone therapy for perimenopausal and postmenopausal women. Cochrane Database Syst Rev, CD004143.

Gostynski, M.; Ajdacic-Gross, V.; Gutzwiller, F.; Michel, J. P.; Herrmann, F. (2002): Depression bei Betagten in der Schweiz. Nervenarzt, 73: 851–860.

Hochleitner, M. (1999): Unterschiede zwischen Frauen und Männern in der kardiologischen Versorgung in Tirol. Journal für Kardiologie, 6: 406–408.

Huisman, M.; Kunst, A. E.; Mackenbach, J. P. (2003): Socioeconomic inequalities in morbidity among the elderly; a European overview. Soc Sci Med, 57: 861–873.

Hungerford, T. L. (2001): The economic consequences of widowhood on elderly women in the United States and Germany. Gerontologist, 41: 103–110.

Icks, A.; Rathmann, W.; Rosenbauer, J.; Giani, G. (2005): Diabetes mellitus. Gesundheitsberichterstattung des Bundes. Heft 24. Robert-Koch-Institut. Berlin.

Kang, J. H.; Cook, N.; Manson, J.; Buring, J. E.; Grodstein, F. (2007): Low dose aspirin and cognitive function in the women's health study cognitive cohort. BMJ, 334: 987.

Kruse, A.; Ding-Greiner, C. (2007a): Gesundheitliche Prävention bei Frauen in der zweiten Lebenshälfte. Abschlussbericht an das Bundesministerium für Gesundheit. Band 1: Überblick über die Projektergebnisse und Entwicklung von Handlungsempfehlungen für die Prävention. Bundesministerium für Gesundheit. Berlin. (http://www.bmg.bund.de/cln_110/nn_1168304/SharedDocs/Publikationen/DE/Forschungsberichte/f-012-band1,templateId=raw,property=publicationFile.pdf/f-012-band1.pdf; Zugang geprüft 26.08.2008).

Kruse, A.; Ding-Greiner, C. (2007b): Gesundheitliche Prävention bei Frauen in der zweiten Lebenshälfte. Abschlussbericht für das Bundesministerium für Gesundheit. Band 2: Informationen und Handlungsempfehlungen für Frauen. Bundesministerium für Gesundheit. Berlin. (http://www.bmg.bund.de/cln_110/nn_1168304/SharedDocs/Publikationen/DE/Forschungsberichte/f-012-band2,templateId=raw,property=publicationFile.pdf/f-012-band2.pdf; Zugang geprüft 26.08.2008).

Kruse, A.; Gaber, E.; Heuft, G. et al. (2005): Gesundheit im Alter. Gesundheitsberichterstattung des Bundes. Heft 10. Robert-Koch-Institut, Berlin.

Larsen, K.; Schroll, M.; Avlund, K. (2006): Depressive symptomatology at age 75 and subsequent use of health and social services. Arch Gerontol Geriatr, 42: 125–139.

Lee G. R., DeMaris A., Bavin S., Sullivan R. (2001): Gender differences in the depressive effect of widowhood in later life. J Gerontol B Psychol Sci Soc Sci, 56: S56–61.

Lee, I. M.; Cook, N. R.; Gaziano, J. M.; Gordon, D., Ridker, P. M.; Manson, J. E., Hennekens, C. H.; Buring, J. E. (2005): Vitamin E in the primary prevention of cardiovascular disease and cancer: the Women's Health Study: a randomized controlled trial. JAMA, 294: 56–65.

Lee, S.; Colditz, G.; Berkman, L.; Kawachi, I. (2003): Caregiving to children and grandchildren and risk of coronary heart disease in women. Am J Public Health, 93: 1939–1944.

Linden, M.; Kurtz, G.; Baltes, M. M.; Geiselmann, B.; Lang, F. R.; Reischies, F. M.; Helmchen, H. (1998): Depression bei Hochbetagten: Ergebnisse der Berliner Altersstudie. Nervenarzt, 69: 27–37.

Löwel, H. (2006): Koronare Herzerkrankheit und akuter Myokardinfarkt. Gesundheitsberichterstattung des Bundes. Heft 33. Robert-Koch-Institut, Berlin.

Löwel, H.; Meisinger, C.; Heier, M.; Hörmann, A.; Scheidt, W. von (2006): Herzinfarkt und koronare Sterblichkeit in Süddeutschland – Ergebnisse des bevölkerungsbasierten MONICA/KORA-Herzinfarktregisters 1991 bis 1993 und 2001 bis 2003. Dtsch Arztebl, 103: A616–A622.

Mosca, L.; Appel, L. J.; Benjamin, E. J.; Berra, K.; Chandra-Strobos, N.; Fabunmi, R. P.; Grady, D.; Haan, C. K.; Hayes, S. N.; Judelson, D. R.; Keenan, N. L.; McBride, P.; Oparil, S.; Ouyang, P.; Oz, M. C.; Mendelsohn; M. E.; Pasternak, R. C.; Pinn, V. W.; Robertson, R. M.; Schenck-Gustafsson, K.; Sila, C. A.; Smith, S. C. Jr.; Sopko, G.; Taylor, A. L.; Walsh, B. W.; Wenger, N. K.; Williams, C. L.; American Heart Association; American College of Cardiology; American College of Nurse Practitioners; American College of Obstetricians and Gynecologists; American College of Physicians; American Medical Women's Association; Association of Black Cardiologists; Centers for Disease Control and Prevention; National Heart, Lung and Blood Institute, National Institutes of Health; Office of Research on Women's Health; Society of Thoracic Surgeons; Word Heart Federation. Evidence-based guidelines for cardiovascular disease prevention in women. Circulation, 109: 672–693.

Naegeli, B.; Bertel, O.; Urban, P.; Angehrn, U.; Siegrist, P.; Stauffer, J. C.; Baumann, P. C.; Jolliet, P.; Simeon-Dubach, D.; Meier, B.; Wunderlin, R. (1998): Der akute Myokardinfarkt in der Schweiz: Resultate aus dem PIMICS-Herzinfarkt-Register. Schweiz Med Wochenschr, 128: 729–736.

Orth-Gomér, K.; Leineweber, C. (2005): Multiple stressors and coronary disease in women. The Stockholm Female Coronary Risk Study. Biol Psychol, 69: 57–66.

Pick, P.; Brüggemann, J.; Grote, C.; Grünhagen, E.; Lampert, T. (2004): Pflege. Schwerpunktbericht der Gesundheitsberichterstattung des Bundes. Robert-Koch-Institut, Berlin.

Robert-Koch-Institut (2006): Gesundheit in Deutschland. Gesundheitsberichterstattung des Bundes, Berlin.

Robert-Koch-Institut (2008): Hormontherapie bei (post-) menopausalen Frauen in Deutschland 2007: Studienergebnisse zu Nutzen, Risiken und Versorgungsrealität. Beiträge zur Gesundheitsberichterstattung des Bundes. Robert-Koch-Institut, Berlin.

Scheidt-Nave, C.; Starker, A. (2005): Osteoporoseprävalenz und assoziierte Versorgungsmuster bei Frauen im Alter ab 45 Jahren in Deutschland. Bundesgesundheitsbl Gesundheitsforsch Gesundheitsschutz, 48: 1338–1347.

Schrager, S. (2004): Osteoporosis in women with disabilities. J Womens Health (Larchmt), 13: 431–437.

Schwarz, S.; Dören, M. (2007): Wichtige Risikofaktoren häufiger Erkrankungen von Frauen in der 2. Lebenshälfte – Wege zur Prävention. Präv Gesundheitsf, 2: 26–30.

Stock, S. A.; Stollenwerk, B.; Redaelli, M.; Civello, D.; Lauterbach, K. W. (2008): Sex differences in treatment patterns of six chronic diseases: an analysis from the German statutory health insurance. J Womens Health (Larchmt), 17: 343–354.

Sydow, K. von (2000): Die Sexualität älterer Frauen: Der Einfluß von Menopause, anderen körperlichen sowie gesellschaftlichen und partnerschaftlichen Faktoren. Z aerztl Fortbild Qual sich (ZaeFQ), 94: 223–229.

Theres, H.; Maier, B.; Matteucci Gothe, R.; Schnippa, S.; Kallischnigg, G.; Schüren, K. P.; Thimme, W.; Berliner Herzinfarktregister e. V. (2004): Influence of gender on treatment and short-term mortality of patients with acute myocardial infarction in Berlin. Z Kardiol, 93: 954–963.

Wilcox, S.; Evenson, K. R.; Aragaki, A.; Wassertheil-Smoller, S.; Mouton, C. P., Loevinger, B. L. (2003): The effects of widowhood on physical and mental health, health behaviors, and health outcomes: The Women's Health Initiative. Health Psychol, 22: 513–522.

Yerman, T.; Gan, W. Q.; Sin, D. D. (2007): The influence of gender on the effects of aspirin in preventing myocardial infarction. BMC Med, 5: 29.

22 Männergesundheit

Walter Krause

Definition der Männergesundheit

Das männliche Geschlecht wird auf drei Ebenen bestimmt:

- Das primäre *genetische Geschlecht*, für das die Gene des Y-Chromosoms von besonderer Bedeutung sind, wird mit der Zeugung in der Zygote festgelegt. Es ist, jedenfalls für den Gesamtorganismus, im Leben nicht mehr veränderbar. Daraus ergeben sich auch geschlechtsspezifische Stoffwechselvorgänge, zum Beispiel für die Risikofaktoren der Arteriosklerose.
- Die zweite Ebene wird durch die *geschlechtsspezifischen Sexualhormone* bestimmt, ohne deren Einwirkung bereits in der Fetalperiode die Entwicklung und Funktion der geschlechtsspezifischen Sexualorgane nicht möglich ist. Krankheiten des männlichen unterscheiden sich von denen des weiblichen Organismus vor allem dann, wenn Androgene in die Funktionen involviert sind. Das betrifft in erster Linie die Genitalorgane. Aber auch bei weiteren Organen haben die Sexualhormone gesicherte Wirkungen wie etwa bei der Haut, dem Bewegungsapparat und der Leber. Bei Anomalien der Sexualhormon-Sekretion treten Störungen auf, auch bei altersabhängigen Veränderungen der Androgen-Sekretion (Altershypogonadismus). Die Störungen sind jedoch stets multifaktoriell, neben den Sexualhormonen spielen auch anderen Faktoren eine Rolle.
- Die dritte Ebene ist das *psychosoziale Geschlecht («gender»)*, das in den meisten Fällen mit den zwei genannten Ebenen übereinstimmt. Abweichungen gibt es sowohl in der Zielrichtung des Sexualtriebs (Homosexualität) als auch der Geschlechtsidentifikation (Transsexualität). Alle Versuche, diesen Normabweichungen somatische Ursachen bis hinunter zu molekularbiologischen Veränderungen zuzuschreiben, haben bisher keine eindeutigen Schlüsse zugelassen.

Auf dieser Basis beruht die Definition des «Male Sexual Health», die 1994 von der «International Conference on Population and Development» in Kairo verabschiedet wurde:

> (Male sexual health is) [...] a state of complete physical, mental and social well-being and [...] not merely the absence of disease or infirmity, in all matters relating to the reproductive system and to its functions and processes.

Die «reproduktive Gesundheit des Mannes» umfasst damit soziale Aspekte der befriedigenden Partnerschaft und Geschlechtsidentifikation, psychologische Aspekte der ungestörten Libido und des sexuellen Interesses sowie ungestörte körperliche Reaktionen wie Erektion und Ejakulation, normale Androgenproduktion und die erhaltene Zeugungsfähigkeit – und das in allen Altersgruppen (Krause, 2008).

Alterungsvorgänge und Krankheiten bedrohen die reproduktive Gesundheit. Die WHO hat 2000 im «Aging and Health Programme» die Determinanten des Alterns beschrieben: Es gibt genetische, sozioökonomische, Lifestyle, geschlechtsspezifische, kulturelle und politische Determinanten. Männer haben eine geringere Lebenserwartung als Frauen. Eine positive Korrelation von Lebenserwartung und krankheitsfreien Jahren ist wahrscheinlich (Pientka, 2004).

Die Mehrheit der über 60-jährigen Männer (79,5 %) ist verheiratet, 11,1 % der Männer in dieser Altersgruppe sind verwitwet. Leben im Alter bedeutet für die meisten Männer ein «Leben zu zweit». Männer beschreiben in der Lebenszufriedenheit ein kontinuierliches Absinken in der Skala Gesundheit und in der Sexualität mit dem Alter. Die allgemeine Gesundheitswahrnehmung, das Vorkommen körperlichen Schmerzen und das psychische Wohlbefinden wird jedoch nicht anders als in jüngeren Jahren beschrieben. (Merbach/Brähler, 2004).

Häufige Krankheiten des alternden Mannes sind (nach Lunenfeld, 2006):

- Prostatakrebs: 1 von 11 Männern erkrankt am Prostatakarzinom.
- Benigne Prostatahypertrophie (BPH): 35 % der Männer zwischen 70 und 79 Jahren zeigen Symptome.
- Lungenkrankheiten (COPD) führen in 85 % zum Tode.
- Das Colonkarzinom hat eine Mortalität von 33 %.
- Osteoporose: Das Lebenszeitrisiko einer Fraktur eines 50-jährigen Mannes liegt bei 13 %.
- Depressionen sind nicht geschlechtsspezifisch, jedoch von hoher Inzidenz.
- Arteriosklerose: Männer haben höhere Triglyceride und Gesamtcholesterinwerte als Frauen.

Prävention ist in der Lage, den Rückgang der reproduktiven Gesundheit zu verzögern, es gibt allerdings nur wenige gesicherte Erkenntnisse. Auch zahlreiche Anti-Aging-Programme, die als «Jungbrunnen» angeboten werden, sind unter diesem Gesichtspunkt kritisch zu betrachten (Klentze, 2004).

In zwei Bereichen kann wohl ein Einfluss der Prävention auf die reproduktive Gesundheit als gesichert angesehen werden:

- *Die Ernährung*, denn ernährungsbedingte Krankheiten sind bei Männern eindeutig häufiger (Übergewicht 67 %, bei Frauen 52 %; Bluthochdruck 30 %, bei Frauen 27 %; Gicht 11 %, bei Frauen 8 %). Männer bevorzugen eine Kost, die weniger Kohlenhydrate, Ballaststoffe, Vitamine, und Mineralien enthält. Die Ernährungsumstellung ist dennoch schwierig, denn Männer sehen oft gesundheitliche Probleme als Schwäche und lehnen professionelle Hilfe ab, manche betrachten die Sorge um die Ernährung als Frauenthema (Leitzman, 2004).
- *Körperliche Aktivität* hat einen günstigen Effekt auf die Gesundheit im Allgemeinen. Langdauernde körperliche Inaktivität schränkt die kardiozirkulatorische, kardiorespiratorische und metabolische Leistungsfähigkeit ein. Das Training der Muskelkraft und der Beweglichkeit ist deutlich billiger und effektiver als eine kostenintensive physikalisch-medikamentöse Passivtherapie (Nowacki, 2004).

Zur Prävention von Krankheiten gibt es vor allem für das Prostatakarzinom wissenschaftlich fundierte Aussagen (s. Kap. «Krankheiten der Prostata»). *Für Männer ab dem 45. Lebensjahr werden jährliche Krebsvorsorgeuntersuchungen für den Enddarm, die Prostata, die äußeren Geschlechtsteile sowie für die Hautoberfläche angeboten.* Nach einer Schätzung des Zentralinstituts für die kassenärztliche Versorgung sind im Jahre 2000 ca. 17 261 000 Untersuchungen durchgeführt worden. Bei der Hauptzielgruppe der bis zu 69 Jahre alten Versicherten ergaben sich Beteiligungsraten von 55,4 % für Frauen und 17,7 % für Männer (Rohde/Miller, 2004).

Störungen der männlichen Sexualfunktionen

Fertilitätsstörungen

Störungen der männlichen Fertilität sind bei älteren Männern von geringem Interesse, das mittlere Alter von Männern, die eine Fertilitätssprechstunde aufsuchen, liegt bei etwa 35 Jahren. Der geringere Anteil älterer Männer ist ein eher soziologisches Phänomen, da der Kinderwunsch im Allgemeinen erfüllt ist oder die Partnerin das fertile Alter überschritten hat. Dennoch stellen sich immer wieder Männer im Alter von über 60 Jahren, die eine jüngere Partnerin haben, in der Fertilitätssprechstunde vor. Obwohl grundsätzlich im Hoden Regressionsvorgänge der Spermatogenese nachweisbar sind, findet man bei der Untersuchung die Ejakulatparameter von (früher) fertilen Männern nicht wesentlich unterschiedlich von jüngeren fertilen Kontrollgruppen. Bei schlechtem Gesundheitszustand nimmt die Spermienproduktion analog zu dem Hodenvolumen ab. Über die Fertilitätsrate gibt es zwar keine sicheren Informationen, jedoch haben Männer mit jüngeren Partnerinnen eine deutlich höhere Wahrscheinlichkeit, ein Kind zu zeugen (Rolf/Nieschlag, 2000).

Erektionsstörungen

Ursachen: Das für den Mann wichtigste Phänomen der Sexualität im Alter ist der Rückgang der Erektionsfähigkeit (erektile Dysfunktion, e.D.). Das sexuelle Interesse bleibt jedoch grundsätzlich bis in das höchste Alter erhalten (s. **Abb. 22-1**).

Die wichtigste Ursache für die erektile Dysfunktion ist das Alter an sich (s. **Abb. 22-2**). Wenn Krankheiten des kardiovaskulären Systems, neurologische und psychiatrische Krankheiten, Diabetes mellitus und Tumorkrankheiten hinzukommen, verstärkt sich die Erektionsstörung (s. **Abb. 22-3**). Auch operative Eingriffe im Becken erhöhen das Risiko.

In mehreren Studien konnte gezeigt werden, dass *die kardiovaskulären Risikofaktoren eng mit der Entwicklung einer erektilen Dysfunktion korreliert* sind: Sie kann Indikator der kardiovaskulären Risikofaktoren sein (Baumhäkel/Böhm, 2004).

Klinisches Bild: Männer, die unter Erektionsstörungen leiden, schildern Veränderungen der verschiedenen Erektionsqualitäten: Die Erektion tritt bei sexueller Stimulation verlangsamt ein, ihre Dauer ist kürzer, die Festigkeit der

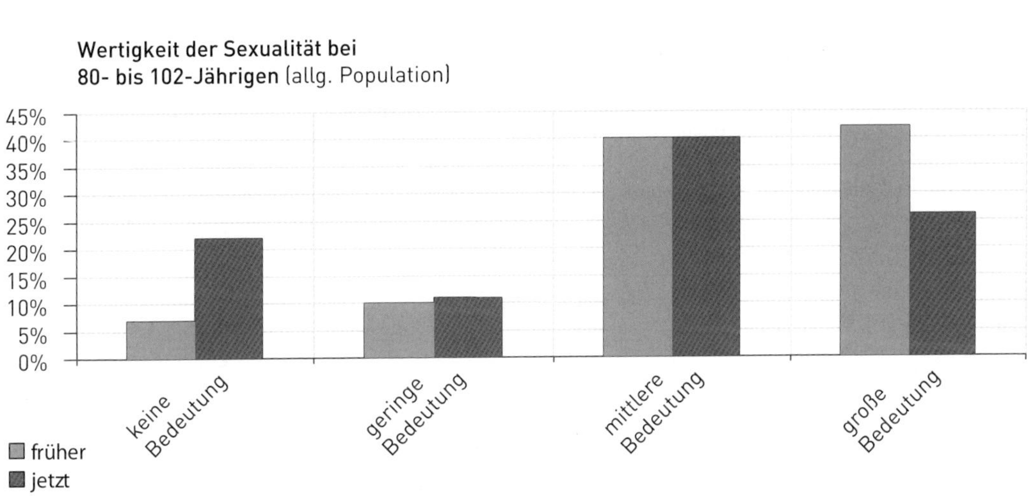

Abbildung 22-1: Das sexuelle Interesse bleibt grundsätzlich bis in das höchste Alter erhalten (Bretschneider/McCoy, 1988).

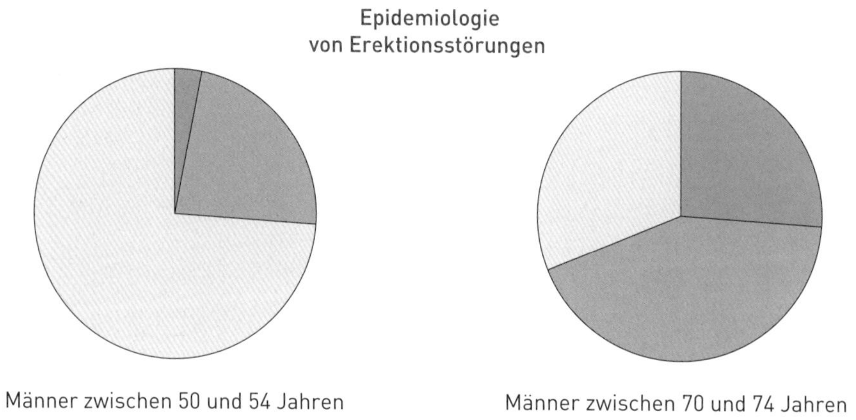

Abbildung 22-2: Die wichtigste Ursache für die erektile Dysfunktion ist das Alter. In verschiedenen Altergruppen sind die Häufigkeiten der e. D. unterschiedlich, hell/gelb = keine e. D.; grün = partielle e. D.; türkis = komplette e. D.

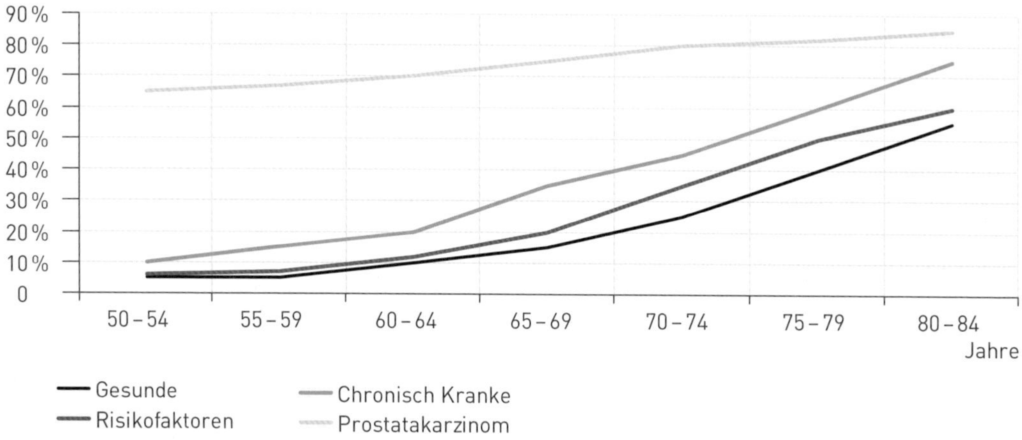

Abbildung 22-3: Prävalenz der erektilen Dysfunktion. Zahlreiche Risikofaktoren und manifeste Krankheiten, wie die des kardiovaskulären Systems, neurologische Krankheiten, Diabetes mellitus und Tumorkrankheiten können die Zunahme der e. D. mit dem Alter beschleunigen. (Bacon et al., 2006)

Schwellkörper (Rigidität) ist geringer und die Zeit nach dem Orgasmus bis zur nächsten ausreichenden Erektion ist verlängert (Refraktärzeit). Auch die morgendlichen Erektionen sind seltener und von geringerer Rigidität. Die Erektion reicht oft nicht für eine vaginale Penetration aus, objektive Krankheitszeichen bestehen nicht.

Diagnostik: Nacheinander werden nicht-invasive und invasive Maßnahmen eingesetzt (s. **Tab. 22-1**):

- Die Erhebung der Anamnese erfordert viel Erfahrung. Es hat sich bewährt, dazu halbstandardisierte Fragebogen einzusetzen, dann gelingt oft schon eine Einordnung nach den

Tabelle 22-1: Diagnostik der erektilen Dysfunktion

nicht-invasive Diagnostik	allgemeine Anamnese Sexualanamnese Erektionsqualitäten körperliche Untersuchung allgemeine klinische Chemie Hormone	in der Allgemeinpraxis möglich
invasive	Schwellkörperinjektionstest Duplexsonographie neurophysiologische Parameter	Spezialpraxis erforderlich
Spezialdiagnostik	Cavernographie Phalloarteriographie	

Ursachen. Nicht vergessen: Medikamentengebrauch!

- Die körperliche Untersuchung soll nicht nur lokale Veränderungen des Genitale berücksichtigen, sondern auch Hinweise auf Allgemeinkrankheiten.
- In der klinischen Chemie sucht man nach Hinweisen auf Störungen des Fett-, Glukose- und Leberstoffwechsels.
- Hormonbestimmungen schließen die von Testosteron, Prolaktin und Schilddrüsenhormon ein.
- Die der Spezialpraxis vorbehaltenen Maßnahmen werden in diesem Kontext nicht weiter ausgeführt.

Therapie: Die 5-Phosphodiesterasehemmer (Sildenafil [Viagra®], Tadalafil [Cialis®], Vardenafil [Levitra®]) können auch in der Allgemeinpraxis verschrieben werden, wenn die Anamnese schwerwiegende Erkrankungen des Herz-Kreislauf-Systems ausgeschlossen hat. Auf die inapparenten Nebenwirkungen der Substanzen ist hinzuweisen. Bei Männern mit e. D. kann die Therapie mit 5-Phosphodiesterase-Inhibitoren weniger effektiv sein, wenn ein Testosteronmangel besteht (s. Kap. «Altershypogonadismus»). Die weiteren genannten Therapiemaßnahmen sind dem Spezialisten vorbehalten.

Der Patient muss wissen, dass wie bei allen Organsystemen ständige Übung wichtig ist («use it or lose it») (s. Tab. 22-2).

Ejakulationsstörungen

Ursachen: Störungen der Ejakulation sind wesentlich seltener als Erektionsstörungen. Beim Gesunden verändert sich die Ejakulations- und Orgasmusqualität bis in hohe Alter nicht, die Frequenz wird allerdings geringer. Die häufigste Ursache ist die Problematik der unteren Harnwege (lower urinary tract symptoms, LUTS) bei der benignen Prostatahypertrophie (BPH). Weiter Ursachen sind: Operationen im kleinen Becken, vor allem der Prostata, Traumen, neurologische Störungen, psychische Erkrankungen und Medikamente.

Klinisches Bild: Die Ejakulation kann zu früh eintreten (Ejaculatio praecox) oder verzögert sein (Ejaculatio retardata), oder das Ejakulatvolumen kann vermindert sein bis hin zum völligen Fehlen («trockener Orgasmus»). Die Ejaculatio praecox ist meist eine lebenslang bestehende Störung.

Tabelle 22-2: Therapie der erektilen Dysfunktion

medikamentös oral	Yohimbin	schwach wirksam
	5-Phosphodiesterase-Hemmer	Mittel der Wahl; nebenwirkungsarm
Schwellkörperinjektion	Alprostadil	gut wirksam, nebenwirkungsarm
operative Therapie	alloplastische Schwellkörperprothese	irreversibel

Diagnostik: Die Anamnese ist entscheidend. Auch dabei ist auf eine genaue Erhebung der Medikamente zu achten. In wenigen Fällen sind Untersuchungen durch einen Spezialisten notwendig.

Therapie: Sie richtet sich im Allgemeinen gegen das Grundleiden. Auch im Alter ist eine Psycho- und Paartherapie indiziert. Die Ejaculatio praecox kann auch in höherem Alter mit selektiven Serotonin-Reuptake Inhibitoren (SSRI) behandelt werden.

Altershypogonadismus

Ursachen, Definition: Mit zunehmendem Alter kommt es zu einem langsamen Absinken der zirkulierenden Androgenspiegel. Es gibt keine kritische Phase mit rascher Verminderung wie bei Frauen. In einem Teil der Fälle werden damit auch die Funktionen der androgen-abhängigen Organe gestört. Das Absinken der Androgenspiegel wird durch Allgemeinkrankheiten und Medikamente beschleunigt.

Nach der gemeinsamen Definition der International Society of Andrology (ISA), der International Society for the Study of the Aging Male (ISSAM), und der European Association of Urology (EAU) liegt ein Altershypogonadismus vor, *wenn klinische und biochemische Befunde für einen Testosteronmangel sprechen.* Als klinische Symptome sind zu werten: Abnahme der sexuellen Aktivität, Abnahme der allgemeinen Leistungsfähigkeit, Schlafstörungen, Zunahme des Fettanteils an der Körpermasse, Abnahme der Muskelmasse und -kraft, spezifische Hautveränderungen, Abnahme der Knochenmasse (Nieschlag et al., 2006).

Klinisches Bild: Obwohl die sexuellen Funktionen des Mannes nicht ohne Testosteron möglich sind, ist die erektile Dysfunktion nur in geringem Umfang mit einem Androgenmangel assoziiert. Eine engere Assoziation besteht mit der Knochendichte – es entwickelt sich eine Osteoporose –, mit der Muskelkraft und mit der Hämatopoese.

Darüber hinaus nehmen mit dem Alter zahlreiche Beschwerden zu: Neigung zu Erschöpfung, Herzbeschwerden, Gliederschmerzen, Magenbeschwerden. Die Trennung in androgen-abhängige und nicht-abhängige Symptome ist praktisch nicht möglich (Beutel et al., 2004).

Auch die Depressivität nimmt zu. Männer in höherem Alter (> 55 J.) haben eine etwa dreimal so hohe Suizidrate wie Frauen (s. hierzu Kap. 5 «Affektive Störungen und Suizidalität»)

Diagnostik: Zum Nachweis eines Alterhypogonadismus ist die Erhebung einer speziellen Anamnese erforderlich (s. Tab. 22-3). Die Symptome allein sind vieldeutig und können auf zahlreichen anderen Ursachen beruhen. Deshalb ist gleichzeitig die Bestimmung der Testosteron-Serumspiegel erforderlich. Dabei ist die Unterscheidung von Gesamt-Testosteron, freiem Testosteron und biologisch aktivem Testosteron im Serum nur für spezielle Fragestellungen wichtig. Niedrige Testosteronspiegel ohne klinische Symptomatik sind irrelevant. Wenn der Spiegel des Gesamttestosterons unter 12 nmol/l liegt, ist ein Testosteronmangel wahrscheinlich.

Tabelle 22-3: Fragebogen zur Präsenz klinischer Symptome eines Altershypogonadismus (nach Morley, 2000)

1. Haben Sie vermindertes sexuelles Interesse? Ja - Nein
2. Fühlen Sie sich vermindert aktiv? Ja - Nein
3. Haben Sie eine verminderte Muskelstärke und/oder Leistungsfähigkeit? Ja - Nein
4. Haben Sie an Größe verloren? Ja - Nein
5. Haben Sie eine verminderte Lebensfreude bemerkt? Ja - Nein
6. Sind Sie oft traurig oder mürrisch? Ja - Nein
7. Sind Ihre Erektionen weniger stark? Ja - Nein
8. Haben Sie verminderte Fähigkeiten bei sportlicher Betätigung beobachtet? Ja - Nein
9. Werden Sie oft mittags müde? Ja - Nein
10. Haben Sie kürzlich eine verminderte Leistungsfähigkeit im Beruf beobachtet? Ja - Nein

Therapie: Für alle Fälle ist bei nachgewiesenem Alterhypogonadismus eine *Testosteron-Substitution* sinnvoll. Zur Substitution sollte ausschließlich das unveränderte Testosteronmolekül verwendet werden. Es gibt intramuskuläre, subdermale, transdermale, orale und buccale Anwendungsformen, die gleichermaßen sicher und effektiv sind. Kurzfristig wirksame Präparationen (transdermal, buccal, oral) sind beim älteren Mann vorzuziehen, da die Entstehung von Kontraindikationen (vor allem des Prostatakarzinoms) während der Behandlungszeit möglich ist. Behandlungsziel sollten physiologische Blutspiegel von Testosteron sein, supraphysiologische Blutspiegel sind zu vermeiden.

Während der Behandlung müssen unbedingt regelmäßig eine digitale rektale Untersuchung und eine PSA-Bestimmung durchgeführt werden, um die Entwicklung eines Prostatakarzinoms zu erkennen. Falls kein Behandlungserfolg klinisch zu beobachten ist, sollte die Therapie überdacht werden.

Die Testosteron-Substitution ist absolut kontraindiziert bei Männern mit einem Karzinom der Prostata oder der Brust, bei Männern mit signifikanter Polycythemie, Schlafapnoe, schwerer Herzinsiffizienz und schweren Symptomen des unteren Harntrakts (LUTS). Nach suffizienter Behandlung eines Prostatakarzinoms und wahrscheinlicher Tumorfreiheit kann eine Testosteron-Substitution erfolgen.

Krankheiten der männlichen Genitalorgane

Krankheiten des Penis

Balanitis: Die Balanitis simplex äußert sich durch eine Hautrötung, die kleine Papeln und oft ringförmige Schuppenbildung zeigt. Subjektive Symptome sind Juckreiz und Trockenheitsgefühl (s. Abb. 22-4).

Die Behandlung richtet sich nach der Ätiologie. Bei einer Infektion werden antibiotische oder antimykotische Externa angewendet. Eine allergische, irritative oder atopische Balanitis wird mit Kortikoiden behandelt, allerdings nicht länger als für den Zeitraum von einer Woche, um keine Hautatrophie zu erzeugen.

Eine Sonderform, die Balanitis plasmazellularis (Zoon), ist durch nicht-erosive, erythematöse, feucht erscheinende Flecke an der Glans gekennzeichnet (s. Abb. 22-5). Sie können lange Zeit unverändert bestehen. Die Diagnose erfordert eine histologische Untersuchung. Zur Behandlung ist eine Zirkumzision dringend anzuraten.

Lichen sclerosus et atrophicus (LSA): Die Krankheit wurde früher auch als Balanitis xerotica obliterans oder als Kraurosis penis bezeichnet. Vergleichbare Erscheinungen an der Vulva (Kraurosis vulvae) sind bekannt. Die Ursache ist unbekannt.

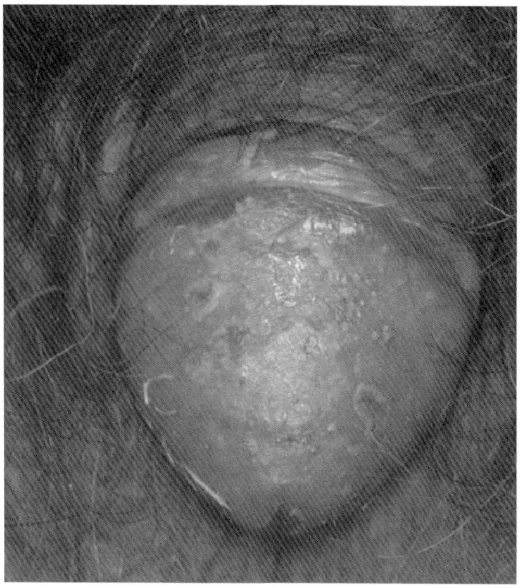

Abbildung 22-4: Bei der Balanitis simplex sieht man kleine rötliche Papeln und oft ringförmige Schuppenbildung.

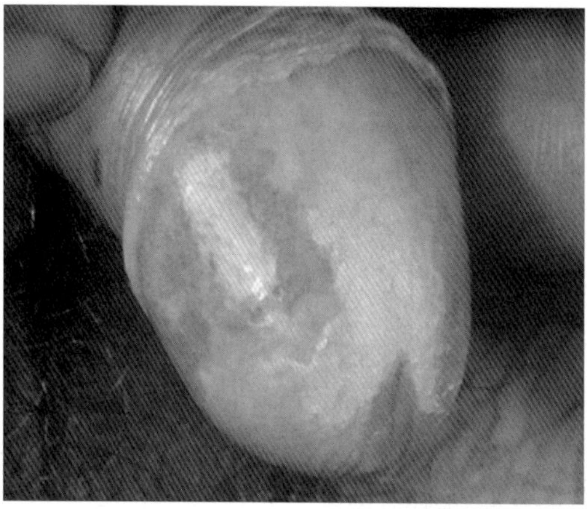

Abbildung 22-5: Die Balanitis plasmazellularis (Zoon) ist durch nichterosive, erythematöse, feucht erscheinende Flecke an der Glans gekennzeichnet.

Die Veränderungen an der Glans sind diffuse oder umschriebene, bläulich- oder gelblichweißliche Plaques mit atrophischem Aussehen (s. Abb. 22-6). Zu Beginn besteht oft Juckreiz. Der Sulcus coronarius und der Meatus urethrae können narbenartig verändert und verengt werden. Die Schrumpfung der Vorhaut führt zu einer Phimose. In den letzten Jahren erwiesen sich die topischen Calcineurinantagonisten (Tacrolimus, Pimecrolimus) als wirksam. Zur Behandlung der Phimose ist die Zirkumzision anzuraten.

Krankheiten der Prostata

Benigne Prostatahypertrophie (BPH) (nach Leitlinien der Deutschen Gesellschaft für Urologie, DGU): Die Vorstellung, vor allem die Zunahme des Prostatavolumens bedinge den die bekannten Harnabflussstörungen, ist schon lange widerlegt worden. Es besteht nur eine geringe Relation zwischen der Prostatagröße, dem Grad der Obstruktion und dem Ausmaß der Beschwerden. Strenggenommen beinhaltet der Terminus «benigne Prostatahyperplasie – BPH» ausschließlich eine histologische Diagnose. Man sollte deshalb besser von dem benignen Prostata-Syndrom (BPS) sprechen, im angloamerikanischen Sprachraum als LUTS (lower urinary tract symptoms) bezeichnet. Diese LUTS können zu einer Beeinträchtigung der Lebensqualität in unterschiedlichem Maße führen.

Das BPS ist eine Volkskrankheit, bis zu 40 % der Männer über 50 Jahre leiden an Symptomen. Die Häufigkeit nimmt mit dem Alter zu. Zur Quantifizierung wird meist der *Internationale Prostata-Symptomenscore* (*IPSS*, s. Anhang 7) verwendet. Nach den IPSS-Werten werden Patienten mit milder Symptomatik (IPSS < 8) von solchen mit mittlerer (IPSS 8–19) und schwerer Symptomatik (IPSS 20–35) unterschieden. Eine Therapieindikation wird im Allgemeinen bei einem IPSS-Wert über 7 gesehen.

Es steht eine große Zahl von Therapieformen zur Verfügung, deren Erfolg jedoch sehr unterschiedlich ist. An konservativen Therapeutika sind die verschiedenen Formen der Phytothera-

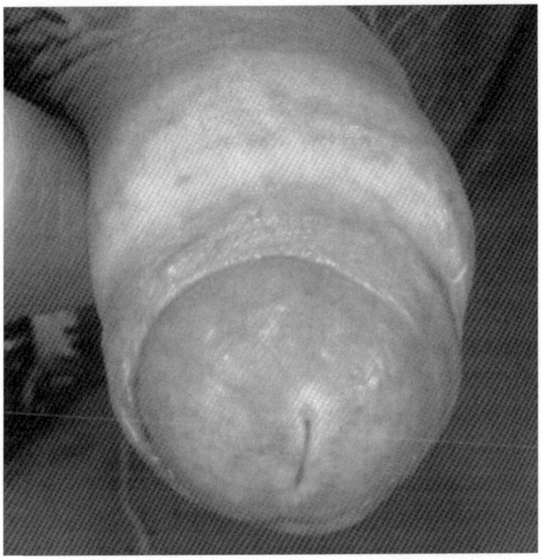

Abbildung 22-6: Lichen sclerosus et atrophicus (LSA). Die Veränderungen an der Glans sind diffuse oder umschriebene, bläulich- oder gelblich-weißliche Plaques mit atrophischem Aussehen. Die Atrophie kann zu einer Phimose führen.

pie, die Alpha-Rezeptorenblocker und die 5alpha-Reduktase-Hemmer zu nennen. Weiterhin gibt es zahlreiche operative Verfahren, Goldstandard ist die transurethrale Resektion der Prostata (TURP).

Diagnostik und Therapie des BPS gehören in die Hand des Urologen.

Prostatakarzinom (nach Guidelines der Europaen Association of Urology, EAU): Das Prostatakarzinom ist eine der wichtigsten Krankheiten des Mannes im Alter. Es macht etwa 11 % aller Krebsfälle und 9 % der Krebstodesfälle in Europa aus. Für die Beurteilung der Prognose ist neben dem Tumorstadium der Grad der zytologischen Differenzierung (Gleason score) von Bedeutung.

Es gibt ein gewisses genetisches Risiko für die Entstehung eines Prostatakarzinoms. Über weitere Risiko- und Schutzfaktoren liegen keine sicheren Aussagen vor. Eine gewisse Prophylaxe ist mit der jahrelangen Einnahme von Finasterid möglich (nach fünf Jahren in einer Behandlungsgruppe 18,4 %, in der Placebogruppe 24,4 % Prostatakarzinome; Thompson et al., 2006).

Eine wichtige Rolle spielt das *Screening* für die Entdeckung des Prostatakarzinoms, bevor der Tumor klinisch relevant wird. Es ist zwar noch unbewiesen, ob dieses Screening die Mortalität reduzieren kann, jedoch ist die Frühentdeckung für den Krankheitsverlauf sehr wichtig. Das Screening stützt sich auf die digitale rektale Untersuchung und die Messung der Blutspiegel des Prostate Specific Antigen (PSA). Bisher wird allerdings die PSA-Bestimmung noch nicht als Screeningleistung bezahlt. Demgegenüber sind andere Untersuchungsmethoden (Ultraschall) von geringerer Bedeutung. Bei jedem hinreichenden Verdacht ist die transrektale Biopsie erforderlich. Deren Ergebnis ist eher positiv, je mehr Screening-Auffälligkeiten vorliegen, somit ist die Aussage «normales Screening-Parameter = kein Tumor» und «abnorme Screening-Parameter = Tumor» nicht mit Sicherheit, sondern nur mit einer gewissen Wahrscheinlichkeit möglich.

Die *Behandlungsstrategien* des Prostatakarzinoms beinhalten Operation, Hormontherapie und Chemotherapie. Sie liegen in der Hand des Urologen und werden deshalb hier nicht weiter beschrieben.

Krankheiten der männlichen Brust

Definition: Vergrößerungen der männlichen Brust werden als *Gynäkomastien* bezeichnet. Rund 60 % der Männer über 50 Jahre haben eine Gynäkomastie. Als Maß gilt die Dicke einer waagerechten Quetschfalte (bei schlanken Menschen nicht über 2 cm, bei allgemeiner Adipositas bis 3 cm). Die Gynäkomastie ist meist eine «Imbalance» der Androgen- und Östrogenwirkungen am Drüsengewebe. Dafür können auch zahlreiche Medikamente verantwortlich sein. Regelmäßig tritt die Gynäkomastie bei der antiandrogenen Behandlung der Prostata auf.

Klinisches Bild: Bei der Gynäkomastie findet man eine meist seitengleiche, aber auch oft linksbetonte Anschwellung unter der Brustwarze, die die Gestalt der weiblichen Mamma in

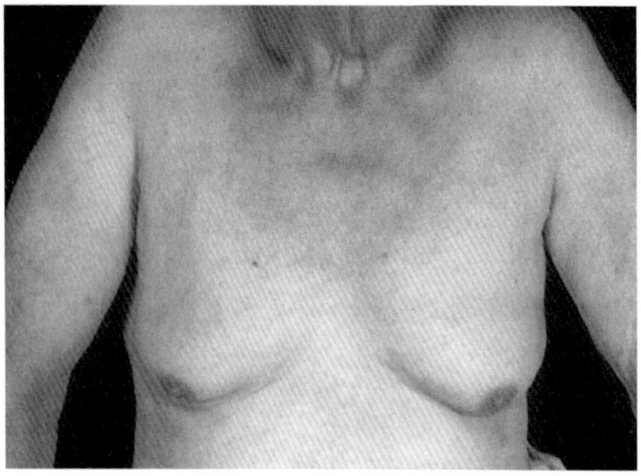

Abbildung 22-7: Vergrößerung der männlichen Brust

verschiedenem Grad nachahmt. Die Brustwarze ist vergrößert, ebenfalls der Warzenhof (Durchmesser normal bis 2,8 cm). Fett und Drüsenkörper unter der Brustwarze sind in Form von Strängen, Verhärtungen und Konsistenzvermehrungen tastbar, Palpationsschmerz ist nicht selten (s. **Abb. 22-7**).

Das pathologisch-anatomische Substrat der Gynäkomastie ist nicht unbedingt ein veränderter Drüsenkörper; auch die vermehrte Fettansammlung in diesem Bereich wirft die gleichen klinischen und therapeutischen Probleme auf. Die Bezeichnung «Pseudogynäkomastie» dafür ist nicht gerechtfertigt.

Diagnostik: Klinisch und sonographisch kann die Ausdehnung der Schwellung beurteilt werden. Für die Differentialdiagnose gegen das seltene männliche Mammakarzinom (einseitige, schmerzlose Schwellung; etwa 1 % der Gynäkomastien) wird die mammographische Untersuchung erforderlich, im Verdachtsfall folgt die cytologische und histologische Aufarbeitung.

Therapie: Sinnvolle konservative Behandlungsverfahren gibt es nicht, wenn auch mehrfach Tamoxifen eingesetzt wurde. Besser ist es, gegebenenfalls das Gewebe durch Excision oder durch Liposuktion operativ zu reduzieren.

Literatur

Bacon, C. G.; Mittleman, M. A.; Kawachi, I.; Giovannucci, E.; Glasser, D. B.; Rimm, E. B. (2006): A prospective study of risk factors for erectile dysfunction. J Urol., 176 (1): 217–221.

Baumhäkel, M.; Böhm, M. (2004): Herzerkrankungen und Sexualität. In: Böhm-Jockenhövel-Weidner (Hrsg.): Mannersprechstunde. Springer, Berlin.

Beutel, M. E.; Wiltink, J.; Brähler, E. (2004): Der Alternde Mann. In: Schill-Bretzel-Weidner: MännerMedizin. Urban und Fischer.

Bretschneider, J. G.; McCoy, N. L. (1988): Sexual interest and behavior in healthy 80- to 102-year-olds. Arch Sex Behav, 17: 109–129.

Csef, H. (2000): Psychische Krisen und psychosomatische Störungen. In: Jocham, D.; Altwein, J.; Jünemann, P.; Schmitz-Dräger, B. J.; Weidner, W.; Wirth. M. (Hrsg.) (2000): Aging Male. Killian, Marburg.

Krause, W. (2008): Drugs compromising male sexual health. Springer, Berlin.

Lunenfeld, B. (2006): Men's health and aging. The 5th world congress on the aging male. The Aging male, 9: 1–70.

Morley, J. E. et al. (2000): Validation of a screening questionnaire for androgen deficiency in aging males. Metabolism, 49 (9): 1239–1242.

Nieschlag, E.; Swerdloff, R.; Behre, H. M.; Gooren, J.; Kaufman, J. M.; Legros, J. J.; Lunenfeld, B.; Morley, J. E.; Schulman, C.; Wang, C.; Weidner, W.; Wu, F.C. W. (2006): Investigation, Treatment, and Monitoring of Recommendations Late-Onset Hypogonadism in Males: ISA, ISSAM, and EAU Recommendations. J Androl, 27 (2): 135–137.

Rolf, C.; Nieschlag, E. (2000): Zeugungfähigkeit des alternden Mannes. In: Jocham, D.; Altwein, J.; Jünemann, P.; Schmitz-Dräger, B. J.; Weidner, W.; Wirth, M. (Hrsg.): Aging Male. Killian, Marburg.

Schill, W. B.; Bretzel, R. G.; Weidner, W. (Hrsg.) (2004): MännerMedizin. Urban und Fischer. Daraus:
Pientka. L.: Epidemiologie älterer Menschen (Kapitel 1.1)
Rohde, V.; Miller, J.: Vorsorgeuntersuchungen (Kapitel 6.1)
Merbach, M.; Brähler, E.: Psychosoziale Faktoren des Alterns (Kapitel 6.6)
Klentze, M.: Die Qualität von Anti-Aging-Programmen (Kapitel 6.8)
Fischer, C.: Männerspezifische Krebsprophylaxe (Kapitel 6.9)
Leitzman, C.: Ernährung und Ernährungsbewusstsein (Kapitel 7.1)
Nowacki, P. E.: Körper und Sport (Kapitel 7.4).

Thompson, I. M.; Goodman, P. J.; Tangen, C. M.; Lucia, M. S.; Miller, G. J.; Ford, L. G.; Lieber, M. M.; Cespedes, R. D.; Atkins, J. N.; Lippman, S. M.; Carlin, S. M.; Ryan, A.; Szczepanek, C. M.; Crowley, J. J.; Coltman, C. A. Jr. (2003): The influence of finasteride on the development of prostate cancer. N Engl J Med., 349 (3): 215–24.

23 Inkontinenz

Matthias Pfisterer und Patricia Gross

Definition

Die mangelnde Fähigkeit den Blasen- und oder Darminhalt sicher zu speichern und selbst zu bestimmen, wann und wo er entleert werden soll, wird *Inkontinenz* genannt. *Kontinenz* ist die Fähigkeit, willkürlich zur passenden Zeit an einem geeigneten Ort die Blase oder den Darm zu entleeren. Kontinenz beinhaltet auch die Fähigkeit, Bedürfnisse zu kommunizieren, um Hilfestellungen zu erhalten.

Kontinenzprobleme wie Harninkontinenz, Stuhlinkontinenz und Blasenverweilkatheter zählen zu den so genannten «Riesen der Geriatrie». Zwischen Harninkontinenz und Stuhlinkontinenz bestehen erhebliche Unterschiede in Prävalenz, Pathophysiologie, Diagnostik und therapeutischem Vorgehen. Die Prävalenz von

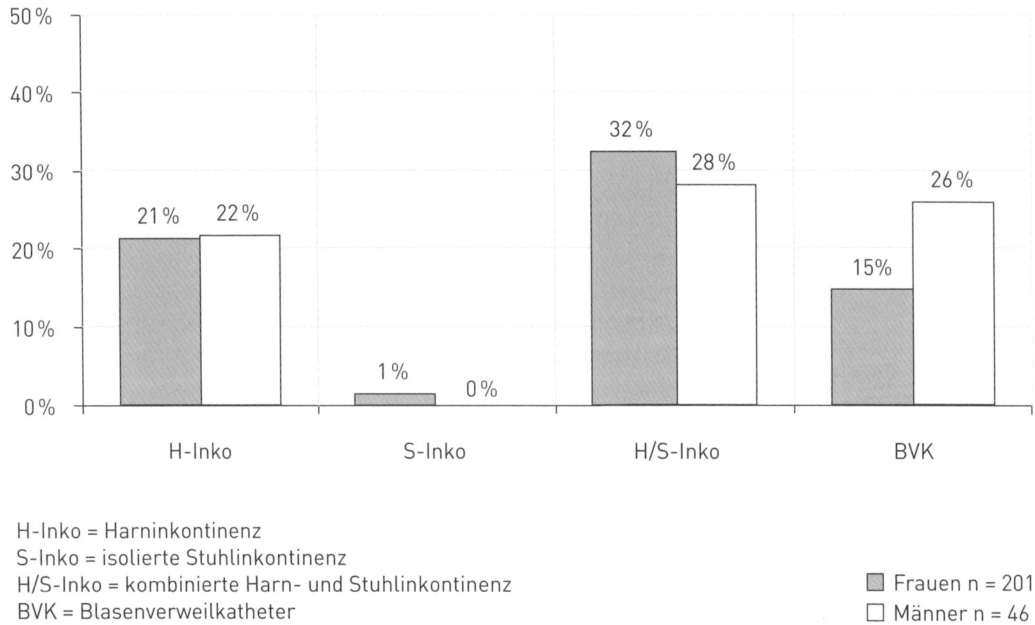

Abbildung 23-1: Kontinenzprobleme von Pflegeheimbewohnern (Pfisterer et al., 2008)

Kontinenzproblemen nimmt mit steigendem Alter zu. Während 6 bis 12 % der zu Hause lebenden über 64-Jährigen an Kontinenzproblemen leiden, sind es über 50 % der Patienten in geriatrischen Krankenhäusern oder Altenpflegeeinrichtungen (s. **Abb. 23-1**) (Pfisterer et al., 2008).

Harninkontinenz

Für die Aufrechterhaltung der Kontinenz sind die adäquate Funktion des unteren Urogenitaltraktes, geistige Funktion, Mobilität, Geschicklichkeit, Umgebungsfaktoren und Motivation von Betroffenen und Pflegenden von Bedeutung. Die Harninkontinenz ist bei älteren Menschen mit erheblicher Morbidität und hohen Kosten verbunden. Häufige Folgen sind Hautreizung, verzögerte Heilung von Dekubitalgeschwüren und Harnwegsinfekte. Eine weitere bedeutsame Folge kann der soziale Rückzug der Betroffenen sein. Inkontinente ältere Menschen versuchen oft, ihr Kontinenzproblem aus Schamgefühl und Unwissenheit zu verbergen und suchen kaum professionelle Hilfe. Nicht selten führt die Inkontinenz zur Überforderung der häuslichen Pflegesituation.

Ursachen und Formen

Das Alter *per se* ist keine Ursache einer Harninkontinenz. Verschiedene altersassoziierte Veränderungen (z. B. verminderte Detrusorkontraktilität, Beckenbodenschwäche, verminderte Sensibilität für Füllungszustand der Blase) können jedoch an der Entstehung einer Harninkontinenz beteiligt sein (Pfisterer et al., 2006). Die Pathogenese der Harninkontinenz betagter Menschen ist meist multifaktoriell. Häufig sind physiologische Altersveränderungen, uro-

Tabelle 23-1: Potenziell reversible Ursachen der Harninkontinenz (DIAPPERS)

Delir, Verwirrtheitszustand	
Infektion	Akuter symptomatischer Harnwegsinfekt kann Inkontinenz verursachen.
Atrophische Entzündung der Harnröhre oder Vagina	Östrogenmangelsyndrom bei Frauen, kann zu Drangsymptomen beitragen (s. auch Tab. 23-3).
Pharmaka	Kontraktionsschwäche des Detrusors durch Anticholinergika, Antidepressiva, Neuroleptika, Opioide, Muskelrelaxantien; verstärkter Drang durch potente Diuretika Sedierung, Verwirrtheitszustand durch Hypnotika, Sedativa
Psyche	Psychische Erkrankungen, z. B. eine schwere Depression, können in seltenen Fällen als Ursache einer Inkontinenz in Frage kommen.
Exzessive Urinproduktion	übermäßige Flüssigkeitszufuhr, Blutzuckerentgleisung, Zustände, die eine vermehrte nächtliche Urinausscheidung verursachen (Ödeme bei Herzerkrankungen., Venenleiden), harntreibende Substanzen (u. a. koffeinhaltige Getränke, Alkohol)
Reduzierte (eingeschränkte) Mobilität	häufig verursacht durch beeinflussbare Ursachen wie Gelenkentzündungen, Frakturen, Schmerzen oder Angst vor Stürzen
Stuhlgangprobleme (Obstipation)	kann zu Stuhl- und Harninkontinenz führen, die sich nach abführenden Maßnahmen bessert

logische und gynäkologische Probleme, neurologische Erkrankungen, Verhaltensfaktoren, psychische Faktoren und funktionelle Beeinträchtigungen in unterschiedlichem Ausmaß miteinander kombiniert. Bei der Abklärung und Therapie müssen diese Faktoren, vor allem aber reversible Ursachen, berücksichtigt werden.

Eine Übersicht potenziell **reversibler Ursachen** der Harninkontinenz betagter Menschen ist in Tabelle 23-1 dargestellt. Das Erkennen und Behandeln dieser Ursachen hat erhebliche klinische Relevanz, weil damit häufig eine Kontinenz erreicht werden kann. Auch wenn eine Behandlung nicht immer zur vollständigen Heilung führt, kann doch das Ausmaß der Inkontinenz reduziert werden.

Es gibt verschiedene **Formen der Harninkontinenz**: die Drang-, Stress- (Belastungs-), Überlauf- (Harnretention) und extraurethrale Inkontinenz. Bei betagten Menschen sind vor allem die ersten drei Inkontinenzformen von Bedeutung (s. Tab. 23-2). Im Gegensatz zur häufig vermuteten Schließmuskelschwäche im Alter kommt die Dranginkontinenz mit über 60 % bei hochbetagten Menschen am häufigsten vor. Oft tritt sie auch in Kombination mit einer Stressinkontinenz auf (sog. Mischinkontinenz).

Tabelle 23-2: Formen und Ursachen der Harninkontinenz betagter Menschen

Form	Beschreibung	häufige Ursachen
Dranginkontinenz	Ungewollter Urinverlust (meist größere, oft auch wechselnde Mengen) durch Unfähigkeit, die Miktion hinauszuzögern, nachdem Harndrang empfunden wird.	*Überaktivität des Detrusors* isoliert oder im Zusammenhang mit einer oder mehreren der folgenden Ursachen: *Lokale* urogenitale Veränderungen wie Harnblasen-, Harnröhrenentzündung, Tumor, Steine, Abflusshindernisse; *ZNS*-Erkrankungen wie Schlaganfall, demenzielles Syndrom, Parkinson-Syndrom, Rückenmarkserkrankung
Stress-(Belastungs-) inkontinenz	Ungewollter Urinverlust (meist kleinere Mengen), der bei kurzzeitiger Erhöhung des Druckes im Bauchraum (z. B. durch Husten, Niesen, Lachen) auftritt.	Schwäche der *Beckenbodenmuskulatur*, die zu einer vermehrten Mobilität der Blase und der Harnröhre führt. Blasenhals- oder *Sphinkterschwäche* im Zusammenhang mit vorausgegangener Schädigung (z. B. Operation, schwere Geburt)
Überlaufinkontinenz*	Ungewollter Urinverlust (häufige, kleinere Mengen), der im Zusammenhang mit einer überdehnten Blase auftritt.	anatomisches *Abflusshindernis* (z. B. vergrößerte Prostata, Harnröhrenverengung) *akontraktile Blase* z. B. im Zusammenhang mit diabetischer autonomer Neuropathie, Rückenmarksverletzung oder Medikamentennebenwirkung

* Überlaufinkontinenz wird von der *International Continence Society* als «chronische Harnretention mit Inkontinenz» bezeichnet (Abrams et al., 2002).

Zusätzlich wird bei geriatrischen Patienten häufig der Begriff *«funktionelle Inkontinenz»* verwendet. Meist werden chronische Einschränkungen der geistigen Leistungsfähigkeit und der Mobilität dafür verantwortlich gemacht. Dabei ist zu beachten, dass bei Patienten, die kognitive Einschränkungen haben, besonders häufig reversible Ursachen einer Inkontinenz vorliegen. Außerdem können selbst funktionell eingeschränkte Betroffene an einer Stress- oder Überlaufinkontinenz leiden und von einer gezielten Therapie profitieren.

Diagnostik

Ältere Menschen sollten systematisch nach dem Vorliegen einer «Blasenschwäche» befragt werden. Dies ist der erste und wichtigste diagnostische Schritt. Bei jedem harninkontinenten Menschen sollte eine *Basisdiagnostik* durchgeführt werden. Die Bausteine der Basisdiagnostik sind: Inkontinenz-/Pflegeanamnese, gezielte körperliche Untersuchung, Toilettentagebuch, Restharnbestimmung sowie Urinuntersuchung. Auf diesem Wege sollen reversible Ursachen und abklärungsbedürftige Befunde identifiziert werden, um einen angemessenen Therapieplan erstellen zu können.

Inkontinenz-/Pflegeanamnese: Patienten, die verlässliche Angaben über ihre Beschwerden machen können, sollten nach Symptomen einer Drang-, Stress- (Belastungs-) oder einer Überlaufinkontinenz und Schmerzen gefragt werden. Weitere Fragen richten sich nach der Schwere, Dauer, Häufigkeit und Tagesrhythmik der Inkontinenz. Auch die Aussagen von Pflegepersonen und Angehörige sind bei der Abklärung einer Inkontinenz sehr wertvoll, insbesondere bei Demenzerkrankten.

Toilettentagebuch/Miktionsprotokoll: Ein Toilettentagebuch enthält sowohl objektive als auch subjektive Anteile zur Erfassung einer Harninkontinenz und ermöglicht die Dokumentation des Ausscheidungs- und Trinkverhaltens eines Patienten (s. Anhang 8). Aussagekräftige Informationen werden durch die Betroffenen, das Pflegepersonal oder die Angehörigen erhoben. Es sollte *mindestens über drei Tage* geführt werden.

Gezielte körperliche Untersuchung: Die körperliche Untersuchung sollte Ödeme und neurologische Erkrankungen (z. B. Parkinson-Syndrom, Schlaganfall) erfassen, die zu einer Harninkontinenz beitragen können. Die rektale Untersuchung wird durchgeführt, um den Beckenboden zu prüfen, Hinweise auf eine Obstipation zu erhalten und bei Männern die Prostata zu tasten. Bei Frauen wird auf die Hautbeschaffenheit der Vulva, des Dammes, der Vaginalschleimhaut sowie einen eventuellen Prolaps von Organen des kleinen Beckens (z. B. Uterus, Harnblase, Rektum) geachtet. Von besonderer Bedeutung ist die Prüfung der Mobilität und der Kognition, da sie Schlüsselfunktionen in der Behandlung der Harninkontinenz darstellen.

Restharnbestimmung/Urinanalyse: Durch die Restharnbestimmung, die nach Möglichkeit sonographisch erfolgen sollte, kann eine etwaige Blasenentleerungsstörung (Überlaufblase/chronische Harnretention) ausgeschlossen werden. Ein Restharnvolumen über 200 ml ist pathologisch. Bei der Urinanalyse mittels Teststreifen wird auf Hinweise für eine Entzündung oder sterile Hämaturie (Tumor-Verdacht) geachtet.

Zusatzdiagnostik: Ausgewählte Betroffene können zusätzlich zur Basisdiagnostik von einer weiteren urologischen, gynäkologischen oder gar aufwändigen aparativen Diagnostik (z. B. Sonographie des unteren Harntraktes, urodynamische Untersuchung) profitieren. Die wichtigste Überlegung dabei ist, ob die möglichen Ergebnisse einer weiteren Abklärung das therapeutische Vorgehen beeinflussen werden, da sie für geriatrische Patienten und deren Umfeld einen erheblichen Aufwand bedeuten und häufig als unangenehm erlebt werden.

Behandlung

Beim Erstellen des Therapieplanes ist zu beachten, dass geriatrische Patienten im Hinblick auf Fähigkeiten, Vorerfahrungen und Präferenzen eine sehr heterogene Gruppe darstellen. Was für den einen Patienten ein realistisches und angemessenes Ziel ist, kann für den anderen unangemessen und unrealistisch sein. Da selbst schwer eingeschränkte Patienten oft gut auf ein Toilettentraining ansprechen, ist ein Therapieversuch in vielen Fällen angemessen (Ouslander, 2004).

Behandlung der reversiblen Ursachen: Bei eingeschränkter Mobilität kann der Einsatz einer Urinflasche am Bett (geschlechtsspezifische Modelle), der Einsatz eines Toilettenstuhls oder leicht zu öffnende Kleidung die Situation verbessern. Bedeutsam ist die gezielte Verbesserung der Funktionen durch pflegerische, physiotherapeutische und ergotherapeutische Maßnahmen. Durch besondere Kennzeichnung der Toiletten kann Defiziten des Seh- und Orientierungsvermögens begegnet werden. Akute Harnwegsinfektionen, Östrogenmangel bei Frauen, ungenügende Blutzuckereinstellung oder Ödeme (z. B. bei Herzinsuffizienz) bedürfen einer spezifischen Behandlung.

Verhaltensinterventionen: Toilettentraining, Biofeedback, Elektrostimulation und Beckenbodentraining zählen in der Therapie der Harninkontinenz zu den so genannten Verhaltensinterventionen. Im Gegensatz zu den meisten Varianten des Toilettentrainings setzen Biofeedback, Elektrostimulation und Beckenbodentraining eine gute kognitive Funktion zum Erlernen der Techniken voraus.

Toilettentraining, das die wichtigste und am häufigsten eingesetzte Maßnahme aus der Gruppe der Verhaltensinterventionen ist, kann in verschiedene Varianten unterteilt werden:

- *Festgelegte Entleerungszeiten:* Der Patient wird regelmäßig (z. B. tags 2- bis 3-stdl.) von einer Pflegeperson zur Toilette geführt.
- *Individuelle Entleerungszeiten:* Wie «festgelegte Entleerungszeiten», jedoch mit individuell erstelltem Toilettenplan.
- *Aufgeforderter Toilettengang:* Der Patient wird in regelmäßigen Abständen (z. B. 2-stdl.) zum Toilettengang aufgefordert, jedoch nur zur Toilette begleitet, wenn gewünscht. Bei Erfolg wird verbal «belohnt».
- *Blasentraining:* Der Patient muss selbständig zu bestimmten Zeiten zur Toilette gehen, man beginnt meist mit 1- bis 2-stdl. Intervall. Der Patient soll nur zu angegebenen Zeiten zur Toilette, wenn der Gang erfolgreich war, die Intervalle steigern (z. B. um 30 min). Diese Form ist nur für funktionell unabhängige, kognitiv kompetente Betroffene geeignet.

Diese Toilettentrainingsvarianten können selbst bei funktionell schwer beeinträchtigten Pflegeheimbewohnern die Schwere der Harninkontinenz reduzieren. Außer bei Dranginkontinenz ist ein Toilettentraining auch bei Stress- (Belastungs-), «funktioneller» und Misch-Inkontinenz wirksam. Darüber hinaus kann die Etablierung eines stabilen Tagesrhythmus inklusive fester Essens- und Toilettenzeiten helfen, Störungen des Tag- Nacht-Rhythmus und der Kontinenz zu verhindern bzw. zu verzögern (s. hierzu auch Kap. 6 «Demenz»).

Toilettentraining mit funktionell abhängigen Patienten bedeutet allerdings für das Pflegepersonal in der Regel einen höheren Zeitaufwand. Im Durchschnitt dauert ein Gang zur Toilette pro Pflegeheimbewohner 2,5 Minuten länger als der Vorlagenwechsel. Da die Fähigkeit zum Toilettengang von Pflegeheimbewohnern als eine ihrer wichtigsten Aktivitäten des täglichen Lebens eingestuft wird, sollte im Hinblick auf die Lebensqualität inkontinenter älterer Menschen nicht darauf verzichtet werden.

Medikamentöse Behandlung: Gebrechliche und funktionell eingeschränkte ältere Menschen mit Dranginkontinenz sprechen häufig nicht gut auf eine medikamentöse Therapie mit Blasenrelaxantien/Anticholinergika an (Ouslander et al., 1995). Besonders bei Patienten mit Demenzerkrankung und damit einhergehender kognitiver Einschränkung sollten anticholinerge Medikamente sehr zurückhaltend eingesetzt werden.

Dennoch gibt es immer wieder Betroffene, die unter einer spezifischen medikamentösen Therapie, besonders in Kombination mit einem Toilettentraining, von einer erheblichen Besserung ihrer Inkontinenz berichten. Für die Therapie der Dranginkontinenz kann der Einsatz der Substanzen Fesoterodin, Darifenacin, Solifenacin, Tolterodin, Trospium, Propiverin und Oxybutynin erwogen werden (s. Tab. 23-3) (Albers et al., 2005). Für die medikamentöse Therapie der Überlauf- oder der Stress- (Belastungs-) Inkontinenz bei hochbetagten Menschen gibt es derzeit keine überzeugenden Empfehlungen. Die in Tabelle 23-3 aufgeführten medikamentösen Therapieoptionen für chronische Harnretention und Stressinkontinenz sollten nur bei ausgewählten Patienten zum Einsatz kommen.

Chirurgische Behandlung: Die chirurgische Therapie der Harninkontinenz betagter inkontinenter Menschen kann bei Frauen mit Stress- (Belastungs-) Inkontinenz oder einem Vorfall der Organe des kleinen Beckens (z. B. Harnblase oder Uterus) sinnvoll sein, wenn ein konservativer Therapieversuch nicht erfolgreich war. Hier kommen verschiedene OP-Verfahren zum Einsatz, deren Prinzip die Wiederherstellung des Verschlussmechanismus der Harnblase durch Rekonstruktion des Beckenbodens bzw. Verwendung von Schlingen zur Stützung der Harnröhre ist. Bei betagten Männern ist eine chirurgische Therapie häufig indiziert, wenn ein anatomisches Abflusshindernis (z. B. Prostatavergrößerung) besteht. Die chirurgische Therapie geriatrischer Patienten sollte nur angestrebt werden, wenn Betroffene einen entsprechenden Leidensdruck zeigen.

Hilfsmittel werden vorübergehend unterstützend innerhalb einer Therapie oder dauerhaft als Kompensationsmöglichkeit einer nicht behebbaren Inkontinenz eingesetzt (s. hierzu auch Kap. 38 «Hilfsmittelversorgung»). Dem Einsatz von Hilfsmitteln in der Therapie der Harninkontinenz ist hohe Bedeutung beizumessen, da bei den meisten geriatrischen Patienten keine Heilung im Sinne einer vollständigen Kontinenz erreicht wird. Durch Inkontinenz-Hilfsmittel (z. B. Vorlagen, Urinflasche, Toilettenstuhl) kann Sicherheit im täglichen Leben für die Betroffenen wiederhergestellt und damit sozialer Verunsicherung und Isolierung wirksam begegnet werden. Hier kommt der Begriff *«soziale Kontinenz»* zum Tragen. Bei der Auswahl der Hilfsmittel sind Kriterien wie Ausscheidungsmenge, Zeitpunkt der Inkontinenz, Mobilität, Fingerfertigkeit, kognitive Fähigkeiten, anatomische Voraussetzungen und Hautbeschaffenheit zu beachten. Diese Kriterien gelten für alle Inkontinenz-Hilfsmittel. Grundsätzlich gilt bei der Auswahl «so groß wie nötig, so sicher wie möglich». Hilfsmittel sollten nicht aus Bequemlichkeit eingesetzt werden, da sie die Abhängigkeit von fremder Hilfe erhöhen können. *Trotz effektiver Vorlagen sollten die Betroffenen die Möglichkeit haben, regelmäßig eine Toilette aufzusuchen.*

Blasenverweilkatheter: Der so genannte «Dauerkatheter» wird bei betagten Menschen immer noch zu häufig eingesetzt. Er verursacht oft Komplikationen. Deshalb ist der Langzeitdauerkatheter bei Harninkontinenz generell nur im Rahmen einer Blasenentleerungsstörung («Überlaufblase») und im Zusammenhang mit der Behandlung schwerer Hauterkrankungen im Genitalbereich angebracht.

Beratung und Verordnung: Unabdingbar für eine sichere Versorgung ist die Anleitung der Betroffenen und gegebenenfalls ihrer Angehörigen in der Handhabung der Inkontinenz-Hilfsmittel. Sie sollte durch eine erfahrene Pflegekraft (z. B. Kontinenzberaterin) erfolgen.

Stuhlinkontinenz

Die kontinente Defäkation ist ein physiologischer Prozess, der die glatte und quergestreifte Muskulatur des Enddarmes, zentrale und peri-

Tabelle 23-3: Medikamentöse Therapiemöglichkeiten bei Harninkontinenz

	Wirkstoff-Beispiele (Darreichungsform)	Wirkung	Indikation	Nebenwirkungen und Komplikationen
Anticholinergika	**Darifenacin** (Retardtablette) **Fesoterodin** (Retardtablette) **Oxybutynin*** (Tablette, Retardtablette, Pflaster) **Propiverin** (Tablette) **Solifenacin** (Filmtablette) **Tolterodin** (Filmtablette, Hartkapsel) **Trospiumchlorid** (Filmtablette, Injektionslösung)	kompetetive Hemmung der muskarinischen Acetylcholin-Rezeptoren. Die Substanzen zeigen unterschiedliche Affinität zu Muskarin-Rezeptor-Subtypen. Verminderung von unwillkürlichen Detrusorkontraktionen und Harndrangsymptomatik	**Dranginkontinenz** *oder* **Mischinkontinenz** *oder* **Syndrom der überaktiven Blase**	Mundtrockenheit, Obstipation, Sehstörungen, Anstieg des Augeninnendrucks, Verwirrtheitszustände, trockene Haut, Blasenentleerungsstörung (Pflaster: Hautreizung) Sollten nicht bei relevanter Blasenentleerungsstörung eingesetzt werden. Die Wirksamkeit der verschiedenen Substanzen ist ähnlich, es existieren Unterschiede im Nebenwirkungsspektrum und den Darreichungsformen. **Oxybutynin ist die Substanz mit der stärksten ZNS-Gängigkeit und dem höchsten Risiko für ZNS-Nebenwirkungen. Bei allen Patienten unter anticholinerger Therapie sollte auf mögliche Arzneimittelinteraktionen und unerwünschte ZNS-Effekte geachtet werden.*

phere Innervation durch das Nervensystem und damit verbundene Koordination von Reflexantworten ebenso wie die Wahrnehmung und Fähigkeit zur Toilette zu gelangen erfordert. Unter Stuhlinkontinenz versteht man das Unvermögen, Stuhl und Gase voneinander zu unterscheiden, zurückzuhalten und kontrolliert, zur gewünschten Zeit und am gewünschten Ort abzusetzen. Ungewollter Stuhlabgang ist eine Störung, die die Lebensqualität der Betroffenen, insbesondere durch die damit einhergehende Geruchsbelästigung und Hautreizung, sehr stark beeinträchtigt. Stuhlinkontinenz ist bei älteren Menschen nicht so häufig wie die Harninkontinenz zu finden. Viele Betroffene sprechen von «Durchfällen», leiden jedoch unter Stuhlinkontinenz.

Häufigkeit

Die Mehrheit der gebrechlichen stuhlinkontinenten Menschen ist zusätzlich harninkontinent, meist schwerer betroffen und verfügt über deutlich geringere funktionelle Reserven als Patienten mit isolierter Harninkontinenz (Pfisterer et al., 2008). In Pflegeheimen findet sich bei etwa ein Drittel aller Bewohner eine kombinierte Harn- und Stuhlinkontinenz (s. Abb. 23-1). Eine isolierte Stuhlinkontinenz ist deutlich seltener zu finden (≤ 5 %). Bei Patienten der stationären geriatrischen Rehabilitation ist bei 5 bis 10 % mit einer kombinierten Harn- und Stuhlinkontinenz und bei 1 bis 2 % mit einer isolierten Stuhlinkontinenz zu rechnen.

	Wirkstoff-Beispiele (Darreichungsform)	Wirkung	Indikation	Nebenwirkungen und Komplikationen
Alpha-Blocker	**Alfuzosin** (Retardtablette, Filmtablette) **Doxazosin** (Tablette, Retardtablette) **Prazosin** (Tablette, Kapsel, Retardkapsel) **Tamsulosin** (Retardtablette, Hartkapsel) **Terazosin** (Tablette, Retardkapsel)	Alpha-Rezeptorenantagonisten Verminderung des Tonus der glatten Muskulatur der Urethra und Prostata	**chronische Harnretention** *oder* **Dranginkontinenz** *im Zusammenhang mit benigner Prostatahyperplasie*	Schwindel, Hypotonie, orthostatische Dysregulation *(geringstes Risiko bei Tamsulosin)*
Serotonin-Noradrenalin-Wiederaufnahmehemmer (SNRI)	**Duloxetin** (Hartkapsel)	wirkt auf Serotonin- und Noradrenalinstoffwechsel des ZNS Wirkmechanismus bei Stressinkontinenz ungeklärt	*mittelschwere bis schwere* **Stressinkontinenz**	Übelkeit, Mundtrockenheit, Müdigkeit, Schlaflosigkeit, Obstipation *(Wird auch als Antidepressivum eingesetzt)*
Östrogene	**Estriol** (Tablette, Vaginalcreme, Vaginalzäpfchen) **Konjugierte Östrogene** (Tablette, Pflaster)	Binden an Östrogenrezeptoren, Ausgleich eines Östrogenmangels, Schleimhaut wird widerstandsfähiger	**Harninkontinenz bei atrophischer Kolpitis, Urethritis**	lokale Hautreaktionen, Zwischenblutungen *Sollte nicht eingesetzt werden bei:* Östrogen-rezeptorpositivem Mamma-Ca., vaginalen Blutungen unklarer Genese, Endometrium-Ca., Thromboseneigung.

Ursachen und Formen

Bei der Stuhlinkontinenz werden verschiedene Ausprägungsgrade differenziert. Dabei wird zwischen unkontrolliertem Abgang von Winden, Stuhlschmieren, Kontrollverlust für dünnflüssigen Stuhl, Kontrollverlust für breiigen Stuhl und Kontrollverlust für festen Stuhl unterschieden. Stuhlinkontinenz ist immer als ein Symptom einer Gesundheitsstörung zu deuten. Häufige Auslöser bei betagten Menschen sind:

- Wahrnehmungs- und Bewusstseinstörungen (z. B. demenzielle Erkrankungen)
- Diarrhöe verursacht durch Laxantien-Abusus, Antibiotika und hyperosmolare oder zu schnell laufende Sondenernährung sowie Dickdarmerkrankungen
- Chronische Obstipation, die zu impaktiertem Stuhl (faecal impaction) führt und dann eine «paradoxe Diarrhöe» auslöst. Meist sind institutionalisierte, körperlich und/oder geistig beeinträchtigte Patienten betroffen. Die *paradoxe Diarrhöe* äußert sich häufig als Stuhlschmieren.
- neuromuskuläre Störungen (z. B. bei diabetischer Neuropathie, Schlaganfall, Rückenmarksschädigung)
- Verletzungen des Schließmuskels (z. B. Folge eines chirurgischen Eingriffes, Geburtstrauma).

Darüber hinaus kann zwischen *passiver Inkontinenz* (unbemerkter Stuhlverlust) und *Urge-Inkontinenz* (Unfähigkeit, die Defäkation zu verzögern) unterschieden werden.

Abklärung

Bei allen stuhlinkontinenten Menschen sollte bei entsprechendem Leidensdruck eine Basisdiagnostik durchgeführt werden. Die Bausteine dieser *Basisdiagnostik* sind: Inkontinenz-/Pflegeanamnese, Führen eines Stuhltagebuches, rektal-digitale Untersuchung, perianale Inspektion und rektale Palpation. Dabei sind die rektale digitale Untersuchung und Inspektion/Palpation perianal als wichtigste basisdiagnostische Maßnahmen bei Stuhlinkontinenz hochbetagter Menschen anzusehen. Hiermit können Sensibilität und Sphinktertonus beurteilt und tief sitzende Kotsteine, Raumforderungen, Fehlfunktionen der Beckenbodenmuskulatur oder Hautveränderungen festgestellt werden.

Stuhltagebuch: Mittels eines über vier bis sieben Tage geführten Protokolls werden die Zeiten und Menge der Entleerung, ob Stuhldrang empfunden wurde, Inkontinenzereignisse und deren Auslöser sowie die Konsistenz der Stuhlausscheidung dokumentiert. Diese Informationen sind hilfreich zur Beurteilung des Schweregrades, für die Planung von Therapiestrategien und zur Verlaufskontrolle zwecks Einschätzung des Therapieerfolgs.

Spezialuntersuchungen: Ausgewählte Betroffene können zusätzlich zur Basisdiagnostik von weiteren Spezialuntersuchungen (z. B. Proktosigmoidskopie, Koloskopie, anorektale Manometrie, Defäkogramm, anale Endosonographie, anales EMG) profitieren. Hier muss man sich zuvor die kritische Frage stellen, inwiefern die möglichen Ergebnisse der weiteren Abklärung das therapeutische Vorgehen beeinflussen werden.

Management

Soweit möglich sollten alle behandelbaren Ursachen therapiert werden. Bei chronischer Obstipation mit impaktiertem Stuhl werden beispielsweise abführende und stuhlregulierende Maßnahmen eingeleitet (s. Abb. 23-2).

Geplante Entleerungszeiten: Dabei wird mit Betroffenen trainiert, dass diese zu festgelegten Zeiten, häufig 30 Minuten nach einer bestimmten Mahlzeit, den Darm entleeren, auch wenn kein Stuhldrang vorhanden ist. Anfänglich wird zur Unterstützung des Trainings die Entleerung mit Suppositorien (z. B. Bisacodyl oder Glycerol) angeregt. Kognitiv eingeschränkte Patienten werden zur Toilette geführt. Dieses Training eignet sich gut für Betroffene, die bei erhaltener Mobilität aufgrund einer Wahrnehmungsstörung stuhlinkontinent sind. Dabei ist ein achtsames wertschätzendes Vorgehen von zentraler Bedeutung. Es macht keinen Sinn, Betroffene gegen ihren Willen zu einem Toilettengang zu zwingen.

Medikamentöse Behandlung: Zur Verbesserung der Kontinenz können bei breiiger oder flüssiger

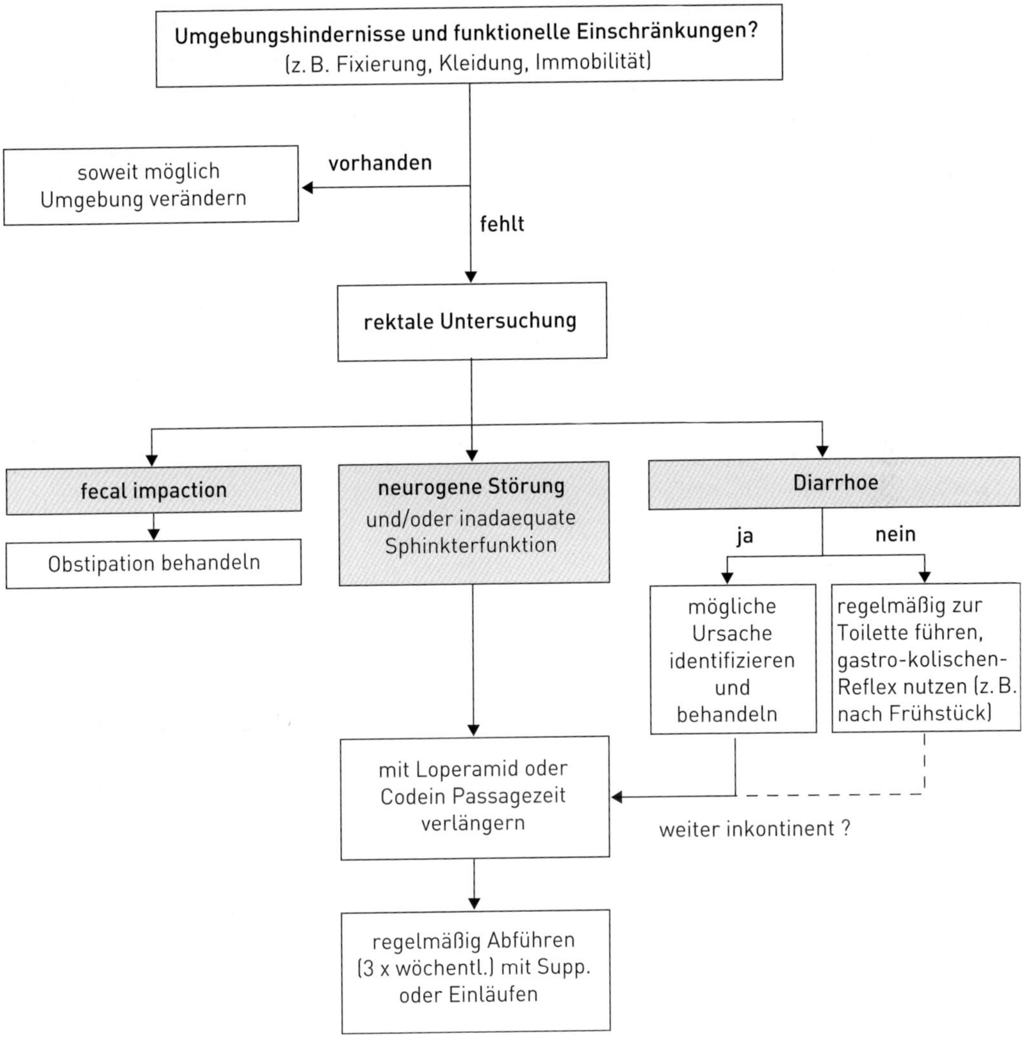

Abbildung 23-2: Strategie bei Stuhlinkontinenz von geriatrischen Patienten

Stuhlkonsistenz und bei Störungen der Reservoirfunktion Opiate/Opioidabkömlinge (z. B. Loperamid 1- bis 2-mal 1 mg/d) eingesetzt werden. Außerdem kann durch Gabe von Quellstoffen der Stuhl eingedickt werden, und so bei Nicht-Halten-Können von breiigem oder dünnflüssigem Stuhl die Konsistenz verbessert werden. Dabei sollte allerdings die Auslösung einer Obstipation vermieden werden.

Hilfsmittel: Als Hilfsmittel werden bei Stuhlinkontinenz mit Abstand am häufigsten aufsaugende Systeme (Vorlagen) verwendet. Es gelten hierbei die bei der Harninkontinenz aufgeführten Kriterien. Als weitere Hilfsmittel können in ausgewählten Fällen Analtampons und bei bettlägerigen Betroffenen Fäkalkollektoren zum Einsatz kommen. Bei der Hautpflege sollten statt Toilettenpapier Feucht-Öltücher, eventuell in Kombination mit Schutzcremes, verwendet werden.

Weitere Therapieoptionen: In ausgewählten Fällen kommen Sphinktertraining +/– Biofeedback und operative Verfahren als weitere Therapiemöglichkeiten infrage. Beispielsweise kann bei funktionell kompetenten Patienten durch eine Kolostomie mit adäquter Stomaversorgung in vielen Fällen eine erhebliche Verbesserung der Lebensqualität erreicht werden. Weitere chirurgische Therapiemöglichkeiten sind in Einzelfällen die Sanierung proktologischer Krankheiten, Rekonstruktion des Beckenbodens, Sakralnervenstimulation und der Sphinkterersatz.

Die Indikation für solche Maßnahmen sollte in Abstimmung mit einem erfahrenen Koloproktologen oder einem Kontinenzzentrum gestellt werden.

Literatur

Abrams, P.; Cardozo, L.; Fall, M,.; Griffiths, D.; Rosier, P.; Ulmsten, U,.; Van Kerrebroeck, P.; Victor, A.; Wein, A. (2002): Standardisation Sub-Committee of the International Continence Society: The standardisation of terminology in lower urinary tract function: report from the standardisation sub-committee of the International Continence Society. Neurourol Urodyn, 21: 179–183.

Albers, C.; Bojack, B.; Heckmann, J.; Kirschner-Herrmanns, R.; Kümmerle, S.; Müller, H.; Mühlich, S.; Nemitz, G.; Pfisterer, M.; Schlusche-Flömer, B.; Wiedemann, A. (2005): DGG-Leitlinie Harninkontinenz der Deutschen Gesellschaft Geriatrie. Eu J Ger, 7: 1–44.

Inkontinenzmanual: «Diagnostik, Therapie, Rehabilitation». Springer Verlag, Berlin (2. Auflage).

Ouslander, J. G. (2004): Management of overactive bladder. N Engl J Med. 350: 786–799.

Ouslander, J. G.; Schnelle, J. F.; Uman, G.; Fingold, S.; Nigam, J. G.; Tuico, E. et al. (1995): Does oxybutynin add to the effectiveness of prompted voiding for urinary incontinence among nursing home residents? A placebo-controlled trial. J.Am.Geriatr.Soc, 43: 610–617.

Pfisterer, M. H.; Griffiths, D. J.; Schaefer, W.; Resnick, N. M. (2006): The effect of age on lower urinary tract function: a study in women. J Am Geriatr Soc, 54: 405–412.

Pfisterer, M.H-D.; Mueller, E.; Oster, P.; Mueller, M. (2008): Die Situation von PflegeheimbewohnerInnen mit Kontinenzproblemen: eine Studie in 2 deutschen Pflegeheimen. Z Gerontol Geriat, 41: 408–414.

Internetaddressen

www.kontinenz-gesellschaft.de
www.continenceworldwide.org
www.ilco.de

24 Dekubitus

Walter O. Seiler

Druckgeschwüre: eine Plage seit Menschengedenken

Dekubitalulzera begleiten den Menschen seit seinem Bestehen. Rowling (1961) berichtet über Druckgeschwüre an einer mehr als 3000 Jahre alten Mumie einer ägyptischen Priesterin der 21. Pharaonen-Dynastie. Im 19. Jahrhundert gehörten Druckgeschwüre nach Meinung damaliger Opinion Leader zum Krankheitsbild kranker und bettlägeriger älterer oder gelähmter Menschen. Mit der aktuell rasch steigenden Anzahl Betagter, der Hauptrisikogruppe für Dekubitalulzera, bleibt die Dekubitusproblematik eine ernst zu nehmende Herausforderung. Dies belegen große internationale Studien anhand von mehr als 500 000 Krankendossiers (Bennett et al., 2000; Rodrigues et al., 2006; Vangilder et al., 2008). Demnach erreicht die Dekubitusprävalenz im Jahr 1989 9,2 %, 2003 liegt sie bei 15,5 % und 2004 bei 10,0 %. Mit 27,3 % verzeichnen akutgeriatrische Kliniken die höchste Anzahl Dekubitalulzera. Mehr als 70 % der Ulzera gehören zum Schweregrad I und II. Mit 28 % liegt der sakrale Dekubitus an der Spitze, gefolgt vom Fersendekubitus mit 23,6 %. Die Autoren folgern, dass die Dekubitusprävalenz trotz einer allgemein stärkeren Wahrnehmung und Beachtung der Dekubitusproblematik in den letzten fünf Jahren unverändert blieb.

Teure und leidvolle chronische Wunden

Allman et al. (1999) berichten in einer großen Studie: Ein Druckgeschwür verlängert den Krankenhausaufenthalt hochsignifikant ($p = 0{,}001$) um das 2,8-Fache und verursacht eine Kostensteigerung um den Faktor 3 ($p = 0{,}001$).

Viele Dekubitalulzera heilen erst nach Monaten oder Jahren. Daher bedeuten Dekubitalulzera für den Patienten monatelange Immobilisation, Schmerzen, Sepsisgefahr und eine Reihe weiterer Komplikationen, die zu einem menschenunwürdigen Dasein führen (s. **Abb. 24-1**). Auch die Pflegenden verspüren Frustration, wenn die oberste Leitung von Klinik, Institution und Universität die Wichtigkeit der Dekubitusproblematik nicht wahrnimmt und folglich die notwendigen Mittel zur Erforschung der Dekubituspathologie, Prävention und Therapie nicht bereitstellt. Dass heute noch große Druckgeschwüre auftreten und hingenommen werden, ist unrühmlich.

Dekubituspathogenese

Auflagedruck Pi und Druckeinwirkungszeit Tp sind kausal

Seit den Arbeiten von Kosiak (1959) ist die langdauernde, Ischämie induzierende Druckeinwirkung Pi auf die Mikrozirkulation eines

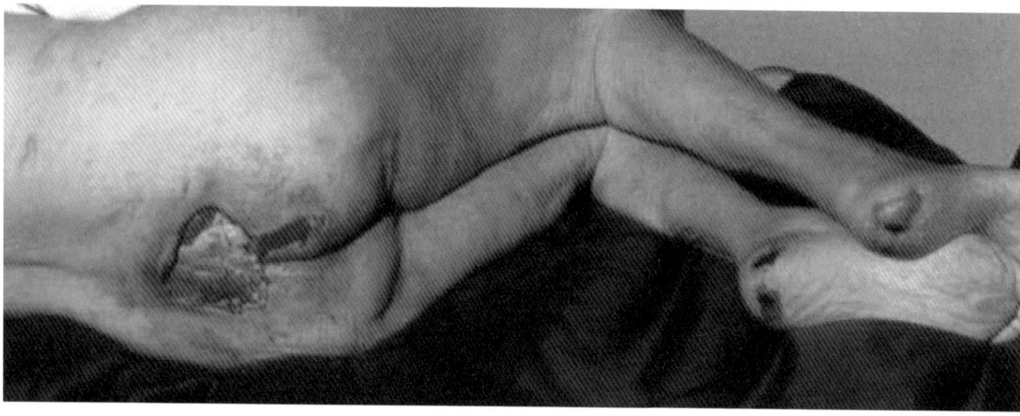

Abbildung 24-1: 80-jährige Patientin: präoperativ mit einem sacralen Dekubitus Grad III, sauber granulierend. Zusätzlich Dekubitalulzera Grad II an beiden Fersen. Das Serum-Albumin beträgt 32 g/L.

Hautareals klar als Kausalfaktor der Druckgeschwüre erkannt. Das Produkt des extern auf ein Hautareal (A) einwirkenden Auflagedrucks Pi (interface pressure) und der Druckeinwirkungszeit Tp (pressure time) gibt die hautschädigende, dekubitogene Wirkung Wd am Hautareal (A) wieder. Für die Extremwerte (Pi = 0; Tp = 0), wie sie zum Beispiel im Weltraum herrschen, wird das Produkt (Wd) aus (Pi) und (Tp) null. Dies bedeutet, dass ohne Druckvektor und/oder ohne eine gewisse Druckeinwirkungszeit keine Dekubitalulzera entstehen. Steigt jedoch der Auflagedruck Pi (harte Unterlage) und/oder die Druckeinwirkungszeit Tp (bei Immobilität) nimmt Wd, das Produkt aus Pi und Tp, rasch zu und erreicht am Hautareal A gewebeschädigende, dekubitogene Werte. Die Ischämie führt jetzt zur Hautnekrose. Eine effiziente Dekubitusprophylaxe muss daher die beiden pathogenetischen Faktoren Pi und Tp vermindern.

Immobilität: die pathologisch verlängerte Druckeinwirkungszeit Tp

Druckgeschwüre sind ischämische Hautläsionen. Sie treten meistens an Hautarealen über Knochenvorsprüngen der fünf klassischen Dekubituslokalisationen auf (s. Tab. 24-1). Überschreitet der Auflagedruck Pi den arteriolären Okklusionsdruck von durchschnittlich 25 mmHg während mehr als zwei Stunden am selben Hautareal aufgrund einer pathologisch langen Druckeinwirkungszeit Tp, wird die Haut nekrotisch. Der Auflagedruck Pi übersteigt normalerweise bei jedem Menschen unter Verwendung von alltäglichen Unterlagen wie Matratzen und Sitzflächen den Wert von 25 mmHg. Doch die «physiologische» Dekubitusprophylaxe, die willkürlichen oder unwillkürlichen Bewegungen der Gesunden, sorgt für eine «physiologische» Druckeinwirkungszeit von durchschnittlich 15 Minuten mit häufiger Druckentlastung (Seiler et al., 1992a). Diese autochtone Prophylaxe schützt Gesunde vor der Entstehung eines Dekubitalulkus. Der eigentlich pathogenetische Faktor in der Dekubitusentstehung ist daher bei Gesunden (z. B. lange Druckverweilzeit bei medikamentöser Übersedierung) und bei Kranken (Immobilität durch Krankheit) die pathologische, auf über zwei Stunden verlängerte Druckeinwirkungszeit Tp. Der Auflagedruck hingegen bleibt sowohl bei Immobilen wie Gesunden gleich. Das Prophylaxeziel heißt, die Druckverweilzeit Tp und/oder den Auflagedruck Pi senken.

Tabelle 24-1: Die fünf klassischen Dekubituslokalisationen

Dekubitusart	Knochenprominenz	Lage*
sakraler Dekubitus	Crista mediana sacralis	Rückenlage
Fersendekubitus	Tuber calcanei	Rückenlage
Trochanterdekubitus	Trochanter major	90°-Seitenlage
Malleolardekubitus	Malleolus lateralis	90°-Seitenlage
Sitzbeindekubitus	Tuber ischiadicum	Sitzen

* Körperlage, in der der entsprechende Dekubitus entsteht.

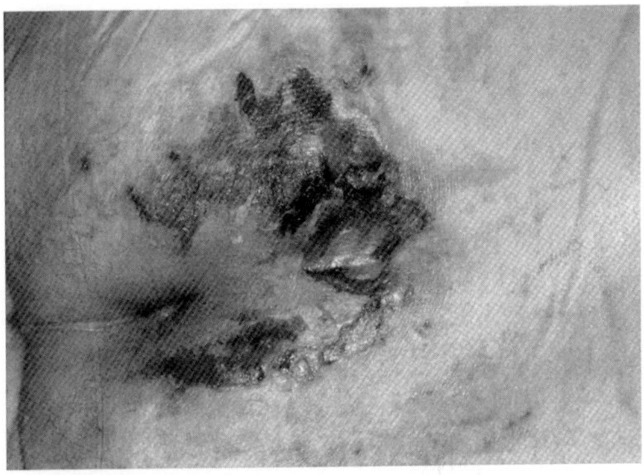

Abbildung 24-2: Eine 83-jährige Patientin bei Spitaleintritt mit druckinduzierten sacralen Hautläsionen entsprechend Dekubitalulzera Grad II. Serumalbumin 23 g/L.

Fünf klassische Dekubituslokalisationen

Über Knochenprominenzen konzentriert sich der Auflagedruck. Fünf Hautareale, die fünf klassischen Dekubituslokalisationen (s. Tab. 24-1), sind besonders druckgefährdet. Im Experiment (Seiler/Stähelin, 1979) lässt sich am sakralen Hautareal eines gesunden Probanden mit einer Druckapplikation von lediglich 100 g/cm^2 eine Ischämie mit kompletter Anoxie erzeugen. Um hingegen eine identische Ischämie am Hautareal über der Quadrizepsmuskulatur am Oberschenkel zu erreichen, werden mindestens 1 kg Gewicht pro cm^2 benötigt. Eine so hohe Druckbelastung kommt normalerweise nicht vor. Deshalb bilden sich an Hautarealen über Muskelgruppen nur in äußerst seltenen, artifiziellen Situationen Druckulzera.

Die klassischen Dekubituslokalisationen (s. Tab. 24-1; Abb. 24-1, **Abb. 24-2**, **Abb. 24-3**, **Abb. 24-4**, **Abb. 24-5**, **Abb. 24-6**) finden sich an Hautarealen über den Knochenprominenzen von Sakrum, Trochanter, Sitzbein, Malleolus lateralis und Fersenbein. An welcher dieser Lokalisationen ein Dekubitus entsteht, hängt von der Körperposition ab. Hat sich ein Druckgeschwür gebildet, wird als erstes durch den kompetenten Arzt und das Pflegeteam eruiert,

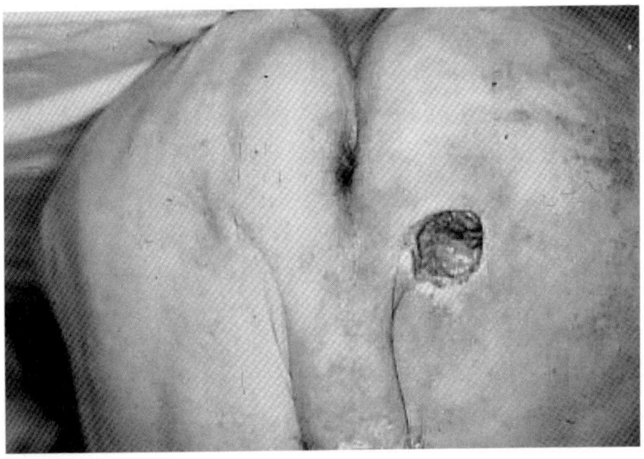

Abbildung 24-3: 77-jähriger Mann mit einem Sitzbeindekubitus Grad IV rechts mit Osteomyelitis am tuber ischiadicum. Serumalbumin: 21 g/L.

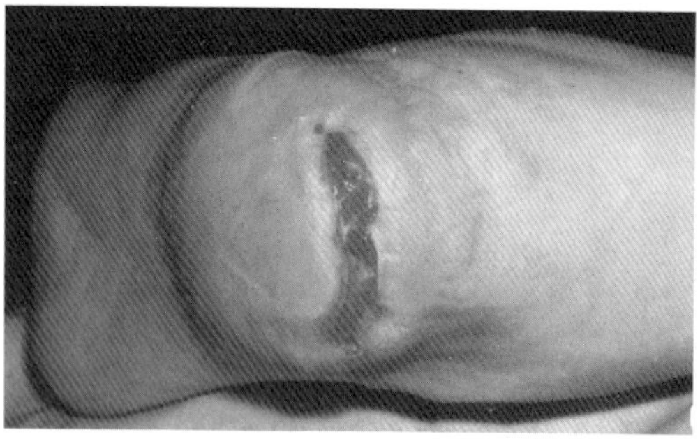

Abbildung 24-4: Fersendekubitus sauber granulierend in Heilung. Serumalbumin: 36 g/L.

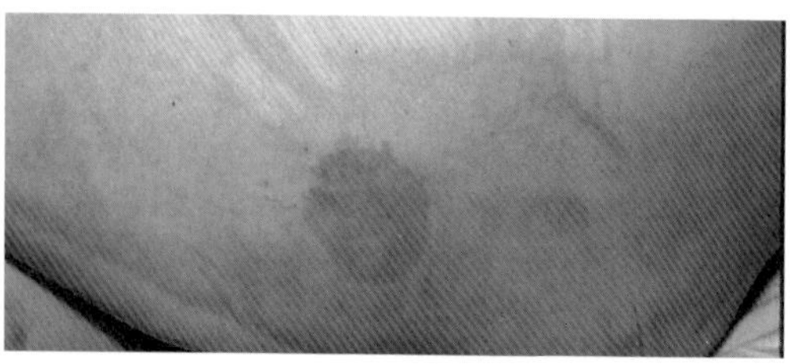

Abbildung 24-6: Trochanterdekubitus Grad I links. Scharfe begrenzte, nicht wegdrückbare Rötung bei einem 76-jährigen Mann. Serumalbumin: 30 g/L.

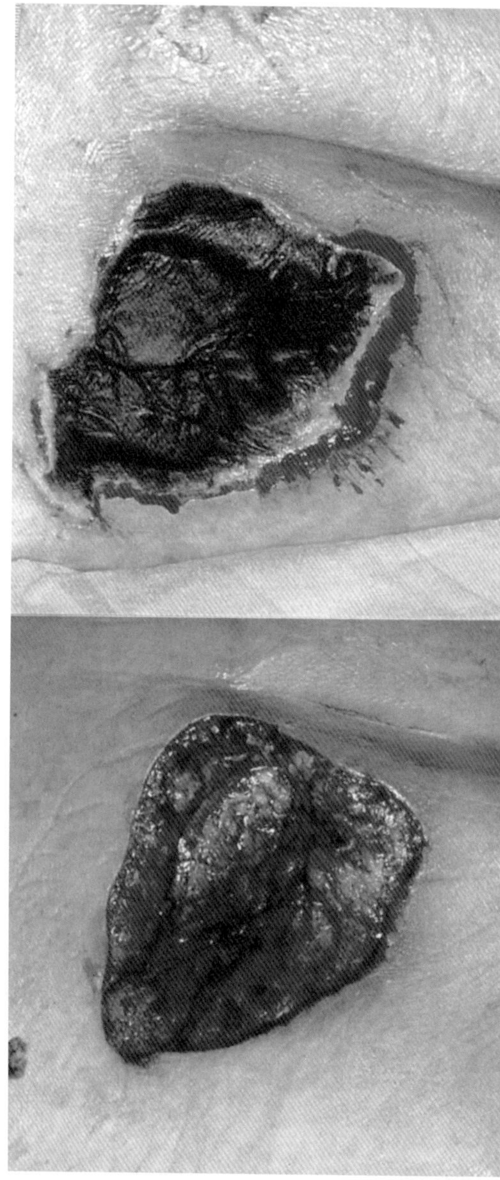

Abbildung 24-5: Sacraler Dekubitus Grad III. Oben vor und unten nach Debridement bei einer 79-jährigen Frau. Serumalbumin: 28 g/L.

in welcher Position es entstanden ist. Diese Kenntnis ist für die Gestaltung der Prophylaxe und Therapie wichtig.

In Rückenlage bilden sich der sakrale und der Fersendekubitus (s. Abb. 24-1, Abb. 24-2, Abb. 24-4). In der 90-Grad-Seitenlage wird ein Trochanterdekubitus (s. Abb. 24-6) oder Knöcheldekubitus entstehen, *daher sollte die 90-Grad-Seitenlage nicht mehr verwendet werden.*

Im Sitzen ist es die Haut über den Sitzbeinhöckern (tubera ischiadica), die einem hohen Druck ausgesetzt ist. Es entwickelt sich der Sitzbeindekubitus (s. Abb. 24-4). Umgekehrt sind in sitzender Position alle anderen Lokalisationen entlastet, außer der Sitzbeingegend. Ferner darf ein Patient mit einem Sitzbeindekubitus in Rückenlage liegen, da in dieser Position die Sitzbeinhöcker nicht belastet sind.

Dekubitusgradeinteilung je nach Tiefenausdehnung

Die Dekubituseinteilung findet sich in Tabelle 24-2. Danach werden vier Grade nach Shea eingeteilt, die auf histopathologischen Untersuchungen basieren (Shea, 1975). Sie ist einfach, gut validiert und genügt für den klinischen Alltag.

Dekubitusrisikofaktoren

Immobilisierenden Krankheiten oder Zustände sind Dekubitusrisikofaktoren

Primäre Dekubitusrisikofaktoren führen zur Verlängerung der Druckverweilzeit Tp, weil sie den Mobilitätsgrad der Patienten vermindern.

Tabelle 24-2: Dekubitus – Gradeinteilung

Grad I	intakte Haut mit einer nicht wegdrückbaren Hautrötung, eventuell Hautödem, Induration, schmerzhafte Schwellung und/oder Überwärmung (s. Abb. 24-6).
Grad II	Kleine Exkoriation bis größere Hautläsion, der Hautdefekt kann bis an die Basalmembran reichen. Subkutane Strukturen sind noch nicht sichtbar. Eventuell Blasenbildung analog einer Verbrennung zweiten Grades (s. Abb. 24-1 und 24-2).
Grad III	Defekt betrifft alle Hautschichten. Im Wundgrund sind subkutane Strukturen mit Nekrosen von Muskeln, Bänder, Sehnen und Fettgewebe zu erkennen. Knochengegewebe ist nicht sichtbar (s. Abb. 24-1 und 24-5).
Grad IV	Grad IV bezeichnet die Osteomyelitis: Knochengewebe liegt offen da oder tiefe Fistelgänge weisen auf eine Osteomyelitis hin (s. Abb. 24-4). Gelenke sind oft beteiligt.

Zu diesen gehören alle Krankheiten oder Zustände (s. Tab. 24-3 und 24-4), die den sakralen Motilitätsscore, das heißt, die Anzahl der physiologischen, durch lokalisierten Ischämieschmerz induzierten, unwillkürlichen (Abwehr-) Bewegungen des Körpers (gemessen pro Stunde) im Schlaf, reduzieren (Seiler et al., 1992a).

Die Nacht als Dekubitusrisikofaktor

Verminderte Mobilität im Alter, gemessen anhand des sakralen Motilitätsscores, ist physiologisch. Gesunde ältere Menschen bewegen sich trotz physiologisch reduzierter Mobilität immer noch ein- bis zweimal pro Stunde im Schlaf und entlasten so kurzfristig Sakralgegend und Fersen. Aber schon leichtere Krankheiten und kleinere Mengen sedierender Medikamente vermögen diesen verminderten, altersphysiologischen Motilitätsscore in den dekubitogenen Bereich (weniger als eine Entlastung alle zwei Stunden) zu senken. *Ein Grad Fieber kann den Motilitätsscore halbieren.* Nachts im Schlaf erreicht die Mobilität den tiefsten Wert, weil willkürliche Bewegungen fehlen, unwillkürliche Bewegungen stark vermindert sind und mobilisierende Pflegeaktivitäten weitgehend unterbleiben. Oft werden plötzlich nachts aufgetretene Risikofaktoren wie Fieber oder ein Sturz zu spät entdeckt. Deshalb entstehen Dekubitalulzera meistens nachts. Daher kommt der nächtlichen Dekubitusprophylaxe erste Priorität zu.

Erfassung des Dekubitusrisikos gehört zum Standard

Die routinemäßige Erfassung des Dekubitusrisikos gehört im Alter zum medizinischen Assessment. Das Dekubitusrisiko geriatrischer Patienten ist typischer Weise bereits bei Aufnahme ins Krankenhaus oder ins Pflegeheim und generell bei jeder akuten Erkrankung stark erhöht.

Skalen zur Erfassung des Risikos stellen nur einen Behelf dar. Wichtig ist es, das Auge für den oft rasch wechselnden Mobilitätsgrad der Patienten zu schulen. Keine der vielen Skalen

Tabelle 24-3: Dekubitusrisikofaktoren

Primäre Risikofaktoren

Faktoren, die die Motilität vermindern:
neurologische Krankheiten mit Lähmungen
zerebrovaskulärer Insult, Hemiplegie, Hemiparese
Paraplegie, Tetraplegie
komatöser Zustände jeder Genese
Sensibilitätsstörungen
chirurgische Eingriffe
Anästhesie: Prämedikation, Narkose, Aufwachphase
lange Operationszeiten
psychiatrische Krankheiten
Psychopharmaka, vor allem sedierende Medikamente

Sekundäre Risikofaktoren

Faktoren, die den intravaskulären Druck vermindern:
arterielle Hypotension
Schock: hypovolämisch, septisch, kardiogen
Antihypertensivaüberdosierung
Dehydratation
Diuretika, Diarrhö, Sommerhitze

Faktoren, die den Sauerstofftransport zur Zelle vermindern:
Anämie: Hämoglobin < 10 g/dl
Peripherer arterieller Verschlusskrankheit
diabetische Mirkoangiopathie
Hypotonie
hypovolämischer Schock
Hypoxie bei Herz- und Lungenkrankheiten
Bradykardie
Medikamente, Vergiftungen (CO), Methämoglobin

Faktoren, die den Sauerstoffverbrauch in der Zelle erhöhen:
Fieber: > 38 °C
Hypermetabolismus
Infektionen, Zytokinämie

Faktoren, die zu Nährstoffmangel in der Zelle führen:
Malnutrition: Hypalbuminämie, Hypovitaminosen, Eisenmangel, Zinkmangel, Mineralstoffe- und Spurenelementenmangel, Kachexie,
Lymphopenie mit Immunschwäche und Störung der Wundheilung
Immobilität durch Muskelschwäche, Katabolimus und Kachexie
Immobilität bei Krebserkrankungen und Multimorbidität

Faktoren, die den Widerstand der Haut schwächen:
Altershaut: dünn, atrophisch, mit weniger Abwehrzellen
trockene, rissige Haut: begünstigt Hautinfektionen mit Bakterien und Pilzen
druckgeschädigte, gerötete Haut, Dekubitus Grad I
Hautkrankheiten: Ekzeme, Soorbefall
Shuntzirkulation: Umgehung der nutritiven Mirkozirkulation
steroidinduzierte Hautatrophie: dünne, leicht verletzliche Haut

zur Erfassung des Risikos sind sicher genug (Hatanaka et al., 2008). Die meisten Skalen zur Erfassung des Risikos basieren auf den Arbeiten von Doreen Norton (1989). Die **Norton-Skala** beurteilt anhand eines Punktescores folgende fünf klinischen Zustände: Bewusstsein, Allgemeinzustand, Aktivitätsgrad, Mobilität und Inkontinenz. Die Summe der Scorepunkte reicht von 5 bis maximal 20. Sechzehn und mehr Punkte weisen auf eine geringere, tiefere Punktezahlen auf eine erhöhte Gefährdung hin. Die Norton-Skala ist leicht in der Anwendung und dient als Dokumentation des Dekubitusrisikos, zum Beispiel um gegenüber den Krankenversicherungen die Indikation für Prophylaxemaßnahmen zu begründen.

Ob sich die neueren Methoden zur Erfassung des Dekubitusrisikos mittels blutchemischer Labortests (Hatanaka et al., 2008) durchsetzen werden, wird die klinische Praxis zeigen.

Tabelle 24-4: Checkliste der häufigen Störfaktoren bei der Wundheilung

Infektionen/Nekrosen	Fieber CRP erhöht Leukozytose Lymphopenie Infektionen jeder Lokalisation und Ursachen, bakteriell, viral Pneumonie, akut, chronisch COPD, akut, chronisch Harnwegsinfektionen, akut, chronisch Osteomyelitis Sepsis Lokalinfektion des Ulkus Nekrosen am Ulkus ……
Malnutrition	Appetitmangel Dehydratation Katabolismus eiweißarme Ernährung eiweißlose Ernährung Albuminmangel Transferrinmangel Ferritinmangel Cholinesterase, tiefe Werte Cholesterin, tiefe Werte Calcium-Mangel Eisen-Mangel Zink-Mangel Vitamin B12-Mangel Folsäure-Mangel Vitamin C-Mangel Vitamin-D-Mangel ……
andere Störungen	Alkhoholmissbrauch bzw. -abhängigkeit Depression Vereinsamung Artefakt ……
Medikamente systemisch	Kortikosteroide Zytostatika Immunsuppressiva Digitalis ……
Medikamente lokal	Wasserstoffperoxyd Desinfektionsmittel gefärbte Lösungen Puder …….

Das Auge schulen für Risikofaktoren

Eine effiziente Erfassung des Dekubitusrisikos gelingt mithilfe des geschulten Auges, der langjährigen Erfahrung des Pflegeteams und anhand einer Risikotabelle (s. Tab. 24-3). Die *Risikobeurteilung erfolgt täglich* und nicht nur bei der Erstuntersuchung oder der Aufnahme ins Pflegeheim. Pflege- und Ärzteteam benötigen eine kontinuierliche Fortbildung, um sich für die oben erwähnten Risikofaktoren zu sensibilisieren.

Dekubitusprophylaxe

Die Grundlagen der Dekubitusprophylaxe lauten: Frühzeitige und routinemäßige Risikoerfassung, Verkürzen der Druckeinwirkungszeit, Vermindern des Auflagedrucks und ganzheitliche Behandlung.

Frühzeitige und routinemäßige Risikoerfassung

Dekubitalulzera können sich innerhalb von drei bis vier Stunden entwickeln, wenn plötzlich, meistens in der Nacht, entsprechende Risikofaktoren (s. Tab. 24-3) auftreten. Der entscheidende Moment, eine Dekubitusprophylaxe einzuleiten, darf nicht verpasst werden. Die medizinischen Fachpersonen überprüfen daher routinemäßig täglich mehrmals das Auftreten von Risikofaktoren.

Die häufigsten, meistens plötzlich auftretenden Risikofaktoren sind Fieber nachts, zerebrovaskulärer Insult mit Lähmung, Bewusstseinstrübung bis Coma jeder Genese (zerebral, medikamentöse, Kreislaufinsuffizienz, metabolisch), Sturz mit unentdecktem Liegenbleiben auf hartem Boden. Zum frühzeitigen Erkennen von weiteren Risikofaktoren eignen sich Checklisten (s. Tab. 24-3 und 24-4) oder die Anwendung einer Scala vom Typ Norton.

Verkürzen der Druckeinwirkungszeit Tp

Das Prophylaxeziel heißt hier, die Mobilität verbessern, indem das pathologisch, krankheitsbedingt tiefe sakrale Mobilitätsscore normalisiert wird durch medizinische Maßnahmen (z. B. Therapie der immobilisierenden Krankheiten) und/oder durch Verkürzen der Druckeinwirkungszeit mittels regelmäßigen Umbettens, sooft als notwendig (!), in die 30-Grad-Schräglagen (Seiler et al., 1986) rechts, links und Rückenlage.

15-minütiges Umbetten: höchste Effizienz in Ausnahmesituationen. Um bei völlig immobilen Patienten wieder ein physiologisches sakrales Motilitätsscore von vier Bewegungen pro Stunde nachts zu erreichen, müssten diese Patienten alle 15 Minuten umgebettet werden, was zwar hocheffizient (> 98 %ige Sicherheit), aber wohl kaum realisierbar ist. Dennoch sollte der kurzfristige Einsatz dieser Variante als Überbrückungsmaßnahme dort geprüft werden, wo vorübergehend eine hochgradige Dekubitusgefährdung besteht, wie zum Beispiel bei schwer unterernährten, kachektischen Patienten mit einer fieberhaften Pneumonie und zusätzlicher Multimorbidität. Hier ist rasches und flexibles Handeln gefragt. Nach adäquater Therapie wird wieder auf die Routineprophylaxe umgestellt.

2-stündliches Umbetten: die effiziente Routineprophylaxe. Eine realistische Alternative stellt das zweistündliche Umbetten dar, das eine hohe Effizienz von über 90 % garantiert. Diese Prophylaxemethode ist überall (!) sofort, auch auf einer normalen Spitalmatratze und ohne spezielle Hilfsmittel anwendbar.

Wird eine speziell weiche Matratze verwendet, genügt für die Routine das vier- bis sechsstündliche Umbetten. Wie häufig umgebettet wird, hängt vom Zustand der Haut bei der täglichen morgendlichen Pflege ab. Ist eine Hautstelle gerötet, wird doppelt so häufig umgebettet, bis keine Rötungen mehr auftreten (Seiler/Stähelin, 1991).

Automatisches Umbetten: schont Patient und Resourcen. Bei Mangel an Pflegepersonal, bei Patienten zu Hause, bei Patienten mit schmerzhaften Knochenmetastasen und zur Schonung der Nachtruhe der Patienten werden heute moderne Antidekubitusmatratzen eingesetzt. Diese Matratzen vom Typ Turnsoft (OBA AG, Basel) sind in der Lage, die Patienten automatisch, schonend und langsam umzubetten, das heißt vom Patienten unbemerkt und ohne Schmerzen oder Unterbrechung des Schlafs. Solche Systeme werden heute wegen Personalmangels und zur Schonung der Patienten oft eingesetzt (Seiler et al., 1992b).

Vermindern des Auflagedrucks Pi unterhalb 25 mmHg

Prophylaxeziel: weichere Unterlagen. Das Prophylaxeziel heißt hier: Vermindern der Größe des Auflagedrucks an allen fünf klassischen Dekubituslokalisationen unterhalb 25 mmHg mittels Einsatz weicher Matratzen. Diese Anforderung an Hilfsmitteln zur Dekubitusprophylaxe sollten Sie beim Kauf von Matratzen unbedingt berücksichtigen.

Eine große Auswahl an Antidekubitusmatratzen steht heute zur Verfügung. Die druckmindernden Komponenten bestehen meistens aus Schaumstoff, Gel, Wasser oder Luft. Man unterscheidet die für die Routineprophylaxe konzipierten statischen Antidekubitusmatratzen und die hocheffizienten, dynamischen Spezialbetten.

Statische Antidekubitusmatratzen vom Typ «Airsoft» aus weichem Schaumstoff, die den Auflagedruck unter 25 mmHg reduzieren, werden mit Erfolg in der Routineprophylaxe (in der Pflege zu Hause, in Pflegeheimen, in Geriatriespitälern) eingesetzt (Seiler et al., 1983; Seiler/Stähelin, 1991). Mit der Messung der transkutanen Sauerstoffspannung (tcPO2) lässt sich die Effizienz dieser Systeme nachweisen (Seiler et al., 1986). Liegt ein gesunder Proband in Rückenlage auf einer harten Spitalmatratze, fällt die tcPO2 im sakralen Hautareal auf 0 kPa. Wird dagegen eine speziell weiche Matratze verwendet, die den Auflagedruck auf unter 25 mmHg reduziert, bleibt bei 95 % der jungen gesunden Probanden und bei über 85 % der geriatrischen Patienten die tcPO2 der sakralen Hautregion im Normbereich.

Treten bei häufigem Umbetten (z. B. zweistündlich) weiterhin rote Stellen auf, genügen statische Systeme nicht. Hier wird auf dynamische Antidekubitussysteme umgestellt.

Dynamische Modelle vom Typ «Turn soft» haben sich zur Routineprophylaxe sehr bewährt. Eine Matratze aus speziell weichem Schaumstoff, in der ein Mechanismus eingebaut ist, lagert die Patienten schonend automatisch nach vorgegebener Häufigkeit (z. B. alle 15 Minuten) in die 30-Grad-Schräglagen links, rechts und Rückenlage um, unbemerkt durch die Patienten selber, die Angehörigen oder das Pflegepersonal und ohne Störung der Nachtruhe. Für Patienten mit Knochenschmerzen und Knochenmetastasen, sowie um die Nachtruhe nicht zu stören, ist dieses System besonders gut geeignet. Dieses System erreicht eine hohe Effizienz und eine beträchtliche Personalersparnis, da das manuelle Umbetten entfällt (Seiler et al., 1992b).

Dynamische Systeme nach dem «Low-air-loss»-Prinzip senken den Auflagedruck unter 25 mmHg und sind deswegen sehr effizient. Diese teuren Spezialbetten werden oft in schwierigen Situationen, zum Beispiel bei Patienten mit großen oder multiplen, sehr schmerzhaften Dekubitalulzera und zur postoperativen Lagerung nach plastisch-chirurgischen Eingriffen eingesetzt (Evans et al., 1995).

Dynamische Systeme vom Typ Wechseldruck werden von vielen Firmen angeboten. Die Effizienz ist hoch. Patienten und Angehörige bemerken die Prophylaxemaßnahme, was oft störend wirkt. Diese Systeme werden besonders in Pflegeheimen und Spitälern eingesetzt.

Ganzheitliche Prophylaxe

Zur ganzheitlichen Dekubitusprophylaxe gehören: frühzeitige Erfassung des Dekubitusrisikos, sofortiges Einleiten der Prophylaxemaßnahmen, genaue Diagnostik aller Krankheiten bei Multimorbidität und deren Behandlung, insbesondere Behandlung von Depression, Vereinsamung, Infektionen und Malnutrition sowie generell Verbesserung des Allgemeinzustandes der Patienten. Weitere Maßnahmen zur Elimination von Risikofaktoren (s. Tab. 24-3 und 24-4) vermindern die Dekubitusgefährdung signifikant.

Dekubitustherapie

Grundlagen der Ulkustherapie

Die Ziele der Dekubitustherapie sind: Wiederherstellen physiologischer Wundverhältnisse und Erzielen eines sauberen roten Granulationsgewebes (s. Abb. 24-4). Denn, Ulzera heilen nur, wenn normale physiologische Wundverhältnisse wiederhergestellt sind. Nach Zederfeld (1980) kann die Wundheilung nicht über das normale Maß hinaus beschleunigt werden. «Wundheilungsbeschleuniger» gibt es nicht. Wenn Wunden oder Ulzera schlecht oder nicht heilen, liegt dies am Vorliegen von heilungsverzögernden Faktoren (s. Tab. 24-4) und nicht am Fehlen eines heilungsfördernden Medikaments. Tägliche Ausschau nach individuellen Störfaktoren der Wundheilung ist daher sinnvoll und äußerst motivierend.

Elimination von Störfaktoren der Wundheilung

Ungenügende Druckentlastung mit rezidivierender, druckinduzierter Ischämie ist die häufigste Ursache für eine schlechte Heilung. Die wichtigste Maßnahme besteht in der dauernden und kompletten Druckentlastung. Diese Maßnahme wird der Arzt als erstes und stets kontrollieren. Wenn Wunden trotz optimaler Druckentlastung nicht heilen, liegt die Ursache an Störfaktoren der Wundheilung (Seiler et al., 1994). Nach diesen (gemäß Tab. 24-4) wird täglich gefahndet.

Bei schlecht heilenden Ulzera wird daher nach Störfaktoren der Heilung gesucht und nicht nach Salben, die die Wundheilung beschleunigen.

Dekubitustherapie nach den sechs Prinzipien gemäß Basler Konzept

Die sechs Therapieprinzipien basieren auf Erkenntnissen aus der Pathophysiologie der Wundheilungsstörung:

1. komplette Druckentlastung
2. Debridement von Nekrosen
3. Behandlung der Lokalinfektion und der Sepsis
4. permanent feuchter Wundverband mit Ringerscher Lösung
5. Dauermonitoring von weiteren Dekubitusrisikofaktoren und Störfaktoren der Wundheilung, exakte Diagnostik der Malnutrition und gezielte Ernährungstherapie
6. plastisch-chirurgische Intervention.

Therapieprinzip 1: Komplette Druckentlastung. Beim Vorliegen eines Dekubitus wird ein Therapiebett vom Typ «Wechseldruck» oder «Low air loss» eingesetzt. Die Wirkung von Prophylaxebetten ist hier ungenügend.

Therapieprinzip 2: Debridement von nekrotischem Gewebe. Zur Prophylaxe einer Dekubitalsepsis oder Osteomyelitis werden Nekrosen und Blasen, immer wenn es der Allgemeinzustand der Patienten erlaubt, sofort entfernt, möglichst durch einen Spezialarzt mit Erfahrung in plastischer Chirurgie (s. Abb. 24-5). Eine Ausnahme bilden die Nekrosen an den Fersen. Hier wird nur debridiert, wenn vorgängig angiologisch eine periphere arterielle Verschlusskrankheit ausgeschlossen oder eine Rekanalisationsoperation erfolgreich durchgeführt wurde.

Therapieprinzip 3: Lokalinfektion und Sepsis frühzeitig diagnostizieren und behandeln. Folgende lokale Symptome weisen auf eine Infektion hin: Rötung (geröteter Ulkusrand), Überwärmung (Ulkusrand), Schmerzen (brennende Spontanschmerzen im Ulkusgrund und der Wundumgebung), Druckdolenz (Ulkusrand und Wundumgebung), Ödem (Ulkusrand und der Wundumgebung).

Ist die Infektion lokal begrenzt, werden keine Antibiotika eingesetzt. Die Anwendung von lokalen Desinfektionsmitteln wird heute abgelehnt. Untersuchungen zeigen (Cooper et al., 1991; Forseman et al., 1993; Lineaweaver et al., 1985), dass Desinfektionsmittel den Keratinozyten, Fibroblasten und dem Granulationsgewebe mehr schaden als den Bakterien. Zudem zerstören Desinfektionsmittel die für die Wundheilung essentiellen Elemente im Granulationsgewebe wie Zytokine, Wachstumsfaktoren, lokal sezernierte Abwehrstoffe wie Immunglobulin/IgA sowie Makrophagen, Leukozyten und Lymphozyten. Permanentes Feuchthalten der Wundfläche mit einer unschädlichen Lösung, wie zum Beispiel mit Ringerscher Lösung, schont all diese für die Wundheilung äußerst wichtigen Elemente. Zudem erreichen Desinfektionsmittel jene Bakterien nicht, die in der Tiefe des Hautgewebes die Infektion verursachen.

Eine systemische Infektion oder gar eine *Dekubitalsepsis* zeigen folgende Hinweise an: Fieber, Leukozytose, erhöhtes C-reaktives Protein, neu aufgetretene Ulkusschmerzen, Rötung und Überwärmung. Eine kleine Gewebebiopsie zur bakteriologischen Untersuchung ermöglicht die Verordnung einer gezielten Antibiotikatherapie einer sich eventuell anbahnenden akuten Dekubitalsepsis.

Therapieprinzip 4: Permanent feuchter Wundverband mit Ringerscher Lösung. Wunden heilen unter feuchten Verbänden besser als unter trockenen (Winter, 1971). Ferner verlieren Epithelzellen in trockener Umgebung ihre Fähigkeit zur Migration über die Wundfläche und sistieren ihre Mitoseaktivität.

Die Aufgabe eines Wundverbandes besteht im Folgenden: Schutz des Ulkus vor externer, mechanischer Schädigung, vor Austrocknung und Auskühlung und externer bakterieller Kontamination. Okklusive Verbände (Folien aus Aluminium oder Plastik) sowie lokale Applikation von Pudern, Salben, Desinfektionsmitteln oder Antibiotika schaden dem Heilungsprozess. Da die Ulkustherapie eine chronische, das heißt, eine Langzeittherapie ist, werden nur atoxische Substanzen lokal verwendet.

Die **Ringersche Lösung** ist physiologisch und nicht toxisch. In dieser Lösung überleben Fibroblasten unter experimentellen Bedingungen im Labor für einige Tage, da die Ringersche Lösung neben 8,60 g *Natriumchlorid* auch noch 0,30 g *Kaliumchlorid* und 0,33 g *Calciumchlorid* pro Liter enthält. Das entspricht in etwa den Konzentrationen in Millimol pro Liter: Na+ 147; K+ 4,0; Ca2+ 2,2; Cl^- 156 und einer theoretischen Osmolarität von 309 mOsm/l. In der so genannten physiologischen, 0,9 %igen Kochsalzlösung hingegen sterben sie nach kurzer Zeit ab (Kallenberg et al., 1970). Weil die Ringersche Lösung ein Milieu ähnlich jenem in Zellkulturen erzeugt, wird der Verband permanent mit Ringerscher Lösung feucht gehalten.

Verbandwechsel: Ist der Verband eingetrocknet, wird er vor dem Wechsel mit Ringerscher Lösung solange befeuchtet, bis er sich leicht entfernen lässt. Ulzera von Grad II und mehr mit einer Tiefenausdehnung von mehr als 2 mm, werden nach Abnahme des alten Verbandes mit Ringerscher Lösung gespült. Dann wird inspiziert, ob Zeichen der Infektion aufgetreten sind. Wenn nicht, wird das Ulkus mit dünnen, maximal 3 bis 5 mm dicken Baumwollgazen, getränkt in Ringerscher Lösung, abgedeckt und verbunden. *Der Wundverband wird permanent feucht gehalten und anfänglich zur Wundreinigung alle drei bis vier Stunden erneuert.* Konfektionierte Verbände vom Typ Tenderwet® (Firma Hartmann, Heidenheim, D) speichern Flüssigkeit über längere Zeit und erleichtern das Feuchthalten.

Ein über Nacht eingetrockneter Verband reißt beim Verbandwechsel die neugebildeten Epithelzellen weg, verursacht starke Schmerzen und entfernt aus der Wunde viele für die Heilung wichtige Substanzen. Die permanente Feuchttherapie bedeutet gleichzeitig, neben dem reinigenden Effekt, eine ausgezeichnete Therapie der Ulkusschmerzen.

Oberflächliche Ulzera vom Grad II mit einer Tiefenausdehnung von weniger als 2 mm sind revaskularisiert. Sie granulieren sauber als Zeichen einer optimalen Sauerstoffversorgung. Hier genügt eine dünne fett- oder parafinhaltige Gaze als Verband.

Therapieprinzip 5: Dauermonitoring von Störfaktoren der Heilung und exakte Diagnostik der Malnutrition. Wenn Ulzera nicht granulieren oder gar nicht heilen, wird nach zusätzlichen Störfaktoren der Wundheilung (s. Tab. 24-4) gesucht, und zwar täglich. *Alle Patienten mit einem Dekubitus ab Grad II weisen Zeichen von Malnutrition auf* (Gengenbacher et al., 2002). Deshalb gehört zur Eintrittsuntersuchung immer auch die Überprüfung des Ernährungsstatus. Am einfachsten kann die Malnutrition anhand eines Nutrogramms diagnostiziert und behandelt werden (s. Tab. 24-5).

Therapieprinzip 6: plastisch-chirurgische Intervention. Dekubitalulzera der Grade III und IV heilen ohne eine plastisch-chirurgische Operation nicht oder nur nach Monaten oder Jahren. Gemäß dem Basler Konzept werden diese Ulzera operiert, falls es der Allgemeinzustand der Patienten erlaubt. Die plastisch-chirurgische Deckung der Ulzera erfolgt erst, wenn die Ernährungsparameter ansteigende Tendenz zeigen und Albumin mindestens den Wert von 30 g/L und die absolute Lymphozytenzahl 1500/mm^3 erreicht haben (Lüscher, 1989; Rieger et al., 2007).

Heilt ein Ulkus ungenügend, wird das Einhalten der sechs Therapieprinzipien überprüft.

Das Basler Therapiekonzept: ein ganzheitliches Dekubituskonzept

Das Basler Konzept beachtet ein ganzheitliches Vorgehen (Lüscher, 1989; Seiler/Stähelin, 1991; Rieger et al., 2007). Patienten mit einem Dekubitus Grad II und höher sollen zum professionellen Assessment hospitalisiert werden. Nach Aufnahme eines Dekubituspatienten in die Universitätsklinik wird nach einem festen Standard vorgegangen: Medizinischer Eintrittsstatus, Ulkusstaging, übliche Laboruntersuchungen inklusive Nutrogramm (s. Tab. 24-5), Debridement im Operationssaal, Wundkonditionierung durch permanentes Feuchthalten der Ulkusfläche mittels Ringerscher Lösung, gezielte Aufernährung und Ernährungstherapie, plastisch-chirurgische Intervention bei einem Albuminwert von mindestens 30 g/L und einer absoluten Lymphozytenzahl von mindestens 1500 pro mm^3. Postoperativ komplette Druckentlastung der Operationswunde nach einem präoperativ festgelegten Plan, Entfernung der Fäden nach zwei bis vier Wochen. Zum Dekubitusmanagement gehören: Laboranalysen und bei Entlassung des Patienten Instruktion und

Tabelle 24-5: Nutrogramm, Schweregrad der Malnutrition

	normal	mild	schwer	sehr schwer
Albumin g/L (Eiweiß)	35–45	29–34	23–28	< 23
Cholesterin mmol/L	3,0–5,2	2,0–2,9	1,0–1,9	< 1,0
Eisen mikromol/L	9,5–33	5,0–9,4	2,5–4,9	< 2,5
Vitamin B 12 pmol/L	> 300	< 250	< 150	< 100
E-Folsäure nmol/L	395–1585	394–300	100–299	< 100
Zink mikromol/L	10,7–22,9	9,0–10,6	6,0–8,9	< 6,0
Hämoglobin g/L	12,5–14,5	9,5–12,4	8,0–9,4	< 8,0
Lymphozyten/mm^3	1800–4000	1000–1799	500–999	< 500

Teaching der Nachbetreuenden (Hausarzt, Pflegeheim, Spitalexterne Dienste bzw. ambulante Pflegedienste, Angehörige etc.). Ohne Komplikationen dauert die Sanierung eines Dekubitus Grad III und IV gemäß Basler Konzept neun Wochen (Aufnahme bis Entlassung).

Literatur

Allman, R. M.; Goode, P. S.; Burst, N.; Bartolucci, A. A.; Thomas, D. R. (1999): Pressure ulcers, hospital complications, and disease severity: impact on hospital costs and length of stay. Adv Wound Care, 12: 22–30.

Bennett, R. G.; O'Sullivan, J.; DeVito, E. M.; Remsburg, R. (2000): The increasing medical malpractice risk related to pressure ulcers in the United States. J Am Geriatr Soc, 48: 73–81.

Cooper, M. L.; Laxer, J. A. et al. (1991): The cytotoxic effects of commonly used topical antimicrobial agents on human fibroblasts and keratinocytes. J Trauma, 31: 775–782.

Evans, J. M.; Andrews, K. L.; Chutka, D. S.; Fleming, K. C.; Garness, S. L. (1995): Pressure ulcers: prevention and management. Mayo-Clin-Proc, 70: 789–799.

Forseman, P. A.; Payne, D. S. et al. (1993): A relative toxicity index for wound cleanser. Wounds, Compend Clin Res Pract, 5: 226–231.

Gengenbacher, M.; Stähelin, H. B.; Scholer, A.; Seiler, W. O. (2002): Low biochemical nutritional parameters in acutely ill hospitalized elderly patients with and without stage III to IV pressure ulcers. Aging Clin Exp Res, 14: 420–423.

Hatanaka, N.; Yamamoto, Y.; Ichihara, K.; Mastuo, S.; Nakamura, Y.; Watanabe, M.; Iwatani, Y. (2008): A new predictive indicator for development of pressure ulcers in bedridden patients based on common laboratory tests results. J Clin Pathol, 61: 514–518.

Kallenberg, A.; Roth, W.; Ledermann, M. (1970): Experimentelle und bakteriologische Untersuchungen zur Wahl des Spülmittels für die bakterielle Spüldrainage. In: Hierholzer, G.; Rehn, J. (ed.): Die posttraumatische Osteomyelitis. Schattauer, New York.

Kosiak, M. (1959): Etiology and pathology of ischemic ulcers. Arch. Phys. Med. Rehabil, 57: 62–70.

Lineaweaver, W.; Howard, R.; Soucy, D.; McMorris, S.; Freeman, J.; Crain, C.; Robertson, J.; Rumley, T. (1985): Topical antimicrobial toxicity. Arch Surg, 120: 267–275.

Lüscher, N. J. (1989): Dekubitalulzera der Beckenregion: Diagnose und chirurgische Therapie. Verlag Hans Huber, Bern.

Norton, D. (2007): Calculating the risk: reflections on Norton scale. Decubitus, 2: 23–31.

Rieger, U.; Scheufler, O.; Schmid, D.; Zweifel-Schlatter, M.; Kalbermatten, D.; Pierer, G. (2007): Die sechs Behandlungsprinzipien des Basler Dekubituskonzepts. Handchir Mikrochir Plast Chir, 39: 206–14.

Rodrigues, I.; Megie, M. F. (2006): Prevalence of chronic wounds in Quebec home care: an exploratory study. Ostomy Wound Manage, 52: 46–8, 50, 52–7.

Rowling, J. T. (1961): Pathological changes in mummies. Proceeding of the Royal Society of Medicine, 54: 409–415.

Seiler, W. O.; Stähelin, H. B. (1979): Skin oxygen tension as a function of imposed skin pressure: implication for decubitus ulcer formation. J Am Geriatr Soc, 27: 298–301.

Seiler, W. O.; Allen, S. R.; Stähelin, H. B. (1983):: Decubitus ulcer prevention: new investigative method using transcutaneous oxygen tension measurement. J Am Geriatr Soc, 33: 786–789.

Seiler, W. O.; Allen, S.; Staehelin, H. B. (1986): Influence of the 30 degrees laterally inclined position and the «super-soft» 3-piece mattress on skin oxygen tension on areas of maximum pressure–implications for pressure sore prevention. Gerontology, 32:158–166.

Seiler, W. O.; Stähelin, H. B. (1991): Dekubitalulzera in der Geriatrie – Pathogenese, Prophylaxe und Therapie. Therapeutische Umschau, 48: 329–340.

Seiler, W. O.; Stähelin, H. B.; Stoffel, F. (1992a): Recordings of movement leading to pressure relief of the sacral skin region: identification of patients at risk for pressure ulcer development. Wounds USA, 4: 256–261.

Seiler, W. O.; Stähelin, H. B. (1992b): Efficient pressure ulcer prevention using a new automatic pressure relieving mattress system. Wounds USA, 4: 108–116.

Seiler, W. O.; Stähelin, H. B. (1994): Identification of Factors that Impair Wound Healing: A possible Approach to Wound Healing Research. Wounds, 6: 101–106.

Shea, J. D. (1975): Pressure sores. Clin. Orthop, 112: 89–100.

Vangilder, C.; Macfarlane, G. D.; Meyer, S. (2008): Results of nine international pressure ulcer prevalence surveys: 1989 to 2005. Ostomy Wound Manage, 54: 40–54.

Winter, G. D. (1971): Healing of skin wounds and the influence of dressing on the repair process. In: Harkiss, K. J. (ed.): Surgical dressings and wound healing. Bradford University Press, Bradford.

Zederfeldt, B. (1980): Factor influencing wound healing. Symposium on wound healing. In: Sundel, B. W.; Lindgren, A.; Söner, A. B. (eds.): Mölndal, Sweden: 11–22.

25 Frailty

Cornel C. Sieber

Kernaussagen

- Frailty – Gebrechlichkeit – ist das Syndrom, das die Vulnerabilität des betagten Organismus auf multiple Stressoren benennt.
- Frailty wird immer mehr pathophysiologisch fassbar und ist wohl vorab nebst hormonellen Veränderungen durch einen chronischen subklinischen Entzündungsvorgang bedingt.
- Altern per se scheint viel mit Entzündungsphänomen zu tun zu haben.
- Frailty meint auch das erhöhte Risiko für funktionelle Einschränkungen bei Betagten.
- Sarkopenie – Verlust der fettfreien Körpermasse – ist ebenfalls von funtionellen Einschränkungen begleitet.
- Auch die Sarkopenie zeigt Zeichen eines chronischen Entzündungsvorganges.
- Man spricht deshalb heute gerne von «nutritional frailty».
- Die Diagnose dieser Syndrome ist wichtig, um rechtzeitig intervenieren zu können: Denn eine regelmäßige körperliche Aktivität und eine ausgewogene proteinreiche (mediterrane) Ernährung helfen präventiv und therapeutisch!

> Mein Leben schwindet dahin wie ein Rauch,
> mein ganzer Körper glüht wie ein Ofen.
> Meine Lebenskraft verdorrt
> wie Gras in der Sonnenglut,
> sogar das Essen vergesse ich.
> Ich kann nur noch stöhnen
> und bin nichts als Haut und Knochen.
>
> Bibel, Psalm 102 (König David), 4–6 (Die gute Nachricht, 1982).

Die Beschreibung im Psalm über die Selbsteinschätzung von König David zeigt uns, dass die Problematik der Sarkopenie/Kachexie und der damit verbundenen Frailty schon lange bekannnt ist. Frailty – Gebrechlichkeit – stammt als Begriff ursprünglich aus der Neonatologie, wo es die Fragilität des Frühgeborenen beschreibt. Vor einigen Jahren hat der Begriff Eingang in die geriatrische Literatur gefunden (Fried et al., 2001; Rookwood et al., 2004). Auch hier beschreibt er die Gefährdung (hoch)betagter Menschen durch endogene und vorab exogene Stressoren, die ein fein ausbalanciertes – aber eben fragiles – System zum Kippen bringen (Bauer/Sieber, 2008).

Frailty ist ein geriatrisches Syndrom, das gekennzeichnet ist durch eine verminderte Reserve und Resistenz gegenüber Stressoren, bedingt durch einen Verlust der physiologischen Reserven über mehrere physiologische Systeme. Dies erhöht die Vulnerabilität gegenüber Komplikationen wie Stürzen, Hospitalisationen, Instutionalisierung bis hin zur Mortalität.

Frailty umfasst das Spektrum von kleinen Beeinträchtigungen im täglichen Leben bis hin zu schweren Formen, die ein selbständiges Leben praktisch unmöglich machen (Whitson et al., 2007). Ohne mindestens eine chronische Erkrankung scheint es kein Frailty-Syndrom zu geben; hier müsste demnach nach einer akuten Erkrankung gesucht werden.

Definitionen von Frailty

Frailty ist demnach ein multidimensionales (geriatrisches) Syndrom, das physische, psychologische und soziale Faktoren umfasst. Der Hauptforschungsfokus hat sich bis dahin auf die physischen Komponenten von Frailty konzentriert.

Pathophysiologisch sind dies vorab hormonelle und immunologische Veränderungen (Walston et al., 2002; Payette et al., 2003). Mindestens drei Faktoren müssen präsent müssen, damit die «Diagnose» Frailty gestellt werden kann (Fried et al., 2001) (s. **Tab. 25-1**). Wie wir später sehen werden, sind die meisten Symptome mit denen bei Sarkopenie deckungsgleich. Neben der physischen gibt es aber auch eine psychische Komponente von Frailty (Strawbridge et al., 1998) (s. **Tab. 25-2**).

Tabelle 25-1: Physische Zeichen für Frailty (nach Fried et al., 2001)

Die Faktoren sind:
• Gewichtsverlust > 5 kg in 12 Monaten • physische und psychische Erschöpfung • körperliche Schwäche • verlangsamte Gangart • verminderte körperliche Aktivität

Tabelle 25-2: Psychische Zeichen für Frailty (nach Strawbridge et al., 1998)

Die Faktoren sind:
• schlechte geistige Gesundheit (Demenz ...) • Depression, Isolation • Suchtkrankheiten (Alkohol, Nikotin ...) • geringere Lebensqualität

Selbstverständlich gibt es gerade bei den chronischen Krankheiten keinen Zustand, in dem sich physische und psychische Reaktionen nicht vice versa bedingen. Zusätzlich ist es gerade die Multimorbidität des (Hoch)betagten, die gesundheitliche Probleme in beiden Ebenen mitbedingt. Nicht nur für diagnostische, auch für therapeutische Ansätze kann es somit wichtig sein, welcher Typ von Frailty vorrangig ist. Beispielhaft sei erwähnt, dass Demenz per se eine psychische Frailty darstellen mag; für die Versorgung wird es aber zusätzlich noch viel schwieriger, wenn sich eine physische Komponente von Frailty dazu gesellt (z. B. Herzinsuffizienz, Karzinom). Das Umgekehrte gilt ebenfalls: Ein multimorbid erkrankter Betagter entwickelt zusätzlich eine Demenz, was die Betroffenen und deren Betreuungsteam («care-giver stress») an die physischen und psychischen Grenzen bringt. Gerade bei Frailty zeigt sich somit, dass *physische und psychische Komponenten sich nicht nur häufig begleiten, sondern die therapeutischen Ansätze klar mitbestimmen.*

Biologische «Frailty-Modelle»

Über lange Zeit wurden primär hormonelle Veränderungen mit Frailty verbunden. Es sind dies – nebst Dehydroepiandrosteron (DHEA) als Prohormon der Nebennieren – altersbedingt deaktivierte endogene Hormonsysteme (s. **Tab. 25-3**). Deaktiviert in diesem Kontext meint, dass für diese Hormonachsen über die Lebenspanne ein kontinuierlicher Abfall gemessen werden kann: das so genannte «Defizitmodell» von Frailty.

Hier setzt auch die momentan so trendige «Anti-Aging»-Welle an, die Altern als primär

Tabelle 25-3: Frailty-Defizitmodell

• Menopause (Östrogene) • Andropause (Testosteron) • Adrenopause (Kortikosteroide) • Somatopause (Wachstumshormon) • Dehydro-Epiandrosteron-Sulfat (DHEA)

pathologischen Zustand sieht. Evidenzbasiert gibt es aber bis heute nur ganz spärliche Hinweise, dass die alleinige Substitution «verminderter» hormoneller Plasmakonzentrationen Frailty revertieren könnte. Als Geriaterinnen und Geriater sind wir viel mehr gewohnt, Alterungsphänomene als normal zu akzeptieren und dort intervenieren zu versuchen, wo der Erhalt der Funktionalität gefährdet ist («Pro-Aging»).

Neuer und wohl viel wichtiger ist das Konzept, dass (subklinische) Entzündungszustände Altern und Frailty bedingen. Inwieweit hier die Bestimmung des C-reaktiven Proteins als einfacher klinischer Parameter von Hilfe sein kann, ist noch ungelöst (Bauer/Sieber, 2008; Walston et al., 2006). Primär in Verbindung mit Frailty gebracht werden aber folgende Substanzen:

- Il-6-Interleukin des alten Menschen (Ershler et al., 1994; Payette et al., 2003)
- TNF-alpha (Roubenoff, 1997)
- Adhäsionsmoleküle (Ashcroft et al., 1998).

Zytokine bedingen Veränderungen, wie sie für Frailty und Sarkopenie (s. u.) typisch sind (s. Tab. 25-4). Der Charme dieses Exzessmodells liegt darin, dass altersassoziierte Erkrankungen meist eine Entzündungskomponente zeigen. Exemplarisch seien hier erwähnt: Herz-Kreislauferkrankungen, Alzheimer'sche Krankheit sowie die meisten Erkrankungen des Bewegungsapparates (s. Tab. 25-5).

Arbeiten, die eine etablierte Frailty-Definition verwendeten, konnten klar zeigen, dass Frailty eine bestehende chronische Erkrankung negativ beeinflusst. Dies gilt zum Beispiel für die koronare Herzkrankheit (Purser et al., 2006), Schlaganfall (Ertel et al., 2007), Alzheimer'sche Demenz (Buchman et al., 2007), M. Parkinson (Ahmed et al., 2007), venöse Thrombosen (Folsom et al., 2007) sowie die Ösophagitis (Cardin et al., 2007).

Kürzlich konnte am Beispiel des Prostata-Karzinoms und einer Hormon-supprimierenden Therapie bei älteren Männern die sinnhafte Anwendbarkeit der Frailty-Diagnose für therapeutische Indikationsstellungen durch Bylow und Kollegen aufgezeigt werden (Bylow et al., 2007). Speziell auch die katabole Wirkung einer anti-adrogenen Therapie und damit der Erzeugung einer Sarkopenie mit Frailty zeigt exemplarisch die enge Verbindung zwischen diesen klinischen Entitäten auf.

Die Wahrheit dürfte also einmal mehr in einer Kombination beider Modelle liegen, so wie auch die erwähnten Hormonachsen mit Entzündungsvorgängen interagieren, exemplarisch nur mit den Kortikosteroiden versinnbildlicht.

Tabelle 25-4: Biologische Effekte von Zytokinen

- Anorexie
- Lipolyse
- Proteindegradation
- Erhöhung des (hochsensitiven) C-reaktiven Proteins (CRP und hCRP)
- verminderte Albuminsynthese

Tabelle 25-5: Krankheiten, die mit oxidativem Stress und chronischer Entzündung einhergehen.

- M. Alzheimer
- M. Parkinson
- rheumatische Leiden
- Katarakte
- Arteriosklerose

Frailty und Sarkopenie – Geschwisterpaare

Sarkopenie – «Muskelschwund» – kann wie in Tabelle 25-6 beschrieben werden (Roubenoff, 2001; Baumgartner et al., 1999; Bales/Ritchie, 2002; Doherty, 2002).

Damit umschreibt die Sarkopenie sehr gut das klinische Bild von Frailty. Die Muskelmasse nimmt ab dem 45. Lebensjahr kontinuierlich ab (Vandervoort, 2002), wobei mit körperlicher Aktivität (schon moderate sportliche Aktivitäten wie Spaziergänge) dieser Abfall klar mini-

Tabelle 25-6: Definition der Sarkopenie

• Verlust von Muskelmasse
• Kraftverlust
• Funktionelle Einschränkungen

Tabelle 25-7a: Die klassischen geriatrischen «I's» (nach Isaacs, 1992)

• Immobilität
• Instabilität
• Inkontinenz
• intellektueller Abbau

Tabelle 25-7b: Neuere geriatrische «I's»

• Isolation
• iatrogene Schäden
• Innapetenz

miert werden kann. Bei 90-Jährigen ist die Muskelmasse aber ohne körperliches Training um 50 % vermindert (Evans, 1997).

Wichtig dabei ist, dass dies durch den Body-Mass-Index (BMI – kg/m^2) nicht erfasst wird. Bestimmt wird die Körperzusammensetzung meist mit entweder der *«dual-energy X-ray absorptiometry» (DEXA) oder der Bioimpedanzmessung (BIA).* So haben zum Beispiel über 80-jährige Männer mit einem BMI > 27 kg/m^2 – also einer Adipositas – zu knapp 20 % eine Sarkopenie (Roubenoff, 2004). Als Syndrom nennt man dies «sarcopenic obese». Aus klinischer Sicht ist dies sehr wichtig: Diese Patientinnen und Patienten sind trotz eines «normalen» BMI für die mit Frailty verbundenen Probleme gefährdet, zum Beispiel für Immobilität und Instabilität als zwei der vier geriatrischen «I's» (Isaacs, 1992) (s. **Tab. 25-7a** und **25-7b**).

Hervorzuheben ist auch hier, dass der Sarkopenie Entzündungsvorgänge zugrunde liegen (Hamada et al., 2005). So kann zum Beispiel im sarkopenischen Muskel eine aktivierte Zytokinsynthese durch Adipozyten gemessen werden. Somit ist es eine ganze Palette möglicher pathogenetischer Ursachen, die zu Sarkopenie – und damit sehr häufig auch zu Frailty – führen können (s. **Abb. 25-1**).

Therapeutische Ansätze für «nutritional frailty»

Wenngleich die Ursachen für einen (sub)klinischen Entzündungszustand nur in wenigen Fällen bekannt ist, so scheint der damit verbundene oxidative Stress – mit Akkumulation freier Radikale – die Alterungsvorgänge zu beschleunigen. Hier empfiehlt sich die *mediterrane Diät* mit viel Antioxidantien (und einem mäßigen Konsum von [Rot]wein) (Cesari et al., 2006).

Auch körperliches Training kann parallel dazu weiter helfen, die Sarkopenie zu minimieren (Muhlberg/Sieber, 2004; Gill et al., 2002). Die klinische Beobachtung, die wir täglich am Krankenbett machen, umschreibt deshalb am besten der Begriff «nutrional frailty» als Überbegriff. Detaillierte Empfehlungen zur körperlichen Aktivität zur Prävention und Therapie von Frailty finden Sie im Kapitel 29 «Körperliches Training bei älteren Menschen».

Die Empfehlungen für eine ausreichende tägliche Proteineinnahme verschieben sich nach oben: Die gemeinhin angegebenen 0,8 Gramm Protein pro Kilogramm Körpergewicht pro Tag können nicht für den (Hoch)betagten gelten, da dieser ja meistens an mehreren (katabolen) chronischen Krankheiten leidet. Die Empfehlungen werden aktuell noch debattiert, *doch mindestens 1,5 Gramm pro Kilogramm Körpergewicht pro Tag werden sich wohl als untere Menge durchsetzen* (Rodriguez et al., 2008; Wolfe/Miller, 2008). So konnten wir zeigen, dass bei einem Serumalbumin von < 35 g/l das Risiko, in eine unfallchirurgische Abteilung eingewiesen zu werden, im Alter markant ansteigt (Muhlberg et al., 2004). Ein erniedrigtes Albumin im Blut stellt einen Risikofaktor sowohl für Morbidität und Mortalität dar (D'Erasmo et al., 1997). Serumproteine reflektieren deshalb Malnutritionszustände und korrelieren mit Assessment-

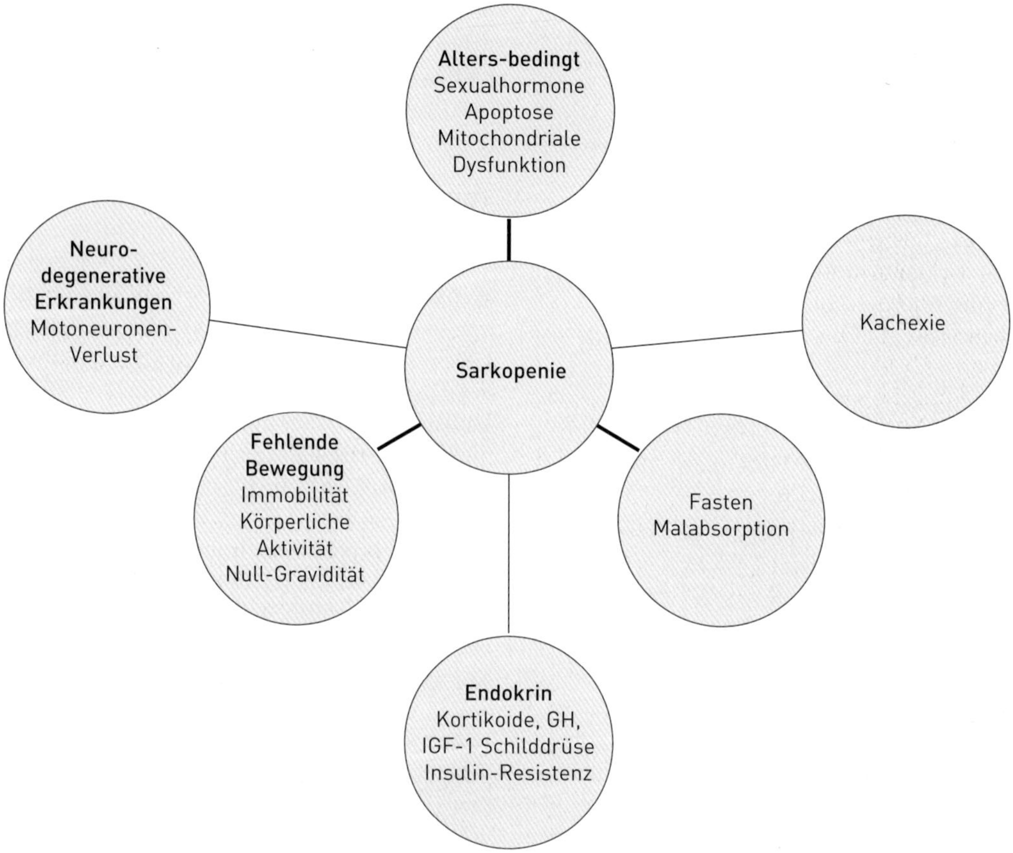

Abbildung 25-1: Faktoren, die zu Sarkopenie – und damit auch teilweise zu Frailty – führen. (erarbeitet an einem internationalen und interdisziplinären Symposium in Biedenkopf – unterstützt durch die BANSS-Stiftung – Mai 2008)

Instrumenten wie dem Mini-Nutritional-Assessment (MNA) (Guigoz/Vellas, 1998; Bauer et al., 2005) (siehe auch Kapitel 15 «Ernährung des älteren Menschen»).

Welche Proteine können wir empfehlen? Zuerst muss mit der Mär abgeschlossen werden, dass auch beim Betagten Diäten und Gewichtsverlust sinnvoll sind. Ein Gewichtsverlust im Alter ist ganz im Gegenteil meist ein schlechtes Omen mit einer erhöhten Morbidität und Mortalität (De Groot et al., 2002). Wie auch bei jüngeren Menschen ist nicht-tierischen Fetten und speziell Omega-3-Fettsäuren ein höherer Stellenwert einzuräumen, da sie proteinhaltiger sind. Ganz allgemein gilt auch für Betagte und Hochbetagte, dass eine mediterrane Diät mit genügend Anti-Oxidantien auf mehreren Wirkungsebenen positive Effekte erzeugt.

Es sind aber nicht nur die verminderte Proteinsynthese bei älteren Menschen oder eine zu geringe Proteinzufuhr durch die Nahrung, sondern auch andere Faktoren wie ein Vitamin-D-Mangel, die ebenso eine Sarkopenie erzeugen können (Visser et al., 2003; Roth et al., 2004). Vitamin D zeigt auch die enge Verbindung zwischen Knochen und Muskeln auf (Montero-Odasso/Duque, 2005).

Fazit

Frailty und Sarkopenie werden immer mehr pathophysiologisch fassbar. Aufgrund der großen und auch gesundheitsökonomischen Bedeutung wird versucht, dieses Syndrom klinisch wie auch mathematisch zur Risikostratifizierung zu fassen. Ob dies – aus Sicht des klinisch Tätigen – sinnvoll ist, sei dahingestellt. Gerade aber das pathophysiologische Verständnis mag helfen, präventive und interventionelle Strategien zu etablieren. Frailty hat in diesem Sinne auch viel mit «normalem» versus «pathologischem» Altern zu tun und therapeutische Vorgehensweisen vermögen deshalb zu Langlebigkeit führen.

Alterungsvorgänge entpuppen sich immer mehr als (subklinische) Entzündungsphänomene und jegliche Vorgehensweisen, die den oxidativen Stress vermindern, sind sowohl «präventiv» wie «therapeutisch» sinnvoll. *Körperliche Aktivität – zur Verhinderung der Sarkopenie – verbunden mit einer Ernährung reich an Antioxidantien sind gute «therapeutische» Ansatzpunkte.*

Die Nahrungsaufnahme wie auch die Defizite sind immer multifaktoriell bedingt. Aus geriatrischer Sicht sind Fehl- und Mangelernährung nicht nur sehr häufig, sondern führen über eine Sarkopenie mit nachfolgender «Frailty» zu einer verminderten Funktionalität, damit eingeschränkter Selbständigkeit und somit Lebensqualität. Deshalb sollte die Prävention und nachfolgende Therapie der Sarkopenie ein übergeordnetes Ziel sein. Wenngleich viele Fragen offen bleiben, hat Frailty unter den Geriaterinnen und Geriatern in den letzten Jahren viel Interesse gewonnen. Denn dieses Konzept spiegelt sehr gut den klinischen Alltag bei der Betreuung von vorab multimorbiden (hoch)betagten Patientinnen und Patienten wider. Die bestehenden Assessment-Instrumente sind zwar noch nicht perfekt, aber dennoch im klinischen Alltag einsetzbar. Als Teil eines «geriatrischen Assessments» kann es helfen, Risiken bei therapeutischen Interventionen (operativ, pharmakologisch) besser einzuschätzen. Solche adaptierten Therapiestrategien mögen dann den Betroffenen einen möglichst guten Erhalt von Funktionalität, damit Selbständigkeit und letztendlich Lebensqualität garantieren.

Literatur

Ahmed, N. N.; Sherman, S. J.; Vanwyck, D. (2007): Frailty in Parkinson's disease and its clinical implications. Parkinsonism Relat Disord, 14: 271–272.

Ashcroft, G. S.; Horan, M. A.; Ferguson, M. W. (1998): Aging alters the inflammatory and endothelial cell adhesion molecule profiles during human cutaneous wound healing. Lab Invest, 78: 47–58.

Bales, C. W.; Ritchie, C. S. (2002): Sarcopenia, weight loss, and nutritional frailty in the elderly. Annu Rev Nutr, 22: 309–323.

Bauer, J. M.; Sieber, C. C. (2008): Sarcopenia and frailty – a clinician's controversial point of view. Exp Gerontol, 43: 674–678

Bauer, J. M.; Vogl, T.; Wicklein, S.; Trogner, J.; Muhlberg, W.; Sieber, C. C. (2005): Comparison of the Mini Nutritional Assessment, Subjective Global Assessment, and Nutritional Risk Screening (NRS 2002) for nutritional screening and assessment in geriatric hospital patients. Z Gerontol Geriatr, 38: 322–327.

Baumgartner, R. N.; Waters, D. L.; Gallagher, D.; Morley, J. E.; Garry, P. J. (1999): Predictors of skeletalmuscle mass in elderly men and women. Mech Ageing Dev, 107: 123–136.

Buchman, A. S.; Boyle, P. A.; Wilson, R. S.; Tang, Y.; Bennett, D. A. (2007): Frailty is associated with incident Alzheimer's disease and cognitive decline in the elderly. Psychosom Med, 69: 483–489.

Bylow, K.; Mohile, S. G.; Stadler, W. M.; Dale, W. (2007): Does androgen-deprivation therapy accelerate the development of frailty in older men with prostate cancer?: a conceptual review. Cancer, 110: 2604–2613.

Cardin, F.; Minicuci, N.; Siviero, P.; Bertolio, S.; Gasparini, G.; Inelmen, E. M.; Terranova, O. (2007): Esophagitis in frail elderly people. J Clin Gastroenterol, 41: 257–263.

Cesari, M.; Leeuwenburgh, C.; Lauretani, F.; Onder, G.; Bandinelli, S.; Maraldi, C.; Guralnik, J. M.; Pahor, M.; Ferrucci, L. (2006): Frailty syndrome and skeletal muscle: results from the Invecchiare in Chianti study. Am J Clin Nutr, 83: 1142–1148.

D'Erasmo, E.; Pisani, D.; Ragno, A., Romagnoli, S.; Spagna, G.; Acca, M. (1997): Serum albumin level at admission: mortality and clinical outcome in geriatric patients. Am J Med Sciences, 314: 317–320.

De Groot, C. P.; Enzi, G.; Matthys, C.; Moreiras, O.; Roszkowski, W.; Schroll, M. (2002): Ten-years changes in anthropometric characteristics of elderly Europeans. J Nutr Health Aging, 6: 4–8.

Die gute Nachricht. Die Bibel im heutigen Deutsch. Deutsche Bibelgesellschaft (1982), Stuttgart, 2. Auflage, S. 545.

Doherty, T. J. (2002): Invited review: Aging and sarcopenia. J Appl Physiol, 95: 1717–1727.

Ershler, W. B.; Sun, W. H.; Binkley, N. (1994): The role of interleukin-6 in certain age-related diseases. Drugs Aging, 5: 358–365.

Ertel, K. A.; Glymour, M. M.; Glass, T. A.; Berkman, L. F. (2007): Frailty modifies effectiveness of psychosocial intervention in recovery from stroke. Clin Rehabil, 21: 511–522.

Evans, W. (1997): Functional and metabolic consequences of sarcopenia. J Nutr, 127 (5): 998S–1003S.

Folsom, A. R.; Boland, L. L.; Cushman, M.; Heckbert, S. R.; Rosamond, W. D.; Walston, J. D. (2007): Frailty and risk of venous thromboembolism in older adults. J Gerontol A Biol Sci Med Sci, 62: 79–82.

Fried, L. P.; Tangen, C. M.; Walston, J.; Newman, A. B.; Hirsch, C.; Gottdiener, J.; Seeman, T.; Tracy, R.; Kop, W. J.; Burke, G.; McBurnie, M. A. (2001): Cardiovascular Health Study Collaborative Research Group. J Gerontol A Biol Sci Med Sci, 56: M146–M156.

Gill, T. M.; Baker, D. I.; Gottschalk, M.; Peduzzi, P. N.; Allore, H.; Byers, A. (2002): A program to prevent functional decline in physically frail, elderly persons who live at home. N Engl J Med, 347: 1068–1074.

Guigoz, Y.; Vellas, B. (1998): Assessing the nutritional status of the elderly: the Mini Nutritional Assessment as part of the geriatric evaluation. Nutrition Review, 54: S59–S65.

Hamada, K.; Vannier, E.; Sacheck, J. M.; Witsell, A. L.; Roubenoff, R. (2005): Senescence of human skeletal muscle impairs the local inflammatory cytokine response to acute eccentric exercise. FASEB J, 19: 264–266.

Isaacs, B. (1992): The Challenge of Geriatric Medicine, Oxford University Press, Oxford.

Montero-Odasso, M.; Duque, G. (2005): Vitamin D in the aging musculoskeletal system: an authentic strength preserving hormone. Mol Aspects Med, 26: 203–219.

Muhlberg, W.; Sieber, C. (2004): Sarcopenia and frailty in geriatric patients: implications for training and prevention. Z Gerontol Geriatr, 37: 2–8.

Muhlberg, W.; Weidemann, G.; Stedtfeld, H. W.; Sieber, C. (2004): Low total protein increases injury risk in the elderly. J Am Geriatr Soc, 52: 324–325.

Payette, H.; Roubenoff, R.; Jacques, P. F.; Dinarello, C. A.; Wilson, P. W.; Abad, L. W.; Harris, T. (2003): Insulin-like growth factor-1 and interleukin 6 predict sarcopenia in very old community-living men and women: the Framingham Heart Study. J Am Geriatr Soc, 51: 1237–1243.

Payette, H.; Roubenoff, R.; Jacques, P. F.; Dinarello, C. A.; Wilson, P. W.; Abad, L. W.; Harris, T. (2003): Insulin-like growth factor-1 and interleukin-6 predict sarcopenia in very old community-living men and women: the Framingham Heart Study. J Am Geriatr Soc, 51: 1237–1243.

Purser, J. L.; Kuchibhatla, M. N.; Fillenbaum, G. G.; Harding, T.; Peterson, E. D.; Alexander, K. P. (2006): Identifying frailty in hospitalized older adults with significant coronary artery disease. J Am Geriatr Soc, 54: 1674–1681.

Rockwood, K.; Mogilner, A.; Mitnitski, A. (2004): Changes with age in the distribution of a frailty index. Mech Ageing Dev, 125: 517–519.

Rodriguez, N. R.; Garlick, P. J. (2008): Introduction to Protein Summit 2007: Exploring the Impact of High-Quality Protein on Optimal Health. Am J Clin Nutr, 87 (Suppl): 1551S–1553S.

Roth, S. M.; Zmuda, J. M.; Cauley, J. A.; Shea, P. R.; Ferrell, R. E. (2004): Vitamin D receptor genotype is associated with fat-free mass and sarcopenia in elderly men. J Gerontol A Biol Sci Med Sci, 59: 10–15.

Roubenoff, R. (1997): Inflammatory and hormonal mediators of cachexia. J Nutr, 127 (5): 1014S–1016S.

Roubenoff, R. (2001): Origins and clinical relevance of sarcopenia. Can J Appl Physiol, 26: 78–89.

Roubenoff, R. (2004): Sarcopenic obesity: the confluence of two epidemics. Obes Res, 12: 887–888.

Strawbridge, W. J.; Shema, S. J.; Balfour, J. L.; Higby, H. R.; Kaplan, G. A. (1998): Antecedents of frailty over three decades in an older cohort. J Gerontol B Psychol Sci Soc Sci, 53: S9–S16.

Vandervoort, A. A. (2002): Aging of the human neuromuscular system. Muscle Nerve, 25: 17–25.

Visser, M.; Deeg, D. J.; Lips, P. (2003): Longitudinal Aging Study Amsterdam. Low vitamin D and high parathyroid hormone levels as determinants of loss of muscle strength and muscle mass (sarcopenia): the Longitudinal Aging Study Amsterdam. J Clin Endocrinol Metab, 88: 5766–5772.

Walston, J.; Hadley, E. C.; Ferrucci, L.; Guralnik, J. M.; Newman, A. B.; Studenski, S. A.; Ershler, W. B.; Harris, T.; Fried, L. P. (2006): Research agenda for frailty in older adults: toward a better understanding of physiology and etiology: summary from the American Geriatrics Society/National Institute on Aging Research Conference on Frailty in Older Adults. J Am Geriatr Soc, 54: 991–1001.

Walston, J.; McBurnie, M. A.; Newman, A.; Tracy, R. P.; Kop, W. J.; Hirsch, C. H.; Gottdiener, J.; Fried, L. P. (2002): Frailty and activation of the inflammation and coagulation systems with and without clinical comorbidities: results form the Cardiovascular Health Study, 162: 2333–2341.

Whitson, H. E.; Purser, J. L.; Cohen, H. J. (2007): Frailty thy name is ... Phrailty? J Gerontol A Biol Sci Med Sci, 62 (7): 728–30.

Wolfe, R. R.; Miller, S. L. (2008): The Recommended Dietary Allowance of Protein. A Misunderstood Concept. JAMA, 299: 2891–2893.

Teil 3

Therapie

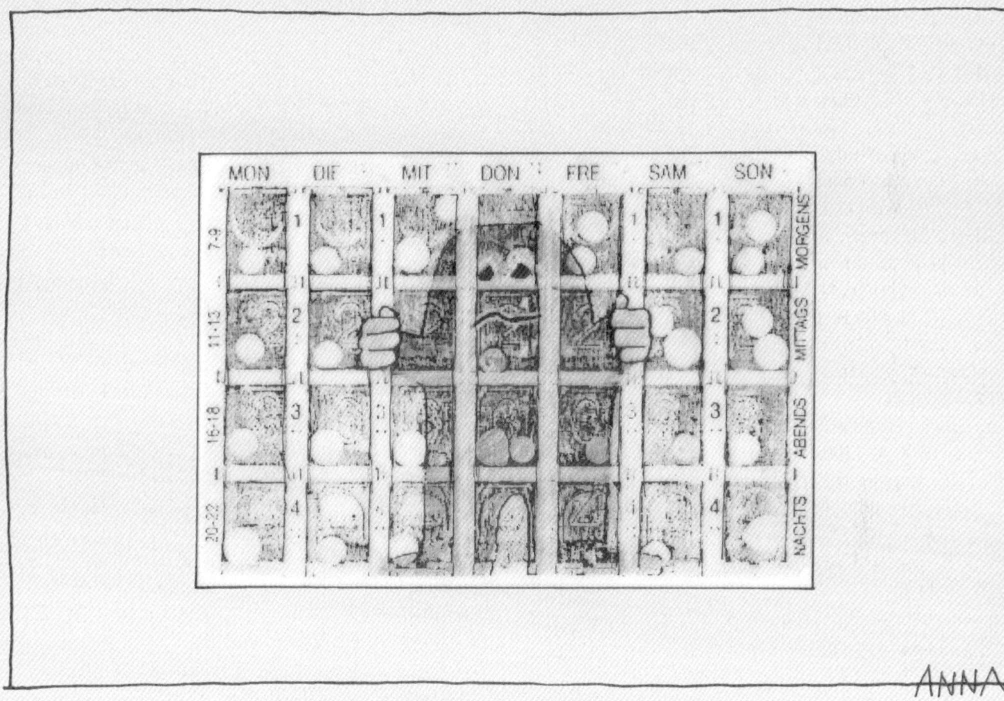

26 Pharmakotherapie im Alter

Petra A. Thürmann

Epidemiologie der Arzneiverordnungen und unerwünschter Arzneimittelwirkungen im Alter

Patienten im höheren Lebensalter nehmen deutlich mehr Arzneimittel ein als jüngere Menschen. So erhalten nach dem Deutschen Arzneiverordnungsreport gesetzlich Krankenversicherte ab dem 60. Lebensjahr 64 % des Verordnungsvolumens, obwohl sie nur 26,7 % der Versicherten repräsentieren. Sie erhalten im Mittel 2,9 definierte Dosen pro Tag, fast die Hälfte hiervon für Herz/Kreislaufpräparate, Lipidsenker und Antidiabetika (Schwabe, 2008). In der Berliner Altenstudie wurden 516 zu Hause lebende Menschen mit einem mittleren Alter von 85 Jahren nach ihrer Medikation befragt: Zu den durchschnittlich sechs verordneten Medikamenten kamen noch ein bis zwei frei erhältliche Arzneimittel hinzu (Borchelt, 1995). Eine besondere Gruppe stellen Patienten in Alten- und Pflegeheimen dar, die noch mehr Medikamente erhalten als Menschen in derselben Altersgruppe, die zu Hause leben können und nicht gepflegt werden müssen (Kirch et al., 2002). In der Altenheimpopulation fallen deutlich mehr Verordnungen an Antipsychotika, aber auch Schleifendiuretika, Laxantien und Antikoagulantien auf. Bewohner von Doppelzimmern erhalten doppelt so viele Antipsychotika verordnet wie die in Einzelzimmern lebenden (Molter-Bock et al., 2006).

Allein aus der hohen Anzahl eingenommener Arzneimittel resultiert eine erhöhte Anzahl von unerwünschten Arzneimittelwirkungen. Hinzu kommt die im Folgenden näher erläuterten Aspekte der erhöhten Empfindlichkeit für *unerwünschte Arzneimittelwirkungen (UAW)* sowie ein nicht unbeträchtliches Risiko für *Arzneimittelinteraktionen.* Hierzu seien als Problemabriss einige Fakten genannt. Während etwa 5 % der stationären Aufnahmen in der Inneren Medizin auf UAW – und nicht auf Krankheiten – beruhen, so sind es im geriatrischen Bereich bis zu 20 % (Thürmann, 2006). **Abbildung 26-1** zeigt die Altersverteilung von Menschen, die wegen einer UAW in der Inneren Medizin stationär aufgenommen wurden (Thürmann et al., 2007).

Das höhere Risikopotenzial einiger häufig verordneter Arzneistoffe wurde ebenfalls ermittelt: Während von 1000 Menschen im Alter von 30 bis 50 Jahren, die ein Diuretikum einnehmen, etwa 2,5 wegen Elektrolytstörung bzw. Nierenversagen in die Klinik kamen, so sind es in der Altersgruppe über 70 Jahre schon fünf Patienten (Thürmann et al., 2007). Auf die Hintergründe zu diesem Befund, das heißt veränderte Pharmakokinetik und -dynamik sowie andere Faktoren (z. B. mangelnde Kompensationsreserve bei hochsommerlichen Temperaturen oder bei Diarrhoe), wird später noch eingegangen. Aus der in Abbildung 26-1 zitierten Untersuchung ist ebenfalls bekannt, dass die Ursache der zur stationären Einweisung führenden UAW

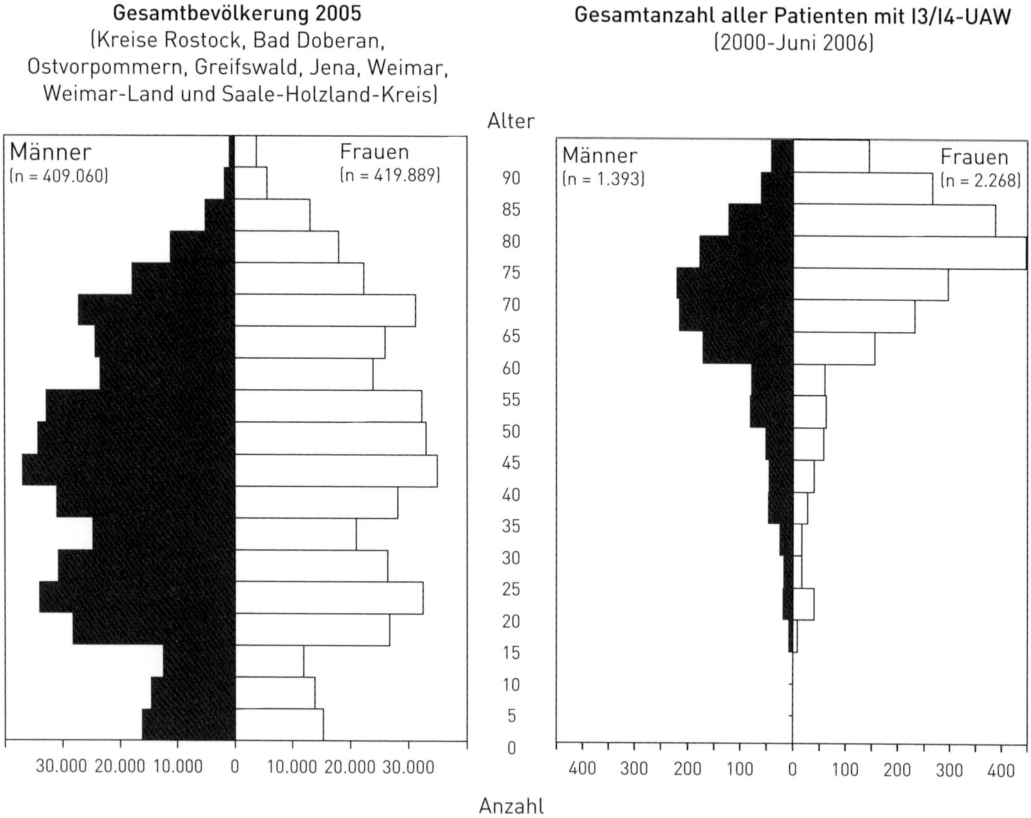

Abbildung 26-1: Altersverteilung von Patienten, die aufgrund wahrscheinlicher oder sehr wahrscheinlicher unerwünschter Arzneimittelwirkungen (= UAW I3/I4) im Krankenhaus aufgenommen werden. Daten des Netzwerk regionaler Pharmakovigilanz-Zentren Deutschland (nach Thürmann et al., 2007).

bei knapp 40 % der unter 70-Jährigen eine Interaktion war, bei den über 70-Jährigen sind es schon 54 % mit Interaktionen (Schmiedl et al., 2007).

In einer Studie zu Arzneimittelproblemen in Alten- und Pflegeheimen dokumentierten Gurwitz und Mitarbeiter 9,8 UAW/100 Heimbewohnermonate, wovon 42 % als vermeidbar eingestuft wurden. Es überwogen neuropsychiatrische Störungen, gastrointestinale Symptome, Blutungen sowie Elektrolyt- bzw. Nierenfunktionsstörungen (Gurwitz et al., 2005). Bei den auslösenden Arzneimitteln waren besonders häufig Antikoagulantien, Antipsychotika und Diuretika vertreten.

Diese vielleicht abschreckenden Zahlen sollen nicht dazu führen, dass alten Menschen eine notwendige Pharmakotherapie vorenthalten wird, aber sie sollen auf die erforderliche Sorgfalt der Indikationsstellung, Dosiswahl und beim Monitoring der Therapie hinweisen und die Auswahl der Stoffe erleichtern, bei denen besondere Vorsicht geboten ist. *Viele, insbesondere neue Arzneistoffe sind bei älteren Menschen nur unzureichend, wenn überhaupt, geprüft* (Vass/Hendriksen, 2005). Ein kurzer Blick in die Fachinformation der Hersteller (Deutschland: www.fachinfo.de; Schweiz: http://www.documedinfo.ch; Österreich: http://www.apoverlag.at) lohnt sich: Hier liest man häufig, dass für ein bestimmtes Arzneimittel nur unzureichend Erkenntnisse bei älteren Menschen vorliegen – oder: bei älteren Menschen nur mit besonderer Vorsicht einzusetzen.

Lesen Sie sorgfältig Hinweise auf ältere Menschen in der Fachinformation der Hersteller von Arzneistoffen: Wenn für diese nur sehr begrenzte/gar keine Erkenntnisse vorliegen, dann sollten Sie überlegen, ob es nicht probate Alternativen gibt!

Besonderheiten der Pharmakokinetik im höheren Lebensalter

Bei den pharmakokinetischen Besonderheiten im höheren Lebensalter verdienen zwei Aspekte unsere Aufmerksamkeit: das Verteilungsvolumen sowie die Elimination (Turnheim, 1998; Burkhardt et al., 2007).

Das *Verteilungsvolumen* eines Arzneistoffes wird dadurch bestimmt, ob er beispielsweise überwiegend an Plasmaproteine gebunden wird (z. B. Coumarine wie Phenprocoumon, Acenocoumarol und Warfarin), an Muskelprotein bindet (z. B. Herzglykoside) oder sich im Fettgewebe anreichert (z. B. Benzodiazepine). Im Alter kommt es zu einer Abnahme der Muskelmasse und des Körperwassergehaltes und umgekehrt zu einer Zunahme des Fettanteils, der bei Frauen auf bis zu 45 % steigen kann. Da die Plasmakonzentration eines Wirkstoffes invers mit dem Verteilungsvolumen korreliert, kommt es zu einer Zunahme der Wirkspiegel von Herzglykosiden bei Hochbetagten und zu einer *verstärkten Wirkung hydrophiler Arzneistoffe*. Das höhere Verteilungsvolumen bei lipophilen Arzneistoffen (z. B. Amiodaron, Diazepam, Verapamil) führt zu einer verlangsamten Ausscheidung. Bei Hochbetagten kommt es allerdings zu einer Reduktion des Fettanteils und somit wiederum zu einem Anstieg der Plasmaspiegel und zu verstärkter Wirkung. *Der Gewichtsverlust bei den Hochbetagten stellt eine häufige Ursache für Überdosierungen mit konsekutiven Nebenwirkungen dar.*

Altersbedingte Veränderungen der Plasmaproteine spielen in der Regel nur eine untergeordnete Rolle. Eine Abnahme des Albumins kann zu einem Anstieg der freien Konzentration saurer Arzneistoffe und somit zu einer Zunahme von deren Wirkung führen, hier gibt es beispielsweise einen eindeutigen Zusammenhang zwischen Serumalbuminkonzentration und der Coumarindosis. Die *Herabsetzung der Plasmaeiweißbindung* kann also bei alten und insbesondere mangelernährten Patienten mit erniedrigtem Serumalbumin relevant werden, ein Zustand, der besonders bei Patienten in Pflegeheimen nicht selten anzutreffen ist.

Bei Hochbetagten Menschen mit niedrigem Körpergewicht und/oder Mangelernährung ist bei den meisten Arzneistoffen mit verstärkter Wirkung zu rechnen!

Eine der bedeutendsten Ursachen für Überdosierungen und verstärkte Wirkungen im Alter ist eine *verlangsamte Elimination* von Arzneistoffen über die Nieren. Das Nachlassen der Nierenleistung betrifft sowohl die Durchblutung, die tubuläre Sekretion, die glomeruläre Filtrationsrate und die Fähigkeit der Niere, den Elektrolythaushalt auszugleichen. Man muss ims Mittel davon ausgehen, dass die Nierenfunktion eines 80-Jährigen nur noch etwas 50 bis 60 % derjenigen eines 20-Jährigen beträgt (Turnheim, 1998). Allerdings gibt es hier eine große interindividuelle Variabilität: Es gibt durchaus auch Hochbetagte mit einer glomerulären Filtrationsrate über 100 ml/min, das heißt einem nahezu jugendlichen Wert. Die einzige Möglichkeit, sich einen Überblick über die Nierenfunktion eines Patienten zu verschaffen, besteht darin, diese zu messen. Es existieren verschiedene Messmethoden, die alle mit ihren spezifischen Fehlern behaftet sind. Mit am praktikabelsten ist die Bestimmung der Kreatinin-Clearance nach der *Formel von Cockroft und Gault* (Spruill et al., 2008).

Kreatinin-Clearance

$$= \frac{(140 - \text{Alter}) \times \text{Körpergewicht}}{\text{Serum} - \text{Kreatinin} \times 72}$$

($\times$ 0,85 bei Frauen)

Mittels dieser Formel kann die Nierenfunktion nur hinreichend bei Patienten geschätzt werden, die sich in einem stabilen gesundheitlichen Zustand befinden (nicht bei dekompensierter Herzinsuffizienz oder schweren Infektionen) und keine Arzneimittel einnehmen, die die Nierenfunktion gravierend beeinflussen (hochdosierte Schleifendiuretika). Bei Hochbetagten führt die Anwendung dieser Formel meist zu einer Unterschätzung der GFR, was aber für die Sicherheit der Pharmakotherapie in der Regel von Vorteil ist. Viele Labore bieten als Service eine Berechnung der Kreatinin-Clearance automatisch mit der Bestimmung des Serum-Kreatinins an. In Unkenntnis des Körpergewichts des Patienten wird die so genannte *MDRD-Formel* berechnet, die in großen Populationen validiert ist. **Abbildung 26-2** zeigt die Größenordnungen der Kreatinin-Clearances gemessen nach verschiedenen Methoden. Da bei allen Arzneimitteln die derzeitigen Herstellerangaben, ab welcher Kreatinin-Clearance welche Dosisreduktion erfolgen sollte, auf der Formel nach Cockroft-Gault beruhen, *empfiehlt sich stets der Vergleich zwischen beiden Kalkulationen* (Spruill et al., 2008).

Unabhängig von der Methode, mit der die Kreatinin-Clearance geschätzt wird: Entscheidend ist, dass Sie – in Abhängigkeit der Multimorbidität insgesamt – regelmäßig die Nierenfunktion kontrollieren und überprüfen, ob die Dosierungen aller Medikamente an die aktuelle Nierenfunktion angepasst ist!

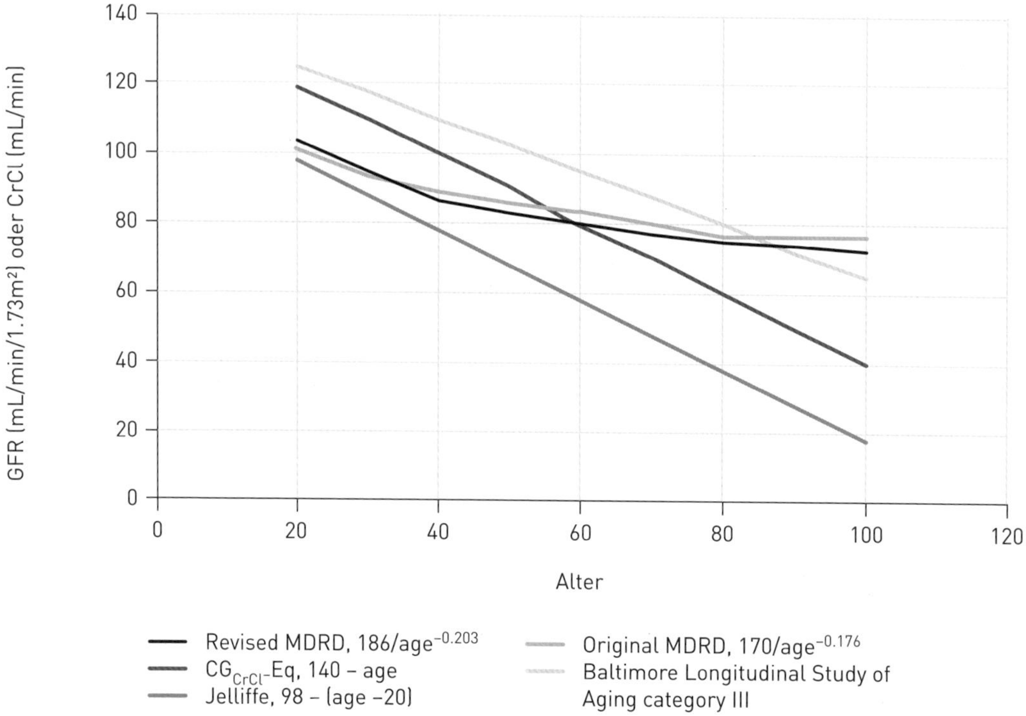

Abbildung 26-2: Verhältnis zwischen Alter und Nierenfunktion unter Anwendung der verschiedensten Formeln zur Berechnung der Kreatinin-Clearance (nach Spruill et al., 2008)

Zur Dosisanpassung können Sie allgemein davon ausgehen, dass Sie die meisten Medikamente bei einer GFR über 60 ml/min «normal» dosieren können, bei einer GFR zwischen 60 und 30 ml/min sollte bei den meisten Arzneimitteln (mit Ausnahme einiger rein hepatisch eliminierter Arzneistoffe) die Dosis etwa halbiert werden (Thürmann, 2008).

Zur *Leberfunktion* gibt es keine gesicherten Angaben, inwieweit der Arzneistoffmetabolismus im Alter relevant eingeschränkt wird (Turnheim, 1998; Thürmann, 2008). Hier müssen eventuelle Erkrankungen der Leber beachtet werden bzw. Leberstauung bei kongestiver Herzinsuffizienz, die wiederum einen Einfluss auf die Extraktion und Elimination haben können. Die altersbedingte Herabsetzung des First-pass-Metabolismus führt unter anderem dazu, dass bei hiervon betroffenen Arzneistoffen (z. B. Verapamil, Nifedipin, Molsidomin) erhöhte Blutspiegel und verstärkte Wirkungen im Alter beobachtet werden.

Besonderheiten der Arzneistoffwirkung im höheren Lebensalter

Veränderte Wirkungen von Arzneimitteln im Alter – unabhängig von der Pharmakokinetik – beruhen auf verschiedenen Faktoren: *Physiologische Veränderungen im Organismus* im Alter, wie zum Beispiel verringerte Elastizität von Gefäßen und Geweben sowie Osteoporose machen den älteren Organismus verletzungsanfälliger. Hinzu kommen *herabgesetzte Gegenregulationsmechanismen* zum Beispiel bei Orthostase oder Hypoglykämie, die infolge einer pharmakologischen Intervention (Blutdruck-/Blutzuckersenkung) nicht mehr ausreichen, um die Homöostase des Organismus aufrecht zu erhalten. Auch auf *Rezeptorebene* lässt sich nachweisen, dass beispielsweise die betaadrenerge Stimulation schwächer ausfällt als bei jüngeren Menschen; es kommt altersabhängig zu einer Abnahme der Betarezeptoren. Der im Alter abgeschwächte Barorezeptorreflex beruht wahrscheinlich auf einer verminderten Aktivität muskarinerger Rezeptoren. Die Tatsache, dass Betablocker im Alter den Blutdruck nicht so effektiv senken, beruht wahrscheinlich auf einer herabgesetzten Renin-Aktivität – was wiederum den guten blutdrucksenkenden Effekt von Diuretika im hohen Lebensalter erklärt (Turnheim, 1998).

In **Tabelle 26-1** sind einige relevante Arzneistoffe aufgeführt, die im hohen Lebensalter vermehrt zu Nebenwirkungen führen, weil die Empfindlichkeit gesteigert ist oder die Gegenregulationsmechanismen erschöpft sind.

> Zahlreiche Arzneistoffe führen bei Menschen im höheren Lebensalter zu vermehrten unerwünschten Wirkungen, weil entweder: a) die Sensitivität der Zielorgane erhöht oder b) die gegenregulatorischen Mechanismen leichter erschöpft sind.

Potenziell ungeeignete Medikamente für ältere Menschen

Aufgrund der vorgenannten pharmakokinetischen und -dynamischen Erwägungen gibt es Arzneistoffe, die im Alter vermieden, durch sichere Alternativen ersetzt oder nur unter strengsten Vorsichtsmaßnahmen angewendet werden sollten (Fick et al., 2003). In den USA, Niederlanden und Frankreich wurden hierzu eigens «Listen mit potenziell ungeeigneter Medikation für ältere Menschen» geschaffen, die allerdings nur sehr eingeschränkt auf andere Länder übertragbar sind. Darüber hinaus gibt es Konsens, dass viele Arzneistoffe – wenn sie denn erforderlich sind – gegeben werden können, aber nur unter engmaschigem Monitoring. Im Folgenden sind einige Arzneistoffe bzw. -gruppen aufgeführt, für die Empfehlungen existieren.

Nicht-steroidale Antirheumatika

Prinzipiell ist bei älteren Menschen das Risiko für NSAID-Blutungen, Nierenfunktionsstörungen und kardiovaskuläre Komplikationen deut-

Tabelle 26-1: Arzneistoffe, die zu vermehrt unerwünschten Nebenwirkungen im hohen Lebensalter führen aufgrund erhöhter Empfindlichkeit bzw. Versagen der Gegenregulationsmechanismen (Turnheim, 1998; Burkhardt, 2007; Thürmann, 2008).

Arzneimittel	Altersabhängige Veränderung	Konsequenz
ACE-Hemmer	Empfindlichkeit ↑: Nierenfunktion ↓, Blutdruck ↓	Dosis ↓; Kontrolle der Nierenfunktion
Anticholinergika (z. B. Biperiden)	Empfindlichkeit ↑: Gedächtnisstörungen, Harnverhalt, trockener Mund, Glaukom	möglichst vermeiden oder Dosis ↓
Benzodiazepine	z. T. Elimination ↓; Übersedierung, Sturzgefahr	wenn überhaupt, möglichst kurzwirksame B. anwenden
Betablocker	Empfindlichkeit ↑: Bradykardie, Herzinsuffizienz	Dosis ↓
Diuretika	Empfindlichkeit ↑: herabgesetzte Gegenregulation, Harndrang ↑ → Inkontinenz	Dosis ↓
Kalziumantagonisten: Verapamil, Nifedipin	First-pass-Metabolismus ↓: erhöhte Wirkspiegel	Dosis ↓
Metoclopramid	Empfindlichkeit ↑: Parkinsonoid	vermeiden oder Dosis ↓
nicht-steroidale Antirheumatika (NSAR)	Empfindlichkeit ↑: Nierenfunktion ↓, Gastrointestinales Blutungsrisiko ↓, ZNS-Toxizität, kardiovaskuläre Komplikationen	Anwendung begrenzen, Kontraindikationen beachten, Dosis ↓
Opioide und Opiate: Tramadol; Morphin, Pethidin, Pentazocin	Empfindlichkeit ↑, Elimination z. T. ↓: Orthostase, Obstipation, Atemdepression	Dosis ↓
trizyklische Antidepressiva	kardiale Störungen (Orthostase, Herzrhythmusstörungen), anticholinerge Effekte ↑	Dosis ↓; Stoffe wie z. B. Amitriptylin meiden und durch weniger anticholi-

lich erhöht im Vergleich zu jüngeren Menschen. *Die Einnahme ist daher möglichst zeitlich zu begrenzen,* insbesondere gilt dies für langwirksame Substanzen wie zum Beispiel Piroxicam. Indometacin und Phenylbutazon haben von allen NSAID das höchste Risiko für unerwünschte Wirkungen aller Art, so dass hier Alternativen unbedingt bevorzugt werden sollten. Eine gastrointestinale Prophylaxe mit hochdosierten H_2-Blockern (z. B. Ranitidin) oder Protonenpumpeninhibitoren (PPI, z. B. Omeprazol) ist dringend zu empfehlen. Bei Vorliegen einer Medikation mit ACE-Hemmern und/oder Diuretika muss unbedingt die Nierenfunktion überwacht werden, da unter einer solchen «Dreierkombination» das Risiko für ein Nierenversagen groß ist, insbesondere bei Sommerhitze oder Diarrhoe mit Flüssigkeitsverlust. Ebenso ist Vorsicht geboten bei Komedikation mit Antikoagulantien: Hier sollten Sie immer langfristig Alternativen zu NSAID suchen.

Ein besonderes Augenmerk gilt den COX_2-selektiven Hemmern der Prostaglandinsythese, den Coxiben. Für kardiovaskuläre Begleiterkrankungen, die bei der Mehrzahl der älteren Menschen vorhanden sind, bestehen weitreichende Kontraindikationen. Der Nutzen bei älteren Menschen ist nicht belegt, ein weniger selektives NSAID und ein entsprechender Magenschutz bzw. der Verzicht auf NSAID sollte in Betracht gezogen werden.

Kardiovaskuläre Arzneimittel

Bei *Herzglykosiden* gilt, dass die Indikation strengstens zu stellen ist. Sollte ein Glykosid indiziert sein, dann ist auf eine körpergewichtsbezogene und im Falle von Digoxin an die Nierenfunktion angepasste Dosierung zu achten. Die Bereiche für die therapeutischen Spiegel der Herzglykoside sind in den letzten Jahren herabgesetzt worden – bei Hochbetagten empfiehlt sich ein therapeutisches Drug Monitoring. Ältere Menschen reagieren auf bradykardisierende Stoffe (Betablocker, Verapamil, manche Antiarrhythmika) empfindlicher als jüngere, so dass besonders eine Kombination bradykardisierender Medikamente vermieden werden sollte. Können Sie eine Kombination von Betablocker plus Herzglykosid nicht vermeiden, so muss die Herzfrequenz sorgfältig überwacht werden; häufig ist sogar eine Schrittmacherimplantation die Folge.

Diuretika sind bei den meisten älteren Menschen indiziert, allerdings sind hier ein- bis zweimal jährliche Kontrollen der Elektrolyte und des Kreatinins angezeigt. Weisen Sie Ihre Patienten darauf hin, dass bei großer Sommerhitze, Durchfall und Erbrechen sowie fieberhaften Zuständen unbedingt mehr getrunken werden muss bzw. gegebenenfalls mit dem Diuretikum pausiert werden sollte. Ein besonders hohes Risiko besteht bei Spironolacton, das zur Prognoseverbesserung bei chronischer Herzinsuffizienz gegeben wird. Hier sollte das Serum-Kalium regelmäßig (etwa alle 3 bis 6 Monate) kontrolliert werden, um schwerste Elektrolytstörungen mit Arrhythmien zu verhindern (Juurlink et al., 2004). **Abbildung 26-3** verdeutlicht, welche Patientenpopulation (Hochbetagte, überwiegend Frauen) aufgrund Diuretika-assoziierter Nebenwirkungen stationär aufgenommen wird (Thürmann et al., 2007).

Zentral wirkende *Antihypertensiva* (Methyldopa, Moxonidin, Clonidin, Reserpin) sollten bei Hochbetagten nur zurückhaltend eingesetzt werden. Das Risiko orthostatischer Hypotensionen gefolgt von Stürzen sowie Depressionen unter Reserpin überwiegt meist den Nutzen im Hinblick auf den Blutdruck, der bei den älteren Stoffen ohnehin nicht (gut) belegt ist.

Thrombozytenaggregationshemmer (Acetylsalicylsäure, Clopidogrel) und orale Antikoaguantien schützen auch ältere Menschen vor kardiovaskulären Ereignissen. Während das gastrointestinale Blutungsrisiko bei den Thrombozytenaggregationshemmern noch kalkulierbar ist, muss bei *Coumarinen* eine sorgfältige und mit dem Patienten und den Angehörigen abgewogene individuelle Nutzen-Risikoabschätzung erfolgen. Es lohnt sich, diese Risikoaufklärung zu dokumentieren. Das Blutungsrisiko unter Coumarinen steigt zwar nicht wegen des Alters, der Pharmakokinetik oder -dynamik alleine an, sondern aufgrund schwer kontrollierbarer Begleitbedingungen (Compliance, erhöhte Sturzgefahr, gleichzeitige NSAID-Einnahme) (Van Walraven et al., 2002).

Antidiabetika

Es gibt zahlreiche Hinweise, dass ältere Menschen empfindlicher auf Insulin, aber auch auf orale Antidiabetika ansprechen. Die Hypoglykämiegefahr steigt mit zunehmenden Alter, so dass ambitionierte Ziele im Sinne eines möglichst niedrigen HbA_{1C} nur bei den Patienten nützlich sind, die Hypoglykämiesymptome rechtzeitig erkennen und beherrschen können und bei denen die Medikation, sei es subkutan oder peroral, gesichert appliziert wird.

Metformin sollte bei Hochbetagten nicht eingesetzt werden, ebenso bestehen Kontraindi-

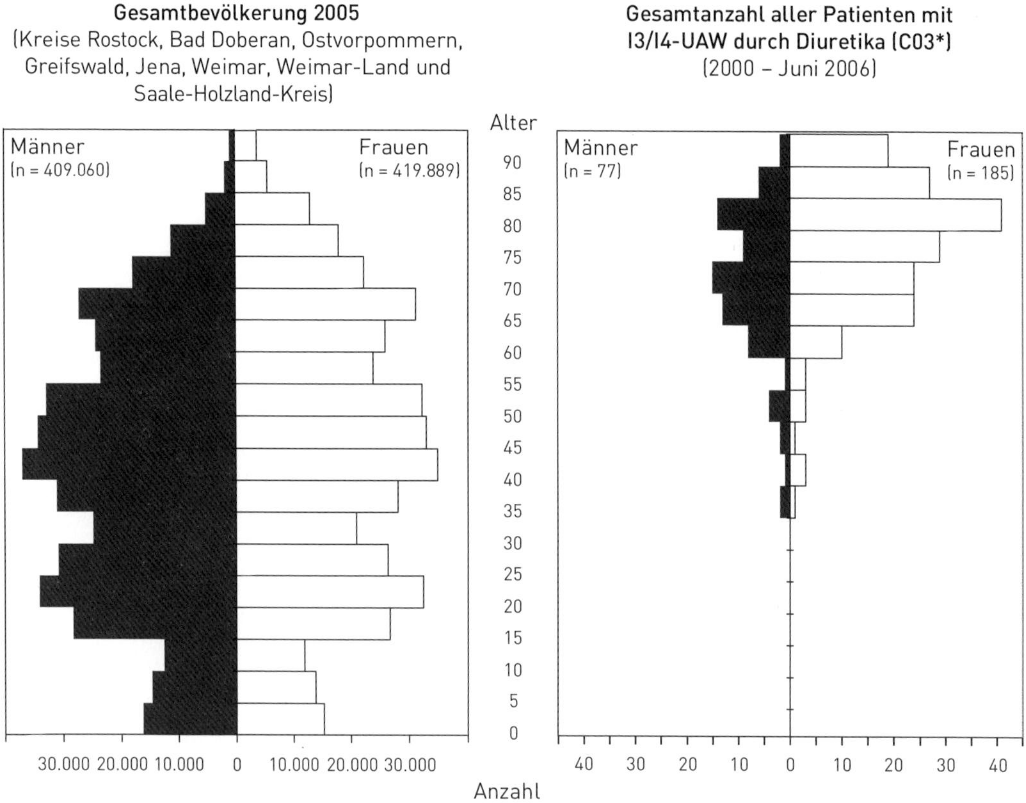

Abbildung 26-3: Unerwünschte Wirkungen unter Diuretika, die zu Krankenhausaufnahmen führen (Erläuterungen s. Abb. 26-1; Daten des Netzwerkes regionaler Pharmakovigilanz-Zentren Deutschland; nach Thürmann et al., 2007).

kationen bei eingeschränkter Nierenfunktion, Herzinsuffizienz und Atemwegserkrankungen. Im Falle einer Nichtbeachtung kann es zu lebensbedrohlichen Laktatazidosen kommen, die im Alter nur schwer therapeutisch beherrschbar sind. Im hohen Lebensalter ist abzuwägen, inwieweit der prognostische – und nicht symptomatische – Vorteil einer Metforminbehandlung eine Therapie rechtfertigt (siehe hierzu auch Kap. 11 «Diabetes mellitus»).

Anticholinergika

Viele verschiedene Arzneimittel haben eine anticholinerge Komponente, das betrifft trizyklische Antideressiva (z. B. Amitriptylin), niedrig bis mittelpotente typische Neuroleptika (z. B. Levomepromazin), Antihistaminika (z. B. Diphenhydramin) und Spasmolytika (z. B. Oxybutynin, Butyscopalamin). Bei all diesen Medikamenten ist bekannt, dass sie die kognitive Funktion relevant beeinträchtigen (Lechevallier-Michel et al., 2004). Gerade bei Patienten, die sich gerade noch zu Hause zurechtfinden, kann durch eine anticholinerge Medikation unbeabsichtigt die Selbständigkeit beeinträchtigt werden. Darüber hinaus bestehen die bekannten *anticholinergen Effekte*, das heißt Mundtrockenheit, Harnverhalt, Glaukom.

Anticholinerge Arzneimittel spielen eine zentrale Rolle bei der Entstehung von deliranten

Tabelle 26-2: Arzneistoffe, die das Entstehen deliranter Symptome begünstigen können (nach Turnheim, 1998; Burkhardt et al., 2007).

Arzneistoff/-klasse	Abschätzung des Risikos
Analgetika	hohes Risiko bei Opiaten, mittleres Risiko bei NSAR (> Indometacin), niedriges Risiko bei Paracetamol
Anticholinergika: Atropin, Scopalamin	sehr hohes Risiko, insbesondere bei Patienten mit Demenz
Antidepressiva	hohes Risiko für TZA, insbesondere für Amitriptylin
Benzodiazepine	mittleres Risiko für alle Benzodiazepine
Digitalisglykoside	mittleres Risiko, auch bei therapeutischem Serumspiegel
H_2-Blocker	mittleres Risiko, insbesondere bei Cimetidin
Kortikosteroide	niedriges Risiko (cave bei hoher Dosierung!)
Lithium	bei Hochbetagten trotz therapeutischer Serumspiegel
Neuroleptika	hohes Risiko bei Phenothiazinen (z. B. Thioridazin, Perazin, Perphenazin, Fluphenazin), wahrscheinlich niedrigeres Risiko unter atypischen Neuroleptika

Symptomen, zumeist im Zusammenhang mit entsprechenden Komorbiditäten bzw. Ereignissen wie: Demenz, Fieber/Trauma/Operation, Alkohol- bzw. Medikamentenabhängigkeit und Elektrolytstörungen (insbes. Natrium-Verlust) (s. hierzu auch Kap. 7 «Delir»). Eine Übersicht relevanter Arzneistoffe, die delirante Symptome begünstigen können, gibt Tabelle 26-2 (Burkhardt et al., 2007).

Weitere relevante Arzneistoffe

Metoclopramid sollte bei älteren Menschen nicht bedenkenlos eingesetzt werden: Das Risiko, eine Parkinsonsymptomatik zu entwickeln, steigt etwa um das Dreifache (Avorn et al., 1995).

Neuroleptika werden im Kapitel 27 «Psychopharmakotherapie» abgehandelt. Hier sei nur auf die erhöhten Risiken im Alter hingewiesen: QT-Verlängerung bei einigen Stoffen, erhöhtes Risiko für kardiovaskuläre Todesfälle nicht nur bei dementen Patienten unter Neuroleptika, Sturzgefahr; bei den typischen Neuroleptika besteht ein erhöhtes Risiko für extrapyramidale Symptome (Gill et al., 2007; Wang et al., 2005).

Ältere Menschen erhalten zur Muskelrelaxation oftmals *Benzodiazepine* oder Baclofen. Beides erhöht das Sturzrisiko signifikant, Baclofen führt im Alter zu deutlich mehr zentralnervösen Effekten und sollte nur sehr, sehr niedrig dosiert werden.

Für verschiedene Arzneistoffklassen ist ein *erhöhtes Sturzrisiko* belegt, wobei die Umgebung beachtet werden muss: Stürze zu Hause, in Alten- und Pflegeheimen bzw. im Krankenhaus (s. Tab. 26-3) (s. hierzu auch Kap. 14 «Stürze»).

Tabelle 26-3: Arzneimittel, für die ein erhöhtes Sturzrisiko belegt ist (Turnheim, 1998; Burkhardt et al., 2007)

Arzneistoffklasse	Umgebung	Evidenzlage
trizyklische Antidepressiva (TZA)	zu Hause, im Altenheim und Krankenhaus	zahlreiche Studien mit eindeutigem Ergebnis
SSRI	zu Hause, im Altenheim und Krankenhaus	teils widersprüchliche Befunde, evt. niedrigeres Risiko als TZA
lang wirksame Benzodiazepine	zu Hause, im Altenheim und Krankenhaus	zahlreiche Studien mit eindeutigem Ergebnis
kurz wirksame Benzodiazepine	überwiegend zu Hause	teils widersprüchliche Befunde für Altenheim und Krankenhaus
Diuretika, Nitrate	zu Hause, im Altenheim	Einige Literaturdaten sprechen für ein leicht erhöhtes Sturzrisiko.
Klasse I Antiarrhythmika	zu Hause	Existierende Daten zeigen ein erhöhtes Sturzrisiko.
Phenothiazine	zu Hause, im Altenheim und Krankenhaus	Einige Literaturdaten sprechen für ein leicht erhöhtes Sturzrisiko.
NSAR	zu Hause, in Altenheimen	Daten zeigen ein erhöhtes Sturzrisiko insbesondere in Altenheimen.

Multimedikation und Arzneimittelinteraktionen

Multimorbidität zieht in aller Regel eine Polypharmakotherapie nach sich, die durch zwei wesentliche Problemkomplexe gekennzeichnet ist: Compliance bzw. Adhärenz des Patienten und ungewollte Wechselwirkungen zwischen den Pharmaka, induziert durch die behandelnden Ärzte. Bei Einnahme von acht Arzneimitteln am Tag beträgt die Wahrscheinlichkeit für das Auftreten einer Interaktion zwischen den Stoffen etwa 100 % (Bramlage et al., 2004). Grob kann man diese Wechselwirkungen in pharmakodynamische und pharmakokinetische unterteilen, wobei man sich naturgemäß die pharmakodynamischen leichter ableiten und merken kann.

Im Folgenden sollen die häufigsten Interaktionen, die auch in einem relevanten Anteil zu Nebenwirkungen führen, dargestellt werden.

Pharmakodynamische Interaktionen

Zahlreiche Wirkstoffe greifen in das Renin-Angiotensin-System und den Wasser- bzw. Elektrolythaushalt ein und können somit Störungen im Elektrolythaushalt bis hin zu Nierenversagen begünstigen. Dies alles im Kontext der – wie oben geschildert – eingeschränkten Gegenregulationsmechanismen.

ACE-Hemmer und AT_1-Blocker hemmen die vasokonstriktorischen Effekte des Angiotensin II sowie die Aldosteronsekretion. Hierdurch kommt es zu einem Anstieg des Serum-Kaliumspiegels, der unter Hinzugabe eines Kalium-Sparers, nämlich Spironolacton, zu Herzrhythmusstörungen führen kann (Juurlink et al., 2004). Im Einzelfall ist also zu entscheiden, inwieweit der prognoseverbessernde Einsatz von Spironolacton angesichts einer ACE-Hemmer-medikation und gleichzeitiger Nierenfunktionsstörung nützlich ist.

ACE-Hemmer und AT_1-Blocker führen durch eine leichte Senkung des glomerulären Filtrationsdruckes zu einem messbaren Anstieg des Serum-Kreatininspiegels. Dies ist per se gut tolerierbar, kann aber fatal werden, wenn unter Hinzugabe eines NSAR die Prostaglandinsynthese und damit die renale Durchblutung herabgesetzt werden. Daraus folgen schwerwiegende Elektrolytstörungen und Nierenversagen. Eine Kontrolle des Serum-Kalium ist bei dieser Kombination angezeigt.

Ebenfalls häufig – und auch durch Leitlinien gestützt – ist die Kombination von Betablockern mit Verapamil oder mit Herzglykosiden. Bei Hochbetagten mit ohnehin fragiler Herzreizleitung bzw. Sick-Sinus-Syndrom sind Bradykardie und Synkopen die Folge.

Mit am häufigsten führt die Kombination von oralen Antikoagulantien oder Thrombozytenaggregationshemmern plus NSAR zur stationären Aufnahme wegen gastrointestinaler Blutung.

Pharmakokinetische Interaktionen

Pharmakinetische Interaktionen sind viel schwerer zu durchschauen und, der Übersicht halber, hier auf ein paar wenige ausgewählte Beispiele reduziert (Thürmann, 2008; Bramlage et al., 2004; Haffner/Thürmann, 2004). Im Dschungel der Polypharmakotherapie lohnt sich der Blick in die jeweiligen Fachinformationen der Arzneimittel bzw. die Nutzung von EDV-gestützten Verordnungssystemen. Bei Letzteren ist allerdings Vorsicht geboten: Leider werden bei vielen Systemen viele leichte, klinisch nur extrem selten relevante Interaktionen angezeigt, so dass man nach wenigen Tagen das Interaktionsmodul frustriert ausschaltet! Prinzipiell sind besonders Arzneistoffe zu beachten, die über eine *geringe therapeutische Breite* verfügen, wie zum Beispiel Herzglykoside, Theophyllin oder Coumarine (s. Tab. 26-4).

So führen Amiodaron, Chinidin und Kalziumantagonisten zu erhöhten Glykosidspiegeln. Einige Fluorchinolonantibiotika (Ciprofloxacin, Enoxacin, Norfloxacin) sowie Makrolide (Erythromycin und Clarithromycin) führen zu einem Anstieg der Theophyllinkonzentrationen und machen beispielsweise bei der Therapie einer exazerbierten COPD dringend eine Dosiskorrektur von Theophyllin erforderlich.

Besonders gefährlich sind Interaktionen mit oralen Antikoagulanzien, die sich in bedrohlichen Blutungskomplikationen manifestieren können. Nicht sehr häufig, aber mit gelegentlich fatalen Folgen gehen Interaktionen zwischen NSAR und Methotrexat (MTX) einher, wobei die Behinderung der renalen Elimination von MTX zu einer bedeutsamen Knochenmarksuppression führt. Ebenso relevant ist die Kombination von Azathioprin und Allopurinol, die bei Nicht-Beachtung zur Panzytopenie führt.

Schier unüberschaubar sind die Interaktionen zwischen den Psychopharmaka, die zumeist über den Zytochrom-vermittelten Metabolismus verlaufen (Bramlage et al., 2004; Haffner/Thürmann, 2004).

Angesichts der Interaktionen wird deutlich, dass eine Polypharmakotherapie Gefahren in sich bergen kann, die schwer abschätzbar sind. Hinzu kommt, dass bei Multimedikation die Compliance seitens des Patienten sichtbar abnimmt – aber unkalkulierbar ist (Osterberg/Blaschke, 2007). Es ist bekannt, dass ab zwei bis drei Tabletten pro Tag die Einnahmetreue sinkt, abendliche Tabletten eher ausfallen als morgendliche, und dass bei chronischen Erkrankungen ohne direkte Symptome (wie z. B. Schmerzen) die Compliance im Mittel 50 % beträgt. Unterschiedliche Ansätze zur Optimierung der Compliance/Adhärenz belegen, dass nur multimodale Konzepte mit schriftlichen

Tabelle 26-4: Klinisch relevante pharmakokinetische Interaktionen im höheren Lebensalter (Thürmann, 2008; Haffner/Thürmann, 2004)

Arzneimittel 1	Arzneimittel 2	Interaktions-mechanismus	Konsequenz
NSAR	Lithium	renale Ausscheidung	Lithiumtoxizität ↑
NSAR	MTX, Ciclosporin	renale Ausscheidung	MTX-, Ciclosporin-toxizität ↑
Benzodiazepine: Diazepam, Midazolam, Brotizolam, Triazolam, Alprazolam, (weniger auch Zolpidem und Zopiclon)	Cimetidin, Ranitidin, Diltiazem, Verapamil, Erythromycin, Fluoxetin, Ketokonazol, Itraconazol	mehr oder weniger stark CYP3A4-Metabolismus ↓	stärkere und längere sedierende Wirkung. Alternative: Oxazepam, Lorazepam
Theophyllin	Ciprofloxacin, Enoxacin, Norfloxacin, Erythromycin, Clarithromycin	Hemmeung des Metabolismus über CYP1A2	Theophyllinspiegel ↑
Antikoagulanzien: Warfarin, Phenprocoumon, Acenocoumarl	Allopurinol, Cimetidin, Metronidazol, Amiodaron, Propafenon, Chinidin, Makrolide (Roxithromycin wenig), Sulfamethoxazol, Lovastatin, Simvastatin, Fluvastatin, Imidazolantimykotika, Omeprazol, Clofibrat, Bezafibrat, Fenofibrat, Gemfibrozil	Hemmungs des Zytochrom-vermittelten Metabolismus, evtl. Verdrängung aus Eiweißbindung	INR ↑; Blutungsgefahr ↑
orale Antidiabetika: Sulfonylharnstoffe	Sulfonamide, Phenylbutazon	Hemmung des Metabolismus	Hypoglykämiegefahr ↑
Herzglykoside	Amiodaron, Chinidin, Ca-Antagonisten, Makrolide, Fluorochinolone, Tetrazykline, Ciclosporin, Azolantimykotika, Protonenpumpenhemmer, H_2-Antagonisten	Hemmung der Elimination über p-Glykoprotein oder Störung des bakteriellen Glykosidabbaus durch Darmbakterien oder Magensäure	Glykosidspiegel ↑

Informationen, Einbeziehung anderer Personen wie zum Beispiel Apotheker, Angehörige und Pflegende und insbesondere eine Teilnahme des Patienten an der Entscheidungsfindung zu einer Therapie erfolgreich sind (Haynes et al., 2002).

Regeln für den Umgang mit Arzneimitteln

Aufgrund der höheren Empfindlichkeit für viele Pharmaka und der meist vorherrschenden Multimedikation ist im Alter eine strengere Indikationsstellung für jedes Arzneimittel erforderlich (Vass/Hendriksen, 2005). Hierbei muss Folgendes beachtet werden:

- Allgemeine Lebenserwartung des Patienten: Ist eine sehr strikte Kontrolle des Blutzuckers/HbA_{1C} noch relevant für einen 90-Jährigen, sturzgefährdeten und vergesslichen Patienten? Insbesondere eine präventive Medikation muss im Kontext der individuellen Lebenserwartung und im Hinblick auf zu erwartende Nebenwirkungen beurteilt werden.
- Wie ist die Evidenz einer bestimmten Therapie gemäß Leitlinie überhaupt für Hochbetagte? In vielen Studien und somit Leitlinien sind ältere Menschen kaum bzw. nicht berücksichtigt, Komorbiditäten und eventuell daraus resultierende Kontraindikationen/Interaktionen finden selten Berücksichtigung (Boyd et al., 2005).
- Patientenpräferenzen versus Schmerzfreiheit, Funktionalität und Lebensqualität haben Vorrang.
- Kann selbst mit bestmöglicher Kommunikation mit Angehörigen, Apotheke, Pflegenden etc. eine adäquate Applikation sichergestellt werden? Für viele ältere Menschen ist es schwierig, Blisterpackungen und Deckel zu öffnen, geschweige denn, eine kleine Tablette zu teilen. Es sollte stets hinterfragt werden, ob der Patient mit den Tabletten zurecht kommt – auch diese banal klingenden Probleme müssen konkret erwähnt werden! Es gibt zahlreiche Hilfen, auf die Sie den Patienten aufmerksam machen können und die der Apotheker individuell empfehlen kann.
- In diesem Kontext ist auch die Adhärenz zu beachten: «Ich kann mich daran erinnern, dass ich meine Tabletten vergessen habe». Es ist wohlbekannt, dass viele Menschen – und nicht nur Ältere – ihre Arzneimittel nicht (korrekt) einnehmen. Hier dürfen die Erwartungen seitens des Arztes nicht zu hoch sein, und er sollte kognitive und funktionelle Hilfen anbieten!

Regeln zur Verordnung und Medikationsüberprüfung

- Stimmt die Diagnose noch?
- Gibt es eine neue Erkrankung oder handelt es sich um Nebenwirkungen bei der bisherigen Therapie?
- Gibt es nicht-pharmakologische Alternativen?
- Wie ist die individuelle Nutzen-Risiko-Abschätzung
- Wie hoch ist das aktuelle Körpergewicht, wie ist die Nierenfunktion?
- Mit niedriger Dosis beginnen und diese nur langsam steigern: start low – go slow – but go!
- Relevante Interaktionen beachten bei NSAR, Antikoagulantien, Diuretika!
- Bei Hochbetagten: Gibt es Sturzereignisse?
- Nimmt der Patient OTC (over the counter = frei verkäuflich)-Präparate und welche, wie oft?
- mindestens einmal jährlich Medikationscheck:
  - Was kann abgesetzt werden?
  - Wo stimmt die Dosis nicht mehr?
  - Ausführliches Medikationsgespräch mit dem Patienten (evtl. mit den Angehörigen und Pflegenden).

Literatur

Avorn, J.; Gurwitz, J. H.; Bohn, R. L.; Mogun, H.; Monane, M.; Walker, A. (1995): Increased incidence of levodopa therapy following metoclopramid use. JAMA, 274: 1780–1782.

Borchelt, M. (1995): Potentielle Neben- und Wechselwirkungen der Multimedikation im Alter: Methodik und Ergebnisse der Berliner Altersstudie. Z Gerontol Geriat, 28: 420–428.

Boyd, C. M.; Darer, J.; Boult, C.; Fried, L. P.; Boult, L.; Wu, A. W. (2005): Clinical practice guidelines and quality of care for older patients with multiple comorbid diseases. Implications for pay for performance. JAMA, 294: 716–724.

Bramlage, P.; Siepmann, M.; Kirch, W. (2004): Arzneimittelinteraktionen im Alter. Dtsch Med Wochenschr, 129: 895–900.

Burkhardt, U.; Wehling, M.; Gladisch, R. (2007): Pharmakotherapie älterer Patienten. Internist, 48: 1220–1231.

Fick, D. M.; Cooper, J. W.; Wade, W. E.; Waller, J. L.; MacLean, J. R.; Beers, M. H. (2003): Updating the Beers criteria for potentially inappropriate medication use in older adults: results of a US consensus panel of experts. Arch Intern Med, 163: 2716–2724.

Gill, S. S.; Bronskill, S. E.; Normand, S.-L. T.; Anderson, G. M.; Sykora, K.; Lam, K.; Bell, C. M.; Lee, P. E.; Fischer, H. D.; Herrmann, N.; Gurwitz, J. H.; Rochon, P. A. (2007): Antypsychotic drug use and mortality in in older adults with dementia. Ann Intern Med, 146: 775–786.

Gurwitz, J. H.; Field, T. S.; Judge, J. (2005): The incidence of adverse drug events in two large academic long-term care facilities. Am J Med, 118: 251–258.

Haffner, S.; Thürmann, P. A. (2004): Welche Arzneimittelinteraktionen sollte der praktisch tätige Arzt kennen? Med Klinik, 15: 137–46.

Haynes, R. B.; McDonald, H.; Garg, A. X.; Montague, P. (2002): Interventions for helping patients to follow prescriptions for medications. Cochrane Database Syst Rev 2002 (2).

Juurlink, D. N.; Mamdani, M. M.; Lee, D. S.; Kopp, A.; Austin, P. C.; Laupacis, A.; Redelmeier, D. A. (2004): Rates of hyperkalemia after publication of the Randomized Aldactone Evaluation Study. New Engl J Med, 351: 543–451.

Kirch, W.; Krappweis, J.; Pittrow, D. (2002): Arzneimittelanwendung bei Alten- und Pflegeheimbewohnern im Vergleich zu Patienten in ambulanter Pflege bzw. ohne Pflegebedarf. Deutsch Med Wochschr, 127: 1995–2000.

Lechevallier-Michel, N.; Molimard, M.; Dartigues, J. F.; Fabrigoule, C.; Fourrier-Réglat, A. (2004): Drugs with anticholinergic properties and cognitive performance in the elderly: results from the PAQUID study. Br J Clin Pharmacol, 59: 143–151.

Molter-Bock, E.; Hasford, J.; Pfundstein, T. (2006): Psychopharmakologische Behandlungspraxis in Münchener Altenpflegeheimen. Z Gerontol Geriat, 39: 336–343.

Osterberg, L.; Blaschke, T. (2007): Medication Compliance and Avoiding Adverse Drug Reactions. http://www.medscape.com/viewprogram/5912_index (letzter Zugriff: 20.11.2008).

Schmiedl, S.; Szymanski, J.; Werner, U.; Drewelow, B.; Hippius, M.; Reimann, I. R.; Siegmund, W.; Hasfor, J.; Thürmann, P. A. (2007): Drug-drug interactions leading to hospital admission in the old: data from the German Pharmacovigilance Study Group. Basic Clin Pharmacol Toxicol, 101: 391 (Abstr.)

Schwabe, U. (2008): Arzneiverordnungen für ältere Patienten. In: Schwabe, U.; Paffrath, D. (Hrsg.): ArzneiverordnungsReport 2008. Springer Medizin Verlag, Heidelberg: 923–931.

Spruill, W. J.; Wade, W. E.; Cobb, H. H. (2008): Comparison of estimated glomerular filtration rate with estimated creatinine clearance in the dosing of drugs requiring adjustments in elderly patients with declining renal function. Am J Geriatr Pharmacother, 6: 153–160.

Thürmann, P. A. (2006): Prescribing errors resulting in adverse drug events: how can they be prevented? Expert Opin Drug Saf, 5: 489–493.

Thürmann, P. A.; Werner, U.; Hanke, F. et al. (2007): Arzneimittelrisiken bei hochbetagten Patienten: Ergebnisse deutscher Studien. In Bundesärztekammer (Hrsg): Fortbildungskompendium «Fortschritt und Fortbildung in der Medizin», Band 31: 216–224.

Thürmann, P. A. (2008): Spezielle klinisch-pharmakologische Aspekte bei der Therapie. In: Wolff, H. P.; Weihrauch, T. (Hrsg.): Internistische Therapie 2008/2009. Verlag Urban & Fischer, München: 257–274.

Turnheim, K. (1998): Drug usage in the elderly. Drugs aging, 13: 357–379.

Van Walraven, C.; Hart, R. G.; Singer, D. E.; Laupacis, A.; Connolly, S.; Petersen, P.; Koudstaal, P. J.; Chang, Y.; Hellemons, B. (2002): Oral anticoagulants vs aspirin in nonvalvular atrial fibrillation. An individual patient meta-analysis. JAMA, 288: 2441–2448.

Vass, M.; Hendriksen, C. (2005): Polypharmacy and older people: the GP perspective. Z Gerontol Geriat, 38 (1): I/14–I17.

Wang, P. S.; Schneeweiss, S.; Avorn, J.; Fischer, M. A.; Mogun, H.; Solomon, D. H.; Brookhart, M. A. (2005): Risk of death in elderly users of conventional vs. atypical antipsychotic medication. New Engl J Med, 353: 2335–2341.

27 Psychopharmakotherapie

Lienhard Maeck und Franz Müller-Spahn

In Deutschland leben zurzeit über 20 Millionen Menschen, die 60 Jahre und älter sind. Jeder hat im Durchschnitt fünf Erkrankungen, die mit insgesamt sieben bis zehn Medikamenten behandelt werden. Der alternde Organismus weist jedoch pharmakokinetische und -dynamische Besonderheiten auf, die zur Abnahme der Medikamententoleranz führen. Entsprechend nimmt in der Altersmedizin die Häufigkeit von unerwünschten Arzneimittelwirkungen und -interaktionen mit jedem neu verordneten Wirkstoff überproportional zu. Um das Behandlungsrisiko in dieser Altersgruppe kalkulierbar zu halten, wird empfohlen, mit nicht mehr als vier verschiedenen Substanzen zu behandeln (Borchelt, 2005). Die Notwendigkeit der Kenntnis und Antizipation pharmakotherapeutischer Wechselwirkungen wird durch 15 000 bis 20 000 Menschen allein in Deutschland unterstrichen, die jährlich aufgrund von Intoxikationserscheinungen im Rahmen ihrer regulären Pharmakotherapie hospitalisiert werden (s. hierzu auch Kap. 26 «Pharmakotherapie im Alter»). Im Folgenden gehen wir besonders auf die für den Hausarzt relevanten psychopharmakologischen Besonderheiten der Altersmedizin ein. Psychotrope Substanzen erfordern insofern besonderes Augenmerk, als es sich häufig um *dirty drugs* handelt, die mit multiplen Rezeptortypen, häufig auch außerhalb des Gehirns, interagieren. Im Hinblick auf geriatrisch relevante Problemfelder ist vor allem auf metabolische Begleitwirkungen, Auswirkungen auf die Blutdruckregulation und kardiale Erregungsleitung, Sedations- (Sturzgefahr) und Abhängigkeitspotenzial, unerwünschte kognitiv-mnestische Wirkungen und delirogenes Potenzial zu achten.

Pharmakokinetische und -dynamische Besonderheiten des höheren Lebensalters

Eine im höheren Lebensalter tendenziell herabgesetzte Magenmotilität befördert Arzneimittel zeitlich verzögert in den Darm und Blutkreislauf. Die Folgen sind ein *protrahierter Spiegelaufbau* und therapeutischer Effekt, was sich jedoch nur bis zum Erreichen des «steady state» klinisch auswirkt. Bedeutsamer ist die nachlassende renale Ausscheidungsfunktion. Wasserlösliche Arzneimittel und deren hydrophile Metaboliten können dann mit der Folge unerwünschter Arzneimittelwirkungen (UAW) kumulieren, was durch eine höhere Flüssigkeitszufuhr ausgeglichen werden kann. Zu beachten ist weiterhin, dass sich das Verteilungsvolumen lipophiler Wirkstoffe im höheren Lebensalter aufgrund eines höheren Körperfettanteils vergrößert. *Lipophile Substanzen, zu denen nahezu alle psychotropen Pharmaka zählen*, reichern sich dann im Körperfett an und können zeitlich verzögerte, protrahierte Intoxikationserscheinungen bewirken. Nicht zuletzt sollte mit Rücksicht auf eine im Alter verringerte hepatische Biotransformation adaptiert dosiert werden, wenngleich nur ein Teil der Cytochrom P450-Monooxidasen eine alterskorrelierte Aktivitätsabnahme aufweist. Beim älteren Menschen empfiehlt sich somit generell, mit geringeren Dosierungen zu beginnen, nur langsam zu steigern, aber auch hoch genug zu dosieren (start low, go slow, but go!).

Primäres Zielorgan psychopharmakologischer Behandlung ist das Gehirn. Im höheren Lebensalter zeigt es charakteristische Veränderungen, die zu einer anderen Wirksamkeit und Verträglichkeit von Arzneistoffen führen können. Von pharmakodynamischer Bedeutung sind vor allem atrophische Prozesse, die besonders zu einer Verminderung der grauen Substanz und damit auch zur absoluten Abnahme synaptischer Kontakte führen. Hinzuweisen ist weiterhin auf eine schleichende Verminderung von Astrozyten, denen unter anderem die Funktion der Induktion endothelialer «tight junctions» zukommt; im Ergebnis kommt es zu einer *zunehmenden Durchlässigkeit der Blut-Hirn-Schranke*. Veränderungen im Neurotransmitterstoffwechsel betreffen vor allem deren generelle Abnahme. Wenngleich zum Beispiel der pharmakotherapeutische Ausgleich eines relativen Acetylcholinmangels zur symptomatischen Behandlung der Alzheimer-Demenz genutzt wird, ist die physiologische Auswirkung der Aktivitätsabnahme anderer Neurotransmitter Gegenstand wissenschaftlicher Diskussion. Die «physiologische Reserve» des alternden Gehirns ist insgesamt verringert, was durch arteriosklerotische Veränderungen zerebraler Gefäße oder eine diabetische Stoffwechsellage noch verstärkt wird. *Das bedeutet, dass psychotrope Substanzen zum einen altersverträglich und zum anderen nur in einer adaptierten, meist defensiveren Dosierung eingesetzt werden dürfen.*

Den folgenden Ausführungen sei vorausgeschickt, dass Medikamente bei der Behandlung psychischer Erkrankungen im höheren Lebensalter ein wichtiger, aber nur *ein* Pfeiler im Rahmen eines integrierten psychiatrischen Behandlungskonzeptes sind. Psychotherapeutische, ergo-, sozio-, milieu- wie auch körperorientierte Ansätze dürfen keinesfalls unberücksichtigt bleiben; sie müssen vielmehr problem- und lösungsorientiert integriert werden.

Antidepressiva

Antidepressiva werden zur Behandlung depressiver Störungen, aber auch zur Therapie von Angst- und Schlaf- sowie von Verhaltensstörungen bei Demenzen eingesetzt (s. entsprechende Kap. dieses Buches). Bei der Auswahl eines Antidepressivums für einen älteren Menschen muss besonders streng auf das UAW-Profil geachtet werden; *die antidepressive Wirksamkeit entspricht etwa derjenigen in einer jüngeren Altersgruppe*. Aktuelle Diskussionen, die den antidepressiven Effekt von Antidepressiva generell in Frage stellen, stützen sich auf eine seit längerem bekannte Datenlage: Antidepressiva sind vor allem bei schwereren Depressionen wirksam, leichtere Formen können auch durch nicht-medikamentöse Interventionen behandelt werden.

Eine antidepressive Pharmakotherapie mit dem Ziel der Vollremission sollte immer erfolgen, wenn eine mittelschwere bis schwere oder chronische depressive Episode vorliegt (Rajji et al., 2008). Früheres schlechtes Ansprechen auf eine alleinige psychotherapeutische Behandlung prädiziert ebenfalls zu einer pharmakologischen Behandlung. Nach erfolgter Remission sollte über vier bis sechs Monate, idealerweise in voller Wirkdosis, weiterbehandelt werden; ab zwei depressiven Phasen innerhalb von fünf Jahren ist eine mehrjährige *Rezidivprophylaxe* angezeigt.

Die Überweisung zum Psychiater oder Nervenarzt sollte dann erfolgen, wenn mindestens eines der folgenden Kriterien erfüllt ist:

- Es besteht diagnostische Unklarheit.
- Das erste ausdosierte Antidepressivum bringt innerhalb von vier bis sechs Wochen keine Besserung.
- Es bestehen Hinweise auf eine mangelhafte therapeutische Adhärenz.

Die Gruppe der selektiven Serotonin-Wiederaufnahmehemmer (SSRI) ist in der geriatrischen Altersgruppe gut untersucht; besonders **Citalopram**, sein L-Enantiomer **Escitalopram** sowie **Sertralin** zeichnen sich durch ein geringes Interaktionspotenzial aus. **Fluvoxamin** ist durch starke CYP1A2-Hemmung sowie durch etwas geringere CYP2D6-Hemmung gekennzeichnet; in der Folge kann es bei Kombinationsbehandlungen zu Intoxikationen kommen (z. B. Anstieg der Serumkonzentrationen von Clozapin, tri- und tetrazyklischen Antidepressiva [TZA] sowie Benzodiazepinen). In Kombination mit Warfarin sind ein Anstieg der Prothrombinzeit und Digoxinausscheidung zu beachten. **Fluoxetin** hat mit vier bis sechs Tagen (aktiver Metabolit Norfluoxetin: bis 16 Tage) eine außergewöhnlich lange Halbwertszeit. Aufgrund starker CYP2D6-Hemmung kann es noch Wochen nach dem Absetzen zur Wirkungsverstärkung CYP2D6-metabolisierter Substanzen, wie zum Beispiel Clomipramin, Clozapin, Haloperidol, Risperidon oder Venlafaxin, kommen. Entsprechend eignet sich Fluoxetin ebenfalls nicht zum geriatrischen Einsatz. Klassentypische Komplikationen betreffen einerseits das **serotonerge Syndrom**, das bevorzugt bei Kombinationsbehandlung mit anderen serotonergen Substanzen, zum Beispiel Lithium oder MAO-Hemmern, auftritt. Es ist durch autonom-vegetative Symptome (Puls- und Blutdruckanstieg, Diarrhoe, Mydriasis, Nausea, Schwitzen), Symptome zentralnervöser Erregung (Agitiertheit, Akathisie, Bewusstseins- und Koordinationsstörungen, hypomane Stimmungsauslenkung, Desorientierung) und neuromuskuläre Symptome (Myoklonie, Krämpfe, Reflexsteigerung und Tremor) gekennzeichnet. Die Therapie des serotonergen Syndroms ist symptomatisch, bei schwerer Symptomatik muss stationär behandelt werden. Das verursachende SSRI sollte schrittweise herabdosiert werden. Eine **Hyponatriämie**, die sich im symptomatischen Fall durch Bewusstseins- und Orientierungsstörungen, Kopfschmerzen, Muskelkrämpfe, Reizbarkeit und Übelkeit äußert, kann Hinweis auf ein **Syndrom der inadäquaten Adiuretin-Sekretion (SIADH)** sein. Behandelt wird durch schrittweise Reduktion des SSRI, ein höhergradiger Natriummangel muss protrahiert ausgeglichen werden.

Wiederholt wurde diskutiert, ob SNRI und SSRI durch ihre antriebssteigernde Wirkung *suizidale Handlungen* fördern könnten. Die Analyse von 372 Studien mit fast 100 000 Teilnehmern durch die US-amerikanische Food and Drug Administration (FDA) hat gezeigt, dass dieser Effekt altersabhängig vor allem bei Kindern und frühen Teenagern auftritt; sie haben ein zwei- bis dreifach erhöhtes Risiko für suizidales Verhalten. Patienten ab etwa 40 Jahren zeigen unter Behandlung mit den genannten Substanzgruppen demnach keine erhöhte Anfälligkeit für Suizidalität (FDA, 2006).

Als selektiver Noradrenalin-Wiederaufnahmehemmer (NARI) ist **Reboxetin** im Vergleich zu TZA und SSRI ähnlich effektiv, jedoch mit geringeren UAW behaftet. Die kurze Eliminationshalbwertzeit erfordert eine zweimal tägliche Einnahme, UAW sind vor allem Agitation, Blasenentleerungsstörungen, Mundtrockenheit, Obstipation und Schlafstörungen. Die Pharmakokinetik ist auch im höheren Alter weitgehend linear, eine Dosisanpassung jedoch bei Leber- und Niereninsuffizienz erforderlich. Interaktionen betreffen vor allem die Kombination mit Ergotaminpräparaten und Antihypertensiva, so dass bei entsprechenden Patienten Vorsicht geboten ist.

Die Gruppe der selektiven Serotonin- und Noradrenalin-Wiederaufnahmehemmer (SNRI) – Beispiele sind **Duloxetin** und **Venlafaxin** – ist im Vergleich zu den SSRI durch eine zusätzlich antriebsteigernde Komponente, jedoch auch durch entsprechend noradrenerge UAW behaftet (Blutdruckanstieg, Hyperhidrose, Mundtrockenheit, Tachykardie). Während die serotonerge Wirkung im niedrigen Dosisbereich dominiert, nimmt unter höheren Dosierungen der noradrenerge Effekt relativ zu; die retardierte Form ist mit besserer Verträglichkeit assoziiert und sollte auch wegen der nur einmal täglichen Gabe bevorzugt werden. Duloxetin hat bereits in niedriger Dosierung (60 mg) ein weitgehend ausgeglichenes serotonerg-noradrenerges Profil; wirksam erweist es sich bei begleitender Schmerzsymptomatik (s. Kap. 19 «Schmerzsyndrome und Behandlung bei älteren Patienten»).

Das Noradrenalin- und Serotonin-spezifische (NaSSA) Mirtazapin ist ein $\alpha 2$-Auto- und $\alpha 2$-Heterorezeptorantagonist an der serotonergen Synapse, wo es eine vermehrte Noradrenalin- und Serotoninausschüttung bewirkt. Gleichzeitige 5-HT2- und 5-HT3-antagonistische Effekte führen zu einer Vermittelung der serotonergen Wirkung über 5-HT1-Rezeptoren, woraus anxiolytische und antidepressive Effekte resultieren. Mirtazapin ist stark antihistaminerg, weshalb es zur Schlafinduktion geeignet ist, aber auch zur Gewichtszunahme führen kann.

Der postsynaptische Serotonin-(5-HT2)-Antagonist und -Wiederaufnahmehemmer (SARI) **Trazodon** wirkt sedierend und hat einen günstigen Einfluss auf die Schlafarchitektur. Zur antidepressiven Behandlung erfordert seine kurze Eliminationshalbwertszeit die wiederholte tägliche Gabe. Aufgrund seiner beständig linearen Pharmakokinetik ist keine Dosisanpassung erforderlich, wenn der Patient älter ist. Eine erhöhte Sturzgefahr durch Sedation und orthostatische Beschwerden ($\alpha 1$-Blockade) sowie das Potenzial, bei kardial vorerkrankten Patienten Herzrhythmusstörungen auszulösen, geben jedoch Anlass zur Vorsicht. Wenngleich Trazodon einen günstigen Einfluss auf erektile Dysfunktion haben soll, muss gleichzeitig über die Gefahr des Auftretens eines Priapismus aufgeklärt werden.

Der selektive Monoaminooxidase A(MAO-A)-Hemmer **Moclobemid** erfordert bei älteren Personen üblicherweise keine Dosisanpassung, eine Reduktion ist lediglich bei Leberinsuffizienz angeraten. Ab 450 mg pro Tag kann mit einer antidepressiven Wirkung gerechnet werden. Die Substanz wird aufgrund ihrer kurzen Eliminationshalbwertszeit zwei- bis dreimal täglich verabreicht, die Einhaltung einer Diät ist nicht erforderlich. Kontraindiziert ist die Kombination von Moclobemid mit anderen serotonergen Substanzen wie SSRI und TZA; demgegenüber wird die Gabe von Lithium zur Augmentationsbehandlung von Moclobemid gut toleriert (Magder et al., 2000). Typische UAW umfassen vor allem Kopfschmerzen, Mundtrockenheit, Nausea, Obstipation, Schlaflosigkeit, Schwitzen und Tremor.

Tri- und tetrazyklische Antidepressiva, wie zum Beispiel **Amitriptylin**, **Clomipramin**, **Doxepin**, **Trimipramin** und **Maprotilin**, weisen dosisabhängig sedierende, anticholinerge und kardiale Effekte auf; Letztere vor allem aufgrund ihrer chinidinartigen, Klasse-I-antiarrhythmischen Wirkung. TZA werden über pharmakologisch aktive, wasserlösliche Metabolite abgebaut, so dass die im Alter häufig eingeschränkte glomeruläre Filtrationsrate niedrigere Dosierungen erforderlich macht. *Neuere Substanzen sind aufgrund ihrer besseren Verträglichkeit und höheren therapeutischen Breite (hohe Mortalität bei suizidal intendierter Einnahme) prinzipiell vorzuziehen.* Ausnahmen sind Patienten, die bei früheren depressiven Episoden gut auf TZA respondiert haben und sie weiterhin vertragen würden. Niedrig dosierte TZA können zudem bei der Behandlung von Schlafstörungen eingesetzt werden (s. Kap. 20 «Schlaf-Wach-Rhythmusstörungen»).

Unter Naturheilmitteln mit zugeschriebener antidepressiver Wirkung kommt dem **Johanniskraut** die größte Bedeutung zu. Im Handel sind vor allem Substanzgemische, die sich bezüglich des Gehaltes an pharmakologisch aktivem **Hyperforin**, enthalten im **Extrakt WS 5570**, unterscheiden. Eine aktuelle Metaanalyse weist auf eine Wirksamkeit des WS-5570-Extraktes bei leichten depressiven Störungen hin (Kasper et al., 2008), frühere randomisierte und kontrollierte Studien zeigten einen Effekt auch bei mittelschweren Depressionen (Lecrubier et al., 2002). Nachdrücklich muss auf die starke Induktion cytochromaler Enzyme durch Johanniskraut hingewiesen werden (s. Tab. 27-2). Daraus ergeben sich Kontraindikationen in Kombinationsbehandlung mit Antikoagulanzien vom Cumarin-Typ, zahlreichen antiretroviralen Substanzen, Immunsuppressiva und Zytostatika. Typische UAW ist eine Photosensibilisierung der Haut, die klinisch allerdings nur selten relevant ist.

Die Arbeiten von Aziz et al. (2006) und Young (2005) geben eine Übersicht zur evidenzbasierten Behandlung der bipolaren affektiven Störung im Senium.

Die Tabelle 27-1 fasst das UAW-Profil gängiger Antidepressiva zusammen, Tabelle 27-2 gibt Dosierungsempfehlungen und informiert über Eliminationshalbwertszeiten, empfohlene Plasmaspiegel und Hauptabbauwege.

Phasenprophylaktika

Phasenprophylaktika (Synonym: Stimmungsstabilisatoren) werden zur Behandlung der bipolaren affektiven Störung bei der Therapie akuter manischer oder hypomanischer Phasen (Carbamazepin, Lithium, Valproat), zur Prophylaxe manisch-depressiver Episoden (Carbamazepin und Lithium) und zur Prophylaxe depressiver Phasen (Lamotrigin) eingesetzt. In der geriatrischen Altersgruppe sollte die Indikationsstellung in Absprache mit einem Nervenarzt oder Psychiater erfolgen. Bis auf Lamotrigin werden die erforderlichen Serumspiegel bei älteren Patienten mit deutlich niedrigeren Dosierungen als bei jüngeren Personen erreicht. Vor einer Einstellung auf **Lithium** sollten das Serumkreatinin, die Schilddrüsenhormone T4 und TSH sowie der Halsumfang bestimmt werden, darüber hinaus werden ein Urinsediment und ein EKG verlangt. Häufige Serumspiegelkontrollen sind obligatorisch, darüber hinaus sollte auf neurotoxische Begleitwirkungen geachtet werden, die in der höheren Altersgruppe bereits im therapeutischen Bereich und in Kombination mit Antipsychotika besonders häufig auftreten können. Eine Co-Medikation mit ACE-Hemmern, Thiazid-Diuretika und nichtsteroidalen Antiphlogistika kann die Lithium-Clearance verringern, so dass vor entsprechenden Kombinationen gewarnt wird (s. hierzu auch Kap. 26 «Pharmakotherapie»). Soll Lithium abgesetzt werden, ist damit zu rechnen, dass speziell depressive Episoden nach erneutem Ansetzen nicht mehr ausreichend auf eine Lithiumbehandlung respondieren (Hardy et al., 1997). Wachsamkeit empfiehlt sich zudem im Hinblick auf Suizidalität, da Lithium einen inhärenten suizidpräventiven Effekt besitzt, der bei Sistieren der Behandlung wegfällt. **Valproinsäure** wird im Vergleich zu **Carbamazepin** besser vertragen, in seltenen Fällen kann sie jedoch zu einer Knochenmarksdepression führen. Veränderungen der Transaminasen werden häufig beobachtet, in sehr seltenen Fällen kann es zur toxischen Lebernekrose kommen. Das hepatotoxische Risiko ist offenbar bei Männern und Co-Medikation mit CYP2A6- und -2C9-Induktoren erhöht (Sadeque et al., 1997). Als häufige UAW gilt die Gewichtszunahme, was bei Patienten mit einem Risikoprofil für kardiovaskuläre Erkrankungen berücksichtigt werden muss. Wenngleich **Lamotrigin** in der Manieprophylaxe gegenüber Placebo überlegen sein soll, ist die Wirksamkeit bei der Prophylaxe depressiver Phasen offenbar besser (Goodwin et al., 2004). Lamotrigin muss langsam eindosiert werden. Die Kombinationsbehandlung mit Valproinsäure führt zu einem Anstieg der Eliminationshalbwertszeit von Lamotrigin auf etwa 70 Stunden, was zu Intoxikationserscheinungen führen kann. Die gleichzeitige Behandlung mit Carbamazepin ist hingegen mit einem relevanten Absinken des Lamotrigin-Serumspiegels verbunden. Da keine altersabhängige Phamakokinetik besteht, ist in der geriatrischen Altersgruppe keine Dosisanpassung erforderlich. Dem Einsatz von **Carbamazepin** sind in der geriatrischen Patientengruppe Grenzen gesetzt, da der Wirkstoff ein starker Enzyminduktor ist (u. a. CYP1A2, -2B6 und -3A4) und somit mit zahlreichen anderen Wirkstoffen, unter anderem Antidepressiva und Antipsychotika, im Sinne eines beschleunigten Abbaus der Zweitsubstanz interagiert. Der Einsatz von Carbamazepin ist speziell bei Phenprocoumon-behandelten Patienten zu vermeiden, da es hier zu einem – in seinem Ausmaß schwer vorhersehbaren – Anstieg der INR kommt. Weil Carbamazepin zu schwerwiegenden Blutbildveränderungen führen kann (Leukopenie in 11 % der Fälle), dürfen keine anderweitigen

Tabelle 27-1: UAW-Profil gängiger Antidepressiva. +/– = schwach; ++/– – = mittelstark; +++/– – – = stark; 0 = kein Effekt. Abkürzungen: s. Text

Wirkstoff	anticholinerge Wirkungen	Diarrhoe, Erbrechen, Nausea	Gewichtszunahme	Hypotonie (–)/ Hypertonie (+)	EKG-Veränderungen	Sedierung (–)/ Aktivierung (+)	sexuelle Funktionsstörungen
Trizykl. AD							
Amitriptylin	+++	+	++	– –/+	++	– – –	+
Clomipramin	+++	+	+++	– –	++	– –/+	+++
Doxepin	++	+	++	–	0 bis +	– –	0 bis +
Imipramin	+++	++	+++	– – –	+++	– –	+
Trimipramin	++	k. A.	+++	– –	+	– – –	+
Tetrazykl. AD							
Maprotilin	++	++	++	– –	+	– – –	++
Mianserin	+	0 bis +	+	– –	0	– –	0 bis +
SSRI							
Citalopram	0	++	0	0	0	+	+
Escitalopram	0	++	0	0	0	+	+
Fluoxetin	0	++	0	0	0	++	++
Fluvoxamin	0	++	0	0	0	+	+
Paroxetin	0	++	+	0	0	+	++
Sertralin	0	++	0	0	0	+	++
SNRI							
Duloxetin	+	++	–	–/+	0	–/+	+
Venlafaxin	0	+ bis ++	+	+	0	–/+	+
NaSSA							
Mirtazapin	0	0	++	–	0	––	+
NARI							
Reboxetin	+	++	0 bis +	– –/+	0 bis +	–/+	0 bis +
SARI							
Trazodon	+	+	+	– –/+	+	– – –	+
MAO-Hemmer							
Moclobemid	0	0 bis +	0	0/–	0	+	0
Naturheilmittel							
Johanniskraut, Extrakt WS 5570	0	+	0	0	0	0	0

Tabelle 27-2: Eliminationshalbwertszeiten, Dosierungsempfehlungen für geriatrische Patienten, empfohlene Plasmaspiegel und Hauptabbauwege gängiger Antidepressiva. HWZ = Eliminationshalbwertszeit (in Klammern steht die HWZ aktiver Metabolite); k. A. = keine Angaben; (–) = schwache Hemmung; (– –) = mittelstarke Hemmung; (– – –) = starke Hemmung. Der jeweils dominante Abbauweg ist **fett** dargestellt.

Wirkstoff	HWZ (h)	Anfangs-dosis (mg)	Maximal-dosis (mg)	Plasmaspiegel (ng/ml)	Hauptabbauweg
Trizykl. AD					
Amitriptylin	20 (30)	25	75	80–250 (Amitr. + Nortript.)	CYP2D6, CYP2C19 (–)
Clomipramin	12–36 (36)	10	75	175–450 (Clomipr. + DMClo-mipr.)	CYP2D6 (– –), CYP3A4
Doxepin	8–24 (33–80)	10	100	50–150 (Doxep. + DMDoxep.)	CYP2D6 (– –)
Imipramin	19	10	50	175–300 (Imipr. + Desipr.)	CYP1A2, CYP2C19 (–), CYP2D6 (–)
Trimipramin	24	25	75	150–350	CYP2C19, CYP2C9, CYP2D6
Tetrazykl. AD					
Maprotilin	43–45	3 x 10/1 x 25	3 x 25/1 x 75	125–200	CYP2D6
Mianserin	21–61	30	60–90	15–70	**UGT1A4**, CYP1A2, CYP2D6, CYP3A4
SSRI					
Citalopram	19–45	10	30	30–130	**CYP2C19** (–), CYP3A4 (–)
Escitalopram	27–33	5	15	15–80	**CYP2C19**, CYP3A4
Fluoxetin	4–6 d (4–16 d)	10	60	120–300 (Fluoxetin + Norfluoxetin)	CYP2C19 (– –), CYP2C9 (– –), CYP2D6 (– – –), CYP3A4 (– –)
Fluvoxamin	17–22	25	150	150–300	CYP1A2 (– – –), **CYP2D6** (–)
Paroxetin	6–71	10	20	70–120	CYP2D6 (– – –)
Sertralin	24 (62–104)	50	100	10–50	CYP2B6 (– –)
SNRI					
Duloxetin	12	60	120	k. A.	CYP1A2 (–),CYP2D6 (– –)
Venlafaxin	5 (11)	2 x 37,5	225	195–400 (Venlaf. + O-Desmethylvenlaf.)	**CYP2D6** (–), CYP3A4
NaSSA					
Mirtazapin	20–40	15–30	45	40–80	CYP2D6

Wirkstoff	HWZ (h)	Anfangs-dosis (mg)	Maximal-dosis (mg)	Plasmaspiegel (ng/ml)	Hauptabbauweg
NARI					
Reboxetin	13–30	2x2	2x3	10–100	CYP3A4 (–)
SARI					
Trazodon	9–11	50	150	650–1500	CYP3A4
MAO A-Hemmer					
Moclobemid	1–3	300	600	300–1000	CYP2C19 (– –)
Naturheilmittel					
Johanniskraut, Extrakt WS 5570	Hyperforin: ca. 8	ca. 900	ca. 900	k. A.	starke Induktion von CYP2C9, CYP3A4, CYP2C19 und p-gp, mittelstarke Induktion von CYP1A2.

Substanzen mit schädigendem Einfluss auf das hämatopoetische System kombiniert werden (z. B. Clozapin, Metamizol).

Die Tabelle 27-3 gibt Dosierungsempfehlungen und informiert über Eliminationshalbwertszeiten, empfohlene Plasmaspiegel und Hauptabbauwege der Phasenprophylaktika.

Antipsychotika

Im geriatrischen Bereich werden Antipsychotika, auch Neuroleptika oder Psycholeptika genannt, zur Behandlung aller Stadien der **Schizophrenie** eingesetzt, wobei in diesem Fall ein Psychiater oder ein Nervenarzt die Indikation stellen sollte. Weitere, in dieser Altersgruppe typische Einsatzgebiete, sind **psychomotorische Erregungszustände**, zum Beispiel im Rahmen einer Demenz, oder eine **Schlafinduktion**. Eine charakteristische Eigenschaft der klassischen Antipsychotika, häufig noch «Typika» genannt, ist ihr hohes Risiko zur Induktion von Früh- und Spätdyskinesien, da sie sowohl in mesolimbischen als auch nigrostriatalen Kerngebieten dopaminantagonistisch wirken. Ältere Menschen sind besonders prädisponiert und sollten bevorzugt Antipsychotika der zweiten Generation, so genannte «Atypika», erhalten. Als «dirty drugs» interagieren zahlreiche Antipsychotika mit weiteren Neurotransmittern, unter anderem Acetylcholin, Histamin, Noradrenalin und Serotonin, woraus einerseits typische UAW, bei neueren Substanzen aber auch erwünschte Eigenschaften herrühren (z. B. Besserung von Minussymptomen). Typische UAW umfassen neben den bereits erwähnten *extrapyramidalen Symptomen* Antriebsminderung und Sedierung, Hyperprolaktinämie mit Gynäkomastie, Galaktorrhoe und Libidostörungen sowie Gewichtszunahme. *Wie auch andere Psychopharmaka erhöhen Neuroleptika das Sturzrisiko.* Typische Antipsychotika, jedoch auch Atypika wie Clozapin und Olanzapin, entfalten zudem ausgeprägte anticholinerge und metabolische Effekte (Auslösung eines Delirs, Erhöhung des Risikos eines metabolischen Syndroms; siehe auch entsprechende Kap. zu «Stürzen» bzw. zum «Delir»). Auch im Falle der Antipsychotika ist zu berücksichtigen, dass ältere Personen zumeist geringere Dosen benötigen als jüngere; in der geriatrischen Altersgruppe liegen sie häufig bei der

Tabelle 27-3: Eliminationshalbwertszeiten, Dosierungsempfehlungen (für geriatrische Patienten), empfohlene Plasmaspiegel und Hauptabbauwege der Phasenprophylaktika. HWZ = Eliminationshalbwertszeit; (– –) = mittelstarke Hemmung; (– – –) = starke Hemmung; (+) = leichte Induktion; (+ + +) = starke Induktion. Der jeweils dominante Abbauweg ist **fett** dargestellt.

Wirkstoff	HWZ (h)	Anfangsdosis (mg)	Maximaldosis (mg)	Plasmaspiegel	Hauptabbauweg	Bemerkungen
Lithium	30–36	150	300–600	0,4–0,6 mmol/l	unverändert renal	altersabhängige Dosierung; neurotoxische Symptome schon in therapeutischen Dosierungen möglich.
Antikonvulsiva						
Carbamazepin	16–24	100	1000	5–8 µg/ml	**CYP3A4 (+ + +)**, P-gp (– –), UGT2B7 (– –)	starke Induktion von CYP1A2, CYP2B6 und Glucuronidierungsprozessen.
Lamotrigin	24–35	25	300	3–14 µg/ml	**UGT1A4 (+)**, UGT2B7	Erreichen der Zieldosis nach sechs Wochen; bei älteren Patienten üblicherweise keine Dosisanpassung erforderlich.
Valproinsäure	5–20	5–7/kg Körpergew.	20/kg Körpergew.	ca. 50 µg/ml	**UGT1A6**, UGT1A3, UGT1A8, UGT2B7 (– –)	

Hälfte bis einem Drittel. Valide Studien an älteren Patienten mit schizophrenen Störungen, aus denen sich Dosierungsempfehlungen, Angaben zur Häufigkeit typischer UAW oder zum Mortalitätsrisiko ableiten ließen, gibt es jedoch bislang nicht. Hinsichtlich erhöhter Risiken warnte die FDA im Juni 2008, dass die Mortalität bei älteren Patienten mit psychotischen Symptomen im Rahmen von Demenzen sowohl unter konventionellen Antipsychotika als auch «Atypika» erhöht sei. Eine Kohortenstudie an 37 241 Patienten kam sogar zu dem Ergebnis, dass ältere Patienten *generell erhöhte Mortalitätsraten unter Antipsychotika* aufweisen (Schneeweiss et al., 2007). Da hier offenbar ein Klasseneffekt vorliegt, sollte allgemein nur bei sorgfältiger Indikationsstellung und nur so lange, wie unbedingt nötig, behandelt werden. Wir empfehlen, die Notwendigkeit der Verordnung in festen Abständen zu überprüfen und geringstmögliche Dosen einzusetzen. Allgemein sollten zum Beispiel auch chronische, ängstlich gefärbte Unruhezustände keine Indikation zur monatelangen Behandlung mit Neuroleptika, womöglich gar mit Depotpräparaten, sein (keine Gabe von «Aufbauspritzen»!). Bei Patienten mit vermuteter **Lewy-Body-Demenz** sollten Antipsychotika vermieden werden; dieser Personenkreis ist hinsichtlich extrapyramidaler Symptome außerordentlich vulnerabel. Fernerhin ist zu beachten, dass ältere Patienten, die mit Antipsychotika behandelt werden, ein um bis zu 60 % erhöhtes *Pneumonierisiko*, besonders in der ersten Behandlungswoche, haben (Knol et al., 2008).

Amisulprid nimmt aufgrund seines selektiven D2- und D3-Rezeptor-Antagonismus und seiner vornehmlich renalen Elimination innerhalb der Gruppe der atypischen Antipsychotika eine Sonderstellung ein. Typisch anticholinerge oder sedierende UAW sind daher kaum zu erwarten, zudem ist aufgrund des höheren Lebensalters allein keine Dosisanpassung erforderlich, sofern die renale Ausscheidungsfunktion unbeeinträchtigt ist. Zu beachten ist jedoch, dass extrapyramidale UAW unter Amisulprid etwas häufiger als unter anderen Atypika auftreten und das Risiko erhöhter Prolaktinspiegel ebenfalls gesteigert ist. Im Gegensatz zu anderen Antipsychotika ist das zur Behandlung der Schizophrenie und manischer Episoden bei Bipolar I-Störungen zugelassene **Aripiprazol** ein Partialagonist am D2-, aber auch 5-HT1A-Rezeptor. Hieraus sollen in Regionen relativen Dopaminmangels, zum Beispiel im Frontalhirn, positive Effekte auf Negativsymptome resultieren; die Wirkung setzt nach zwei bis drei Wochen ein. Typische unerwünschte Behandlungseffekte zu Therapiebeginn betreffen vor allem eine innere oder psychomotorische Unruhe, was häufig die passagere Gabe von Tranquilanzien, insbesondere bei der Behandlung der Manie, erforderlich macht. Bei dementen Patienten scheint Aripiprazol günstige Auswirkungen auf Agitation, Angst und Depression, weniger hingegen auf psychotische Symptome zu haben (Streim et al., 2008). **Clozapin** wird bei älteren Patienten aufgrund der ausgeprägt anticholinergen Wirkungen, Sedierung (Sturzgefahr!) und der Gefahr von Blutbildveränderungen (Neutropenie, Agranulozytose) vor allem bei ansonsten therapieresistenten schizophrenen Psychosen angewandt. Es unterliegt kontrollierten Anwendungsbedingungen mit obligatorischen wöchentlichen Kontrollen des weißen Blutbildes in den ersten 16 Wochen, danach mindestens monatlichen Kontrollen. Clozapin muss aufgrund erheblicher kreislaufdepressiver Effekte langsam eindosiert und auftitriert werden. Das strukturchemisch mit Clozapin verwandte **Olanzapin** ist zur Behandlung der Schizophrenie, der manischen Episode bei bipolaren Störungen und deren Rezidivprophylaxe zugelassen. Zu beachten ist vor allem eine häufig zu konstatierende Gewichtszunahme. Anticholinerge Wirkungen sind so ausgeprägt, dass zur Behandlung von Verhaltensstörungen bei demenziellen Erkrankungen vorrangig andere Substanzen mit geringerer anticholinerger Aktivität favorisiert werden sollten. **Risperidon** hat sich als wirksam und gut verträglich in der Indikation Schizophrenie erwiesen. Günstig sind vor allem weitgehend fehlende anticholinerge UAW, eine geringe Lebertoxizität und seine geringe Neigung zu Blutbildveränderungen. Aufgrund seiner $\alpha 1$-antagonistischen Wirkung ist jedoch mit kreislaufdepressiven Effekten zu rechnen, so dass sich im höheren Lebensalter eine geringere Einstiegs- und Zieldosis empfiehlt. Risperidon ist auch in der Indikation Verhaltensstörung bei Demenz zugelassen. **Paliperidon**, der aktive Metabolit von Risperidon, scheint in der höheren Altersgruppe ähnlich gut verträglich wie bei jüngeren Patienten, so dass für erstere Altersgruppe keine speziellen Dosierungsempfehlungen gegeben werden. Die Verträglichkeit soll insgesamt etwas besser sein. **Quetiapin** ist zur Behandlung der Schizophrenie, Manie und depressiven Episode im Rahmen bipolarer affektiver Störungen zugelassen. Es wirkt antidopaminerg (D1 und D2), anti-α-adrenerg (orthostatische Reaktionen!), antihistaminerg und blockiert 5-HT2-Rezeptoren; anticholinerge Wirkungen sind hingegen nur gering ausgeprägt, so dass sich die Substanz auch zur Behandlung demenzassoziierter Unruhezustände eignet (Dosis i. a. unter 100 mg/d). Bei Leber- und Niereninsuffizienz werden geringere Dosierungen empfohlen, ebenso in der höheren Altersgruppe. Die Gefahr einer QTc-Zeit-Verlängerung ist dosisabhängig. Das in Deutschland und Österreich zur Behandlung der Schizophrenie und manischer bzw. gemischter Episoden bei bipolaren affektiven Störungen zugelassene **Ziprasidon** bindet unter anderem hochaffin an D2- und D3-Rezeptoren, zudem hemmt es die Wiederaufnahme von Serotonin und Noradrenalin aus dem synaptischen Spalt. Vorsicht ist bei Patienten mit kardialer Vorschädigung geboten, da die Substanz zu einer erheblichen QTc-Zeit-Verlängerung führen kann.

Psychosen bei M. Parkinson werden vorrangig mit Clozapin (Beginn mit 6,25–12,5 mg zur Nacht, langsame Steigerung auf üblicherweise 50 mg, maximal 100 mg), alternativ auch mit Quetiapin (Beginn mit 25 mg zur Nacht, alle zwei bis drei Tage Steigerung um 25 mg auf bis zu 100 mg, maximal 2x 125 mg unter EKG-Kontrolle) behandelt. Konventionelle Antipsychotika sind in dieser Indikation nicht indiziert, andere «Atypika» nicht zu empfehlen.

Zu den konventionellen Antipsychotika aus der Gruppe der Butyrophenone zählen Haloperidol, Melperon und Pipamperon. **Haloperidol** weist ein sehr geringes kardiovaskuläres Risikoprofil auf, weshalb es auch in Notfallindikationen sicher einsetzbar und aufgrund seiner hohen antipsychotischen Potenz zudem noch rasch wirksam ist. Zur Dauerbehandlung empfiehlt es sich hingegen nicht, da die Gefahr des Auftretens extrapyramidaler Symptome groß ist und sicherere Alternativen existieren. **Melperon** (in der Schweiz nicht zugelassen) wie auch **Pipamperon** wirken stark sedierend, haben jedoch weitaus geringere antipsychotische Potenz als Haloperidol. Ihr bevorzugtes Einsatzgebiet liegt bei Unruhezuständen und Schlafstörungen, häufig im Rahmen von Demenzen, da sie kaum anticholinerg sind. Als Vertreter der trizyklischen konventionellen Antipsychotika ist **Flupentixol** zur Behandlung der Schizophrenie zugelassen. Wenngleich Flupentixol häufig als «partiell atypisches» Neuroleptikum bezeichnet wird, ist die Gefahr des Auftretens extrapyramidaler Symptome vergleichsweise hoch.

Für die Pharmakotherapie der Schizophrenie und der Atypikabehandlung bei Demenz verweisen wir auf Übersichtsarbeiten (Marriott et al., 2006; Jeste et al.; 2005).

Die Tabelle 27-4 zeigt das Rezeptorprofil gängiger Antipsychotika und die Tabelle 27-5 infor-

Tabelle 27-4: Rezeptorprofil gängiger Antipsychotika. k.A. = keine Angaben; 0 = keine Affinität (Dissoziationskonstante >10000); + = sehr geringe Affinität (Dissoziationskonstante zwischen 1000 und 9999); ++ = geringe Affinität (Dissoziationskonstante zwischen 100 und 999); +++ = mittelstarke Affinität (Dissoziaktionskonstante zwischen 10 und 99); ++++ = starke Affinität (Dissoziaktionskonstante zwischen 1 und 9); +++++ = sehr starke Affinität (Dissoziaktionskonstante zwischen 0 und 1).

Wirkstoff	$\alpha 1$	D1	D2	D3	D4	5-HT_{1A}	5-HT_{2A}	5-HT_{2C}	H1	M1
Amisulprid	0	0	++++	++++	0	0	0	0	0	0
Aripiprazol	+++	++	+++++	+++++	+++	++++	++++	+++	+++	0
Clozapin	++++	+++	++	++	+++	++	+++	+++	++++	++++
Olanzapin	+++	+++	+++	+++	+++	0	++++	+++	+++	+++
Paliperidon	+++	++	++++	++++	+++	+	+++++	+++	+++	+
Quetiapin	++++	++	++	++	+	+	++	k. A.	+++	++
Risperidon	++++	++	++++	+++	+++	++	+++++	+++	+++	+
Ziprasidon	+++	++	++++	++++	+++	++++	+++++	++++	+++	+
Haloperidol	++++	++	+++++	++++	++++	+	+++	0	++	+

miert über Eliminationshalbwertszeiten, Dosierungsempfehlungen, empfohlene Plasmaspiegel und Hauptabbauwege.

Anxiolytika und Tranquilanzien

Unter den zur Behandlung von Angst und Unruhezuständen eingesetzten Medikamenten sind vor allem **Benzodiazepine** zu nennen. Sie binden an zentralnervöse GABAA-Rezeptoren, wo sie zu einer Verstärkung inhibitorischen GABAs mit dem Resultat von Anxiolyse, Sedation, Muskelrelaxation und antikonvulsiver Wirkung führen. Trotz ihrer hohen therapeutischen Breite können Benzodiazepine bei älteren Personen zu **paradoxen Reaktionen** (Angst, Unruhezustände, Verwirrtheit, Delir) führen. Das Risiko hierfür ist bei zerebraler Vorschädigung besonders groß und wird durch geringere Do-

Tabelle 27-5: Eliminationshalbwertszeiten, Dosierungsempfehlungen für geriatrische Patienten, empfohlene Plasmaspiegel und Hauptabbauwege gängiger Antipsychotika. HWZ = Eliminationshalbwertszeit (in Klammern steht die HWZ aktiver Metabolite); k. A. = keine Angaben; (–) = schwache Hemmung; (– –) = mittelstarke Hemmung. Der jeweils dominante Abbauweg ist **fett** dargestellt.

Wirkstoff	HWZ (h)	Anfangsdosis (mg)	Maximaldosis (mg)	Plasmaspiegel (ng/ml)	Hauptabbauweg	Bemerkungen
«Atypika«						
Amisulprid	12	200	400	100–400	unverändert renal und via Fäzes	Prolaktinanstieg häufig; QTc-Zeit-Verlängerung möglich
Aripiprazol	75	10	30	100–300	**CYP2D6**, CYP3A4	Bei Demenz keine Zulassung.
Clozapin	6–26	12,5	200	350–600	**CYP1A2**, CYP2C19, FMO	Steigerung um max. 25 mg/d; in den ersten 16 Wochen Diff.-BB wöchentlich, später mindestens monatlich obligat.
Olanzapin	29–55	2,5	20	20–80	**UGT1A4**, CYP1A2 (– –)	Rauchen und Carbamazepin senken Plasmaspiegel.
Paliperidon	24	6	12	k. A.	unverändert renal	Dosisanpassung bei Niereninsuffizienz
Quetiapin	7	12,5	200	70–170	CYP3A4	Dosisabhängige Verlängerung der QTc-Zeit möglich.
Risperidon	3 (24–34)	0,5	4 (bei Demenz: 2)	20–60 (Risp. + 9-OH-Risp.)	CYP2D6 (–)	Prolaktinerhöhung und extrapyramidale Symptome sind rel. häufig.

Wirkstoff	HWZ (h)	Anfangsdosis (mg)	Maximaldosis (mg)	Plasmaspiegel (ng/ml)	Hauptabbauweg	Bemerkungen
Risperidon Depot	k. A.	25	25	20–60 (Risp. + 9-OH-Risp.)	CYP2D6 (–)	keine Zulassung bei Demenz; Prolaktinerhöhung und extrapyramidale Symptome sind relativ häufig.
Ziprasidon	7	2 x 20	2 x 40	40–100	via Aldehydoxidase	keine Behandlung bei Demenz; regelmäßige EKG-Kontrollen wg. QTc-Zeit-Verlängerung; Resorption ist bei Nahrungskarenz um 50 % verringert. Keine Zulassung in der Schweiz.
«Typika» Butyrophenone						
Melperon	6–8	25	200	75–324	CYP2D6 (– –)	geringe antipsychotische Potenz; sedierend; kaum delirogen. Keine Zulassung in der Schweiz
Haloperidol	24	0,5	10	5–17	CYP2D6 (–), **CYP3A4**, Glucuronidierung	geringes kardiovaskuläres Risiko
Pipamperon	8–17	20	120	100–400	oxidative N-De-Alkylierung	geringe antipsychotische Potenz; sedierend; kaum delirogen.
trizyklische AP						
Flupentixol (oral)	15–50	0,5	10	> 2	CYP2D6, Glucuronidierung, Sulfoxidation	In Kombination mit Antihypertensiva Blutdruckanstieg möglich.
Fluphenazin (Depot)	5–8 d	12,5	50	0,5–2	CYP2D6 (–)	Keine Kombination mit Lithium!

Tabelle 27-6: Eliminationshalbwertszeiten, Dosierungsempfehlungen für geriatrische Patienten, Äquivalenzdosierungen, empfohlene Plasmaspiegel und Hauptabbauwege gängiger Benzodiazepine. HWZ = Eliminationshalbwertszeit; (– –) = mittelstarke Hemmung. Der jeweils dominante Abbauweg ist **fett** dargestellt.

Wirkstoff	HWZ (h)	Dosierung (mg)	Äquivalenzdosis (mg) (Referenz: Diazepam 10 mg)	Hauptabbauweg	Bemerkungen
kurze HWZ					
Midazolam	1,5–2,5	3,75–7,5	7,5	CYP3A4 (– –)	renale Elimination zu 60 bis 80 %; Einsatz als Hypnotikum.
Oxazepam	8	7,5–50	30	UGT2B7	renale Elimination nach Glucuronidierung; keine Interaktion mit Cytochrom P450-System
Temazepam	7–11	10–20	20	UGT2B7 (– –)	renale Elimination zu 80 %; Einsatz als Hypnotikum
Triazolam	1,5–5,5	0,125–0,25	0,5	CYP3A4	keine Kumulation; Einsatz als Hypnotikum
mittlere HWZ					
Alprazolam	12–15	0,5–2	1	CYP3A4	überwiegend renale Elimination; keine Kumulation
Lorazepam	12–16	0,5–2	2	UGT2B7, UGT2B15	renale Elimination nach fast vollständiger Glucuronidierung zu inaktiven Metaboliten
Lormetazepam	10	0,5–1	1	Glucuronidierung	überwiegend renale Elimination
lange HWZ					
Bromazepam	20	1,5–3	6	CYP2C19, Glucuronidierung	überwiegend renale Elimination
Clonazepam	ca. 30	1–4	2	NAT2	Einsatz auch als Antikonvulsivum.
Diazepam	20–45	1–10	10	**CYP3A4**, CYP2C19	ausgeprägte Akkumulierungsneigung (HWZ Desmethyldiazepam: 100 h); UGT2B7-Hemmer
Flunitrazepam	16–35	0,5	0,5	**CYP3A4 (– –)**, CYP2C19	Vorsicht bei gleichzeitiger Gabe von CYP3A4-/-2C19-Hemmern (Spiegelanstieg von Flunitrazepam)!

sierungen, die bei etwa einem Drittel der sonst üblichen Dosierungen liegen, vermindert. Zu berücksichtigen ist, dass Benzodiazepine zum Teil über pharmakologisch aktive Metaboliten mit langer Halbwertszeit verstoffwechselt werden, was zu **Kumulationseffekten** und schlechter «Steuerbarkeit» führt. Im Ergebnis ist das Risiko für paradoxe Effekte erhöht; epidemiologische Untersuchungen haben zudem einen Zusammenhang zwischen der Behandlung mit langwirksamen Benzodiazepinen und dem gehäuften Auftreten von **Stürzen** nachgewiesen. *Für die Behandlung älterer Personen sind daher hydrophilere Benzodiazepine mit kürzerer Halbwertszeit vorzuziehen, deren Abbau zu keinen aktiven Metaboliten führt (z. B. Lorazepam oder Oxazepam).* Da ein erhebliches Abhängigkeitspotenzial besteht, sollten Benzodiazepine nur vorübergehend und maximal 14 Tage lang gegeben werden. Selbst bei defensiver Dosierung droht neben einer Abhängigkeit ansonsten eine so genannte **Low-Dose-Abhängigkeit**, die besonders häufig ältere Frauen betrifft und iatrogen aufrechterhalten wird (s. Kap. 8 «Abhängigkeitserkrankungen»). Hierbei «zwingen» toleranzbedingte Rebound-Effekte (Angst, Schlafstörungen, Dysphorie, vegetative Symptome) zu einer fortgesetzten Behandlung, was im Verlauf zu kognitiven Einbußen (vor allem Konzentrations- und Merkfähigkeitsstörungen) sowie Persönlichkeitsveränderungen (Lethargie) führen kann. Wenn keine weiteren Kriterien einer Abhängigkeitserkrankung vorliegen, kann versucht werden, die Dosis über Monate protrahiert zu reduzieren. In diesem Fall sollte jeder Reduktionsschritt ausführlich vorbesprochen werden und der jeweils nächste Schritt von der Befindlichkeit abhängig gemacht werden.

Grundsätzlich ist es möglich, ein Benzodiazepin durch eine äquivalente Dosierung eines anderen Benzodiazepins zu ersetzen. Wir empfehlen daher, im geriatrischen Bereich mit wenigen Substanzen zu operieren, deren substanzspezifische Eigenheiten umso sicherer beherrscht werden.

Anxiolytika wie Antihistaminika, Buspiron oder Opipramol werden aufgrund ihrer ausgeprägt anticholinergen Eigenschaften nicht für die Behandlung älterer Patienten empfohlen.

Die Tabelle 27-6 gibt Dosierungsempfehlungen und informiert über Eliminationshalbwertszeiten, Hauptabbauwege und Äquivalenzdosierungen. Bevorzugt berücksichtigt wurden Benzodiazepine, die sich aufgrund der oben aufgeführten Eigenschaften für den Einsatz bei Älteren eignen.

Falls Sie sich über den Einsatz von **schlaffördernden Substanzen** informieren möchten, verweisen wir auf das Kapitel 20 «Schlaf-Wach-Rhythmusstörungen», Informationen zum Einsatz von **Antidementiva** finden Sie im Kapitel 6 «Demenz».

Literatur

Aziz, R.; Lorberg, B.; Tampi, R. R. (2006): Treatments for late-life bipolar disorder. Am J Geriatr Pharmacother, 4: 347–364.

Borchelt, M. (2005): Wichtige Aspekte der Pharmakotherapie beim geriatrischen Patienten. Bundesgesundheitsblatt-Gesundheitsforschung-Gesundheitsschutz, 5: 593–598.

Buscemi, N.; Vandermeer, B.; Hooton, N.; Pandya, R.; Tjosvold, L.; Hartling, L.; Vohra, S.; Klassen, T. P., Baker, G. (2006): Efficacy and safety of exogenous melatonin for secondary sleep disorders and sleep disorders accompanying sleep-restriction: meta-analysis. BMJ, 332: 385–393.

Buscemi, N.; Vandermeer, B.; Hooton, N.; Pandya, R.; Tjosvold, L.; Hartling, L.; Baker, G.; Klassen, T. P.; Vohra, S. (2005): The efficacy and safety of exogenous melatonin for primary sleep disorders. J Gen Intern Med, 20: 1151–1158.

Food and Drug Administration (FDA) 2006: 140-seitiges Memorandum unter http::www.fda.gov/ohrms/dockets/ac/06/briefing/2006–4272b1–01-FDA.pdf.

Glass, J.; Lanctot, K. L.; Herrmann, N.; Sproule, B. A.; Busto, U. E. (2005): Sedative hypnotics in older people with insomnia: meta-analysis of risks and benefits. BMJ, 331: 1169–1175.

Goodwin, G. M.; Bowden, C. L.; Calabrese, J. R.; Grunze, H.; Kasper, S.; White, R.; Greene, P.; Leadbetter, R. (2004): A pooled analysis of 2 placebo-controlled 18-month trials of lamotrigine and lithium maintenance in bipolar I disorder. J Clin Psychiatry, 65: 432–441.

Hardy, B. G.; Shulman, K. I.; Zucchero, C (1997): Gradual discontinuation of lithium augmentation in elderly patients with unipolar depression. J Clin Psychopharmacol 1997, 17: 22–26.

Jeste, D. V.; Dolder, C. R.; Nayak, G. V.; Salzman, C. (2005): Atypical antipsychotics in elderly patients with dementia or schizophrenia: review of recent literature. Harv Rev Psychiatry, 13: 340–51.

Kasper, S.; Gastpar, M.; Müller, W. E.; Volz, H. P.; Dienel, A.; Kieser, M.; Möller, H. J. (2008): Efficacy of St. John's wort extract WS 5570 in acute treatment of mild depression: a reanalysis of data from controlled clinical trials. Eur Arch Psychiatry Clin Neurosci, 258: 59–63.

Knol, W.; Marum, R. J. van; Jansen, P.A. F.; Souverein, P. C.; Schobben, A. F.; Egberts, A. C. (2008): Antipsychotic drug use and risk of pneumonia in elderly people. JAGS, 56: 661–666.

Lecrubier, Y.; Clerc, G.; Didi, R.; Kieser, M. (2002): Efficacy of St. John's wort extract WS 5570 in major depression: a double-blind, placebo-controlled trial. Am J Psychiatry, 159: 1361–1366.

Magder, D. M.; Aleksic, I.; Kennedy, S. H. (2000): Tolerability and efficacy of high-dose moclobemide alone and in combination with lithium and trazodone. J Clin Psychopharmacol, 20: 394–395.

Marriott, R. G.; Neil, W.; Waddingham, S. (2006): Antipsychotic medication for elderly people with schizophrenia. Cochrane Database Syst Rev, 25: CD005580.

Rajji, T. L.; Mulsant, B. H.; Lotrich, F. E.; Lokker, C.; Reynolds, C. F. 3rd (2008): Use of antidepressants in late-life depression. Drugs Aging, 25: 841–853.

Sadeque, A. J.; Fisher, M. B.; Korzekwa, K. R.; Gonzalez, F. J.; Rettie, A. E. (1997): Human CYP2C9 and CYP2D6 mediate formation of the hepatotoxin 4-ene-valproic acid. J Pharmacol Exp Ther, 283: 698–703.

Schneeweiss, S.; Setoguchi, S.; Brookhart, A.; Dormuth, C.; Wang, P. S. (2007): Risk of death associated with the use of conventional versus atypical antipsychotic drugs among elderly patients. CMAJ, 176: 627–632.

Streim, J. E.; Porsteinsson, A. P.; Breder, C. D.; Swanink, R.; Marcus, R.; McQuade, R.; Carson, W. H.: A randomized, double-blind, placebo-controlled study of Aripiprazole for the treatment of psychosis in nursing home patients with Alzheimer disease.

Young, R. C. (2005): Evidence-based pharmacological treatment of geriatric bipolar disorder. Psychiatr Clin North Am, 28: 837–869.

28 Psychotherapie und Entspannungsverfahren

Andreas Maercker und Simon Forstmeier

Versorgungssituation

Betrachtet man die psychotherapeutische Versorgung älterer Menschen, dann ist von einer gravierenden Unterversorgung auszugehen (Soeder, 2002). Um den steigenden Behandlungsbedarf dieser Altersgruppe ermessen zu können, ist es wichtig zu wissen, dass etwa ein Viertel der über 65-Jährigen unter behandlungsbedürftigen psychischen Störungen leidet (Berliner Altersstudie, BASE; Mayer/Baltes, 1999; Wernicke et al., 2000).

Barrieren, die einer indizierten Versorgung im Wege stehen, können sowohl von den Betroffenen selbst als auch durch unser Versorgungssystem aufgebaut werden. Oftmals verstehen Betroffene, Angehörige oder selbst die behandelnden Ärzte psychische Symptome als unvermeidliche Anzeichen des Alterns, anstatt darin eine Indikation für eine psychotherapeutische Behandlung oder eine andere Intervention zu sehen. Ein weiteres Hindernis auf dem Weg zu einer notwendigen psychotherapeutischen Behandlung liegt im mangelnden Wissen um eine solche Möglichkeit seitens der Betroffenen. Ebenfalls wird die Wirksamkeit psychotherapeutischer Methoden vor allem bei älteren Menschen noch immer unterschätzt.

Obwohl Psychotherapie erst seit kurzem zur Behandlung älterer Menschen eingesetzt wird, sind mittlerweile für eine Vielzahl von Störungsbildern Behandlungsverfahren skizziert und in ihrer Wirksamkeit überprüft worden, so dass aus dem Auftreten psychischer Störungen ein psychotherapeutischer Behandlungsbedarf abzuleiten ist. Als wichtigste Störungsbilder des höheren Lebensalters werden verschiedene Formen der Demenz und depressive Störungen angesehen. Erst in jüngster Zeit werden auch Angststörungen älterer Menschen berücksichtigt. Im Folgenden werden nach den Besonderheiten dieser Klientel, ein alters- und störungsspezifisches therapeutisches Rahmenmodell (Maercker, 2002a) sowie Behandlungsmöglichkeiten der häufigsten psychischen Störungen vorgestellt.

Voraussetzungen und Besonderheiten

Die Diagnostik psychischer Störungen im Alter birgt einige Probleme. So besteht zum Beispiel die Gefahr, dass psychische Störungen nicht als solche erkannt, sondern fälschlicherweise als unvermeidliches Zeichen des Alterns interpretiert werden. Eine weitere Schwierigkeit besteht darin, dass die gängigen Diagnoseverzeichnisse (ICD-10, DSM-IV) außer für die Demenzen keine Rubrik mit Altersbezug für psychische Störungen im Alter vorsehen (Forstmeier/

Maercker, 2008); das ist anders als im kinder- und jugendpsychiatrischen Bereich, aber genauso im Bereich der somatischen Erkrankungen.

Arbeitet man mit älteren Menschen, bietet es sich an, die Gestaltung des Therapiekontexts auf die Situation des Patienten abzustimmen. Das bedeutet, die altersspezifischen Ressourcen mit Rücksicht auf die gegebenenfalls auftretenden Funktionseinschränkungen zu nutzen:

- So kann es notwendig sein, dass der behandelnde Arzt sich auf das individuelle Tempo des Patienten einstellt. Ein zu schnelles Vorgehen kann zu Verunsicherung und Widerstand des Patienten führen.
- Eine anschauliche Darbietung der Inhalte, gegebenenfalls durch bildliche Darstellungen, erleichtert dem Patienten das Verständnis.
- Die Vergabe von Hausaufgaben sowie die Arbeit mit Erinnerungshilfen zwischen den Behandlungsterminen erleichtern den Lernprozess des Patienten.
- Frequenz und Sitzungsdauer sind an die Bedürfnisse des Patienten anzupassen.
- Ebenfalls bietet sich eine flexible Auswahl des Behandlungsortes je nach Befindlichkeit des Patienten an. So können Hausbesuche zur Kontinuität der Behandlung und Aufrechterhaltung der Motivation des Patienten beitragen.

Fallbeispiel

Zunächst war Frau S. in ihrem Verhalten wenig auffällig. In den letzten Jahren wurde dennoch ein sozialer Rückzug deutlich. Sie ging nicht mehr zu ihrem Wanderverein und nahm weniger an Treffen mit Freundinnen teil. Die leichte Vergesslichkeit wurde im soziofamiliären Umfeld lächelnd dem Alter zugeschrieben und auch von Frau S. bagatellisiert. Erst als Frau S. eines Abends nach einem Sturz auf dem Friedhof gefunden wurde, wurden die Angehörigen aufmerksam. In den folgenden Monaten schaffte es Frau S. nicht mehr, ihre Vergesslichkeit zu überspielen. Sie konnte Festtage nicht mehr benennen. Ihren Geburtstag vergaß sie schon während der Feier. Die Defizite im Bereich der Kurzzeitmerkfähigkeit machten Frau S. Angst. Sie traute sich nicht, sich jemandem anzuvertrauen, da sie eine Heimunterbringung befürchtete und ihren Angehörigen nicht zur Last fallen wollte. Da sie auch keine Freude mehr am Kochen hatte, verlor sie zunehmend an Gewicht. Nach einem erneuten Sturz im Badezimmer wurde Frau S. ins Krankenhaus eingeliefert.

Theorien und Konzepte des Alterns

Das Altern ist nicht nur durch objektive Veränderungen körperlicher, kognitiver und anderer Funktionen, sondern auch die subjektive Wahrnehmung des Alternsprozesses gekennzeichnet. In einem **alters- und störungsspezifischen therapeutischen Rahmenmodell** geht Maercker (2002a) von der Grundannahme aus, dass die psychologische Behandlung älterer Menschen jeweils zwei Perspektiven zugleich berücksichtigen sollte (s. **Abb. 28-1**):

- altersbezogene Perspektive
- störungsspezifische Perspektive.

Mit dem Terminus «Alterspezifik» in diesem Modell ist gemeint, dass Psychotherapie mit Personen der dritten (sog. «junge Alte»: nach der Pensionierung) und vierten Lebensphase (sog. Hochbetagte, ab ca. 85 Jahre) sich vom psychotherapeutischen Vorgehen bei Patienten früherer Lebensphasen unterscheidet. Das ist eine Einsicht, die sich erst in den letzten Jahrzehnten durchgesetzt hat – früher wurde die Psychotherapie für Ältere entweder grundsätzlich abgelehnt (z. B. auch von Sigmund Freud) oder ihre Unterschiedlichkeit zur Psychotherapie bei Jüngeren nicht wahrgenommen.

Die störungsbezogene Perspektive des Rahmenmodells bezieht sich auf die inzwischen an-

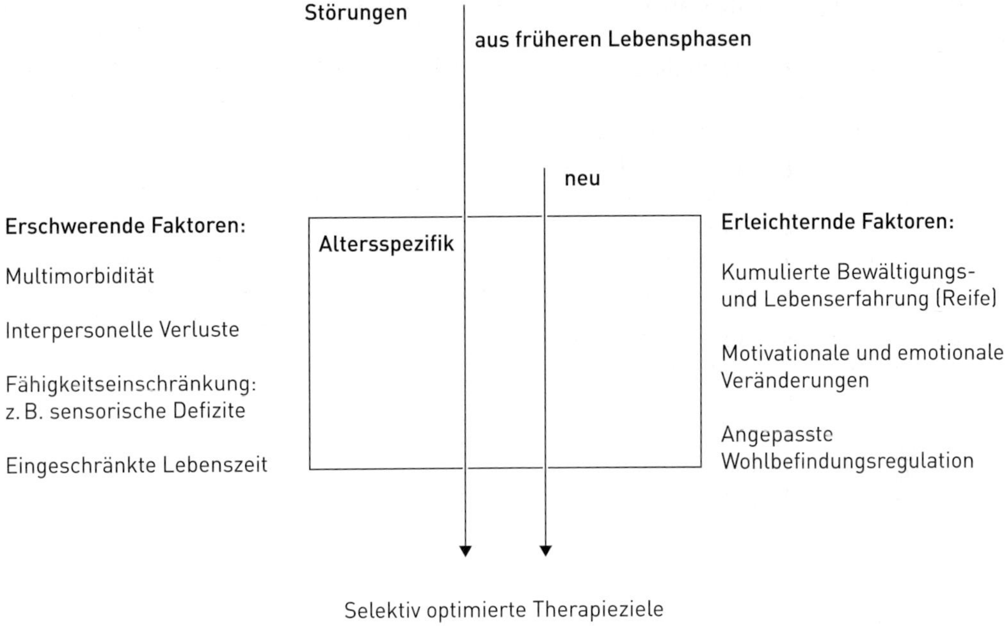

Abbildung 28-1: Das alters- und störungsspezifische therapeutische Rahmenmodell (nach Maercker, 2002a)

gesammelten Erkenntnisse zu einzelnen psychischen Störungsbildern wie Depressionen sowie Angst- und Abhängigkeitsstörungen. Diese Störungen können nur wirksam durch ein jeweils gezieltes Vorgehen behandelt werden (wobei Komorbiditäten zu beachten sind). In diesem Zusammenhang kann man auch konstatieren, dass nicht mehr die psychotherapeutische Schulenorientierung des Therapeuten/Überweisers (z. B. Psychoanalyse, Verhaltenstherapie, Humanistische Therapie), sondern der Störungsbezug die Wahl der Psychotherapiemethode bestimmen sollte.

Erschwerende Faktoren im Rahmenmodell für die Therapie sind zum Beispiel die Multimorbidität, interpersonelle Verluste, Fähigkeitseinschränkungen sowie eingeschränkte Lebenszeit.

Erleichternde Faktoren sind die kumulierte Bewältigungs- und Lebenserfahrungen (Reife), motivationale und emotionale Veränderungen sowie eine angepasste Wohlbefindensregulation.

Zentrale Aussage des Rahmenmodells ist, dass sich selektiv optimierte Therapieziele beim höheren Lebensalter aus der Modifikation der Störungsbilder durch die Altersspezifik ergeben, die erschwerende wie erleichternde Faktoren für die Therapie älterer Menschen mit sich bringt. Eine wichtige Folgerung des Rahmenmodells ist die konsequente Auswahl und Optimierung von Therapiezielen.

Der Begriff der **selektiv optimierten Therapieziele** meint

- die Einschränkung möglicher Therapieziele auf eine beschränkte, für den Patienten erreichbare Anzahl, deren Gewichtung in Abhängigkeit von den Bedürfnissen des Patienten vorzunehmen ist.
- Die Optimierung der Therapieziele orientiert sich an folgenden Fragen: Kann das Therapieziel mit einem vertretbaren Aufwand erreicht werden? Lässt sich der erreichte Zustand ausreichend stabil in der Zeit nach der Therapie aufrechterhalten?

Andere Autoren haben weitere gerontologische Modelle erarbeitet, die sich mit dem genannten Rahmenmodell ergänzen. Das **selektive Optimierungs- und Kompensationsmodell** nach Baltes und Baltes (1990) geht davon aus, dass die Entwicklungsziele einer Person über folgende drei Komponenten der Anpassung erreicht werden:

- **Selektion**: Welche begrenzten Alternativen, Ressourcen stehen dem Patienten zur Verfügung, um welche Ziele in einem vertretbaren Aufwand zu erreichen?
- **Optimierung**: Wie können die definierten Ziele mit dem Erwerb und Einsatz welcher Mittel am besten erreicht werden?
- **Kompensation**: Wie kann das vorhandene Funktionsniveau angesichts von Verlusten aufrechterhalten werden? Wie können neue Mittel erworben und alte Mittel genutzt werden, um Einschränkungen entgegenzuwirken?

Diese Komponenten können direkt in der Alterspsychotherapie für zielführendes Fragen und Arbeiten mit dem Patienten genutzt werden (z. B.: «Was machen Sie am liebsten und was fällt Ihnen am leichtesten, seit Sie schlechter zu Fuß sind?»; siehe auch Kap. 5 «Affektive Störungen und Suizidalität»).

Diagnostik und Behandlung der häufigsten Störungsbilder

Im Folgenden werden die psychotherapeutischen Möglichkeiten bei den häufigsten psychischen Störungen (Depressionen, Angststörungen, beginnende Demenz) sowie typischen Problemkonstellationen (bzw. Anpassungsstörungen z. B. bei Übersiedlung in eine Alteneinrichtung) beschrieben. Auf weitere wichtige Störungsbilder muss hier leider verzichtet werden wie die **Traumafolgestörungen** (posttraumatische Belastungsstörung, komplizierte Trauer; s. Maercker, 2002a), Abhängigkeitsstörungen (s. Kap. 8 «Abhängigkeitserkrankungen») und somatoforme (Schmerz-)Störungen (s. Rief/Hiller, 2006).

Depressive Störungen

Bei der Behandlung depressiver Störungen im Alter können vorliegende Interventionen für depressive Störungen bei jüngeren Menschen genutzt werden, wenn die oben genannten generellen Kriterien für die Behandlung älterer Menschen berücksichtigt werden. Die Kriterien depressiver Störungen sowie die Differientialindikation für die therapeutischen Möglichkeiten und die Darstellung der Pharmakotherapie können in den Kapiteln 5 und 26 nachgelesen werden.

Verschiedene Schulrichtungen der Psychotherapie haben wirksame Behandlungsansätze zu Altersdepressionen ausgearbeitet, die einzeln oder in einer gut überlegten Kombination eingesetzt werden können. Insbesondere wirksam und weit verbreitet sind:

- **Interpersonelle Psychotherapie der Depressionen**: Hierbei werden die Auslöserereignisse im Zusammenhang mit vier Typen von Problemen gebracht: unbewältigte Rollenwechsel, komplizierte Trauer, zwischenmenschliche Konflikte sowie zwischenmenschliche Defizite (Weissman et al., 2009).
- **Verhaltenstherapeutische Maßnahmen** wie Aktivitätenaufbau und die Verstärkung angenehmer Unternehmungen (Forstmeier/Maercker, 2008)
- **Kognitive Therapie**: Bei der so genannten kognitiven Umstrukturierung werden dysfunktionale Denkmuster im Gespräch mit dem Patienten modifiziert.

Ein allgemein wichtiger Aspekt für die Therapie depressiver Störungen im Alter ist, dass die zwischenmenschlichen Interaktionen mit steigendem Alter abnehmen. Somit steht die Erhöhung der Anzahl an Kontakten nicht im Mittelpunkt.

In der Therapie sollte deshalb Wert auf die Steigerung angenehmer Aktivitäten, die Reduktion belastender Bedingungen und den Aufbau kompensatorischer Fertigkeiten sozialer Art gelegt werden. Für den Aktivitätenaufbau sind die Fragen in Tabelle 28-1 und 28-2 beispielhaft günstig.

Zu Beginn einer Aktivitätserhöhung empfiehlt sich das Anknüpfen an eine derzeit noch ausgeübte Aktivität, um diese weiter auszubauen. Zunächst wird eine persönliche Liste angenehmer Aktivitäten erstellt. Als Anregung kann die «Liste angenehmer Aktivitäten für Ältere» (Forstmeier/Maercker, 2008 – dort im Anhang) dienen. Nach Auswahl der angenehmen Aktivitäten werden diese gemeinsam geordnet. Die Aktivitäten werden nach subjektiver Bedeutung, erwünschter Frequenz und vermuteter zeitlicher Beanspruchung sortiert. Mit dem Patienten wird besprochen, welche Aktivitäten er bis zum nächsten Termin unter Berücksichtigung der individuellen Belastbarkeit und des persönlichen Tempos umsetzt. Die Planung verläuft unter dem systematischen Einsatz von Verstärkern.

Analyse und Modifikation dysfunktionaler Denkmuster: Werden belastende Situationen zunehmend als unkontrollierbar erlebt, das Gefühl der Hilflosigkeit dauerhaft und als Folge persönlichen Versagens angenommen, kann sich eine depressive Symptomatik entwickeln. Negative Ereignisse werden dem eigenen Versagen angelastet und die eigene Ohnmacht dahingehend erlebt, dass eigene Ressourcen nicht mehr erkannt werden können. Es bilden sich entsprechende Erwartungshaltungen heraus, die auf weitere Situationen generalisiert werden und immer mehr zu einer Einschränkung der eigenen Selbsthilfemechanismen führen. Die Methode des «Sokratischen Dialogs» zwischen Patient und Therapeut (Forstmeier/Maercker, 2008) verhilft dem Patienten zu neuen Einsichten, die scheinbar nicht von außen – vonseiten des Therapeuten – kommen, sondern eher den Vorzug haben, dass «*man es selbst so ausprobieren möchte*».

In der Tabelle 28-3 wird eine Übersicht über weitere Techniken und Methoden in der psychotherapeutischen Behandlung älterer depressiver Menschen gegeben.

Tabelle 28-1: Fragen zum Aktivitätsniveau

- Wie sieht zurzeit Ihr Tagesablauf aus?
- Welche Aktivitäten machen Ihnen Spaß?
- Wie sieht es mit den Freizeitmöglichkeiten in Ihrer Umgebung aus?
- Wie beeinflussen die Tageaktivitäten Ihre Stimmung?

Tabelle 28-2: Fragen zur Unterbrechung der befriedigenden Alltagsaktivitäten

- Hat sich durch Ihre Erkrankung der Alltag verändert?
- Welche Aktivitäten haben Sie aufgegeben oder eingeschränkt?
- Was bedeuten diese Aktivitäten für Sie heute?
- Was haben sie Ihnen bedeutet?

Tabelle 28-3: Worum geht es bei der Behandlung depressiver Störungen im Alter?

- Passivität und Inaktivität überwinden: verstärkende Erfahrungen aktivieren und steigern, aversive Alltagserfahrungen reduzieren und den Tageablauf strukturieren
- Gefühl von Sicherheit vermitteln und Kompetenzen stärken: soziale Kontakte vermehren, Fertigkeitsdefizite überwinden, Verhaltensweisen einüben, familiäre Konflikte verarbeiten, soziofamiliäre Interaktionen verbessern.
- Pessimistischen Denkmustern entgegenwirken: negative kognitive Denkmuster herausarbeiten, Evidenz der automatischen Gedanken prüfen, unberechtigte automatische Gedanken durch hilfreiche positivere Kognitionen ersetzen, Überzeugungen und Einstellungen erkennen und korrigieren.
- Reale Schwierigkeiten durch Dienste und Hilfsorganisationen bewältigen.
- Die in der Therapie heraus gearbeiteten Zusammenhänge und Bewältigungsmöglichkeiten durch selbstständiges Anwenden vertiefen und in den Alltag transferieren.
- Diese gelernten Methoden in Krisen anwenden und rechzeitig Hilfe suchen!

Psychotherapeutische Maßnahmen bei Älteren können auch unter Zuhilfenahme des oben genannten Modells der **selektiven Optimierungs- und Kompensation** nach Baltes und Baltes (1990) angeboten werden (Hautzinger, 2000). Der Arbeit in den in den drei Bereichen liegen folgende Überlegungen zugrunde:

1. Hilfen zur *Selektion* werden notwendig, wenn zum Beispiel der Verlust des Sozialpartners, Funktionsverluste oder der Verlust des Berufslebens reaktiv depressiogene Wirkung haben. Insbesondere dann, wenn der bisherige Lebensraum durch den Wechsel in ein Alters- oder Pflegeheim aufgegeben werden muss. Hier sind unter anderem kognitive Methoden hilfreich, die Unterstützung durch andere Sozialpartner in ähnlichen Situationen sowie Lebensrückblickstherapie oder Trauerverarbeitung (Maercker, 2004).
2. Die *Optimierung* bezieht sich auf die Gestaltung der Umwelt, indem durch Einsatz von Hilfsmitteln Handlungs-, Entscheidungs- und Kontrollspielräume erhalten bleiben.
3. Psychologische Interventionen zur *Kompensation* lassen sich auf Überlegungen zur Inaktivitätsatrophieannahme zurückführen, die besagt, dass der Gebrauch von Fähigkeiten zu ihrer Entwicklung und deren Nichtgebrauch zu ihrer Verkümmerung beitragen. Vor diesem Hintergrund ist es wichtig, vorhandene Ressourcen der Patienten durch Training wiederzubeleben. Die gerontologische Interventionsforschung hat gezeigt, dass die meisten älteren Menschen eine beträchtliche mentale Reserve besitzen, die durch Übung und Lernen aktiviert werden kann. Durch Training einzelner Kompetenzen (Sprechen, Kochen, Einkaufen, Entspannung, Verbesserung der sozialen Fertigkeiten etc.) lassen sich Defizite ausgleichen, Hemmungen überwinden und neue Bewältigungsfertigkeiten entwickeln. Durch die Erweiterung des Aktionsradius und das Aufleben eigener Kompetenzen kann der Antrieb gesteigert, die Stimmung aufgehellt und Interessen wieder erweckt werden.

Angststörungen

Diagnostik und Differentialdiagnostik. Die häufigsten Angststörungen unter älteren Menschen sind:

- Phobien, einschließlich Agoraphobie
- soziale Phobie
- generalisierte Angstsyndrome.

Zwangstörungen und Panikstörungen kommen bei älteren Menschen relativ selten vor. Die wichtige Sturz-Problematik steht ebenfalls im Zusammenhang mit einer möglichen Angststörung (s. Kap. 14 «Stürze»). Die Diagnose von Angststörungen wird durch zahlreiche interagierende Probleme erschwert, die der ältere Mensch auch aufgrund seiner Lebenserfahrung mit sich bringt (s. Kap. 5 «Affektive Störungen und Suizidalität»).

Bei ca. 50 % der Patienten mit einer bestehenden Angststörung wird diese vom behandelnden Arzt nicht richtig diagnostiziert. Selbst wenn die richtige Diagnose gestellt wird, werden die Patienten nicht richtig behandelt (Wisocki, 2002). Leider kommt es in der hausärztlichen Versorgung zu selten dazu, dass die Ärzte ihren Patienten Fragen zur Psyche stellen. Viele Ärzte fühlen sich bei der Diagnose psychischer Probleme nicht sicher und sind frustriert, da sie nicht über genügend Zeit zur Unterstützung verfügen.

Psychotherapie und Entspannungsverfahren: Zwei Therapieansätze haben sich neben Entspannungsverfahren bei der Behandlung von Angststörungen (jeder Altersgruppe) als hilfreich erwiesen:

- **Verhaltenstherapie:** Hier steht die Methode der *systematischen Sensibilisierung* im Mittelpunkt. Eine Person wird in einem entspannten Zustand einer hierarchischen Abfolge von zunehmend stärker angstauslösenden Situationen ausgesetzt (vgl. detaillierte Lehrbücher, z. B. Maercker, 2000).
- **Kognitive Therapie:** Hier steht die Art und Weise, mit der Personen Angst auslösende Situationen deuten, im Mittelpunkt der Be-

handlung. Personen mit Angst unterschätzen ihre Fähigkeit, mit ihrer Angst umgehen zu können und angstbesetzte Situationen meistern zu können. Ebenso haben sie wenig Vertrauen in die Fähigkeit anderer Personen, ihnen helfen zu können.

Die **kognitiven Therapie** umfasst nach Clark und Beck (1988) folgende Inhalte:

- Identifizierung der negativen unwillkürlichen Gedanken
- Identifizierung und Besprechung von kurz vorher aufgetretenen Ereignissen, die späteren emotionalen Erfahrungen vorausgingen
- Konfrontation mit angsterfüllten Erfahrungen
- Besprechung von Stimmungsänderungen während der Therapiesitzung
- Erfassung der Bedeutung des Ereignisses, das der emotionalen Reaktion vorangeht
- Psychoedukation zum Wesen der Angst und Möglichkeit, sie zu kontrollieren
- Erklärung des Teufelskreises der Angst
- Erlernen von Entspannungstechniken als Möglichkeiten zur Kontrolle der Angstgedanken
- Erstellen eines Beschäftigungszeitplans und Beurteilung der wichtigsten Merkmale dieser Aktivitäten
- tägliche Dokumentation der Angstgedanken
- Ersetzen destruktiver Gedanken durch positive Gedanken und Schaffung alternativer angepasster Überzeugungen
- Verhaltensexperimente zum Austesten der Überzeugungen
- Modifikation der dysfunktionalen Grundannahmen, die die betreffende Person für negative emotionale Reaktionen anfällig machen.

Entspannungsverfahren

Entspannungsverfahren wurden aus verschiedenen Psychotherapieschulen heraus entwickelt. Als effektive Entspannungsverfahren haben sich die *progressive Relaxation* und die *Grundstufe des autogenen Trainings* erwiesen. Das erste Verfahren beruht auf dem Wechsel von Anspannung und Entspannung (Anspannungs-Entspannungs-Zyklen) verschiedener Muskelgruppen, das zweite auf der autosuggestiven Konzentration auf wesentliche Elemente (Formelvorsätze) eines ganzheitlichen Entspannungszustandes. Muskelgruppen bzw. Formelvorsätze werden in einer festgelegten Reihenfolge geübt, woraus ein generelles Entspannungsgefühl resultiert.

Ablauf eines Anspannungs-Entspannungs-Zyklus

Der zentrale Bestandteil der *progressiven Relaxation* ist das Erlernen des Anspannungs-Entspannungs-Zyklus. An der Muskelgruppe Hand/Unterarm beginnend, werden folgende Übungsschritte ausgeführt (Ohm, 2007):

Der Patient wird aufgefordert, sich auf eine bestimmte Muskelgruppe zu konzentrieren: «Konzentrieren Sie sich auf Ihre rechte Hand.» Danach erfolgt das Signal zur Anspannung: «Ballen Sie jetzt die Hand zur Faust, leicht, aber spürbar anspannen, ohne zu verkrampfen.» Die Anspannungszeit sollte ca. fünf bis sieben Sekunden betragen (an den Beinen kürzer: Krampfgefahr!). Der Therapeut kann während der Anspannungszeit dem Patienten Hinweise zur Differenzierung der Empfindungen und zur Aufrechterhaltung der Aufmerksamkeit geben: «Achten Sie darauf, wie sich die Spannung in diesem Muskel anfühlt ... Fühlen Sie das Ziehen im Muskel ...!» Danach erfolgt das Signal für die Entspannung: «Lassen Sie jetzt die Spannung ganz los.» Die Entspannungsphase dauert jeweils 20 bis 40 Sekunden. Dabei werden wieder Hinweise zur Differenzierung der Empfindungen und zur Aufrechterhaltung der Aufmerksamkeit gegeben: «Achten Sie auf den Unterschied zwischen Spannung und Entspannung ... Konzentrieren Sie sich auf die Empfindungen, die in diesen Muskeln sind.» Der beschriebene Ablauf wird nun mit der gleichen Muskelgruppe ein zweites Mal wiederholt. Die Länge des Entspannungszustands kann nun auch vom Patienten reguliert werden, indem der Therapeut auffordert: «Wenn sich die Muskeln völlig entspannt anfühlen, signalisieren Sie mir das bitte durch das Heben des kleinen Fingers.» Im späteren Verlauf können bei weiteren beteiligten Muskelgruppen diese gegen früher geübte verglichen werden: «Wenn die Muskeln von ... so tief entspannt sind wie die von ..., zeigen Sie dies mir wieder durch ein Heben des kleinen Fingers an.»

Abfolge der einzelnen Muskelgruppen: In der *progressiven Relaxation* werden üblicherweise nacheinander acht Muskelgruppen geübt. Die Übungen zu den einzelnen Muskelgruppen werden über mehrere Therapiestunden verteilt, also nacheinander trainiert. Kürzere Varianten umfassen etwa eine Auswahl von nur vier dieser Muskelgruppen:

1. dominanter Arm: Hand und Unterarm (Ballen der Faust), Oberarm (Ellbogen gegen Armlehne drücken oder Ellbogen abwärts drücken und zum Rumpf heranziehen)
2. nicht dominanter Arm: Hand, Unterarm, Oberarm (wie bei 1)
3. Gesichtsmuskeln: Stirn (Hochziehen der Augenbrauen, Grimasse schneiden oder – bei Schwierigkeiten – Stirn runzeln), obere Wangenpartie und Nase (Augen zukneifen und Nase rümpfen), untere Wangenpartie und Kiefer (Zähne zusammenbeißen und Mundwinkel zurückziehen)
4. Nacken und Hals (Kinn soweit wie möglich auf die Brust ziehen, aber nicht berühren oder Kopf rückwärts gegen Lehne pressen)
5. Brust, Schultern und obere Rückenpartie (tief einatmen, Luft anhalten bei gleichzeitigem Zueinanderziehen der Schulterblätter oder Schultern aufwärts ziehen)
6. Bauchmuskulatur (Bauchmuskeln hart machen oder einziehen)
7. dominanter Oberschenkel (Muskel an der Vorderseite gegen Muskeln an der Hinterseite pressen oder Bein ganz langsam heben), Unterschenkel (Heraufziehen der Zehen in Richtung des Kopfes oder Wegstrecken der Zehen), dominanter Fuß (Fuß strecken, nach innen drehen und gleichzeitig die Zehen beugen)
8. nicht dominanter Oberschenkel (wie bei 7).

Beendigung einer Entspannungsübung: Der Therapeut beendet die Sitzung im Anschluss an eine Phase der Entspannung. Der Patient wird aufgefordert, nacheinander die Füße und Beine, Hände und Arme («Arme strecken und Fäuste ballen»), Kopf und Hals zu bewegen, zwei bis drei Mal tief durchzuatmen und dann die Augen zu öffnen. Dem schließt sich eine Befragung des Patienten zum erreichten Entspannungszustand an: Dabei können etwa der Grad der Entspannung (z. B. auf einer vorher erläuterten Thermometerskala von 1 bis 100), störende Nebenerscheinungen (z. B. ablenkende Gedanken, Muskelschmerzen) und spezielle Muskelgruppen, die nicht voll entspannt werden konnten, thematisiert werden.

Autosuggestive Konzentration: Für das *autogene Training* ist die passive Konzentration der Zielzustand, das heißt eine intensive Hinwendung zu einem Bewusstseinsinhalt ohne das Erlebnis der Anstrengung. Das autogene Training wurde aus der Hypnose entwickelt und verwendet autosuggestive Entspannungsformeln. Die Grundstufe besteht nach dem systematischen Einnehmen der Körperhaltung und der Ruhetönung aus sechs Übungen (Hirsch/Hespos, 2000):

1. Schwere- oder Muskelübung
2. Wärmeübung
3. Atemübung
4. Herzübung
5. Bauch- oder Sonnengeflechtsübung
6. Stirnübung.

Sowohl progressive Relaxation als auch autogenes Training können sinnvoll bei Angststörungen sowie Schlafstörungen eingesetzt werden. Generell sind sie – trotz vereinzelter gegenteiliger Stimmen von Klinikern – auch bei älteren Patienten indiziert, sofern keine Kontraindikationen bestehen.

Ablauf eines autogenen Trainings

Umgesetzt werden diese Übungen durch die anhaltende Konzentration des Patienten auf den Wortlaut bestimmter Formeln im Sinne des «inneren Sprechens», was zunächst durch das mehrmalige (in der Regel zwei bis dreimalige) ruhige, nicht suggestive Vorsprechen des Therapeuten mit längeren Pausen (etwa 15 bis 20 Sekunden) begleitend unterstützt wird. Dieses Vorgehen wird analog bei der sukzessiven Vermittlung der sechs Formelvorsätze angewandt.

Der Schwere- oder Muskelübung geht die so genannte Ruhetönung mit der Instruktion: «Ich bin ganz ruhig – Ruhe» voraus, die der Distanzierung von den Alltagsbezügen dient. Die Schwere-Übung («Der rechte Arm ist schwer – Schwere») und die Wärme-Übung («Der rechte Arm ist warm – Wärme») setzen am dominanten Arm an, vertiefen die muskuläre Entspannung (mit Schwereerleben) und Gefäßentspannung (Gefäßerweiterung mit Wärmeerleben) und generalisieren spontan gegebenenfalls erst nach einiger Trainingszeit auf alle Extremitäten. Der ganzheitliche Entspannungszustand wird vertieft durch die Atem-Formel («Die Atmung ist ruhig – es atmet mich»), die Herz-Formel («Das Herz schlägt ruhig und regelmäßig») und die Sonnengeflecht- oder Leib-Formel («Das Sonnegeflecht/Der Leib ist strömend warm»). Die Stirn-Formel («Die Stirn ist angenehm kühl») bereitet den Abschluss der Entspannung und die Reaktivierung mit dem Ziel einer gesteigerten Leistungsbereitschaft vor. Bei Anwendungen als Ein- und Durchschlafhilfe wird auf die Stirn-Formel ebenso wie auf die reaktivierende körperliche Rücknahme («Arme strecken, Fäuste ballen – zwei- bis dreimal tief durchatmen – Augen öffnen») verzichtet.

Die ruhige Sitzhaltung, in der die Übungen ausgeführt werden, die so genannte Droschkenkutscherhaltung sowie die Beendigung der Übung und Hausaufgaben sind dem Vorgehen bei der progressiven Relaxation ähnlich.

Kontraindikationen: Es gibt Hinweise darauf, dass eine weniger gut ausgeprägte Konzentrationsfähigkeit ein negatives Indikationskriterium für die Entspannungsverfahren sein kann. Ebenso bestehen bei einer Reihe körperlicher Krankheiten wie Atemwegserkrankungen und einigen neurologischen Störungen relative Kontraindikationen. Beispielsweise kann durch eine entspannungsbedingte Verlangsamung der Atmung eine Ateminsuffizienz verstärkt werden. Absolute Kontraindikationen sind mittelgradige und fortgeschrittene Demenzen, akute psychotische, kardiovaskuläre und dominant parasympathisch geprägte Zustandsbilder.

Nebenwirkungen: Es können paradoxerweise entspannungsinduzierte Angstzustände (z. B. Angst, die Augen zu schließen, Weinen) und transitorische Verwirrungszustände auftreten. Diese können verursacht sein durch eine erhöhte Aktivierung beim initialen Entspannungsvorgang.

Differentialindikation: Die Auswahl spezieller Entspannungsverfahren erfolgt häufig nach pragmatischen Gesichtspunkten, da sich die Zielzustände und Wirkmechanismen auf der psychophysiologischen Ebene wenig unterscheiden. Beispielsweise kann der Patient gefragt werden, ob er schon Erfahrungen mit der einen oder anderen Methode mitbringt, um diese dann weiter zu benutzen. Andere Entspannungsverfahren wie *Meditationstechniken* oder *Yoga* beruhen auf teilweise gleichen psychologischen und psychophysiologischen Wirkmechanismen. Sie können eingesetzt werden, wenn

Patienten mit ihnen bereits positive Vorerfahrungen gemacht haben.

Anpassungsstörungen

Problemkonstellation: Übergang ins Seniorenheim. Die Auseinandersetzung mit dem Wechsel in eine stationäre Wohnform stellt eine schwierige Aufgabe für den Betroffenen und dessen Angehörige dar. Die gewohnheitsmäßig zur Verfügung stehenden Bewältigungsstrategien reichen oftmals nicht zur Bewältigung der belastenden Situation aus. Aus dieser Problemkonstellation kann sich eine Anpassungsstörung entwickeln, ähnlich wie nach anderen kritischen Lebensereignissen, zum Beispiel Eheprobleme, finanzielle Probleme, Rente/Pensionierung.

Für Anpassungsstörungen können klärende Gesprächstherapien, Entspannungsverfahren oder so genannte Problemlösetrainings (Kaiser/Hahlweg, 2000) eingesetzt werden. Am Beispiel des Übergangs ins Seniorenheim wird ein phasenbezogenes Problemlösetraining kurz skizziert, das schon vor dem Beginn des Problems ansetzt (wie dies bei einigen vorherzusehenden Problemen möglich ist).

Modell der Veränderungsphasen: Prochaska und Mitarbeiter (1992) gingen von verschiedenen Phasen aus, die bei einer lebensbeeinflussenden Veränderung durchlaufen werden:

- In der **Präkontemplationsphase** setzt der Betroffene sich noch nicht mit dem Problem (z. B. einer möglichen Übersiedlung ins Seniorenheim) auseinander.
- In der **Kontemplationsphase** werden Entscheidungen getroffen, zum Beispiel für einen Heimeintritt. Der Nachdenkensprozess kann durch externe oder interne Auslöser in Gang gesetzt werden.
- Die **Vorbereitungsphase** enthält konkrete Maßnahmen der Problembewältigung (z. B. die Heimanmeldung und die Aufnahme in eine Warteliste).
- In der **Handlungsphase** erfolgen konkrete Aktivitäten der Durchführung der vorher gefassten Beschlüsse (z. B. Wohnungsauflösung und Übersiedlung). Gegebenenfalls ist ein wöchentlicher Besuch durch den Hausarzt, der den Betroffenen lange Zeit begleitet hat, ein entlastender Faktor.
- In der **Aufrechterhaltungsphase** erfolgen die kurzfristige (erste Wochen/Monate) und die längerfristige Anpassung (Heimaufenthalt). Die Eingewöhnung wird durch die Möglichkeit der Mitnahme persönlicher Gegenstände erleichtert.

Interventionsmöglichkeiten: Die Vorbereitung auf den Eintritt in ein Seniorenheim besteht in der Förderung des Übergangs von der Präkontemplationsphase in die Kontemplationsphase und in der sinnvollen Gestaltung der Kontemplationsphase. Dazu gehört eine genaue Aufklärung über den Heimalltag. Für einen gelungenen Übergang in ein Seniorenheim haben sich folgende Aspekte als wichtig erwiesen (Baumann et al., 2002):

- hohe wahrgenommene Kontrolle im Zuge der Entscheidungen vor und während der Übersiedlung
- Vorhandensein mindestens einer Vertrauensperson im Seniorenheim
- häufiges Erleben positiver Gefühle.

Trauerreaktionen und komplizierte Trauer

Eine der schwierigsten und gleichzeitig häufigsten Belastungen, die alte Menschen zu bewältigen haben, ist der Verlust nahestehender Menschen durch den Tod. Dieser Bewältigungsprozess ist in der Regel eine vorübergehende und schmerzvolle Verarbeitung des Verlusts. Für besonders belastete bzw. fortgesetzte Trauerreaktionen wurden die diagnostischen Begriffe der pathologischen, komplizierten oder fortgesetzten Trauer geprägt (die heute weitgehend als Synonyme benutzt werden). Im Folgenden soll der Begriff der komplizierten Trauer bevorzugt werden. Forschungen haben ergeben, dass die komplizierte Trauer vom psychopathologischen Gesichtspunkt her eng mit der posttraumatischen Belastungsstörung verwandt ist, da ebenfalls Intrusions- und Vermeidungssymptome im Vordergrund stehen (Forstmeier/Maercker, 2007).

«Normale» Trauerreaktionen: Unter normaler Trauer werden die Trauerverläufe summiert, die nicht mit einer klinisch relevanten psychischen Störung einhergehen, sondern durch eine Reihe von Beschwerden gekennzeichnet sind, die sich im Laufe einer gewissen Zeit wieder zurückbilden. Dazu gehören wechselnde Symptommuster niedergeschlagener Stimmung, kognitiver Desorganisation, multipler körperlicher Beschwerden sowie eines eingeschränkten psychosozialen Funktionierens. Als Zeiträume für die Verarbeitung werden *drei Monate bis zu drei Jahren* genannt, wobei im europäischen Kulturraum das traditionelle «Trauerjahr» durchaus eine gute Orientierung für die zeitliche Erstreckung der «normalen» Trauersymptomatik bietet.

Komplizierte Trauer kann immer dann angenommen werden, wenn einzelne Elemente der «normalen» Trauer übermäßig intensiv und über einen auffallend langen Zeitraum auftreten. Früher wurde vermutet, dass auch diejenigen Trauerreaktionen «pathologisch» sind, bei denen es nicht zu sichtbaren Zeichen der Trauer kommt (minimale Trauer). Neuere Befunde haben übereinstimmend ergeben, dass minimale Traueräußerungen nicht mit zeitlich nachfolgenden Belastungen oder Krankheiten einhergehen. Auch minimale Trauerformen können deshalb als eine Variante normativer Trauerprozesse gesehen werden.

Einige Betroffene benötigen in der normalen Trauerphase dennoch professionelle Hilfe (z. B. Krankheiten, weitere Trauererlebnisse). Hier ist psychotherapeutische Hilfe oder Beratung indiziert. Diese kann sich am Konzept der Trauerphasen und -aufgaben orientieren.

Trauerphasen und Aufgaben: Kübler-Ross (1971) entwickelte eine *Stadientheorie des Trauerns* zunächst in Bezug auf die Auseinandersetzung mit dem eigenen Sterben. Demnach kann man folgende Phasen unterscheiden: Nicht-Wahrhaben-Wollen – Wut und Zorn – Verhandeln/Feilschen – Depression – Zustimmung. Diese Phasen kann man auch bei trauernden Angehörigen finden.

Diese Phasenformulierungen können als grob orientierendes Hilfsmittel zum Verständnis der psychologischen Prozesse während des Trauerns angesehen werden. Allerdings ist von einer naivwortwörtlichen Anwendung der Stadientheorie in einer Beratung oder Psychotherapie in Trauerfällen abzuraten. Den Patienten kann dann fehlerhaft der Eindruck vermittelt werden, sie würden sich «nicht normal» verhalten, zum Beispiel

- bei symptomarmen Trauerverläufen, bei denen es keine Zeichen für eine oder mehrere der genannten Phasen gibt und die als fortgesetzte Verleugnung zu interpretieren sind
- bei Trauerverläufen, bei denen die zeitliche Abfolge der Phasen nicht der Theorie entspricht (z. B. wenn Phasen des Nicht-Wahrhaben-Wollens mehrfach wiederkehren).

Bei einem angemessenen, flexiblen Gebrauch hat das Trauerphasen-Modell einen therapeutischen Nutzen im Rahmen von Gesprächen bzw. der Verarbeitung des schmerzlichen Verlusts.

Worden (2000) hat ein Konzept von vier *Traueraufgaben* entwickelt. Diese sollen nicht zeitlich aufeinanderfolgend, sondern parallel bearbeitet werden. Die vier Aufgaben sind:

1. Den Verlust als Realität akzeptieren.
2. Den Trauerschmerz erfahren.
3. Sich anpassen an eine Umwelt, in der der Verstorbene fehlt.
4. Emotionale Energie abziehen und in eine andere Beziehung investieren.

Wiederum ist dieser Ansatz gut praxistauglich, wenn er in geeigneter Art und Weise in die therapeutischen Gespräche eingebettet wird. Es hat sich allerdings gezeigt, dass beim Vorliegen komplizierter Trauer dieser Ansatz keine therapeutischen Techniken bietet, um diese Symptomatik nachhaltig zu behandeln.

Das Syndrom «komplizierte Trauer»

Komplizierte Trauer ist ein chronischer Zustand, der sich bei einigen Patienten über die Jahre hinweg kaum verändert. Bisher gibt es kein definitives Kriteriensystem für komplizierte Trauer. Die Tabelle 28-4 zeigt daher den aktuellen Vorschlag für die Neuformulierung von ICD-10 und DSM-IV (Prigerson et al., 2006). Die Prävalenzen für die komplizierte Trauer variieren für über 60-Jährige zwischen 1 und 4,5 % (Maercker et al., 2008).

Risiko- und Schutzfaktoren: Die Trauerforschung hat eine Reihe von Risiko- und Schutzfaktoren für die Schwere der Trauerreaktion bzw. die komplizierte Trauer untersucht (Maercker, 2002b). Dazu gehören das Alter und Geschlecht des Trauernden, das Alter des Verstorbenen, die Häufung von Verlusten, besondere Umstände des Verlusts (z. B. Suizid, Ungewissheit über die Umstände des Todes), soziale Unterstützung sowie psychische Vorerkrankungen.

Folgen unbehandelter komplizierter Trauer: Es konnte vielfach nachgewiesen werden, dass komplizierte Trauer mit verminderter Gesundheit und einer erhöhten Sterblichkeitsrate in Beziehung steht. Vor allem innerhalb der ersten zwölf Monate zeigen trauernde Personen ein 40 % höheres Risiko zu erkranken oder zu sterben als eine nicht trauernde Vergleichsgruppe. Komplexe neuroendrokrine Prozesse sind mitverantwortliche Bausteine der Trauer und ihre immunologische und gesundheitlichen Auswirkungen. Trauer bewirkt eine Abschwächung des Immunsystems und hat als Konsequenz eine erhöhte Krankheitsrate und Sterblichkeit zur Folge. Das Suizidrisiko ist besonders dann erhöht, wenn weitere Faktoren wie Einsamkeit, mangelnde soziale Unterstützung, Substanzmissbrauch und Depression hinzutreten.

Ermöglichen des Trauerausdrucks: Eine basale Intervention bei komplizierter Trauer ist zunächst das Ermöglichen des Ausdrückens von Trauer und emotionalem Schmerz. Das Ziel ist es, dem Patienten zu erleichtern, die mit dem Verlust verbundenen Gefühle zu erleben und sie in einer ihm gemäßen Weise auszudrücken.

Tabelle 28-4: Kriterien der komplizierten Trauer (bzw. prolongierten Trauerstörung)

Häufigkeit und Dauer der Symptome	mindestens sechs Monate
Kernsymptome (Trennungsstress)	intrusive Gedanken bezüglich Verlust Überflutung durch Gefühle des Schmerzes, der Trauer Verlangen nach Verstorbenem
zusätzliche Symptome	Gefühl, ein Teil des Selbst sei gestorben Schwierigkeit, den Tod zu akzeptieren Vermeiden von Personen, Plätzen, Aktivitäten, die an den Verlust erinnern Unfähigkeit, anderen zu vertrauen Verbitterung oder Wut über den Tod Schwierigkeit, das Leben weiter zu leben emotionale Taubheit Gefühl, dass das Leben leer und sinnlos ist Gefühl der Benommenheit oder Erschütterung
notwendig für die Diagnosestellung	mindestens ein Syndrom der drei Kernsymptome mindestens fünf der neun zusätzlichen Symptome klinisch bedeutsame Beeinträchtigung

Insbesondere älteren Männern fällt es aufgrund ihrer geschlechtstypischen Sozialisation oft schwer, über das Verlusterlebnis zu reden. Bei denjenigen Betroffenen, die dafür ein Bedürfnis haben, sollte der offene Ausdruck der Trauergefühle und -gedanken unterstützt werden, zum Beispiel durch genaues Nachfragen nach dem Sterbeereignis.

In weiteren Gesprächen, in denen wiederholt auf den Tod und Verlust eingegangen wird, sollte auf die Bedingungen geachtet werden, die das Trauern im individuellen Fall erschweren können, sowie die teilweise gegensätzlichen Gefühle, die mit der Trauer einhergehen, zum Beispiel Schuld, Ärger oder Wut. Therapeutische Mittel, die das Erleben der mit dem Verlust verbundenen Gefühle erleichtern, sind beispielsweise der Einsatz von Fotos oder persönlichen Gegenständen des Verstorbenen.

Kontrolle des Medikamenten- und Alkoholkonsums: Wichtig in den Beratungs- und Therapiegesprächen ist die Abschätzung des Konsums von Medikamenten oder Alkohol zur subjektiven Erleichterung der Trauer. Die übermäßige oder fortgesetzte Tabletten- und Alkoholeinnahme von Hinterbliebenen kann die Ausbildung von Bewältigungsfertigkeiten bzw. die Lösung von Alltagsaufgaben verhindern.

Trauerexposition oder -imagination: Beim Vorliegen eines chronischen Komplizierte-Trauer-Syndroms ist eine intensive Trauertherapie in Erwägung zu ziehen, die von einem Fachpsychotherapeuten durchgeführt werden sollte (Maercker, 2002b). Der Therapeut instruiert den Patienten, ganz intensiv an den Verstorbenen zu denken und sich ihn lebhaft vorzustellen. Hierbei geht es darum, die mit der Trauer verbundenen Gefühle zu intensivieren und ausweichende Reaktionen des Patienten zu unterbinden.

Mit dem Patienten wird vereinbart, dass er sich bewusst mit Reizen konfrontiert, die mit dem Trauerfall in Zusammenhang stehen (z. B. hinterlassene Gegenstände, Fotos vom Verstorbenen, Lieblingsmusikstücke des Verstorbenen). Insbesondere bei schwerer intrusiver Symptomatik (z. B. «unstillbarem» Weinen) wird die beschriebene Trauerimagination mit weiteren Instruktionen verbunden, zum Beispiel in einer fest definierten Zeitspanne die Erinnerungen zuzulassen, durch die es jedes Mal zu Gefühlsausbrüchen kommt.

Der Patient wird in eine Habituationsreaktion geführt, das heißt bis zu dem Punkt, an dem die heftigen Gefühle abebben und einer Erschöpfung Platz machen. Dieses Nachlassen wird vom Patienten fast immer als angenehm erlebt und geht nachfolgend mit einer Reduktion der schmerzlichen Intrusionen einher. Bei dieser Therapie ist die Erfassung der vom Patienten geäußerten irrationalen Gedanken wichtig, die ihn zum Beispiel zur fortdauernden Vermeidung bzw. zu Schuld- und Schamgefühlen führen. Die Aufgabe des Therapeuten besteht darin, dass er fortwährend bemerkt, welche Gefühle am meisten schmerzen und deshalb vom Patienten am liebsten nicht berührt werden. Dies können Schuld- und Schamgefühle, aber auch Ärger und Zorn auf den Verstorbenen sein.

Beginnende Demenz

Die Demenz wird im Kapitel 6 beschrieben. In den letzten Jahrzehnten hat sich gezeigt, dass Personen mit beginnender Demenz, insbesondere vom Alzheimer-Typ, von einer Psychotherapie profitieren können.

Demenzen sind nicht gleichzusetzen mit dem generellen Verlust kognitiver Fähigkeiten und Kompetenzen. Die persönliche Kompetenz eines Demenzpatienten ist abhängig von dem Aufforderungsdruck der Umgebung. Wird ein Demenzpatient permanent überfordert, wirkt sich das negativ auf den Erhalt der Kompetenzen aus. Eine optimale Betreuung sowie Förderung der noch vorhandenen Fähigkeiten kann gerade zu Beginn der Störung zum weitreichenden Erhalt von Kompetenzen und Wohlbefinden beitragen.

Interventionsmöglichkeiten: Es konnte gezeigt werden, dass Lernen prinzipiell auch für Demenz-Patienten bis in mittlere Krankheitsstadien noch möglich ist (Plattner/Ehrhardt, 2002). Es ist denkbar, dass geeignete therapeutische Interventionen das Fortschreiten einer demenziellen Erkrankung verzögern können (Forstmeier/Maercker, 2009). Allerdings ist die isolierte Anwendung von Gedächtnistrainings (z. B. Gehirnjogging) dazu nicht in der Lage.

Der Schwerpunkt gebräuchlicher Behandlungsprogramme für Patienten mit Demenz liegt auf:

- dem Stabilisieren vorhandener Fähigkeiten
- dem Abbau unerwünschten Verhaltens
- dem Aufbau positiver Aktivitäten
- dem Erkennen und Bewältigen individueller Stressfaktoren
- dem Bemühen um eine zuversichtliche Einstellung.

Folgende Ziele werden bei einer Psychotherapie der Demenz verfolgt:

- Bei der Bewältigung der Belastungen, die sich aus der Konfrontation mit der Diagnose ergeben, unterstützen.
- Den depressiven Symptomen entgegenwirken.
- Vorhandene Ressourcen mobilisieren, um zu vermeiden, dass im Vergleich zu den neuropsychologischen Defiziten stärkere Kompetenzdefizite auftreten.

Folgende **Therapiebausteine** für ein Kompetenztraining sind möglich, die auch in der psychosomatischen Grundversorgung zum Teil zur Stabilisierung genutzt werden können.

- Psychoedukation
- Aktivitätenaufbau
- Modifikation dysfunktionaler Kognitionen
- emotionale Bewältigung
- Stressbewältigung.

Vor allem der psychoedukative Anteil, der Aktivitätenaufbau und der Einsatz von Gedächtnishilfen kann in der psychosomatischen Grundversorgung gefördert werden. Es empfiehlt sich dennoch, eine Weiterleitung des Patienten in psychotherapeutische Behandlung, bei der zusätzlich die Angehörigen mitbetreut werden können.

Bei der **Psychoedukation** werden Patient und Angehörige über den Verlauf und die Behandlungsmöglichkeiten der Erkrankung informiert.

Für den **Aktivitätenaufbau** ist die Registrierung der ausgeübten Aktivitäten anhand eines Wochenplans sinnvoll, auf dem der Patient seine ausgeführten angenehmen Aktivitäten möglichst einfach notieren kann. Sollte der Patient beim Ausfüllen eines Wochenplanes starke Schwierigkeiten haben, so kann der Therapeut mithilfe geeigneter Fragen, die derzeit ausgeübten Aktivitäten erfragen. In dieser Phase kann auch den Gründen für die Unterbrechung früherer Aktivitäten nachgespürt werden.

Um Überforderung zu vermeiden, sollte überprüft werden, welche Aktivitäten aufgrund kognitiver Einschränkungen immer wieder misslingen. Ebenfalls sollte vermieden werden, den Patienten zu einer bestimmten Aktivität zu überreden. Ein möglicher Fehler ist ein zu hohes Anspruchsniveau. Dem Patienten sollen nicht die eigenen Defizite vor Augen geführt werden.

Fallbeispiel (Fortsetzung)

Im Krankenhaus wurde bei Frau S. neben einer sorgfältigen Demenzdiagnostik auch der Psychologische Dienst eingeschaltet. Es stellte sich heraus, dass Frau S. eine leichte Alzheimer-Demenz hatte. Die Diagnose nahm sie mit Erleichterung auf, denn nun konnte sie offen mit ihren Angehörigen über ihre Probleme reden. Die Selbständigkeit von Frau S. war größtenteils noch erhalten, es wurden aber ambulante Hilfen zur Unterstützung im Haushalt organisiert. In den Gesprächen mit dem Psychologischen Dienst des Krankenhauses wurde die Trauer im Zusammenhang mit den kognitiven und körperlichen Verlusten thematisiert, depressiogene Gedanken und sozialer Rückzug sowie die Angst, zu fallen. Ein strukturiertes Vorgehen in der Psychotherapie sowie schriftliche Übungsaufgaben halfen der Patientin, die Psychotherapie für sich zu nutzen. Da die Patientin während ihres Krankenhausaufenthaltes deutlich von den psychotherapeutischen Gesprächen profitierte (im Sinne einer Stimmungsaufhellung, eines Aufbaus angenehmer und sozialer Aktivitäten und Akzeptanz ihrer Erkrankung) wurde eine ambulante Psychotherapie nach der Entlassung organisiert. Dort wurden auch die Familienangehörigen zu einzelnen Gesprächen eingeladen, um auch Probleme und Belastungen in der Beziehung zum Thema machen zu können.

Fazit

- Es besteht ein steigender Behandlungsbedarf psychischer Störungen bei älteren Menschen.
- Bestehende therapeutische Methoden und Techniken müssen bei der Behandlung älterer Menschen in Richtung einer konsequenteren Auswahl von Therapiezielen modifiziert werden.
- Therapieziele können anhand von Selektion, Optimierung und Kompensation definiert werden.
- Die Gestaltung des Therapiesettings sollte sich nach den Fähigkeiten des Patienten richten (z. B. individuelles Tempo, individuelle Sitzungsdauer, deutliche Darbietung der Inhalte, Vergabe von Hausaufgaben, Erinnerungshilfen).
- Psychische Störungen im Alter sind keine natürliche Folge des Alternsprozesses.
- Auch bei beginnender (Alzheimer-)Demenz ist der Erhalt noch vorhandener Funktionen durch regelmäßiges Training möglich.

Literatur

Baltes, P. B.; Baltes, M. M. (1990): Psychological perspectives on successful aging: The model of selective optimization with compensation. In: Baltes, P. B.; Baltes, M. M. (Hrsg.): Successful aging: Perspectives from the behavioral sciences. N Cambridge University Press, New York: 1–34.

Baumann, U.; Mitmansgruber, H.; Thiele, C.; Feichtiger, L. (2002): Übergang ins Seniorenheim: eine Herausforderung für Senioren – und für Psychologen. In: Maercker, A. (Hrsg.): Alterspsychotherapie und klinische Gerontopsychologie, Springer, Berlin/Heidelberg: 285–315.

Clark, D.; Beck, A. (1988): Cognitive Approaches. In: Last, C.; Hersen, M. (Hrsg.): Handbook of anxiety disorders. Pergamon, New York: 362–385.

Forstmeier, S.; Maercker, A. (2007): Comparison of two diagnostic systems for complicated grief. Journal of Affective Disorders, 99: 203–211.

Forstmeier, S.; Maercker, A. (2008): Probleme des Alterns (Reihe Fortschritte der Psychotherapie). Hogrefe, Göttingen.

Forstmeier, S.; Maercker, A. (2009): Potentially modifiable risk factors in the development of Alzheimer's Disease. Europ Neurologist Review.

Hautzinger, M. (2000): Depressionen im Alter. Beltz, Weinheim.

Hirsch, R. D.; Hespos, M. (2000): Autogenes Training bis ins hohe Alter. Ernst Reinhardt, München.

Kaiser, A.; Hahlweg, K. (2000): Kommunikations- und Problemlösetraining. In: Margraf, J. (Hrsg): Lehrbuch der Verhaltenstherapie (Bd. 1). Springer, Heidelberg: 483–499.

Kübler-Ross, E. (1971): Interviews mit Sterbenden. Kreuz Verlag, Stuttgart.

Maercker, A. (2002a): Psychologie des höheren Lebensalters. In: Maercker, A. (Hrsg.): Alterspsychotherapie und klinische Gerontopsychologie. Springer, Berlin: 1–58.

Maercker, A. (2002b): Posttraumatische Belastungsstörungen und komplizierte Trauer: Lebensrückblicks- und andere Interventionen. In: Maercker, A. (Hrsg.): Alterspsychotherapie und Klinische Gerontopsychologie. Springer, Berlin: 245–282.

Maercker, A. (2004): Trauerverarbeitung. In: Linden, M.; Hautzinger, M. (Hrsg.): Verhaltenstherapiemanual (5. Aufl.). Springer, Berlin/Heidelberg.

Maercker, A.; Forstmeier, S.; Enzler, A.; Krüsi, G.; Hörler, E.; Maier, C.; Ehlert, U. (2008): Adjustment disorders, PTSD and depressive disorders in old age: Findings from a community survey. Comprehensive Psychiatry, 49: 113–120.

Maercker, A. (2000): Sytematische Desensibilisierung. In: Margraf, J. (Hrsg): Lehrbuch der Verhaltenstherapie (Bd. 1). Springer, Heidelberg: 405–412.

Mayer, K. U.; Baltes, P. B. (eds.) (1996): Die Berliner Altersstudie. Akademie Verlag, Berlin.

Ohm, D. (2007): Progressive Relaxation (4. Aufl.). Thieme-Trias, Stuttgart.

Plattner, A.; Ehrhardt, T. (2002): Psychotherapie bei beginnender Alzheimer Demenz. In: Maercker, A. (Hrsg.): Alterspsychotherapie und klinische Gerontopsychologie. Springer, Berlin/Heidelberg: 231–242.

Prigerson, H.; Vanderwerker, L.; Maciejewski, P. (2006): Prolonged grief disorder: a case for inclusion in DSM. In: Stroebe, M. S.; Hansson, R. O.; Schut, H.; Stroebe, W.: Handbook of bereavement research: 21st century perspectives. American Psychological Association, Washington.

Prochaska, J. O.; DiClemente, C. C.; Norcross, J. C. (1992): In search of how people change. Applications to addictive behaviors. Am Psychol, 47: 1102–1114.

Rief, W.; Hiller, W. (2006): Somatisierungsstörung und Hypochondrie (2. Aufl.). Hogrefe, Göttingen.

Soeder, U. (2002): Störungsepidemiologie: Prävalenz, Behandlungsbedarf und Versorgung von psychischen Störungen. In: Maercker, A. (Hrsg.): Alterspsychotherapie und klinische Gerontopsychologie, Springer, Berlin/Heidelberg: 60.

Weissmann, M. M.; Markowitz, J. C.; Klerman, G. L. (2009): Kurzer Therapieführer der interpersonellen Psychotherapie (Hrsg. A. Maercker). Hogrefe, Göttingen.

Wernicke, T. F.; Linden, M.; Gilberg, R.; Helmchen, H. (2000): Ranges of psychiatric morbidity in the old an very old – results from the Berlin Aging Study (BASE). Eur Arch Psychiatry Clin Neurosci, 250: 111–119.

Wisocki, P. A. (2002): Angststörungen. In: Maercker, A. (Hrsg.): Alterspsychotherapie und klinische Gerontopsychologie, Springer, Berlin/Heidelberg: 171–176.

Worden, W. J. (2000): Beratung und Therapie in Trauerfällen. Ein Handbuch. Hans Huber, Bern.

29 Körperliches Training bei älteren Menschen

Klaus Hauer

Was «bewegt» ältere Menschen: Motivation zum körperlichen Training im Alter

Obwohl der Zusammenhang zwischen körperlicher Aktivität und erfolgreichem Altern vielfach dokumentiert ist, ist die Bewegungsrealität älterer Menschen von Inaktivität geprägt. Was sind die Gründe dafür? Welche Lösungsansätze kann der Arzt anbieten?

Das Grundübel ist zu wenig Bewegung

Zahlen aus den USA zeigen eine Abnahme der körperlichen Aktivität in allen Bevölkerungsgruppen. Bereits 1996 gibt ein Viertel aller im Rahmen einer repräsentativen Erhebung in den USA Befragten eine durchgehend sedentäre Lebensweise an. Spezielle Bevölkerungsgruppen wie ältere Menschen, bestimmte ethnische Gruppen und Personen mit niedrigem sozial-ökonomischem Status bzw. niedriger Bildung sind besonders inaktiv (US-Department of Health and Human Services, 1996). In Befragungen nehmen gerade diese Bevölkerungsgruppen entsprechende Empfehlungen nur zum Teil wahr und haben nur ein begrenztes Wissen über den Zusammenhang von körperlichem Training und chronischen Erkrankungen (Morrow et al., 1999). Wenn positive Aspekte körperlichen Trainings bei älteren Menschen bekannt sind, werden Trainingsempfehlungen nur sehr bedingt umgesetzt (Damush et al., 1999). Ältere Menschen sind überdurchschnittlich betroffen, da sich mit zunehmendem Alter Ursachen der Inaktivität akkumulieren. Frauen sind durchgehend in verschiedenen Alterstufen weniger aktiv als Männer: Über die Hälfte aller Frauen über 75 Jahren gibt an, keinerlei körperliche Freizeitaktivitäten auszuüben im Vergleich zu einem Drittel inaktiver Männer in derselben Altersklasse (Crespo et al., 1994). Auch wenn sich so krasse geschlechtspezifische Unterschiede in einigen europäischen Untersuchungen nicht zeigen, weisen die Ergebnisse repräsentativer, bevölkerungsbasierter Untersuchungen besonders auf die geringe körperliche Aktivität älterer Menschen hin (s. **Abb. 29-1**).

Auffällig sind der stetige Rückgang im Erwachsenenalter und der verschwindend geringe Anteil Älterer, selbst Mindestempfehlungen zur körperlichen Aktivität einzuhalten (Scottish Health Survey, 2000). Untersuchungen, die die Gruppe der Hochaltrigen mit einschließen, zeigen, dass die Aktivität im hohen Alter weiter abnimmt (Mummery et al., 2007). Die Bedeutung körperlicher Aktivität wird mittlerweile auch von politischen Entscheidungsträgern erkannt. In einigen Ländern wie Kanada,

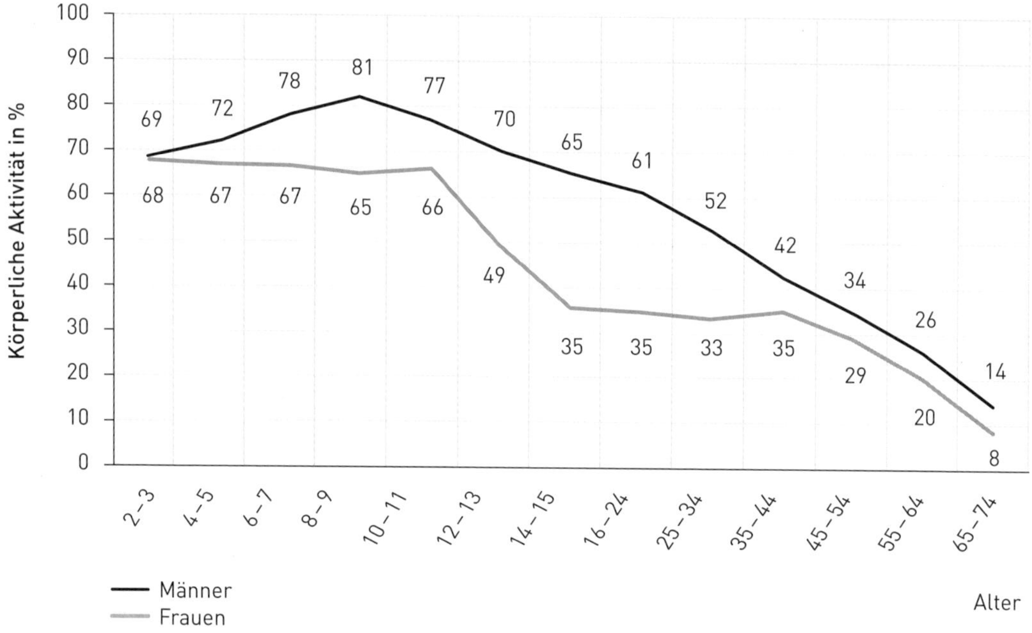

Abbildung 29-1: Körperliche Aktivität nach Alter und Geschlecht

Neuseeland, Schottland werden landesweite Programme zur Förderung körperlicher Aktivität auf die politische Agenda gesetzt. Eine, wenn nicht *die* wichtigste Zielgruppe sind ältere Menschen. Interventionsstudien zeigen, dass die Steigerung der körperlichen Aktivität bei ihnen möglich ist (Jancey et al., 2008). Spezifische Schulungen von Hauptberuflichen im Gesundheitssektor und alters- und motivationsspezifische Verhaltensprogramme für betroffene Patienten können dabei wesentliche Hilfestellung bieten.

Was sind die Barrieren?

Aus Sicht der Betroffenen werden sehr unterschiedliche subjektive Barrieren genannt, die körperlicher Aktivität entgegenstehen. Auffällig ist, dass in verschiedenen Altersgruppen unterschiedliche persönliche und soziale Gründe oder fehlende Umweltanpassung angeführt werden. Für ältere Menschen stehen gesundheitliche Beeinträchtigungen und schlechtes Wetter im Vordergrund, aber auch problematische Selbstwahrnehmung (Übergewicht, Alter) oder andere Prioritäten und konkurrierende Anforderungen. Möglicherweise stehen auch eher banale Gründe dahinter wie «schlechtes Wetter» oder «lieber andere Dinge tun», realistische Ängste (Sturzgefahr) oder tiefsitzende Motivationsdefizite.

Viele dieser Barrieren können geändert werden. Unterstützend für Verhaltensänderungen sind: ein überdurchschnittlicher Glaube an die eigenen Fähigkeiten (Selbstwirksamkeit), starke Intention und Bereitschaft etwas zu ändern, unterstützende soziale Netzwerke und eine barrierefreie Umgebung (Health Education Population Survey, 1996–2003).

Eine besondere Rolle scheint auch die «Vermarktung» einer Maßnahme zu spielen. Werden gesundheitsfördernde Maßnahmen mit positiven Attributen wie Mobilität, Gesundheit, Selbstvertrauen, Interesse, Spaß assoziiert bzw. beworben, werden Programme deutlich besser angenommen, als wenn auf Gesundheitsrisiken Bezug genommen wird, die als stigmatisierend oder angstbesetzt wahrgenommen werden (Yardley et al., 2006).

Der Hausarzt und andere Personen aus dem Gesundheitssektor spielen eine überragende Rolle, gesundheitsrelevantes Verhalten zu ändern (Yardley et al., 2006). Zusammen mit nahen Angehörigen, Ehepartnern und Freunden hat der Arzt den größten Einfluss auf diesen eher fest gefügten Verhaltensbereich.

Wie motiviert der Hausarzt seine Patienten zu mehr Bewegung?

Gründe für die insuffiziente körperliche Aktivität sind nur zum (kleineren) Teil durch Funktionsdefizite oder Erkrankungen bedingt, sondern Ergebnis von veränderbaren subjektiven Einstellung und äußeren Hindernissen. Selbst ein gut gesichertes Wissen um die positiven Wirkungen des körperlichen Trainings stellt zwar eine notwendige, aber nicht ausreichende Bedingung dar, um die ärztliche Verschreibungs- bzw. Empfehlungspraxis oder das Patientenverhalten zu ändern.

Ein erster Schritt für den Hausarzt, das Patientenverhalten zielgerichtet zu verändern, ist, ausreichende Informationen von und über seinen Patienten zu erhalten. *Screening-Fragen zur körperlichen Aktivität sollten angesichts deren Bedeutung fester Bestandteil einer Anamnese oder Therapieempfehlung sein.*

Fragen nach akuten Anzeichen einer Verschlechterung des Zustandes, die über krankheitsspezifische Symptome hinausgehen (z. B. Stürze als klinischer Indikator der Gebrechlichkeit) bzw. die systematische Untersuchung motorischer Leistungen im Rahmen des geriatrischen Assessments (s. Kap. 31 «Geriatrisches Assessment») erlaubt die objektive Beurteilung des individuellen Funktionszustandes, der eng an das Ausmaß der körperlichen Aktivität gebunden ist.

Zur erfolgreichen Umsetzung von Trainingsempfehlungen müssen die Betroffenen eingehend aufgeklärt, ihre Bedürfnisse, Interessen und Ziele angesprochen und konkrete Therapie- und Verhaltensziele entwickelt werden. Eine konkrete Handlungsplanung ist unabdingbar für den Erfolg (Nelson et al., 2007; Haskell et al., 2007). Christmas/Andersen (2000) schlagen in einer Handlungsanweisung für den klinisch tätigen Arzt folgendes Vorgehen vor:

- **Ausführliche Information über die positiven Effekte eines regelmäßigen Trainings** mit besonderer Betonung der individuellen Vorteile. Informationen sollen den Patienten in die Lage versetzen, das Für und Wider für seine eigene Situation und Person abzuwägen.
- **Detaillierte Analyse der individuellen Bewegungsgeschichte des Patienten** anhand einiger Grundfragen in Bezug auf: lebenslang wirksame Aktivitätsmuster und Interessen, Bedenken und wahrgenommene Barrieren beim körperlichen Training, individuelle Motivation/Interesse und sozialen Präferenzen in Bezug auf das Training.
  Aus dieser Befragung ergeben sich individuelle Ansätze, die den Präferenzen und Bedenken des Patienten Rechnung tragen und für ein körperliches Training nachhaltig motivieren.
- **Konkrete Beschreibung des körperlichen Trainings:** Welches Training? Wie oft? Mit wem? Wo? Wie bei anderen Therapieansätzen auch sollten sowohl spezifische Vorschläge in Bezug auf die Art, Intensität, Dauer und Häufigkeit als auch praktische Vorschläge zur Umsetzung, zur sozialen Unterstützung und zur Verhaltensänderung unterbreitet werden. Je konkreter die Handlungsanweisung, umso leichter sind diese vom Patienten umzusetzen. Der Erfolg der Handlungsumsetzung ist zudem einfacher zu überprüfen.
- **Umsetzung im Alltag:** Dazu gehören typische Phasen der Inaktivität (z. B. Fernsehkonsum), die verringert und alltägliche Bewegungsanlässe (z. B. Einkauf/Transport), die neu geschaffen werden können. Das Anforderungsniveau soll individuell angepasst sein. Auf Ängste (z. B. Überforderungssituation beim Training, Kriminalität in Umgebung,

gesundheitliche Gefährdung durch Belastung im Sport) sollte der Arzt eingehen.

- **Regelmäßige Nachfrage:** Die Nachfrage signalisiert dem Patienten die Bedeutung, die der Arzt der Verschreibung beimisst. Modalitäten und individuelle Strategien können im Gespräch nachjustiert werden. Eine Dokumentation und Erfolgskontrolle für den Patienten und eine Rückmeldung an den Arzt unterstützen die Nachhaltigkeit der Empfehlung. *Der Hausarzt kann gesundheitsförderndes Verhalten durch spezifische Interviewtechniken beeinflussen, ohne die Gesprächdauer zu verlängern* (Thijs, 2007). Überdurchschnittlich zeitintensive Befragungen können Teil von Zusatzuntersuchungen sein, die verschiedene Arztpraxen mittlerweile anbieten, oder die auch von externer Seite in Kooperation mit dem Hausarzt angeboten werden.

Trainingseffekte

Die Wirkungen körperlicher Aktivität

Die gesundheitliche Relevanz körperlicher Aktivität für ältere Menschen zeigt sich in den vielseitigen positiven Wirkungen auf den Alte-

Tabelle 29-1: Altersassoziierte Veränderungen und Verfassung durch körperliches Training

spezifische Veränderungen	Alterseffekt/ Effekt von Inaktivität	Effekt von körperlichem Training
Körperzusammensetzung		
Fettgewebe (Fettmasse, viszerales/Körperstammfett)	↓	↑
Skelettmuskulatur (Muskelmasse, struktureller Aufbau)	↓	↑
Knochen (Knochenmasse, Dichte, Stabilität)	↓	↑
Körperfunktionen		
motorische Leistung: Maximalkraft, Schnellkraft, Kraftausdauer; Koordination/posturale Kontrolle, funktionelle Leistungen (Gehen)	↓	↑
kardiovaskuläre Leistungsfähigkeit: maximale aerobe Leistung, maximale Herzfrequenz, kardiovaskuläre Belastungsreaktion	↓	↑
kardiovaskuläre Funktion: Ruheherzfrequenz, maximaler kardialer Output, Endothelreaktivität, Kapillardichte, maximaler peripherer Blutfluss, Plasma Volumen/Hämatokrit, Baroflex-Reaktion, posturale Hypotension	↓	↑
Ernährungsstatus: Ruheumsatz, Gesamtenergieumsatz, Proteinsynthese, Elektrolyt/Wasserhaushalt	↓	↑
Kognition/ZNS: Reaktionszeit, Aufmerksamkeitsspanne, Gedächtnis, Verarbeitungsgeschwindigkeit, Reaktionszeit	↓	↑
Lungenfunktion: Vitalkapazität, maximale Austauschrate	↓	↑

(modifiziert nach Fiatarone-Singh, 2002)

rungsprozess, auf den psychischen und kognitiven Status, auf die Morbidität, Mortalität und den Erhalt der Selbstständigkeit (s. **Tab. 29-1**). Aufgrund der Vielzahl der Publikationen zum Thema ist eine umfassende Darstellung in diesem Rahmen nicht möglich. Es sind deshalb nur einige wichtige Ergebnisse zu den jeweiligen Unterthemen aufgeführt.

Die gezeigten Trainingseffekte sind jedoch spezifisch: So hat zum Beispiel ein intensives Ausdauertraining keinen Effekt auf die Maximalkraft (Pollock et al., 1987). Am Beispiel eines intensiven, langjährigen Krafttrainings lässt sich zeigen, dass der altersbedingte Abbau der Muskelkraft vermindert bzw. sogar überkompensiert werden kann. Personen, die über eine längere Zeit ein effektives Krafttraining durchführen, zeigen dann Leistungen, die nicht spezifisch trainierten Personen entsprechen, die 40 bis 50 Jahre jünger sind; manchmal übertreffen diese Leistungen sogar noch die Jüngeren (Klitgaard, 1990). Eine Vielzahl neuere Befunde aus der Grundlagenforschung weist auf die zugrunde liegenden Mechanismen hin, *wie körperliche Aktivität auf die physiologischen und sogar genetischen Grundlagen des Alterungsprozesses einwirkt.* So konnte unter anderem nachgewiesen werden, dass eine vermehrte körperliche Aktivität mit deutlich verringerter Telomerlängenverkürzung, einem Taktgeber des Alterungsprozesses, einhergeht (Cherkas et al., 2008).

Steigerung der Lebenslust und Lebensqualität: zuversichtlich und angstfrei durch Sport?

Das psychische Wohlbefinden ist ein entscheidender Faktor für ein erfolgreiches Altern. Längsschnittuntersuchungen und Interventionsstudien belegen die antidepressive Wirkung körperlicher Aktivität (s. auch Kap. 5 «Affektive Störungen und Suzidalität»).

Die Lebensqualität älterer Menschen ist zum Teil wesentlich eingeschränkt durch posttraumatische Reaktionen wie Sturzangst, die zu Einschränkungen der körperlichen Aktivität, der sozialen Kontakten und der Selbstständigkeit führen. Auch hier zeigen Trainingsinterventionen positive Effekte auf die Sturzangst bzw. auf die sturzassoziierte Selbstwirksamkeit (Sattin et al., 2005). Die Angstreduktion muss dabei nicht mit motorischen Verbesserungen assoziiert sein (Liu-Ambrose et al., 2004). Trainingsinterventionen, die direkt auf die Lebensqualität älterer Menschen abzielen, zeigen sich anderen Intervention (Umgebungsanpassung, Verhaltensprogrammen) manchmal überlegen (Liu et al., 2007). Siehe hierzu auch die Ausführungen der Kap. 14 «Stürze» und 28 «Psychotherapie und Entspannungsverfahren».

Verbesserung der kognitiven Leistung: Ist Sport ein probates Mittel?

Repräsentative Längsschnittuntersuchungen zeigen, dass ältere und nicht demenziell erkrankte Menschen, die körperlich aktiv sind, einen geringeren Verlust kognitiver Schädigungen über einen längeren Beobachtungszeitraum zeigen als Nichtaktive (Yaffe et al., 2001). Dieser *primärpräventive Effekt körperlicher Aktivität*, der durch eine unspezifische Intervention wie Ausdauertraining hervorgerufen werden kann, wurde in verschiedenen anderen Studien ebenfalls belegt (Colcombe/Kramer, 2003). Interventionsstudien bei Personen mit beginnender kognitiver Schädigung im Vergleich zu einer nicht körperlich aktiven Kontrollgruppe zeigen signifikante Verbesserungen; die klinische Relevanz der Studien ist allerdings bislang noch unklar (Lautenschlager et al., 2008; s. auch Kap. 6 «Demenz»).

Verringerte Morbidität – gesünder durch körperliche Aktivität?

Es wurde in den letzten Jahren eine hohe Anzahl von Beiträgen zum Einfluss von körperlicher Aktivität bzw. standardisierte Trainingsinterventionen auf spezifische Erkrankungen publiziert. Mangelnde körperliche Aktivität zählt zu den substantiellen Risikofaktoren für führende Erkrankungen wie zum Beispiel Herzkreislauferkrankungen (Fletcher et al., 1992), Diabetes (Williamson et al., 2004), Schlaganfall (Hu et al., 2000), Übergewicht (Weinstock et al., 1998) oder Osteoporose (Nguyen et al., 1994). Der unmittelbare Rückgang von Erkrankungen wie Schlaganfall bei gesteigerter körperlicher Aktivität in Längsschnittuntersuchungen weisen auf eine kausale Assoziation hin (Singh-Fiatarone, 2002). Vergleicht man die inaktivste mit der aktivsten Patientengruppe, so lässt sich auch für andere häufige Erkrankungen wie Diabetes und koronare Herzkrankheit eine 40- bis 50-prozentige Reduktion belegen (Blair et al., 1995 und 1993; Tuomilehto et al., 2001).

Verringerte Mortalität – länger leben durch Sport?

Längsschnittuntersuchungen belegen eine signifikante Assoziation zwischen dem Umfang der körperlichen Aktivität und der Gesamtmortalität, sowohl für Männer und Frauen als auch für Personen mit unterschiedlichem Gesundheitszustand (Blair et al., 1995; Paffenbarger et al., 1993; Blair et al., 1993). Die Wirkung ist dosisabhängig: Bei einem wöchentlichen zusätzlichen Energieverbrauch von ca. 1000 kcal/Woche beträgt die Reduktion der Mortalität ca. 30 %, bei einem wöchentlichen Verbrauch von ca. 2000 kcal sogar 50 % (Lee/Skerett, 2001). Signifikante Effekte auf die Mortalität bleiben selbst dann erhalten, wenn ein körperliches Training erst im fortgeschrittenen Alter aufgenommen wird und lediglich wenig intensive Trainingsformen wie «Gehen» ausgeführt werden, die auch noch ältere und wenig trainierte Menschen durchführen können (Hakim et al., 1998).

Körperlich aktiv und selbstständig bleiben

Der Verlust der Selbstständigkeit wird von älteren Menschen noch mehr gefürchtet als Raubüberfälle, finanzielle Verluste oder sogar der Tod (Salked et al., 2000). Dabei ist der Wunsch, alt zu werden, jedoch nicht alt zu sein, realistisch umsetzbar. Lebensstiländerungen und verbesserte Therapiemöglichkeiten führten in den letzten Jahren in den USA dazu, dass ein größerer Anteil der Bevölkerung ein hohes Alter erreicht, aber von Multimorbidität und Behinderung verschont bleibt (Liao et al., 2001). Aktivere Menschen weisen bei erhöhter Lebenserwartung ein um 50 % verringertes Risiko auf, mit einer Behinderung zu sterben (Leveille, 1999).

Die besondere Bedeutung funktioneller motorischer Leistungen wie Gehen, Transferleistungen wie «aus einem Stuhl aufstehen» oder der posturalen Kontrolle (Haltungskontrolle) ergibt sich daraus, dass solche ADL-Leistungen den Schlüssel für die Selbstständigkeit alter Menschen darstellen. Fällt das Gehen schwer, ist die Selbstständigkeit unmittelbar gefährdet (s. hierzu auch Kap. 31 «Geriatrisches Assessment» und Kap. 14 «Stürze» in diesem Buch). Interventionsstudien zeigen, dass mit geeigneten Trainingsverfahren Stürze reduziert und funktionelle Leistungen selbst bei hochbetagten, multimorbiden und akut geschädigten Personen verbessert werden können (Gillespie et al., 2003; Hauer et al., 2001 und 2002) und die erzielten Verbesserungen langfristig erhalten bleiben (Hauer et al., 2003).

Trainingsempfehlungen

Es existiert eine Reihe von Empfehlungen zur Durchführung von körperlichem Training, die unterschiedlich ausführlich und zum Teil sogar kontrovers sind, je nachdem, ob Mindestanforderungen oder ein optimal wirksames Anforderungsniveau beschrieben ist oder die Richtlinien sich an spezifischen Zielgruppen orientieren. Ausführliche allgemeine Beschreibungen finden Sie in den entsprechenden Positionspapieren (American College of Sports Medicine, z. B. ACMS, 2005; Haskell et al., 2007), andere sind für bestimmte Erkrankungen und spezifische klinische Aspekte (z. B. American Geriatric Society, 2001; American Geriatrics Panel on Exercise and Ostheoathritis, 2001,) oder für den älteren Menschen formuliert (Fiatarone-Singh, 2002; Christmas/Andersen, 2000; Nelson et al., 2007).

Widersprüche sind sozusagen systemimmanent, da – vergleichbar etwa mit einer medikamentösen Intervention für eine erfolgreiche Therapie – spezifische Empfehlungen in Bezug auf Art, Dosis (Frequenz/Intensität), Dauer der Anwendung und Therapietreue eine entscheidende Rolle spielen. Diese Kriterien müssen zudem in Bezug auf spezifische Erkrankungen bzw. Syndrome und Alternsprozesse formuliert werden. Möglicherweise spielt auch die Frage eine Rolle, ob die (Trainings-) Therapie zur Behandlung einer akuten, fortgeschrittenen Erkrankung oder zur frühzeitigen Prävention ebendieser Erkrankung eingesetzt werden soll. Viele dieser Zusammenhänge sind bislang nicht genügend beforscht, negative wie positive Studienergebnisse sind zum Teil nicht ausreichend in ihrem Mechanismus geklärt.

Wie viel und wie oft trainieren?

Zur Beschreibung des Trainingsaufwandes ist eine Dosis-Wirkungskurve (Dose-response-curve) hilfreich. Mit ihrer Hilfe lassen sich Mindestanforderungen, aber auch optimale bzw. maximale Trainingsanforderungen beschreiben. Auch wenn nicht für alle Trainingsmodalitäten und Zielgruppen solche Dosis-Wirkungs-Beziehungen beschrieben sind, kann man doch einige Grundprinzipien ableiten (vgl. Abb. 29-2).

Die gute Nachricht ist: Wenig hilft – erst mal – relativ viel! Die Trainingswirkung ist bei wenig Trainierten am größten, da die Trainingsverbesserungen sich nicht linear entwickeln, sondern einer log-linearen Beziehung folgen. Initiale Verbesserungen werden relativ schnell bei vergleichsweise geringen Trainingsanforderungen erreicht. Jede weitere Steigerung muss mit zunehmend größerem Aufwand erkämpft werden.

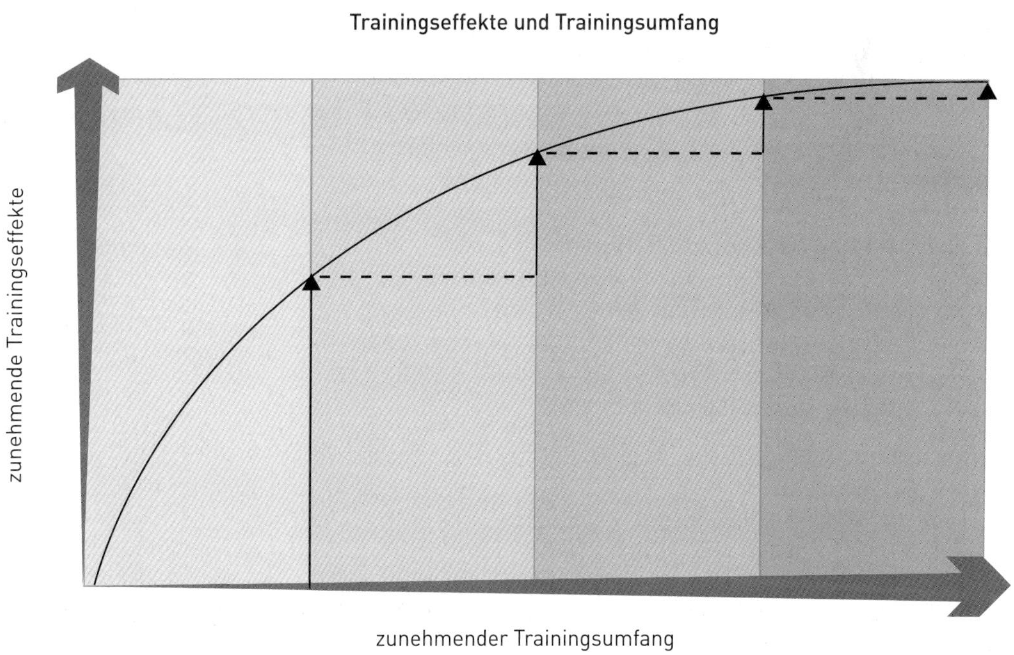

Abbildung 29-2: Dargestellt ist eine generalisierte Dosis-Wirkungsbeziehung. Zu beachten sind die überdurchschnittlichen Steigerungen bei schlechtem Trainingszustand, der im Alter häufig anzutreffen ist.

Die «Dosis» beim körperlichen Training wird durch die Trainingsdauer, -frequenz und -intensität bestimmt. Die *Trainingsintensität ist dabei die schwierigere Stellschraube*, da sie direkt mit dem Risiko assoziiert ist (Haskell et al., 2007; Nelson et al., 2007). In bestimmten Grenzen kann die Intensität zugunsten der Dauer bzw. die Dauer zugunsten der Intensität verändert werden, um eine vergleichbare Trainingswirkung zu erhalten. Die kann notwendig sein, wenn beispielsweise eine hohe Trainingsintensität mit einem erhöhten Risiko verbunden ist (z. B. kardiovaskuläre Events bei gegebener Vorschädigung; Intensität↓Dauer↑) oder konkurrierende zeitliche Belastungen (Berufstätigkeit) eine optimierte Trainingszeit erfordern (Intensität↑Dauer↓).

Die schlechte Nachricht ist: Zu wenig hilft auch nichts und zu viel kann schaden! Die Kurve zu Trainingserfolgen wird nach unten durch eine untere Trainingsintensität begrenzt. Erreicht der Trainierende nicht diese Mindestanforderung eines Trainingsreizes, werden keine wünschenswerten Trainingsanpassungen erreicht. Nach oben hin wird die Dosis-Wirkungskurve durch ein Übertraining limitiert. In diesem oberen Trainingsbereich werden bei zunehmender Intensität nur noch geringe Verbesserungen erzielt, die trainingsassoziierten Risiken nehmen zu. Die Abwägung zwischen positiven Effekten und Risiken des Trainings verschieben sich damit hin zu einer negativen Bilanz. Beispiele für eine solche Entwicklung wären kardial vorgeschädigte Patienten, die – vielleicht nach langer Trainingspause – in ein intensives Training einsteigen, ohne individuelle Trainingslimits zu befolgen. Die amerikanische Vereinigung der Sportmediziner (American College of Sport Medicine) führt aufgrund des hohen Risikos aus diesem Grund das Nichtbefolgen von Trainingslimits als einzigen verhaltensbezogenen Parameter für die Risikostratifizierung von Patienten mit kardiovaskulärer Schädigung auf (ACSM-Guidelines, 1995). Untrainierte Trainingseinsteiger sind unter anderem in Bezug

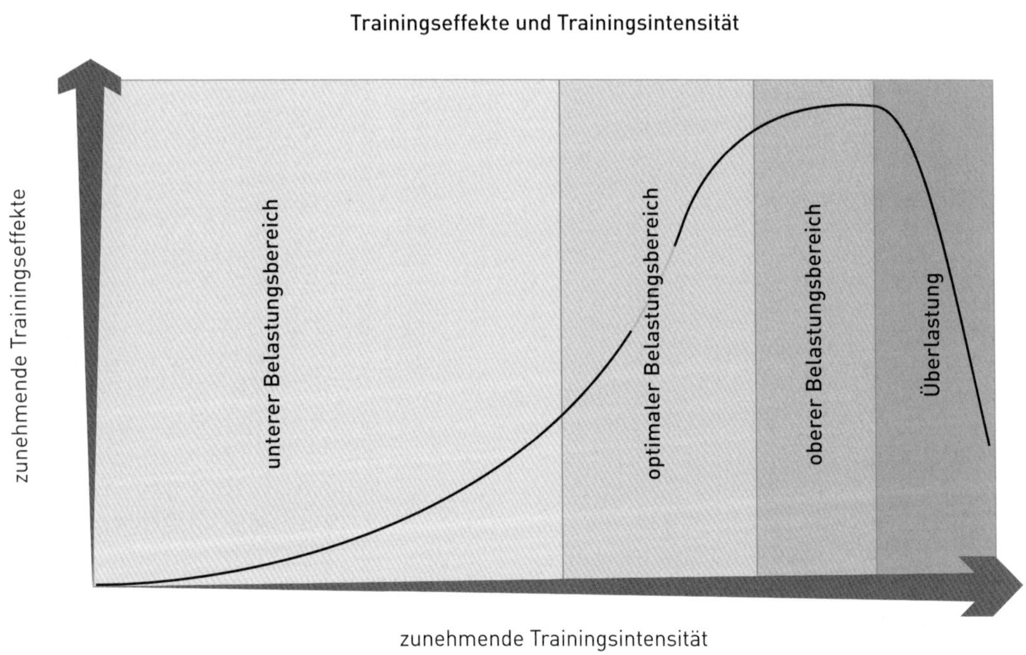

Abbildung 29-3: Trainingseffekte und Trainingsintensität

auf kardiale Risiken besonders gefährdet (Mittleman et al., 1993).

Absolute Vorgaben für die Intensität, Dauer und Frequenz des Trainings lassen sich aus diesen Gründen – im Sinne von «Kochrezepten» – nicht aufführen. *Individuelle Trainingsvorgaben hängen stark vom Trainingszustand, Trainingsziel und individuellen Gesundheitsrisiken ab* (s. Abb. 29-3).

Welches Training ist geeignet?

Training wirkt spezifisch. Ein Ausdauertraining verbessert die Ausdauerleistung, ein Flexibilitätstraining verbessert spezifisch die Beweglichkeit. Effekte sind dabei nicht oder nur sehr begrenzt austauschbar. Bei spezifischen Erkrankungen stehen spezifische Trainingsziele im Vordergrund. So kann zum Beispiel ein Flexibilisierungstraining nach operativ bedingter Ruhigstellung effektiv den eingeschränkten Bewegungsradius wieder verbessern, ist aber für andere Trainingsziele, wie die Verbesserung der Sauerstoffaufnahme, nicht wirksam. Es ist zudem unklar, ob und in welchem Ausmaß gesundheitsrelevante, physiologische Wirkungen des Sports (z. B. Verbesserung der Insulinsensivität durch aerobes Training) nicht auch durch andere Trainingsformen erbracht werden könnten (z. B. Kraftausdauertraining anstelle von aerobem Training). *Nur für ausgewählte Trainingsinhalte stehen vergleichende Untersuchungen zur Verfügung.* So zeigen ausdauerorientierte Trainingsformen im Vergleich zu kraft- oder balanceorientierten Interventionen keine Risikominderung der Sturzgefahr im Alter (Gillespie et al., 2003; Province et al., 1995). Aus diesem Grund ist nicht einfach *die* richtige Trainingsart zu empfehlen. Internationale Richtlinien raten aus Gründen der Ausgewogenheit, verschiedene Trainingsformen in die Planung aufzunehmen. Schnelligkeitsorientierte Trainingsformen mit hohen Belastungsspitzen weisen für ältere Menschen nur begrenzt positive Aspekte auf und werden deshalb nur selten empfohlen. Wenn ein solches Training (fast alle Ballsportarten basieren auf Schnelligkeit) individuell hohe Priorität besitzt, sollte es weiter durchgeführt werden. Denn: (Fast) jedes Training ist besser als Inaktivität!

Im Folgenden sind (verkürzt und leicht modifiziert) die neusten Empfehlungen der American Heart Association und des American College of Sports Medicine für das körperliche Training bei älteren Menschen zusammengefasst (Nelson et al., 2007):

- Anzustreben ist ein **aktiver Lebensstil.**
- Empfohlen werden moderate **aerobe (Ausdauer-)Aktivitäten**: mindestens 30 Minuten an fünf Tagen pro Woche. Moderate Intensität entspricht auf einer 10-Punkte-Skala, auf der Ruhe mit 0 und die maximale Leistung mit 10 codiert ist, 5/6 Punkte und ist mit einer deutlichen Steigerung der Herzfrequenz/Atmung verbunden. Intensive Belastungen entsprechen 7 bis 8 Punkte. Die Steigerung der Herz- und Atemfrequenz ist deutlicher. Abhängig vom individuellen Trainingszustand kann die absolute Leistung (z. B. Laufgeschwindigkeit) bei gleichem Intensitäts-Scoring unterschiedlich sein.
- Anforderungen können kombiniert werden. Alle Aktivitäten wirken additiv und können in unterschiedlichen «Portionen» erbracht werden. Diese sportlichen Aktivitäten sollten **zusätzlich zu den leichten Alltagsbelastungen** (ADL, Activities of Daily Living) erbracht werden (Hausarbeiten, Körperpflege).
- Zusätzlich sollte ein **Krafttraining** durchgeführt werden, das die Kraftausdauer/Maximalkraft von Hauptmuskelgruppen umfasst. Das progrediente Training sollte zweimal wöchentlich an nicht aufeinanderfolgenden Tagen stattfinden und bei moderaten bis hohen Belastungen (10 bis 15 Wiederholungen pro Übungsserie).
- Die positiven Wirkungen eines Trainings können **durch höheren Umfang** der körperlichen Aktivität gesteigert werden.
- Zum **Erhalt der Beweglichkeit** sollte mindestens zweimal wöchentlich für 10 Minuten ein entsprechendes Training durchgeführt werden.

- Personen mit einem höheren **Sturzrisiko** sollten Übungen durchführen, die die Balance erhalten oder verbessern.
- Ältere Menschen, die eine oder mehrere Erkrankungen aufweisen und das körperliche **Training zu therapeutischen Zwecken** nutzen, sollten diesbezügliche Risiken und spezifische Zielstellungen beachten.
- Älteren Menschen sollte ein **Plan** an die Hand gegeben werden, wie sie die unterschiedlichen Trainingsarten optimal nutzen können. Ein regelmäßiges Monitoring der eigenen Aktivitäten und eine Aktualisierung der Planung wird empfohlen, insbesondere wenn sich die Leistungsfähigkeit verbessert oder sich der Gesundheitszustand ändert.

Für Hochbetagte gelten die Empfehlungen bedingt, da die körperliche Leistungsfähigkeit deutlicher eingeschränkt ist und zunehmend ADL-Aktivitäten die Gesamtaktivität wesentlich bestimmen. Trotz dieser Einschränkungen bestätigen sich auch bei dieser Altersgruppe die positiven Wirkungen der körperlichen Aktivität.

Kontraindikationen: Wer sollte nicht teilnehmen?

Bei gesunden Menschen, die Sport mit einer moderaten Belastungsintensität betreiben, ist das Risiko einer Schädigung sehr niedrig (Vuori, 1986).

Das Risiko von muskulo-skeletalen und kardiovaskulären Schädigungen steigt mit der Intensität der Belastung und hängt zudem von der Belastungsform und dem Trainingszustand ab. So liegt zum Beispiel das Risiko eines plötzlichen Herztodes während einer anstrengenden Aktivität bei untrainierten Personen um den Faktor 56, bei gut trainierten nur um den Faktor 5 über dem Risiko in Ruhe. Diesem während der Belastung vorübergehend erhöhten Risiko steht jedoch ein deutlich erniedrigtes Gesamtrisiko gut trainierter Personen gegenüber (Williams, 2001).

Wie bei anderen ärztlichen Empfehlungen auch muss der Arzt zwischen positiven Effekten und möglichen Risiken abwägen. Für bestimmte Erkrankungen bestehen relative oder absolute Kontraindikationen für ein körperliches Training. Interessanterweise ändern sich Kontraindikationen für bestimmte Erkrankungen im Laufe der Zeit. In Bezug auf körperliche Aktivität hat sich in den letzten drei Jahrzehnten ein Paradigmenwechsel vollzogen, bei dem Alter und Krankheit sich von relativen/absoluten Kontraindikationen zur Indikation für ein Training gewandelt haben.

In Anbetracht der vielfältigen positiven Aspekte des körperlichen Trainings *kann man von einem gesicherten hohen Risiko durch körperliche Inaktivität ausgehen, dem nur ein begrenztes zusätzliches Risiko durch körperliches Training gegenübersteht,* das zudem durch individuelle Trainingssteuerung und Beachtung von Kontraindikationen weiter begrenzt werden kann.

Das geeignete individuelle Training im Alter

Ärztliche Voruntersuchung

Vor Aufnahme des Trainings sollte eine ausführliche körperliche Untersuchung durchgeführt werden. Ein anamnestisches Gespräch kann weiter klären, ob Untersuchungen durch den Hausarzt oder durch spezialisierte Fachärzte nötig sind. Aktuelle Leitlinien sehen dazu eine standardisierte Eigen-/Familienanamnese vor. Einen geeigneten **Fragebogen (PAR-Q)** finden Sie im Anhang 9. Für eine ausführliche Darstellung zur Vorsorgeuntersuchung im Sport verweise ich auf die deutsche Gesellschaft für Sportmedizin und Prävention (DGSP) bzw. auf die internationalen Fachgesellschaften (American College of Sport Medicine, ACSM), die umfassende, evidenzbasierte Leitlinien entwickelt haben (ACMS, 2006).

Im Folgenden werden spezifische **Testverfahren** beschrieben, die für die individuelle Trainingssteuerung und die Einschätzung alltagsrelevanter Leistungen im Alter von besonderer Bedeutung sind. Etabliert sind insbesondere Verfahren zur Beurteilung der kardialen Leistungsfähigkeit/kardiovaskulärer Schädigungen wie das Belastungs-EKG und Verfahren zur Beurteilung der motorisch-funktionellen Leistungen im Rahmen des erweiterten geriatrischen Assessments.

Die Beschreibung der ausgewählten Testverfahren soll den behandelnden Arzt in die Lage versetzen, konkrete Handlungsanweisungen (Steuerung der Trainingsintensität über Zielherzfrequenz) für den behandelten Patienten auszusprechen, die über die zum Teil vagen Vorgaben auch in internationalen Empfehlungen hinausgehen (s. «Trainingsempfehlungen»). Die vorgestellten Assessmentverfahren können individuelle Funktionsdefizite identifizieren, die eine entscheidende Bedeutung für die Lebensqualität vor allem älterer Patienten haben, und die über ein spezifisches Training verbessert werden können.

Test zur Beurteilung der kardiovaskulären Leistung: Die Herzfrequenz als idealer Parameter zur Trainingsteuerung im Ausdauerbereich

Zur Beschreibung der Testdurchführung und Abbruchkriterien des *Belastungs-EKG* sei auf die Leitlinien der entsprechenden Fachgesellschaften verwiesen (DGSP, ACSM).

Die Herz-Kreislauf-Leistung kann einfach über die Messung der Herzfrequenz erfasst und gesteuert werden. Die Herzfrequenz ist hoch assoziiert mit dem Druck-Frequenzprodukt (systolischer Druck x Herzfrequenz) und dem myokardialen Sauerstoffverbrauch und bildet daher die Herzleistung adäquat ab. Lediglich bei spezifischen Belastungen wie (statischen) Kraftbelastungen und Schwimmen, bei denen eine überdurchschnittliche Druckbelastung am Herzen auftritt, werden die kardialen Belastungen durch die Herzfrequenz-basierte Trainingssteuerung etwas unterschätzt. Individuelle Trainingsvorgaben richten sich nach dem individuellen Trainingszustand und den Ergebnissen der Belastungsuntersuchung (maximale Herzfrequenz). Das Einhalten individueller Zielfrequenzen vermeidet das Auftreten von Myokardischämien während des Trainings bei Patienten mit koronarer Herzkrankheit (Hauer et al., 2000).

Bei der Bestimmung der *individuellen Belastungsgrenze* sind jedoch einige Aspekte zu beachten. Der häufigste Fehler bei der Untersuchung ist die unzureichende körperliche Ausbelastung, wenn die Untersuchung nicht aufgrund individueller Überlastungssymptome (ST-Strecken Senkung, AP-Beschwerden u. a.) bzw. peripherer Erschöpfung abgebrochen wird, sondern aufgrund von submaximalen, altersassoziierten, nicht individualisierten Belastungszielfrequenzen (Zielfrequenz: 85 % von 220 Lebensalter). Aufgrund vielfältiger individueller Einflüsse zeigt sich eine hohe Variabilität der maximalen Herzfrequenz (HF max), die in dem oben genannten Vorgehen oder auch in Faustregeln zur Trainingsteuerung (z. B. 200 bzw. 220 Lebensalter) nicht gewürdigt werden. Die zu geringe Auslastung im Belastungs-EKG führt dann zu inadäquaten Zielfrequenzen, zu geringer Belastungsintensität und einem unzureichenden Trainingseffekt.

Die Berechnung *individueller Zielfrequenzen* richtet sich neben der Maximalfrequenz zudem nach dem Trainingszustand bzw. der kardiovaskulären Leistungsfähigkeit. Diese reichen von 65 bis 90 % der maximal im Belastungstest erreichten Herzfrequenz (s. **Tab. 29-2** und **Abb. 29-4**). Mit den aufgeführten Trainingszielfrequenzen kann auch ein Zielkorridor für die Trainingsintensität erstellt werden, um unzureichende oder zu hohe Belastungen zu vermeiden.

Die individuelle Zielfrequenz dient der Vorgabe für ein Ausdauertraining und der Vermeidung von Belastungsspitzen bei kardiovaskulärer Vorschädigung. Mit der Trainingsteuerung über individuelle Zielherzfrequenzen steht eine einfache, leicht messbare Zielgröße zur Verfügung, über die effektiv die Trainingsintensität bestimmt werden kann.

Bei hochbetagten, multimorbiden Patienten ist ein Belastungs-EKG zunehmend schwierig durchzuführen, was sich allerdings relativiert, weil für diesen Personenkreis ein Ausdauertraining nicht im Vordergrund steht.

Tabelle 29-2: Trainingsfrequenz in Abhängigkeit vom Trainingszustand bzw. kardialer Vorschädigung

Trainingsbereich	Trainingskollektiv	Zielfrequenz
	Herzgesunde	
Ausdauertraining	untrainiert	60–70 % HF max
Ausdauertraining	trainiert	70–85 % HF max
Ausdauertraining	Leistungssportler, Ausdauerbereich	85–90 (95) % HF max
	Herzkranke	
Ausdauertraining	untrainiert	60–70 % HF max
Ausdauertraining	trainiert	70–85 % HF max
kurzzeitige Belastungsspitzen	trainiert	< 95 % HF max

Angegeben sind Zielfrequenzbereiche für unterschiedliche Trainingskollektive. Die Prozentangaben beziehen sich auf die maximale Herzfrequenz, die bei Auslastung im Belastungs-EKG erreicht wurde (HF max 100 %). Die Intensität der Trainingsbelastung ist bei Herzpatienten vom Trainingszustand und der Schädigung abhängig. Differenzierte Beschreibungen und evtl. Kontraindikationen für ein Training finden sich in entsprechenden Kompendien/Übersichtsartikeln (ACSM, 2005; ACSM, 2007)

Test zur Beurteilung der funktionellen Leistung im Alltag: Prädiktoren für Behinderung, Verlust der Selbstständigkeit und Mortalität

Der Schwerpunkt körperlichen Trainings bei Hochbetagten ist nicht das sportliche Ausdauertraining oder das Training von Schnelligkeit und Beweglichkeit, sondern ein kraft- und koordinationsbasiertes Training, das zur Erhaltung der Alltagsmotorik und Selbständigkeit dient und das Risiko von Stürzen im Alter senkt. Das Training von Kraft und Funktion ist, wenn richtig durchgeführt, nicht mit einer überdurchschnittlichen kardiovaskulären Belastung oder mit besonderen muskulo-skeletalen Risiken verbunden, die über normale Alltagsbelastungen hinausgehen. Es können aus diesem Grunde auch bereits vorgeschädigte Personen und/oder Hochbetagte am Training teilnehmen.

Zur Erfassung des Ist-Zustandes und zur weiteren Trainingsplanung ist eine Diagnose der erhaltenen motorischen Leistungen notwendig. Validierte Untersuchungen wurden in den letzten Jahren im Rahmen des erweiterten geriatrischen Assessments etabliert (s. hierzu Kap. 31 «Geriatrisches Assessment»).

Für den Hausarzt sind in Deutschland solche Untersuchungen als Diagnoseleistung abrechenbar (Gebührenordnung EBM 2000plus, GOP 03341).

Neben dem dort aufgeführten **Timed-up-and-go-Test** hat die international etablierte **Short Physical Performance Battery (SPPB)** (Guralnik et al., 1994) besondere Bedeutung.

Physical Performance Battery (SPPB)

Aufgrund der überragenden prädiktiven Validität (vgl. «Trainingsempfehlungen»), der Multi-Dimensionalität der Test-Items und der einfachen Durchführung hat sich die SPPB weltweit erfolgreich etabliert und wird unter anderem als Bewertungskriterium für das hausärztlich-ger-

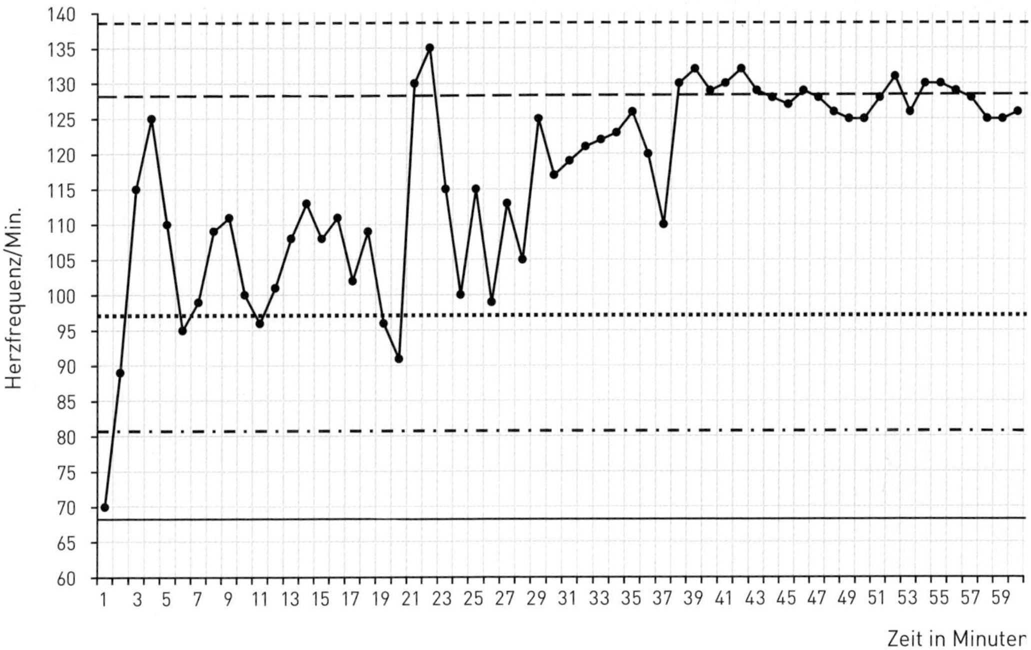

100 % MAX. HF	HF 140
90 % MAX. HF	HF 130
70 % MAX. HF	HF 98
70 % von 85 % HF (falscher Wert)	HF 83

Abbildung 29-4: Herzfrequenzprofil während einer Trainingsstunde

iatrischen Basisassessment empfohlen. Der Test erfasst sowohl Balanceleistungen in unterschiedlichen Standpositionen, die Ganggeschwindigkeit als Maß für die dominierende motorische Schlüsselqualifikation «Gehen» und die Zeit für ein fünfmaliges Aufstehen/Hinsetzen aus einem Stuhl als funktionellen Krafttest. Er ist schnell (ca. 5 min) durchführbar und weist kaum Deckeneffekte (gute Leistungen werden unzureichend erfasst, z. B. überdurchschnittliche Balanceleistungen) und nur bei sehr gebrechlichen Patienten Bodeneffekte auf (schlechte Leistungen werden unzureichend erfasst, zum Beispiel ein Patient kann nicht aus dem Stuhl aufstehen). Ein Erfassungsbogen zum SPPB ist im Anhang 10 angefügt. Eine ausführliche Beschreibung der SPPB mit zugehörigen Hinweisen für den Untersucher und Auswertungshinweisen können frei zugänglich unter: www.coe.uga.edu/cs-pfp/pdfs/ppt.pdf heruntergeladen werden. Die Testergebnisse können auch zur Formulierung von Trainingszielen (z. B. Verbesserung der Aufstehbewegung, Balance) oder Dokumentation von Trainingsfortschritten genutzt werden. Es stehen mittlerweile auch vielfältige technische Verfahren zur Verfügung, um motorische Leistungen objektiv und standardisiert zu messen, die zum Teil bereits von Ärzten oder Therapeuten angewendet werden. Detaillierte Vorschläge zur Messung der Kraft und relevanter funktioneller Leistungen ohne apparative Verfahren finden sich in entsprechenden internationalen Empfehlungen sportmedizinischer Organisationen (ACMS, 1995).

Was empfiehlt der Hausarzt seinen Patienten?

Wenn sie Patienten identifiziert haben, denen sie ein Training empfehlen, stehen verschiedene Möglichkeiten zur Verfügung:

- ein Heimtraining
- ein Training in unspezifischen Trainingsgruppen
- ein spezifisches Rehabilitationssportangebot.

Heimtraining

Viele Patienten bzw. ältere Menschen können (mangelndes oder unpassendes Sportangebot, Transportprobleme) oder wollen nicht an einem Gruppentraining teilnehmen, weniger als 30 % der Bevölkerung werden durch öffentliche Sportangebote erreicht. Für diesen Personenkreis ist ein individuelles (Heim-)Training die beste Wahl. Es gibt eine große Anzahl von in Buchform publizierten Trainingsanleitungen, die wichtige Tipps für das Heim-Training liefern. Zunehmend werden auch über das Internet einige interessante Web-Seiten für das Training im Alter eröffnet (z. B. www.fitinjedemalter.de für das Heimtraining zur Sturzprävention). Die im vorangehenden Abschnitt erläuterten Trainingsvorgaben geben einfach überprüfbare Belastungsgrenzen für das individuelle Training vor, so dass die individuelle Auswahl unterschiedlicher Sportarten dem Sporttreibenden selbst überlassen wird, die Trainingssteuerung aber vorgegeben ist.

Integration körperlicher Aktivität in den Alltag: Einkaufen als Sport?

Ältere Menschen lassen sich zum Teil nur schwer für sportliches Training motivieren. Der wesentliche Anteil der körperlichen Aktivität im Alltag wird über nicht-sportliche Aktivitäten erbracht. Vor allem bei hochbetagten Menschen sind Gehaktivitäten zur Verrichtung von ADL-Aufgaben die letzten verbliebenen körperlichen Aktivitäten. Nur diese bleiben nach Aufgabe von Sport wie Schwimmen oder Wandern oder intensiven bzw. anspruchsvollen Freizeitaktivitäten wie Gartenarbeiten oder Fahrradfahren übrig. Die verbleibende körperliche Aktivität wird dann als kleiner Spaziergang in der Nähe der Wohnung oder im Rahmen von alltäglichen Erledigungen (Einkauf, Gang zum Arzt und Frisör) erbracht. Manchmal spielen auch Trauerrituale (Besuch am Friedhof) oder soziale Gruppen (Seniorengruppe) als Bewegungsanlass eine Rolle. Können Patienten wieder für diese Aktivitäten motiviert werden, steigen damit auch der Mobilitätsradius und das Ausmaß körperlicher Aktivität bei einem ansonsten sehr sedentären Patientenkollektiv. Die Trainingswirkung auch solcher Aktivitäten ist belegt (Hakim et al., 1998)

Training in unspezifischen Trainingsgruppen

Verschiedene Einrichtungen der Altenpflege wie zum Beispiel kommunale (Seniorentreffs) oder kirchliche Träger (Gemeinde-gebundene Gruppen), Rotes Kreuz, Arbeiter-Samariter-Bund, einige Pflegeheime mit offenen Angeboten oder örtliche Sportvereine bieten Bewegungsgruppen für ältere Menschen. Die Qualität dieser Angebote ist sehr unterschiedlich und beruht nur zum Teil auf evidenzbasierten Vorgaben, die Spezifität und Wirksamkeit des Trainings ist manchmal eingeschränkt. Vor allem für etwas «jüngere Ältere» (65+Jahre) stellen auch kommerzielle Anbieter (Sportstudios) eine adäquate Trainingsoption dar. Bislang haben sich jedoch nur wenige dieser Anbieter auf das stark wachsende Kollektiv hochbetagter und vorgeschädigter Menschen eingestellt.

Rehabilitationsport

Inhaltlich die beste Option für das gezielte Training bei vorgeschädigten Patienten stellen Rehabilitationssportgruppen dar. In Deutschland ist Rehabilitationssport eine **gesetzlich defi-**

nierte Leistung und eine Ergänzung zur eigentlichen Rehabilitation. Daher ist Rehabilitationssport eine Krankenversicherungsleistung. Die Grundlage für die Durchführung des Rehabilitationssportes in Deutschland bildet das **Sozialgesetzbuch (SGB) IX** für Rehabilitationssport. Auf der Internetseite unter http://www.sgb-ix-umsetzen.de/index.php/nav/tpc/nid/1/aid/9 finden Sie die wichtigsten gesetzlichen Regelungen zum Rehabilitationssport (weitere Hinweise und Ansprechpartner: Deutsche Rheuma-Liga Bundesverband e. V. unter: www.rheuma-liga.de).

Bei welchen Indikationen ist Rehabilitationssport eine geeignete Maßnahme? In den Rehabilitationsgruppen werden Gruppen zu über 30 verschiedenen Indikationen angeboten. Maßgeblich im Einzelfall ist die medizinische Beurteilung durch den Arzt. Hochbetagte (80+Jahre) und multimorbide Patienten können am Rehabilitationssport teilnehmen. Sofern die betroffenen Patienten nicht bereits eine oben genannte Erkrankung haben, sind geriatrische Syndrome wie Sturzgefährdung und Mobilitätseinschränkung durch die Rahmenvereinbarung abgedeckt. Es gilt dann, für diesen Personenkreis in adäquates Angebot zu finden.

Was sind Ziele des Rehabilitationssportes? Der Rehabilitationsport ist kein Ersatz für eine stationäre oder ambulante Rehabilitation, sondern dient in erster Linie der Nachhaltigkeit eines primär bzw. sekundär präventiv ausgerichteten Trainings mit den «Mitteln des Sports» bei deutlich bescheidenerem Budget. Konkretere Beispiele für Rehabilitationssportziele finden Sie auch auf einem Informationsflyer des DBS, der unter http://www.dbs-npc.de/ourfiles/datein/0704_Flyer-VO%20Reha-Sport.pdf zum Download zur Verfügung steht.

Verordnung von Rehabilitationssport: Da Rehabilitationssport eine gesetzlich definierte Krankenversicherungsleistung ist und die eigentliche Rehabilitation ergänzt, muss die sportliche Maßnahme von einem Arzt verordnet werden und von der zuständigen Krankenkasse genehmigt werden. Eine Erstverschreibung ist, wenn sie richtig begründet wird, meist problemlos zu erreichen. *Wichtig: Die ärztliche Verordnung zum Rehabilitationssport ist budgetfrei!*

Das entsprechende Formblatt für eine Verordnung «Antrag auf Förderung für den Rehabilitationssport» (Muster 56) finden Sie unter folgendem Link zum Download frei:http://www.dbs-npc.de/ourfiles/datein/muster_56.pdf. Hier finden sich auch weitere Hinweise zum Rehabilitationssport.

An wen wende ich mich, um geeignete Sportgruppen in meiner Umgebung zu finden? Entsprechende Informationen lassen sich oft in kommunalen Dienststellen (z. B. Sportamt), lokalen Einrichtungen der Sportverbände (Sportkreis), Einrichtungen der Altenpflege oder auch kommerziellen Anbietern erfahren. Das Internet bietet zudem eine unbegrenzte Fülle von Möglichkeiten. Interessant als Anlaufstellen sind auch Selbsthilfegruppen bzw. Patientenorganisationen (z. B. für die Schweiz eine zentrale Adresse: www.patienten.ch).

Neben den Behinderten- und Rehabilitationssportverbänden bieten außerdem Wohlfahrtsverbände Leistungen im Bereich Behinderten- bzw. Seniorensport an. Wichtige Ansprechpartner hinsichtlich des Rehabilitationssportes bzw. Sport für behinderte Menschen sind zum Beispiel das **Deutsche Rote Kreuz** oder auch der **Arbeiter-Samariter-Bund.**

(Nähere Informationen zu Angeboten des Roten Kreuzes sind unter http://www.drk.de/dls/index.html direkt per E-Mail an: DRK@drk.de oder über das Telefon unter: 030/85 40 40 erhältlich.) Zu Angeboten des Arbeiter-Samariter-Bundes (so genannte Seniorenclubs) finden Sie weiterführende Informationen unter: http://www.asb.de/view.php3?show=52900069&seminar=false.

Hinweise zum Rehabilitationssport bieten auch die nationalen Behindertensportverbände. Wohnortnahe Trainingsangebote, die für die Indikation des Patienten in Frage kommen, können über die **Landesverbände des Behindertensports** abgefragt werden (Internetseite der

Landesverbände unter: http://www.dbs-npc.de/DesktopDefault.aspx?tabid=19&tabindex=-1). Eine Liste über die Landesverbände und deren Internetseiten finden Sie im Anhang 11.

Literatur

American College of Sports Medicine (1995): ACSM's Guidelines for Exercise testing and Presicription. Williams and Wilkins, Baltimore.

American College of Sports Medicine (2005): ACSM's Guidelines for Exercise testing and Presicription (7th ed.). Lippincott Williams and Wilkins, Balitmore.

American College of Sports Medicine; Thompson, P. D.; Frankling, B. A.; Balady, G. J.; Blair, S. N.; Corrado, D.; Estes, N.A. M.; Fulton, J. E.; Gordon, N. F.; Haskell, W. L.; Link, M. S.; Maron, B. J.; Mittleman, M. A.; Pellicia, A.; Wenger, N. K.; Willich, S. N.; Costa, F. (2007): Exercise and Acute Cardiovaslcular events: Placing Risks into Perspective: A Scientific statement From the American Heart Association council on nutrition, Physical activity, Metabolism and the Council on clinical Cardiology. Circulation, 115: 2358–2368.

American Geriatrics Society, British Geriatrics Society, and American Academy of Orthopaedic Surgeons Panel on Falls Prevention (2001): Guideline for the prevention of falls in older persons. J Am Geriatr Soc, 49 (5): 664–72.

American Geriatrics society Panel on Exercise and Osteoarthritis (2001): Exercise prescription for older adults with osteoarthritis pain: concensus practice recommendations: a supplement to the AGS Clicnical Practice guidelines on the Management of Chronic Pain in older adults. J Am Geriatr Soc, 49: 808–823.

Blair, S.; Kohl, H.; Barow, C. (1993): Physical activity, physical fitness, and all-cause mortality in women: do we need to be active? J Am Coll Nutr, 12: 368–371.

Blair, S. N.; Hohl, H.; Barlow, W.; Paffenbarger, R. S.; Gibbons, L.; Macera, C. (1995): Changes in physical fitness and all-cause mortality: a prospective study of healthy and unhealthy men. JAMA, 273–1093–1098.

Cherkas, L. F.; Hunkin, J. L.; Kato, B. S.; Richards, J.B. G.; Gardener, J. P.; Surdulescu, G. L.; Kimura, M.; Lu, X.; Spector, T. D.; Aviv, A. (2008): The Association between Physical activity ansd Leisure time and Leucocyte Telomer Length. J Am Med Assoc, 168 (2); 154–158.

Christmas, C.; Andersen, R. A. (2000): Exercise and older Patients: Guidelines for the Clinician. J Am Geriatr Soc, 48: 318–324.

Colcombe, S.; Kramer, A. F. (2003): Fitness Effects on the Cognitive Function of older Adults. Psychological Science, 14 (2): 125–130.

Crespo, C. J.; Smit, E.; Andersen, R.; Carter-Pokras, O.; Ainsworth, B. (2000): Race/ethnicity, social class and their relation to physical inactivity during leisure time: results from the Third National Health and Nutrition Examination Survey, 1988–1994. Am J Prev Med, 18 (1): 46–53.

Damush, A.; Steward, A.; Mills, K.; King, A.; Ritter, P. (1999): Prevalance and correlates of physical recommendations to exercise among older adults. J Gerontol Med Sci, 53A: M423–M427.

Fiatarone-Singh, M. A. (2002): Exercise Comes of Age: Rationale and Recommendations for geriatric exercise Prescription. J Gerontol Med Sci, 57A: M262–M282.

Fletcher, G. F.; Blair, S. N.; Blumenthal, J.; Caspersen, C.; Chaitman, B.; Epstein, S., Falls, H.; Froelicher, E. S., Froelicher, V. F., Pina, I. L. (1992): Statement on exercise. Benefits and recommendations for physical activity programs for all Americans: A statement for health professionals by the Committee on Exercise and Cardiac Rehabilitation of the Council on clinical Cardiology, American Heart Association: Circulation, 86: 340–344.

Gillespie, L.D.; Gillespie, W.J.; Robertson, M.C.; Lamb, S.E.; Cumming, R.G.; Rowe, B.H. (2003): Interventions for preventing falls in elderly people. Cochrane Database Syst Rev., (4): CD000340. Review.

Guralnik, J. M.; Simonsick, E. M.; Ferrucci, L.; Glynn, R. J.; Berkman, L. F.; Blazer, D. G.; Scherr, P. A.; Wallace, R. B. (1994): A short physical performance battery assessing lower extremity function: association with self-reported disability and prediction of mortality and nursing home admission. J Gerontol, 49: M85–94.

Hakim, A. A.; Petrovitch, H.; Burchfield, C. M.; Ross, G. W.; Rodriguez, B. L.; White, L. R.; Yano, K.; Curb, J. D.; Abbott, R. D. (1998): Effects of walking on mortality among non-smoking retired men. N Engl Journal Med, 338: 94–99.

Haskell, W.; Lee, I.; Pate, R. R.; Powell, K. E.; Blair, S. N.; Franklin, B. A.; Macera, C. A.; Heath, G. W.; Thompson, P. S.; Bauman, A. (2007): Physical activity and Public Health: Updated Recommendations for Adults from the American College of sports Medicine and the American Heart Association. Med Sci Sports Exerc, 39 (8): 1423–1434.

Hauer, K.; Niebauer, J.; Weis, C.; Marburger, C.; Hambrecht, R.; Kälberer, B.; Schlierf, G.; Schuler, G.; Zimmermann, R.; Kübler, W. (2000): Myocardial Ischemia During Physical Exercise in Patients with Coronary Heart Disease: Predictability and Prevention. Intern J Cardiol, 75: 179–186.

Hauer, K.; Rost, B.; Rütschle, K.; Opitz, H.; Specht, N.; Bärtsch, P.; Oster, P.; Schlierf, G. (2001): Exercise Training For Rehabilitation And Secondary Prevention Of Falls In Geriatric Patients With A History Of Injurious Falls. J Am Geriatr Soc, 49: 10–20.

Hauer, K.; Specht, N.; Schuler, M.; Schlierf, G.; Oster, P. (2002): Intensive physical training in geriatric patients with a history of severe falls and orthopedic hip surgery. AGE and AGEING, 31: 49–57.

Hauer, K.; Pfisterer, M.; Schuler, M.; Bärtsch, P.; Oster, P. (2003): Two years later: A long term follow-up of a training intervention in the rehabilitation of geriatric patients with a history of severe falls. Arch Phys Med Rehabil, 84: 1426–1432.

Health Education Population Survey 1996–2003, Health Education Board for Scotland (HEBS) NHS Health Scotland, 2004.

Hu, F.; Satampfer, M.; Colditz, G. et al. (2000): Physical activity and risk of stroke in women. JAMA, 283: 2961–2967.

Jancey, J. M.; Lee, A. H.; Howat, P. A.; Clarke, A.; Wang, K.; Shilton, T. (2008): The effectiveness of a physical activity intervention for seniors. Am J Health Promot, 22 (5): 318–321.

Klitgaard, H.; Mantoni, M.; Schiaffino, S.; Ausoni, S.; Gorza, L.; Laurent-Winter, C.; Schnohr, P.; Saltin, B. (1990): Function, morphlogy and protein expression of ageing, skeletal muscle: a cross sectional study of elderly men with different training backgrounds. Acta Physiol Scand, 140: 41–50.

Lautenschlager, N.T.; Cox, K.L.; Flicker, L.; Foster, J.K.; Bockxmeer, F.M. van; Xiao, J.; Greenop, K.R.; Almeida, O.P. (2008): Effect of physical activity on cognitive function in older adults at risk for Alzheimer disease: a randomized trial. J AM Med Assoc 3, 300 (9): 1027–37.

Lee, I. M.; Skerett, J. (2001): Physical activity ands all-cause mortality: what si the dose response relation? Med Sci Sports Exerc, 33: S459–S471.

Leveille, S. G.; Guralnik, J. M.; Ferrucci, L.; Langlois, J. (1999): Aging succesfully until death in old age: opportunities for increasing active life expectancy. Am J Epidemiol, 149: 654–664.

Liao, Y.; McGee, D.; Gao, G.; Cooper, R. (2001): Recent changes in Health status of older US population: findings from the 1984–1994 Supplement of aging. J Am Geriatr soc, 49: 443–449.

Liu-Ambrose, T.; Lord, S. R.; McKay, H. A. (2004): Balance confidence improves with resistance or agility training. Increase is not correlated with objective cjngae in fall risk and physical abilities. Gerontology, 50 (6): 373–82.

Liu, M. R.; Wolf, S. L.; Hwang, H. F.; Gong, S. Y.; Chen, C. Y. (2007): A randomised trial of fall prevention program and quality of life in older fallers. J Am Geriatr Soc, 55 (4): 499–506.

Mittleman, M. A.; Maclure, M.; Tofler, G. H.; Sherwood, J. B.; Goldberg, R. J.; Muller, J. E. (1993): Triggering myocardial infarction by heavy physical exertion. Determinants of Myocardial infarction Onset study. N engl j Med, 329: 1677–1683.

Morrow, J.; Jackson, A.; Bizzare, T.; Milne, D.; Blair, S. (1999): A one-year follow-up to physical activity and health. A report of the Surgeon General. Am J Prev Med, 17: 24–30.

Mummery, W.K.; Kolt, G.; Schofield, G.; McLean, G. (2007): Associations between physical activity and other lifestyle behaviors in older New Zealanders. J Phys Act Health, 4 (4): 411–22.

Nelson, M. E.; Rejeski, W. J.; Blair, S. N.; Duncan, P. W.; Judge, J. O.; King, A. C.; Macera, C. A.; Castaneda-Sceppa, C. (2007): Physdical Activity and Public Health in older Adults: Recommendation from the American College of Sports Medicine and the American Heart Association. Med Sci Sports Exerc, 39 (4): 1435–1445.

Nguyen, T. V.; Kelly, P. J.; Sambrook, P. N.; Gilbert, C.; Pocock, N. A.; Eisman, J. A. (1994): Lifestyle factros and bone density in th eelderly: implications for osteoprorsis prevention. J Bone Miner Res, 9: 1339–1346.

Paffenbarger, R.; Hyde, R.; Wing, A.; Lee, I. M.; Jung, D.; Kampert, J. (1993): the association between changes in physical activity level and other lifestyle characteristics with mortality in men. N Engl K. Med, 328: 538–545.

Pollock, M.; Foster, C.; Knapp, D.; Rod, J. L.; Schmidt, D. H. (1987): Effect of age and training on aerobic capacity and body composition of master athletes. J Appl Physiol, 62: 725–731.

Province, M. A.; Hadley, E. C.; Hornbrook, M. C.; Lipsitz, L. A.; Miller, J. P.; Mulrow, C. D.; Ory. M. G.; Sattin, R. W.; Tinetti, M. E.; Wolf, S.L. (1995): The effects of exercise on falls in elderly patients. A preplanned meta-analysis of the FICSIT Trials. Frailty and Injuries: Cooperative Studies of Intervention Techniques. JAMA 3, 273 (17): 1341–7.

Salked, G.; Cameron, I. D.; Cumming, R. G.; Easter, S.; Seymour, J.; Kurrle, S. E.; Quine, S. (2000): Quality of life related to fear of falling and hip fracture in older women: a time trade off study. British Medical Journal, 320: 341–345.

Sattin, R. W.; Egley, K. W.; Wolf, S. L.; Chen, Y.; Kutner, M. H. (2005): Reduction of fear of falling through intense tai chi exercise training in older transitionally frail adults. J Am Geriatr Soc, 53 (7): 1168–1178.

Scottish Health Survey 2000, http://www.sehd.scot.nhs.uk/scottishhealthsurvey.

Thijs, G.A. (2007): GP's consult and health behaviour change project. Developing a programme to train GPs in communication skills to achieve lifestyle improvements. Patient Educ Couns, 67 (3): 267–71. Epub 2007 Jun 21.

Tuomilehto, J.; Lindström, J.; Eriksson, J. G.; Valle, T. T.; Hämäläinen, H.; Ilanne-Parikka, P.; Keinänen-Kiukaanniemi, S.; Laakso, M.; Louheranta, A.; Rastas, M.; Salminen, V.; Uusitupa, M.; Finnish Diabetes Prevention Study Group (2001): Prevention of type 2 diabetes mellitus by changes in lifestyle among subjects with impaired glucose tolerance. N Engl J Mes, 344: 1343–1350.

US Department of Health and Human Services, Physical activity and Health: a Report of the Surgeon General Atlanta: US Department of Human Health and Human services, Centres of Disease Control and Prevention, National Centres for Chronic Disease Prevention and Health Promotion, 1996.

Vuori, I. (1986): The cardiovaslcular risk of physical activity. Acta Med Scand, 711: 205–214.

Weinstock, R.; Huiliang, D.; Wadden, T. (1998): Diet and exercise in the treatment of obesity. Arch Intern Med, 158: 2477–2483.

Williams, P. (2001): Physical activity and physical fitness as separate heart disease risk factors: a meta-analysis. Med Sci Sports Exerc, 33: 754–761.

Williamson, D. F.; Vinicor, F.; Bowman, B. A.; Centrers for Disease Control And Prevention (2004): Primary Prevention Working Group. Primary prevention of type 2 diabetes mellitus by lifestyle intervention: Implication for health policy. Ann Intern Med, 140: 951–957.

Yaffe, K.; Barnes, D.; Nevitt, M.; Liu, L. Y.; Covinsky, K. (2001): A prospective study of physical activity and cognitive decline in elderly women: women who walk. Arch Intern Med, 161: 1703–8.

Yardley, L.; Bishop, F. L.; Beyer, N.; Hauer, K.; Kempen, G.I.; Piot-Ziegler, C .; Todd, C. J.; Cuttelod, T.; Horne, M.; Lanta, K.; Holt, A. R. (2006): Older people's views of falls-prevention interventions in six European countries. Gerontologist, 46 (5): 650–60.

30 Immunseneszenz und Impfungen im Alter

Birgit Weinberger und Beatrix Grubeck-Loebenstein

Mit zunehmendem Alter kommt es zu charakteristischen Veränderungen des Immunsystems, die als Immunseneszenz bezeichnet werden. Diese Defizite des adaptiven und angeborenen Immunsystems sind mitverantwortlich für die erhöhte Inzidenz und den oft schweren Verlauf von Infektionskrankheiten bei älteren Menschen. Als Beispiele sind dabei Influenza, Pneumonien, Herpes zoster, Infektionen der Haut und der Harnwege zu nennen (s. auch Kap. 13 «Infektionskrankheiten»). Die Prävention von Infektionen durch Impfungen ist deshalb für ältere Menschen besonders wichtig. Allerdings ist die Immunantwort nach Impfungen im Alter häufig beeinträchtigt. Neue Impfstoffe und Adjuvantien sowie optimierte Impfstrategien sind notwendig, um ältere Menschen, die durch Infektionskrankheiten besonders gefährdet sind, effektiv zu schützen.

Immunantwort nach Impfungen

Impfungen stimulieren sowohl das angeborene als auch das adaptive Immunsystem (s. **Abb. 30-1**). Häufig werden Proteinantigene in Kombination mit Adjuvantien wie zum Beispiel Aluminiumsalzen als Impfstoffe eingesetzt. Aluminiumsalze stimulieren lokal die angeborene Immunantwort, wobei die Wirkmechanismen bislang nicht vollständig aufgeklärt werden konnten. Impfantigene werden an der Injektionsstelle von Makrophagen und Dendritischen Zellen (DC) aufgenommen, prozessiert und im Kontext von MHC-Molekülen präsentiert. Lokal kommt es zur Ausschüttung von pro-inflammatorischen Zytokinen. Nach Migration in die Lymphknoten interagieren diese Antigen-präsentierenden Zellen mit naïven T-Zellen, die daraufhin proliferieren und zu Memory- und Effektor-T-Zellen differenzieren. $CD8^+$ zytotoxische T-Zellen sind für die Eliminierung von infizierten Körperzellen verantwortlich. $CD4^+$ T-Helferzellen stimulieren andere T-Zellen sowie Zellen des angeborenen Immunsystems wie zum Beispiel Makrophagen. Außerdem spielt die T-Zell-Hilfe eine entscheidende Rolle bei der Antikörperproduktion. Nach Antigenkontakt differenzieren naïve B-Zellen zu Antikörper-prodzierenden Zellen. Zunächst sezernieren diese Zellen IgM-Antikörper. Um andere, höher affine Antikörper-Klassen (IgG, IgA oder IgE) produzieren zu können, sind Veränderungen im entsprechenden Genomabschnitt notwendig. Diese somatische Rekombination wird von T-Helfer-Zellen unterstützt.

Nach der Eliminierung eines Pathogens bzw. nach der akuten Immunantwort nach einer Impfung bleibt eine geringe Zahl von Memory-T-Zellen und von Plasmazellen (langlebige An-

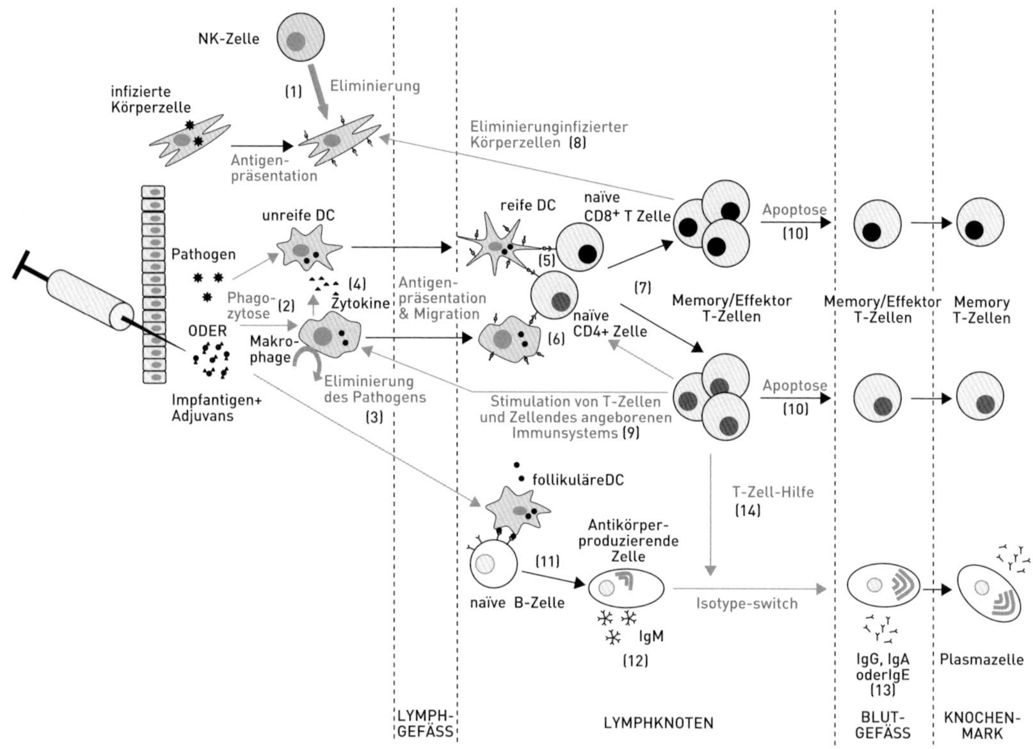

Funktionen des Immunsystems	Infizierte Körperzellen werden durch Natürliche Killerzellen (NK) erkannt und eliminiert (1). Extrazelluläre Fremdantigene (z. B. Bakterien, Impfantigene ...) werden durch Makrophagen und neutrophile Granulozyten erkannt und phagozytiert (2). Pathogene werden durch Makrophagen eliminiert (3). Makrophagen und Dendritische Zellen (DC) produzieren pro-inflammatorische Zytokine (4), prozessieren Fremdantigene und präsentieren diese im Lymphknoten im Kontext von MHC-Molekülen an T-Zellen (5,6).	Naive T-Zellen proliferieren nach Antigenkontakt und differenzieren zu Memory- und Effektor-T-Zellen(7). CD8+ cytotoxische T-Zellen erkennen und eliminieren infizierte Körperzellen (8). CD4+ Helfer-T-Zellen stimulieren die Aktivierung und Proliferation von T-Zellen und Zellen des angeborenen Immunsystems (9). Nach der Eliminierung des Pathogens durchläuft ein Großteil der spezifischen T-Zellen den programmierten Zelltod (Apoptose) (10). Langlebige Memory- und Effektor-T-Zellen bleiben im Körper und garantieren eine effektive Immunantwort bei erneutem Kontakt mit dem gleichen Antigen. Nach Antigenkontakt proliferieren naive B-Zellen und differenzieren zu Antikörper-produzierenden Zellen (11). Zunächst werden IgM-Antikörper produziert (12). Durch somatische Rekombination kommt es zum *Isotype-switch* und zur Produktion von anderen, in der Regel höher affinen Antikörperklassen (13). Für diesen Prozess ist T-Zell-Hilfe durch CD4+ T-Zellen essentiell (14).
Alters-assoziierte Verädnerungen	↓ cytotoxische Kapazität von NK-Zellen ↓ Bindung, Phagozytierung und Eliminierung von Pathogen durch Makrophagen und neutrophile Granulozyten ↓ Präsentation von Antigenen duch Makrophagen ↑ Produktion von pro-inflammatorischen Zytokinen durch chronische, ineffektive Stimulation der angeborenen Immunantwort	↓ Zahl naiver B-und T-Zellen ↑ Zahl differenzierter Effektor-T-Zellen ↓ T-Zell-Hilfe für Antiköperproduktion ↓ *Isotype-switch* ↓ Affinität der Antikörper Veränderungen von Stroma-Zellen im Knochenmark
Auswirkungen auf Impfungen	Stimulation von DC und Makrophagen wird durch pro-inflammatorisches Umfeld erschwert Funktionelle Defekte von Makrophagen und DC verschlechtern die Aufnahme und Präsentation von Impfantigenen	Verlust von naiven T-und B-Zellen gefährdet den Erfolg von Impfungen mit Neo-Antigenen. Akkumulierung von Effektor-T-Zellen schränkt die Diversität des Immunrepertoires ein. B-Zellen produzieren Antikörper mit geringer Affinität und in geringerer Menge. Veränderungen im Knochenmark gefährden das Überleben von Plasmazellen und somit einen langanhaltenden Impfschutz

tikörper-produzierende Zellen) im Blut und im Knochenmark zurück. Im Blut sind außerdem über einen sehr langen Zeitraum spezifische Antikörper nachweisbar. Bei einem erneuten Kontakt mit demselben Antigen, das heißt im Falle einer Infektion mit dem entsprechenden Pathogen, können Antikörper an den Erreger binden und diesen eliminieren. Außerdem reagieren Memory-T-Zellen schneller und effektiver als naïve Zellen beim Erstkontakt. Dadurch wird eine symptomatische Erkrankung verhindert.

Als *Lebendimpfstoffe* werden attenuierte Varianten von viralen Pathogenen eingesetzt. Es kommt dann bei der Impfung – wie bei der Infektion mit dem eigentlichen Pathogen – zu einer aktiven Replikation der Viren in Körperzellen. Diese Impfungen vermitteln in der Regel einen langanhaltenden, unter Umständen sogar lebenslangen Schutz vor der entsprechenden Erkrankung.

Einige Impfungen gegen bakterielle Pathogene wie zum Beispiel gegen *Streptococcus pneumoniae* beinhalten Polysaccharide, wie sie in der Kapsel vorkommen, die die Bakterien umhüllt. Diese Kapselantigene sind in der Regel spezifisch für einzelne Serogruppen. Impfstoffe beinhalten deshalb eine Vielzahl verschiedener Kapselantigene, die die häufigsten Serogruppen abdecken. Im Falle der Pneumokokken-Impfung für Erwachsene sind das 23 Polysaccharide. Polysaccharide können nicht wie Proteine im Kontext von MHC-Molekülen präsentiert werden und werden deshalb nicht von T-Zellen erkannt. Es kommt unabhängig von T-Zellen zu einer Stimulation der Antikörperproduktion. Ohne T-Zell-Hilfe bei der somatischen Rekombination und beim *Isotype-switch* werden meist nur niedrig affine IgM-Antikörper und nur wenig IgG-Antikörper produziert.

Altersbedingte Veränderungen des angeborenen Immunsystems

Mit zunehmendem Alter verschlechtert sich die Funktion nahezu aller Zelltypen des angeborenen Immunsystems. Makrophagen und neutrophile Granulozyten erkennen extrazelluläre Fremdantigene (z. B. Bakterien) aufgrund von konservierten Oberflächenstrukturen. Die Pathogene werden phagozytiert und eliminiert. *Im Alter nimmt die Fähigkeit zur Phagozytose ab.* Die Expression von MHC-Klasse-II-Molekülen wird ebenfalls geringer, was zu einer schlechteren Antigenpräsentation führt. Die Zahl von Langerhans-Zellen, den spezialisierten dendritischen Zellen der Haut, nimmt im Alter ab, was ebenfalls die *Aufnahme und Präsentation von Antigenen beeinträchtigt.* In der Folge werden Zellen des adaptiven Immunsystems weniger effektiv stimuliert und aktiviert.

Trotz dieser funktionellen Defizite der Zellen des angeborenen Immunsystems kommt es mit zunehmendem Alter ubiquitär zu subklinischen Entzündungsprozessen, die sich unter anderem in erhöhten IL-6-, IL-1β- und TNF-α-Spiegeln in verschiedenen Organsystemen äußern. Dieser charakteristische pro-inflammatorische Zustand wird als «*inflamm-aging*» bezeichnet. Man geht davon aus, dass Zellen des angeborenen Immunsystems kontinuierlich durch Abbauprodukte des Körpers und durch Pathogene, die aufgrund funktioneller Defizite der Immunantwort nicht eliminiert werden können, stimuliert werden. Es kommt so zu einer *chronischen Aktivierung des angeborenen Immunsystems und zur Ausschüttung pro-inflammatorischer Zytokine, ohne dass Pathogene effizient eliminiert werden* (s. auch Kap. 25 «Frailty»). Im Kontext von Impfungen könnten diese chronischen Entzündungsprozesse dazu beitragen, dass an der Injektionsstelle bereits so hohe Zytokinkon-

Abbildung 30-1: Schematische Darstellung von Immunantworten bei Infektionen bzw. nach Impfungen, altersassoziierte Veränderungen des Immunsystems und Auswirkungen auf Impfungen.

zentrationen vorliegen, dass die Impfung keine ausreichende Aktivierung des angeborenen Immunsystems mehr induzieren kann. Eine Verstärkung der Aktivierungssignale könnte in diesem Fall durch den Einsatz von neuen Adjuvantien (s. u.) erreicht werden.

Altersbedingte Veränderungen des adaptiven Immunsystems

Eine der auffälligsten immunologischen Veränderungen im Alter ist die *Involution des Thymus*. Bereits früh im Leben wird funktionelles Thymusgewebe, in dem die Reifung von T-Zellen stattfindet, graduell durch Fettgewebe ersetzt, so dass im mittleren Erwachsenenalter nur noch wenig funktionelles Gewebe übrig ist. Es werden in der Folge kaum noch reife, naïve T-Zellen nachgebildet. Bei älteren Menschen findet man in der Peripherie weniger naïve, dafür jedoch mehr hochdifferenzierte Effektor-T-Zellen. Die noch verbleibenden phänotypisch naïven T-Zellen ($CD28^{+}CD45RA^{+}$) weisen jedoch Veränderungen in ihren funktionellen Eigenschaften auf. Per Definition hatten naïve T-Zellen noch keinen Kontakt mit ihrem jeweiligen Antigen und haben deshalb nur wenige Teilungen durchlaufen. Bei älteren Personen ist jedoch das T-Zell-Repertoire naïver T-Zellen in seiner Diversität eingeschränkt. Außerdem haben die Zellen kürzere Telomere als naïve T-Zellen von jungen Erwachsenen. Diese Unterschiede deuten darauf hin, dass naïve T-Zellen älterer Personen bereits stark proliferiert und sich Zellen mit einigen wenigen Spezifitäten angereichert haben. *Diese Defizite schränken die Antwort auf Neo-Antigene bei primären Impfungen ein.*

Um einen langanhaltenden Schutz vor Infektionen zu gewährleisten, ist es notwendig, mit einer Impfung funktionelle, langlebige Memory-T-Zellen zu stimulieren. Am Beispiel von Influenza wurde gezeigt, dass nach Impfungen bei älteren Menschen zunächst effektiv T-Zell-Antworten induziert werden können. Bereits nach einigen Monaten sinkt die Zahl der spezifischen T-Zellen jedoch stärker ab als bei jungen Erwachsenen. Diese Defizite könnten dazu beitragen, dass ältere Menschen durch Impfungen weniger gut und im Besonderen weniger langanhaltend geschützt sind.

Bei älteren Menschen kommt es zu einer Akkumulation hochdifferenzierter Effektor-T-Zellen ($CD28^{-}CD45RA^{-}$). Diese Zellen haben kurze Telomere und ein stark eingeschränktes Repertoire. Sie sind nur eingeschränkt in der Lage, zu den Lymphknoten zu wandern und von Antigen-präsentierenden Zellen stimuliert zu werden. $CD28^{-}$ Effektor-T-Zellen produzieren große Mengen des pro-inflammatorischen Zytokins IFN-γ und können so zur Entstehung und Progression von altersassoziierten Erkrankungen wie zum Beispiel Osteoporose, Arteriosklerose und neurodegenerativen Erkrankungen beitragen. Besonders hohe Zahlen von Effektor-T-Zellen korrelieren mit schlechter humoraler Antwort nach Influenza-Impfungen.

Chronische und latente Infektionen, insbesondere mit dem Zytomegalie-Virus (CMV), können altersbedingte Veränderungen des T-Zell-Kompartments beschleunigen und verstärken. Bei CMV-seropositiven Personen ist die Akkumulation von Effektor-T-Zellen stärker ausgeprägt als bei CMV-seronegativen Personen der gleichen Altersgruppe. T-Zellen, die für CMV-Antigene spezifisch sind, sind sehr stark differenziert und dominieren aufgrund ihrer großen Zahl das Repertoire. So können sie die Funktion und Expansion anderer T-Zellen (z. B. Epstein-Barr-Virus-spezifischer Zellen) beeinträchtigen.

Auch das B-Zell-Kompartment verändert sich mit zunehmendem Alter. Die Zahl naïver B-Zellen nimmt ab, während sich Effektor-B-Zellen anhäufen. Dadurch kommt es zu einer Reduktion der Antikörper-Diversität. Die somatische Rekombination und damit der *Isotype-switch* sind in B-Zellen älterer Personen gestört. Es werden also weniger hochaffine IgG-Antikörper produziert, was zu einer schwächeren und weniger effektiven Antikörper-Antwort auch nach Impfungen führt. Neben intrinsischen Veränderungen der B-Zellen sind auch die Defizite in der Funktion von T-Helfer-Zellen mitverantwortlich für die schwächeren Antikörper-Antworten im Alter. Veränderungen im Knochenmark können zusätzlich das Überleben von Plasmazellen und somit den langfristigen Schutz vor Infektionen beeinträchtigen.

Impfungen im Alter

Offizielle Impfempfehlungen in Deutschland, Österreich und der Schweiz

In regelmäßigen Abständen werden in Deutschland, Österreich und der Schweiz jeweils von Expertengremien (für Deutschland: Ständige Impfkommission [STIKO] am Robert-Koch-Institut; für Österreich: Oberster Sanitätsrat; für die Schweiz: Eidgenössische Kommission für Impffragen [EKIF]) offizielle Impfempfehlungen ausgesprochen und veröffentlicht. In **Tabelle 30-1** sind Impfungen aufgeführt, die für Erwachsene empfohlen werden. Impfungen gegen Influenza, Pneumokokken und Varizella-Zoster-Virus zur Herpes-Zoster-Prophylaxe werden speziell für ältere Personen empfohlen. Die Altersgrenzen unterscheiden sich dabei für Deutschland, Österreich und die Schweiz. In Österreich sind die empfohlenen Intervalle zwischen Auffrischungsimpfungen gegen Diphtherie, Tetanus, Pertussis und FSME für Personen über 60 Jahren verkürzt. Diese Maßnahme stützt sich auf wissenschaftliche Studien, die zeigen, dass Antikörper-Titer nach Auffrischungsimpfungen bei älteren Menschen generell niedriger sind und schneller absinken als bei jungen Erwachsenen.

Influenza

Jedes Jahr erkranken weltweit 3 bis 5 Millionen Menschen schwer an Influenza. Es kommt zu 250 000 bis 500 000 Todesfällen. In den Industrienationen sind dabei hauptsächlich ältere Personen betroffen. Statistiken in den USA gehen davon aus, dass mehr als 3 % aller Todesfälle bei über 65-Jährigen mit Influenza assoziiert sind.

Influenza-Viren sind hochvariabel. Diese Viren besitzen acht Genomfragmente, die bei gleichzeitiger Infektion eines Wirts mit mehreren Virusstämmen ausgetauscht und neu kombiniert werden können (Reassortment). Außerdem kommt es häufig zu Punktmutationen im viralen Genom, die die Variabilität noch zusätzlich erhöhen. Die Impfung gegen Influenza ist jährlich notwendig, da der aktuelle Impfstoff den jeweils zirkulierenden Virusstämmen angepasst wird. Die Impfung ist für ältere Menschen (Altersgrenzen länderspezifisch; vgl. Tab. 30-1) sowie für alle Personen empfohlen, die wegen chronischer Grunderkrankungen (z. B. Herz-Kreislauf-Erkrankungen, Stoffwechselstörungen, Niereninsuffizienz etc.) ein erhöhtes Risiko für schwerwiegende Komplikationen haben. Die Effektivität der Impfung nimmt mit zunehmendem Alter ab. Während 41 bis 58 % der 60- bis 74-Jährigen nach der Impfung schützende Antikörper-Titer erreichen, sinkt dieser Wert bei über 75-Jährigen auf 29 bis 46 %. Eine Vielzahl von Studien konnte zeigen, dass die Impfung die Häufigkeit von Influenza-assoziierten Krankenhausaufenthalten und Todesfällen reduziert.

Obwohl die **Durchimpfungsrate** in den letzten 20 Jahren deutlich gestiegen ist, sind im deutschsprachigen Raum nur ca. 60 % der älteren Menschen geimpft. Eine Übertragung von Influenza auf ungeschützte – das heißt nicht geimpfte oder auf die Impfung nicht ansprechende – Personen kann durch die Impfung von Kontaktpersonen vermieden werden. Alle deutschsprachigen offiziellen Impfempfehlungen weisen ausdrücklich auf die *Wichtigkeit der Impfung von medizinischem Personal* in Krankenhäusern und Pflegeeinrichtungen hin.

Pneumokokken

Infektionen mit *Streptococcus pneumoniae* führen bei Kindern und älteren Personen häufig zu schweren Erkrankungen. In 15 bis 30 % der Krankheitsfälle kommt es neben einer Pneumonie auch zu invasiven Infektionen (Meningitis, Bakteriämie). Im Gegensatz zu Kleinkindern,

Tabelle 30-1: Offizielle Impfempfehlungen der entsprechenden Expertengremien für Deutschland, Österreich und die Schweiz (Stand Juli 2008). Diese Empfehlungen werden jährlich angepasst. Die jeweils aktuellen Versionen können im Internet abgerufen werden.

		Erwachsene	ältere Personen
Diphterie	D	alle 10 Jahre	alle 10 Jahre
	A	alle 10 Jahre	ab 60 Jahren alle 5 Jahre
	CH	alle 10 Jahre	alle 10 Jahre
Tetanus	D	alle 10 Jahre	alle 10 Jahre
	A	alle 10 Jahre	ab 60 Jahren alle 5 Jahre
	CH	alle 10 Jahre	alle 10 Jahre
Pertussis (azellulär)	D	–	–
	A	alle 10 Jahre	ab 60 Jahren alle 5 Jahre
	CH	–	–
Polio (inakt.)	D	–	–
	A	alle 10 Jahre	alle 10 Jahre
	CH	–	–
FSME	D	in Risikogebieten lt. Hersteller	in Risikogebieten lt. Hersteller
	A	alle 5 Jahre	ab 60 Jahren alle 3 Jahre
	CH	alle 10 Jahre	alle 10 Jahre
Pneumokokken (Polysaccharid)	D	–	ab 60 Jahren einmalig, Risikopatienten alle 6 Jahre*
	A	Risikogruppen einmalig*	ab 60 Jahren einmalig, Risikopatienten alle 5 Jahre*
	CH	Risikogruppen einmalig*	ab 65 Jahren einmalig
Influenza	D	Risikogruppen jährlich*	ab 60 Jahren jährlich
	A	Risikogruppen jährlich*	ab 50 Jahren jährlich
	CH	Risikogruppen jährlich*	ab 60 Jahren jährlich
VZV (Zoster-Prävention)	D	–	–
	A	–	ab 50 Jahren einmalig
	CH	–	–

* Die länderspezifischen Impfempfehlungen geben detaillierte Informationen zu den jeweiligen Risikogruppen.

für die ein 7-valenter konjugierter Impfstoff empfohlen ist, werden Erwachsene und ältere Personen mit einem 23-valenten Polysaccharid-Impfstoff gegen *Streptococcus pneumoniae* geimpft.

Die Effektivität der Impfung gegen Pneumonien ist umstritten. Allerdings können schwere invasive Pneumokokken-Infektionen durch die Impfung zu 65 % verhindert werden. Der Erfolg der Impfung nimmt – wie für die meisten Impfstoffe – mit zunehmendem Alter ab. Diese Impfung wird einmalig für alle Personen mit chronischen Grunderkrankungen und für Personen über 60 bzw. 65 Jahren empfohlen. Auffrischungsimpfungen sind in Deutschland und Österreich für ältere Personen mit zusätzlichen Risikofaktoren vorgesehen.

Herpes zoster

Mit zunehmendem Alter steigt das Risiko eines Herpes zoster (Gürtelrose), der durch eine Reaktivierung von latent im Körper befindlichen Varizella-Zoster-Viren verursacht wird. Die jährliche Inzidenz liegt bei 7,8 (> 60 Jahre) bzw. 10 (> 80 Jahre) pro 1000. In vielen Fällen kommt es im Anschluss an das akute Exanthem zu lang andauernden, starken Schmerzen, der post-herpetischen Neuralgie (PHN). Bei den über 70-Jährigen kann diese Komplikation mit einer Häufigkeit von bis zu 70 % auftreten. Die Hypothese, dass eine Abnahme der schützenden Immunantwort im Alter die Reaktivierung verursacht, wird durch die Beobachtung gestützt, dass regelmäßige Exposition mit Varizella-Zoster-Viren, zum Beispiel durch Kontakt mit infizierten Kindern, das Risiko verringert, Herpes zoster zu entwickeln.

Seit 2006 steht ein attenuierter Lebendimpfstoff zur Verfügung, der Herpes zoster zu 50 %, post-herpetische Neuralgien zu 67 % verhindern kann. In Österreich ist eine einmalige Impfung für alle Personen über 50 Jahren empfohlen. In Deutschland und der Schweiz ist der Impfstoff ebenfalls zugelassen, jedoch nicht Bestandteil der offiziellen Impfempfehlungen.

Reiseimpfungen

Fernreisen werden bei älteren Menschen immer beliebter. Aus diesem Grund nimmt die Bedeutung von Reiseimpfungen für ältere Personen stetig zu. In vielen Fällen stellen Impfungen gegen Typhus, Gelbfieber, Hepatitis A und B, Tollwut oder Japanische Enzephalitis Neoantigene dar, mit denen der Impfling noch nie Kontakt hatte. Aufgrund der verringerten Produktion von naïven T-Zellen sind Immunantworten gegen neue Antigene bei älteren Personen in der Regel schwächer. Die Kombinationsimpfung gegen Hepatitis A und B induziert in jungen Erwachsenen in 92 % der Fälle schützende Antikörper. *Bei älteren Personen sinkt die Seroprotektionsrate* auf 63 %. Eine Kontrolle der Antikörper-Titer ist also bei älteren Impflingen sinnvoll. Es wurde gezeigt, dass *Auffrischungsimpfungen* auch bei einem primären Impfversagen ausreichende Antikörper-Titer induzieren können.

Gelbfieber-Impfungen mit dem attenuierten Lebendimpfstoff führen bei älteren Menschen häufiger zu Nebenwirkungen als bei jungen Erwachsenen. Als Grund dafür wurde postuliert, dass das alternde Immunsystem nicht in der Lage ist, eine Infektion mit den Impfviren zu kontrollieren, und es deshalb zu systemischen Infektionen mit schweren Symptomen kommen kann. Besonders bei älteren Reisenden sollten deshalb das natürliche Infektionsrisiko und die Risiken einer Impfung sorgfältig abgewogen werden.

Strategien zur Verbesserung des Impfschutzes

Nahezu alle derzeit verfügbaren Impfstoffe induzieren bei älteren Personen geringere Antikörper-Titer und sind daher weniger wirksam als bei jungen Erwachsenen. Eine Möglichkeit, die Effektivität von Impfungen zu steigern, ist der *Einsatz von Adjuvantien.* Vielen Protein-Impfstoffen werden Aluminiumsalze zugesetzt, die an der Injektionsstelle zur Aktivierung des angeborenen Immunsystems beitragen. Um altersassoziierte Defizite des Immunsystems auszugleichen, werden neue, effektivere Adjuvantien benötigt. In den letzten Jahren wurden verschiedene Ansätze verfolgt, um neue Formulierungen und Adjuvantien zu entwickeln. Die meisten dieser Adjuvantien befinden sich derzeit noch in der Erprobung. Im deutschsprachigen Raum sind neben Aluminiumsalzen nur zwei weitere Adjuvantien bzw. Antigen-Formulierungen in Kombination mit Influenza-Impfstoffen zugelassen. Zum einen ist das eine Formulierung mit Virosomen (Inflexal V®), zum anderen das Adjuvans MF59® (Fluad®), eine Öl-in-Wasser-Emulsion aus Squalen und anderen Komponenten. Bei der Entwicklung neuer Impfstoffe wird in Zukunft die Antigenität speziell bei älteren Menschen eine wichtige Rolle spielen. *Klinische Studien, die gezielt die Wirksamkeit neuer Impfungen bei älteren Menschen untersuchen, werden in den nächsten Jahren häufiger durchgeführt werden.* Wie das Beispiel der Gelbfieber-Impfung zeigt, die bei älteren Menschen häufiger zu Nebenwirkungen führt, ist es jedoch wünschenswert, dass nicht nur die Effektivität, sondern auch die Sicherheit neuer Impfstoffe für ältere Personen bei der Impfstoffentwicklung Beachtung findet.

Einen wichtigen Beitrag zum Schutz älterer Menschen vor Infektionskrankheiten kann die Optimierung von Impfempfehlungen leisten. Es wurde in verschiedenen Studien gezeigt, *dass Antikörper-Titer bei älteren Menschen schneller absinken*, und somit nach einigen Jahren kein ausreichender Schutz vor Infektionen mehr besteht. In Österreich wurden die Intervalle zwischen Auffrischungsimpfungen deshalb in der offiziellen Impfempfehlung verkürzt. Außerdem wurde gezeigt, dass der Erfolg einer Auffrischungsimpfung mit der Höhe der Antikörper-Titer vor der Auffrischung korreliert. Es ist also wichtig, die Titer nicht unter eine kritische Grenze absinken zu lassen, um eine effektive Auffrischung auch im Alter zu garantieren. Dies lässt sich durch regelmäßige Impfungen im Erwachsenenalter gemäß den offiziellen Empfehlungen erreichen. Auch die Impfung von Kontaktpersonen, wie zum Beispiel von medizinischem Personal, kann einen wichtigen Beitrag zum Schutz älterer Personen vor Infektionen leisten.

Lebendimpfungen vermitteln in der Regel einen langanhaltenden Schutz vor Infektionen. Bis vor einigen Jahren wurde ein attenuierter Lebendimpfstoff zur Impfung gegen Poliomyelitis verwendet. Aufgrund des stark verringerten Infektionsrisikos und der möglichen Nebenwirkungen des Lebendimpfstoffs wird heute ausschließlich Totimpfstoff verwendet. Bei einer Primär-Impfung mit attenuierten Viren ist auch bei älteren Personen eine sehr effektive Auffrischung mit Totimpfstoff möglich. Eine Lebendimpfung in jungen Jahren könnte also eine Möglichkeit sein, Impfschutz im späteren Leben sicher zu stellen.

Derzeit ist nicht gesichert, ob die Impfung gegen Masern, Mumps und Röteln, die im Kindesalter mit Lebendimpfstoffen durchgeführt wird, lebenslangen Schutz vor Infektionen bietet, da diese Impfungen erstmals vor ca. 40 Jahren eingesetzt wurden. Es wurde gezeigt, dass die Zahl von impfinduzierten CD4+ T-Zellen, die gegen Masernantigene gerichtet sind, im Laufe der Zeit abnehmen. In der Zukunft wird es wichtig sein, zu überprüfen, ob Auffrischungen in diesen Fällen notwendig sind.

Fazit

Die Häufigkeit und Schwere von Infektionskrankheiten nimmt mit steigendem Alter zu. Neben den unmittelbaren Krankheitssymptomen tragen auch Folgeerscheinungen wie zum Beispiel Einschränkungen im täglichen Leben oder der Verlust der Selbständigkeit dazu bei, dass Infektionskrankheiten in der immer älter werdenden Bevölkerung eine Belastung für den Einzelnen und auch für die Gesellschaft als Ganzes darstellen.

Impfungen können Infektionskrankheiten effizient verhindern. Allerdings beeinträchtigen altersassoziierte Veränderungen des Immunsystems den Impferfolg. In der Zukunft wird es notwendig sein, neue Impfstoffe und Adjuvantien, die die Veränderungen des Immunsystems im Alter berücksichtigen und speziell auf ihre Effizienz in der Altersgruppe der über 60-Jährigen getestet werden, zu entwickeln. Zusätzlich können optimierte Impfempfehlungen dazu beitragen, dass auch ältere Menschen durch Impfungen effektiv vor Infektionen geschützt sind. Um diese Ziele zu erreichen, ist neben der gezielten Impfstoffentwicklung auch ein verbessertes Verständnis der grundlegenden immunologischen Veränderungen im Alter notwendig.

Literatur

Allman, D.; Miller, J. P. (2005): B cell development and receptor diversity during aging. Curr Opin Immunol, 17: 463–467.

Gavazzi, G.; Krause, K. H. (2002): Ageing and infection. Lancet Infect Dis, 2: 659–666.

Gomez, C. R.; Boehmer, E. D.; Kovacs, E. J. (2005): The aging innate immune system. Curr Opin Immunol, 17: 457–462.

Goronzy, J. J.; Weyand, C. M. (2005): T cell development and receptor diversity during aging. Curr Opin Immuno, 17: 468–475.

Heinz, U.; Jenewein, B.; Asch, E.; Pfeiffer, K. P.; Berger, P.; Grubeck-Loebenstein, B. (2005): Insufficient protection for healthy elderly adults by tetanus and TBE vaccines. Vaccine, 23: 3232–3235.

Kaml, M.; Weiskirchner, I.; Keller, M.; Luft, T.; Hoster, E.; Hasford, J.; Young, L.; Bartlett B.; Neuner, C.; Fischer, K. H.; Neuman, B.; Wurzner, R.; Grubeck-Loebenstein, B. (2006): Booster vaccination in the elderly. Their success depends on the vaccine type applied earlier in life as well as on pre-vaccination antibody titers. Vaccine, 24: 6808–6811.

Linton, P. J.; Dorshkind, K. (2004): Age-related changes in lymphocyte development and function. Nat Immunol, 5: 133–139.

Plowden, J.; Renshaw-Hoelscher, M.; Engleman, C.; Katz, J.; Sambhara, S. (2004): Innate immunity in aging: impact on macrophage function. Aging Cell, 3: 161–167.

Weinberger, B.; Herndler-Brandstetter, D.; Schwanninger, A.; Weiskopf, D.; Grubeck-Loebenstein, B. (2008): Biology of immune responses to vaccines in elderly persons. Clin Inf Dis, 46: 1078–1084.

Offizielle Impfempfehlungen

Österreich: http://www.bmgfj.gv.at
Schweiz: http://www.bag.admin.ch
Deutschland: http://www.rki.de.

Teil 4

Versorgung

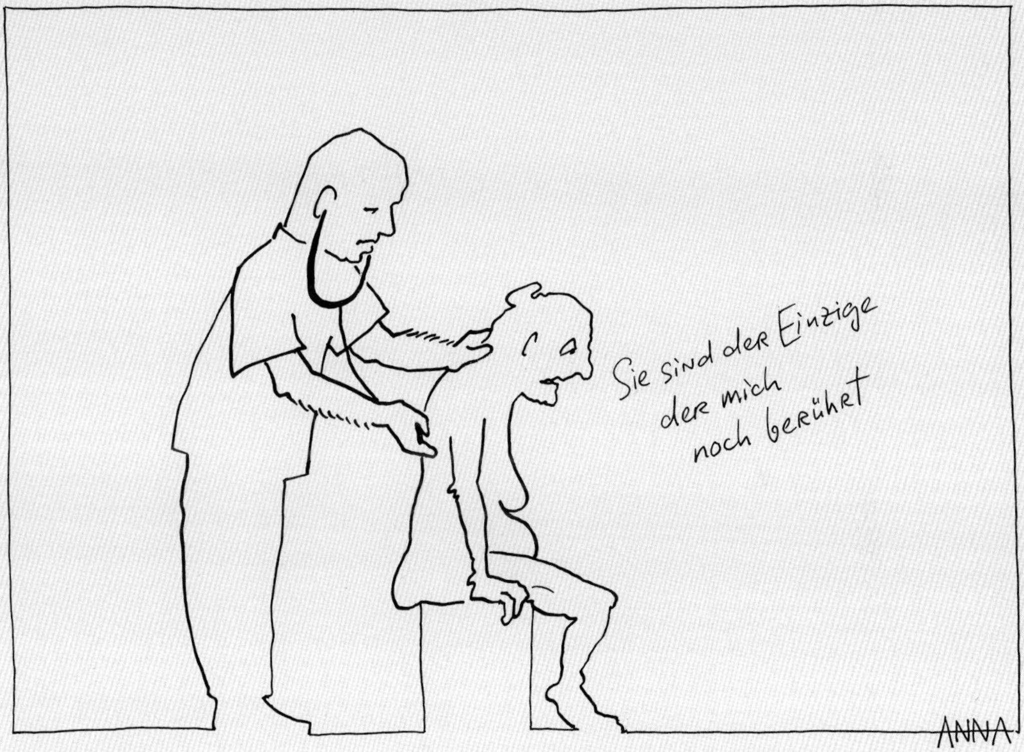

31 Geriatrisches Assessment

Thorsten Nikolaus

Definition und Kontext

Um den komplexen Bedürfnissen der älteren Patienten aus medizinischer, psychischer, sozialer und umgebungsbezogener Sicht besser gerecht zu werden, wurde in der Geriatrie das Verfahren des geriatrischen Assessments entwickelt. Dies beinhaltet sowohl eine multidimensionale Abklärung von funktionellen Fähigkeiten und Defiziten der Patienten als auch die Durchführung der notwendigen Behandlungen im interdisziplinären Team (Nikolaus, 2000). Viele der in den letzten Jahrzehnten entwickelten Fragebögen und Testverfahren messen funktionelle Beeinträchtigungen und Behinderungen wie sie dem «Disablement Model» (Verbrugge/Jette, 1994) zugrunde liegen (s. **Abb. 31-1**) oder dem Konzept der WHO zur Klassifikation von

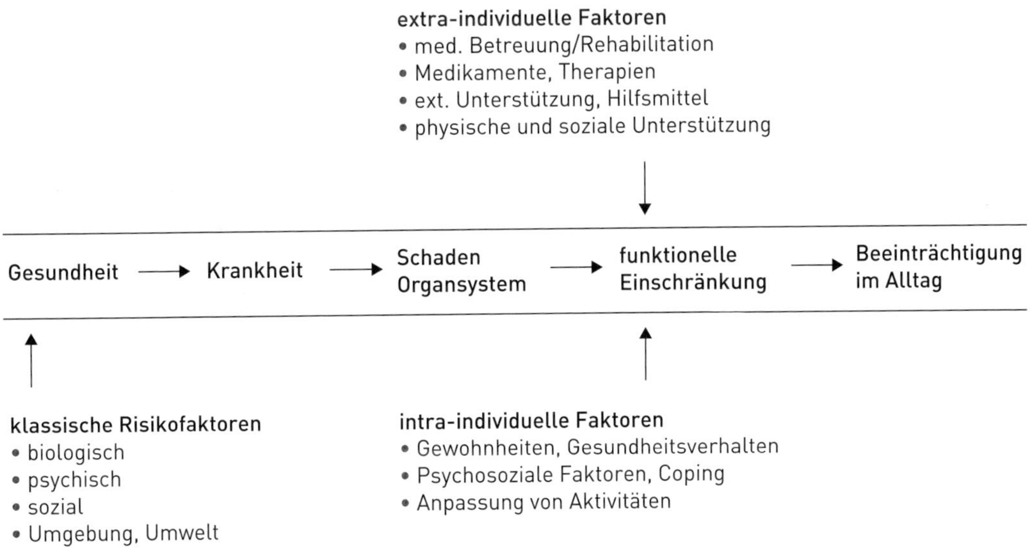

Während der Übergang von Gesundheit zu Krankheit mit klassischen Strategien der Primärprävention bekämpft wird, kommen in der Altersmedizin sekundär und tertiär präventive Ansätze zum Tragen (modifiziert nach Verbrugge, 1994).

Abbildung 31-1: Modellhafter Entstehungsprozess von Beeinträchtigung im Alter und Möglichkeiten der Intervention zur Stärkung der Kompetenz (Disablement Model)

Krankheitsfolgen in seiner ersten Version (International Classification of Impairments, Disabilities and Handicaps). Erst in den letzten Jahren wurden auch Assessment-Instrumente entwickelt, die auf dem neueren Konzept der WHO, der «International Classification of Functioning», aufbauen und auch die aktive Teilhabe und Partizipation in die Bewertung mit einschließen (s. **Abb. 31-2**).

Es ist mittlerweile unumstritten und durch eine Vielzahl von Studien belegt, dass die Assessment-Methodik das diagnostische Spektrum erweitert, insbesondere im Hinblick auf die sonst vernachlässigten geriatrischen Problemfelder wie Inkontinenz, kognitive Leistungsstörungen, Depression, Malnutrition und Sturzgefährdung (Stuck, 1993). Darüber hinaus kann es die interdisziplinäre Zusammenarbeit fördern. Die Bildung von Netzwerken, gerade im ambulanten Bereich, stellt eine zunehmende Herausforderung der Hausärzte dar, um auch in Zukunft eine fachlich optimale Behandlung und Betreuung im häuslichen Umfeld zu gewährleisten.

Auch wenn das geriatrische Assessment bei richtiger Anwendung einen wichtigen Beitrag zur Diagnostik, Therapieplanung und Verlaufskontrolle liefert, stellen die Assessment-Daten jedoch nur Mosaiksteinchen bei der Beurteilung des Patienten dar. Komplexe Wechselwirkungen und Interaktion von Befunden, Personen und dem sozialen Umfeld lassen sich in keinem einzelnen Messinstrument erschöpfend und repräsentativ widerspiegeln. Eine Würdigung der Gesamtpersönlichkeit des Patienten ist letztendlich nur durch einen erfahrenen Arzt möglich, der die Einzelergebnisse auch ihrer Bedeutung entsprechend bei der Gesamtbeurteilung werten kann. Hier zeigt sich der große Vorteil des Haus- bzw. Familienarztes, der aufgrund seiner oft langjährigen persönlichen Erfahrung mit dem Patienten und seiner Familie diese Assessment-Ergebnisse nutzbringend in seine Behandlung einbringen kann: «The probability of hitting a nail on the head is likely more determined by the skill of the operator than by the manufacture of the hammer».

In Anlehnung an Rubenstein kann man das geriatrische Assessment wie folgt definieren:

> Unter umfassendem geriatrischen Assessment versteht man einen multidimensionalen und interdisziplinären diagnostischen Prozess mit dem Ziel, die medizinischen, psychosozialen und funktionellen Probleme und Ressourcen des Patienten zu erfassen und einen umfassenden Behandlungs- und Betreuungsplan zu entwickeln.
>
> (Rubenstein, 1987; Nikolaus, 2000).

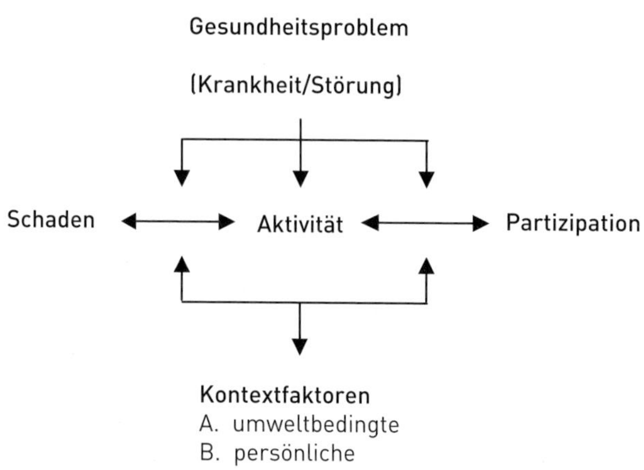

Abbildung 31-2: International Classification of Functioning (ICF) der WHO

Anwendung

Da ein geriatrisches Assessment zeit-, personal- und damit auch kostenintensiv ist, ist eine möglichst genaue Eingrenzung der Patientengruppe, die am meisten davon profitiert, notwendig. Hilfreich in diesem Zusammenhang ist eine Definition, was unter einem **geriatrischen Patienten** zu verstehen ist: «Bei einem geriatrischen Patienten handelt es sich um einen älteren Menschen, der in der Regel an mehreren, meist chronischen Krankheiten leidet, die sich wechselseitig beeinflussen und die Selbständigkeit bedrohen» (Nikolaus, 2000). Auch wenn bewusst bei der Definition des geriatrischen Patienten auf die Angabe des chronologischen Alters verzichtet wurde, kann man davon ausgehen, dass die Menschen ab 75 Jahren am ehesten eine Reihe von funktionellen Problemen aufweisen und an chronischen Krankheiten leiden.

Etwa ein Drittel der älteren Krankenhauspatienten über 75 Jahre in Akutkrankenhäusern und etwa zwei Drittel in geriatrisch-rehabilitativen Einrichtungen stellen die Zielgruppe für ein geriatrisches Assessment im stationären Bereich dar. Wie hoch dieser Anteil bei den Hausärzten liegt, darüber liegen keine verlässlichen Angaben vor.

Um ein geriatrisches Assessment umfassend zu erheben, müssen physische, psychische und soziale Dimensionen von Gesundheit erfragt werden, um ein genaues Bild der Lebensumstände, Lebensführung und Selbsthilfefähigkeit des älteren Patienten zu erhalten. Die im Nachfolgenden vorgestellten Fragebögen und Testverfahren sind jahrelang erprobt und weisen eine **hohe Praktikabilität** auf. Sie sind darüber hinaus weit verbreitet und daher auch für Vergleichsuntersuchungen geeignet. Im Prinzip können die Tests auch von nicht ärztlichem Personal durchgeführt werden. Wie bei allen Testverfahren ist jedoch stets eine Einführung in den Aufbau des Fragebogens notwendig und eine Schulung der Durchführung, um eine hohe Verlässlichkeit und Wiederholbarkeit der Ergebnisse zu erreichen. In einer schriftlich dargelegten Handlungsanleitung sind zweideutige Antworten zu diskutieren und Lösungen anzubieten, die eine eindeutige Zuordnung der Antwort zulassen.

Der **Zeitbedarf** zur Durchführung eines Assessments hängt von der jeweiligen Fragestellung, den ausgewählten Instrumenten und den Patienten ab. Im hausärztlichen Bereich muss selbstverständlich nicht immer ein komplettes, umfassendes Assessment durchgeführt werden, wenn der Hausarzt den Patienten und seine häusliche Situation seit Jahren kennt. So sollte bei einer zunehmenden Gangverschlechterung und Sturzgefährdung das Haupteigenmerk auf ein motorisches Assessment gelegt werden und weniger auf die übrigen Bereiche, sofern dazu ausreichende Informationen vorliegen.

Die im Nachfolgenden vorgestellten Instrumente sind mittlerweile auch in Deutschland, Österreich und der Schweiz weit verbreitet und basieren auf den Empfehlungen einer **Arbeitsgruppe zum Thema «geriatrisches Assessment»**, die Mitte der 90er Jahre zum Einsatz von Fragebögen und Testverfahren erarbeitet wurden (Bach, 1995) sowie den Empfehlungen des geriatrischen Kompetenzzentrums des Medizinischen Dienstes der Krankenkassen Nord (MDK Nord). So müssen beispielsweise bestimmte Testverfahren durchgeführt werden zur Beurteilung durch den MDK (Medizinischer Dienst der Krankenkassen in Deutschland), um Pflegebedürftigkeit bzw. Rehabilitationsfähigkeit einschätzen zu können.

Die Arbeitsgruppe geriatrisches Basisassessment schlägt ein **zweistufiges Verfahren** vor: In einem geriatrischen Screening werden im Rahmen der Anamneseerhebung zentrale geriatrische Problembereiche erfragt oder durch einfache, ohne aufwändige Hilfsmittel durchzuführende Tests überprüft. Werden im **Screening**, das innerhalb von weniger als fünf Minuten durchführbar ist, Problemfelder identifiziert, sollte sich daran ein umfassenderes Basisassessment anschließen. Das **Basisassessment** umfasst die Kernbereiche Selbsthilfefähigkeit, Mobilität, Sturzgefährdung, Muskelkraft, Gedächtnishilfe, Emotionalität und soziale Situation.

Physische Gesundheit

Bei multimorbiden geriatrischen Patienten muss gezielt nach Immobilität, Stürzen, Inkontinenz und chronischen Schmerzen gefragt werden. Stürze sind bei älteren Menschen häufig, und durch ein einfaches Assessment können Risikopatienten erkannt und eine entsprechende Sturzprävention durchgeführt werden. Eine Harninkontinenz wird nur selten diagnostiziert, obwohl sie bei bis zu 30 % der ambulant behandelten älteren Menschen über 75 Jahre auftritt und immense Belastungen und soziale Auswirkungen mit sich bringt. Chronische Schmerzzustände sind im Alter weit verbreitet und stellen einen der häufigsten Gründe dar, einen Hausarzt aufzusuchen. Neben der Beeinträchtigung der Lebensqualität können Depressionen hervorgerufen werden. Chronische Schmerzen stellen zudem einen Risikofaktor für eine Fehl- und Mangelernährung dar.

Aufgrund der Multimorbidität besteht bei geriatrischen Patienten häufig auch das Problem der **Multimedikation** mit kaum über-

Tabelle 31-1: Barthel-Index: Aktivität ist in diesem Modell sehr weit gefasst und beinhaltet basale instrumentelle und erweiterte Aktivitäten. Partizipation bedeutet Teilhabe an oder in bestimmten Lebensbereichen.

Aktivitäten des täglichen Lebens (Barthel-Index)		
Zeitpunkt	Punkte: A	B
Essen:		
unabhängig, isst selbständig, benutzt Geschirr und Besteck	10	10
braucht etwas Hilfe, z. B. Fleisch oder Brot schneiden	5	5
nicht selbständig, auch wenn o. g. Hilfe gewährt wird	0	0
Bett/(Roll-)Stuhltransfer:		
unabhängig in allen Phasen der Tätigkeit	15	15
geringe Hilfen oder Beaufsichtigung erforderlich	10	10
erhebliche Hilfe beim Transfer, Lagewechsel, Liegen/Sitz selbständig	5	5
nicht selbständig, auch wenn o. g. Hilfe gewährt wird	0	0
Waschen:		
unabhängig beim Waschen von Gesicht, Händen; Kämmen, Zähneputzen	5	5
nicht selbständig bei o. g. Tätigkeit	0	0
Toilettenbenutzung:		
unabhängig in allen Phasen der Tätigkeit (incl. Reinigung)	10	10
benötigt Hilfe, z. B. wg. unzureich. Gleichgewichtes od. bei Kleidung/Reinigung	5	5
nicht selbständig, auch wenn o. g. Hilfe gewährt wird	0	0
Baden:		
unabhängig bei Voll- oder Duschbad in allen Phasen der Tätigkeit	5	5
nicht selbständig bei o. g. Tätigkeit	0	0
Gehen auf Flurebene bzw. Rollstuhlfahren:		
unabhängig beim Gehen über 50 m, Hilfsmittel erlaubt, nicht Gehwagen	15	15
geringe Hilfe oder Überwachung erforderlich, kann mit Hilfsm. 50 m gehen	10	10
nicht selbständig beim Gehen, kann aber Rollstuhl selbständig bedienen, auch um Ecken und an einen Tisch heranfahren, Strecke mind. 50 m	5	5
nicht selbständig beim Gehen oder Rollstuhlfahren	0	0
Treppensteigen:		
unabhängig bei der Bewältigung einer Treppe (mehrere Stufen)	10	10
benötigt Hilfe oder Überwachung beim Treppesteigen	5	5
nicht selbständig, kann auch mit Hilfe nicht Treppesteigen	0	0

schaubaren Wechselwirkungen und Nebenwirkungen. Die Medikation ist gerade bei älteren Menschen stets zu hinterfragen, da alleine die Einnahme von mehr als fünf Medikamenten einen Risikofaktor darstellt, zu stürzen. Zudem steigt die Gefahr für kognitive Störungen und Delirien.

Um die funktionellen Fähigkeiten und den Grad der Selbständigkeit älterer Menschen zu erfassen, wurden zahlreiche Fragebögen entwickelt. Am weitesten verbreitet ist der **Barthel-Index,** der neben Essen, Waschen und Baden, Harn- und Stuhlkontinenz, Toilettenbenutzung, Transfer, Ankleiden, Laufen und Treppensteigen abfragt (Mahoney/Barthel, 1965; s. Tab. 31-1). Die Bundesarbeitsgemeinschaft geriatrischer Einrichtungen hat sich auf eine Fassung verständigt, die die verschiedenen abgefragten Items eindeutig definiert. Diese Definitionen sind im so genannten Hamburger Manual hinterlegt. Dieses Messinstrument wird ebenso wie alle anderen, im Nachfolgenden aufgeführten Instrumente als Download beim Kompetenzzentrum Geriatrie des MDK Nord (www.kcgeriatrie.de/instrumente/) aufgelistet.

Der Barthel-Index liefert wichtige Information zur Beurteilung der Rehabilitation und der Pflegebedürftigkeit. Seine Erhebung wird durch den Medizinischen Dienst der Krankenkassen gefordert. Im Rahmen der Abbildung der Fallschwere in den «Diagnosis Related Groups (DRG)» ist er teilweise erlösrelevant.

Die Bewertung erfolgt durch den Interviewer und basiert auf Beobachtung oder Einschätzung. Am zuverlässigsten wird der Barthel-Index von Pflegekräften erhoben. Seine Unterschiedssensitivität ist begrenzt, es können Patienten mit einem Barthel-Index von 100 Punkten noch gravierende Abhängigkeiten in den erweiterten Aktivitäten des täglichen Lebens aufweisen (Ceilingeffekt), die durch ein anderes Instrument abgefragt werden müssen.

Fragebögen der **erweiterten oder instrumentellen Aktivitäten des täglichen Lebens**

Aktivitäten des täglichen Lebens (Barthel-Index) Zeitpunkt	Punkte: A	 B
An- und Auskleiden:		
unabhängig beim An- und Auskleiden (ggf. auch Korsett oder Bruchband)	10	10
benötigt Hilfe, kann aber 50 % der Tätigkeit selbständig durchführen	5	5
nicht selbständig, auch wenn o. g. Hilfe gewährt wird	0	0
Stuhlkontrolle:		
ständig kontinent	10	10
gelegentlich inkontinent, maximal einmal/Woche	5	5
häufiger/ständig inkontinent	0	0
Urinkontrolle:		
ständig kontinent, ggf. unabhängig bei Versorgung eines DK/Cystofix	10	10
gelegentlich inkontinent, max. einmal/Tag, Hilfe bei ext. Harnableitung	5	5
häufiger/ständig inkontinent	0	0
Gesamtpunkte:		

100 Punkte bedeuten eine weitgehende Unabhängigkeit in Basisaktivitäten des täglichen Lebens. Da der Barthel-Index keine kontinuierliche Skala ist, müssen zur Beurteilung der Pflegebedürftigkeit die Einzelitems bewertet werden.

0–30 Punkte:	weitgehend pflegeabhängig
35–80 Punkte:	hilfsbedürftig
85–95 Punkte:	punktuell hilfsbedürftig

(IADL) umfassen Bereiche wie Einkaufen, Kochen, Haushaltsführung, Wäschewaschen, Telefonieren, Benutzung von Verkehrsmitteln, Regelung der Finanzen und Einnahme von Medikamenten.

Im Gegensatz zu diesen Beobachtungsbögen überprüfen die **Performancetestverfahren** die Leistungsfähigkeit des Patienten direkt. Sie sind zeitaufwändiger und benötigen in der Regel einen speziellen Raum und eine genau festgelegte Ausstattung. Die nachfolgenden Performanceuntersuchungen lassen sich jedoch auch häufig in der häuslichen Umgebung oder in der Hausarztpraxis durchführen.

Beim standardisierten **Geldzähltest** (Timed Test of Money Counting) wird der Proband gebeten, aus einer präparierten Geldbörse sämtliches Geld herauszunehmen und den Betrag zusammenzuzählen. Die Zeit bis zur korrekten Nennung des Betrages wird gestoppt. Überprüft werden bei diesem Test die manuelle Geschicklichkeit, die rechnerische Fähigkeit und der Visus. Der Test ist prädiktiv hinsichtlich des zukünftigen Hilfsbedarfs (Nikolaus, 1995).

Der **Aufsteh- und Gehtest** («Timed up and go»-Test) misst die alltagsrelevante Mobilität. Die Patienten werden gebeten, in standardisierter Weise von einem Stuhl mit Armlehnen aufzustehen, drei Meter zu gehen und sich wieder hinzusetzen. Die Zeit, die der Proband hierfür benötigt, wird gemessen.

Der **modifizierte Rombergtest** misst Gleichgewicht und Koordination. Der Proband wird gebeten, bequem in hüftbreitem Stand zu stehen, danach im Stand bei geschlossenen Beinen und im Semi-Tandem-Stand (ein Fuß in halber Fußbreite vor dem anderen). Anschließend folgt der Tandem- oder Seiltänzerstand. Jeder Stand soll zehn Sekunden gehalten werden. Ist der geschlossene, hüftbreite und der Semi-Tandem-Stand nicht möglich, besteht eine erhöhte Sturzgefahr (Zeyfang, 2008).

Der **Stuhlaufstehtest** (Five Chair Rise) überprüft die funktionelle Kraft der Beine. Der Proband wird gebeten, fünfmal von einem Stuhl aufzustehen, ohne die Armlehnen zu benutzen. Es besteht ein erhöhtes Sturzrisiko, wenn der Patient länger als 15 Sekunden braucht, um aufzustehen (Hinweis auf Muskelschwäche).

Psychische Gesundheit

In der Diagnostik muss bei älteren Menschen die hohe Prävalenz der Demenz und Depression berücksichtigt werden. Weitere wichtige psychiatrische Krankheitsbilder sind Wahn- und Angstvorstellungen. Im Rahmen vieler akuter Erkrankungen tritt akute Verwirrtheit auf. Da diese potenziell reversibel und bei Erkennung der entsprechenden Risikofaktoren auch präventiv behandelbar ist, muss gerade dieser Bereich sorgfältig diagnostiziert werden. Von herausragender Bedeutung bei der Diagnostik demenzieller Erkrankungen ist die Anamnese. Zusätzlich sollte zumindest ein anerkanntes Screeninginstrument zum Routineprogramm einer jeden Erstuntersuchung älterer Menschen gehören. In Verdachtsfällen ist eine weitergehende Diagnostik zur Evaluierung der Art und Schwere der Hirnleistungsstörung sowie zur Behandlungsplanung notwendig. Diagnostische Schwierigkeiten bereiten häufig beginnende Hirnleistungsstörungen, obwohl gerade diese auf eine medikamentöse Therapie gut ansprechen.

Die **Minimental State Examination** (MMSE) ist das am häufigsten angewandte Screeningverfahren für Hirnleistungsstörungen (Folstein, 1975). Es beinhaltet 30 Fragen mit einer entsprechenden Punktzahl (s. Tab. 31-2). Generell wird davon ausgegangen, dass eine Punktzahl von 23 und weniger als pathologisch zu werten ist und mit großer Wahrscheinlichkeit auf eine kognitive Einschränkung hinweist. Testergebnisse unter 14 Punkten zeigen eine schwere Störung an. Der MMSE ist nur bedingt zur Verlaufsbeobachtung geeignet, da er nur in einer einzigen Version vorliegt und ein gewisser Lerneffekt bei Wiederholungsuntersuchungen auftritt.

Auf weitere Screeningtests wird im Kapitel 6 «Demenz» eingegangen. Für alle Tests gilt, dass sie bei akuten Verwirrtheitszuständen und schweren psychischen Erkrankungen (auch Depressionen) keine verlässlichen Daten zum De-

Tabelle 31-2: Mini-Mental State Examination (MMSE)

(0/1)	1.	Was für ein Datum ist heute?	
(0/1)	2.	Welche Jahreszeit?	
(0/1)	3.	Welches Jahr haben wir?	
(0/1)	4.	Welcher Wochentag ist heute?	
(0/1)	5.	Welcher Monat?	
(0/1)	6.	Wo sind wir jetzt?	Welches Bundesland?
(0/1)	7		Welcher Landkreis/welche Stadt?
(0/1)	8.		Welche Stadt/welcher Stadtteil?
(0/1)	9.		Welches Krankenhaus?
(0/1)	10.		Welche Station/welches Stockwerk?
(0/1)	11.	Bitte merken Sie sich:	Apfel
(0/1)	12.		Pfennig
(0/1)	13.		Tisch Anzahl der Versuche: ____________
		Ziehen Sie von 100 jeweils 7 ab oder buchstabieren Sie Stuhl rückwärts:	
(0/1)	14.	93	L
(0/1)	15.	86	H
(0/1)	16.	79	U
(0/1)	17.	72	T
(0/1)	18.	65	S
		Was waren die Dinge, die Sie sich vorher gemerkt haben?	
(0/1)	19.		Apfel
(0/1)	20.		Pfennig
(0/1)	21.		Tisch
(0/1)	22.	Was ist das?	Uhr
(0/1)	23.		Bleistift/Kugelschreiber
(0/1)	24.	Sprechen Sie nach:	«Kein wenn und oder aber.»
		Machen Sie bitte Folgendes:	
(0/1)	25.	Nehmen Sie bitte das Blatt in die Hand,	
(0/1)	26.	falten Sie es in der Mitte und	
(0/1)	27.	lassen Sie es auf den Boden fallen.	
(0/1)	28.	Lesen Sie und machen Sie es bitte («**Augen zu**!»)	
(0/1)	29.	Schreiben Sie bitte einen Satz (mind. Subjekt und Prädikat)	
(0/1)	30.	Kopieren Sie bitte die Zeichnung (zwei sich überschneidende Fünfecke)	

menzscreening liefern. Hier sollte dann in jedem Fall die Untersuchung wiederholt werden.

Häufig treten gemeinsam mit demenziellen auch depressive Symptome auf. Insgesamt leiden 20 bis 45 % aller alten Patienten an einer depressiven Störung, die in der Hälfte der Fälle nicht erkannt wird. Dies unterstreicht die Bedeutung eines routinemäßigen Screenings. Hauptbestandteil ist hierbei das ärztliche Gespräch und in Ergänzung eine strukturierte Befragung.

Die speziell für alte Menschen entwickelte geriatrische Depressionsskala (Geriatric Depression Scale) nach Yesavage hat in ihrer Fassung mit 15 Fragen international sehr weite Verbreitung gefunden (Yesavage, 1982). Sechs Punkte oder mehr von den insgesamt 15 sprechen für das Vorliegen einer depressiven Symptomatik und sollten Anlass zur weiteren Abklärung sein (s. **Tab. 31-3**). Eine wesentliche Einschränkung dieses Screeningtests besteht jedoch in der geringen Empfindlichkeit für Angstsymptome oder in einem möglichen Nichteingestehen einer depressiven Verstimmung durch den Untersuchten. Mehr Informationen zu dieser Problematik und zu weiteren Testinstrumenten finden Sie im Kapitel 5 «Affektive Störungen und Suizidalität».

Soziale Gesundheit, ökonomischer Status, Lebensqualität

Nicht zuletzt die soziale und ökonomische Situation entscheidet darüber, was ein krankheitsbedingter Funktionsverlust für den Menschen bedeutet. Ein Patient nach einem Schlaganfall, der aufgrund einer Hemiparese immobil geworden ist, kann bei einem guten sozialen Netz sein weiteres Leben zuhause im Kreis der Familie oder anderer Pflegepersonen führen. Fehlt diese soziale Absicherung, ist eine Heimeinweisung die zwangsläufige Folge. Ältere Menschen mit guter sozialer Integration erholen sich im

Tabelle 31-3: Geriatrische Depressions-Skala (GDS)

1. Sind Sie grundsätzlich mit Ihrem Leben zufrieden?	(JA/NEIN)
2. Haben Sie viele Ihrer Aktivitäten und Interessen aufgegeben?	(JA/NEIN)
3. Haben Sie das Gefühl, Ihr Leben sei unausgefüllt?	(JA/NEIN)
4. Ist Ihnen oft langweilig?	(JA/NEIN)
5. Sind Sie die meiste Zeit guter Laune?	(JA/NEIN)
6. Haben Sie Angst, dass Ihnen etwas Schlimmes zustoßen wird?	(JA/NEIN)
7. Fühlen Sie sich die meiste Zeit glücklich?	(JA/NEIN)
8. Fühlen Sie sich oft hilflos?	(JA/NEIN)
9. Bleiben Sie lieber zu Hause, anstatt auszugehen und Neues zu unternehmen?	(JA/NEIN)
10. Glauben Sie, mehr Probleme mit dem Gedächtnis zu haben als die meisten anderen?	(JA/NEIN)
11. Finden Sie, es sei schön, jetzt zu leben?	(JA/NEIN)
12. Kommen Sie sich in Ihrem jetzigen Zustand ziemlich wertlos vor?	(JA/NEIN)
13. Fühlen Sie sich voller Energie?	(JA/NEIN)
14. Finden Sie, dass Ihre Situation hoffnungslos ist?	(JA/NEIN)
15. Glauben Sie, dass es den meisten Leuten besser geht als Ihnen?	(JA/NEIN)

Für die Fragen 1, 5, 7, 11, 13 gibt es für die Antwort «nein», für die übrigen Fragen für die Antwort «ja» jeweils einen Punkt.

Krankheitsfall besser und haben eine längere Lebenserwartung. Bei der Beurteilung der sozialen Situation müssen in besonderem Maße die sozialen Beziehungen, die Aktivitäten, Hobbys und Interessen, das soziale Umfeld mit Erfassung der Wohnsituation sowie die soziale Unterstützung berücksichtigt werden. **Fragebögen zur sozialen Situation lassen sich schlecht international vereinheitlichen,** da die gesellschaftliche Situation und die Gesundheitssysteme zwischen den verschiedenen Ländern erhebliche Unterschiede aufweisen. Ein Fragebogen, der speziell für die Situation in Deutschland entwickelt wurde, ist der **Sozialfragebogen (SoS),** der insgesamt 25 Fragen zur Wohnsituation, den sozialen Kontakten, dem sozialen Netz, den Aktivitäten sowie den ökonomischen Verhältnissen aufweist (Nikolaus, 1994). Dieser Fragebogen ist für die Therapie und Entlassplanung im Krankenhaus gut geeignet (s. Tab. 31-4). Sofern bereits eine längere hausärztliche Arzt-Patient-Beziehung besteht, ist eine Durchführung nicht erforderlich und birgt nur wenige Zusatzinformationen.

Für eine Reihe weiterer Anwendungsgebiete sind ebenfalls standardisierte Assessmentinstrumente entwickelt worden, die die diagnostische Genauigkeit erhöhen und sich auch zum Abschätzen des Therapieverlaufs eignen. Im Bereich der Fehl- und Mangelernährung existiert ebenfalls eine Reihe von standardisierten Risikobeurteilungen (Guigoz, 2006; Nikolaus, 1995), von denen das **Mini-Nutritional-Assessment (MNA)** international am weitesten verbreitet ist. Darüber hinaus bestehen Fragebögen zur Dekubitusgefährdung, Erfassung chronischer Schmerzen, auch bei demenzkranken Patienten, Lebensqualität, Moral, Pflegebelastung sowie Patientenbeurteilung. Ein häufig vernachlässigtes Gebiet stellt die **adäquate Medikamentenverordnung** dar sowie die Überprüfung der **Medikamentencompliance**. Eine standardisierte Testbatterie zur Öffnung bestimmter Medikamentenverpackungen bietet hier oft einen großen Erkenntnisgewinn.

Zusammenfassend lässt sich sagen, dass sich das geriatrische Assessment bei der Diagnostik und Verlaufsbeurteilung älterer Menschen nicht mehr wegdenken lässt. Eine Beurteilung mit entsprechenden Instrumenten wird nicht nur vom MDK in bestimmten Situationen gefordert, sondern dient auch der Qualitätssicherung, ist in Leitlinien aufgenommen und in der Gebührenordnung für niedergelassene Ärzte verankert. Komplexe Wechselwirkungen und Interaktionen von Befunden, Personen und dem sozialen Umfeld lassen sich in keinem einzelnen Messinstrument erschöpfen und repräsentativ widerspiegeln. Eine Würdigung der Gesamtpersönlichkeit des Patienten ist letztlich nur durch einen erfahrenen (Haus-) Arzt möglich, der die Einzelergebnisse auch ihrer Bedeutung entsprechend bei der Gesamtbeurteilung werten kann. Unter diesen Voraussetzungen trägt das Assessment jedoch zu einem deutlichen zusätzlichen Erkenntnisgewinn bei und erleichtert die Therapieplanung und -durchführung.

Präventive Hausbesuche

Hausbesuche, bei denen ein geriatrisches Assessment durchgeführt wird, haben sich zur Prävention von Behinderungen als wirksam gezeigt (Stott, 2006; Nikolaus, 1999). Bei den Hausbesuchen wird besonders Wert auf behandelbare Risikofaktoren für zukünftige Behinderungen gelegt bzw. auf die Früherfassung von Behinderungen, da diese häufig im Anfangsstadium noch erfolgreich behandelt werden können (Stuck, 1999). Modellversuche in verschiedenen europäischen Ländern haben gezeigt, dass diese Besuche am besten durch eine Gemeindeschwester (oder sog. Gesundheitsschwester) durchgeführt werden, die den Hausarzt dann verständigt, wenn während des Besuchs Probleme identifiziert werden. Vorgehensweise, Zielgruppen und Effekte sind in den bisher durchgeführten wissenschaftlichen Studien nicht einheitlich, es zeigt sich jedoch, dass Menschen ab einem Alter von 75 Jahren am meisten von dieser Vorgehensweise profitieren (Huss, 2008). Sie sollten zudem noch relativ gesund sein und

Tabelle 31-4: Soziale Situation (SoS)

Soziale Kontakte und Unterstützung (Kon)	
1. Wie leben Sie?	
schon lange allein	1
seit kurzem allein (< 1 Jahr)	0
bei Familienangehörigen oder mit rüstigem Partner	1
mit Lebenspartner, der selbst Hilfe braucht	0
2. Haben Sie Personen (auch professionelle Helfer), auf die Sie sich verlassen und die Ihnen zu Hause regelmäßig helfen können? (Aufzählen)	
______________________________	
Bezugsperson(en) vorhanden	1
keine Bezugsperson vorhanden (weiter Frage 5)	0
3. Wie oft sehen Sie diese Person(en)?	
mehrmals täglich/jeden Tag	1
ein-/mehrmals in der Woche	1
selten (ein- bis zweimal im Monat)	0
(fast) nie	0
4. Wie ist Ihr Verhältnis zu o. g. Person(en)?	
Beziehung harmonisch und vertrauensvoll	1
Beziehung teilweise konfliktbeladen und gespannt	0
5. Wie haben sich in letzter Zeit Ihre Kontakte entwickelt?	
habe neue Bekannte gewonnen	1
keine Veränderung	1
einige Kontakte habe ich aufgeben müssen	0
habe nahezu alle wichtigen Kontakte verloren (z. B. Lebenspartner verstorben)	0
6. Sind Sie mit diesem Zustand zufrieden?	
fühle mich rundum gut versorgt	1
es geht so, man muss zufrieden sein	0
fühle mich einsam und im Stich gelassen	0
Soziale Aktivitäten (Akt)	
1. Welchen Beruf haben Sie ausgeübt?	
______________________________	
2. Welche Hobbys (Handarbeit, handwerkl. Tätigk., Basteln, Musizieren, Gartenarbeit, Briefmarken o. ä. sammeln etc.) oder Interessen (Vorträge, Ausflüge, Theater, Sport, Bücher lesen, Kirchgang, Seniorentreff, Enkel hüten etc.) haben Sie, die Sie noch regelmäßig betreiben? (Aufzählen)	
______________________________	
Hobbys/Interessen vorhanden	1
keine Hobbys/Interessen	0
3. Haben Sie ein Haustier?	
ja	1
nein	0

4. Wie oft verlassen Sie Ihre Wohnung? (Einkaufen, Erledigungen, Spazierengehen, (Arzt-) Besuche, Garten usw.)

täglich	1
mindestens ein- bis zweimal in der Woche	1
seltener als einmal pro Woche	0
(fast) nie	0

5. Wie haben sich in letzter Zeit Ihre Interessen entwickelt?

habe noch neue Pläne und Interessen	1
unverändert	1
habe einige Interessen aufgeben müssen	0
habe (fast) alle Interessen verloren	0

6. Sind Sie mit diesem Zustand zufrieden?

voll und ganz, fühle mich nicht beeinträchtigt	1
fühle mich schon eingeschränkt, muss zufrieden sein	0
nein, bin durch Alter/Krankheit stark behindert	0

Wohnsituation (Wohn)

1. Treppen	Wohnung im Erdgeschoss oder Lift im Haus	1
	viele Treppen, erster Stock oder höher	0
2. Komfort	Wohnung eingeschossig, geräumig und rollstuhlgängig	1
	beengte Verhältnisse, Türschwellen, viele Teppiche	0
	mehrere Wohnebenen, nicht rollstuhlgeeignet	0
3. Heizung	gut und bequem heizbar (Öl- oder Gaszentralheizung)	1
	schlecht und mühsam heizbar (Kohle- oder Ölöfen)	0
4. Wasser	warmes Wasser in Küche und/oder Bad	1
	kein warmes Wasser vorhanden	0
5. Bad/WC	innerhalb der Wohnung, rollstuhlgeeignet	1
	klein, nicht rollstuhlgängig, außerhalb der Wohnung	0
6. Telefon	vorhanden	1
	nicht vorhanden	0
7. Beleuchtung	Treppenhaus und Flure hell, genügend Lichtschalter	1
	Treppenhaus und Flure schummrig beleuchtet	0
	wenig Lichtschalter	0
8. Einkaufen	alle Geschäfte des tgl. Bedarfs leicht erreichbar	1
	nur Bäcker/Metzger in der Nähe	0
	alle Geschäfte weiter entfernt	0
9. Nahverkehr	Haltestelle in der Nähe (< 1 km)	1
	nächste Haltestelle weiter entfernt	0
10. Wohndauer	wohnt schon lange Zeit in der Wohnung (> 5 Jahre)	1
	hat innerhalb der letzten 5 Jahre Wohnung bezogen	0

11. Fühlen Sie sich In Ihrer Wohnung und der Wohngegend wohl?	
bin mit der Wohnsituation sehr zufrieden	1
geht so, muss zufrieden sein	0
bin unzufrieden	0
Ökonomische Verhältnisse (Ökon)	
1. Wie viel Geld steht Ihnen monatlich zur Verfügung? ______	
2. Kommen Sie mit Ihrem Geld gut über die Runden?	
ja	1
es geht so; muss schon sehen, dass ich damit zurechtkomme	0
nein, schlecht	0
3. Haben Sie Ersparnisse, Vermögen (eigenes Haus)? (Aufzählen)	
ja, ausreichend	1
nur wenig	0
nein	0
4. Regeln Sie Ihre Finanzen selbst?	
ja	1
nein	0
Punkte Ökon ______	
Gesamtpunktzahl	
Punkte Kon	______
Punkte Akt	______
Punkte Ökon	______
Punkte Wohn	______
GESAMT:	______

nur wenige und/oder gering ausgeprägte Behinderungen aufweisen.

Präventive Hausbesuche zielen darauf, die Selbständigkeit zu erhalten und Pflegebedürftigkeit zu vermeiden, und sie schließen eine wiederholte risikoorientierte Beratung mit ein. Die Ergebnisse der wissenschaftlichen Untersuchungen zeigen eine gute Wirksamkeit bezüglich der Prävention von Behinderung und Pflegeheimeinweisungen. Kostenanalysen belegen darüber hinaus, dass solche präventiven Modelle auch aus wirtschaftlicher Sicht sinnvoll sind.

Auch in Deutschland sind solche Modelle wissenschaftlich erprobt worden, inklusive der dabei angewendeten Screening- und Assessmentinstrumente (Wagner, 2006; Renteln-Kruse, 2003; Peter-Wuest, 2000). Eine Initiative des Bundesgesundheitsministeriums 2006 ist leider über einen Referentenentwurf nicht hinausgekommen. Die Expertenkommission, der der Autor selbst angehörte, hatte damals empfohlen, diese Präventionsangebote auf freiwilliger Basis allen gesetzlich Krankenversicherten, die zuhause leben, ab einem Alter von 75 anzubieten.

Präventive Hausbesuche finden in der Schweiz nur im Rahmen von Projekten statt, die Regelversorgung bezüglich Prävention und Gesundheitsförderung ist offen. In den Modellprojekten wird heute in der Schweiz in erster Linie das Gesundheitsprofilverfahren geprüft, in Kombination mit präventiven Hausbesuchen, Praxisberatungen und Gruppenveranstaltungen.

In Österreich gibt es derzeit noch keine entsprechenden Modelle. Im Vorarlberg wurde eine prospektive Studie zur präventiven Gesundheitsrisikoabschätzung mit Hausärzten durchgeführt, die positive Resultate in Bezug auf Hörbeeinträchtigung, Mobilität, Depression und Stürze zeigte (Eichler, 2007).

Abschätzung des Gesundheitsrisikos

Im Gegensatz zu präventiven Hausbesuchen greift die Methode der so genannten Gesundheitsrisikoabschätzung (Health Risk Appraisal) früher und zielt auf eine echte Primärprävention. Hauptpunkt des Konzeptes ist die Identifikation von Risikofaktoren für eine Behinderung, bevor funktionelle Einschränkungen manifest werden. Diese Methode basiert auf Erkenntnissen epidemiologischer Untersuchungen, die gezeigt haben, welche Bedeutung der Lebensstil und damit verbunden verhaltensabhängige, psychologische, umweltbedingte und biologische Charakteristika für die Entwicklung von funktioneller Beeinträchtigung haben. Beim Aufbau einer Gesundheitsrisikoabschätzung für ältere Menschen ist das Ziel nicht die Senkung der Mortalität, sondern das **Verhüten funktioneller Schädigung und/oder Funktionsbeeinträchtigung** im Sinne einer «Compression of Morbidity». Bestandteil dieses Programms ist ein **Feedbackverfahren**. Dabei wird jeder Person das individuelle Risikoprofil mitgeteilt (z. B. Diabetesrisiko-Score). Die Feedbackmodalitäten können von der einfachen schriftlichen Mitteilung der Resultate bis hin zur sorgfältig ausgearbeiteten Beratung und zu Gesundheitsvorsorgeprogrammen reichen. Das Programm sensibilisiert die Teilnehmenden für ihre persönliche Gesundheitsvorsorge (Zeyfang, 2008). So ist es beispielsweise möglich, mit einer aktiven Gesundheitsförderung in kleinen Gruppen Angebote für drei Gesundheitsbereiche zu entwickeln. Diese unterliegen primär der Eigenverantwortung und nachweisbar Wechselwirkungen, die die individuelle Gesundheit maßgeblich beeinflussen. Sie hängen vom Verhalten der Betroffenen ab und sind daher modifizierbar: körperliche Aktivität, Ernährung sowie psychosoziales Wohlbefinden. Durch einen eigenen didaktischen Ansatz in Kleingruppen wird die Eigenverantwortung des älteren Menschen zielgerichtet gestärkt und unterstützt (**Empowerment**). Durch das **interdisziplinäre Gesundheitsberaterteam** (Physiotherapeuten, Ökotrophologen bzw. Ernährungsberater sowie Sozialpädagogen) wird die Kompetenz für die eigenständige Umsetzung gesundheitsfördernder Maßnahmen vermittelt. Im Unterschied zur Klientel der präventiven Hausbesuche (Bringstruktur) kommen die Teilnehmer zu den Programmen in ein geriatrisches Zentrum (oder zu anderen ambulanten Dienstleistern; Kommstruktur). Das interdisziplinäre Team nutzt in seinen Angeboten bestehende lokale Strukturen wie Seniorenorganisationen, Sport- und Freizeitvereine sowie Anbieter kultureller Veranstaltungen.

Literatur

Bach, M.; Hofmann, W.; Nikolaus, T. für die Arbeitsgruppe Geriatrisches Assessment (AGAST) (1995): Geriatrisches Basisassessment. Schriftenreihe Geriatrie Praxis. MMV Medizin Verlag.

Eichler, K.; Scrabal, C.; Steurer, J.; Mann, E. (2007): Preventive health risk appraisal for older people and impact on GPs' patient management: a prospective study. Fam Pract, 6: 604–609.

Folstein, M.; Folstein, S.; McHugh, P. (1975): «Mini Mental State»: A practical method for grading the cognitive state of patients for the clinician. J Psychiat Res, 12: 189–198.

Huss, A.; Stuck, A. E.; Rubenstein, L. Z.; Egger, M.; Clough-Gorr, K. M. (2008): J Gerontol A Biol Sci Med Sci, 63: 298–307.

Guigoz, Y. (2006): The Mini Nutritional Assessment (MNA) review of the literature – what does it tell us? J Nutr Health Aging, 10: 466–485.

Mahoney, F. I.; Barthel, D. W. (1965): Functional evaluation. The Barthel Index. Md State Med J, 14/2: 61–65.

Nikolaus, T. (2000): Klinische Geriatrie. Springer Verlag, Berlin/Heidelberg.

Nikolaus, T.; Specht-Leible, N.; Bach, M.; Oster, P.; Schlierf, G. (1994): Soziale Aspekte bei Diagnostik und Therapie hochbetagter Patienten. Erste Erfahrungen mit einem neu entwickelten Fragebogen im Rahmen des geriatrischen Assessment. Z Gerontol, 27: 240–245.

Nikolaus, T.; Specht-Leible, N.; Bach, M.; Oster, P.; Schlierf, G. (1999): A Randomised Trial of Comprehensive Assessment and Home Intervention in the Care of Hospitalised Patients. Age Ageing, 28: 543–550.

Nikolaus, T.; Bach, M.; Oster, P.; Schlierf, G. (1995): The Timed Test of Money Counting. A simple method of recognizing geriatric patients at risk for increased health care. Aging Clin Exp Res, 7: 179–183.

Nikolaus, T.; Bach, M.; Siezen, S.; Volkert, D.; Oster, P.; Schlierf, G. (1995): Assessment of nutritional risk in the elderly. Ann Nutr Metab, 39: 340–345.

Peter-Wüest, I.; Stuck, A. E.; Dapp, U.; Nikolaus, T. et al. (2000): Präventive Hausbesuche im Alter: Entwicklung und Pilottestung eines multidimensionalen Abklärungsinstrumentes. Z Gerontol Geriat, 33: 44–51.

Renteln-Kruse, W. von; Anders, J.; Dapp, U.; Meier-Baumgartner, H. P. (2003): Präventive Hausbesuche durch eine speziell fortgebildete Pflegekraft bei über 60-jährigen und älteren Personen in Hamburg. Z Gerontol Geriat, 36: 378–391.

Rubenstein, L. Z.; Josephson, K. R.; Wieland, D. (1987): Geriatric assessment in a subacute hospital ward. Clin Geriatr Med, 3: 131–143.

Stott, D. J.; Buttery, A. K.; Bowman, A. et al. (2006): Comprehensive geriatric assessment and home based rehabilitation for elderly people with a history of recurrent non-elective hospital admissions. Age Ageing, 35: 487–491.

Stuck, A. E.; Siu, A. L.; Wieland, G. D.; Adams, J.; Rubenstein, L. Z. (1993): Comprehensive geriatric assessment: a meta-analysis of controlled trials. Lancet, 342: 1032–1036.

Stuck, A. E.; Walthert, J. M.; Nikolaus, T. et al. (1999): Risk factors for functional status decline in community-living elderly people: a systematic literature review. Soc Sci Med, 48: 445–469.

Verbrugge, L. M.; Jette, A. M. (1994): The Disablement Process. Soc Sc Med, 38: 1–14.

Wagner, J. T.; Bachmann, L. M.; Boult, C. et al. (2006): Predicting the risk of hospital admission in older persons – validation of a brief self-administered questionnaire in three European countries. J Am Geriatr Soc, 54: 1271–1276.

WHO. International Classification of Impairments, Disabilities and Handicaps. A manual of classification relating to the consequences of disease. Rev. Version (ICIDH-2) WHO Geneva 1999.

Yesavage, J. A.; Brink, T. L.; Ross, T. L. et al. (1982): Development and validation of a geriatric depression screening scale: a preliminary report. J Psychiatr Res, 17: 37–49.

Zeyfang, A.; Hagg-Grün, U.; Nikolaus, T. (2008): Basiswissen Medizin des Alterns und des alten Menschen. Springer Verlag, Berlin/Heidelberg.

32 Der Hausarzt im Pflegeheim

Sacha Beck und Daniel Grob

Die Medizin im Pflegeheim unterscheidet sich nicht grundsätzlich von derjenigen in anderen geriatrischen Settings, wenn man davon ausgeht, dass alle Patientinnen und Patienten unabhängig ihres aktuellen Wohn- bzw. Aufenthaltsortes die gleiche wirksame und zweckmäßige Abklärung und Behandlung erhalten sollen. Institutionen, die sich der stationären Langzeitbetreuung alter Menschen widmen, sind sehr heterogen: Sie können eine staatliche oder private Trägerschaft besitzen, und ihr Dienstleistungs-Spektrum reicht einerseits von Alterssiedlungen oder Alterswohnungen (deren Bewohner sich funktionell nicht unterscheiden von einer vergleichbaren ambulanten Alterspopulation) bis hin zu spezialisierten Pflegezentren, die schwer pflegebedürftige Menschen in speziellen Abteilungen betreuen.

Die in diesem Lehrbuch abgefassten Prinzipien der Beurteilung und Behandlung geriatrischer Syndrome gelten damit auch für die Institutionen der Langzeitpflege und sollen an dieser Stelle nicht abgehandelt werden. Es liegt aber auf der Hand, dass gewisse Behandlungsprinzipien und -standards im Pflegeheim oft anders gewichtet werden müssen: Die Polymorbidität und Pflegebedürftigkeit der Patienten, die – wie die Erfahrung zeigt – auch immer später und kränker in ein Pflegeheim eintreten, die Rücksichtsnahme auf spezielle Patienten- oder Angehörigenwünsche, eine kürzere Lebenserwartung und palliative Behandlungskonzepte sind nur einige Beispiele, die die Entscheide eines Heimarztes zusätzlich beeinflussen.

Dieses Kapitel wirft einige Schlaglichter auf die speziellen Herausforderungen eines Hausarztes im Pflegeheim. Die im Anhang 12 gestellten «14 Fragen an den Hausarzt», sind als Checkliste für den Arzt gedacht, bevor er seine Tätigkeit im Heim aufnimmt.

Medizin im Pflegeheim – neue Herausforderungen für den Hausarzt?

Der Hausarzt als Teilzeit-Heimarzt

Die ärztliche Betreuung in Langzeit-Institutionen (Pflegeheime, Altersheime) wird sowohl durch Hausärzte wie auch durch festangestellte, professionelle Heimärzte wahrgenommen. Während Erstere einen sehr variablen Teil ihrer Tätigkeit in den Dienst der Heim-Patienten stellen, sind Letztere ausschließlich im Heim tätig, wobei diese zum Teil auch eine heimassoziierte Praxis führen.

Losgelöst von der Diskussion, welches Arztmodell für eine bestimmte Langzeitinstitution überhaupt das richtige ist, stellt das Heimarztmodell im Sinne einer Vollzeittätigkeit zumindest in den deutschsprachigen Ländern Europas noch immer eine Seltenheit dar. Dies wird aus verschiedenen Gründen wahrscheinlich noch lange so bleiben, denn es finden sich selten Ärzte, die sich ausschließlich dieser Tätigkeit widmen wollen. Es bestehen auch (noch) keine spezifischen Weiterbildungsprogramme für Geriater in Langzeitinstitutionen. Die in den letzten Jahren beobachtete Entwicklung der Heimstrukturen hin zu eigentlichen spezialisierten Krankenheimen ist eine große Herausforderung für die nur teilzeitig in den Pflegeheimalltag eingebundenen Hausärzte: Die zunehmend komplexen Organisationsstrukturen, das Erfüllen von vorgegebenen Standards, die Polymorbidität der Hochbetagten, die gestiegenen Ansprüche der Pflegenden wie auch der Betroffenen und ihrer Angehörigen sowie der Verlegungsdruck aus den Spitälern in die Institutionen der Langzeitpflege werden den Hausarzt mit Praxistätigkeit in Zukunft zunehmend herausfordern. Der im Pflegeheim teilzeitlich tätige Hausarzt steht damit vor der schwierigen Aufgabe, seine Arbeit in einer Institution der Langzeitbetreuung mit seiner Praxistätigkeit zu koordinieren.

Veränderte Arzt-Patientenbeziehung

Viele Patienten, die in ein Pflegeheim eintreten, können aus verschiedenen Gründen nicht durch ihren vertrauten Hausarzt betreut werden: Der eigene Hausarzt macht keine Haus- oder Heimbesuche, die Langzeitinstitution befindet sich nicht in Reichweite seiner Praxis oder die Heimstrukturen lassen eine Betreuung nach dem Belegarztsystem nicht zu. Der Hausarzt im Pflegeheim muss sich also immer wieder auf neue Patientenbeziehungen einlassen und dies bei Menschen, die meist sehr komplex in der Betreuung sind. Zudem können in der ambulanten Praxis Diagnostik, Therapie und prozedurale Entscheide zwischen dem Arzt/der Ärztin und einem urteils- und handlungsfähigen Patienten und seinen Angehörigen in der Regel direkt besprochen und entschieden werden. Im institutionellen Rahmen sieht sich der Hausarzt mit zusätzlichen Meinungs- und Entscheidungsträgern konfrontiert. Entscheidungen betreffen deshalb nie nur den Patienten selber, sondern haben immer auch Auswirkungen auf die anderen Betreuungssysteme, wie zum Beispiel:

- die Pflegenden als primäre Ansprechpersonen des Patienten, der Angehörigen und des Hausarztes
- die therapeutischen Dienste (Physio-/Ergo-/Musiktherapeuten, ErnährungsberaterInnen etc.), die meist mit knappen Ressourcen auskommen müssen und klare Aufträge und Ziele benötigen
- die HeimleiterIn, die die personellen und ökonomischen Belange des Heimes führt und deshalb oft in patientenbezogenen Entscheidungsprozessen mit einbezogen werden muss
- amtliche Stellen (z. B. Fürsorge- oder Vormundschaftsbehörden), die bei vielen Patienten Vertretungsmandate übernehmen und vereinzelt auch Kostenträger sind.

Es ist deshalb gut nachvollziehbar, dass Maßnahmen im Pflegeheim gemeinsam erarbeitet und interdisziplinär abgestützt werden sollten.

Neue Verantwortlichkeiten und Pflichten für den Hausarzt

Je nach politischem Umfeld (Land, Kanton, Bundesland) werden auch die Verantwortlichkeiten der ÄrztInnen in Pflegeheimen verschieden geregelt. Es ist wichtig, dass der Hausarzt diese Zuständigkeiten kennt, bevor er in dem Pflegeheim tätig wird. So können zum Beispiel in der Schweiz im Kanton Zürich mehrere Hausärzte Patienten in einem Heim betreuen, der Kantonsarzt verlangt aber im Rahmen einer übergeordneter Gesetzgebung einen verantwortlichen Heimarzt, einen «Primus inter pares». Dieser übernimmt die ärztliche Verantwortung, die sich nicht nur auf die individuelle Betreuung der Patienten beschränkt, sondern auch die Organisation der ärztlichen Leistungserbringung miteinschließt. Der verantwortliche Hausarzt hat sich aktiv um die nötige Versorgung und Betreuung seiner Patienten im Pflegeheim zu kümmern und dies nicht erst, wenn er vom Pflegeteam auf ein gesundheitliches Problem hingewiesen wird. Kommt er dieser Verantwortung nicht nach, kann er auch rechtlich belangt werden (Wettstein/Allgäuer, 2001).

Die ärztlichen Aufgaben im Pflegeheim gehen in diesen Situationen weit über das hinaus, was in der Hausarztpraxis üblich ist. Es ist deshalb dringend ratsam, dass sich der Arzt vor einer Heimarzttätigkeit einige Grundfragen stellt und sich in seinen Verhandlungen mit der Heimleitung oder Heimträgerschaft von der Beantwortung dieser Fragen leiten lässt (s. «14 Fragen an den Hausarzt» im Anhang 11). Die Vorstellung, den individuellen («eigenen») Patienten, den man vielleicht Jahrzehnte zuhause betreut hat, nun in gleicher Weise im Pflegeheim weiterbetreuen zu können, ist wohl häufig realitätsfern.

Ärztliche Tätigkeiten im Pflegeheim – eine Auswahl

Die ärztliche Tätigkeit im Pflegeheim geht, wie erwähnt, über die individuelle Patientenbetreuung hinaus. Wegen der großen Varianz an Pflegeheimstrukturen – gesetzlichen, ökonomischen und prozeduralen Vorgaben – können allerdings keine allgemein gültigen Vorgehensweisen skizziert werden. Beispielhaft soll aber auf drei besonders wichtige Tätigkeitsfelder hingewiesen werden.

Konzeptionelle und organisatorische Mitarbeit: Ärztliche Tätigkeit im Pflegeheim ist Teamarbeit. Visiten bedürfen zwingend der Anwesenheit der zuständigen Pflegefachperson – und müssen damit organisiert werden. Ebenso ist die Anwesenheit des Arztes sinnvoll und notwendig bei regelmäßig durchgeführten interdisziplinären Rapporten, bei denen auch die weiteren Team-Mitglieder (Physiotherapeuten, Ernährungsberater etc.) zu Wort kommen.

Konzepte, die sich mit palliativer Betreuung beschäftigen, sind zu erarbeiten.

Todesfälle bedürfen eines systematischen Controllings und der gesetzlich vorgeschriebenen Leichenschau, um allfällige außerordentliche Todesfälle zu erfassen.

Ein Hygienekonzept ist zu erarbeiten, das den Umgang mit infektiös erkrankten Patienten im Heim regelt. Dies dient der Vorbeugung von epidemisch auftretenden Infektionen wie Noroviren oder Influenza. Das Personal benötigt Schulung im Umgang mit Endemien oder mit Patienten, die mit multiresistenten Erregern besiedelt oder infiziert sind.

Um solche Konzepte zu erstellen, ist ärztliches Fachwissen erforderlich. Sie sollten interdisziplinär erarbeitet werden und sind deshalb zeitintensiv. Die Konzepte können nur erfolgreich umgesetzt werden, wenn sie von der Geschäftsleitung des Pflegeheims gefördert, unterstützt und kontrolliert eingeführt werden. Dies setzt eine ärztliche Vertretung in der Pflegeheimleitung voraus.

Eintrittstriage: Die Triagetätigkeit ist unseres Erachtens eine Schlüsselfunktion des Heimarztes. Sie soll in enger Zusammenarbeit mit der Pflege- und Heimleitung erfolgen. Standardisierte Aufnahmezeugnisse haben sich bewährt, wobei sowohl pflegerische als auch ärztlich-medizinische Aspekte beachtet werden müssen. Diese Zeugnisse sollen aktuell und vollständig sein. In der Praxis bewährt es sich, mit den zuweisenden Ärzten telefonisch Kontakt aufzunehmen, kritische Punkte nachzufragen und sich so ein konkretes Bild zu verschaffen. Durch diese Maßnahme können Unklarheiten weitestgehend ausgeräumt werden. Es ermöglicht aber auch – speziell gegenüber Spitälern –, auf gewisse Vorabklärungen zu bestehen oder ergänzend noch anzufordern (z. B. Bildgebung des Schädels bei einem Patienten nach Sturz, Verlaufslaborwerte, Restharnbestimmung, Kognitionsabklärung etc.). Der Aufwand einer geordneten und kritischen Triagetätigkeit ist in verschiedener Hinsicht lohnenswert:

1. Eine gute Eintrittstriage stellt sicher, dass die vorliegenden gesundheitlichen Bedürfnisse des Patienten auch in der Pflegeinstitution befriedigt werden können. Sie minimiert das Risiko, dass Patienten eintreten, die diagnostische, therapeutische oder rehabilitative Be-

darfe aufweisen, die im Pflegeheim nicht gedeckt werden können und der Infrastrukturen einer Fachklinik (Akutspital, Gerontopsychiatrie, Rehabilitationsklinik) bedürfen.
2. Mithilfe der Eintrittstriage können sich die Pflegedienste auf den Patienten einstellen und, wenn nötig, strukturelle Anpassungen tätigen: So kann es sinnvoll sein, besonders pflegeintensive Patienten entweder auf verschiedene Abteilungen zu verteilen oder im Gegenteil auf einer Abteilung zu konzentrieren; Letzteres ist dann sinnvoll, wenn besonderes pflegerisches Fachwissen vorhanden sein muss für die spezielle Betreuung (Beispiel: Patienten mit Trachealkanülen, chronischen Wunden).
3. Nicht zuletzt müssen auch ökonomische Belange in die Triageentscheidungen einfließen. Gerade in Pflegeheimen, die durch Pflege-Tagespauschalen finanziert sind, können nicht selten durch aufwändige Diagnostik, Therapie, durch spezielle medizintechnische Maßnahmen oder auch durch nötige Transporte ökonomische Grenzen erreicht werden.

Fehlplatzierungen von Patienten in Pflegeheimen sind nicht nur für den Patienten enorm belastend, sondern führen auch bei Angehörigen und Pflegenden zu großer Verunsicherung (s. Fallbeispiel).

Fallbeispiel

Eine 80-jährige Patientin mit einer kognitiven Leistungsminderung seit Geburt soll auf Wunsch der Pflegedienst- und Heimleitung wegen zunehmendem Betreuungsaufwand dringend ins Pflegeheim aufgenommen werden. Sie lebt seit Jahrzehnten in einem benachbarten Wohnheim, wo man in den letzten drei Wochen eine Gangunsicherheit, Vigilanzstörungen und allgemeine Leistungsschwäche festgestellt hat. Die Einweisung ins Pflegeheim erfolgt wegen der Ferienabwesenheit des zuständigen Hausarztes ohne ärztliche Beurteilung vor Ort und ohne Rücksprache mit dem verantwortlichen Heimarzt. Am Folgetag zeigt sich auf der Visite des Heimarztes eine tachykarde, leicht dyspnoische Patientin in einem reduzierten Allgemeinzustand. Die Patientin muss ins Akutspital verlegt werden, wo man eine rechtsbasale Pneumonie und ein tachykardes Vorhofflimmern mit Zeichen der biventrikulär dekompensierten Herzinsuffizienz feststellt. Nach entsprechender Behandlung wird die Patientin nach 14 Tagen wieder ins Wohnheim zurückverlegt.

So hat der Geschäftsleitungsausschuss Geriatrie/Empowerment des Gesundheits- und Umweltdepartementes der Stadt Zürich Indikatoren entwickelt, um Fehlplatzierungen möglichst zu vermeiden (Wettstein et al., 2008). Dem Zuweiser ist es damit möglich, sich früh genug ein Bild zu verschaffen, ob sich die Institution für den Patienten eignet.

Das Entwickeln von Triagekriterien oder Aufnahmeindikatoren hilft dem Pflegeheim auch in der Entscheidung, für welche Patientengruppen es die nötigen Ressourcen bereitstellen kann und für welche nicht. Dies schafft einerseits Transparenz im regionalen Betreuungssystem und ermöglicht andererseits, gleich zu Beginn der Pflegeheimbetreuung mit den Patienten und den Angehörigen offen über die Wünsche und Möglichkeiten der Betreuung in der jeweiligen Institution zu diskutieren.

Schwierigkeiten, eine geordnete Triage durchzuführen, entstehen natürlich dort, wo für die Institution oder den Heimarzt keine klaren und politisch gestützten Aufträge und Kompetenzen definiert sind oder sogar eine Aufnahmepflicht besteht. Speziell in diesen Situationen lohnt es sich, nicht nur seine eigenen Grenzen der Betreuung, sondern auch diejenigen der Langzeitinstitution zu kennen und nach außen (gegenüber Behörden, Heimleitung und Zuweiser) zu kommunizieren.

Assessment-Prozeduren im Pflegeheim: Der Stellenwert des multidimensionalen geriatrischen Assessments wurde für unterschiedliche

Populationen erforscht und seine Wirksamkeit für verschiedenen Outcome-Parameter bewiesen (s. Kap. 31 «Geriatrisches Assessment»). Obwohl die Ursprünge des geriatrischen Assessments im Langzeitpflegebereich liegen, richtete die Forschung ihr Augenmerk in den letzten Jahrzehnten vor allem auf den ambulanten und akutgeriatrischen Sektor. Bereits die Pioniere des geriatrischen Assessments forderten, dass keine Pflegeheimeinweisung ohne vorgängiges Assessment erfolgen soll (Warren, 1943). In der Schweiz hat die Schweizerische Akademie für Medizinische Wissenschaften (SAMW) eine Richtlinie erlassen, die vorschreibt, dass der zuständige Arzt bei Patienten vor dem Eintritt in eine Institution der Langzeitpflege ein geriatrisches Assessment durchführen muss (Richtlinie, 2004).

Leider wird diese Forderung auch heute noch selten erfüllt. Der Heimarzt ist damit mit der Frage konfrontiert, ob er nach dem Eintritt bei seinen Patienten ein standardisiertes multidimensionales geriatrisches Assessment durchführen und sich damit einer zeit- und personenintensiven Aufgabe widmen soll. Lohnt sich dieser Aufwand? Unsere Antwort ist «ja». Betrachtet man die Bedürfnisse des Patienten und des Arztes in der Langzeitbetreuung, so erscheint klar, wieso zumindest bei Eintritt ein systematisches Assessment nötig ist (s. Tab. 32-1)

Unter Berücksichtigung dieser Bedürfnisse erscheint dem Eintrittsassessment sogar eine zwingende Notwendigkeit zuzukommen. Leider entspricht es aber der Realität, dass ausgebaute Assessmentprozeduren in Langzeitinstitutionen noch immer eine Seltenheit sind. Der Hausarzt muss im Pflegeheim diesbezüglich oft gemeinsam mit den anderen involvierten Diensten intensive Aufbauarbeit leisten. Auch ist es für den Heimarzt wegen der knappen zeitlichen Ressourcen unmöglich, ein Assessment alleine durchzuführen. Dies soll er auch nicht, weil das geriatrisches Assessment nur dann erfolgreich sein kann, wenn es interdisziplinär erfolgt. In den USA wurde 1980 die Gesundheitsbehörde durch den Kongress beauftragt, die Betreuung in der Langzeitpflege zu verbessern. Durch die nationale Analyse der Strukturen in den Langzeitinstitutionen wuchs die Erkenntnis, dass ein Bedarf besteht für ein standardisiertes Assessment-Instrument. Dieser Bedarf führte zur Entwicklung des **Resident Assessment Instrument (RAI)** (Garms-Homolovà/Gilgen, 2000), das in den USA nun seit 1987 in Langzeitinstitutionen gesetzlich (Omnibus Budget Reconciliation Act = OBRA 87) vorgeschrieben ist. Neben dem für Pflegeheime entwickelten RAI-Nursing Home (RAI-NH) wurden in der Folge durch ein Netzwerk von Forschern und Fachleuten aus über

Tabelle 32-1: Bedürfnisse als Grundlage für die Notwendigkeit von Assessment-Strukturen im Pflegeheim

Patientenorientierte Bedürfnisse:	Arztorientierte Bedürfnisse:
Ein sicheres, den Bedürfnissen angepasstes Umfeld für chronisch Kranke und abhängige Bewohner schaffen.	Den Basiszustand bei Eintritt feststellen und dokumentieren.
Den persönlichen und eventuell mutmaßlichen Willen der Patienten erfassen und respektieren.	Sich über den Zustand vor Aufnahme informieren.
Die eigenen Ressourcen so lange wie möglich erhalten.	Problembereiche (medizinisch, funktionell, sozial, psychiatrisch) systematisch erfassen und aufdecken.
Akuten Krankheiten (Morbidität) vorbeugen bzw. sie verhindern.	Grundlagen schaffen für den (mutmaßlichen) Willen (Fremdinformationen).
Eventuell spezialisierte Betreuung mit dem Ziel der Heimkehr (wenn institutionell vorgesehen).	Grundlagen schaffen zur internen Triagierung (wenn institutionell vorgesehen).

20 Ländern (InterRAI) weitere RAI-Instrumente für andere Zielgruppen entwickelt.

Im RAI-NH werden mittels einer strukturierten Erfassung über einen definierten Beobachtungszeitraum durch die Betreuungspersonen (Pflege, therapeutische Dienste, Ärztin oder Arzt) Grunddaten erfasst (Minimum Data Set). Diese Basiserhebung dient der Zustandsbeschreibung bei Eintritt und als Screening für insgesamt 20 Problembereiche, für deren klinische Bewältigung dann Abklärungshilfen zur Verfügung stehen.

Die 20 Problembereiche sind die Folgenden: akute Verwirrtheit/Delir, kognitive Beeinträchtigung, Sehfähigkeit, Kommunikative Fähigkeiten/Hören, Rehabilitationspotenzial/ADL, Blaseninkontinenz, psychosoziales Wohlbefinden, Stimmungslage, auffälliges Verhalten, Aktivität/Beschäftigung, Stürze, Ernährungszustand, Ernährungssonde, Dehydratation, Mund-/Zahnpflege, Dekubitus, Psychopharmaka, freiheitsbeschränkende Maßnahmen, Schmerzen und Darmregulation.

Das Instrument soll aber auch im Verlauf einer Langzeitbetreuung in regelmäßigen Abständen oder bei einer akuten Zustandsveränderung eines Patienten angewendet werden. Das Erfassen dieser Problembereiche ermöglicht den Teams, weiterführende Interventionen, Abklärungen oder Pflegemodalitäten zu besprechen und zu definieren. Die primär durch Beobachtung erfassten RAI-Daten werden durch die Angaben und Befunde des Heimarztes ergänzt. Auch hier bewährt sich eine standardisierte Prozedur, die aber sicherlich den jeweiligen Bedürfnissen der Patientin/des Patienten und den Rahmenbedingungen der Institution (z. B. spezialisierte Abteilungen, rehabilitativer/palliativer Auftrag?) angepasst werden muss.

Das geriatrische Assessment im Pflegeheim hat nicht nur eine diagnostische und planerische Dimension, sondern auch eine der Informationsorganisation. Es müssen Plattformen geschaffen werden, damit die gesammelten Informationen interdisziplinär vermittelt werden können und den zuständigen Fachpersonen auch im Verlauf zugänglich sind; ebenso müssen sie aktualisiert werden. Diese Plattformen können zum Beispiel regelmäßige Teamsitzungen und eine gute und straff gegliederte schriftliche Dokumentation in den Pflegeunterlagen sein.

Das interdisziplinäre geriatrische Assessment im Pflegeheim soll nicht als zeitintensive Datenerfassung zur Abschätzung der Pflegebedürftigkeit wahrgenommen werden. Hier muss oft gegengesteuert und Überzeugungsarbeit geleistet werden. Das Assessment im Pflegeheim ist ein zentrales und gutes Instrument, Problemfelder und Ressourcen der Patientinnen und Patienten zu erfassen, die Interdisziplinarität und Arbeitszufriedenheit der Mitarbeiterinnen und Mitarbeiter zu fördern, die Fachbereiche zu stärken und geeignete Organisations- und Informationsstrukturen zu schaffen. Auch stellt eine standardisierte und umfassende Zustandserhebung der Patientin/des Patienten eine Grundvoraussetzung dar, um die Qualität von Interventionen (z. B. Sturzpräventionsprogramme, Validierung von Screeninginstrumente für kognitive oder affektive Störungen) kritisch zu beurteilen. Und sie kann helfen, Fehlmedikationen und unangebrachte freiheitsentziehende Maßnahmen zu vermeiden. Hier wird wohl auch in Zukunft viel Forschungstätigkeit zu erwarten sein.

Ausblick

Die Langzeitbetreuung geriatrischer Patienten in Pflegeheimen wird aufgrund der demografischen Veränderungen größere Bedeutung erlangen. Hausärzte werden im deutschsprachigen Europa weiterhin die wichtigste Stütze der ärztlichen Versorgung von Pflegeheimpatienten bleiben. Der sich abzeichnende Hausärztemangel dürfte zu einem «Heimärztemangel» führen, da auch nicht davon auszugehen ist, dass in Zukunft geriatrische Fachärzte diese Betreuung in größerem Stil übernehmen können. Dies ist eine bis anhin unterschätzte, aber höchst unerwünschte Entwicklung.

Die Schweizerische Fachgesellschaft für Geriatrie (SFGG) hat deshalb im Jahre 2008 eine

Kommission für ambulante und stationäre Langzeitbetreuung gegründet, die sich spezifisch mit diesen Fragen beschäftigt. Sie bietet auch seit 2008 einen zehntägigen Fortbildungskurs für Hausärzte an, die sich in der Betreuung von Pflegeheimpatienten engagieren.

Durch die Einführung von neuen (Fallkosten-pauschalisierten) Finanzierungsmodellen in den Spitälern wird der Druck auf die den Spitälern nachgelagerten Strukturen (ambulante Betreuung, aber auch Pflegeheime) zunehmen.

Die Zukunft liegt in stark integrierten Versorgungssystemen, in denen die Pflegeheime einen wichtigen Platz im Gesundheits- und Sozialsystem einnehmen, und in denen sie eng mit den zugeordneten Krankenhäusern, Rehabilitationskliniken sowie ambulanten und häuslichen Versorgungsstrukturen kooperieren (Billings/Laichsenring, 2005).

Literatur

Billings, J.; Laichsenring, K. (eds.) (2005): Integrating Health and Social Care Services for Older Persons. Evidence from nine European countries. Ashgate Publishing Limited, Hants, England.

Garms-Homolovà; Gilgen, R. (Hrsg) (2000): Resident Assessment Instrument RAI 2.0 (2. Auflage). Verlag Hans Huber, Bern. www.rai.ch.

Richtlinie der Schweizerischen Akademie der Medizinischen Wissenschaften (2004). Behandlung und Betreuung von älteren pflegebedürftigen Menschen. www.samw.ch ->Ethik ->Richtlinien.

Warren, M. W. (1943): Care of the chronic sick. A Case for treating chronic sick in blocks in a general hospital. BMJ, 2: 822–3.

Wettstein, A.; Allgäuer, M. (2001): Dekubitus im Heim – strafrechtliche Verantwortlichkeit des Kaders. Publikation des Stadtärztlichen Dienstes. Intercura, 74: 43–50.

Wettstein, A.; Grob, D. et al. (2008): Gesundheits- und Umweltdepartement der Stadt Zürich, Geschäftsleitungsausschuss Strategisches Feld Geriatrie/Empowerment. Indikatoren für die Zuweisung von Patienten aus dem Akutspital in eine Institution des Geriatrienetzes (3. überarbeitete Auflage). http://www.stadt-zuerich.ch/internet/gud/home/publikationen/drucksachen.html

33 Nahtstelle Hausarzt und Gemeindefachpflege/Heimfachpflege

Sascha Köpke und Gabriele Meyer

In jüngster Zeit wurde immer wieder von Skandalen um die Qualität der Versorgung älterer pflegebedürftiger Menschen in der Gemeinde und insbesondere in Pflegeheimen berichtet. Von «Pflegeskandal» (Die Welt, 2007), «Pflegeschande» (Hamburger Morgenpost, 2007) oder gar «totgepflegt» (Breitscheidel, 2005) war in Zeitungen und Büchern die Rede. Die öffentliche Schelte ist dabei auf die pflegerische Versorgung gerichtet, selbst wenn es sich um originär ärztliche Kompetenzbereiche handelt wie den der Medikation mit psychotrop wirksamen Substanzen (Breitscheidel, 2005). Derzeit wird kontrovers diskutiert, wer die Gesundheitsversorgung älterer Menschen im Sinne eines «Casemanagers» bzw. eines «Gatekeepers» an der Nahtstelle zu Versorgung geriatrischer Patienten einnehmen soll. Vor diesem Hintergrund werden in diesem Kapitel Aspekte der Rollendefinition von Pflegenden und Hausärzten sowie Probleme und Möglichkeiten der optimierten Koordination der Nahtstelle zwischen den beiden Berufsgruppen in der Betreuung älterer pflegebedürftiger Menschen erörtert.

Aktuelle Situation: Nahtstellenprobleme

In Deutschland wurde jüngst mehrfach die Unter- bzw. Fehlversorgung geriatrischer Patienten in der ambulanten Pflege bzw. in Pflegeheimen beklagt. Die haus- und fachärztliche Versorgung im Pflegeheim sei unzureichend, so das Ergebnis mehrerer öffentlichkeitswirksamer Umfragen (Grass-Kapanke, 2008; Welz-Barth, 2007; Hallauer, 2005). Allen Erhebungen in diesem Bereich ist jedoch gemeinsam, dass sie methodisch fragwürdig sind, unzureichende Erhebungsmethoden benutzen, hoch selektionierte Gruppen befragen und geringe Rücklaufquoten verzeichnen. Das gilt auch für die häufig zitierte **«Studie zur ärztlichen Versorgung in Pflegeheimen»** (Hallauer, 2005), in deren Rahmen im Jahr 2004 an alle deutschen Pflegeheime Fragebögen verschickt wurden. Der Rücklauf war spärlich, etwa ein Zehntel der angeschrieben Heime hatte geantwortet (n = 782). Die Pflegedienstleitungen oder eine andere verantwortliche Person wurden gebeten, für die Gesamtheit der Bewohner einen Fragebogen auszufüllen, das heißt, es wurden keine personenbezogenen Daten erhoben. Die Validität und Reliabilität der Erhebung ist somit stark einschränkt. Der Studie zufolge wird die ärztliche Versorgung in deutschen Alten- und Pflegeheimen vor allem durch Hausärzte geleistet. Facharztbesuche sind seltener. Pflegende initiieren in der Regel die Arztbesuche. Die Autoren von SÄVIP beklagen – wie auch die Autoren anderer Befragungsstudien (Welz-Barth, 2007) – die **Unter- und Fehlversorgung der Bewohner.** Insbesondere die Verordnung von Hilfsmitteln und spezifischen Medikamentengruppen wie Antidementiva und Urologika wird als unzureichend beurteilt. Basis für diese Behauptung ist die Gegenüberstellung der ermittelten Verordnungszahlen mit der Prozentzahl der angegebenen Diagnosen. Als Lösungsmöglichkeiten empfehlen die Autoren der SÄVIP-Studie einerseits eine intensivere Facharztversorgung sowie den verstärkten Einbezug von Einrichtungen des stationären Sektors, also von Krankenhäusern. Als problematisch wird die **Vielzahl der Hausärzte** in den Einrichtungen herausgestellt, die mit Problemen bei der Umsetzung der Maßnahmen durch die Pflegenden einhergehen könnte. Hier werden neben einer besseren Koordination der ärztlichen Versorgung vor allem erweiterte Kompetenzen der Pflegenden beispielsweise im «Fallmanagement» gefordert. Besonders weitergebildete Pflegende, so fordern die Autoren, sollen den Bedarf an medizinischer Versorgung von Bewohnern erkennen und die Versorgung koordinieren.

In einer anderen Erhebung der Deutschen Gesellschaft für Gerontopsychiatrie und -psychotherapie e. V., der **DIAS-Studie** (Grass-Kapanke, 2008), war beabsichtigt, die Versorgung von Menschen mit Demenz im ambulanten Sektor abzubilden. Die Erhebungsmethode war vergleichbar mit der der SÄVIP-Studie und somit gleichermaßen limitiert. Es wurden alle bekannten ambulanten Pflegedienste angeschrieben und gebeten, einen Fragebogen auszufüllen. In die Auswertung gingen die Antworten von 903 Pflegediensten ein. Dies entspricht einer Rücklaufquote von 8 %. Auch DIAS dokumentiert, dass die ärztliche Betreuung vorwiegend von Hausärzten übernommen wird, während Fachärzte eine untergeordnete Rolle zu spielen scheinen. Die Autoren schlussfolgern ebenfalls eine vermeintliche *Fehlversorgung sowie Unterversorgung mit Antidementiva und eine gleichzeitige Überversorgung mit Neuroleptika.* Die Rolle der Pflegenden wird hier anders als in der stationären Versorgung beurteilt, da die Koordination der Versorgung von Menschen mit Demenz oft von den Angehörigen wahrgenommen wird. Pflegende sind in dieser Studie demnach weniger häufig als im stationären Sektor mit der Koordination der pflegerischen und medizinischen Versorgung betraut, nehmen jedoch gleichfalls eine Nahtstellenfunktion ein.

Über- oder Unterversorgung? Faktische Probleme an der Nahtstelle

Ergebnisse aus aussagekräftigen Studien mit validen Methoden verweisen im Gegensatz zu den Befragungsstudien auf eine *unzulängliche Versorgungssituation von geriatrischen Patienten bedingt durch Überversorgung und ungerechtfertigten Interventionalismus.* Im Folgenden werden hierzu einige ausgewählte Problembereiche ausgeführt.

Die Anwendung freiheitseinschränkender Maßnahmen (FEM)

Wir haben vor kurzem in einer großen epidemiologischen Studie in Hamburger Alten- und Pflegeheimen die Häufigkeit und Intensität der Anwendung von FEM untersucht (Meyer, 2008). Die Ergebnisse zeigen, dass FEM zur Standardversorgung in den Einrichtungen zählen. Zu einem Stichtag war von 2367 Bewohnern in 30 Einrichtungen ca. *jeder Vierte (26,2 %) mit mindestens einer FEM* versehen. Dabei standen Bettgitter im Vordergrund (24,5 %). Bauchgurte im Bett oder im Stuhl (2,7 %), so genannte Therapietische (2,1 %) und andere Maßnahmen (2,3 %) waren relativ selten. Im Verlauf der zwölfmonatigen Nachbobachtungszeit hatten 39,8 % der Bewohner mindestens eine FEM. Auch hier standen Bettgitter im Vordergrund (38,5 %). Knapp jeder zehnte Bewohner hatte einen Gurt (8,9 %) oder einen Therapietisch (9,9 %). Es zeigten sich ausgeprägte Unterschiede zwischen den Einrichtungen bezüglich der

Bewohner mit mindestens einer FEM: Die Häufigkeiten lagen zwischen 4,4 und 58,9 %. Diese Unterschiede lassen sich nicht durch einrichtungsspezifische Charakteristika erklären. Die *Ergebnisse stehen im Gegensatz zum aktuellen wissenschaftlichen Erkenntnisstand,* der gegen die Wirksamkeit von FEM spricht, ganz abgesehen von den ethischen Implikationen der Anwendung von FEM. In Deutschland bedarf es einer richterlichen Genehmigung vor der Anwendung von FEM (s. hierzu auch Kap. 37 «Freiheitseinschränkende Maßnahmen»). Zur Rolle der Hausärzte bei der Entscheidung über FEM gibt es keine systematische Erhebung. Es ist jedoch davon auszugehen, dass diese häufig neben Pflegenden, Betreuern und Angehörigen in die Entscheidung einbezogen werden. In der vorliegenden Erhebung war bei 3,1 % der Maßnahmen die Genehmigung des Hausarztes die einzige vorliegende Legitimation.

Die Verordnung psychotrop wirksamer Medikamente

Im Rahmen der oben dargestellten Untersuchung wurde auch die Anzahl der verordneten psychotropen Medikationen erhoben (Meyer, 2008). Hier zeigte sich, dass mehr als die Hälfte (52,4 %) der 2367 Bewohner mindestens ein psychotropes Medikament erhielt. 28,4 % erhielten ein Antipsychotikum, davon mehr als ein Drittel (10,7 % aller Bewohner) ein atypisches Antipsychotikum. Antidepressiva erhielten 20,3 %, Hypnotika 10,7 % der Bewohner. Auch hier zeigten sich ausgeprägte Unterschiede zwischen den Einrichtungen: Der Bereich der Verordnungshäufigkeit in den Einrichtungen reicht von 27,8 bis 83,3 %. Diese Ergebnisse stimmen mit vorpublizierten Daten aus kleineren Erhebungen in anderen Teilen Deutschlands (Molter-Bock, 2006) und internationalen Daten (Rochon, 2007) überein.

Analog zu dieser Untersuchung wurde in der Region Vorarlberg in **Österreich** die Prävalenz der Verordnungen psychotroper Medikamente bei Alten- und Pflegeheimbewohnern bestimmt. Die Ergebnisse zeigen eine noch darüber hinaus gehende Verordnungshäufigkeit psychotroper Medikationen. Von 1844 Bewohner in 48 Einrichtungen erhielten drei Viertel (74,6 %) mindestens ein psychotropes Medikament; 45,9 % erhielten ein Antipsychotikum, 19,5 % ein atypisches Antipsychotikum. Antidepressiva erhielten 36,8 %, Hypnotika 13,3 % der Bewohner (Mann, 2009).

Die in Deutschland und Österreich untersuchten Pflegeheimpopulationen unterscheiden sich kaum in ihren beschreibenden Merkmalen. Die Unterschiede in der Verordnungshäufigkeit müssen somit auf ein anderes Verordnungsverhalten der Ärzte zurückzuführen sein. Die vorliegenden Studien liefern keine Hinweise dafür, ob individuelle Verordnungen gerechtfertigt sind oder nicht. Angesichts des Ausmaßes der Verordnungen und allgemein begrenzter Indikationen für psychotrope Medikationen in dieser Personengruppe steht jedoch außer Zweifel, dass *die Ergebnisse beider Erhebungen im deutlichen Gegensatz zur wissenschaftlichen Beweislage* für den Nutzen bzw. fehlenden Nutzen und dem zu erwartenden Schaden stehen (Sink, 2005; Hartikainen, 2007).

Die Anlage von PEG-Sonden

Neuere Untersuchungen weisen darauf hin, dass die Häufigkeit der Anwendung von PEG-Sonden bei Bewohnern von Alten- und Pflegeheimen in den letzten Jahren zugenommen hat (Becker, 2004). In Deutschland werden ca. 140 000 PEG-Sonden pro Jahr gelegt, davon rund 100 000 bei Alten- und Pflegeheimbewohnern (Becker, 2004; Deitrich, 2003; MDS, 2003). Eine im Jahr 2004 in Bremer Einrichtungen durchgeführte Untersuchung ergab, dass 8 % aller Bewohner mit einer PEG-Sonde versorgt waren (Becker, 2004). Pflegende sind nicht explizit an Entscheidungen über die Anlage von PEG-Sonden beteiligt, die Indikationsstellung obliegt dem Arzt, der diese mit dem Bewohner, den Angehörigen bzw. dem Betreuer diskutiert. Es steht jedoch außer Frage, dass Pflegende eine wichtige Rolle bei dieser Entscheidung einnehmen (Köpke, 2005; s. auch Kap. 40 «Ethik und letzte Lebensjahre»).

Die drei Beispiele illustrieren wichtige Felder der Überversorgung von geriatrischen Patienten mit unangemessenen bzw. überkommenen Interventionen. Sie verdeutlichen, dass gerade in Alten- und Pflegeheimen den Pflegenden an der **Nahtstelle «Arzt und Bewohner»** eine entscheidende Rolle zukommt. Um diese ausfüllen zu können, benötigen Pflegende jedoch in Deutschland und Österreich bislang kaum vorhandene Kompetenzen, wie zum Beispiel die Fähigkeit zur kritischen Reflektion scheinbar sinnvoller Interventionen und zur Beratung von Angehörigen und Bewohnern. Auch dürfte es bislang eindeutig an der Bereitschaft zur Übernahme von Verantwortung fehlen.

Kompetenzprofil Pflegender und Novellierung ihres Zuständigkeitsbereichs

Die Anforderungen an die traditionell mit wenig Verantwortungsübernahme belegten Pflegeberufe haben sich in den letzten Jahrzehnten grundlegend gewandelt. Die seit 2000 verabschiedenden Änderungen der gesetzlichen Vorgaben in Deutschland tragen dieser Entwicklung Rechnung (KrPflAPrV, 2004; KrPflG, 2004). Die Gesetze haben unter anderem zum Ziel, das hergebrachte Modell der Pflege, das allein die ärztliche Anordnung ausführt, zu «modernisieren». *Eigenverantwortliche Kompetenzbereiche wie die Erhebung des Pflegebedarfs sowie die Beratung von Pflegebedürftigen und Angehörigen wurden definiert.*

Eine darüber hinaus gehende Neubewertung des pflegerischen Einflussbereichs findet sich im 2008 verabschiedeten **Pflegeweiterentwicklungsgesetz** (PfWG, 2008). Das Gesetz berücksichtigt ebenfalls die veränderte Situation Pflegender an der Nahtstelle zu pflegebedürftigen Menschen. Der «Abbau von Schnittstellenproblemen» soll laut Gesetz unter anderem mit der Schaffung so genannter Pflegestützpunkte und der Etablierung von «**Fallmanagern**» erfolgen. Diese Bereiche sollen vor allem durch Fachpflegekräfte ausgeführt werden, als Schwerpunkte sind dabei gedacht: Pflegeberatung, zum Beispiel in Pflegestützpunkten, Schulung von pflegenden Angehörigen sowie Versorgungsmanagement im Übergang vom stationären zum ambulanten Bereich (PfWG, 2008). Das Gesetz bestätigt die Verantwortung für die Versorgung der Pflegebedürftigen als ärztliche Aufgabe und verortet erweiterte pflegerische Kompetenzen eher in der Delegation ärztlicher Tätigkeiten. Dennoch hat schon der im Gesetz enthaltene Auftrag zur Entwicklung von Richtlinien für **Modellprojekte zur «Übertragung ärztlicher Tätigkeiten auf Pflegende»** für heftigen Widerspruch gesorgt (Hibbeler, 2008).

Das 2007 erschienen Gutachten des einflussreichen «**Sachverständigenrats zur Begutachtung der Entwicklung im Gesundheitswesen**» (SVR, 2007) mit dem Titel «Kooperation und Verantwortung» geht deutlich über die dargestellten Gesetze hinaus. Das Gutachten ist in vielfältiger Weise auf die Rolle Pflegender in der Kooperation mit Ärzten an der Nahtstelle der Patientenversorgung ausgerichtet. Es beruht auf der Annahme, dass auf die Veränderungen in der Versorgung mit einer Mischung verschiedener Formen beruflicher Rollen reagiert werden soll. Zentrale Begriffe sind hierbei «Delegation bzw. Substitution» – die Übertragung bestimmter (ärztlicher) Tätigkeiten auf andere Berufsgruppen –, «Spezialisierung» – die Konzentration auf bestimmte umgrenzte Aufgabenbereiche – sowie «Diversifikation bzw. Enhancement» – die Integration von Aufgaben in bestehende Professionen und damit die Erweiterung der Kompetenzen des Berufsbildes bzw. die Abgabe bisheriger Kompetenzen an bestehende Berufsgruppen. Diese Formen der Kompetenzverschiebung sollen dabei je nach Situation einzeln oder gemeinsam zu einer Verbesserung der Versorgungssituation beitragen. Beispielhaft werden vom Sachverständigenrat drei Modelle der beruflichen Rollenänderung vorgestellt, von denen zwei für diese Betrachtung relevant erscheinen.

Das «**Chronic-Care-Modell**» soll im Rahmen eines «Multiprofessionellen Ambulanten Teams» zur Verbesserung der ambulanten Versorgung multimorbider chronisch Kranker beitragen. Das Modell beinhaltet den verstärkten Einbezug nicht-ärztlicher Gesundheitsberufe für beratende, edukative, organisatorische und präventive Aufgaben im Sinne eines «Casemanagements» (SVR, 2007). International kommen innerhalb der Modelle auch so genannte «Nurse Practioners» bzw. «Advanced Practice Nurses» zum Einsatz. Diese «erweiterte Pflegepraxis» wird auch in Deutschland vermehrt diskutiert, die Entwicklung steckt jedoch noch in den Kinderschuhen.

Das «**Transsektorale Casemanagement**»: Definitionsgemäß ist «Casemanagement» ein «kooperativer Prozess zur Erhebung, Planung, Implementierung, Koordinierung, Überwachung und Evaluation von Versorgungsangelegenheiten zur Abdeckung individueller Versorgungsbedarfe» (Schmid, 2008). Der SVR sieht in den Kompetenzen Pflegender ideale Voraussetzungen zur Ausführung der Aufgaben eines «Casemanagers».

Aktuelle Modelle

Im Folgenden sollen zwei Modelle kurz dargestellt werden, die die Rolle der Pflegenden an der Nahtstelle aus unterschiedlichen Blickwinkeln definieren.

1. Das Modell der «**Arztentlastenden, Gemeindenahen, E-Healthgestützten, Systemischen Intervention (AGnES)**» sieht den Hausarzt als «Gatekeeper» der Versorgung. Das Modell sieht vor, hausärztliche Leistungen (v.a. Hausbesuche) an nicht-ärztliches Praxispersonal zu delegieren und deren stärkere Einbeziehung in die Versorgung zu gewährleisten (idw, 2008). In diesem Modell geht es jedoch nicht um Kooperation und/oder Verantwortung, sondern lediglich um die Delegation ärztlicher Leistungen, wie zum Beispiel das Erheben von Vitalparametern oder das Notieren von Verschreibungslisten zur Vorlage beim federführenden Hausarzt.
2. Demgegenüber stehen **Modelle der erweiterten Pflegepraxis**, wie sie vom SVR vorgeschlagen werden, die akademisch ausgebildete (gerontologische) Fachpflegekräfte, so genannte klinische Pflegespezialistinnen, als ideale Besetzung der Nahtstelle zwischen Arzt und Bewohner ansehen. Diese Modelle, die bislang in Deutschland für einige Bereiche wie die Versorgung von Brustkrebspatientinnen entwickelt wurden (Reinhardt, 2008), liegen für die Geriatrie bislang nur aus dem Ausland vor. In diesen Programmen fungieren speziell ausgebildete und klinisch erfahrene Pflegende als «Gatekeeper» bzw. «Casemanager». Zu ihren Aufgaben und Kompetenzen gehört es, zusammen mit den Betroffenen und deren Angehörigen Bedarfe zu erfassen, die Betroffenen zu beraten und die Versorgung zu koordinieren und zu organisieren. Ein exzellentes Beispiel hierfür ist die Intervention von Capezuti (2007) zur Vermeidung von Bettgittern bei Pflegeheimbewohnern durch den Einsatz geriatrischer Pflegespezialistinnen. In den deutschsprachigen Ländern kommt der Schweiz sicher eine Vorreiterrolle zu, hier gibt es bereits eine Reihe sogenannter «Advanced Nurse Practioners» allerdings vorwiegend im stationären Bereich (Künzi, 2008).

Für beide Modelle liegen für im deutschsprachigen Raum, abgesehen von einer Reihe von Expertenbekundungen, keine aussagekräftigen Evaluationsergebnisse vor. Die **Begleitforschung zum AGnES-Projekt** erlaubt leider keine Beurteilung der Wirksamkeit dieser Intervention. Es bleibt unklar, ob relevante patientenbezogene Ergebnisparameter positiv beeinflusst werden können, und ob es zu einer Verbesserung der Versorgung kommt. Zur erweiterten Pflegepraxis gibt es zwar aus dem angloamerikanischen Raum eine Reihe von Erkenntnissen, die Ergebnisse sind aber sicher nicht auf die hiesige Situation übertragbar (Frank, 2006). Das vom SVR geforderte Modell ist daher eher als letzter

Schritt der Entwicklung zu Kooperation und Verantwortung zu verstehen, dem begrenzte Aufgaben der erweiterten Pflegepraxis zum Beispiel im Rahmen von «Chronic Care Modellen» oder im Rahmen der Beratung vorausgehen müssen. Für alle Modelle ist vor einer breiten Implementierung eine rigorose wissenschaftliche Begleitung mit relevanten Ergebnisparametern zu fordern.

Voraussetzungen für die kooperative Gestaltung der Versorgung geriatrischer Patienten

Aus Sicht der Pflegenden

In einem Gutachten bestätigt der Deutsche Pflegerat 2006 die Hauptaussagen des SVR-Gutachtens (DP, 2006). Das «**Casemanagement**» wird als pflegerische Kompetenz für den stationären und ambulanten Bereich definiert. Es wird eine professionelle Weiterentwicklung mit wachsender Kompetenz eingefordert, unter anderem durch die Akademisierung der Grundausbildung und die weitreichende Implementierung der «erweiterten Pflegepraxis.» Eine größere Handlungsautonomie ist demnach angesichts der aktuellen Ausbildungssituation Pflegender in Deutschland und Österreich nicht ohne Weiteres zu erlangen. Ohne Zweifel benötigen Pflegende, die zum Beispiel autonom Versorgungsbedarfe einschätzen sollen, profundes Wissen zur Auswahl geeigneter Instrumente. Die Übernahme von Kompetenzen aus den ärztlichen Berufen wie die Hilfsmittelversorgung oder Beratung und Edukation bedarf ebenso ohne Zweifel erweiterter Kompetenzen und der Fähigkeit zur Verantwortungsübernahme. Während pflegerische Beratung und Edukation bislang eher mit der Anleitung von Patienten zum «richtigen» Verhalten in Verbindung steht, geht es hier um die kompetente Begleitung von Behandlungsentscheidungen, um das «Empowerment» der Patienten und den Umgang mit vermehrten Informationsbedürfnissen der Patienten und ihrer Angehörigen. Hierfür bedarf es der Fähigkeit zum unabhängigen klinischen Denken, also die Bereitschaft und Fähigkeit zur selbständigen Urteilsbildung, um sich nicht von Interessenverbänden und vorgeblichen relevanten Meinungsbildnern instrumentalisieren zu lassen. Die traditionellen Inhalte der Aus-, Fort und Weiterbildung sind angesichts der dargestellten Situation nicht ausreichend, um Pflegende für die zukünftigen komplexen Herausforderungen an der Nahtstelle zur Versorgung von Patienten und Bewohnern zu rüsten. *Der kritische Ansatz der evidenzbasierten Pflege muss hier die Grundlage der Ausbildung und der Einstellung einer neuen Generation Pflegender sein.*

Aus Sicht der Ärzte

Die Widerstände aufseiten vieler Ärzte und deren Vertretungen gegen die kooperative Gestaltung der Gesundheitsversorgung wurden beim 111. Ärztetag mit dem *Ulmer Papier* deutlich. Das Positionspapier zur «Zusammenarbeit mit anderen Gesundheitsberufen» (Deutscher Ärztetag, 2008) zeigt im Vergleich zum Gutachten des SVR eindrucksvoll, wie die Beurteilung derselben Situation zu völlig unterschiedlichen Schlussfolgerungen führen kann. Zwar wird auch hier festgestellt, dass die veränderten Versorgungsbedingungen eine stärkere Einbeziehung der Gesundheitsfachberufe unverzichtbar machen würden, und dass berufsgruppenübergreifende Versorgungskonzepte auf eine konsequente Patientenorientierung hin auszurichten seien (Deutscher Ärztetag, 2008). Die Lösung der Probleme wird jedoch ausschließlich in «Arzt unterstützenden und Arzt entlastenden Maßnahmen» gesehen, und zwar unter «Erhalt der ärztlichen Gesamtverantwortung». Der prototypische «Casemanager» ist nach diesem Verständnis der Hausarzt. Im «multiprofessionellen Team» sollen im Sinne des AGnES-Konzeptes vor allem speziell qualifizierte medizinische Fachangestellte (ehemals Arzthelferinnen) eingesetzt werden.

Aus Sicht der Betroffenen

Bei der Diskussion über die Verbesserung der Versorgung geriatrischer Patienten bzw. Bewohner und dem Bemühen um eine sinnvollere Zuweisung der Kompetenzen scheinen die Betroffenen bisweilen aus dem Blickfeld zu geraten bzw. als Universalargument instrumentalisiert zu werden. Dies macht das oben angeführte Zitat zum PfWG deutlich, der Patient müsse bei dessen Umsetzung als Versuchskaninchen herhalten. Diese Argumentation wird wiederholt bemüht, wenn es an die Infragestellung etablierter Strukturen geht. Der SVR (2007) stellt dar, dass die Entscheidung für Verantwortungsübernahme zu ebenfalls feststellbaren Veränderungen des Rollenverständnisses von Betroffenen hin zu einem partnerschaftlichen Verhältnis zwischen Betroffenen und Ärzten, Pflegenden und anderen Berufsgruppen führen könne. Eine nicht paternalistische Beziehung ist hier nur möglich, wenn alle Beteiligten einschließlich der Betroffenen bereit und befähigt sind, Verantwortung zu übernehmen.

Ausblick

Zur Verbesserung der Situation älterer pflegebedürftiger Menschen bedarf es unbedingt einer partnerschaftlichen und kompetenten Zusammenarbeit aller Beteiligten. Abgesehen von Pflegebedürftigen und Angehörigen steht hier vor allem die kompetente Zusammenarbeit von Pflegenden und Ärzten im Fokus. Der derzeitige Erkenntnisstand zur Verantwortung Pflegender an der Nahtstelle der Versorgung geriatrischer Patienten ist dürftig, die Diskussion wird eher auf politischer als auf inhaltlicher Ebene geführt. Angesichts der derzeitigen Situation erscheint es fraglich, wie der Hausarzt oder gar der Facharzt angesichts der bereits bestehenden Engpässe und der Arbeitsverdichtung in der ärztlichen Praxis in der Lage sein kann, die von Standesvertretern geforderte Rolle des «Gatekeepers» wahrzunehmen. In entsprechenden Forderungen, wie dem *Ulmer Papier* offenbart sich wohl eher die Sorge um die Aufweichung des Arztvorbehaltes als die Sorge um eine bestmögliche Betreuung pflegebedürftiger Menschen. International wird Pflegenden die Aufgabe der Koordination von Gesundheitsleistungen zugewiesen (Bodenheimer, 2002). Vor diesem Hintergrund erscheint es geradezu als Verschwendung von Ressourcen, wenn Ärzten diese Rolle zugeschrieben wird. Natürlich sind Pflegende zurzeit noch nicht in der Lage, die Rolle des «Casemanagers» umfassend wahrzunehmen. Mit den oben beschriebenen Gesetzen und Empfehlungen sind erste Schritte getan bzw. angedacht. Aber weitere Anstrengungen zur Aufwertung der Situation Pflegender sind dringend nötig. Hierzu gehört neben einer besseren (akademischen) Ausbildung sicher auch die monetäre Aufwertung besonders ausgebildeter Pflegender, die bereit und in der Lage sind, Verantwortung zu tragen.

Literatur

Becker, W.; Hilbert, T. (2004): Enterale Ernährung über PEG-Sonden in der stationären Altenpflege. http://www.gesundheitsamt.bremen.de/sixcms/media.php/13/3_nb_GBE_PEG-Sonden%202004.pdf (Zugriff am 20.10.2008).

Bodenheimer, T.; Wagner, E.; Grumbach, K. (2002): Improving primary care for patients with chronic illness. JAMA, 288: 1775–1779.

Breitscheidel, M. (2005): Abgezockt und totgepflegt. Econ, Berlin.

Capezuti, E.; Wagner, L.; Brush, B.; Boltz, M.; Renz, S.; Talerico, K. (2007): Consequences of an intervention to reduce restrictive side rail use in nursing homes. J Am Geriatr Soc, 55: 334–341.

Deitrich, G.; Belle-Haueisen, J.; Mittelstaedt, G. v. (2003): Ist-Analyse der Ernährungssituation von mit PEG-Sonde versorgten älteren Menschen. Gesundheitswesen, 65: 204–209.

Deutscher Ärztetag. (2008): Ulmer Papier des 111. Deutschen Ärztetags: Zusammenarbeit mit anderen Gesundheitsberufen. www.aerzteblatt.de/V4/archiv/artikel.asp?src=heft&id=60374 (Zugriff am 20.10.2008).

Die Welt (2007): Pflege-Skandal erschüttert Deutschland. Artikel online: http://www.welt.de/politik/article1147648/Pflege_Skandal_erschuettert_Deutschland.html (Zugriff am 20.10.2008).

DP: Deutscher Pflegerat (2006): DPR-Stellungnahme für die Anhörung beim Sachverständigenrat.

http://www.deutscher-pflegerat.de/balk.nsf/A64088287C478D9DC125730E00232467/$File/SVR-2007-Stellungnahme%20Deutscher%20Pflegerat%20-%2024.08.2006.pdf (Zugriff am 20.10.2008).

Frank, W.; Konta, B.; Prusa, N.; Raymann, C. (2006): Bedeutung der intensivierten Pflege. http://gripsdb.dimdi.de/de/hta/hta_berichte/hta132_bericht_de.pdf (Zugriff am 20.10.2008).

Grass-Kapanke, B.; Kunczik, T.; Gutzmann H. (2008): Studie zur Demenzversorgung im ambulanten Sektor – DIAS. http://www.zukunftsforum-demenz.de/pdf/dias.pdf (Zugriff am 20.10.2008).

Gurwitz, J.; Anderson, G. (2007): Variation in nursing home antipsychotic prescribing rates. Arch Intern Med, 167: 676–683.

Hallauer, J.; Bienstein, C.; Lehr, U.; Rönsch, H. (2005): SÄVIP – Studie zur ärztlichen Versorgung in Pflegeheimen. http://www.zukunftsforum-demenz.de/pdf/SAEVIP_studie.pdf (Zugriff am 20.10.2008).

Hamburger Morgenpost (2007): Im Stadtdomizil sind die Bewohner glücklich. Artikel online: http://archiv.mopo.de/archiv/2007/20070829/hamburg/panorama/im_stadtdomizil_sind_die_bewohner_gluecklich.html (Zugriff am 20.10.2008).

Hartikainen, S.; Lönnroos, E.; Louhivuori, K. (2007): Medication as a risk factor for falls: critical systematic review. J Gerontol A Biol Sci Med Sci, 62: 1172–1181.

Hibbeler, B.; Rabbata, S. (2008): Pflegereform: Korrekturen an der Oberfläche. Dtsch Ärztebl, 105: A-607.

IDW: Informationsdienst Wissenschaft (2008): Pressemitteilung: Freie Bahn für Schwester AGnES! http://idw-online.de/pages/de/news254986 (Zugriff am 20.10.2008).

Köpke, S.; Meyer G. (2005): Ernährung am Lebensende – PEG bei Menschen mit Demenz: Pflegende können zentrale Rolle im Entscheidungsprozess einnehmen. Pflegezeitschrift, 58: 314–317.

KrPflAPrV: Ausbildungs- und Prüfungsverordnung für die Berufe in der Krankenpflege (2004). http://www.gesetze-im-internet.de/bundesrecht/krpflaprv_2004/gesamt.pdf (Zugriff am 20.10.2008).

Krpflg: Gesetz über die Berufe in der Krankenpflege (2004). http://www.gesetze-im-internet.de/krpflg_2004/BJNR144210003.html (Zugriff am 20.10.2008).

Künzi, K.; Detzel, P. (2007): Innovationen in der ambulanten Grundversorgung durch vermehrten Einbezug nichtärztlicher Berufsleute. Literaturbericht und Einschätzung von Berufsvertreter/innen. http://www.obsan.admin.ch/bfs/obsan/de/index/05/publikationsdatenbank.Document.102337.pdf (Zugriff am 20.10.2008).

Mann, E.; Köpke, S.; Haastert, B.; Pitkälä, K.; Meyer, G. (2009): Psychotropic drug use among nursing home residents in Austria: a cross-sectional study. BMC Geriatrics, 9: 18.

MDS: Medizinischer Dienst der Spitzenverbände der Krankenkassen (2003): Grundsatzstellungsnahme Ernährung und Flüssigkeitsversorgung älterer Menschen. http://infomed.mds-ev.de/sindbad.nsf/2d4c1f1235206c83c12571e700442be1/9076693a41b2a8a200256cdb00528b13/$FILE/P39_Projektbericht.pdf (Zugriff am 20.10.2008).

Meyer, G.; Köpke, S.; Haastert, B.; Mühlhauser, I. (2009): Restraint use among nursing home residents: cross-sectional study and prospective cohort study. J Clin Nurs, 18: 981–990.

Molter-Bock, E.; Hasford, J.; Pfundstein, T. (2006): Psychopharmacological drug treatment in Munich nursing homes. Z Gerontol Geriatr, 39: 336–343.

PfWG: Gesetz zur strukturellen Weiterentwicklung der Pflegeversicherung (Pflegeweiterentwicklungsgesetz) (2008). http://www.bgblportal.de/BGBL/bgbl1f/bgbl108s0874.pdf (Zugriff am 20.10.2008).

Reinhardt, B. (2008): Die «Breast Care Nurse» an der Universitätsfrauenklinik Heidelberg. Pflegezeitschrift, 61: 375–379.

Rochon, P.; Stukel, T.; Bronskill, S.; Gomes, T.; Sykora, K.; Wodchis, W.; Hillmer, M.; Kopp A. (2007): Variation in Nursing Home Antipsychotic Prescribing Rates. Arch Intern Med, 167: 676–683.

Schmid, E.; Weatherly, J.; Meyer-Lutterloh, K. (2008): Patientencoaching, Gesundheitscoaching, Case Management. MWV, Berlin.

Sink, K.; Holden, K.; Yaffe, K. (2005): Pharmacological treatment of neuropsychiatric symptoms of dementia: a review of the evidence. JAMA, 293: 596–608.

SVR: Sachverständigenrat zur Begutachtung der Entwicklung im Gesundheitswesen (2007): Kooperation und Verantwortung-Voraussetzungen einer zielorientierten Gesundheitsversorgung. http://www.svr-gesundheit.de/Startseite/Langfassung.pdf (Zugriff am 20.10.2008).

Welz-Barth, A.; Füsgen, I. (2007): Dementia patients in nursing homes. Euro J Ger, 9: 23–28.

34 Angehörigenbetreuung

Christine Krüger-Rainer und Michael Rainer

An der Tatsache, dass die meisten älteren Menschen, allen voran die dementen Patienten, zuhause gepflegt werden, hat sich in den letzten 30 Jahren wenig geändert. Das Alter und die begleitenden Erkrankungen treffen daher nicht nur den Patienten, sondern auch das gesamte familiäre Netzwerk, in das er eingebettet ist. Im folgenden Beitrag setzen wir uns schwerpunktmäßig mit der Demenz auseinander, weil es hierzu auch die meisten Erfahrungen gibt.

Wenn man sich die massiven Persönlichkeitsveränderungen vorstellt, die sich durch die kognitive Beeinträchtigung im Laufe der Krankheit entwickeln können, kann man sich die Belastungen für pflegende Angehörige von Demenzpatienten ausmalen. Die Anforderungen an den Angehörigen übersteigen oft seine psychische und physische Kapazität. Das Fortschreiten der Demenz verlangt von den Angehörigen eine prolongierte Trauerarbeit. Neben der prinzipiell größeren Belastung durch die Pflege für die Betreuungsperson können inadäquate Bewältigungsmuster und -strategien zu einer Reihe von psychiatrischen und psychosomatischen Symptomen führen. Hier rangiert an der ersten Stelle die Depression, gefolgt von körperlichen Beschwerden wie Erschöpfung, Gliederschmerzen und Herz- und Magenbeschwerden.

Um die Beschwerden der pflegenden Angehörigen besser erfassen zu können, wurde im Herbst 2000 in der Memory Clinic des SMZ-Ost eine Untersuchung mittels standardisiertem Fragebogen an 214 Betreuungspersonen von Patienten mit einer Alzheimerdemenz, vaskulären Demenz, einer nicht demenziellen Erkrankung sowie einer Kontrollgruppe durchgeführt (Rainer et al., 2002). Die allgemeine Belastung durch Pflege und Betreuung von **Alzheimer-Erkrankten** war umso größer, je stärker das Gedächtnis beeinträchtigt und je weniger Kompetenz in komplexen Alltagsfertigkeiten bestand, je stärker die Stimmung und das Sozialverhalten beeinträchtigt waren und je häufiger störendes Verhalten auftrat.

Die allgemeine Belastung durch Pflege und Betreuung von Patienten mit einer **vaskulären Demenz** war umso größer, je stärker das Gedächtnis beeinträchtigt war und je häufiger störendes Verhalten auftrat. Die eingeschränkten Sozialkontakte standen in einem signifikanten Zusammenhang mit schlechter Bewältigung komplexer Tätigkeit im Alltag und mit beeinträchtigter Gedächtnisleistung. Das seltene Gefühl des Glücklichseins korrelierte mit verminderter Fähigkeit zur Durchführung einfacher und komplexer Alltagstätigkeiten (Rainer et al., 2002)

Die allgemeine Belastung durch Pflege und Betreuung der Patienten mit **nicht-demenziellen Erkrankungen** war umso größer, je stärker die Stimmung und das Sozialverhalten beeinträchtigt waren und je häufiger störendes Verhalten auftrat.

Die Bedeutung der Diagnose Demenz

Das Diagnosegespräch soll dem Patienten und seinen Angehörigen helfen, die Zukunft gezielter zu planen, sowie eine aktive Einbindung in sein Therapiekonzept ermöglichen.

Wenn ein Patient mit dem Angehörigen zum ersten Mal mit seiner Diagnose Alzheimer-Erkrankung im engeren oder Demenz im weiteren Sinne konfrontiert wird, ist das wahrscheinlich ein Schock, der Angst, Unsicherheit, Unverständnis, Ablehnung, Ignoranz und eine große Sorge um die Zukunft auslöst. Häufig werden der Patient und die Betreuungsperson nach Hause gehen und nicht genau wissen, an wen sie sich wenden können, wer ihnen hilft, wie die Therapie, die Prognose und das zukünftige, gemeinsame Leben verlaufen wird. Was wird aus den Hoffnungen und Zielen sowie Plänen, die aufgeschoben wurden für die Pensionierung. Die Sprachlosigkeit, Fassungslosigkeit und Unsicherheit begleiten die ersten Tage, manchmal auch Wochen oder Monate, die Einsamkeit wächst. Auch heute noch stellen sich viele die Frage, ob die Aufklärung über die Diagnose, den Verlauf und die Therapie dem Patienten bei der Verarbeitung seiner veränderten Lebenssituation helfen. Im Allgemeinen geht man davon aus, dass die umfassende Diagnose den Patienten vorbereitet, seine Zukunft gezielter zu planen. Er kann aktiviert und motiviert werden, in sein Therapiekonzept optimal eingebunden werden und Entscheidung und Verantwortung für die Therapie gemeinsam mit der Betreuungsperson und dem Arzt übernehmen, was seine instabile Psyche fördern und stützen würde. Er kann Entscheidungen treffen, ein Pflegetestament oder andere wichtige, persönliche Angelegenheiten regeln, weil er weiß, dass sich seine kognitiven Fähigkeiten in den folgenden Jahren verschlechtern werden. Sein Leben spielt sich im Hier und Jetzt und Heute ab. Für den Patienten verändert sich seine Welt in einem Ausmaß, das anfangs unfassbar scheint: Die Persönlichkeitsstruktur des Dementen löst sich langsam auf. Die Sprache der Berührung ist die erste Erfahrung des Menschen, die Sicherheit und Geborgenheit vermittelt, und für den Dementen auch die letzte Erfahrung, die ihm Liebe schenkt.

Die Reaktionen auf den Kompetenzverlust

Die Persönlichkeitsstruktur des Dementen löst sich auf. In einem sehr späten Stadium haben viele Demenzpatienten die Fähigkeit zur verbalen Kommunikation verloren. Aber auch wer nicht mehr sprechen kann, hat noch viel zu sagen.

Die Reaktionen sind abhängig von dem Schweregrad der demenziellen Erkrankung und von der Persönlichkeit sowie der individuellen Lebensgeschichte und von den Copingstrategien des Patienten. Wird der Patient mit seinen Defiziten permanent konfrontiert, entsteht unter Umständen ein Vermeidungsverhalten, sozialer Rückzug und eine depressiogene Verarbeitung, das heißt Trauer, Wut, Angst. Ein Teufelskreis entwickelt sich, der über das Vermeidungsverhalten zum Kompetenzverlust führt und die innere Stabilität des Patienten erschüttert (s. **Abb. 34-1**). Jedes Verhalten ist der Versuch einer Krankheitsbewältigung. Das «Ich» des Patienten löst sich langsam auf, die Welt in der wir alle leben, wird für ihn immer unbegreiflicher, er zieht sich in eine andere neue Welt zurück, in seine Welt, zu der wir alle nur selten Zutritt haben.

Für den Angehörigen ist es von immenser Bedeutung für das zukünftige Leben mit dem Kranken, zu verstehen, was der Patient erlebt. Der Kranke verliert sich selbst, es ist wichtig zu begreifen, was der Patient fühlt (Angst, Verzweiflung, Unsicherheit, Einsamkeit, Wut, Enttäuschung, Aggressivität usw.). Nur auf dieser verstehenden Ebene kann man dem dementen Menschen begegnen, ihm entgegenkommen, ihn abholen, wo er gerade ist, ihm das Gefühl geben, dass er angenommen wird, wie er ist.

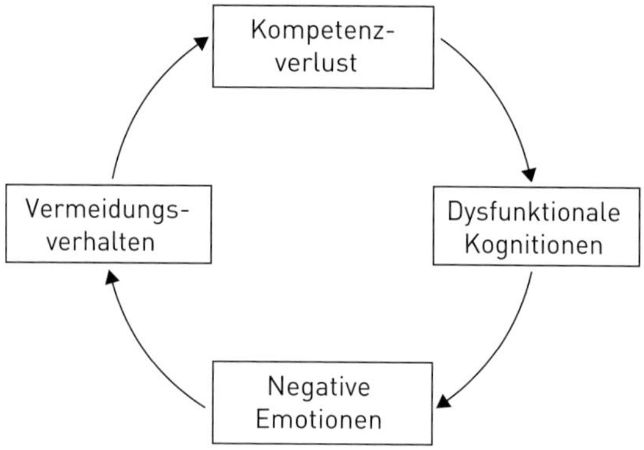

Abbildung 34-1: Interaktion von Kompetenzverlust, kognitiven, emotionalen und verhaltensmäßigen Reaktionen im Sinne einer negativen Rückkopplung

Die nicht-kognitiven Störungen wie Depressionen, Wahn, Halluzinationen, Verkennungen, Aggressivität, Antriebsstörungen oder Persönlichkeitsveränderungen sind eine enorme Belastung für den Pflegenden und können in mehr als der Hälfte der Fälle zu Depression bei diesen führen.

Verhaltensstörungen sind bei Demenzen sehr häufig und für die Pflege und Heimeinweisung sehr relevant (s. auch Kap. 6 «Demenz» in diesem Buch).

Charakteristik des pflegenden Demenzangehörigen

Die Pflege von Dementen wird zu 83 % von Ehefrauen geleistet, 50 % der Pflegenden sind älter als 65 Jahre und 50 % der Betreuungspersonen leiden selbst an Krankheiten. Der soziale Rückzug führt zu einer Verschlechterung des Allgemeinzustandes.

Der prolongierte Verlauf jeder fortschreitenden Demenz führt früher oder später zu einer zunehmenden Abhängigkeit des Betroffenen von seiner Umwelt. 80 % der Kranken werden in häuslicher Pflege, vor allem von Ehefrauen und Töchtern gepflegt, nur 14 % der Pflegebedürftigen leben in Heimen.

In den mittleren bis schweren Stadien der Demenz werden zunehmend ambulante Dienste oder die Heimunterbringung als Alternative in Betracht gezogen.

Eine skandinavische Arbeitsgruppe (Annerstedt et al., 2000) zeigte, dass die Gründe für die Entscheidung zur Institutionalisierung einerseits das wöchentliche Ausmaß der Betreuungszeit sowie der Verlust der Identität des Betreuers waren. Andererseits waren Fehlidentifikationen des Betreuers, klinische Schwankungen und nächtliche Verwirrtheit des dementen Angehörigen die wichtigsten Prädiktoren für eine Heimeinweisung.

Die veränderte Rollenverteilung

Bei Ehepaaren wird durch die Erkrankung des Partners das seit Jahren bestehende Gleichgewicht der ehelichen Beziehung gestört.

Das emotionale «Sich-Kümmern» und die Handlung des Pflegenden sind Bestandteile einer engen zwischenmenschlichen Beziehung.

Die Beziehung zwischen dem Patienten und den Angehörigen ändert sich mit Zunahme der Pflegeintensität und -dauer. Der Kranke unterliegt einer immer größer werdenden Hilflosigkeit, dadurch entsteht in der Beziehung auf lange Sicht ein Ungleichgewicht von Nehmen und Geben. Wenn die Pflege übernommen wurde, weil die Betreuungsperson Dankbarkeit erwartet, dann wird sie diese nach kurzer Zeit aufgeben. Die erwartete Dankbarkeit bleibt meistens aus, es resultieren Enttäuschung, Verletzung und Rückzug vom Kranken. Die Pflegesituation basiert dann auf der empfundenen moralischen inneren Verpflichtung gegenüber dem Ehepartner oder den Eltern. Es entwickelt sich eine rigide, destruktive Pflege und Verhaltensmuster, eventuell kommt es zu einer vorzeitigen Institutionalisierung. Übernehmen die Kinder die Pflege, entwickelt sich durch die Pflegesituation eine Änderung des Machtverhältnisses in der Eltern-Kind-Beziehung. War die frühere Beziehung sehr schlecht, dann könnten durch den geänderten Machtwechsel aggressive Phantasien oder Tendenzen auftreten.

Bei Ehepaaren wird durch die Erkrankung des Partners das seit Jahren bestehende Gleichgewicht der ehelichen Beziehung gestört. Der gesunde Partner muss immer mehr Aufgaben übernehmen und Verantwortung tragen. Der Patient hingegen verliert seine Selbständigkeit und damit verbunden sein Selbstwertgefühl. Diese Tendenzen führen zu Beziehungskonflikten in der Ehe. Die «Familienregeln», die für viele Jahre Relevanz hatten und die die Struktur geregelt haben, werden aufgrund der kognitiven Defizite des Kranken nicht mehr eingehalten. Die sich mit der Demenz entwickelnden Verhaltens- und Persönlichkeitsveränderungen werden als schmerzlicher Verlust vom gesunden Partner wahrgenommen. Die kontinuitätbildende Sicherheit ist verloren, die gesamte Lebensplanung muss neu gestaltet werden. Es ist ein Abschied von dem Menschen, der so vertraut war – aber häufig wird diese Trauer verdrängt, die Einsamkeit und die Angst vor der Zukunft wird nicht zugelassen.

Die Trauer

> Besonders erschwerend ist der Trauerprozess, da ja um einen lebenden Menschen getrauert wird, der so aussieht wie immer, sich anfühlt wie immer und doch ein ganz anderer geworden ist.

Die Demenz bringt es mit sich, dass sich eine progrediente Verschlechterung der Symptome und des Allgemeinzustandes bis zum Tode entwickelt. Die Phasen, die die Angehörigen durchleben und bewältigen müssen, weisen Ähnlichkeit mit den Trauerphasen auf, die von Kübler-Ross (1969) als Reaktion auf den Tod eines geliebten Menschen beschrieben wurden. Die *erste Reaktion* auf die Diagnose ist häufig ein Nicht-Wahrhaben-Wollen. Auf der kognitiven Ebene wird eine Abwehrreaktion in Form von Verleugnung erwartet. In einem *zweiten Stadium* entsteht häufig ein Überengagement. Es wird die bestmögliche Behandlung gesucht, der Kranke weitgehend entlastet. In der *dritten Phase* des Anpassungsprozesses schwingt eine emotionale Verarbeitung mit. Durch die physische und psychische Belastung kommt es zu emotionalen Ausbrüchen wie Wut, Trauer und Angst.

Die Wut entspring dem Bedürfnis einen Schuldigen für die eigene Bedrohung zu finden. In der *vierten Phase* führen die Wut- und Schuldgefühle neben der physischen und psychischen Erschöpfung zu einer depressiogenen Reaktionsbereitschaft des pflegenden Angehörigen.

Die *letzte Phase* ist das Annehmen der Erkrankung des Partners. Die Trauerarbeit wird geleistet und das Verständnis des gesamten Umfanges der Erkrankung erkannt und akzeptiert. Besonders erschwerend ist der Trauerprozess, da ja noch um einen lebenden Menschen getrauert werden muss. Der Lebenspartner ist zwar noch da, aber die Persönlichkeit des Menschen, seine typischen, zuverlässigen Verhaltensweisen sind verändert und somit der innere Bezug zum «Du». Der geliebte, geschätzte, vertraute Partner vieler Jahre hat sein «Ich» verloren. Die Trauerarbeit beginnt jetzt, auch wenn der Patient noch viele Jahre lebt. Der Abschied beginnt jetzt, auch wenn dies dem Angehörigen häufig nicht bewusst ist, da für uns die Trauer und der Abschied von einem Menschen mit seinem Tod, der Endlichkeit verbunden ist, diese Gedanken aber oft von den Angehörigen nicht zugelassen werden können. Weiterführende Informationen entnehmen Sie bitte dem Kapitel 28 «Psychotherapie und Entspannungsverfahren».

Das Stressmodell für pflegende Angehörige

> Die äußeren und inneren Bedingungen sind für das Ausmaß des erlebten Stresses wichtig bzw. der Kontext, in dem er entsteht. Das subjektive Stresserleben ist relevant für das Entstehen von schweren Depressionen, die zu einer Institutionalisierung führen können.

Das Stress-Modell von Pearlin et al. (1990) beschreibt die gemeinsamen Auswirkungen von verschiedenen primären und sekundären Stressoren auf die Stimmung und die Gesundheit der pflegenden Angehörigen (s. **Abb. 34-2**). Die äußeren und inneren Bedingungen sind für das Ausmaß des erlebten Stresses wichtig bzw. der Kontext, in dem der Stress entsteht. Einflüsse darauf nehmen Variablen wie das Alter, das Geschlecht, die frühere Beziehungsstruktur zwischen dem Angehörigen und dem Erkrankten sowie die Bereitschaft, Hilfsangebote zu erkennen und diese annehmen zu können.

Die primären Stressoren können objektiver und subjektiver Natur sein. Unter objektiven Stressoren versteht man Hilfestellungen, die die Betreuungsperson aufgrund der bestehenden Defizite des Kranken ausüben muss. Sie beziehen sich auf das subjektive Stresserleben. Es entstehen Gefühle der Überlastung, der Angst oder auch der Schuld, Trauer und Wut. Besonders hoch wird die Belastung, wenn der Patient sich gegen ambulante Pflegehilfe wehrt. All diese

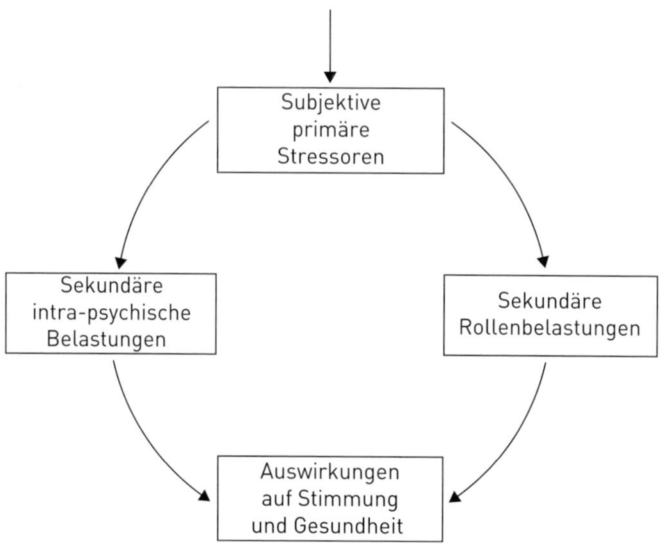

Abbildung 34-2: Das Stress-Prozess-Modell für pflegende Angehörige (Pearlin et al., 1990)

Überbeanspruchungen führen zu den sekundären Stressoren, die sich vor allem aus der Rollenveränderung innerhalb der Beziehung, aus der Stigmatisierung durch die Umwelt und zusätzlich durch die Belastung innerhalb der Familie ergeben.

Ein genaueres Differenzieren des subjektiven oder objektiven Stresses ist sehr wesentlich, da die Folgen für die Betreuungsperson unterschiedlich sind. Objektive Stressoren ziehen nur selten eine Stressausbreitung in andere Lebensbereiche mit sich. Das subjektive Stresserleben ist relevant für das Entstehen von schweren Depressionen und die Entscheidung für die Beendigung einer häuslichen Pflege.

Therapeutische Maßnahmen für den pflegenden Angehörigen

Es ist bekannt, dass Wissensdefizite das Verständnis für den Erkrankten reduzieren, es entstehen Angst, Hilflosigkeit, Schuldgefühle und Trauer.

«Mehrdimensionale therapeutische Strategien sowie Involvierung der Betreuungsperson in das therapeutische Geschehen führen zu einem sich langsam entwickelnden, kritisch-therapeutischen Aktivismus, der den vieler Orts noch praktizierten therapeutischen Nihilismus sukzessive verdrängt» (Rainer et al., 2002). Donaldson (1997) beschrieb vier Punkte, die eine Pflege erfolgreich machen können, in Abhängigkeit:

- von der erkrankten Person, deren Persönlichkeit, dem Schweregrad der Erkrankung, den begleitenden Verhaltensstörungen
- von den Daten der Pflegeperson, ihrer im Lebensverlauf erlernten Copingsstrategien, ihrem Wissen um die Krankheit und ihrem psychischen Gesundheitszustand
- von der Beziehung zwischen Patient und Betreuungsperson
- von der erfahrenen, erlebten Sinnhaftigkeit der Betreuung des Patienten durch die Betreuungsperson.

Die Betreuungsperson als Co-Therapeut

Ziel ist es, Kompetenz im Demenzmanagement zu erreichen sowohl im Interesse des Patienten als auch im Interesse der Betreuungsperson.

Fünf beachtenswerte Grundprinzipien der Betreuung von «Care-givern»:

1. Jede Familie hat individuelle Probleme.
2. Die Betreuungsperson sollte ihr Wissen über die Diagnose, den Verlauf und die Prognose der Erkrankung verbessern, und andere Familienangehörige sollten die Hauptbetreuungsperson intensiv unterstützen.
3. Viele Betreuungspersonen laufen Gefahr, zu vereinsamen. Die soziale Isolation sollte vermieden werden.
4. Viele Betreuungspersonen leiden unter finanziellen Problemen, daher ist es notwendig, alle finanziellen Mittel, die zur Verfügung stehen, der Betreuungsperson bekannt zu geben und sie zu unterstützen, so dass sie diese Mittel ausschöpfen kann.
5. Betreuungspersonen brauchen eine Begleitung und Betreuung während der gesamten Dauer der Erkrankung.

Individuelle Unterstützung, Begleitung und Beratung der Betreuungsperson

Eine individuelle Problemanalyse sollte bei Bedarf jedem Patienten und Angehörigen angeboten werden.

Therapeutische Ziele:

- Ursache und Wechselwirkung problematischer Verhaltensweisen erkennen.
- Ein gemeinsames therapeutisches Konzept erarbeiten, das im Alltag umgesetzt werden kann.
- Die Verhaltensveränderungen des Patienten erkennen und den Angehörigen helfen, diese Verhaltensveränderungen verstehen zu lernen.

- Wechselwirkung, Reiz-Reaktion zwischen Patienten und Angehörigen erkennen und vermeiden lernen.
- Eine frühe Institutionalisierung vermeiden, da diese häufig mit Schuldgefühlen der Betreuungsperson gekoppelt ist.

Umsetzung der formulierten Ziele mit dem betreuenden Angehörigen:

- Das Wissen über die Krankheit maximieren.
- Die Krankheit als Tatsache wahrnehmen.
- Die eigenen Ressourcen realistisch einschätzen.
- Das eigene Verhalten der Krankheit anpassen.
- Einen Belastungsausgleich entwickeln.
- Die Isolation beseitigen – Netzwerkarbeit.
- Schuld- und Schamgefühlen kontrollieren.

Die Belastungen der Betreuungsperson und mögliche Entlastungsstrategien

> Durch den Verzicht auf Freizeit und Urlaub schmelzen die sozialen Netzwerke zusammen.

Die psychologische Entlastung der primären Bezugsperson ist von zentraler Bedeutung. Interessant ist die Untersuchung von Selmes van den Bril (2005), der die Betreuung von institutionalisierten Patienten mit zuhause betreuten Patienten verglichen hat. Im Pflegeheim werden Patienten mit einer Demenz ca. 36 Stunden Betreuung im Monat zugestanden. Die Betreuungsperson zu Hause betreut den Dementen bis zu 286 Stunden im Monat, also achtmal länger. Diese Stunden verteilen sich auf 32 % Küchenaktivitäten, 23 % Basisaktivitäten des täglichen Lebens, 13 % soziale Aktivitäten (z. B. Besuche bei Verwandten oder Freunden) und 32 % Beaufsichtigung des Patienten.

Die Angehörigenarbeit hat die Aufgabe, einerseits psychoedukativ und andererseits bewältigungsorientiert vorzugehen. Oft ist es sinnvoll, auch weitere Schwerpunkte in den Bereichen Beziehungs- und Trauerarbeit anzusetzen.

Grundregeln im Umgang mit Demenzpatienten: Wie sollte sich die Betreuungsperson verhalten?

- Feste Gewohnheiten etablieren.
- Tagesablauf überschaubar strukturieren.
- Sorgen und Ängste des Patienten ernst nehmen.
- Ablenken statt problematisches Verhalten diskutieren.
- Loben statt kritisieren.
- Keinen Leistungsmaßstab für Gesunde anlegen.
- Sanft aktivieren, ohne den Patienten zu unter- oder überfordern.

Was sollte der Angehörige vermeiden?

- Nicht mit dem Patienten argumentieren, wer Recht hat.
- Nicht den Patienten herumkommandieren und kritisieren.
- Den Tonfall der eigenen Stimme kontrollieren.
- Nicht den Patienten auf seine Defizite hinweisen, besser auf die vorhandenen Möglichkeiten, Fähigkeiten, Ressourcen zurückgreifen und so Hilfen geben, dass der Patient diese auch annehmen kann.
- Möglichst Fragen vermeiden, die sein Gedächtnis zu überprüfen scheinen.
- Nicht im Beisein des Patienten über ihn mit anderen Personen sprechen.

Grundregeln für die Gestaltung der Umgebung:

- überschaubare, nicht zu weitläufige Umgebung
- Vereinfachung durch wenige, gut bekannte oder emotional bedeutsame Gegenstände aus der Lebensgeschichte
- Reizangebot steuern
- Unordnung oder Neuordnung vermeiden
- Information für die Orientierung innerhalb der Wohnung anbieten
- gute Lichtverhältnisse
- Laufwege sind wichtig für unruhige Patienten, optimal sind «Rundwege».

Die richtigen Worte, Gesten und Berührungen nehmen mit zunehmendem Schweregrad der Erkrankung einen immer größeren Stellenwert ein. Es kommt zu einer Schwerpunktverschiebung vom Inhalt, dem «was» gesagt wird zum «wie» etwas gesagt wird, das heißt, dass zu einem späteren Zeitpunkt im Krankheitsverlauf die nonverbale Kommunikation einen immer größeren Raum einnimmt. Die Sprechweise muss den Fähigkeiten des Kranken angepasst werden. Tempo, Lautstärke, Artikulation sollen das Niveau des Patienten mit seinem eingeschränkten Wortschatz nicht überfordern.

Trainingskurs für pflegende Angehörige

Das Rahmenprogramm eines Trainingskurses wird im Vorfeld an die Bedürfnisse der Teilnehmer angepasst.

Seit 1997 finden in der Memory Clinic des SMZ-Ost in Wien Trainingskurse für Betreuungspersonen von Demenzpatienten, und zwar ungefähr viermal im Jahr. Interessierte Angehörige und/oder Betreuungspersonen können professionelle Handlungsabläufe und ein besseres Demenzmanagement erlernen. Das Rahmenprogramm eines jeden Kurses wird im Vorfeld den Interessen der Teilnehmer angepasst, bleibt aber während des Vortrages variabel. Die Ziele sind, das Wissen um die Demenz und ihre möglichen Begleiterscheinungen zu maximieren und mit den damit verbundenen Problemen professionell umzugehen. Dabei werden Informationen zu Verhaltensstörungen, Pflege, rechtliche Schwerpunkte und finanzielle Unterstützungsmöglichkeiten vermittelt.

Immer wieder weisen wissenschaftliche Studien und Arbeiten darauf hin, dass die Betreuung, Schulung und Begleitung professioneller oder privater Pflegekräfte sowie Angehöriger zu einer deutlichen Verbesserung der Pflegesituation und Entlastung der Angehörigen führen, so dass sowohl der Patient als auch der Pflegende davon profitieren.

Bewältigungsstrategien

Probleme können am einfachsten in einer stressarmen emotionalen Atmosphäre realisiert, analysiert und bearbeitet werden.

Die Angehörigen müssen auf der einen Seite die körperlich anstrengende und zeitintensive Pflege leisten und auf der anderen Seite eine psychische Anpassungsleistung erbringen. Dabei bietet zum Beispiel der **transaktionale Ansatz** Betreuungspersonen die Möglichkeit, Copingstrategien zu entwickeln, um Stress abzubauen.

Voraussetzung ist, dass die Ursache-Wirkung-Mechanismen analysiert und die Ressourcen des Patienten und des Pflegenden festgelegt werden. Schwerpunkte sind hier: Ressourcenfeststellung, Problemlösung, Einstellungsänderung, Belastung. Die Problemlösung erfolgt dabei in sechs Schritten (s. Tab. 34-3).

Umgang mit Schuld und Trauer

Eine vorübergehende depressive Reaktion des Angehörigen ist ein fester Bestandteil des zu leistenden Anpassungs- und Trauerprozesses.

Häufig treten bedingt durch die sich zuspitzenden Probleme im täglichen Leben, gepaart mit der zunehmenden Einengung des persönlichen Freiraumes der Pflegenden Schuld- bzw. Wutgefühle auf. Die Schuldgefühle können teilweise auf Beziehungskonflikte hinweisen, die ihren Ursprung lange vor dem Beginn der Erkrankung haben. Kryspin-Exner und Günther (1997) beschreiben, dass Schuldgefühle in diesen Phasen aktuell auftreten können, wie zum Beispiel Zuwendung unterlassen zu haben, sich Vernachlässigung vorwerfen zu müssen oder offen gebliebene Probleme jetzt nicht mehr diskutieren zu können. Semple (1992) meint, dass eine vorübergehende depressive Reaktion des Angehörigen ein fester Bestandteil des zu leistenden Anpassungs- und Trauerprozesses sei. Wenn diese

Tabelle 34-3: Bewältigungsstrategien – transaktionaler Ansatz

1. Beschreibung des Problems	Unter welchen Bedingungen tritt das Problem auf? Welche Folgen entwickeln sich, kommt es zu Vermeidungstendenzen? Unter welchen Bedingungen tritt das bestimmte Verhalten auf? Wer profitiert davon? Wer ist anwesend? Gibt es Begleitumstände?
2. Zieldefinition	Welches Verhalten ist gewünscht? Welches Verhalten soll modifiziert werden? Welche Intentionen werden verfolgt? Was würde sich für den Angehörigen oder den Patienten ändern? Welche Auswirkungen können sich entwickeln?
3. Sammeln von Lösungsmöglichkeiten	Spontane Exploration von Lösungsstrategien sollen formuliert und diskutiert werden.
4. Bewertung und Auswahl einer Lösung	Einzelne Vorschläge werden überprüft, mögliche Konsequenzen werden erforscht, die sowohl kurz- als auch langfristige Auswirkungen haben können, die konkrete Entscheidung, was modifiziert werden soll, wird definiert.
5. Handlungsplan	Die geplanten Handlungen werden mit Datum, Zeit und Ortsangabe fixiert, das heißt, sie werden auf Tauglichkeit überprüft.
6. Umsetzung und Erprobung	Es soll überprüft werden, ob sich die Handlungsstrategien bewährt haben und ob sie in die täglichen Handlungsabläufe integrieren werden können. Falls der Plan nicht erfolgreich war, sollte analysiert werden, wo der Fehler vermutet wird, oder ob das Problem neu oder anders definiert werden sollte.

natürlichen emotionalen Reaktionen unterdrückt würden, könnten sich pathologische Trauerreaktionen entwickeln. Wenn die Trauerarbeit nicht geleistet würde, bliebe das Anfangsstadium der depressiven Reaktion unbewältigt, was zur Folge hätte, dass die Erkrankung des Partners im Verlauf nicht akzeptiert werden könne. Dieser wichtige Schritt wird unterstützt durch bestehende soziale Netzwerke, Kontakte zu Selbsthilfegruppen oder eine spezielle Betreuungseinrichtung, wie zum Beispiel eine Memory Clinic.

Angehörigenkonflikte

Es ist wichtig, dass der behandelnde Arzt oder Therapeut die spezielle familiäre Situation exploriert.

Semple (1992) untersuchte die Konflikte in den Pflegebeziehungen und hat diese auf drei Dimensionen zusammengefasst:

- Der 1. Konfliktpunkt betrifft das Verständnis für die Erkrankung selbst.

- Der 2. Konfliktpunkt betrifft das Verhalten der Familienmitglieder dem Patienten gegenüber und
- der 3. Konfliktpunkt betrifft das Verhalten der Familienmitglieder dem Pflegenden gegenüber.

Diese emotionalen Muster belasten die Pflegebeziehung und isolieren den Pflegenden zusätzlich. Es ist wichtig, dass der behandelnde Arzt oder Therapeut die spezielle familiäre Situation exploriert. Die biografische Arbeit der Beziehung ist dabei eine Grundlage, Zusammenhänge zu erfassen, zu analysieren und dann dem Angehörigen beratend zur Seite zu stehen.

Selbsthilfegruppen

> Selbsthilfegruppen handeln in eigener Sache und nach einem ganzheitlichen Ansatz. Die Teilnehmer gehen nicht in die Gruppe, um anderen zu helfen, sondern primär sich selbst.

Unterstützung, Information und Beratung erhalten Angehörige von Demenzkranken am wirksamsten in einer Selbsthilfegruppe. Das entscheidende Merkmal von Selbsthilfegruppen ist, dass sie in eigener Sache handeln. Die Teilnehmer gehen nicht in die Gruppe, um anderen zu helfen, sondern primär, um sich selbst zu helfen. Sie bringen sich selbst als Betroffene ein und handeln nach ihren eigenen Bedürfnissen. Selbsthilfegruppen arbeiten nach einem ganzheitlichen Ansatz, man beschäftigt sich nicht nur mit der Krankheit, sondern versucht auch soziale und psychische Probleme positiv zu beeinflussen und die belastenden Bedingungen zu verändern. Weitere Ziele sind, die eigenen Probleme und Konflikte in der Gruppe zu bearbeiten, aus den Erfahrungen der anderen zu lernen, Information zu erhalten und auszutauschen, sich gegenseitig zu stützen, seine Gefühle auszudrücken und mit anderen Betroffenen zu erleben, dass man mit seinem Schicksal nicht alleine ist. Weiterführende Informationen gibt es bei jeder lokalen Alzheimer-Selbsthilfegruppe.

Literatur

Annerstedt, L.; Elmstahl, S.; Irgvad, B.; Samullson, S. M. (2000): Familiy caregiving in dementia – an analysis of the caregiver's burden and the «breaking point». When home care becomes inadequate. Scand. J – Public Health, March 28, 1: 23–31.

Donaldson (1997): The impact of the symptoms of dementia on caregivers. British J Psychiatry, 170: 62–70.

Kryspin-Exner, J.; Günther, V. (1997): Förderung der Selbständigkeit im Alter. In: Weis, S.; Weber, G. (Hrsg.): Handbuch Morbus Alzheimer. Beltz, Weinheim: 1253–1292.

Kübler-Ross, E. (1969): On death and dying. Mc Millan, New York.

Pearlin, L. L.; Mullan, J. T.; Semple, S. J.; Skaff, M. A. (1990): Caregiving and the stress process: an overview of concepts and their measures. The Gerontologist, 30 (5): 583–594.

Rainer, M.; Jungwirth, S.; Krüger-Rainer, C.; Croy, A.; Gatterer, G.; Haushofer, M. (2002): Pflegende Angehörige von Demenzerkrankten: Belastungsfaktoren und deren Auswirkung. Psychiatrische Praxis, 29: 142–147.

Selmes von den Bril, J. (2005): The carer and the family facing Alzheimer's disease: the current state of affairs and future. In: Burns, A. (Hrsg.): Standards in Dementia care. Taylor & Francis Group, London. NY 2005: 250–255.

Semple, S. J. (1992): Conflict in Alzheimer's caregiving families: Its dimensions and consequences. The Gerontological Society of America, 32: 648–6.

35 Vorsorgevollmacht und Patientenverfügung

Patrick Gödicke

Wenn ein Patient seine Entscheidungsfähigkeit verliert, ist er darauf angewiesen, dass andere verantwortungsvoll für ihn alle Entscheidungen treffen, die im Rahmen seiner Gesundheitssorge anstehen. Wer zu solchen Entscheidungen berufen ist, ist für Betroffene ebenso wie für Angehörige und auch für manchen behandelnden Arzt nicht immer leicht zu durchschauen. Frühzeitig Rat bei einem entsprechend spezialisierten Juristen zu suchen, wird für viele Patienten indes wenig nahe liegen. Meist ist es vielmehr der Hausarzt, der Betroffenen und Angehörigen als Vertrauensperson bei weitem näher steht und daher auch in diesen Dingen um Rat gebeten wird. Einen solchen Rat geben zu können, setzt voraus, die Rechtslage jedenfalls in ihren wesentlichen Grundzügen zu überblicken. Hierzu gehört es, sich den juristischen Begriff der Einwilligungsfähigkeit vor Augen zu führen. Ob es sinnvoll ist, auf die Möglichkeit einer Vorsorgevollmacht oder einer Patientenverfügung hinzuweisen, hängt entscheidend auch davon ab, ob man die bei Einwilligungsunfähigkeit bestehenden Entscheidungswege kennt, in die Vorsorgevollmacht und Patientenverfügung an unterschiedlicher Stelle integriert werden können.

Einwilligungsfähigkeit und Einwilligungsunfähigkeit

Die gesetzlichen Regelungen, die bei fehlender Einwilligungsfähigkeit in Kraft treten, und die daraus resultierenden Handlungsmöglichkeiten variieren im deutschsprachigen Rechtsraum wenig und sind vergleichsweise überschaubar.

Dass häufig Unsicherheit und Sorge bei den Betroffenen zu spüren ist, und die Dinge oft erst durch Kontakt mit einem Gericht einen geordneten Weg gehen, dürfte vor allem zwei Ursachen haben: Zum einen bereiten sich nur wenige Menschen auf diese Situation vor, was zur Folge hat, dass sie dann mithilfe der juristischen Basisregelungen – häufig eben zum Beispiel durch einen Gang zu Gericht – bewältigt werden muss. Zum anderen kann man sich auf den Verlust der Einwilligungsfähigkeit auch nur begrenzt vorbereiten.

Was hier kompliziert ist, ist allerdings weniger die Rechtslage als das Leben. Wann ist ein Mensch noch einwilligungsfähig, wann nicht mehr? Wie lange liegt seine letzte Willensäußerung zurück? Was ist in der Zwischenzeit geschehen, und hätte es seinen Willen beeinflusst und ihn vielleicht anders denken lassen? Wie nahe standen sich Angehöriger und Vertreter, kann sich der Arzt also auf die Authentizität dessen verlassen, was ihm der Vertreter als Wille des Patienten schildert?

Fragt man nach der Definition der Einwilligungsfähigkeit, kehrt man sinnvollerweise zum Ausgangspunkt zurück, also zu dem Umstand, dass – nach nahezu sämtlichen Rechtsordnungen – jede ärztliche Behandlung durch die Einwilligung des Patienten legitimiert werden muss bzw., wenn dieser nicht entscheidungsfähig ist, durch dessen Vertreter. Wirksam ist die Einwilligung dabei nur, wenn der Patient (bzw. sein Vertreter) Kenntnis von Wesen, Bedeutung und Tragweite des ärztlichen Eingriffs hat, jedenfalls in den Grundzügen. Einwilligungsfähigkeit ist dementsprechend die Fähigkeit, eine solche Kenntnis zu erlangen. Der Patient muss also über ein solches Maß an Verstandeskräften verfügen, dass er die ihm – laiengerecht und entsprechend seinen sprachlichen und intellektuellen Fähigkeiten – vermittelten Informationen versteht, auf dieser Grundlage einen eigenen Willen bilden kann und hierbei die Tragweite seiner Entscheidung zu übersehen vermag.[1] Hierin stimmen deutsches, österreichisches und schweizerisches Recht überein.

Dieser Maßstab zeigt freilich, dass sich die Einwilligungsfähigkeit nie generell – etwa anhand eines Krankheitsbilds –, sondern immer nur individuell in Bezug auf die Geisteskapazitäten des konkreten Patienten beurteilen lässt. Zudem kann die Einwilligungsfähigkeit je nach Tagesverfassung schwanken und auch unterschiedlich ausgeprägt sein, je nachdem, welchen Inhalt die bevorstehende Entscheidung hat. Wer also zum Beispiel unter einer seit Jahrzehnten fortschreitenden Krankheit leidet, kann an der Grenze seiner Einwilligungsfähigkeit möglicherweise durchaus noch in der Lage sein, Vorteile und Risiken einer nun anstehenden Behandlung zu begreifen. Wer demgegenüber erstmals – gar ad hoc – geistige Defizite erlebt und mit der Notwendigkeit einer solchen Behandlung konfrontiert wird, wird in der Regel bei weitem größere Schwierigkeiten haben, die ihm vermittelten Informationen zu verstehen und nach ihnen zu entscheiden.

Die klare Trennlinie, die die juristische Unterscheidung von Einwilligungsfähigkeit und Einwilligungsunfähigkeit markiert, gibt es in der Praxis selten – nämlich nur dann, wenn der Geisteszustand eines Patienten für jedermann unzweifelhaft feststeht. Geriatrische Behandlungsbilder sind von derartiger Eindeutigkeit freilich meist weit entfernt. Nur kann kein Jurist über diese Unklarheit hinweghelfen. Juristisch gibt es keine Patienten, die ein bisschen, ziemlich oder überwiegend einwilligungsunfähig sind – hier gibt es nur vorhandene oder fehlende Einwilligungsfähigkeit.

Aber das bedeutet nicht, dass das Recht Betroffene, Angehörige und Ärzte mit der Beurteilung der Einwilligungsfähigkeit allein lässt. Natürlich ist die Frage nach der Einwilligungsfähigkeit eine reine Rechtsfrage, über die nur der Richter verbindlich entscheiden kann. Aber das Recht stellt Betroffenen, Angehörigen und Ärzten mit den Möglichkeiten der Vorsorgevollmacht und der Patientenverfügung sinnvolle Instrumente zur Seite, um dem Willen des Betroffenen gerade auch in Zweifelsfällen Geltung zu verschaffen, so dass es der Beteiligung eines Richters dann grundsätzlich gar nicht bedarf.

Entscheidungswege bei fehlender Einwilligungsfähigkeit

Wenn es demnach sowohl juristische Basisregelungen gibt als auch flankierende Instrumente, um dem Willen eines Einwilligungsunfähigen so authentisch wie möglich Geltung verschaffen zu können – wie sehen sie im Einzelnen aus und in welchem Verhältnis stehen sie?

Keine Entscheidungsbefugnis von Angehörigen

Im Ausgangspunkt ist zunächst festzuhalten, dass den Angehörigen eines Patienten allein aufgrund dieses Umstands keinerlei Entschei-

1 BGH, Urteil vom 05. Dezember 1958 – VI ZR 266/57 – und bis heute ständige Rechtsprechung.

dungsbefugnisse eingeräumt sind. Entgegen einer leider immer wieder anzutreffenden Fehleinschätzung sind also weder der Ehegatte noch ein Kind des Patienten befugt, sich über dessen Behandlungsverlauf aufklären zu lassen und anstelle des Patienten zu entscheiden. Wie jeder Dritte auch ist ein Angehöriger hierzu nur dann berechtigt, wenn er aufgrund eines weiteren Umstands Vertretungsbefugnis für den Patienten hat. Anderenfalls gewinnt das Gespräch mit Angehörigen allein Bedeutung nur für die Frage, welchen Willen der Patient wohl mutmaßlich hätte, wenn man ihn in der Situation selbst befragen könnte.[2]

Entscheidung durch den hierzu berufenen Vertreter

Existiert ein Vertreter und ist er in der Situation der Behandlungsnotwendigkeit auch erreichbar, entscheidet dieser über die Behandlung des Patienten.

Bevollmächtigter – die Vorsorgevollmacht: Jeder gesetzlichen Vertretung gegenüber ist vorrangig zu prüfen, ob der Betroffene selbst eine bestimmte Person als seinen Vertreter bevollmächtigt hat. Soweit dies der Fall ist, und die Angelegenheiten des Einwilligungsunfähigen durch ihn ebenso gut hätte besorgt werden können wie durch einen gesetzlichen Vertreter, ist ein gesetzliches Vertretungsverhältniss subsidiär, also unzulässig.[3]

Kein gerichtliches Verfahren, keine Zweifel an der Entscheidungsbefugnis: Der große Vorteil der Vorsorgevollmacht liegt für den Betroffenen vor allem in zwei Dingen: Zum einen ist ein gesetzlicher Vertreter nicht erforderlich, womit für diesen das gesamte gerichtliche Verfahren entfällt, das mit der Einrichtung einer gesetzlichen Betreuung verbunden ist. Zum anderen muss sich aber auch der Arzt nicht überlegen, ob der Betroffene tatsächlich bereits einwilligungsunfähig ist oder noch nicht. Denn bei dieser Vollmacht steht es dem Vollmachtgeber frei, ob er sie nur für den Fall der Einwilligungsunfähigkeit – oder gar deren Bestätigung durch ärztliche Atteste – wirksam sein lassen möchte oder unabhängig hiervon. Mit Rücksicht auf die oben geschilderten praktischen Schwierigkeiten bei der Grenzziehung zwischen vorhandener und fehlender Einwilligungsfähigkeit empfiehlt es sich freilich, die Vollmacht im Außenverhältnis von entsprechenden Einschränkungen frei zu halten. Dann bleibt es dem Vollmachtgeber unbenommen, dem Bevollmächtigten im Innenverhältnis zu ihm aufzugeben, nur im Fall der Einwilligungsunfähigkeit von der Vollmacht Gebrauch zu machen; damit belastet er aber nicht das Außenverhältnis gegenüber Dritten (wie Ärzten, Behörden usw.) mit den hier möglichen Zweifeln. Ob die eine oder andere Gestaltung vorzuziehen ist, hängt dann naturgemäß in erster Linie davon ab, wie innig das Vertrauensverhältnis zwischen Vollmachtgeber und Bevollmächtigten ist.

Errichtung und Hinterlegung einer Vorsorgevollmacht: Wer sich für die Errichtung einer Vorsorgevollmacht interessiert, sollte zunächst wissen, dass die Erteilung einer Vollmacht nichts Endgültiges ist. Auch wenn eine Vollmacht üblicherweise in ihrer Gültigkeit zeitlich nicht befristet wird, bleibt es dem Vollmachtgeber doch bis zum Verlust seiner Einwilligungsfähigkeit jederzeit unbenommen, seine Vollmacht zu widerrufen, ohne hierfür Gründe angeben oder dies dem Bevollmächtigten auch nur mitteilen zu müssen; allerdings sollte darauf geachtet werden, dass im Fall eines Widerrufs auch die entsprechenden Vollmachturkunden vernichtet werden, um Missverständnisse zu vermeiden.

Was die Erteilung einer Vorsorgevollmacht selbst betrifft, so bedarf sie grundsätzlich keiner Form, ist also bereits mündlich wirksam. Da

---

2 Siehe hierzu Kapitel «Informationen durch Angehörige».

3 Vgl. nur etwa das deutsche Recht und hier § 1896 II 2 BGB; eine spezielle Regelung der Vorsorgevollmacht findet sich im österreichischen Recht, vgl. §§ 284f ff. ABGB.

dann freilich jeder Nachweis über die Vollmacht fehlt, wird eine Vollmacht sinnvollerweise stets schriftlich erteilt, wobei die einfache Schriftform genügt, also ein Schriftstück – egal, ob handgeschrieben oder mit Schreibmaschine bzw. Computer verfasst –, das der Vollmachtgeber selbst unterzeichnet.[4] Sowohl im Buchhandel wie bei entsprechenden Beratungsstellen und vor allem im Internet finden sich zahlreiche Muster für Vorsorgevollmachten und Hinweise zu ihrem Ausfüllen. Diese Muster kann der Vollmachtgeber ohne weiteres selbst nutzen und variieren, die Erteilung der Vollmacht ist in diesem Fall ohne weiteres wirksam. Empfehlenswerter erscheint es freilich, die Abfassung der Vollmacht – am besten im Beisein des beabsichtigten Bevollmächtigten – von einem Rechtsanwalt oder Notar erstellen zu lassen, der hierbei über Sinn und Notwendigkeit einzelner Punkte gezielt informieren kann. Eine Vorsorgevollmacht braucht insbesondere nicht auf die Wahrnehmung der Gesundheitssorge beschränkt sein. Es wird im Gegenteil sogar häufig weitaus sinnvoller sein, dem Bevollmächtigten auch die Vermögenssorge zu übertragen. Auch empfiehlt es sich, den Inhalt der Vollmacht durch Beispiele plastischer vor Augen zu führen: Allerdings ist der bloße Beispielcharakter dann ausdrücklich klarzustellen, da sich die Vollmacht sonst umgkehrt auf die aufgeführten Bereiche beschränkt (neben der Vertretungsbefugnis bei Aufklärung und Einwilligung in ärztliche Heilbehandlungsmaßnahmen, z. B. Entbindung der Ärzte von der Schweigepflicht, Abschluss von Behandlungsverträgen, Kontakt zu Versicherungen und Behörden, Eingehen von Pflegeverträgen, Kündigung von Mietverträgen, Einsicht in Postsendungen, Ausgleich von Rechnungen, entsprechende Verfügungen über Bankguthaben usw.).

Ist eine Vorsorgevollmacht erstellt, müssen potenzielle Adressaten schließlich sinnvoll hierüber informiert werden. Das geschieht am einfachsten zunächst dadurch, dass der Vollmachtgeber ein Exemplar der Vollmachturkunde bei seinen eigenen Gesundheitsunterlagen aufbewahrt und seinen Hausarzt informiert. Darüber hinaus empfiehlt es sich, auch dem Bevollmächtigten bereits vor Eintritt der Einwilligungsunfähigkeit ein Exemplar der Vollmachturkunde auszuhändigen. Befindet sich der Betroffene bereits in Behandlung oder in einer entsprechenden Einrichtung, ist es häufig auch sinnvoll, dort auf die Existenz einer Vollmacht hinzuweisen. In Deutschland ist es überdies möglich, die Vorsorgevollmacht in einem zentralen Register eintragen zu lassen, das bei der Bundesnotarkammer geführt wird.[5] Eine besondere Bedeutung hat diese Registrierung freilich nur dann, wenn Unklarheit über die Existenz einer Vollmacht besteht und die mit der Behandlung betrauten Ärzte sich an das zuständige Gericht wenden, um eine gesetzliche Vertretung anzuregen. In diesem Fall fragt das Gericht von Amts wegen zunächst das Register ab, ob eine Vollmacht vorliegt. Ist dies der Fall, informiert es den Arzt hierüber und versucht meist parallel, den Bevollmächtigten über die eingetretene Situation zu informieren.

Gesetzlicher Vertreter: Gibt es keine Vorsorgevollmacht, wird der Betroffene durch einen gesetzlichen Vertreter vertreten, der hierzu allerdings zunächst durch staatlichen Hoheitsakt eingesetzt werden muss, in Deutschland also als Betreuer[6], in Österreich als Sachwalter[7] und in der Schweiz als Beistand.[8]

Gemeinsam ist diesen Rechtsinstituten, dass die gesetzliche Vertretungsbefugnis erst nach Abschluss eines entsprechenden staatlichen Verfahrens entsteht und die Rechte und Pflichten des Vertreters auch allein gesetzlicher Regelung entspringen. Der Vertreter ist in diesem Fall

4 Schriftform erforderlich ist freilich für den Fall, dass die Vollmacht sinnvollerweise auch Regelungen zur Behandlung lebensbedrohender Krankheitsbilder enthält oder zu freiheitsentziehenden Maßnahmen wie Bettgittern u. ä. (vgl. für das deutsche Recht §§ 1904, 1906 BGB).

5 In Österreich ist in entsprechender Weise eine Registrierung beim Österreichischen Zentralen Vertretungsverzeichnis (ÖZVV) möglich.

6 §§ 1896 ff. BGB.

7 §§ 268 ff. ABGB.

8 Art. 392 ff. ZGB.

überdies auch regelmäßig den zuständigen Stellen gegenüber rechenschaftspflichtig. Allerdings bedeutet das nicht, dass der Betroffene nicht auch hierfür gewisse Vorbereitungen treffen kann. So kann er zum Beispiel in Deutschland durch eine so genannte Betreuungsverfügung Vorgaben für seine Betreuung machen und insbesondere festlegen, welche Person zum Betreuer bestellt werden soll oder bestimmte Personen hiervon ausschließen.[9] Anders als bei der Vorsorgevollmacht bleibt aber stets eine staatliche Stelle für die Bestellung des Vertreters zuständig, dessen Tätigkeit sie zudem auch überwacht.

Bei fehlendem Vertreter: Erforschung des mutmaßlichen Willens des Patienten

Existiert kein Vertreter oder ist er nicht erreichbar, richtet sich die Behandlung nach dem mutmaßlichen Willen des Patienten. Diesen zu ermitteln, ist in der konkreten Behandlungssituation faktisch – obgleich es sich auch hier um eine reine Rechtsfrage handelt – Aufgabe des Arztes, bei der er sorgfältig jeden Irrtum zu vermeiden und daher alle Informationen zu berücksichtigen hat, die ihm zur Verfügung stehen.

Informationen durch Angehörige: Obwohl die Angehörigen in der Situation, dass weder sie noch ein Dritter als Vertreter zur Verfügung stehen, gerade keine Vertretungsbefugnis haben,[10] werden sie nun zu den wichtigsten Gesprächspartnern des Arztes. Denn je nach Unerwartetheit und Eilbedürftigkeit einer Behandlung wird der Arzt jedenfalls in Eilfällen häufig gar keine andere Möglichkeit haben, als lediglich noch ein Gespräch mit den Angehörigen zu führen, um sich eine Vorstellung von der mutmaßlichen Einstellung des Patienten zu den verschiedenen in Frage kommenden Therapieoptionen machen zu können. Solange keine Zweifel am Wahrheitsgehalt ihrer Äußerungen aufkommen, darf sich der Arzt auf die Richtigkeit dieser Informationen verlassen.

Informationen durch den Betroffenen selbst – die Patientenverfügung: Kann der Betroffene absehen, dass er seine Einwilligungsfähigkeit verlieren wird, oder will er für eine solche Situation Vorsorge treffen, besteht auch die Möglichkeit, dass er selbst Wünsche für seine Behandlung äußert. Anders als bei der Vorsorgevollmacht – mit der die Patientenverfügung aber kombiniert werden kann, ebenso wie mit einer Betreuungsverfügung – überträgt der Betroffene nun also die anstehenden Entscheidungen nicht auf einen anderen, sondern äußert selbst, wie er sich in diesem Fall seine Behandlung vorstellt bzw. ob und welche Form von Behandlung er überhaupt wünscht und welche er ablehnt (z. B. Gabe von Schmerzmitteln auch bei lebensverkürzender Wirkung, Verzicht auf intensivmedizinische Behandlung in medizinisch aussichtslosen Situationen usw.).

Auch für solche Patientenverfügungen steht heute eine Vielzahl von Mustern zur Verfügung, und auch hier besteht grundsätzlich kein besonderes Formerfordernis. Auch eine Patientenverfügung ist also in privater Schriftform möglich und voll wirksam, lediglich in Österreich gibt es hier weitere Differenzierungen.[11] Auch bei der Patientenverfügung empfiehlt es sich ferner, die Patientenverfügung von einem Notar beglaubigen und nach Möglichkeit registrieren zu lassen.

Anders als bei der Vorsorgevollmacht bleibt die Patientenverfügung indes eine bloße Information für den Arzt bei Ermittlung des mut-

9 Vergleiche § 1897 IV BGB.

10 Vergleiche hierzu Kapitel «Keine Entscheidungsbefugnis von Angehörigen».

11 Das zum 1. Juni 2006 in Kraft getretene österreichische Patientenverfügungsgesetz (BGBl. Nr. 55/2006) unterscheidet verbindliche und beachtliche Patientenverfügungen. Formlos gültig ist hiernach allein die «beachtliche» Patientenverfügung. Eine verbindliche Patientenverfügung setzt demgegenüber für ihre Wirksamkeit neben der spezifischen Bezeichnung der von ihr abgedeckten medizinischen Maßnahmen eine spezielle ärztliche Aufklärung über Wesen und Folgen der verbindlichen Patientenverfügung voraus, die Errichtung vor einem Rechtsanwalt, einem Notar oder einem rechtskundigen Mitarbeiter einer Patientenvertretung und verliert spätestens fünf Jahre nach Abfassung ihre Gültigkeit (vgl. §§ 4 ff. PatVG).

maßlichen Willens. Da eine Patientenverfügung also nicht von sich aus für den Arzt bindend ist,[12] verliert sie mit zunehmend fortschreitender Zeit ebenso an Maßgeblichkeit, wie eine zum Beispiel 20 Jahre zurückliegende Willensäußerung weniger relevant erscheinen wird als eine erst wenige Wochen zuvor durch den Betroffenen gemachte Äußerung. Darüber hinaus wird eine Patientenverfügung häufig auch längst nicht alle denkbaren Fälle an Behandlungssituationen abdecken, ebenso wie der Betroffene auch keinen Überblick über den medizinischen Fortschritt hat.

Wenn sich der behandelnde Arzt auch unter veränderten Umständen ein vergleichsweise sicheres Bild vom mutmaßlichen Willen des Patienten machen möchte, erscheint es hier – anders als bei der Vorsorgevollmacht – bei weitem wichtiger, dass der Betroffene möglichst einige persönliche Anmerkungen über seine Einstellung zu ärztlicher Behandlung, Leiden, Schmerzen und Tod in seine Patientenverfügung aufnimmt, eventuell auf erlebte Schicksalsschläge verweist oder auch religiöse Überzeugungen äußert.

Ist eine Patientenverfügung erstellt, sollten auch die potenziellen Adressaten in Kenntnis gesetzt werden; insoweit kann auf die Ausführungen zur Vorsorgevollmacht verwiesen werden. Insbesondere besteht auch für Patientenverfügungen in Deutschland und Österreich die Möglichkeit, sie (in demselben Register) registrieren zu lassen.

Informationen durch den Hausarzt: Eine dritte wichtige Quelle für Informationen über den mutmaßlichen Willen wird schließlich häufig auch das Gespräch mit dem Hausarzt sein, den in der Geriatrie ein meist langjähriges Vertrauensverhältnis mit seinem Patienten verbindet.

Die Bereitschaft des Hausarztes, auch im Falle einer stationären Behandlung der Ansprechpartner für den behandelnden Arzt zu sein, ist für viele Patienten eine entscheidende Hilfe, durch Vorsorgevollmacht oder Patientenverfügung Vorsorge für den Verlust ihrer Entscheidungsfähigkeit zu treffen.

Ausblick

Vorsorgevollmacht und Patientenverfügung stoßen nach jüngeren Erhebungen auf große Akzeptanz in der Bevölkerung, sind praktisch aber weiterhin kaum verbreitet; deshalb wird die Rechtslage auf absehbare Zeit in Bewegung bleiben. So wird in Deutschland aktuell erneut die Frage aufgeworfen, ob die Verbindlichkeit von Patientenverfügung ähnlich dem österreichischen Recht gesetzlich festgelegt werden soll, und auch die Diskussion in der Schweiz wird zunehmend von den Regelungen in Deutschland und Österreich beeinflusst. Auch mit Rücksicht auf diese Fortentwicklung erscheint es sinnvoll, sich möglichst durch einen Experten bei der Erstellung entsprechender Dokumente beraten zu lassen. Patienten können durch die frühzeitige Niederlegung ihres Willens viel gewinnen. Nur sollte sich niemand der Illusion hingeben, dass sich hierdurch alle denkbaren Probleme im Vorfeld klären lassen. Oberste Richtschnur für das ärztliche Handeln werden stets Wohl und (mutmaßlicher) Wille des Patienten in dessen aktueller Gesundheitssituation bleiben. Und diese vorweg zu planen, ist dem Patienten ebenso begrenzt möglich, wie er die konkrete Situation stets nur begrenzt vorhersehen kann. Vorsorgevollmachten und Patientenverfügungen können aber dazu beitragen, Unsicherheiten und Zweifel abzubauen – zur Entlastung nicht nur des Patienten, sondern auch derjenigen, die sich bei Verlust seiner Entscheidungsfähigkeit in besonderer Weise seiner Gesundheitsfürsorge annehmen.

Informative Links

Deutschland

http://www.bmj.bund.de
http://www.bnotk.de/Bundesnotarkammer/ZVR.html

12 Vergleiche aber die Fußnote zuvor.

Österreich

http://www.bmeia.gv.at/botschaft/auslandsoesterreicher/auslandsoesterreicher-innen/aktuelles/2008/die-vorsorgevollmacht.html
http://www.wien.gv.at/amtshelfer/gesundheit/patientenanwalt/patientenverfuegung.html
http://www.notar.at/de/portal/service/sterreichischeszentralesvertretungsverzeichnis/
http://www.notar.at/de/portal/service/patientenverfgungsregisteroffen/

Schweiz

http://www.careum-explorer.ch/careum/Patientenverfuegungen_Informationen_und_Quellen.php
http://www.samw.ch/docs/Richtlinien/d_Patientenrechte.pdf

36 Teilnahme am Straßenverkehr

Konstanze D. Römer und Volker Dittmann

Verkehrssicherheit im Alter

In dem Maße, in dem unsere Gesellschaft altert, steigt auch die Zahl älterer Verkehrsteilnehmer. Dabei ändert sich das *Mobilitätsverhalten* im Alter grundlegend mit einer klaren Dominanz der «Freizeitwege» (60 bis 80 %). Auch wenn die Fußwegdistanzen über die gesamte Lebenszeit hinweg relativ konstant bleiben (ca. 1,5 km/Tag), so dominieren im Alter die Fußwege bezogen auf die Gesamtzahl der Wege und die Unterwegszeit. Hinzu kommt, dass der öffentliche Nahverkehr im Alter vermehrt genutzt wird. Die mit dem Fahrrad zurückgelegten Weglängen nehmen im Alter dagegen stark ab (Rytz, 2006). Auch wenn sich die Autonutzung im Alter mehr und mehr auf das Mitfahren beschränkt, so ist das Führen eines Kraftfahrzeugs im öffentlichen Straßenverkehr dennoch ein wichtiger Bestandteil unseres modernen, mobilen Lebens und als Ausdruck von Unabhängigkeit und Selbstbestimmtheit (Autonomie) ein wesentlicher Faktor der subjektiven Lebensqualität. Wer sich 50 Jahre lang im Straßenverkehr bewegt hat, möchte auf diese mobile Freiheit auch im Alter nicht verzichten. In den nächsten 10 bis 15 Jahren ist mit einer Verdoppelung der Führerscheininhaber über 70 zu rechnen (Limbourg/Reiter, 2001). Insbesondere der Anteil der Führerscheininhaberinnen hat sich in der Altersgruppe der 60- bis 64-jährigen Frauen in den letzten Jahren von 11 auf 75 % erhöht (Ball et al., 1991).

Mit zunehmendem Alter steigt das *Unfallrisiko* beim Lenken eines Motorfahrzeugs. Während das bereits überdurchschnittliche Risiko für die 75- bis 79-jährigen Fahrzeuglenker demjenigen der 20- bis 24-jährigen entspricht, verdoppelt es sich in der Gruppe der über 80-jährigen Fahrer, von denen im Jahr 2000 in der Schweiz 25 % im Besitz eines Führerausweises waren. Dabei unterscheiden sich die älteren Fahrer und und die jüngeren hinsichtlich der Unfallursachen ganz erheblich. Während im Unfallprotokoll bei den Jüngeren häufig das Fahren in angetrunkenem Zustand oder das Überschreiten der zulässigen Höchstgeschwindigkeit verzeichnet ist, finden sich bei Älteren gehäuft Unaufmerksamkeit und Vortrittsmissachtungen (insbesondere beim Linksabbiegen, beim festen Signal: «Stopp, kein Vortritt» oder eine Missachtung der Anhaltepflicht an Fußgängerstreifen). Infolge der erhöhten Verletzlichkeit im Alter sind über 80-jährige Fahrzeuglenker gegenüber den 40- bis 65-jährigen einem 14-fach höheren Verletzungsrisiko pro gefahrenem Autokilometer ausgesetzt. Der gefahrene Fahrradkilometer ist ab dem 70. Lebensjahr etwa doppelt so gefährlich wie zwischen 40 und 64, wobei erschwerend hinzu kommt, dass unter Senioren die Fahrradhelmtragequote sehr gering ist (sechs von sieben schwer verunfallten Senioren trugen keinen Helm).

Die im Alter unentbehrlichste autonome Mobilitätsform ist das Zu-Fuß-Gehen. Die Anzahl schwerer Fußgängerunfälle steigt ab dem 60. Lebensjahr stetig an. 62 % aller tödlich verunglückten Fußgänger waren laut einer Analyse des Verkehrs-Clubs der Schweiz im Seniorenalter (Rytz, 2006). Das häufigste Fehlverhalten bei Fußgängern im Seniorenalter ist das unvorsichtige Überqueren der Straße, wobei jedoch bei 72 von 100 schweren Unfällen mit Fußgängern im höheren Lebensalter die alleinige Schuld beim Kollisionsgegner lag. Das erhöhte Unfallrisiko im Alter erklärt sich insgesamt zu gleichen Teilen durch das Fehlverhalten von Senioren und durch das Fehlverhalten anderer Fahrzeuglenker, das die Senioren weniger gut kompensieren können.

Leistungsanforderungen im Straßenverkehr

Das sichere und jederzeit situationsadäquate Führen eines Kraftfahrzeugs im öffentlichen Straßenverkehr stellt hohe Leistungsanforderungen an den Fahrzeuglenker, die infolge täglicher Gewohnheit meist unterschätzt werden (Dittmann, 2006). Neben den erlernten, technischen Fertigkeiten der Fahrzeugbedienung (*Fahrkompetenz*) müssen auch die allgemeinen, psychischen und physischen Voraussetzungen zum sicheren Führen eines Kraftfahrzeugs gegeben sein (*Fahreignung*). Eine realitätsgerechte Wahrnehmung sowohl des eigenen physischen und psychischen Zustands als auch der Straßenverhältnisse, der Witterungsbedingungen und der jeweiligen Verkehrssituation ist dabei grundlegend.

Dies erfordert neben zuverlässigen Sinneswahrnehmungen eine allseitige Orientierung, hinreichende Konzentrations- und Aufmerksamkeitsleistungen sowie eine zeitgerechte Verarbeitung und adäquate Bewertung dieser Informationen. Darüber hinaus sind die Zuverlässigkeit und Geschwindigkeit der Reizbeantwortung (Reaktionsvermögen), die motorische Beweglichkeit (insbesondere die Nackenbeweglichkeit), die Bewegungssteuerung und -koordination sowie eine situationsadäquate Verhaltenssteuerung für das sichere Führen eines Motorfahrzeugs wesentlich. Das Fahrverhalten in der konkreten Verkehrssituation wird entscheidend von der Persönlichkeit des Fahrzeuglenkers, der Fähigkeit zur Impulskontrolle, der Risikobereitschaft, der Bereitschaft zur Anpassung der eigenen Fahrweise an die gegebenen Verhältnisse, der Fähigkeit zur Rücksichtnahme (Sozialkompetenz), der psychischen und physischen Belastbarkeit sowie der Fahr- und Lernerfahrung geprägt. Zudem erfordert das sichere und jederzeit situationsadäquate Führen eines Fahrzeugs im öffentlichen Straßenverkehr die Fähigkeit, in kritischen Verkehrssituationen genügend Leistungsreserven mobilisieren zu können (Römer/Dittmann, 2007). Diese grundlegende Fähigkeit zum sicheren Führen eines Motorfahrzeugs kann durch die Einnahme leistungsmindernder Substanzen sowie durch verschiedene körperliche Erkrankungen und psychische Störungen vorübergehend oder dauerhaft beeinträchtigt werden.

Leistungsminderungen im Alter

Der physiologische Alterungsprozess verläuft individuell sehr unterschiedlich, wobei es mit zunehmendem Alter zu Veränderungen der für das sichere Führen eines Motorfahrzeugs zentralen Bereiche der sensorischen, motorischen und kognitiven Leistungsfähigkeit kommt. Neben den im Alter häufigen Bewegungseinschränkungen (wobei insbesondere die reduzierte Nackenbeweglichkeit/Kopfdrehen verkehrsrelevant ist) und der ab einem Alter von etwa 60 Jahren zunehmenden Einschränkung der Hörfähigkeit insbesondere für hohe Frequenzen (Altersschwerhörigkeit/Presbyakusis) ist die Verminderung der Sehkraft im Alter, die mit einer geringeren Sehschärfe, einer erhöhten Blendempfindlichkeit, einer Verschlechterung des Dämmerungs- und Nachtsehens sowie einer Einengung des Gesichtsfeldes einhergeht, von erheblicher Bedeutung für die Verkehrssicherheit. So braucht ein 60-Jähriger durchschnittlich achtmal so viel Licht wie ein 20-Jähriger, um bei Dunkelheit noch richtig sehen zu können.

Eine besondere Verkehrsrelevanz kommt auch den Veränderungen kognitiver Funktionen im Alter zu, die durch eine Verlangsamung der Informationsaufnahme und -verarbeitung, eine Verminderung der Konzentrationsfähigkeit, eine Reduktion der Arbeitsgedächtniskapazität bei zugleich erhöhter Stresssensibilität und eine verlängerte Entscheidungszeit gekennzeichnet sind und zu einer kognitiven Überforderung in komplexen Situationen führen können. Obwohl ältere Menschen in der Regel zu den Wenig-Fahrern gehören, so zeigen sich doch häufig typische Fahrprobleme, die sich in charakteristischen Unfalltypen widerspiegeln, die sich auf ein Versagen in schwierigen Verkehrssituationen in Folge mangelnder Übersicht und auf ein verlangsamtes Reaktionsvermögen zurückführen lassen (Fastenmeier, 1995). Trotz dieser feststellbaren altersbedingten sensorischen und motorischen Einschränkungen gibt es keine Evidenz dafür, dass diese Veränderungen das Fahrrisiko ansonsten gesunder älterer Fahrzeuglenker signifikant erhöhen. Denn ein Defizit in einem Bereich wird zumeist durch die Zunahme der Fähigkeit in einem anderen Bereich – zum Beispiel größere Erfahrung und geringere Impulsivität – kompensiert (Messinger-Rapport, 2003). Bei Vorliegen einer gering ausgeprägten beginnenden demenziellen Störung, die sich zum Beispiel lediglich in leichten Gedächtnisstörungen und einer Denkverlangsamung zeigt, kann die Fahrerlaubnis noch belassen werden. Bei den Betroffenen sollte jedoch noch eine ausreichende Kritikfähigkeit bestehen, sie sollten sich im Allgemeinen in ihrem Lebensalltag noch zurecht finden und ihre Fahrweise der reduzierten Leistungsfähigkeit anpassen können. Demenzielle Erkrankungen, die mit einer deutlichen Abnahme der intellektuellen Leistungsfähigkeit, mit Beeinträchtigungen des Gedächtnisses, des Denkens, der (räumlichen) Orientierung, der Wahrnehmung, der Auffassung, der Lernfähigkeit und des Urteilsvermögens einhergehen, schließen die Fahreignung aus, insbesondere wenn Persönlichkeitsveränderungen mit Verschlechterung der emotionalen Kontrolle und Veränderungen des Sozialverhaltens hinzukommen. Da der Verlauf in der Regel chronisch ist, ist nach Auftreten der Symptomatik mit einer mehr oder weniger raschen Progredienz zu rechnen. Hierzu wird auch auf die vorhandenen Konsenspapiere verwiesen (Johannsson/Lundberg, 2008).

Mit zunehmendem Lebensalter erhöht sich zudem die Wahrscheinlichkeit, dass verkehrsrelevante Erkrankungen wie Herz-Kreislauf-Erkrankungen (arterielle Hypertonie, Herzinfarkt, Herzrhythmusstörungen) und Stoffwechselstörungen (Diabetes mellitus) sowie Mehrfacherkrankungen (Multimorbidität) auftreten. Dies führt nicht selten zu einer medikamentösen Kombinationsbehandlung (Polypharmazie), die es – ebenso wie die im Alter veränderte Pharmakokinetik – bei der Beurteilung der Fahreignung besonders zu beachten gilt (Römer/Dittmann, 2007). In der Schweiz obliegt es daher den über 70-jährigen Führerscheininhabern, sich alle zwei Jahre einer verkehrsmedizinischen Kontrolluntersuchung zu unterziehen; in Deutschland, Österreich aber auch zum Beispiel in Frankreich, gibt es keine solche Verpflichtung. Besondere Aufmerksamkeit erfordern kumulierte Abweichungen, wenn einzelne Beeinträchtigungen für sich allein die Fahreignung noch nicht grundsätzlich in Frage stellen, wohl aber in ihrer Kombination. Dies gilt insbesondere auch für das Zusammentreffen von psychischen und körperlichen Eignungsmängeln, die immer eine fachübergreifende Gesamtbeurteilung verkehrsmedizinisch besonders erfahrener Gutachter erfordern.

Kompensationsmöglichkeiten

Das Vertrauen älterer FahrzeuglenkerInnen in die eigenen fahrerischen Fähigkeiten und ihre dahingehende Selbsteinschätzung sind zwar eng mit der Fahrhäufigkeit verbunden, jedoch nicht mit der Häufigkeit und Schwere negativer Fahrereignisse in der Vorgeschichte oder der eigentlichen Fahrleistung (Marotolli/Richardson, 1998). Zwar verändert sich mit zunehmendem Alter die physiologische und psychologische Leistungsfähigkeit in verschiedenen Bereichen, doch gehen diese Veränderungen nicht zwangsläufig mit einer Einschränkung der Fahreignung einher. Das menschliche Gehirn scheint auch im hohen Alter noch lernfähig zu sein, vorausgesetzt, es liegen keine erheblichen neurologischen und/oder psychiatrischen Erkrankungen vor. Die Auftretenswahrscheinlichkeit nimmt mit steigendem Alter zwar zu, aber auch im hohen Alter müssen diese Beeinträchtigungen nicht zwangsläufig vorliegen (Jäncke, 2005). Es ist bekannt, dass ältere Menschen beim Lösen von sensorischen, motorischen und kognitiven Aufgaben den Wert der Genauigkeit höher einschätzen als den der Schnelligkeit (Kaiser/Oswald, 2000). Dies führt dazu, dass sich Ältere in der Regel vorsichtiger verhalten und weniger Fehler machen. Die Lernkapazität älterer Menschen wird oft unterschätzt, scheint aber durchaus wichtige Ansatzpunkte zu liefern, um zum Beispiel durch angepasste Trainingsprogramme (Fahrkurse oder Nachschulungen) die Fahrkompetenzen älterer FahrzeuglenkerInnen aufzufrischen und zu optimieren. Ältere FahrzeuglenkerInnen zeigen im Straßenverkehr eine geringere Risikobereitschaft – insbesondere im Vergleich zu der Hochrisikogruppe (bezogen auf die absoluten Unfallzahlen) der 18- bis 35-Jährigen – und meiden häufiger kritische Verkehrssituationen und/oder begegnen ihnen vorsichtiger (Kaiser/Oswald, 2000). Im Rahmen einer vom Bundesministerium für Verkehr, Bau und Wohnungswesen unterstützten Veranstaltungsreihe für aktive ältere KraftfahrerInnen (Fahrberatungen) wurden die KursteilnehmerInnen in ihren Kompensationsmöglichkeiten im Hinblick auf die Verkehrssicherheit bestärkt, beraten und geschult. Verminderte Leistungen können zum Beispiel durch eine Einschränkung der Fahrbedürfnisse und eine Anpassung des Fahrverhaltens kompensiert werden: Verzicht auf Stadtfahrten und lange Strecken, bevorzugte Wahl kurzer Strecken in vertrauter Umgebung, die Wahl verkehrsarmer Tageszeiten und entsprechender Terminplanung, Vermeiden von Nacht-, Dämmerungsfahrten und Fahrten bei ungünstigen Witterungsbedingungen sowie ein defensives Fahrverhalten unter frühzeitigem Einbezug von Gefahrenmomenten. Unabdingbare Voraussetzung eines solchen angepassten Fahrens im Alter ist jedoch eine selbstkritische Haltung des Fahrzeuglenkers/der Fahrzeuglenkerin, eine besondere Umsicht, Aufmerksamkeit und Gewissenhaftigkeit sowie die Bereitschaft, Einschränkungen in Kauf zu nehmen (Römer/Dittmann, 2007). In der Schweiz hat der autofahrende Senior die Möglichkeit, im Rahmen einer freiwilligen Fahrberatung die eigenen Stärken und Schwächen kennen zu lernen, die anlässlich einer Probefahrt eindrücklich demonstriert werden. Dabei werden die Fahrroutine und die Kenntnis der Verkehrsregeln auf einfachen Streckenabschnitten abgeklärt und das Fahren bei schwierigen Sichtverhältnissen, die Reaktions- und Entscheidungsfähigkeit in komplexen Situationen sowie die dynamische Beweglichkeit und Spurhaltung beim Fahren auf Nebenstraßen über Land erprobt. Zudem wird auf verkehrsmedizinisch relevante gesundheitliche Störungen, die Notwendigkeit des Fahrens nur bei Wohlbefinden und den Einfluss von Alkohol und Medikamenten auf die Fahrfähigkeit hingewiesen (Seiler, 2008).

Bei der Beurteilung von Fahreignungsmängeln infolge verkehrsrelevanter Erkrankungen ist die Frage ihrer möglichen Kompensierbarkeit von zentraler Bedeutung. Unter Kompensation wird die Behebung oder der Ausgleich von fahreignungsrelevanten Leistungsmängeln oder Funktionsausfällen durch andere Funktionssysteme, technische oder medizinische Maßnahmen verstanden. Eine erfolgreiche Kompensation von Fahreignungsmängeln – unter Umständen infolge des Zusammenwirkens mehrerer Kompensationsfaktoren – setzt Folgendes voraus:

- mindestens normgerechte, körperliche, insbesondere sinnesphysiologische Voraussetzungen
- keine wesentliche Störung der realitätsgerechten Wahrnehmung

- ungestörte geteilte Aufmerksamkeit
- angemessenes Reaktionsvermögen
- ungestörte Informationsverarbeitung und -bewertung sowie situationsgerechte Verhaltenssteuerung
- erhaltene Lernfähigkeit
- Vertrautheit mit dem Führen von Kraftfahrzeugen
- eine sicherheits- und verantwortungsbewusste Grundeinstellung.

Dies lässt erwarten, dass die eigenen Leistungsminderungen selbstkritisch reflektiert und im Fahrverhalten berücksichtigt werden (insbesondere wenn chronische Eignungsmängel einer ständigen Kompensation bedürfen). Bei einer weitgehend kompensierbaren, reduzierten Leistungsfähigkeit der Sinnesorgane ist das konsequente Tragen von Seh- bzw. Hörhilfen sicherzustellen. Bewegungseinschränkungen können zumeist gut durch entsprechende Umbauten des Kraftfahrzeugs und/oder durch Einsatz von Prothesen ausgeglichen werden. Die erfolgreiche medikamentöse Behandlung verkehrsrelevanter Erkrankungen ist häufig die entscheidende Voraussetzung einer bedingt gegebenen Fahreignung (Schubert et al., 2005). Der Führerscheininhaber vermag oft das Ausmaß der von ihm ausgehenden Verkehrsgefährdung nicht zu erkennen. Denn die einzelnen Defizite für sich allein genommen lassen noch keinen Hinweis auf mangelnde Eignung oder eine Risikosteigerung beim Führen von Kraftfahrzeugen erkennen, sondern erst in der Zusammenschau ihrer Auswirkungen. Da sich einzelne Eignungsmängel in ihrer Gefährlichkeit durch Kumulation wesentlich verstärken können, ist – besonders im Grenzbereich – eine zurückhaltende und kritische gutachterliche Einschätzung und behördliche Beurteilung der Fahreignung angezeigt. Eine erfolgreiche Kompensation setzt also ganz wesentlich eine entsprechende Einsichtsfähigkeit des Fahrzeuglenkers/der Fahrzeuglenkerin, das Erkennen und Akzeptieren der eigenen Defizite und der sich daraus ergebenden Schlussfolgerungen voraus.

Fazit

Das Führen eines Kraftfahrzeugs im öffentlichen Straßenverkehr ist ein wichtiger Bestandteil des modernen Lebens, stellt aber zugleich auch hohe Leistungsanforderungen an den Fahrzeuglenker. Allein von einem höheren Lebensalter lässt sich keine mangelnde Fahreignung ableiten. Es besteht lediglich ein statistischer Zusammenhang dahingehend, dass die Auftretenswahrscheinlichkeit verkehrsrelevanter Erkrankungen, Multimorbidität und Polypharmazie und insbesondere leistungsmindernder Hirnerkrankungen mit höherem Alter zunimmt, in deren Folge der Führerscheininhaber den Leistungsanforderungen zum Führen eines Kraftfahrzeugs im öffentlichen Straßenverkehr nicht mehr gewachsen ist. Gesundheitliche Interventionen, die die psychophysische Leistungsfähigkeit älterer Menschen zu erhalten suchen, die medizinische Behandlung sinnesphysiologischer, orthopädischer, kardiovaskulärer und anderer verkehrsrelevanter Erkrankungen optimieren und die auf eine fundierte Aufklärung über Verkehrsrisiken (kritische Verkehrssituationen, die Möglichkeit medikationsbedingter Leistungseinschränkungen) und ein angepasstes Fahrverhalten älterer Fahrzeuglenkern hinarbeiten, können helfen, die Fahrfähigkeit eines Menschen bis ins hohe Alter zu erhalten. Dies geht unter der Voraussetzung, dass die Betroffenen eine hinreichende Einsichtsfähigkeit zeigen und fähig und bereit sind, gemäß dieser Einsicht zu handeln und ihr Verhalten entsprechend anzupassen. Insbesondere ab dem mittleren Stadium einer Demenz ist dies krankheitsbedingt nicht mehr gegeben.

Aus diesen Überlegungen folgt, dass die Fahreignung im höheren Lebensalter stets individuell beurteilt werden sollte, in dem Bestreben durch eine Optimierung der medizinischen Behandlung und des Fahrverhaltens die Mobilität und Unabhängigkeit älterer Menschen möglichst lange zu erhalten.

Das erhöhte Unfallrisiko im Alter erklärt sich insgesamt zu gleichen Teilen durch das Fehlverhalten von Senioren sowie durch das Fehlverhalten anderer Fahrzeuglenker, das die Senioren weniger gut zu kompensieren vermögen. Dabei sind Senioren insbesondere als Fußgänger im öffentlichen Straßenverkehr überproportional gefährdet. Im Speziellen profitieren Senioren von Maßnahmen, die die Aufmerksamkeit, die Fahrtüchtigkeit und die angepasste Geschwindigkeit der anderen Verkehrsteilnehmer gewährleisten. Daher wird es nur mit gemeinsamen Anstrengungen möglich sein, noch besser als bisher jene älteren Verkehrsteilnehmer, die eine erhebliche Gefahr für sich und andere darstellen, zu erkennen und vom öffentlichen Straßenverkehr fernzuhalten. Andererseits sollten diejenigen, von denen kein erhebliches Verkehrsrisiko ausgeht, nicht unverhältnismäßig in ihren persönlichen Freiheitsrechten, in ihrer Mobilität und damit auch in ihrer Lebensqualität eingeschränkt werden. Wünschenwert wäre insgesamt, die Verkehrssicherheit im Alter durch entsprechende Maßnahmen zu erhöhen.

Literatur

Ball, K.; Owsley, C.; Sloane, M. (1991): Visual and cognitive predictors of driving problems in older adults. Exp Aging Res, 17: 79–80.

Dittmann, V. (2006): Psychische Störungen und Fahreignung. In: Stöckli, H.; Werro, F. (Hrsg): Strassenverkehrsrechtstagung 16.–17.03.2006. Stämpfli, Bern: 107–118.

Fastenmeier, W. (1995): Situationsspezifisches Fahrverhalten und Informationsbedarf verschiedener Fahrergruppen. In: Häcker, H. (Hrsg.): Autofahrer und Verkehrssituationen. Neue Wege zur Bewertung von Sicherheit und Zuverlässigkeit moderner Strassenverkehrssysteme. Verlag TÜV Rheinland, Bonn: 141–179.

Jäncke, L. (2005): Fahren im Alter aus neuropsychologischer Sicht. In: Schaffhauser, R. (Hrsg.): Jahrbuch zum Strassenverkehrsrecht 2005. Schriftenreihe des Instituts für Rechtswissenschaft und Rechtspraxis IRP-HSG, St. Gallen: 23–62.

Johannsson, K.; Lundberg, C. (2008): Assessment of fitness to drive, possession of firearms, and pilot's certificate in clients with dementing conditions. In: Stoppe, G. (ed.): Competence sssessment in dementia. Springer, Wien: 93–101.

Kaiser, H. J.; Oswald, W. D. (2000): Autofahren im Alter – eine Literaturanalyse. Zeitschrift für Gerontopsychologie und -psychiatrie, 13: 131–170.

Limbourg, M.; Reiter, K. (2001): Das Verkehrsunfallgeschehen im höheren Lebensalter. In: Flade, A.; Limbourg, M.; Schlag, B. (Hrsg): Mobilität älterer Menschen. Obladen: Leske und Budrich, Obladen: 211–226.

Marotolli, R. A.; Richardson, E. D. (1998): Confidence in, and self-rating of, driving ability among older drivers. Accid Anal and Prev, 30 (3): 331–336.

Messinger-Rapport, B. (2003): Assessment and counseling of older drivers – a guide for primery care physicians. Geriatrics, 58 (12): 16–24.

Römer, K. D.; Dittmann, V. (2007): Fahren im Alter. Die Psychiatrie: Grundlage und Perspektiven, 1: 50–56.

Rytz, M. (2006): Senioren und Verkehrssicherheit – Von der Analyse zur Prävention. Verkehrs-Club der Schweiz (Hrsg.), Bern.

Schubert, W.; Schneider, W.; Eisenmenger, W.; Stephan, E. (Hrsg.) (2005): Begutachtungsleitlinien zur Kraftfahreignung – Kommentar. Kirschbaum, Bonn.

Seiler, K. (2008): Fahreignungsbeurteilung älterer Autolenker – Bedeutung der Fahrberatung. Schweizerische Ärztezeitung, 89: 326–328.

37 Freiheitseinschränkende Maßnahmen (FEM)

Doris Bredthauer

Freiheitseinschränkende Maßnahmen[1] (FEM) gehören in der Versorgung älterer Menschen nach wir vor zur alltäglichen Routine. In Notfallsituationen mit einem hohen Grad an Selbst- und Fremdgefährdung stellen sie manchmal die einzige zur Verfügung stehende Möglichkeit dar, um größeren Schaden abzuwenden. Umso schwieriger gestaltet sich die Situation, wenn Einschränkungen der Bewegungsfreiheit als planbare Maßnahmen aus Aspekten des Schutzes und der Sicherheit eingesetzt werden, etwa im Umgang mit Sturzgefährdung und Verhaltensauffälligkeiten bei Menschen mit Demenz. Die an der Entscheidung beteiligten Akteure stehen dabei häufig in einem medizin-ethischen und rechtlichen Dilemma: Einerseits gilt es, im Sinne der Fürsorgepflicht Schaden zu vermeiden, andererseits ist die Autonomie des Patienten so weit wie möglich zu wahren, und dessen Grundrecht auf Freiheit zu achten. Die Kenntnis um Indikationen, Nutzen, Schaden und Behandlungsalternativen hinsichtlich des Einsatzes von FEM ist noch sehr gering.

Häufigkeit von FEM

International schwanken die Angaben zur Häufigkeit von FEM inklusive Bettgitter zwischen 12 und 47 % für die stationäre Versorgung (Evans, 2002). Aktuelle Daten belegen für bundesdeutsche Altenpflegeeinrichtungen eine Rate von 26 bis 47 %, so genannte «körpernahe» Fixierungen (z. B. Fixiergurte, Stecktisch) werden mit 5 bis 10 % angegeben (Becker, 2003; Klie, 2004; Meyer, 2007). Über die Anwendung von FEM im häuslichen Bereich liegen keine verlässlichen Daten vor. Ist die Entscheidung über die Anwendung von FEM erst gefallen, werden sie in aller Regel längerfristig (Wochen bis Jahre) und über viele Stunden täglich andauernd durchgeführt (Evans, 2002a; Bredthauer, 2005; Hirsch, 2002).

Definition und rechtliche Legitimation

Der Oberbegriff freiheitseinschränkende Maßnahmen fasst in einer nicht juristischen Weise alle medizinischen, pflegerischen und sonstigen sich aus der Betreuung und Alltagsgestaltung ergebenden Einschränkungen der körperlichen Bewegungsfreiheit zusammen[2].

1 Der Begriff Freiheitseinschränkende Maßnahmen wird hier fortan im Sinne des bundesdeutschen Verfassungsrechts gemäß Art. 2 Abs. 2 Grundgesetz (GG) verwendet und umfasst jeden Eingriff in die körperliche Bewegungsfreiheit, sei sie auch noch so kurzfristig.

2 Die internationale Definition «Physical Restraints» umfasst alle «Vorrichtungen, Materialien oder Ge-

Bei FEM handelt es sich länderübergreifend um Eingriffe in die verfassungsmäßig geschützten Grundrechte einer Person, sofern ihre körperliche Bewegungsfreiheit eingeschränkt wird. Ihre Anwendung bedarf daher in aller Regel einer juristischen Legitimation. Hier finden sich länderspezifisch unterschiedliche Regelungen, ebenso variieren je nach Land die rechtlichen Begriffe[3].

Ob eine Maßnahme im rechtlichen Sinne eine FEM darstellt, hängt davon ab, inwiefern eine Einschränkung der so genannten **willkürlichen** körperlichen Bewegungsfreiheit einer Person gegeben ist. Hierbei ist entscheidend, dass sich die Person potenziell bewegen könnte, unabhängig von deren Motivation oder Mobilitätsstatus: Einem Bewusstlosen kann beispielsweise nicht die Freiheit entzogen werden, dagegen sehr wohl einer mobilitätseingeschränkten desorientierten Person mit Sturzgefährdung und/oder psychomotorischer Unruhe. Bei Letzterer handelt es sich also definitionsgemäß um eine FEM, die auch juristisch zu legitimieren ist.

Keine FEM im Rechtssinne liegt vor, wenn die Person der Maßnahme konkret zugestimmt hat. Hierbei ist allerdings entscheidend, ob die Zustimmung auf einer tragfähigen (!) Einwilligung beruht: Hier reicht es eben nicht, wenn die Person einmalig zustimmt, aber zum Beispiel in der folgenden Nacht der Maßnahme widerspricht. Eine einmalig gegebene Einwilligung gilt nur bis auf Widerruf, auch wenn die Person diesen allein durch ihr Verhalten ausdrückt, indem sie zum Beispiel über das hochgezogene Bettgitter zu klettern versucht.

Beispiele für FEM

- Bettgitter: beidseitig hochgezogene durchgehende Bettgitter, einseitig hochgezogenes Bettgitter bei Begrenzung durch die Wand auf der anderen Seite
- körpernahe, mechanische Fixierungen durch Bauchgurte in Bett oder Stuhl, Fuß- und/oder Handfesseln, Riemen und Binden zum Zweck der Fesselung, «Sicherheitsgurte» am Rollstuhl
- Pflegehemden, die den Bewohner durch Seitenbefestigungen am Bett festhalten.
- Steckbrett an Stuhl oder Rollstuhl (sog. «Therapietisch»)
- festgestellte Rollstuhlbremse, an den Tisch herangeschobener Stuhl (wenn die Person

---

genstände, die an oder in der Nähe einer Person angebracht werden und sich von dieser nicht selbständig entfernen oder kontrollieren lassen. Sie schränken Körperbewegungen ein und werden mit der Absicht angebracht oder verwendet, willkürliche Positionswechsel und/oder den Zugriff auf den eigenen Körper zu verhindern»(Evans, 2002a).

3 In Deutschland darf die Freiheit einer Person nur aufgrund einer juristischen Legitimation beschränkt werden (Art. 104 GG). Nach bundeseinheitlichem Zivilrecht werden freiheitsentziehende Maßnahmen definiert, die als solche eine körperliche Bewegungsfreiheit ausschließen und über einen längeren Zeitraum oder regelmäßig oder mit hoher Intensität erfolgen. Das BGB unterscheidet hier Unterbringung (§ 1906 Abs. 1) und unterbringungsähnliche Maßnahmen (§ 1906 Abs. 4). Beide unterliegen der Zustimmung des Betreuers und der vormundschaftsgerichtlichen Genehmigung und erfordern eine vorliegende Selbstgefährdung des Betroffenen. (Bei vorliegender Fremdgefährdung kommt nur die öffentlich-rechtliche Unterbringung nach den unterschiedlichen Ländergesetzen in Betracht). Weitere relevante bundesdeutsche straffrechtliche Begriffe sind der Tatbestand der Freiheitsberaubung nach § 239 StGB und der sog. «Rechtfertigende Notstand» § 34 StGB, der Straffreiheit bei Tat wegen akuter und nicht anders abwendbarer Gefahr gewährt.
In der Schweiz existieren bisher keine einheitlichen Gesetzesgrundlagen auf eidgenössischer Ebene, ob und unter welchen Voraussetzungen Zwangsmaßnahmen (FEM entsprechen hier Freiheitsbeschränkenden Maßnahmen) zulässig sind. Diese obliegen den kantonalen Regelungen, die hinsichtlich Form und Inhalt große Unterschiede aufweisen (SAMW 2005).
Österreich bietet mit dem Heimaufenthaltsgesetz (HeimAufG) eine Besonderheit: Dieses regelt auf Bundesebene den Schutz der persönlichen Freiheit während des Aufenthaltes in Heimen und anderen Pflege- und Betreuungseinrichtungen, wobei angeordnete Freiheitsbeschränkungen (entsprechen hier FEM) nur auf Antrag der Person des sog. gesetzlichen Bewohnervertreters einer gerichtlichen Überprüfung zugeführt werden können.

diesen nicht selbständig zurückzuschieben vermag)

- Abschließen des Zimmers («Time-out»), der Station, der Einrichtung
- Verwendung von Zahlen- bzw. sog. «Trick»-Schlössern
- Wegnahme von Schuhen, Kleidung, Hilfsmitteln
- konzeptionelle oder bauliche Maßnahmen (z. B. Schranken, versteckte Türen)
- Einsatz von Medikamenten ausschließlich zum Zwecke der Bewegungseinschränkung oder der Unterdrückung von Widerstand gegen pflegerische Maßnahmen.

Gründe für den Einsatz von FEM

Hochrisikogruppe für die Anwendung von FEM sind Personen mit kognitiven Einschränkungen (Demenz) und hoher Pflegebedürftigkeit.

Zu den **personorientierten** Gründen zählen einerseits Aspekte der Sicherheit bzw. die Abwendung von Risiken und des Schutzes vor Stürzen und sturzbedingten Verletzungen, andererseits die Kontrolle von herausforderndem Verhalten (syn.: Verhaltensauffälligkeiten) wie Agitation, Unruhe, Umherwandern und Weglaufdrang, aber auch verbale und körperliche Aggressivität oder «Non-Compliance». **Behandlungsorientierte** Gründe werden benannt, wenn durch den Einsatz von FEM medizinische oder pflegerische Maßnahmen, zum Beispiel intravenöse Infusion, perkutane endoskopische Gastrotomie (PEG)-Sonde, Katheter, gewährleistet oder aufrechterhalten werden sollen. **Personal- und organisationsorientierte** Gründe implizieren interne Faktoren wie Haltungen, Einstellungen und Werte des Personals sowie externe Faktoren wie institutionelle und strukturelle Merkmale, zum Beispiel Arbeitsorganisation und Personalbesetzung. Auch **sozialorientierte** Gründe können zum Einsatz von FEM führen, zum Beispiel zur Konfliktvermeidung, wenn ein desorientierter Bewohner immer wieder andere Zimmer aufsucht (Bredthauer, 2005; Evans, 2002b; Hamers, 2005).

Fallbeispiel

Eine 83-jährige Patientin mit V. a. Alzheimer-Demenz ist aufgrund von starker Unruhe und Tag-Nacht-Umkehr in ein Pflegeheim aufgenommen worden. Hier wurde die vorbestehende Medikation von Melperon beibehalten und seit zwei Wochen zusätzlich Risperidon verordnet wegen Störung der Mitbewohner und mehrmaligen Weglaufens aus der Einrichtung. Aktuell ist die Patientin zweimalig während der Nacht im Zimmer gestürzt bei zunehmender Gangunsicherheit. Bei der hausärztlichen Visite wird die Patientin hinter hochgezogenem Bettgitter angetroffen. Sie ist zu Zeit, Ort und der eigenen Person desorientiert und zeigt durch ihr Verhalten, dass sie aufstehen möchte. Das Pflegepersonal sieht die Notwendigkeit einer zusätzlichen Bauchgurtfixierung, da die Patientin bereits versucht hat, über das Bettgitter zu klettern. Sie werden aufgefordert, diese Maßnahmen «anzuordnen».

Nutzen und Risiken von FEM

Ein Nutzen von FEM im Sinne eines evidenzbasierten Wirksamkeitsnachweises steht bisher aus. Es gibt keine Daten, die einen positiven Effekt von FEM belegen, etwa im Hinblick auf die häufigsten Indikationen Sturzgefährdung oder Verhaltensauffälligkeiten. Dagegen weisen zahlreiche internationale Daten auf direkte und indirekte negative Folgen von FEM. Zu den direkten Verletzungsgefahren zählen Quetschungen, Lazerationen, Nervenverletzungen und Ischämien. Todesfälle durch Strangulation, Brustkorbkompression oder Kopftieflage resultieren zumeist durch nicht sachgerechte Durchführung der Fixierung, mangelnde Überwachung und Versuche, sich zu befreien (Berzlanovich, 2007; BfArm, 2004; Mohsenian, 2002).

FEM können für die Betroffenden außerordentlich traumatisierend sein. Sie gehen einher mit einem Verlust von Kontrolle, Freiheit, Autonomie und sozialen Bezügen. Häufig reagieren die Betroffenen mit psychischem Stress, Gegenwehr und vermehrt agitiertem Verhalten. Hieraus resultieren in der Regel erhöhte Psychopharmakagaben. Durch die Immobilisierung drohen mittel- bis längerfristig ein weiterer Verlust von Balancefähigkeit und Kraft, Muskelatrophien und Kontrakturen. Weitere indirekte Gefahren können in medizinischen Komplikationen wie zum Beispiel Infektionen, Dekubitus, Thrombosen und Marasmus durch mangelnde Nahrungs- und Flüssigkeitsaufnahme resultieren. Im Sinne einer «Negativspirale» kommt es bei regelmäßiger Anwendung von FEM in aller Regel zu einer Verschlechterung des Allgemeinzustandes und der Lebensqualität der Betroffenen mit Konsequenzen für die Zufriedenheit von Angehörigen und professionell Pflegenden (s. **Abb. 37-1**).

Internationale Daten belegen, dass fixierte Personen sogar ein gleiches bis erhöhtes Risiko aufweisen, sich schwerwiegende sturzbedingte Verletzungen zuzuziehen. Auch nach erfolgreich durchgeführten Interventionsprogrammen zur Reduktion von Fixierungen blieb die Rate sturzbedingter Verletzungen in der Interventionsgruppe konstant oder nahm sogar ab. Hierbei kam es stattdessen nicht etwa zu vermehrter Psychopharmaka-Applikation, auch der Personalschlüssel blieb unverändert (Systematic Review: Evans, 2002; Evans, 1997; Testad, 2005). Darüberhinaus zeigten entfixierte Personen weniger Verhaltensauffälligkeiten (ReduFix, 2006).

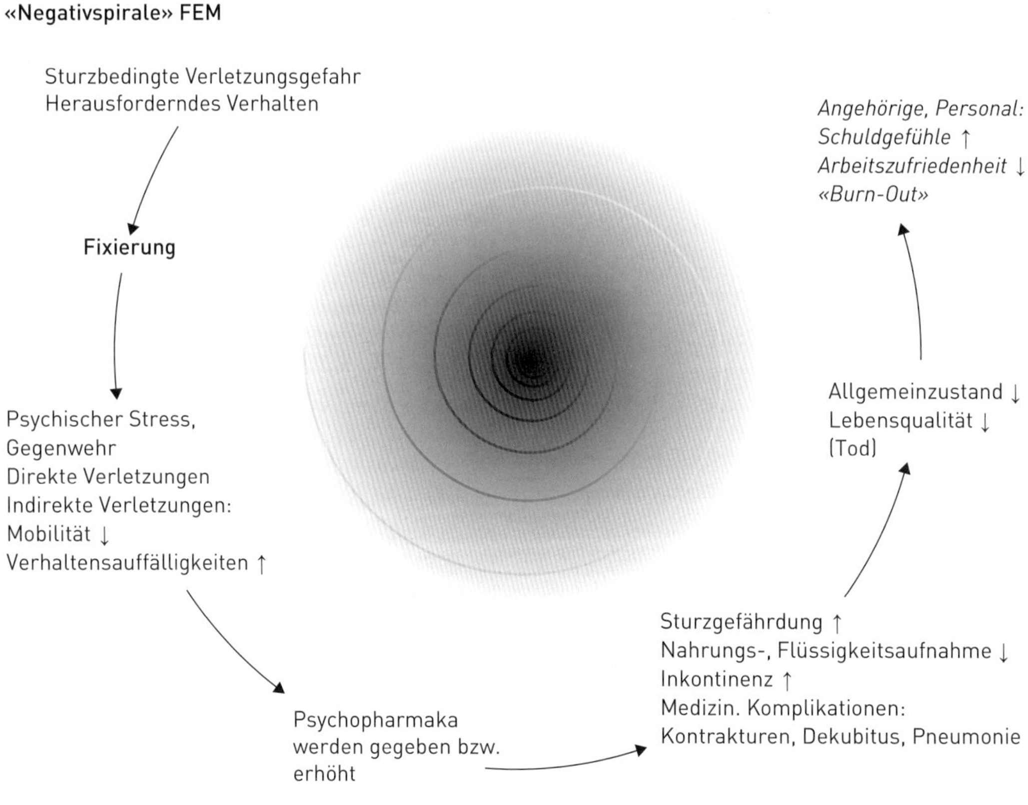

Abbildung 37-1: Negativspirale Freiheitseinschränkender Maßnahmen

Alternativen zu FEM

Eine gute Datenlage besteht für Schulungsprogramme mit dem Ziel, die Anwendung von FEM zu minimieren (RCTs: Evans, 1997; Huizing, 2008; ReduFix, 2006; Testad, 2005). Diese Programme enthielten jeweils mehrdimensionale Inhalte von unterschiedlicher Dauer, so dass sich für die jeweiligen Einzelfaktoren keine eindeutigen Wirksamkeiten zuordnen lassen. Wesentliche gemeinsame Zielsetzungen waren etwa veränderte Einstellungen und Haltungen der Mitarbeiter durch Sensibilisierung und Kenntnis über Risiken und Alternativen von FEM, aber auch der Zugewinn von Handlungssicherheit im Umgang mit FEM/Alternativen durch Rechtsbelehrung, Prozessualisierung der Entscheidungsfindung (ReduFix, 2006) oder Praxisbegleitung (Testad, 2005).

Alternative Interventionen lassen sich in drei wesentliche Hauptkategorien unterteilen, die in ihrer Auswahl spezifisch auf das individuelle Risikoprofil (z. B. Sturzgefährdung, herausforderndes Verhalten bei Demenz) des Patienten abzielen (s. Abb. 37-2):

- Unter **pflege- und konzeptgestützten** Alternativen werden Interventionen zusammengefasst, die direkt an den pflegenden Personen bzw. auf der Organisations- und Konzeptebene ansetzen. Hierzu zählen zum Beispiel eine veränderte Kommunikation (z. B. Validation) und spezielle Therapiekonzepte entsprechend der «Rahmenempfehlungen zum Umgang mit herausforderndem Verhalten bei Menschen mit Demenz» (BMG, 2006), aber auch Maßnahmen zur Sturzprophylaxe (Expertenstandard des DNQP, 2006; s. auch Kap. 14 «Stürze»). Als mittel- bis längerfristige Maßnahmen seien die Implementierung von person- und lebensweltorientierten Versorgungskonzepten für Menschen mit Demenz genannt.
- Maßnahmen der **Umgebungsanpassung und baulich-architektonischen** Ebene umfassen unter anderem niedrigstverstellbare Betten (< 23 cm Höhe), Positionshilfen, Antirutsch-Sitzauflagen, Maßnahmen einer verbesserten Zugänglichkeit («accessibility»), verbesserte Beleuchtung, sinnvoller Einsatz von Kontrasten, Orientierungshilfen, aber auch Umstruk-

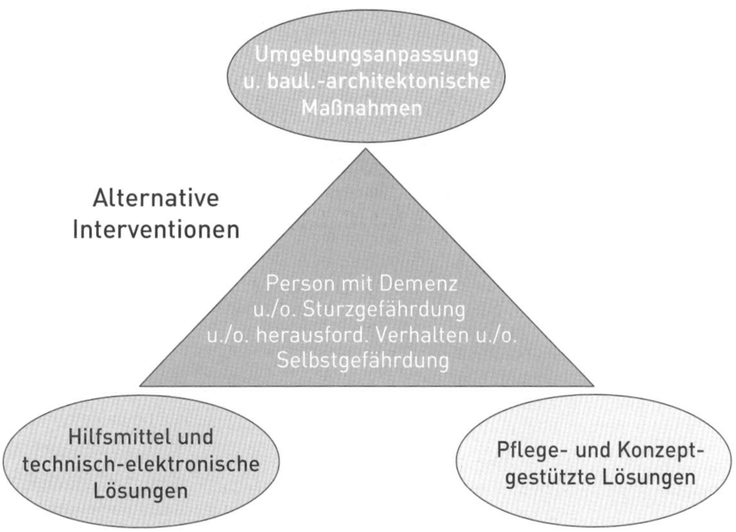

Abbildung 37-2: Alternative Interventionen

turierungen hin zu Kleinteiligkeit, Transparenz und Integration (z. B. Flurgestaltung, Rundgänge, Gärten, zentrale Wohnküche).

- **Hilfsmittel und technisch-elektronische Lösungen** haben das Ziel, Autonomie bzw. Selbstbestimmtheit zu fördern bzw. zu wahren und gleichzeitig Schutz und Sicherheit zu gewährleisten. Beispiele hierfür sind Pflegebodys (verdeckt knöpfbar zum Verstecken von Sonden), Hüftprotektoren, sturzsichere so genannte «Gehfrei»-Hilfen, Sensormatten (die bei Aufstehen oder ausbleibendem Zurückkehren des Patienten alarmieren), automatische Beleuchtung, aber auch komplexere Alarmsysteme mit und ohne Personenortung bis in den Bereich von modernen intelligenten Systemen.

Rechtliche Aspekte von Alternativen

Auch für Alternativen kann gegebenenfalls eine Legalisierung erforderlich werden. Hierbei ist nicht die Art der alternativen Lösung entscheidend, sondern der Zweck bzw. die Zielsetzung ihrer Anwendung in Abhängigkeit von den potenziellen Fähigkeiten einer betroffenen Person: Wenn eine Person am Verlassen der Tür durch das persönliche Intervenieren einer Pflegeperson gehindert wird, stellt dies im Rechtssinne eine FEM dar. Eine versteckte Tür ist als FEM für eine betreffende Person gegebenenfalls zu legalisieren, wenn diese ohne diese Maßnahme den Raum oder das Gebäude verlassen würde, zum Beispiel aufgrund von Weglaufdrang. Dasselbe gilt für den Einsatz einer Sensormatte als Alternative, wenn die Person bei Alarm regelmäßig wieder ins Bett geschickt wird, obwohl diese aufstehen möchte. Folgt dagegen eine auf das Bedürfnis der Person abzielende pflegerische Intervention, zum Beispiel ein Toilettengang, handelt es sich im rechtlichen Sinne nicht um eine FEM (Klie, 2006). Andererseits ist zu berücksichtigen, dass bei einer solchen Maßnahme das Grundrecht auf persönliche Privatsphäre tangiert wird, ebenso wie bei zum Beispiel Funklösungen oder Personenortungssystemen. Hier muss im Rahmen des interdisziplinären Entscheidungsprozesses sorgfältig das Für und Wider mit der betroffenen Person oder ihrem Rechtsvertreter (möglichst dem mutmaßlichem Willen der Person folgend) abgewogen werden. Grundsätzlich gilt: Insbesondere technische Lösungen erfordern die **Einbindung in ein Gesamtkonzept** der pflegerischen Versorgung.

Der interdisziplinäre Entscheidungsprozess

In der Entscheidung für oder gegen FEM ist das rechtliche Prinzip der **Verhältnismäßigkeit** besonders zu achten: Die teils noch fehlende oder geringe Evidenz alternativer Interventionen entbindet den Praktiker keinesfalls im Einzelfall zu prüfen: Ist die Anwendung von FEM notwendig? Ist sie der Schwere der Gefährdung angemessen? Ist sie nicht durch weniger einschneidende Maßnahmen ersetzbar, die ebenfalls Aussicht auf Erfolg haben?

Am Anfang des Entscheidungsprozesses für oder wider den Einsatz von FEM sollte eine sorgfältige **Problemanalyse** stehen mit dem Ziel, **mögliche Ursachen** der zur Frage der FEM führenden Gründe abzuklären und gegebenenfalls spezifisch zu behandeln[4]. Hierzu zählen Verhaltensauffälligkeiten als möglicher Ausdruck von Schmerzen oder unbefriedigten Grundbedürfnissen (z. B. Hunger, Ausscheidungs- und Bewegungsdrang), aber auch als mögliches Symptom somatischer (z. B. Hyperthyreose, Dehydratation, Infektion) oder psychiatrischer Grunderkrankungen (Delir, Depression, Wahn etc.). Eine verstehende Verhaltensdiagnostik (BMG, 2006) kann sinnvoll sein, um auffälliges Verhalten zum Beispiel auf dem

4 Laut den Schweizer Medizinisch-ethischen Richtlinien zur Behandlung und Betreuung älterer pflegebedürftiger Menschen der SAMW dürfen freiheitsbeschränkende Maßnahmen nur eingesetzt werden, wenn das beobachtete Verhalten nicht auf behebbare Ursachen zurückzuführen ist wie z. B. Schmerz, Nebenwirkungen von Medikamenten oder zwischenmenschliche Spannungen.

Boden der individuellen Biografie zu dechiffrieren und (pflege-)spezifisch zu intervenieren (s. auch Kap. 6 «Demenz»). Eventuell vorliegende intrinsische und extrinsische Sturzfaktoren sind leitliniengerecht abzuklären und zu beheben (DEGAM, 2004). Eine Überprüfung der bestehenden Medikation im Hinblick auf Neben- (z. B. anticholinerge Wirkung) und Wechselwirkungen ist dringend vorzunehmen.

Insbesondere hinsichtlich der weiteren Prozessschritte zur Entscheidung für und wider den Einsatz von Alternativen oder FEM entsprechend der Abbildung 37-2 ist eine **Einbeziehung aller an der Entscheidung beteiligten Personen** (Patient, Rechtsvertreter, Angehörige, Pflegefachberufe, ggfs. andere Gesundheitsberufe, fachärztliche Kollegen, Pflegedienst-/Heimleitung, Richter) dringend zu empfehlen, optimalerweise im Rahmen einer Fallkonferenz (Projektgruppe ReduFix, 2007).

Sind FEM aus medizinisch-fachlicher Sicht zwingend geboten, umfasst die ärztliche Aufklärungspflicht insbesondere die begründende Diagnose, die vorgesehenen Untersuchungen und Therapien (auch FEM stellen eine medizinische Behandlung dar!), die Behandlungsalternativen, Folgen der Unterlassung sowie Risiken und Nebenwirkungen.

FEM sollten nur unter folgenden Bedingungen **kurzfristig** eingesetzt werden (SAMW, 2004):

- Alternative, die persönliche Freiheit der Person weniger beeinträchtigende Maßnahmen waren erfolglos oder sind nicht möglich.
- Das Verhalten der Person gefährdet in erheblichem Maße ihre eigene Sicherheit, Gesundheit oder diejenige anderer Personen.
- In einer akuten Notfallsituation, wenn sich die Person infolge von zum Beispiel akutem Erregungs- oder Verwirrtheitszustand oder Suizidalität erheblich selbst Schaden zufügt oder gegen eine dringend notwendige Behandlung wehrt.

Neben der zu klärenden Frage einer erforderlichen Legalisierung bzw. zu benachrichtigenden Instanzen je nach Ländergesetzen (ggfs. auch für Alternativen, s. o.) ist für eine fach- und sachgerechte Durchführung der Maßnahmen zu sorgen. Jede FEM (ebenso natürlich jede Alternative) muss einem klaren Handlungskonzept folgen. Erlaubt sind nur Maßnahmen, die dem anerkannten aktuellen Standard medizinisch-pflegerischen Wissens entsprechen. Hierzu zählt unter anderem auch, dass nur für diesen Zweck zugelassene Fixiergurtsysteme verwendet und nach Hersteller- und länderspezifischen Handlungsempfehlungen angewendet werden (z. B. BfArm 2004, Segufix® 2008). Es ist grundsätzlich die Maßnahme zu wählen, die die Person am wenigsten einschränkt, aber den Zweck noch erfüllt.

Die fixierte Person muss während der Maßnahme kontinuierlich und in besonderer Art und Weise – unter bestmöglichem Schutz der Intimsphäre und der Situation entsprechend angemessen – beobachtet und betreut werden. In Abhängigkeit der Maßnahme und dem Zustand der betroffenen Person sind geeignete Prophylaxemaßnahmen durchzuführen (z. B. Pneumonie-, Dekubitusprophylaxe).

Die Dauer jeder FEM ist von vorneherein zeitlich zu begrenzen. Bereits bei Anordnung ist festzulegen, wann die nächste Überprüfung vorzunehmen ist (Stunden/Tage bis max. vier Wochen je nach Setting und Indikation). Generell soll die Durchführung von FEM nur kurzfristig und solange als unbedingt erforderlich erfolgen.

Anordnung und Durchführung der FEM sind sorgfältig zu **dokumentieren**. Mindestens festzuhalten sind: Begründung und gegebenenfalls Rechtsgrundlage, erfolglose Alternativen, Art, Dauer, Zeitpunkt (Beginn, Beendigung) und Überwachung der Maßnahme, Wege des Entscheidungsprozesses und verantwortliche Personen (s. Abb. 37-3).

Handlungsempfehlungen für die hausärztliche Praxis und Begutachtung

1. Am Anfang des Entscheidungsprozesses für oder wider FEM sollte eine differenzierte Problemanalyse und Differentialdiagnostik

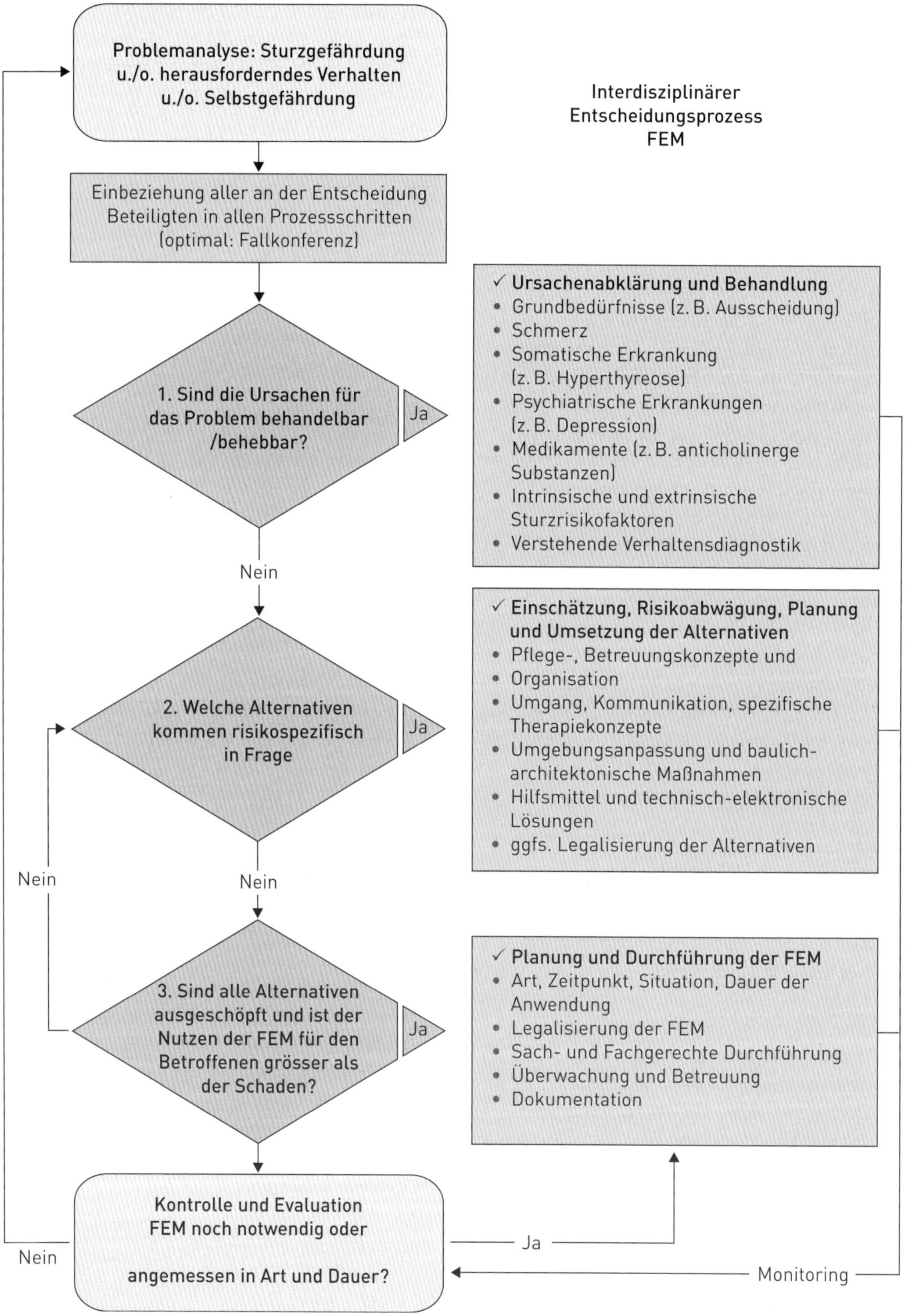
Problemanalyse: Sturzgefährdung u./o. herausforderndes Verhalten u./o. Selbstgefährdung
Interdisziplinärer Entscheidungsprozess FEM
Einbeziehung aller an der Entscheidung Beteiligten in allen Prozessschritten (optimal: Fallkonferenz)
1. Sind die Ursachen für das Problem behandelbar /behebbar?
Ja
✓ Ursachenabklärung und Behandlung
• Grundbedürfnisse (z. B. Ausscheidung)
• Schmerz
• Somatische Erkrankung (z. B. Hyperthyreose)
• Psychiatrische Erkrankungen (z. B. Depression)
• Medikamente (z. B. anticholinerge Substanzen)
• Intrinsische und extrinsische Sturzrisikofaktoren
• Verstehende Verhaltensdiagnostik
Nein
2. Welche Alternativen kommen risikospezifisch in Frage
Ja
✓ Einschätzung, Risikoabwägung, Planung und Umsetzung der Alternativen
• Pflege-, Betreuungskonzepte und
• Organisation
• Umgang, Kommunikation, spezifische Therapiekonzepte
• Umgebungsanpassung und baulich-architektonische Maßnahmen
• Hilfsmittel und technisch-elektronische Lösungen
• ggfs. Legalisierung der Alternativen
Nein
Nein
3. Sind alle Alternativen ausgeschöpft und ist der Nutzen der FEM für den Betroffenen grösser als der Schaden?
Ja
✓ Planung und Durchführung der FEM
• Art, Zeitpunkt, Situation, Dauer der Anwendung
• Legalisierung der FEM
• Sach- und Fachgerechte Durchführung
• Überwachung und Betreuung
• Dokumentation
Kontrolle und Evaluation FEM noch notwendig oder angemessen in Art und Dauer?
Nein
Ja
Monitoring

(inkl. Medikamentenüberprüfung) erfolgen zur Abklärung und Behandlung möglicher Ursachen und Risiken.

2. Der Entscheidungsprozess für oder wider FEM sollte im interdisziplinären Kontext, das heißt, unter Einbeziehung aller an der Entscheidung Beteiligten erfolgen.
3. Vor dem Einsatz von FEM müssen alle Alternativen ausgeschöpft sein.
4. Bestehen zwei Optionen, von denen eine in die Freiheitsrechte eines Menschen eingreift und die andere nicht, so ist diejenige Maßnahme zu wählen, die die Rechtsgüter des Betroffenen am wenigsten beeinträchtigt, aber den Zweck noch erfüllt.
5. Die ärztliche Aufklärungspflicht umfasst unter anderem die begründende Diagnose, Behandlungsalternativen, Risiken und Nebenwirkungen von FEM; ein gegebenenfalls zu erstellendes ärztliches Gutachten sollte zusätzlich Angaben zu Schweregrad und Prognose, zur Einwilligungsfähigkeit, zum (mutmaßlichen) Willen, der Fähigkeit zu willkürlich gesteuerten Bewegungen, Vorliegen einer erheblichen Selbst- oder Fremdgefährdung, Angaben zu bisher ausgeschöpften Alternativen, genaue Angaben über Art, Dauer und Zeitpunkt der erneuten Überprüfung der Notwendigkeit der FEM enthalten. Eine Darstellung des Entscheidungsprozesses wird dringend empfohlen.
6. Neben der zu klärenden Frage einer erforderlichen Legalisierung (je nach Ländergesetzen) ist für eine fach- und sachgerechte Durchführung und Dokumentation der FEM zu sorgen.
7. Die Notwendigkeit und Angemessenheit von Art und Dauer der eingesetzten FEM ist in kurzfristigen Abständen zu überprüfen.

Literatur

Bayerisches Staatsministerium für Arbeit und Sozialordnung, Familie und Frauen (Hrsg) (2006): Verantwortungsvoller Umgang mit freiheitsentziehenden Maßnahmen in der Pflege. Leitfaden des Bayerischen Landespflegeausschusses. Herunterzuladen unter: www.stmas.bayern.de/pflege/pflegeausschuss/femleitfaden.pdf.

Becker, C.; Eichner, B.; Lindemann, B.; Sturm, E.; Rissmann, U.; Kron, M.; Nikolaus, T. (2003): Fähigkeiten und Einschränkungen von Heimbewohnern. Z Gerontol Geriat, 36 (4): 260–265.

Berzlanovich, A. M.; Schöpfer, J.; Keil, W. (2007): Strangulation im Sitzgurt. Rechtsmedizin 17: 363–366.

Bredthauer, D.; Becker, C.; Eichner, B.; Koczy, P.; Nikolaus, T. (2005): Factors relating to the use of physical restraints in psychogeriatric care: A paradigm for elder abuse. Z Gerontol Geriat, 38: 10–19.

Bundesinstitut für Arzneimittel und Medizinprodukte (BfArm)(2004): Vorkommnisse in Zusammenhang mit Bauchgurten und Stellungnahme zu Fixierungen Ref.Nr. 913/0704 v. 08.07.2004, herunterzuladen unter www.bfarm.de/(Suchbegriff: Fixierungen).

Bundeskonferenz zur Qualitätssicherung im Gesundheits- und Pflegewesen e. V. (BUKO-QS) (Hrsg) (2008): Qualitätsniveau I: Mobilität und Sicherheit bei Menschen mit demenziellen Einschränkungen in stationären Einrichtungen. Economica, Verlagsgruppe Hüthig, Jehle, Rehm, Heidelberg, München, Landsberg, Berlin. Informationen unter: www.buko-qs.de.

Bundesministerium für Gesundheit (BMG) (Hrsg.) (2006): Rahmenempfehlungen zum Umgang mit herausforderndem Verhalten bei Menschen mit Demenz in der stationären Altenhilfe. Herunterzuladen unter: ww.bmg.bund.de/cln_117/nn_1168304/SharedDocs/Publikationen/DE/Forschungsberichte/f007,templateId=raw,property=publicationFile.pdf/f007.pdf.

Deutsche Gesellschaft für Allgemeinmedizin und Familienmedizin e. V. (DEGAM) (2004): DEGAM-Leitlinie Nr. 4: Ältere Sturzpatienten. Herunterzuladen unter: www.degam.de/leitlinien/sturz_web.pdf.

Deutsches Netzwerk für Qualitätsentwicklung in der Pflege (DNQP) (Hrsg.)(2006): Expertenstandard Sturzprophylaxe in der Pflege. Zu beziehen unter: www.dnqp.de.

Evans, D.; Wood, J.; Lambert, L.; FitzGerald, M. (2002a): Physical Restraint in Acute and Residential Care. A

Abbildung 37-3: Interdiszplinärer Enscheidungsprozess (FEM)

Systematic Review. The Joanna Briggs Institute, Adelaide, Australia. Best Practice Infos herunterzuladen unter: www.joannabriggs.edu.au/pdf/ BPISEng_6_3.pdf (und 6_4.pdf).

Evans, D.; FitzGerald, M (2002b): Reasons for physically restraining patients and residents: A systematic review and content analysis. Int J Nurs Stud, 39: 735–743.

Evans, L. K.; Strumpf, N. E.; Allen-Taylor, S. L.; Capezuti, E.; Maislin, G.; Jacobsen, B. (1997): A clinical trial to reduce restraints in nursing homes. J Am Geriatr Soc, 45: 675–681.

Hamers, J. P.; Huizing, A. R. (2005): Why do we use physical restraints in the elderly?. Review. Z Gerontol Geriatr, 38 (1): 19–25.

Hirsch, R. D.; Wörthmüller, M.; Schneider, H. K. (1992): Fixierungen: Zu viel, zu häufig und im Grunde genommen vermeidbar. Z Gerontopsych Psychiat, 5: 127–135.

Huizing, A. R.; Hamers, J. P. H.; Gulpers, M. J. M.; Berger, M. P. F. (2008): Preventing the use of physical restraints on residents newly admitted to psycho-geriatric nursing home wards: A Cluster-Randomized Trial. Int J Nurs Stud [Epub ahead of print].

Klie, T.; Pfundstein, T. (2004): Münchner Studie: Freiheitsentziehende Maßnahmen in Münchner Pflegeheimen. In: Hoffmann, B.; Klie, T. (Hrsg): Freiheitsentziehende Maßnahmen. Unterbringung und unterbringungsähnliche Maßnahmen in Betreuungsrecht und Praxis. Müller, Heidelberg: 75–130.

Klie, T. (2006): Der Einsatz von Sensormatten als Hilfsmittel in Pflege und Betreuung unter haftungs-, betreuungs- und heimrechtlichen Gesichtspunkten. PflR 04: 152–159.

Koczy, P.; Klie, T.; Kron, M.; Bredthauer, D.; Rissmann, U.; Branitzki, S.; Guerra, V.; Klein, A.; Pfundstein, T.; Nikolaus, Th.; Sander, S.; Becker, C. (2005): Effektivität einer multifaktoriellen Intervention zur Reduktion von körpernaher Fixierung bei demenzerkrankten Heimbewohnern. Ziele und Studiendesign einer prospektiven clusterrandomisierten Interventionsstudie. Z Gerontol Geriat, 38: 33–39.

Köpke, S.; Meyer, G.; Haut, A.; Gerlach, A. (2008): Methodenpapier zur Entwicklung einer Praxisleitlinie zur Vermeidung von freiheitseinschränkenden Maßnahmen in der beruflichen Altenpflege. Z ärztl Fortbild Qual Gesundhwes (ZaeFQ) 102 (1): 45–53.

Meyer, G.; Köpke, S. (2008): Freiheitseinschränkende Maßnahmen in Alten- und Pflegeheimen: eine multizentrische Beobachtungsstudie. In: Schaeffer, D.; Behrens, J.; Görres, S. (Hrsg): Optimierung, und Evidenzbasierung pflegerischen Handelns. Juventa, Weinheim/München, Reihe Gesundheitsforschung.

Mohsenian, C.; Heinemann, A.; Verhoff, M.; Risse, M.; Karger, B.; Püschel, K. (2002): Todesfälle nach Fixierungsmaßnahmen. In: Saternus, K.-S.; Kernbach-Wighton, G. (Hrsg): Fixierung errregter Personen. Todesfälle in Klinik und Gewahrsam. Schmidt-Röhmhild, Lübeck.

Projektgruppe ReduFix (2007): ReduFix. Alternativen zu Fixierungsmaßnahmen oder: Mit Recht fixiert? Vincentz Network Hannover, Reihe Powerbooks, Altenpflege Bibliothek.

ReduFix (2006): Reduktion von körpernaher Fixierung bei demenzerkrankten Heimbewohnern. Tagungsbericht zum ModellvorhabenAbschlussbericht. Herunterzuladen unter: http://www.efh-freiburg.de/Dokumente/agp/ 00 %20Tagungsbericht.pdf.

SAMW Schweizer Akademie der Medizinischen Wissenschaften (2005): Zwangsmaßnahmen in der Medizin. Medizinische Richtlinien der SAMW. Herunterzuladen unter: http://www.samw.ch/content/ d_Ethik_Richtlinien.php.

SAMW (2004): Medizinisch-ethische Richtlinien zur Behandlung und Betreuung älterer pflegebedürftiger Menschen.Herunterzuladen s. SAMW 2005.

Segufix® (2008): Handbuch. Herunterzuladen unter: www.segufix.de.

Testad, I.; Aasland, A. M.; Aarsland, D. (2005): The effect of staff training on the use of restraint in dementia: a single-blind randomised controlled trial. Int J Geriatr Psychiatry, 20: 587–590.

38 Hilfsmittelversorgung

Natascha Möller-Woltemade

Besonderheiten der Hilfsmittelversorgung beim geriatrischen Patienten

Im allgemeinen Sprachgebrauch versteht man unter Hilfsmitteln Produkte, die speziell von kranken und behinderten Menschen zum Ausgleich ihrer körperlichen Defizite genutzt werden. Diese technischen und sächlichen Hilfen dienen darüber hinaus auch der Prävention von Sekundärerkrankungen, der Unterstützung der Behandlung sowie der Erleichterung von Pflege oder der Linderung von Beschwerden. Vor allem aber sollen sie die individuelle Lebensqualität der Patienten innerhalb des jeweiligen Lebensraumes sichern bzw. verbessern.

Die Hilfsmittelversorgung geriatrischer Patienten gestaltet sich in der Praxis oft recht schwierig. Die Gründe hierfür sind vielschichtig und liegen nicht nur in der schnellen und expansiven Entwicklung des Hilfsmittelmarktes, sondern vor allem bei der Ermittlung des individuellen Hilfsmittelbedarfs des Patienten. Um den individuellen Bedarf zu bestimmen, müssen unterschiedlichste Faktoren, wie beispielsweise körperliche und geistige Defizite sowie die Lebens- und Versorgungssituation einbezogen werden.

Bei der Auswahl des Hilfsmittels für alte Menschen muss unbedingt daran gedacht werden, dass das Produkt von Menschen genutzt werden soll, die sich in aller Regel in einem stetigen körperlichen und geistigen Abbauprozess befinden. Für das Hilfsmittel bedeutet dies, dass es die persönlichen Möglichkeiten des Patienten nicht übersteigen darf. Es sollten aber nicht nur die intellektuellen und körperlichen Fähigkeiten des Patienten in Betracht gezogen werden, sondern auch dessen Umfeld: Wohnt der Patient in seiner Wohnung oder in einem Pflegeheim? Wie sind seine räumlichen Möglichkeiten? Wer versorgt ihn bzw. wohnt mit ihm zusammen?

Demzufolge sollte im Vorfeld geklärt werden, ob pflegende Angehörige, Pflegekräfte oder Therapeuten ebenfalls täglichen Umgang mit dem Hilfsmittel haben.

Akzeptanz des Hilfsmittels

In Wohnungen älterer pflegebedürftiger Menschen und in Pflegeheimen befinden sich relativ häufig Hilfsmittel, die ungenutzt bleiben. Die Begründung dafür ist in der fehlenden Compliance der betroffenen Patienten und deren Versorger zu suchen. Damit ein Hilfsmittel im Alltag genutzt wird, muss es für den Patienten, seine Angehörigen und die betreuenden Pflegekräfte akzeptabel sein. Deshalb sollte ein Hilfsmittel folgenden Kriterien entsprechen:

- Es muss für den Patienten und alle an der Versorgung beteiligten Personen (Angehörige und Pflegepersonal) möglichst **einfach in der Bedienung** und Handhabung sein.

- Es sollte eine möglichst **robuste Bauart** haben. Zu viele filigrane und zerbrechlich wirkende Bauteile schrecken den Nutzer eher ab. Sie haben Angst, das Hilfsmittel zu beschädigen.
- Die **Größe des Produktes** sollte den räumlichen Möglichkeiten entsprechen und diese nicht überschreiten. An dieser Stelle sei auf das Beispiel des Patientenlifters hingewiesen. Diese werden im Alltag oft aufgrund von Platzmangel in der Wohnung oder im Patientenzimmer nicht genutzt.
- **Bauliche Rahmenbedingungen** wie Treppen, Schwellen, Türbreiten etc. müssen beispielsweise bei der Auswahl von Rollatoren und Rollstühlen bedacht werden.
- Das Produkt sollte über einen Fachhandel zu beziehen sein, der einen **schnellen und guten Service** bietet. Fachleute sollten den Patienten und sein versorgendes Umfeld adäquat in den Gebrauch des Produktes einweisen.
- Der Vorzug ist Produkten zu geben, die **möglichst wenig gewartet** werden müssen. Die Praxis zeigt, dass wartungsintensive Produkte entweder gar nicht oder lange Zeit über die Wartungsintervalle hinaus genutzt werden. Dieses kann die Sicherheit stark beeinflussen und somit zur Gefahrenquelle für den Anwender werden.
- Nicht zuletzt sollte das Hilfsmittel möglichst **optisch ansprechend** sein. Auch das Design eines Hilfsmittels kann darüber entscheiden, ob es genutzt wird oder nicht. Schon so mancher Rollator wurde alleine aufgrund der «falschen» Farbe nicht vom Patienten eingesetzt.

Stigma Hilfsmittel

Selbst bei sorgfältigster Bedarfsanalyse und Auswahl eines Hilfsmittels darf man dennoch nicht vergessen, dass es sich um Hilfsmittel handelt. Sie machen die körperlichen Defizite des Betroffenen sichtbar und damit quasi öffentlich. Folglich werden sie von Patienten oftmals als stigmatisierend erlebt. Die Praxis zeigt, dass ältere Menschen versuchen, ihre körperlichen Defizite oft über einen langen Zeitraum zu verheimlichen, zu kaschieren und zu verleugnen. Ein gutes Beispiel dafür sind Stürze älterer Menschen. Ein Großteil der geriatrischen Patienten stürzt zu Hause in regelmäßigen Abständen; bei diesen Stürzen verletzen sich die Betroffenen mal mehr, mal weniger. Diese Verletzungen, wie beispielsweise Hämatome, werden durch entsprechende Kleidung kaschiert. Das Sturzgeschehen wird selbst vor den nächsten Angehörigen verheimlicht. Erst dann, wenn das Fallen von Angehörigen oder Pflegenden bemerkt wird, veranlassen diese die Verordnung einer Gehhilfe.

Steht das Hilfsmittel nach der Verordnung zur Verfügung, führt es dem Patienten damit täglich die eigenen körperlichen Defizite und Gebrechen vor Augen. So wird ein einfaches Hilfsmittel zu einem Bestandteil des Trauerbewältigungsprozesses über den Verlust von Jugend, Gesundheit, Mobilität, Unabhängigkeit und körperlicher Attraktivität und leistet der Auseinandersetzung mit Pflegebedürftigkeit und Siechtum Vorschub.

Medizinprodukte, Hilfsmittel, Pflegehilfsmittel

Die Zulassung von Medizinprodukten in Deutschland, Österreich und in der Schweiz richtet sich nach den Europäischen Richtlinien 93/42/EWG, 98/79/EG und MEDDEV. Neben den genannten Richtlinien gibt es auch nationale Sonderregelungen wie beispielsweise das Medizinproduktegesetz (MPG) in Deutschland oder in Österreich. Im Rahmen der europäischen Richtlinien werden keine allgemeingültigen oder gar rechtsverbindlichen Definitionen der Begrifflichkeiten «Hilfsmittel» und «Pflegehilfsmittel» gegeben.

Auch der Versorgungsanspruch von Patienten mit Medizinprodukten ist auf nationaler Ebene durch die jeweilige Gesetzgebung unterschiedlich geregelt. Aufgrund der Fülle der unterschiedlichen nationalen Gesetzgebungen wird in diesem Kapitel auf Ausführungen zu den jeweiligen gesetzlichen Rahmenbedingungen verzichtet.

Medizinprodukte

Wie auch immer die Hilfsmittelversorgung durch die jeweiligen nationalen gesetzlichen Rahmenbedingungen geregelt ist: Hilfsmittel und Pflegehilfsmittel sind Medizinprodukte. Auf europäischer Ebene wird dazu eine ganz deutliche Aussage getroffen, was Medizinprodukte per Definition sind.

Ein Produkt ist dann ein Medizinprodukt, wenn der Hersteller dieses definitionsgemäß für die Benutzung durch Kranke und Behinderte auf dem Markt anbietet. Demnach wird allein durch die Zweckbestimmung des Herstellers ein Produkt zum Medizinprodukt. Die Produkte müssen innerhalb der deutschsprachigen Länder von einer benannten Stelle geprüft und mit einem CE-Zeichen versehen sein. Allein durch eine CE-Kennzeichnung wird jedoch keine Aussage zum medizinischen Nutzen eines Produktes getroffen.

Der Nachweis der Funktionstauglichkeit, der Sicherheit und des medizinische Nutzens kann aber für die Erstattung durch die Kostenträger entscheidend sein.

Hilfsmittel

Unter dem Begriff Hilfsmittel werden im allgemeinen deutschen Sprachgebrauch technische Produkte verstanden, die von kranken oder behinderten Menschen genutzt werden.

In Deutschland sind beispielsweise Hilfsmittel durch den § 33 des Sozialgesetzbuches V (SGB) und den § 31 des SGB VII definiert. Hilfsmittel sind demnach Seh- und Hörhilfen, Körperersatzstücke, orthopädische und andere Geräte, die dem Ausgleich eines körperlichen oder geistigen Funktionsdefizits, der Sicherung des Erfolgs einer Krankenbehandlung oder der Vorbeugung einer Behinderung dienen. Unter dem Begriff «andere Hilfsmittel» werden beispielsweise Geräte zur Messung von Körperzuständen, Applikationshilfen, Hilfen zur Krankenbehandlung und andere technische Produkte subsumiert.

Die meisten dieser Produkte haben Eingang in das Hilfsmittelverzeichnis gefunden. Das Hilfsmittelverzeichnis ist ein von den Spitzenverbänden der gesetzlichen Krankenkasse (GKV) regelmäßig fortgeschriebenes Verzeichnis, in dem die von der GKV erstattungsfähigen Hilfsmittel aufgeführt sind. Es enthält unter anderem Empfehlungen und Informationen über Art und Qualität der Produkte sowie ihre Indikationsbereiche. Die Vorraussetzung für die Neuaufnahme eines Produktes in das Hilfsmittelverzeichnis ist der Herstellernachweis der Funktionstauglichkeit, der Sicherheit, des therapeutischen Nutzens und der Qualität.

In jedem Fall bietet es dem Verordner einen guten Überblick über das Produktangebot und kann gegebenenfalls das Finden des geeigneten Hilfsmittels im konkreten Versorgungsfall erheblich erleichtern. Das Hilfsmittelverzeichnis ist nach Produktgruppen gegliedert. In der Tabelle 38-1 finden Sie eine Übersicht der bisher veröffentlichten Produktgruppen mit Produktbeispielen.

Pflegehilfsmittel

Nach der deutschen Gesetzgebung (SGB XI) sind Pflegehilfsmittel Sachmittel oder technische Hilfen, die der Erleichterung der Pflege dienen, Beschwerden des pflegbedürftigen Menschen lindern oder ihm eine selbstständigere Lebensführung ermöglichen.

Diese Produkte sind in einer Anlage an das Hilfsmittelverzeichnis angehängt. Es wird auch als Pflegehilfsmittelverzeichnis bezeichnet (s. Tab. 38-2).

Tabelle 38-1: Produktbeispiele von Hilfsmitteln

Nummer	Produktgruppe	Anwendungsort	Produktbeispiele
01	Absauggeräte	Atmungsorgane, Brust	unterschiedliche Formen der Sekret-Absauggeräte, Milchpumpen, Gerätezubehör
02	Adaptionshilfen		Anziehhilfen, Ess-/Trinkhilfen, Rutschfeste Unterlagen, Greifhilfen, Halter/Halterungen/Greifhilfen für Produkte zur Körperhygiene, Schreibhilfen, Lesehilfen
03	Applikationshilfen	Atmungsorgane, Verdauungsorgane	Spritzen, Pens, Infusionspumpen, Ernährungspumpen, Verbrauchsmaterialien zur enteralen Therapie, Verbrauchsmaterialien zur Infusionstherapie, Zubehör zur enteralen/parenteralen Therapie
04	Badehilfen		Badewannenlifter, Badewannensitze, Duschhilfen, Badewanneneinsätze Sicherheitsgriffe und Aufrichtehilfen
05	Bandagen	Vor- und Mittelfuß, Sprunggelenk, Fuß, Knie, Hüfte, Hand, Ellenbogen, Schulter, Leib/Rumpf, Halswirbelsäule, Brustwirbelsäule, Lendenwirbelsäule	Bruchbänder, Suspensorien
06	Bestrahlungsgeräte		UV-Teilkörperbestrahlungsgeräte, Punktbestrahlungsgeräte
07	Blindenhilfsmittel		Blindenlangstöcke, elektronische Blindenleitgeräte, Systeme zur Schriftumwandlung, spezielle Schreibhilfen für Blinde
08	Einlagen	Füße	Kopieeinlagen, Bettungseinlagen, Einlagen mit Korrekturbacken, Fersenschalen
09	Elektrostimulationsgeräte	Haut, Nerven, Muskeln	Elektrotherapiegeräte bei Hautfunktionsstörungen, Elektrostimulationsgeräte zur Schmerzbehandlung und entsprechendes Zubehör
10	Gehilfen		Gehgestelle, Gehwagen, Hand-/Gehstöcke, Unterarmgehstöcke, Achselstützen, Fahrbare Gehhilfen (Rollatoren) und entsprechendes Zubehör
11	Hilfsmittel gegen Dekubitus	Fuß, Ellenbogen, Leib/Rumpf, Ganzkörper, Gesäß	Auflagen aus Weichlagerungsmaterialien, luftgefüllte Auflagen zur Weichlagerung, Auflagen zur intermitierenden Entlastung (Wechseldruckauflagen), Weichlagerungsmatratzen, luftgefüllte Matratzen zur Weich-

Nummer	Produktgruppe	Anwendungsort	Produktbeispiele
			lagerung, Matratzen zur intermitierenden Entlastung (Wechseldruckmatratzen), Seitenlagerungssysteme, Systeme zur Stimulation von Mikrobewegungen, Sitzkissen aus Weichlagerungsmaterialien, Luftgefüllte Sitzkissen und Rückensysteme
12	Hilfsmittel bei Tracheostoma		verschiedene Arten von Trachealkanülen, Innenkanülen, Schutzzubehör für Tracheostoma, entsprechende Verbrauchsmaterialien
13	Hörhilfen		Einkanalige und mehrkanalige HdO- und IO-Geräte, Taschenhörgeräte, Knochenleitungshörbügel, Tinitusgeräte, Kinnbügelhörer/Hörverstärker
14	Inhalations- und Atemtherapiegeräte		Inhalationsgeräte, Inhalationshilfen, Sauerstofftherapiegeräte, Atemtherapiesystem zur Schleimlösung/-elimination, Beatmungsgeräte, Modulare respiratorische Systeme, entsprechendes Zubehör
15	Inkontinenzhilfen		Saugende Inkontinenzvorlagen, saugende Inkontinenzhosen, Netzhosen, externe Urinableiter, Urin-Beinbeutel, Urinbettbeutel, Stuhlauffangbeutel, Urinalbandagen, Einmalkatheter für ISK, Ballonkatheter, Ananltampons, Hilfsmittel zum Training des Beckenbodens, intraurethrale Inkontinenztherapiesysteme, Intravaginale Inkontinenztherapiesysteme und Zubehör
16	Kommunikationshilfen		Tafeln und Symbolsammlungen, geschlossenen Anlagen mit Sprach-, Sicht- und Druckausgabe, behindertengerechte Hardware zur Eingabeunterstützung, behindertengerechte Software für Kommunikationsgeräte, Geräte zur Kommunikationsunterstützung, Signalanlagen für Gehörlose
17	Hilfsmittel zur Kompressionstherapie	Bein, Hand, Arm, Leib/Rumpf und Kopf	Medizinische Kompressionswadenstrümpfe, medizinische Kompressionshalbschenkelstrümpfe, medizinische Kompressionsstrümpfe, Hilfsmittel zur Narbenkompression, medizinische Kompressionsstrümpfe zur Ulcus cruris Behandlung. Beides in Serienanfertigung und nach Maß
18	Krankenfahrzeuge	Innenraum, Innenraum und Außenraum, Außenbereich, Treppen	Toilettenrollstühle, Duschrollstühle, Rollstühle mit Einarmantrieb, Elektrorollstühle, Schieberollstühle, Rollstühle mit Greifreifenantrieb, Leichtgewichtrollstühle, Elektromobile, Treppensteighilfen, Treppenraupen, Roll-

Nummer	Produktgruppe	Anwendungsort	Produktbeispiele
			stühle mit Stehvorrichtung, restkraftunterstützende Greifreifenantriebe
19	Krankenpflegeartikel		behindertengerechte Betten, Stehbetten, Bettenzubehör, Bettzurichtungen, Stechbecken, Bettschutzeinlagen
20	Lagerungshilfen	Bein, Schulter, Arm, Ganzkörper, Gesäß	Lagerungsschalen, Abduktionskissen und -keile, Lagerungskeile, Sitzringe
21	Messgeräte für Körperzustände/ - funktionen	Atmungsorgane, peripherer Kreislauf, haut, Nerven, Blut/Blutbildende Organe, Innenraum	Spirometer, Blutdruckmessgeräte, Pulsoximeter, Blutzuckermessgeräte, Personenwaagen
22	Mobilitätshilfen	Ganzkörper, häuslicher Bereich, Innenraum, Außenbereich	Umsetz- und Hebehilfen, wie Drehscheiben, Rutschbretter, Aufrichthilfen, Lifter, Rampensysteme
23	Orthesen	Vor- und Mittelfuß, Sprunggelenk, Fuß, Knie, Hüfte, Bein, Hand, Ellenbogen, Schulter, Arm,, Leib/Rumpf, Halswirbelsäule, Brustwirbelsäule, Lendenwirbelsäule, Wirbelsäule, Bruchbänder, Ganzkörper	Orthesen zur Immobilisierung, Stabilisierung, Entlastung, Korrektur, Mobilisierung, Funktionssicherung, Führung
24	Prothesen	Auge/Sehorgan, Brust	Kunstaugen aus Glas, Brustprothesen
25	Sehhilfen		Systemträger, Gläser, Schieltherapeutika, Uhrglasverbände, Kontaktlinsen
26	Sitzhilfen	Leib/Rumpf, Innenraum	Sitzschalen, Arthrodesenstühle, Arthrodesensitzkissen
27	Sprechhilfen		Sprachverstärker, Tonerzeuger, Stimmersatzhilfen
28	Stehhilfen		Stehständer, Schrägliegebretter
29	Stomaartikel		geschlossenen Beutel, Ausstreifbeutel, Urostomiebeutel, Stomakappen, Minibeutel, Basisplatten, Irrigatoren, Pflegemittel und entsprechendes Zubehör
31	Schuhe		orthopädische Maßschuhe, Therapieschuhe

Nummer	Produktgruppe	Anwendungsort	Produktbeispiele
32	Therapeutische Bewegungsgeräte	Sprunggelenk, Knie, Hüfte, Bein, Hand, Ellenborgen, Schulter Arm, Ganzkörper	Bewegungstrainer
33	Toilettenhilfen		Toilettensitze, Toilettenstützgestelle, Toilettenaufstehhilfen, Toilettenstühle
99	Verschiedenes		

Tabelle 38-2: Pflegehilfsmittelverzeichnis

Nummer	Produktgruppe	Produktbeispiele
50	Pflegehilfsmittel zur Erleichterung der Pflege	Pflegebetten, Pflegebettenzubehör, Bettzurichtungen zur Pflegeerleichterung, Pflegebetttische, Pflegeliegestühle
51	Pflegehilfsmittel zur Körperpflege/Hygiene	Bettpfannen, Urinflaschen, Urinflaschenhalter, wiederverwendbare saugende Bettschutzeinlagen, Duschwagen, Kopfwaschsysteme
52	Pflegehilfsmittel zur selbstständigen Lebensführung	Notrufsysteme
53	Pflegehilfsmittel zur Linderung von Beschwerden	Lagerungsrollen

Auswahl des notwendigen Hilfsmittels

Personenkreis, der in die Auswahl einbezogen ist

Bei der Hilfsmittelversorgung darf der geriatrische Patient nie isoliert von seinem sozialen Umfeld und seinem Lebensraum betrachtet werden. Die Wohnverhältnisse – ob der Patient zu Hause oder in einer stationären Alteneinrichtung lebt – beeinflussen die Hilfsmittelversorgung. Folglich wird nicht nur der Patient das Hilfsmittel anwenden und nutzen, sondern auch Angehörige, Pflegende und Therapeuten werden damit täglich Umgang haben. In der Praxis ist es sogar oftmals genau dieser Personenkreis, der die geistigen und/oder körperlichen defizitären Veränderungen beim Patienten feststellt und dessen Versorgung mit einem Hilfsmittel initiiert. Nach Möglichkeit sollten deren Fähigkeiten und Wünsche ebenfalls bei der Auswahl eines Hilfsmittels Berücksichtigung finden. Jedoch sollten die individuellen Vorstellungen von Therapeuten, Pflegenden, Ärzten und Angehörigen nicht zur alleinigen Messlatte für die Hilfsmittelversorgung werden. Im Mittelpunkt steht der Patient mit seinem individuellen Versorgungsbedarf!

Um eine möglichst optimale Versorgung zu gewährleisten, sollten in den Auswahlprozess außer dem Patienten auch die Ärzte, die Pflegenden, die Angehörigen, die Therapeuten, die

Orthopädie-/Rehatechniker und, bei Bedarf, die Optiker und Hörgeräteakustiker gleichermaßen einbezogen sein. Möglichst zeitnah sollte auch der Kostenträger eingebunden werden.

Ein gemeinschaftlich erarbeitetes Versorgungskonzept für die Therapie und damit auch für die Hilfsmittelversorgung führt zu mehr Akzeptanz auf allen Seiten. Eine klare Zielformulierung dient aber nicht nur der Akzeptanz, sondern verhindert auch unnötige und unwirtschaftliche Fehlversorgungen. Daraus ergibt sich auch Transparenz und Nachvollziehbarkeit für den Kostenträger, was die Versorgung mit dem Hilfsmittel oft beschleunigt.

Auswahl

Um die Lebensqualität eines Patienten mit Hilfsmitteln nachhaltig zu sichern oder zu verbessern, muss man sich seine Lebensumstände und seine persönlichen körperlichen und geistigen Fähigkeiten genau anschauen. Folglich kann man sich bei der Auswahl eines Hilfsmittels nicht allein an der Diagnose orientieren.

Eine möglichst genaue und umfassende Erhebung der individuellen Defizite ist der erste Schritt. Leider sind im deutschsprachigen Raum keine umfassenden Erhebungsbögen bekannt, die einen Gesamtüberblick über die individuellen Defizite eines Patienten bieten. Die nachfolgenden Fragen können in der Praxis genutzt werden, um sich einen Überblick über den Hilfsmittelbedarf zu verschaffen. Dieser ergibt sich aber auch aus den verschiedenen Assessments, die in diesem Buch empfohlen werden (vor allem Kap. 31 «Geriatrisches Assessment»).

Die zentralen Fragen der Hilfsmittelversorgung

- Wo lebt der Patient?
- Lebt der Patient alleine?
- Versorgt sich der Patient noch selber?
- Wird er durch Angehörige betreut und gepflegt?
- Versorgen Pflegefachkräfte den Patienten?
- Erhält der Patient Ergo- oder Physiotherapien?
- Verfügt der Patient über besondere geistige, körperliche oder soziale Ressourcen, die sich auf die Auswahl und die Nutzung eines Hilfsmittels positiv auswirken?
- Hat der Patient Defizite im Bereich der Atmung, die eine Verordnung eines Hilfsmittels notwendig machen? (Siehe dazu: Produktgruppe (PG) 1 Absauggeräte, PG 12 Tracheostoma, PG 14 Inhalations- und Atemtherapiegeräte.)
- Hat der Patient Defizite im Bereich des Herz-Kreislaufsystems? (Siehe dazu: PG 17 Hilfsmittel zur Kompressionstherapie, PG 3 Applikationshilfen, PG 21 Messgeräte für Körperzustände/-funktionen.)
- Hat der Patient Defizite im Bereich des Hörens? (Siehe dazu: PG 13 Hörhilfen, PG 16 Kommunikationshilfen.)
- Hat der Patient Defizite im Bereich des Sehens? (Siehe dazu: PG 7 Blindenhilfsmittel, PG 16 Kommunikationshilfen.)
- Hat der Patient Defizite im Bereich der Kommunikation? (Siehe dazu: PG 16 Kommunikationsanlagen, PG 27 Sprechhilfen.)
- Hat der Patient Defizite im Bereich der Nahrungsaufnahme? (Siehe dazu: PG 2 Adaptionshilfen, PG 3 Applikationshilfen.)
- Hat der Patient Defizite im Bereich der Urin- und Stuhlkontinenz? (Siehe dazu: PG 15 Inkontinenzhilfen, PG 19 Krankenpflegeartikel, PG 33 Toilettenhilfen, PG 51 Pflegehilfsmittel zur Körperpflege und Hygiene.)
- Hat der Patient Defizite im Bereich der Körperpflege? (Siehe dazu: PG 2 Adaptionshilfen, PG 4 Badehilfen, PG 33 Toilettenhilfen, PG 51 Pflegehilfsmittel zur Körperpflege und Hygiene.)
- Hat der Patient Defizite im Bereich des muskuloskeletalen Systems und damit einhergehender eingeschränkter Mobilität? (Siehe dazu: PG 05 Bandagen, PG 8 Einlagen, PG 10 Gehhilfen, PG 18 Krankenfahrzeuge, PG 22 Mobilitätshilfen, PG 23 Orthesen, PG 24 Prothesen, PG 28 Stehhilfen, PG 31 Schuhe, PG 32 Therapeutische Bewegungsgeräte.)

- Hat der Patient Defizite im Bereich der persönlichen Sicherheit? (Siehe dazu: PG 7 Blindenhilfsmittel, PG 13 Hörhilfen, PG 16 Kommunikationshilfen, PG Messgeräte für Körperzustände, PG 52 Pflegehilfsmittel zur selbstständigen Lebensführung.)
- Hat der Patient Defizite bei der Intakthaltung der Haut? Besteht die Gefahr der Bildung eines Druckgeschwürs? Besteht ein Druckgeschwür? (Siehe dazu: PG 11 Hilfsmittel gegen Dekubitus, PG 53 Pflegehilfsmittel zur Linderung von Beschwerden.)

Ist durch die Beantwortung der oben stehenden Fragen ein Problemkreis identifiziert, muss im nächsten Schritt das für den Patienten geeignete Hilfsmittel gefunden werden. Dieses sollte, wie bereits erwähnt, unter Einbeziehung des Patienten, seiner Angehörigen und Pflegenden sowie der Hilfsmittelfachleute (z. B. Orthopädie-/Rehatechniker) erfolgen.

Zur Produktauswahl können für bestimmte Produktarten Erhebungsbögen wie zum Beispiel zur Prothesenanpassung, zur Dekubitusversorgung oder zur Rollstuhlanpassung genutzt werden. Solche Erhebungsbögen sind beispielsweise über Kostenträger, Verbände und Hersteller zu beziehen.

Fazit

Das Thema der Kostenreduktion im Gesundheitswesen betrifft auch im zunehmenden Maße den Bereich der Hilfsmittelversorgung. Nicht selten werden hier die Begrifflichkeiten «wirtschaftlich» und «kostengünstig» gleichgesetzt. In Anbetracht der häufig nicht genutzten Hilfsmittel ist eine Diskussion um eine Investition in eine angemessenere Versorgung angebracht.

In der Versorgungspraxis in Deutschland werden heute beispielsweise nur noch die kostengünstigsten Produkte einer Produktgruppe vom Kostenträger erstattet. Diese Vorgehensweise ist legitim, so lange die Produkte dem individuellen Bedarf des Patienten entsprechen. Leider ist es im Alltag immer wieder zu bemängeln, dass die Hilfsmittel nicht danach genehmigt werden, sondern ausschließlich nach dem Preis.

Oft wird dabei aber vom Kostenträger außer Acht gelassen, dass es innerhalb einer Produktart durchaus funktionelle Unterschiede gibt. Ein Rollstuhl ist eben nicht gleich ein Rollstuhl. Bei der Auswahl des Produktes sollte es vor allem um die individuellen Bedürfnisse des Patienten gehen. Schon anhand der Versorgung eines Rollators werden die Unterschiede der einzelnen Produkte deutlich. Rollatoren unterscheiden sich unter anderem in ihrer Stabilität, im Gewicht, in der Größe ihrer Rollen und in der Art ihrer Bremsen. Es gilt also, im Vorfeld der Versorgung genau zu klären, ob der Patient die Gehhilfe beispielsweise nur zu Hause oder auch außerhalb der Wohnung nutzt. Auch wäre die Frage klärungswürdig, ob der Rollator in öffentlichen Verkehrsmitteln und auf unwegsamen Wegen (z. B. Kopfsteinpflaster) genutzt werden soll. Es muss also im Vorfeld unbedingt klar definiert werden, welche Defizite der Patient hat, und wo er das Hilfsmittel nutzen möchte.

Hilfsmittel werden heute auch in Katalogen von Versandhäusern, in Baumärkten oder auch in den wöchentlichen Angeboten der Discountmärkte angeboten. Dort ist vom Blutdruckmessgerät, über das Pflegebett bis hin zum Defibrillator alles für den Endkonsumenten erhältlich. Diese Entwicklung ist höchst bedenklich, da sie für den Nutzer Sicherheitsrisiken beinhaltet. Diese Produkte werden ohne die fachkundige Anpassung und Einweisung durch den Orthopädietechniker von Laien genutzt. Die Folgen sind oftmals schlechte und unpassende Versorgungen. Sie sind unter Umständen ein Risiko und gefährden dadurch die Gesundheit des Nutzers. Die Auswahl eines Hilfsmittels durch alle an der Versorgung beteiligten Menschen, die Anpassung und die Unterweisung im Umgang mit dem Hilfsmittel gehört in die Hände von entsprechend qualifiziertem Fachpersonal. Denn nur mit dieser Vorgehensweise kann das passende Hilfsmittel für den Patienten gefunden werden, durch das seine Lebensqualität nachhaltig verbessert wird.

Literatur

AOK (2008): Hilfsmittelkatalog. AOK-Verlag, Remagen.

Baxendale, K. M.; Kelsall, A. D. (1997): Walking And Standing Aids. The Disability Information Trust, Oxford.

Baxendale, K. M.; Kelsall, A. D. (1997): Arthritis: An Equipment Guide. The Disability Information Trust, Oxford.

Baxendale, K. M.; Kelsall, A. D. (1997): Furniture. The Disability Information Trust, Oxford.

Cook, A. M.; Hussey, S. M. (2002): Assistive Technologies Principles and Practice. St. Louis.

Doneth, I.; Schäfer, C. (2006): Hilfsmittel und Medizinprodukte Band 1. Wissenschaftliche Verlagsgesellschaft mbH, Stuttgart.

Doneth, I.; Kamps, N.; Schäfer, C. (2006): Hilfsmittel und Medizinprodukte Band 2. Wissenschaftliche Verlagsgesellschaft mbH, Stuttgart.

Gore, S.; Mc Lellan, L.; Pain, H. (2003): Choosing Assistive Devices. Jessica Kingsley Publishers, London.

IKK-Bunesverband (2003): IKK-Information Hilfsmittel- und Pflegehilfsmittelverzeichnis.

Kelsall, A. D. (1994): Outdoor Transport. The Disability Information Trust, Oxford.

Kelsall, A. D. (1993): Wheelchairs. The Disability Information Trust, Oxford.

Kohm, B.; Wilson, F. (1999): Verbandmittel Medizinprodukte Krankenpflegeprodukte. Deutscher Apotheker Verlag, Stuttgart.

MDK (2000): Allgemeine Arbeitshilfe: Begutachtung von Hilfsmitteln, Pflegehilfsmitteln und Maßnahmen zur Verbesserung des individuellen Wohnumfeldes, unveröffentlichte Arbeitshilfe.

MDK (2008): Hilfsmittelrichtlinien. MDK, Essen.

MDS (2008): Hilfsmittel. Medizinischer Dienst der Spitzenverbandes Bund der Krankenkassen e. V., Essen.

Pflege Pschyrembel (2007). Walter de Gruyter, Berlin/New York.

Weitere Informationsquellen zum Thema Hilfsmittel

Deutsches Hilfsmittelverzeichnis

Deutsches Pflegehilfsmittelverzeichnis

Unterschiedliche Kostenträger wie gesetzliche Krankenkassen, Berufsgenossenschaften und Rentenversicherungsträger

MDK – Medizinischer Dienst

MDS – Medizinsicher Dienst der Spitzenverbände

Hersteller von Medizinprodukten

Sanitätsfachhandel

Europäische und nationale Gesetzgebungen, Richtlinien und Verfahrensanweisungen

Informationsquellen im Internet

www.bmg.bund.de

www.bmgfj.gv.at

www.bvmed.de

www.ikk.de

www.mdk.de

www.mds.de

www.qvh.de

www.rehadat.de

www.rehakind.de

www.swissmedic.ch

www.walhalla.de

39 Palliative Geriatrie

Matthias Pfisterer und Jürgen Heins

Definition

In Anlehnung an die Definition der WHO dienen *Palliative Medizin und Pflege* der Verbesserung der Lebensqualität von Patienten und ihren Familien, die mit einer lebensbedrohlichen Erkrankung konfrontiert sind. Dies geschieht durch Vorbeugung und Linderung von Leiden mittels frühzeitiger Erkennung, hochqualifizierter Beurteilung und Behandlung von Schmerzen und anderen Problemen physischer, psychosozialer und spiritueller Natur (WHO, 2004). In der palliativen Geriatrie werden diese Grundsätze auf die besonderen Probleme betagter, multimorbider Patienten fokussiert.

Die **Ziele der palliativen Geriatrie** sind:

- Unheilbar erkrankte betagte Patienten am Lebensende unter Einbeziehung ihrer Angehörigen betreuen.
- Wünsche und Bedürfnisse Schwerstkranker und Sterbender erkennen und ihren körperlichen und seelischen Nöten kompetent begegnen.
- Adäquate interdisziplinäre und multiprofessionelle Behandlung sicherstellen, die symptomatische, seelisch/spirituelle und soziale Inhalte berücksichtigt.
- Bei schwierigen medizinischen und ethischen Entscheidungen unterstützen.
- Sterben in Würde und Geborgenheit ermöglichen.
- Aktiver Sterbehilfe und Euthanasie klar ablehnen.

Was bedeutet Palliativmedizin für Betagte?

Viele geriatrische Patienten befinden sich in der letzten Lebensphase. Oftmals beträgt ihre Lebenserwartung weniger als sechs Monate. Hier sind die Übergänge von kurativer und lebensverlängernder zu symptomorientierter, gegebenenfalls palliativer Medizin fließend (siehe Abb. 39-1).

Themenbereiche wie Sterbebegleitung, Schmerztherapie oder Linderung von Dyspnoe werden vorwiegend mit der Palliativmedizin unter onkologischen Gesichtspunkten assoziiert, obwohl sie auch wesentliche Bestandteile geriatrischer Medizin sind. In der SUPPORT-Studie (Phillips et al., 2000), die an über 9000 ernsthaft erkrankten älteren Patienten in den USA durchgeführt wurde, zeigten über 20 % der Patienten mit fortgeschrittener Herzinsuffizienz, dem Endstadium einer Lebererkrankung oder chronisch obstruktiver Lungenerkrankung beständig schwere Dyspnoe in den letzten sechs Lebensmonaten. Mehr als 60 % der auf eine geriatrische Station eingewiesenen Patienten starben mit «high levels of suffering». Hieraus lässt sich ableiten, dass betagte Patienten mit lebensbedrohlichen Erkrankungen eine ganzheitliche Medizin

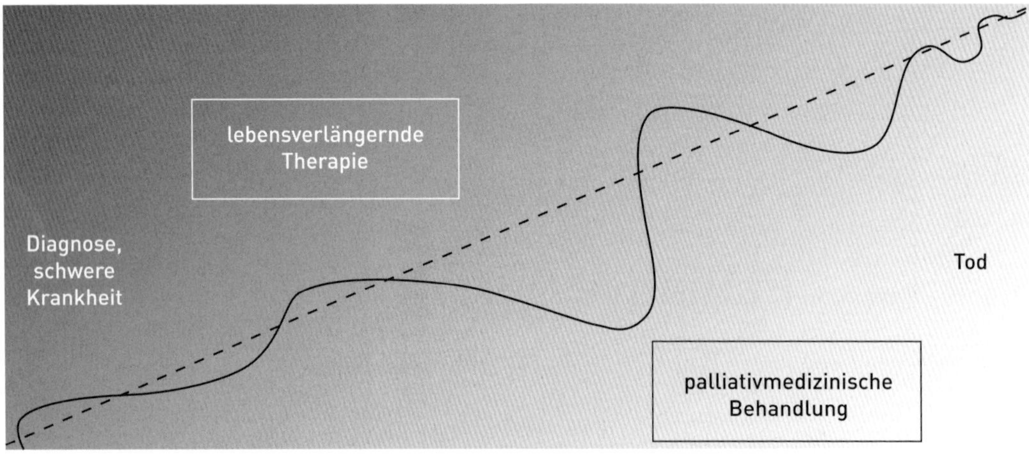

Abbildung 39-1: Übergänge im Krankheitsprozess

benötigen, die sowohl kurative und rehabilitative, aber auch palliative Kompetenz vorhält. Somit existieren zwischen Altersmedizin und Palliativmedizin relevante Überschneidungen. Beide erfordern ein Vorgehen, das von Kompetenz, Herz und Augenmaß gekennzeichnet ist.

Zielgruppe

Die Hauptzielgruppe der palliativen Geriatrie sind multimorbide, betagte Patienten am Lebensende, bei denen chronische und akute Alterskrankheiten Beschwerden und Leid hervorrufen, die eine Behandlung mit geriatrischer Kompetenz erfordern.

Zu typischen Alterskrankheiten, die eine Behandlung in der palliativen Geriatrie erforderlich machen, können neben Tumorerkrankungen folgende so genannte «Nicht-Tumor-Erkrankungen» zählen:

- terminale Herz-, Lungen-, Nierenerkrankung
- schwere, zum Tode führende neurologische Erkrankungen (z. B. schwerer Schlaganfall, M. Parkinson)
- weit fortgeschrittene Demenzerkrankung mit Dysphagie und Kachexie
- Zustand nach schweren Operationen mit irreversiblen Komplikationen.

Unterschiedliche Verläufe

Nur etwa ein Viertel der alten Menschen verstirbt an Tumorerkrankungen. Ein weiteres Viertel verstirbt an Organversagen, vorzugsweise bei chronischen Herz- oder Lungenerkrankungen. Eine noch größere Gruppe durchlebt vor ihrem Tod eine Phase mit demenzieller Entwicklung und weiteren Abbauvorgängen. Ein plötzlicher Tod ist eher selten. Diesen verschiedenen Krankheitsbildern lassen sich typische Krankheitsverläufe zuordnen, auch hinsichtlich der funktionellen Selbständigkeit (WHO, 2004; Murray et al., 2005; Lunney et al., 2003). Typisch für Tumorerkrankungen (s. **Abb. 39-2**) ist eine oft jahrelange Stabilität auf relativ hohem Funktionsniveau, der finale Abbauprozess (mit entsprechendem Palliativbedarf) verläuft häufig rasch innerhalb weniger Monate.

Im Gegensatz dazu sind Patienten mit chronischen Herz- oder Lungenkrankheiten (s. **Abb. 39-3**) oft über Jahre einem progredienten Verlust von Selbständigkeit ausgesetzt und benötigen Hilfe bei den Aktivitäten des täglichen Lebens. Immer wieder kommt es zu akuten, durchaus auch lebensbedrohlichen Exazerbationen der Grundkrankheit. Prognostische Aussagen sind häufig nicht zuverlässig möglich. Hier ergeben sich, gemischt mit akutmedizinischen Erfor-

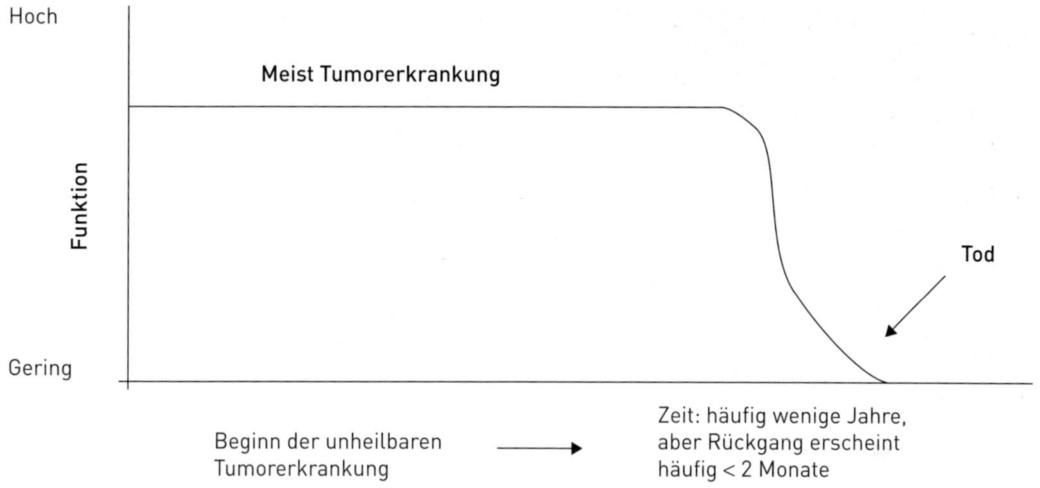

Abbildung 39-2: Verlauf «Tumor», kurze Phase des eindeutigen Abbaus

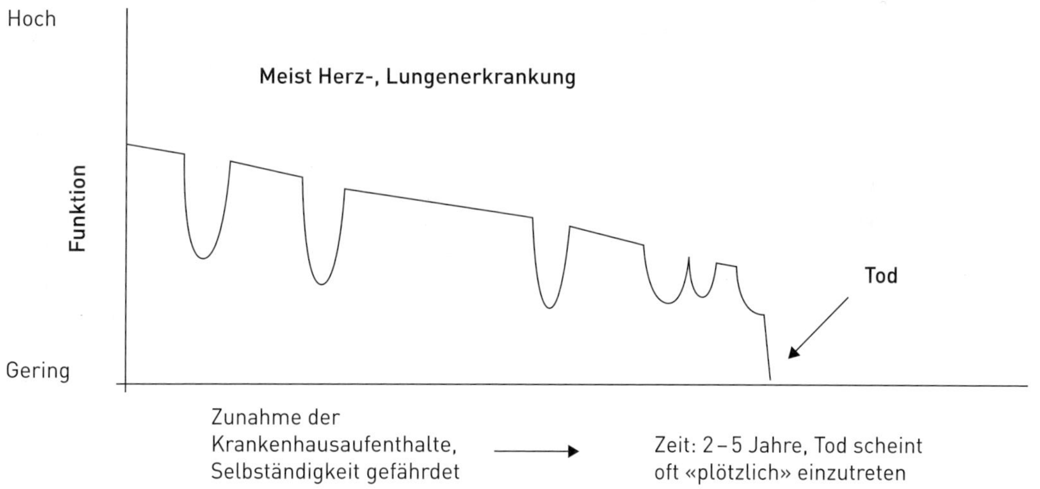

Abbildung 39-3: Verlauf «Organversagen», fortschreitende Einschränkungen mit intermittierenden bedrohlichen Episoden

dernissen, völlig andere palliativmedizinische Überlegungen, die sich noch einmal anders in der dritten Gruppe von Patienten, jenen mit dementiellem Abbau (s. **Abb. 39-4**) darstellen. Hier zeigt sich oft ein noch niedrigeres funktionelles Niveau mit Abhängigkeit in den Aktivitäten des täglichen Lebens, das meist über Jahre verläuft. Diese besonders gebrechlichen Patienten sind durch viele invasive Verfahren der üblichen Akutmedizin in besonderer Weise gefährdet. Auch sie können von den Grundsätzen der palliativen Medizin profitieren.

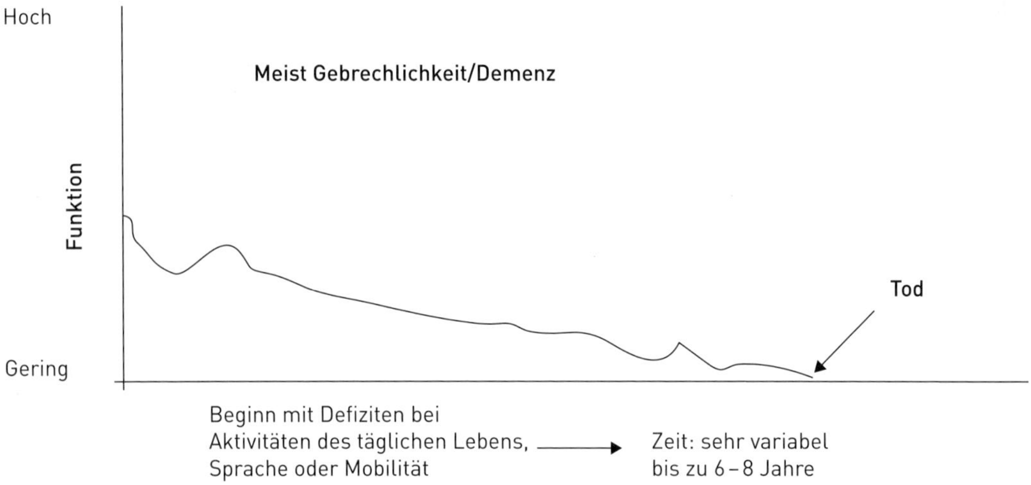

Abbildung 39-4: Verlauf «schleichende Abnahme»

Symptomlinderung

Aus der **Tabelle 39-1** können Sie ersehen, was zu den häufigsten belastenden Symptomen geriatrischer Palliativpatienten zählt.

Tabelle 39-1: Die häufigsten belastenden Symptome geriatrischer Palliativpatienten

- Schmerzen
- Dyspnoe
- Verwirrtheit
- bronchiale Hypersekretion
- Übelkeit, Erbrechen
- Angst
- Schlafstörung
- Anorexie
- Depression
- Schluckstörung
- Juckreiz
- Foetor durch Wunden
- Obstipation
- Inkontinenz
- psychosoziale Probleme

Ziel ist es, die Symptome auf ein erträgliches Maß zu reduzieren. Dabei spielt die *verständliche und angemessene Kommunikation* mit dem Patienten und seinen Angehörigen die zentrale Rolle. Auch die Umgebungsgestaltung (Licht, Ruhe, klar zuzuordnender Außenreiz etc.) ist wichtig und insbesondere für demente bzw. verwirrte Patienten wirksam, um ihre Angst und Unruhe zu vermindern (s. Kap. 7 «Delir»). In **Tabelle 39-2** sind auch für Hochbetagte geeignete Medikamente zur palliativen Symptomlinderung dargestellt. Neben der Expertise in der medikamentösen Therapie von Symptomen ist in der palliativen Geriatrie Kompetenz in Aromatherapie und Wundmanagement erforderlich, um auch bei Geruchsbelästigung durch exulzerierende Wunden lindernde Maßnahmen zum Einsatz bringen zu können.

Ernährung und Flüssigkeitszufuhr

Essen und Trinken sind bei Patienten mit fortgeschrittenen, unheilbaren Erkrankungen ein immer wiederkehrendes Diskussionsthema (s. auch Kap. 15 «Ernährung des älteren Menschen» und Kap. 40 «Ethik»), das gelegentlich die gesamte Kommunikation innerhalb von Familien oder

Tabelle 39-2: Palliative Symptomlinderung

Indikation	Wirkstoff	Dosierung	Subkutane Gabe möglich?
Schmerzen, Dyspnoe	Morphin	2,5 bis 5 (bis 10) mg opioidnaive Patienten in der Regel alle 4 bis 6 Stunden	ja
Panik, Angst, Unruhe	Lorazepam	0,5 bis 1 mg 4- bis 6-mal täglich	i.d.R. als lyophilisierte Plättchen per os
Übelkeit, Delir	Haloperidol	0,5 bis 2,5 bis 5 mg 1- bis 2-mal täglich (bei Delir oft höhere Dosierung erforderlich)	ja
bronchiale Hypersekretion, «Rasseln», Ileus	Glykopyrronium	0,2 bis 0,4 mg 3-mal täglich	ja
	Butylscopolamin	20 mg 2- bis 3-mal täglich	ja
Geruchsbelästigung durch Wunden	Metronidazol	lokale Verabreichung (Infusionslösung oder Gel) in die Wunde	nein

zwischen Patient und medizinischem Personal bestimmt. Durchaus unklar ist die Bedeutung des Hydratationszustands auf die Delirentwicklung, auch wenn die Exsikkose immer wieder als Risikofaktor genannt wird. Die klinische Erfahrung lehrt, wie angenehm die Entwicklung einer Urämie sein kann, wahrscheinlich vermittelt durch Endorphine. Außerdem kann der Verzicht auf Rehydrierung zur Reduktion von Ödemen, Bronchialsekret (Rasselatmung), Urinausscheidung und zur verminderten Bildung von Magensekret (weniger Erbrechen) führen. Hinzu kommt, dass viele Patienten trotz ausreichender Flüssigkeitszufuhr über Mundtrockenheit und damit verbundenes Durstgefühl klagen. Hier kann kompetente Mundpflege eine relevante Verbesserung der Lebensqualität erreichen.

Das Handeln von Pflegenden und Ärzten in Bezug auf Ernährung und Flüssigkeitszufuhr ist häufig von Ängsten vor rechtlichen Konsequenzen wegen der Unterlassung einer Maßnahme und falschen Vorstellungen bezüglich der möglichen Effekte der Behandlung geleitet. Oft werden «Meinungen» geäußert, die gesicherten Daten der Fachliteratur entgegenstehen. Dies führt zu Konstellationen, in denen Heime den Einsatz von Ernährungssonden wünschen, und Ärzte diese veranlassen. Hinzu kommen ethisch-moralische Unsicherheiten. Auf der einen Seite kann ein Weiterführen der Ernährung den Leidensweg eines Patienten verlängern, andererseits besteht die Sorge, dass der Verzicht auf Sondenernährung Komplikationen erzeugt (Shega et al., 2003).

Besonderheiten im Alter

- Die Zuverlässigkeit prognostischer Einschätzungen ist bei fortgeschrittenen nicht-onkologischen Erkrankungen betagter Patienten oft mangelhaft. So wurde die prognostizierte Sterblichkeit von Patienten mit fortgeschrittener Demenz beim Umzug ins Pflegeheim mit 1 % in den ersten sechs Monaten eingeschätzt. Tatsächlich verstarben aber 71 % in diesem Zeitraum (Mitchell et al., 2004). Hier besteht noch erheblicher Forschungsbedarf, um zuverlässigere Einschätzungen zu erzielen, denn von der Prognose hängt maßgeblich ab, ob ein Behandlungsangebot mehr palliative oder mehr kurative Ansätze verfolgt.

- Gebrechlichkeit und Komorbidität sind besonders häufige Phänomene im Alter mit wesentlichen Auswirkungen auf den Krankheitsverlauf.
- Zwar kommt eine therapiebedürftige Schmerzproblematik bei geriatrischen Patienten häufig vor, jedoch ist deren adäquate Behandlung beim typischen nicht-onkologischen Palliativpatienten weniger schwierig. Eher bestehen offene Fragen bei der Diagnostik von Schmerzen, insbesondere bei kognitiv eingeschränkten Patienten (s. hierzu auch Kap. 19 Schmerzsyndrome und -therapie in diesem Buch).
- Bei betagten Menschen besteht eine erhöhte psychosoziale Vulnerabilität. Die Angehörigen sind oft erwachsene Kinder mit eigener Familie und vielfältigen Verpflichtungen. Wenn Lebenspartner noch da sind, sind diese häufig selbst gebrechlich oder leiden unter einer beginnenden Demenz und können sich deswegen nur bedingt an der Pflege beteiligen.
- Besonders wichtig ist es, die Wertvorstellungen betagter Patienten und deren Haltung zu Sterben, Tod und Verlust zu berücksichtigen. Dabei ist auch auf Faktoren wie Religion, Bildungsgrad oder sozialer Status zu achten (s. hierzu auch Kap. 35 «Vorsorgevollmacht und Patientenverfügung»).

Fehlversorgung durch vermeidbare Krankenhausaufenthalte

Häufig erfolgt die ambulante Betreuung unheilbar kranker Patienten mit begrenzter Lebenserwartung wenig koordiniert durch Hausärzte,

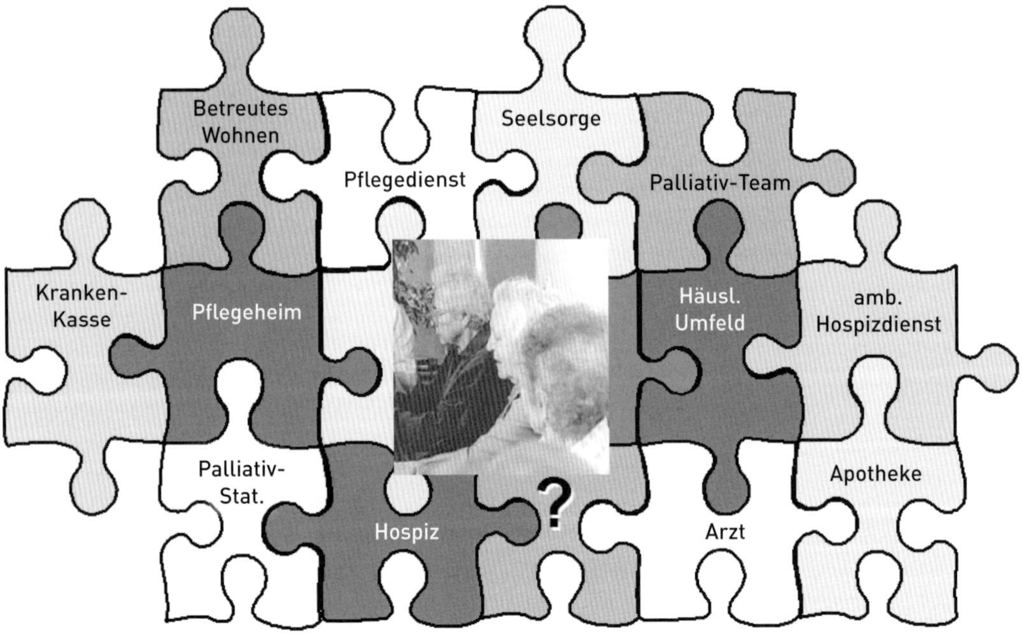

Abbildung 39-5: Netzwerk Palliative Care für geriatrische Patienten

niedergelassene Spezialisten, Pflegedienste und ambulante Hospizdienste. Hieraus resultiert zum einem eine Unterversorgung in der ambulanten Betreuung Betroffener und ihrer Angehörigen, zum anderen eine Fehlversorgung durch Krankenhausaufenthalte, die vermieden hätten werden können. Das bedeutet, dass die meisten Menschen in Krankenhäusern oder Heimen sterben, obwohl es der überwiegende Wunsch vieler Patienten ist, bis zum Tode in der bekannten häuslichen Umgebung betreut zu werden. Zur Verbesserung der Palliativversorgung von geriatrischen Patienten ist die Bildung von Palliativ-Care-Netzwerken in unterschiedlichen Ausprägungsgraden erforderlich (s. **Abb. 39-5**). Durch solche funktionierenden Netzwerke können unnötige Krankenhausaufenthalte von geriatrischen Palliativpatienten vermieden werden.

Mithilfe des «Liverpool Care Pathway (LCP) for the Dying Patient» werden unter Einbeziehung der beteiligten Experten im Rahmen eines Qualitätsmanagementprozesses lokale Standards definiert (z. B. Dosierung bestimmter Medikamente zur Symptomlinderung), anhand derer die Versorgung am Lebensende in unterschiedlichen Versorgungsformen (z. B. zu Hause, im Pflegeheim, im Krankenhaus) verbessert werden kann.

Literatur

Liverpool Care Pathway (LCP) for the Dying Patient. http://www.lcp-mariecurie.org.uk/.

Lunney, J. R.; Lynn, J.; Foley, D. J.; Lipson, S.; Guralnik, J. M. (2003): Patterns of functional decline at the end of life. JAMA, 289 (18): 2387–92.

Mitchell, S. L.; Kiely, D. K.; Hamel, M. B. (2004): Dying with advanced dementia in the nursing home. Arch.Intern.Med, 164 (3): 321–6.

Murray, S. A.; Kendall, M.; Boyd, K.; Sheikh, A. (2005): Illness trajectories and palliative care. BMJ, 330 (7498): 1007–11.

Phillips, R. S.; Hamel, M. B.; Covinsky, K. E.; Lynn, J. (2000): Findings from SUPPORT and HELP: an introduction. Study to Understand Prognoses and Preferences for Outcomes and Risks of Treatment. Hospitalized Elderly Longitudinal Project. J.Am.Geriatr.Soc, 48 (5): S1–S5.

Shega, J. W.; Hougham, G. W.; Stocking, C. B.; Cox-Hayley, D.; Sachs, G. A. (2003): Barriers to limiting the practice of feeding tube placement in advanced dementia. J Palliat Med, 6 (6): 885–93.

WHO Regional Office for Europe (2004): Better palliative care for older people. Copenhagen.

40 Ethik und letzte Lebensjahre

Thomas Frühwald

Ethik ist ein fundamentaler Teil der Geriatrie. Ethische Fragen sind zwar in jedem Bereich der Medizin wichtig, sie haben aber gerade in der Geriatrie eine spezielle Bedeutung, denn dieses Fach der Medizin beschäftigt sich vorwiegend mit gesundheitlichen Problemen von Menschen am Ende ihres Lebens und mit Menschen, die zunehmend die Hilfe und Betreuung durch andere Menschen brauchen.

Die Fragen, die am wichtigsten scheinen, betreffen Entscheidungen, die sozusagen zwischen Tod und Leben stehen. Soll man wiederbeleben? Soll man aggressive, invasive Diagnostik und Therapie durchführen? Soll man künstlich ernähren, beatmen, dialysieren? Dies sind Fragen, die jeweils ein Individuum betreffen und in seinem realen Kontext von unendlich großer Bedeutung sind. Es kommt aber nicht alltäglich zu solchen Situationen, viel häufiger sind scheinbar weniger schwerwiegende Fragen wie: Soll man jemanden aus dem Spital nach Hause entlassen? Soll man einen Pflegeheimplatz empfehlen? Soll man jemandem eine bestimmte Therapie antun? Diese Fragen wären am besten im multidisziplinären Team zu lösen.

Ethik – Definitionsversuche

Ganz allgemein gesagt, beschäftigt sich die Ethik mit Fragen, die das Gute, die Haltung und das Handeln des Menschen bestimmen sollen. Das Ziel der Ethik ist, durch Methoden der Philosophie gesichert, die Grundlagen für ein gerechtes und sinnvolles Handeln und Leben – vor allem das Zusammenleben von Menschen – aufzuzeigen. Ethik ist dort wirksam, wo es um das Agieren mit anderen bzw. für andere Menschen geht. Die Prinzipien und Begründungen der Ethik sollen ohne Berufung auf äußere Autoritäten und Konventionen allgemein gültig und vernünftig einsetzbar sein, weshalb sie gegenüber der geltenden Moral einen übergeordneten, kritischen Standpunkt einnimmt (dtv-Atlas zur Philosophie, 1996).

Der austro-amerikanische Bioethiker Erich H. Loewy von der University of California (auf den in weiterer Folge hauptsächlich Bezug genommen wird) meint einfacher, dass die Ethik ein Fach wäre, das versucht, die Frage: «Wie soll ich handeln, wenn es einen anderen betreffen könnte?», in den Raum zu stellen. Ethik fragt theoretisch nach dem «Guten» und nach dem «Schlechten», praktisch aber meist «nur» nach dem «Schlechten» und dem noch «Schlechteren». Ethik ist nicht nur ein Austausch unbegründeter Ansichten, sie befasst sich sowohl mit allgemeinen Richtlinien und Regeln, als auch mit Problemen in Einzelfällen. Ethik setzt Toleranz für andere Ansichten innerhalb eines menschlichen Rahmens voraus (Loewy, 1995).

Ulrich Körtner, der in Wien lehrende evangelische Moraltheologe und Ethiker definiert die Ethik als die «selbstreflexive Theorie der Moral», das heißt die Reflexion, die das menschliche Handeln anhand der Beurteilungsalternativen von Gut und Böse bzw. Gut und Schlecht auf seine Sittlichkeit überprüft. Im Unterschied zur Ethik (der Begriff stammt von Aristoteles) bezeichnet der Begriff Ethos (griechisch) bzw. Moral (lateinisch) die Verhaltensnormen der gesamten Gesellschaft oder einer Gruppe, die aufgrund von Tradition akzeptiert und stabilisiert werden (Körtner, 2004).

Ethik ist nicht die persönliche Moral der Menschen. Man kann den eigenen Moralbegriff von Religion, Kultur, Tradition, Erfahrungen und Gewissen ableiten, wird aber dadurch einen anderen Menschen, der eine andere Tradition und andere Erfahrungen hat, nicht unbedingt überzeugen. Ethik bemüht sich, gemeinsame Nenner zwischen verschiedenen Weltanschauungen, Religionen und Kulturen zu finden und dort, wo es möglich ist, einen Rahmen zu schaffen, in dem sich verschiedene persönliche Moralbegriffe ausdrücken können. Ethik versucht kritisch und objektiv zu reflektieren, was sich in einer Gesellschaft an moralischen Gewohnheiten etabliert hat, sie sucht nach allgemein akzeptablen, objektiven Kriterien und Regeln für Verhaltensweisen. Ethiker sollen Vorurteile und Handlungsweisen hinterfragen, Begriffe darlegen, auf Evidenz basierende Fakten einfordern, auf genaue Definitionen bestehen, beim logischen Durchdenken des Problems helfen, und sie sollen systematisch und strukturiert Fragen stellen.

In der säkularen und pluralistischen Gesellschaft ist die Ethik von allen religiösen und weltanschaulichen Prämissen freizuhalten (Pauer-Studer, 2003).

In der Medizinethik geht es nicht «nur» – wie es der Wiener Philosophieprofessor und Ethiker Günther Pöltner formuliert – um die Präsentation und Besprechung von Fallbeispielen, nicht lediglich um die Anwendung des «moralischen Hausverstandes» von Ärzten und Ärztinnen. Die Medizinethik ist keine Sonderethik, sondern eine Ethik besonderer Situationen – wie zum Beispiel die Ethik in der Geriatrie. Sie bezieht sich auf das ärztliche Handeln und das Verhalten von Patienten, also auf Handlungssituationen in Klinik, Krankenhaus, Pflegeheim, Arztpraxis, und sie umfasst darüber hinaus auch die ethischen Probleme des institutionellen Handelns, zum Beispiel die Fragen der Verteilungsgerechtigkeit im Gesundheitswesen (Pöltner, 2002).

Gute Ethik hat einige Voraussetzungen: Da wäre zunächst gutes Wissen, gute Fakten. In der Medizin heißt dies, dass Ärzte, die ihr Fach nicht beherrschen, die sich nicht am Laufenden halten, die sich nicht fortbilden, nicht ethisch richtig handeln können. Ohne Fachkompetenz bezüglich Diagnose, Prognose, Behandlungsmöglichkeit etc. sind weder fachlich, noch ethisch richtige, also gute Entscheidungen möglich. Des Weiteren muss man sehen, dass medizinisches Handeln – sowohl technisch als auch ethisch betrachtet – nicht, wie Erich Loewy sagt, «im luftleeren Raum» geschieht. Der Rahmen, in dem man agiert, wird durch die Institution (das Krankenhaus, das Gesundheitssystem) bestimmt und diese durch die Gesellschaft. Es ist sehr schwer, in einer nicht auf ethischen Prinzipien basierenden Institution ethisch zu handeln. Ähnlich schwer ist es, in einer ungerechten Gesellschaft ein gerechtes, ethisch agierendes Gesundheitswesen aufzubauen.

Warum beschäftigt sich die Geriatrie mit Fragen der Ethik?

Man kann sich fragen, warum die Beschäftigung mit Fragen der Ethik gerade in der Geriatrie so einen hohen Stellenwert hat (bzw. haben sollte). Vor allem, wenn Ethik, wie oben dargelegt, unter anderem auch als Suche nach Prinzipien und Grundlagen für ein gerechtes, sinnvolles, vernünftiges, einsichtiges, gutes Handeln verstanden werden sollte. Es gibt einige Erklärungen dafür:

- Da wäre zunächst die Tatsache, dass es in der Geriatrie um Menschen geht, die wegen des höheren Risikos für Funktionsverluste im somatischen, psychischen und sozialen Bereich zunehmend in ihrer Autonomie und Selbständigkeit behindert und deshalb hilfs- und betreuungsbedürftig sind. Die Situation und Bedürfnisse dieser sehr vulnerablen Menschen finden in der Gesellschaft, im Sozial- und Gesundheitswesen noch immer viel zu wenig Beachtung.

- Die Geriatrie wird unter anderem durch ihre Beschäftigung mit Menschen am Ende ihres Lebens charakterisiert. Der Tod ist in diesem Bereich der Medizin nicht der absolute Gegner, nicht unbedingt Symbol des Versagens, wenn er eintritt. Es gibt in vielen Punkten eine inhaltliche Übereinstimmung zwischen Palliativmedizin und Geriatrie (s. auch Kap. 39 «Palliative Geriatrie»).
- In der Geriatrie werden Menschen nicht nur einen mehr oder minder kurzen Ausschnitt ihrer Biografie lang, sondern meist während ihres gesamten letzten Lebensabschnitts betreut, und das in einem Umfeld (z. B. das Pflegeheim), das von den wenigsten von ihnen freiwillig gewählt wurde.

Ethik ist somit ein fundamentaler Bestandteil der geriatrischen Aktion. Sie sollte es umso mehr sein, als man die Abhängigkeit und die vorübergehende oder definitive Unselbständigkeit des geriatrischen Patienten berücksichtigt.

Die Diskussion der ethischen Probleme in der Geriatrie kreist um zwei Pole:

- **Autonomie:** Das heißt das Recht, sein eigenes Schicksal zu bestimmen und seinen eigenen Willen auszuüben. Es gibt zwar von der Gesellschaft festgelegte Grenzen, beim geriatrischen Patienten geht es aber vor allem um die Frage, ob er seine Situation kompetent beurteilen und verstehen kann, und ob er rationale Entscheidungen unabhängig treffen kann.
- Das **Benefizprinzip** (Wohltätigkeitsprinzip) bezieht sich auf die Verpflichtung, anderen Gutes zu tun, ihnen zu helfen, Leid zu vermeiden. Dies nähert sich oft knapp an die Bevormundung. Wie beim Eltern-Kind-Verhältnis entscheidet man für jemanden und steht somit im Widerspruch zum Autonomieprinzip.

Die Infantilisierung des alten Menschen ist falsch und unethisch, auch wenn es sich um einen dementen alten Menschen handelt. Demenz bedeutet nicht Unfähigkeit, zu verstehen. Demenz schließt Verständnis und die Fähigkeit, unabhängig zu wählen und zu entscheiden nicht prinzipiell aus.

Die aktuelle Bio- und Medizinethik wird von folgenden ethischen Prinzipien bestimmt:

- Das Benefizprinzip bedeutet die allgemeine menschliche Verpflichtung, Gutes zu tun.
- Das Non-Malefizprinzip verlangt sozusagen im Umkehrschluss, Schlechtes abzuwehren und nicht zu schaden.
- Die Autonomie verlangt, die individuelle Persönlichkeit und deren Recht auf unabhängige Selbstbestimmung zu respektieren, wenn es um ihre eigenen Lebensprojekte und um ihre eigene physische und psychische Integrität geht.
- Die Gerechtigkeit verpflichtet, Diskriminierung zu vermeiden und nicht auf der Grundlage irrelevanter Merkmale zu unterscheiden. Es geht aber auch um die Verpflichtung, Ressourcen gleich und nicht willkürlich zu teilen (Beauchamp/Childress, 1995).

Einige grundlegende ethische Probleme und Fragen

Ein ethisches Problem stellt sich dann, wenn in einer Handlungs- bzw. Entscheidungssituation eine Unsicherheit oder Uneinigkeit hinsichtlich der Bewertung des Handelns im Sinne der Alternativen gut/böse bzw. richtig/schlecht entsteht. Mit dem Ziel, diese Unsicherheit oder Uneinigkeit produktiv in eine neue Handlungsorientierung umzuwandeln, wird ein Prozess in Gang gesetzt, in dem moralische Urteile bewusst gemacht und ausformuliert, versprachlicht werden.

Die Antwort auf eine ethische Frage, die Lösung eines ethischen Problems ist aber nicht nur eine bestimmte Handlungsweise, sondern zusätzlich dazu die nach bestimmtem Wissen und Gewissen entwickelte Rechtfertigung und Begründung.

Dementsprechend sollte sich die Frage, mit der eine ethische Fallbesprechung beginnt, zunächst einmal auf die Handlungsorientierung innerhalb der konkreten Situation, in der sich das Problem stellt, beziehen (Steinkamp/Gordijn, 2003).

Eine Möglichkeit, diesen Prozess zu strukturieren, wird im nachfolgenden Absatz dargestellt. Zunächst aber noch einige Beispiele für mehr oder minder allgemeine Fragen, mit denen man bei der täglichen Arbeit mit geriatrischen Patienten unter Umständen konfrontiert wird:

- Zu welchem Zweck soll unser therapeutisches, pflegerisches, rehabilitatives Vorgehen überhaupt gut sein? Welchen Sinn hat es?
- Wer wird eigentlich behandelt und wer wünscht die Behandlung? Ist es immer nur der Patient? Können und dürfen es in bestimmten Situationen nicht auch der Arzt, die Angehörigen, die Institution, die Gesellschaft sein?
- Der Wille des Patienten steht manchmal im Gegensatz zu dem ihm zugedachten Wohl. Wie gehe ich damit um?
- Wie erfasse ich den Willen des nicht (mehr) kommunikationsfähigen Menschen (z. B. bei Demenz, sensorischen Störungen, apallischem Syndrom)? Wie hätte es der Patient gerne gehabt, könnte man ihn richtig informieren und könnte er seinen Willen klar kommunizieren? (Siehe hierzu auch Kap. 35 «Vorsorgevollmacht und Patientenverfügung».)
- Gute Kommunikation mit dem sozialen Umfeld des Patienten, mit seinen Angehörigen, seinen Betreuern ist Voraussetzung für eine gute Erfassung der Biografie, der Lebensphilosophie des Patienten, ist Basis für die Erhebung seines mutmaßlichen Willens. Wie schaffe ich sie?
- Was darf (muss) ich therapeutisch unternehmen, was darf (muss) ich unterlassen? Wann und wie entscheide ich über einen Therapieabbruch?
- Nichts ist einfacher, als alles zu tun, was machbar ist. Es ist viel schwieriger, sich zu rechtfertigen, wenn man nicht alles medizinisch Machbare macht, wie schafft man es?
- Ist eine kurative Therapie bis zuletzt gerechtfertigt und wie invasiv darf sie sein?
- Heißt medizinisch therapeutisch «nichts» mehr zu tun, wirklich nichts tun?
- Ist der Patient/die Patientin in der Lage, seine Situation, das eventuelle klinische Dilemma zu verstehen? Gibt es klare Alternativen? Hat sie der Patient verstanden?
- Kann er/sie eine Wahl zwischen den möglichen Optionen treffen?
- Ist er/sie dazu ausreichend informiert worden?
- Was geschieht, wenn die Entscheidung des Patienten der Meinung des Arztes und/oder der Angehörigen widerspricht?

Es geht dann um konkrete klinische Situationen, vor denen man als Arzt und Ärztin fast alltäglich stehen kann, und in denen eine Entscheidung getroffen werden muss. Natürlich ist so eine Entscheidungssituation eindeutiger und klarer, wenn man es mit einem entscheidungskompetenten, gut informierten Patienten zu tun hat. Schwieriger wird es, wenn es sich um einen gebrechlichen, multimorbiden, kognitiv beeinträchtigten, hochaltrigen Patienten, der schon gegen das Ende seiner Lebensspanne angelangt ist, handelt. Einige Beispiele wichtiger Gegenstände klinisch-ethischer Entscheidungen:

- Wiederbelebung: Wann, bei welchem Patienten ist sie zu beginnen oder eben nicht zu beginnen, wann zu beenden?
- Intensivierung der Therapie oder Therapierückzug, Übergang vom kurativen zum palliativen Prozedere – wann ist der richtige Zeitpunkt?
- Behandlung von Infekten und sonstigen interkurrenten pathologischen Zuständen bei terminal kranken Patienten, zum Beispiel bei Patienten in weit fortgeschrittenen Stadien der Demenz.

- Ernährung, Flüssigkeitszufuhr: Ist sie bis zum Ende bilanziert durchzuführen, auch unter Einsatz invasiver, künstlicher Methoden? Ist unvollständige Nahrungs- und Flüssigkeitszufuhr tolerierbar? Ist künstliche Ernährung mit einer medizinischen Therapie, die man ja absetzen darf, wenn sie sinnlos geworden ist, vergleichbar?
- Wann und unter welchen Voraussetzungen setzt man eine PEG-Sonde? Die Ablehnung bzw. aktive Abwehr der Flüssigkeits- und Nahrungsaufnahme beispielsweise im Rahmen von Essstörungen bei Demenz gilt als fragliche Indikation dafür. Eine «pflegerische Indikation» zur Anlage oder zur Beibehaltung einer PEG-Sonde gibt es nicht. In der Praxis ist es aber häufig, dass bei verhaltens- und kognitiv gestörten Patienten die Entscheidung zur PEG durch Erwägungen der Pflegeerleichterung mitbestimmt wird. Ressourcenmangel, insbesondere Personalmangel, mangelhafte Kenntnisse bezüglich Verabreichung von Flüssigkeit und Nahrung spielen dabei eine entscheidende Rolle, dazu kommt der Mangel an palliativ-medizinischer und -pflegerischer sowie ethischer Kompetenz. Die aktuelle Evidenzlage zum PEG-Nutzen insbesondere bei fortgeschritten dementen Patienten erlaubt nicht die Behauptung eines Vorteils im Hinblick auf die Morbidität, Mortalität bzw. die Lebensqualität. Die postulierte Reduktion von Aspirationsinzidenz ist genauso wenig belegt wie die von Infektionen (insb. Pneumonien) und Dekubitus (Finucane, 1999; Gillick, 2000). Die Studienlage ist jedoch insgesamt nicht befriedigend, bessere, prospektive, gut randomisierte, kontrollierte Untersuchungen wären erforderlich (Volkert, 2004).
- Ausreichende Symptomkontrolle, zum Beispiel Schmerztherapie, unter Inkaufnahme einer eventuellen gleichzeitigen Lebensverkürzung – sozusagen als Nebenwirkung der symptomatischen Therapie?
- PatientInnenverfügungen: Willenserklärungen in der Absicht, bestimmte, meist lebensverlängernde Maßnahmen zu verhindern oder zu deklarieren, wie man behandelt werden möchte, wenn man nicht mehr unmittelbar dazu Stellung nehmen kann.
- Verschiedene Formen der Gewaltanwendung an alten, abhängigen, hilfsbedürftigen, bereits vielfach traumatisierten Menschen – wie erkennt man sie, wie reagiert man auf sie?

In diesem Zusammenhang ist einer der Pioniere der europäischen Geriatrie, der Genfer Jean-Pierre Junod zu zitieren:

> Die Tendenz, unbedingt die medizinische Situation beherrschen zu müssen, ist Ausdruck eines falsch verstandenen Erfolgstrebens. Unser medizinisches Wissen steht oft weit über den Erwartungen und tatsächlichen Bedürfnissen des geriatrischen Patienten. In der Geriatrie muss der Arzt, Pfleger, Therapeut oft akzeptieren, sich durch seinen Patienten führen zu lassen. Die physische und psychische Beherrschung des alten Kranken, die Missachtung seiner Würde, seine allgemeine Vernachlässigung sind Ursache vielen Übels. Sollte es uns nicht gelingen, dieselben Hoffnungen zu teilen, laufen wir Gefahr, nur unsere eigenen Ambitionen beherrschen zu können.
>
> (Junod, 1984).

Selbständigkeit und/oder Autonomie in der Geriatrie und am Lebensende

Die **Selbständigkeit** wird oft als Maß der individuellen Freiheit bzw. Autonomie genannt. Der graduelle Verlust der Selbständigkeit, der mit zunehmendem Alter häufiger vorkommt, erodiert die Autonomie. Dabei sollte sich Selbständigkeit eher auf objektiv erfassbare, messbare somatische Parameter, auf die funktionelle Kapazität des Patienten/der Patientin bzw. auf ihre/seine Behinderung beziehen.

Die **Autonomie** ist dagegen eine subjektive Größe, die sich, wie erwähnt, durch die Fähigkeit des Individuums manifestiert, sich zu kennen, sich frei entscheiden zu können, für seine Handlungen verantwortlich zu sein, sich selbst zu respektieren, sich zu entwickeln.

Die Autonomie sollte auch bei mangelnder Selbständigkeit bestehen können. Durch größere Selbständigkeit kann sie sich deutlicher manifestieren, durch habilitative und pflegerische Förderung kann dieses Ziel erreicht werden.

Bei nicht erreichbarer Selbständigkeit gilt es, die Autonomie trotzdem zu bestätigen, zum Beispiel indem man nicht akzeptiert, dass bei Selbständigkeits- und/oder Autonomieverlust das Selbstwertgefühl des Individuums schwindet, ohne gleichzeitig eine behandlungsbedürftige Depression zu übersehen.

Allgemein werden als Ziele der geriatrisch-rehabilitativen Behandlung die Vermeidung von Abhängigkeiten sowie die Erhaltung bzw. die Wiedergewinnung der Selbständigkeit angegeben. Dazu kommt aber immer häufiger auch eine qualitative Forderung, die man mit der Phrase: «Es gilt nicht nur dem Leben Jahre zu geben, sondern den Jahren Leben», umschreiben könnte. Es besteht das Risiko, dass der größere Teil der verlängerten Lebenszeit durch Behinderung, Pflegebedürftigkeit und Abhängigkeit gekennzeichnet sein wird. Hier hat die Rehabilitation in der Geriatrie anzusetzen. Sie muss den Begriff «Lebensqualität» in die Diskussion um die den alten Menschen noch verbleibenden Jahre hineinbringen.

Die alleinige Lebensverlängerung wird immer weniger als ein Kriterium der positiven Beurteilung einer medizinischen Intervention herangezogen. Die «aktive Lebenserwartung» (active life expectancy), das heißt die funktionelle Gesundheit, sind Begriffe, die über eine andere Dimension der Gesundheit und Morbidität als nur den Tod allein informieren. Statt des Todes wird als Endpunkt der aktiven Lebenserwartung der Verlust an Selbständigkeit und Autonomie angenommen. Die persönliche Autonomie wird also als ein wichtiger Faktor der subjektiven und auch objektiven Einschätzung der Lebensqualität betrachtet. Wie steht es nun mit der Autonomie am Lebensende? Immer öfter wird die Betrachtung der Autonomie als die einzige ausschlaggebende Dimension bei der Entscheidungsfindung in der Geriatrie als ein unrealistischer Mythos bezeichnet (Rehbock, 2002).

Im Begriff Autonomie ist im Wesentlichen der Begriff «Freiheit» integriert, dieser beinhaltet nach Kant zwei Teile: Erstens die Freiheit des Willens und zweitens die Freiheit des Handelns – diese geht am Lebensende oft im Sinne des Selbständigkeitsverlustes verloren. Wenn nun die persönliche Autonomie ein wesentlicher Faktor der Lebensqualität ist, heißt es, dass ein Mensch im fortgeschrittenen Stadium der Demenz keine Lebensqualität besitzen und empfinden kann? Kann sich ein dementer Patient nicht der Dinge des Lebens erfreuen?

Insbesondere in der Geriatrie kommt es am Lebensende zu einer zweifachen Erosion der Autonomie: Einerseits durch die Demenz, andererseits durch die unter anderem aufgrund des Selbständigkeitsverlustes stattfindende Institutionalisierung, die die Privatsphäre des betreuungs- und pflegebedürftigen Menschen reduziert und zu einer Einschränkung seines Willens durch die Regeln und die Ordnung der Institution führt. Das Autonomieprinzip des Individuums wird durch das Wohltätigkeitsprinzip der Institution untergraben.

Die Wirklichkeit des geriatrischen Alltags ist eben eine andere: Ohne optimale Fürsorge für die Patienten in Form einer adäquaten Beratung und persönlicher, empathischer Anteilnahme, Begleitung, Betreuung und Pflege bestünde die Gefahr, in einen Autonomismus abzugleiten. Es wäre ein Sich-Verlassen auf die autonome Entscheidung von Menschen, die nicht sicher dazu in der Lage sind und dadurch hauptsächlich Nachteile erleiden würden. Eine weitere Gefahr wäre die Entwicklung einer indifferenten, gleichgültigen Haltung, die nur noch den autonomen Kunden sieht und sich nicht um die Folgen kümmert.

> Die Begrenzung der Autonomie zu akzeptieren, vor allem auch im hohen Alter mit seinem immanenten zunehmenden Hilfs- und Unterstützungsbedarf, ist eine Voraussetzung für ein gelingendes Alter und kein Widerspruch zum Grundsatz der Alterspflege, alles daran zu setzen, die Selbständigkeit möglichst zu wahren oder wieder zu erlangen.
>
> (Rehbock, 2002)

Der Wille des Patienten

Natürlich dominiert und determiniert der Wille des Patienten, der Patientin, alle Entscheidungen in der Geriatrie, in den meisten Situationen auch bei kognitiv beeinträchtigten Patienten. Es ist aber zu bedenken, dass die Frage nach dem (mutmaßlichen) Patientenwillen oft nicht mehr relevant ist, wenn es für die zur Diskussion stehende therapeutische Maßnahme gar keine sinnvolle medizinische Indikation mehr gibt.

Nach Gian Domenico Borasio, dem Münchner Palliativmediziner, soll vor den Überlegungen über den Patientenwillen immer die allgemeine medizinische Indikation geklärt werden, und zwar mit Hilfe zweier Fragen:

1. Gibt es ein vernünftiges Therapieziel (z. B. Lebensverlängerung, Schmerzbehandlung)?
2. Ist dieses Ziel auch realistisch erreichbar?

Erst wenn diese Fragen mit «ja» beantwortet werden können, kann man zur individuellen Indikationsprüfung schreiten und fragen, ob dieses Therapieziel mit dem deklarierten oder mutmaßlichen Patientenwillen auch übereinstimmt (Borasio, 2006).

Ethische Entscheidungen in konkreten Fällen

Nach Erich Loewy geht es vor allem darum, Fragen zu stellen und nicht fixe Anleitungen (quasi Kochbuchrezepte) für die speziellen Situationen zu erwarten, die ein ethisches Problem darstellen. Die Fragenstellung kann wohl strukturiert und systematisch sein – dadurch wird auch die individuelle Entscheidung leichter fallen und eher richtiger sein (Loewy, 1995).

Zwei Fragen sollten zunächst geklärt werden:

1. Wer ist berechtigt, eine Entscheidung zu treffen?
2. Wer wird überhaupt behandelt? Wer wünscht die Behandlung?

Erich Loewy gebraucht gerne für die Illustration der ethischen Entscheidungsfindung die Metapher der Reiseplanung. Der Ethiker agiert dabei wie ein Reiseberater mit drei Fragen in einer logischen, fixen Reihenfolge:

- Die erste Frage: «Wo befinden wir uns?», will erkunden, wo die Reise beginnen soll. Diese *«Status quo»-Frage* ist hauptsächlich eine medizintechnische. Die Ärzte, Pflegepersonen und Therapeuten informieren über die aktuelle Situation: die Diagnose, die Prognose, noch zu klärende Probleme. Der Ethiker/die Ethikerin muss sicher sein, dass wirklich Experten die Fragen beantwortet haben, und dass der Patient und die Angehörigen informiert wurden. Bei Uneinigkeit des Teams in sachlichen Fragen kann auch der beste Ethiker nicht helfen. Gute Ethik beginnt eben mit guten Fakten.
- Die zweite Frage: «Wo wollen wir hin?», die *«Quo vadis»-Frage*, ist nur relativ wenig medizintechnisch. Der Arzt/die Ärztin erstellt die Prognose, sagt was «im besten» und was «im wahrscheinlichsten Fall» geschehen wird. Es ist hauptsächlich eine biografische Frage: Individuelle Werte, Lebensgeschichte, Lebensziele des Patienten bestimmen die Antwort.
- Die dritte Frage: «Wie kommen wir zum gewünschten Ziel?», ist eine nach den Mitteln zum Erreichen des Ziels. Sie ist eine «technische» Frage (z. B.: Sollen wir eine PEG-Sonde legen?), mit der allzu oft fälschlich begonnen wird, bevor man geklärt hat, wohin es überhaupt gehen soll.

Die Verbindung zwischen diesen drei Punkten (Fakten, Ziel und Mittel zum Erreichen des Ziels) wird so relativ einfach zu machen sein.

Bei Unvereinbarkeit von Werten heißt es zunächst, verhandeln: Man muss unterschiedliche Ansichten respektieren. Der Patient ist nicht Gefangener des Arztes, der Arzt nicht Diener des Patienten. Beide sind ethisch à priori gleichwertige und gleich berechtigte Menschen. Patienten müssen die ethischen Grundlagen einer

Institution respektieren. Sollte kein Kompromiss möglich sein, werden sich Patient und Arzt trennen müssen.

Bei Entschlussunfähigkeit, zum Beispiel bei nicht ausreichender kognitiver Kompetenz im Rahmen einer Demenz – also einer gerade in der Geriatrie häufig anzutreffenden Situation –, müssen die Kriterien der Annehmbarkeit einer Entscheidung seitens des Patienten klar sein (s. hierzu Kap. 35 Patientenverfügung in diesem Buch).

Die letzte Lebensphase – palliative Geriatrie

Die Todesnähe ist gewissermaßen ein Charakteristikum der Geriatrie. Es kommt oft zur Konfrontation des Hippokratischen Gebots, Leben zu verlängern mit dem ethischen Gebot, unerträgliches Leiden zu verhindern, zu lindern, es geht um aktive Sterbebegleitung (im Unterschied zur Sterbehilfe), palliative Therapie und Pflege (Palliative Care) und schließlich um das Zulassen des absehbaren, durch klinische Behandlung nicht mehr abwendbaren Todes. Dem sterbenden alten Menschen soll die empathische Zuwendung des Geriaters sicher sein.

Die Dualität des kurativen und des palliativen Konzeptes wird in der Geriatrie sehr wohl überbrückt. Voraussetzung dafür ist die Akzeptanz der Tatsache, dass man nach der Aufgabe des kurativen Ziels keinesfalls «nichts mehr» zu tun, dem betroffenen Menschen nichts mehr anzubieten hat. Im Gegenteil: Wenn intensive, invasive, Maßnahmen zur Lebensverlängerung aufhören, beginnen genauso intensive Maßnahmen der palliativen Betreuung um eine relativ gute Lebensqualität bis zuletzt zu ermöglichen.

Die Herausforderung bei der Betreuung von Menschen am Ende ihres Lebens ist, sie nicht nur sauber und satt zu halten, sie eventuell «qualitätsgesichert» institutionell zu verwahren, sondern ihnen die Möglichkeit zu geben, in ihrer letzten Lebensphase auch positive Qualitäten zu erfahren. Die Mehrheit der Menschen, die sterben, sind geriatrische Patienten und Patientinnen. Trotzdem sind es gerade sie, die bisher am wenigsten von den Fortschritten der Palliativmedizin und -pflege profitieren. Für Palliative Care ist es nie zu spät, insbesondere in der Geriatrie (Kojer et al., 2003).

Am Lebensende, spätestens im Verlauf des Sterbeprozesses, wird der Verzicht auf lebenserhaltende Maßnahmen bzw. deren Abbruch oft geboten sein. Der betreuende Arzt, die betreuende Ärztin, wird seitens der Patienten oder deren Angehörigen manchmal mit der Frage, dem Verlangen nach Sterbehilfe konfrontiert. Es ist dabei zu bedenken, dass dahinter meist der Wunsch steht, *so* nicht mehr leben zu wollen, An diesem *so* setzt die palliative Betreuung an. Aktive Sterbebegleitung ist Kernaufgabe der palliativen Geriatrie. Ärztliches Handeln stößt jedoch an ethische und in unserer Gesellschaft auch an juridische Grenzen, wenn es um aktive Formen der Sterbehilfe geht (SAMW, 2004).

Bei der Diskussion zum Thema «Euthanasie» handelt es sich oft um kategorische Stellungnahmen, moralische Urteile, ohne ethische Begründungen. Voraussetzung für eine gute Diskussion wären zunächst Definitionen und richtige Fragestellungen. Bei der Euthanasie geht es um Sterbehilfe für einen schwer leidenden, hoffnungslos kranken Menschen, der entscheidungsfähig ist und freiwillig darum bittet, beim Sterben zu helfen. Es besteht im individuellen Fall keine andere Option, als kürzer zu leiden und kürzer zu leben oder länger zu leben und länger zu leiden. Gerade in unserem historischen Kontext muss immer wieder betont werden, dass Tötung im Interesse anderer, nicht im Interesse des Patienten – wie die so genannte «Euthanasie» im Dritten Reich – eindeutig Mord ist.

Erich Loewy stellt in diesem Zusammenhang drei Fragen: Da wäre zunächst die Frage, ob es je ethisch zulässig sein kann, einen Menschen zu töten. Die Antwort bleibt in unserer Gesellschaft, die Kriege führen kann und die Todesstrafe kennt, ziemlich offen. Dann ist die Frage da, ob in den Begriffen Arzt, Pflegeperson, Gesundheitswesen etwas ist, was Patiententötung sittlich vereinbaren ließe. Schließlich kann die mehr politische als ethische Frage gestellt werden, ob es vernünftig sein könnte, unter bestimmten Bedingungen Euthanasie gesetzlich zuzulassen oder sie strikt zu verbieten – unter Akzeptanz von Risiken wie: «slippery slope», Missbrauch, Willkür, Unkontrollierbarkeit, Grauzone (Loewy, 1995).

Die Antworten sollten in einem demokratischen Diskussionsprozess gefunden werden. Es geht dabei primär nicht um das: «WAS sollen wir tun?», sondern «WER hat das Recht zu entscheiden?» – das ist in diesem Fall nicht die Ärzteschaft allein, die gesamte Gesellschaft muss sich daran beteiligen.

In diesem Spannungsfeld zwischen der Todesnähe und dem Sichern einer Lebensqualität, unabhängig von der Länge des noch verbleibenden Lebens, zwischen Förderung der Selbständigkeit und Autonomie einerseits und Gewährleistung von Schutz, Hilfe und Betreuung, wenn die alten Menschen selbst nicht mehr dazu in der Lage sind, andererseits, bewegen sich die in der Geriatrie agierenden Berufsgruppen (Morrison/Meier, 2003).

Die meisten geriatrischen PatientInnen sind also multimorbid, oft in ihrer globalen Funktionsfähigkeit behindert, und sie sind öfter als jüngere Menschen:

- kognitiv behindert, dement
- physisch behindert, immobil
- in ihrer Selbsthilfefähigkeit behindert
- emotional behindert, depressiv
- sozial behindert, vereinsamt, isoliert, materiell arm...

In der Geriatrie haben wir es mit Menschen zu tun, die progredient ihre Autonomie und Selbständigkeit verlieren und hilfsbedürftig werden. Und vor allem mit Menschen, die am Ende ihres Lebens stehen. Der Tod ist in der Geriatrie nicht der absolute Gegner. Wenn er kommt, ist er nicht so sehr ein Symbol des Versagens, wie er es in anderen Bereichen der Medizin oft ist. Der Tod wird nicht so sehr verdrängt, er wird akzeptiert, aber nur, wenn er da ist, bis dann leben die geriatrischen Patienten. Dabei ist es nicht so, dass sie lediglich am Leben sind, sie haben ein Leben bzw. sie sollten es haben (Loewy/Loewy, 2000).

Dies macht die Beschäftigung mit Fragen der Ethik, das Bemühen nach Grundlagen für ein gerechtes, sinnvolles, rationales, gutes – in einem Wort – ethisches Entscheiden und Handeln gerade in der Geriatrie so wichtig.

Literatur

Beauchamp, T. L.; Childress, J. F. (2001): Principles of Biomedical Ethics. Oxford University Press, Oxford. (5th ed.).

Borasio, G. D. Vortrag (2006): Patientenautonomie und Strafrecht bei der Sterbebegleitung. 66. Deutscher Juristentag, Stuttgart, 20.9.2006.

dtv-Atlas der Philosophie, 1996.

Finucane, T. et al. (1999): Tube feeding in patients with advanced dementia: a review of the evidence. JAMA, 282: 1365–1370.

Gillick, M. R. (2000): Rethinking the role of tube feeding in patients with advanced dementia. NEJM, 342: 206–210.

Körtner, U. (2004): Grundkurs Pflegeethik; Facultas, UTB.

Kojer, M. (Hrsg.) (2002): Alt, krank und verwirrt. Einführung in die Praxis der Palliativen geriatrie. Lambertus, Freiburg.

Loewy, E. H. (1995): Ethische Fragen in der Medizin. Springer, Berlin/Heidelberg.

Loewy, E. H.; Loewy, R. S. (2000): The Ethics of Terminal Illness: Orchestrating the End of Life. Kluwer Academic Publishers.

Loewy, E. H.; Loewy, R. S. (2004): Textbook of Healthcare Ethics. Kluwer Academic Publishers (2nd ed.).

Martin, E.; Junod, J. P. (1984): Ein kurzes Lehrbuch der Geriatrie. Verlag Hans Huber, Bern.

Morrison, R. S.; Meier, D. E. (2003): Geriatric Palliative Care. Oxford University Press, Oxford.

Pauer-Studer, H. (2003): Einführung in die Ethik. Facultas, UTB.

Pöltner, G. (2002): Grundkurs Medizin-Ethik. Facultas, UTB.

Rehbock, T. (2002): Autonomie-Fürsorge-Paternalismus – Zur Kritik medizin-ethischer Grundbegriffe. Zeitschrift f. Ethik in der Medizin, 3: 131–150.

Steinkamp, N.; Gordijn, B. (2003): Ethik in der Klinik – ein Arbeitsbuch. Luchterhand.

SAMW (Schweizerische Akademie der Medizinischen Wissenschaften) – Medizinisch-ethische Richtlinien: Betreuung von Patienteinnen und Patienten am Lebensende, 2004 (www.samw.ch/docs/Richtlinien/d_RL_Lebensende.pdf; Zugriff am 21.9.2008).

Volkert, D. et al. (2004): Enterale Ernährung (Trink- und Sondennahrung) in der Geriatrie und der geriatrisch-neurologischen Rehabilitation. Leitlinie der DGG und DGEM. Aktuelle Ernährungsmedizin, 29 (4): 198–225.

Anhang

Nestlé Nutrition INSTITUTE

Anamnesebogen zur Bestimmung des Ernährungszustandes älterer Menschen Mini nutrional Assessment MNA™

Name: Vorname: Geschlecht: Datum:

Alter, Jahre: Gewicht, kg: Größe, cm: Kniehöhe, cm:

Füllen Sie den Bogen aus, indem Sie die zutreffenden Zahlen in die Kästchen eintragen. Addieren Sie die Zahlen in den erste Kästchen. Wenn der Wert 11 oder kleiner 11 ist, fahren Sie mit der Anamnese fort, um den Gesamt-Index zu erhalten.

Vor-Anamnese

A Hat der Patient einen verminderten Appetit? Hat er während der letzten 3 Monate wegen Appetitverlust, Verdauungsproblemen, Schwierigkeiten beim Kauen oder Schlucken weniger gegessen (Anorexie)?

0 = schwere Anorexie
1 = leichte Anorexie
2 = keine Anorexie ☐

B Gewichtsverlust in den letzten 3 Monaten

0 = Gewichtsverlust > 3 kg
1 = weiß es nicht
2 = Gewichtsverlust zwischen 1 und 3 kg
3 = kein Gewichtsverlust ☐

C Mobilität / Beweglichkeit

0 = vom Bett zum Stuhl
1 = in der Wohnung mobil
2 = verläßt die Wohnung ☐

D Akute Krankheit oder psychischer Stress während oder letzten 3 Monate?

0 = ja 2 = nein ☐

E Psychische Situation

0 = schwere Demenz oder Depression
1 = leichte Demenz oder Depression
2 = keine Probleme ☐

F Körpermassenindex (Body Mass Index, BMI) (Körpergewicht / (Körpergröße^2), in kg/m^2)

0 = BMI <19
1 = 19 ≤ BMI < 21
2 = 21 ≤ BMI < 23
3 = BMI ≥ 23 ☐

Ergebnis der Vor-Anamnese

(max. 14 Punkte) ☐☐

12 Punkte oder mehr: normaler Ernährungszustand
11 Punkte oder weniger:: Gefahr der Mangelernährung

Anamnese

G Wohnsituation: Lebt der Patient unabhängig zu Hause?

1 = ja 0 = nein ☐

H Medikamentenkonsum: Nimmt der Patient mehr als 3 Medikamente (pro Tag)?

0 = ja 1 = nein ☐

I Hautprobleme: Schorf oder Druckgeschwüre?

0 = ja 1 = nein ☐

J Mahlzeiten: Wieviele Hauptmahlzeiten ißt der Patient pro Tag?

0 = 1 Mahlzeit
1 = 2 Mahlzeiten
2 = 3 Mahlzeiten ☐

K Lebensmittelauswahl: Ißt der Patient

- mindestens einmal pro Tag Milchprodukte? ja ☐ nein ☐
- mindestens ein- bis zweimal pro Woche Hülsenfrüchte oder Eier? ja ☐ nein ☐
- jeden Tag Fleisch, Fisch oder Geflügel ja ☐ nein ☐

0.0 = wenn 0 oder 1 mal «ja»
0.5 = wenn 2 mal «ja»
1.0 = wenn 3 mal «ja» ☐.☐

L Ißt der Patient mindestens zweimal pro Tag Obst oder Gemüse?

1 = ja 0 = nein ☐

M Wieviel trinkt der Patient pro Tag? (Wasser, Saft, Kaffee, Tee, ...)

0.0 = weniger als 3 Gläser / Tassen
0.5 = 3 bis 5 Gläser / Tassen
1.0 = mehr als 5 Gläser / Tassen ☐.☐

N Essensaufnahme mit / ohne Hilfe

0 = braucht Hilfe beim Essen
1 = ißt ohne Hilfe, aber mit Schwierigkeiten
2 = ißt ohne Hilfe, keine Schwierigkeiten ☐

O Glaubt der Patient, daß er gut ernährt ist?

0 = schwerwiegende Unter-/Mangelernährung
1 = weiß es nicht oder leichte Unter-/Mangelernährung
2 = gut ernährt ☐

P Im Vergleich mit gleichaltrigen Personen schätzt der Patient seinen Gesundheitszustand folgendermaßen ein:

0.0 = schlechter
0.5 = weiß es nicht
1.0 = gleich gut
2.0 = besser ☐.☐

Q Oberarmumfang (OAU in cm)

0.0 = OAU < 21
0.5 = 21 ≤ OAU ≤ 22
1.0 = OAU > 22 ☐.☐

R Wadenumfang (WU in cm)

0 = WU < 31
1 = WU ≥ 31 ☐

Anamnese (max. 16 Punkte) ☐☐.☐
Ergebnis der Vor-Anamnese ☐☐.☐
Gesamt-Index (max. 30 Punkte) ☐☐.☐

Auswertung des Gesamt-Index

17-23.5 Punkte	☐	Risikobereich für Unterernährung
Weniger als 17 Punkte	☐	schlechter Ernährungszustand

Ref. Vellas B, Villars H, Abellan G, et al. *Overview of the MNA® - Its History and Challenges.* J Nut Health Aging 2006;10:456-465.

Rubenstein LZ, Harker JO, Salva A, Guigoz Y, Vellas B. *Screening for Undernutrition in Geriatric Practice: Developing the Short-Fom Mini Nutritional Assessment (MNA-SF).* J. Geront 2001;56A: M366-377.

Guigoz Y. *The Mini-Nutritional Assessment (MNA®) Review of the Literature - What does it tell us?* J Nutr Health Aging 2006; 10:466-487.

Anhang 1: Anamnesebogen zur Bestimmung des Ernährungszustandes älterer Menschen (Mini nutrional Assessment, MNA)

Feld für Praxisstempel des Hausarztes

Name
Vorname
geb.
Adresse
Stadt

Zahnmedizinische Abklärung

Sehr geehrte Frau Kollegin, sehr geehrter Herr Kollege,
ich bitte Sie um einen oralen Befund für oben genannte/n Patientin/en.

Anzahl der vorhandenen Zähne

Zahnzahl Oberkiefer ______ Zahnzahl Unterkiefer ______

Bestehen parodontale Erkrankungen?

☐ keine
☐ Gingivitis – vereinzelt
☐ Gingivitis – generalisiert
☐ Parodontitis – vereinzelt
☐ Parodontitis – generalisiert

Bieten Sie in Ihrer Praxis ein individuelles Prophylaxeprogramm an?

☐ nein
☐ ja, wenn ja: Nimmt unser Patient daran teil? ☐ ja ☐ nein

Welcher Behandlungsbedarf besteht?

☐ keiner
☐ Extraktion/en
☐ Konservierende Behandlungen (z. B. Füllung, Wurzelkanalbehandlung)
☐ Parodontaltherapie (z. B. Behandlung des Zahnhalteapparates)
☐ Prothetische Versorgung (z. B. neuer Zahnersatz, Reparaturen)
☐ Professionelle Zahnreinigung
☐ Professionelle Prothesenreinigung

Behandlungszeit

☐ sofortige Behandlung ist zu empfehlen, da sonst evtl. ______________
☐ die Behandlung sollte in den nächsten 2 Wochen beginnen
☐ die Behandlung sollte in den nächsten 2 Monaten beginnen
☐ zur Zeit keine Behandlung notwendig

Sonstige Hinweise

____

____

Datum Unterschrift des Zahnarztes Stempel der Zahnarzt-Praxis

Anhang 2: Checkliste 3 zur Mundgesundheit – Überweisungsschein des Hausarztes an den Zahnarzt (Baustein 3 des zahnmedizinischen Hausarzt-Konzeptes nach der Empfehlung von Nitschke und Reiber).

Dr. med. Rundum
Hausarzt

Hausarztstrasse 13
12349 Hausstein

Dr. med. dent. Musterzahn
Zahnärztin
Zahnsorglosgasse
1234 St. Transilvanien

Erstellung eines Mundbildes

Sehr geehrte Frau Kollegin Musterzahn,

ich bin Hausarzt und versorge einige Ihrer Patienten. Mir fällt auf, dass mit zunehmender Gebrechlichkeit einige meiner Patienten in meine Praxis kommen, aber nicht mehr den Zahnarzt aufsuchen. Da jedoch wissenschaftlich belegt ist, dass eine gute Mundgesundheit für die allgemeine Gesundheit wichtig ist und auch die Lebensqualität steigern kann, möchte ich gern dazu beitragen, dass meine Patienten beim Zahnarzt regelmäßig vorstellig werden und einen guten Mundstatus aufweisen. Daher gebe ich entsprechend dem zahnmedizinischen Hausarzt-Konzept, empfohlen durch die Gerostomatologen Nitschke und Reiber, meinen Patienten einen Überweisungsschein an Sie mit, mit der Bitte eine zahnärztliche Praxis aufzusuchen. Dieser Schein sollte dann wieder, von Ihnen ausgefüllt, vom Patienten in meine Sprechstunde mitgebracht werden. Die Fragen sind, wie Sie in der Anlage sehen können, schnell von Ihnen zu beantworten, da sie sich aus Ihrem Befund ohnehin ergeben. Ich habe einen kleinen Überblick und kann zusätzlich meine Patienten motivieren, die Mundgesundheit nicht aus den Augen zu verlieren. Ich gehe davon aus, dass ich damit Ihr zahnärztliches Anliegen, Ihren Patienten bis ins hohe Alter eine gute Mundgesundheit angedeihen zu lassen, unterstütze. Ich würde mich freuen, wenn wir zum Wohle unserer Patienten kooperieren könnten und stehe Ihnen gern für Fragen zur Verfügung.

Mit kollegialen Grüßen,

Dr. med. Rundum
Hausarzt

Anhang 3: Ein Musterbrief zur Etablierung der Anforderung eines Mundbildes

Folgende Vereinigungen setzen sich für die Anliegen Schwerhöriger ein, verfügen über verschiedene Informationsbroschüren, führen Kurse für Betroffene durch und vermitteln Kontakte zu regionalen und lokalen Gruppen:

Deutscher Schwerhörigenbund e. V.
Breite Straße 23
13187 Berlin
Telefon: 030/47 54 11 14
Telefax: 030/47 54 11 16
http://www.schwerhoerigen-netz.de

Pro Audito Schweiz
Organisation für Menschen mit Hörproblemen
Feldeggstrasse 69
Postfach 1332
8032 Zürich
Telefon: +41 (0)44 363 12 00
Fax: +41 (0)44 363 13 03
http://www.pro-audito.ch

Österreichischer Schwerhörigenbund ÖSB –
Bundesstelle
Triesterstrasse 172/1
8020 Graz
Telefon: +43 (0) 316 262 157 1
Fax: +43 (0) 316 262 157 4
http://www.oesb.or.at/

Deutschsprachige Informationen zu Hören und Schwerhörigkeit(eine von vielen Internet-Adressen):
http://www.german.hear-it.org/

Anhang 4: Nützliche Adressen bei Hörstörungen

Schlafprotokoll von Herrn/Frau: ______________________ Woche vom __________ bis __________

Abendprotokoll (vor dem Lichtlöschen)	Beispiel	MO	DI	MI	DO	FR	SA	SO
1. Wie ist Ihre Stimmung jetzt? (1: sehr gut ... 6: sehr schlecht)	3							
2. Wie leicht/schwer fiel es Ihnen heute, Leistungen (Beruf, Freizeit, Haushalt) zu erbringen? (1: sehr leicht ... 6: sehr schwer)	3							
3. Haben Sie heute tagsüber geschlafen? Falls ja, geben Sie an, wann und wie lange insgesamt:	14:00 30 min							
4. Haben Sie in den letzten 4 Stunden Alkohol zu sich genommen? Falls ja, was und wie viel?	3 Glas Wein							
5. Wie frisch/müde fühlen Sie sich jetzt? (1: sehr frisch ... 6: sehr müde)	3							
6. Wann sind Sie zu Bett gegangen?	22:30							

Morgenprotokoll (nach dem Aufstehen)	Beispiel	DI	MI	DO	FR	SA	SO	MO
7. Wie frisch/müde fühlen Sie sich jetzt? (1: sehr frisch ... 6: sehr müde)	3							
8. Wie ist Ihre Stimmung jetzt? (1: sehr gut ... 6: sehr schlecht)	3							
9. Wann haben Sie gestern das Licht ausgemacht?	23:00							
10. Wie lange hat es nach dem Lichtlöschen gedauert, bis Sie einschliefen? (min)	40							
11. Waren Sie nachts wach? Wie oft? Wie lange insgesamt? (min)	2× 30							
12. Wann sind Sie endgültig aufgewacht?	6:30							
13. Wie lange haben Sie insgesamt geschlafen? (Angabe in Stunden:Minuten)	6:40							
14. Wann sind Sie endgültig aufgestanden?	7:00							
15. Haben Sie seit gestern Abend Medikamente zum Schlafen genommen? (Präparat, Dosis, Uhrzeit)	½ Tablette 22:30							

Anhang 5: Schlaftagebuch; Originalprotokoll von der Seite der DGSM (mit freundlicher Genehmigung der DGSM; www.dgsm.de)

Schlafhygieneprotokoll J. Staedt, Berlin	trifft zu	trifft teilweise zu	trifft nicht zu	Bemerkung
1. Schlafen Sie tagsüber (mehr als zweimal die Woche)?				
2. Haben Sie unregelmäßige Aufsteh- und Zubettgehzeiten?				
3. Verbringen Sie teilweise sehr viel Zeit im Bett?				
4. Konsumieren Sie regelmäßig am späten Nachmittag oder abends Kaffee oder schwarzen Tee?				
5. Konsumieren Sie regelmäßig abends Alkohol?				
6. Konsumieren Sie regelmäßig abends Zigaretten?				
7. Haben Sie häufiger noch kurz vor dem Schlafengehen (ca. 4 Stunden zuvor) verstärkte körperliche Aktivitäten?				
8. Haben Sie häufig abends emotional belastende Aktivitäten?				
9. Schauen Sie häufig fern im Bett und nehmen dort gegebenenfalls auch Mahlzeiten zu sich?				
10. Lagern Sie in ihrem Schlafzimmer Dinge, die Sie möglicherweise noch an unerledigte Arbeiten erinnern?				
11. Beschäftigen Sie sich häufig gedanklich im Bett mit Problemen? (z. B. Akten, Reparatur, Bügeln, Stopfen)				
Prüfen Sie bitte, ob Sie alle 11 Fragen beantwortet haben.				

Anhang 6: Schlafhygieneprotokoll (Vivantes Berlin-Spandau)

<u>I</u>nternationaler <u>P</u>rostata <u>S</u>ymptomen-<u>S</u>core (IPSS) - Herausgegeben von der Deutschen Gesellschaft für Urologie e.V. als offzieller urologischer Bewertungsstandard für Beschwerden des unteren Harntraktes bei gutartiger Prostatavergrößerung.

Bitte kein falscher Stolz bei Prostata-Beschwerden! Dieser Test soll Ihnen dabei helfen, eines der häufigsten Männerleiden in der 2. Lebenshälfte - die gutartige Prostatavergrößerung - frühzeitig zu erkennen. Sie erhalten einen Hinweis über die Schwere Ihrer Erkrankung und die Notwendigkeit einer ärztlichen Behandlung.

Die Angaben beziehen sich auf die letzten 4 Wochen **Bitte ankreuzen**	niemals	seltener als in einem von fünf Fällen	seltener als in der Hälfte aller Fälle	ungefähr in der Hälfte aller Fälle	in mehr als der Hälfte aller Fälle	fast immer
1. Wie oft hatten Sie das Gefühl, dass Ihre Blase nach dem Wasserlassen nicht ganz entleert war?	0	1	2	3	4	5
2. Wie oft mussten Sie innerhalb von 2 Stunden ein zweites Mal Wasser lassen?	0	1	2	3	4	5
3. Wie oft mussten Sie beim Wasserlassen mehmals aufhören und wieder neu beginnen?	0	1	2	3	4	5
4. Wie oft hatten Sie Schwierigkeiten, das Wasserlassen hinauszuzögern?	0	1	2	3	4	5
5. Wie oft hatten Sie einen schwachen Strahl beim Wasserlassen?	0	1	2	3	4	5
6. Wie oft mussten Sie pressen oder sich anstrengen, um mit dem Wasserlassen zu beginnen?	0	1	2	3	4	5
	niemals	einmal	zweimal	dreimal	viermal	≥ fünfmal
7. Wie oft sind Sie im Durchschnitt nachts aufgestanden, um Wasser zu lassen?	0	1	2	3	4	5

Zur Ermittlung des Gesamt-IPPS-Scores einfach die zutreffenden Ziffern zusammenzählen **Gesamt-IPPS-Score Σ =**

Beeinträchtigung der Lebensqualität durch Harntraktsymptome

	ausgezeichnet	zufrieden	überwiegend zufrieden	gemischt, teils zufrieden, teils unzufrieden	überwiegend unzufrieden	unglücklich	sehr schlecht
Wie würden Sie sich fühlen, wenn sich Ihre jetzigen Symptome beim Wasserlassen in Ihrem weiteren Leben nicht mehr ändern würden?	0	1	2	3	4	5	6

Lebensqualität Index L=

Testauswertung:
(Gesamt-IPSS-Score)

Bitte beachten Sie:
Der Test dient nur zur groben Einschätzung Ihrer Beschwerdesymptomatik und ersetzt nicht die Diagnose Ihres Arztes. Verschlechtert sich die Punktezahl bei Wiederholung des Testes, wenden Sie sich bitte unmittelbar an Ihren Arzt.

Je früher Sie die Ursache Ihrer Beschwerden kennen, desto besser sind die Aussichten auf Beschwerdebesserung. Fragen Sie deshalb auch Ihren Arzt, was Sie selbst tun können.

20-35 Punkte:
Ihre Beschwerden des unteren Harntraktes beeinträchtigen Sie sehr stark und sind nach offizieller Einteilung der schweren Symptomatik zugeordnet. Bitte sprechen Sie umgehend mit Ihrem Arzt darüber.

8-19 Punkte:
Ihre Beschwerden des unteren Harntraktes beeinträchtigen Sie schon stark und sind nach offzieller Einteilung der mittleren Symptomatik zugeordnet. Bitte sprechen Sie umgehend mit Ihrem Arzt darüber.

0-7 Punkte:
Ihre Beschwerden des unteren Harntraktes sind nach offizieller Einteilung der milden Symptomatik zugeordnet. Bitte sprechen Sie mit Ihrem Arzt darüber und wiederholen Sie diesen Test noch einmal nach 4 Wochen.

Anhang 7: Internationaler Prostata-Symptomenscore (IPSS)

Bitte Zutreffendes wie folgt markieren:

• =	inkontinent, geringe Menge	☺ =	trocken
● =	inkontinent, große Menge	👍 =	Wasser gelassen

Name: ______________________ Datum: ______________

Zeit	Nass	Trocken	Wasser gelassen	Trinkmenge	Bemerkungen
7.00	• ●	☺	👍 ml	ml	
8.00	• ●	☺	👍 ml	ml	
9.00	• ●	☺	👍 ml	ml	
10.00	• ●	☺	👍 ml	ml	
11.00	• ●	☺	👍 ml	ml	
12.00	• ●	☺	👍 ml	ml	
13.00	• ●	☺	👍 ml	ml	
14.00	• ●	☺	👍 ml	ml	
15.00	• ●	☺	👍 ml	ml	
16.00	• ●	☺	👍 ml	ml	
17.00	• ●	☺	👍 ml	ml	
18.00	• ●	☺	👍 ml	ml	
19.00	• ●	☺	👍 ml	ml	
20.00	• ●	☺	👍 ml	ml	
21.00	• ●	☺	👍 ml	ml	
22.00	• ●	☺	👍 ml	ml	
23.00	• ●	☺	👍 ml	ml	
24.00	• ●	☺	👍 ml	ml	
1.00	• ●	☺	👍 ml	ml	
2.00	• ●	☺	👍 ml	ml	
3.00	• ●	☺	👍 ml	ml	
4.00	• ●	☺	👍 ml	ml	
5.00	• ●	☺	👍 ml	ml	
6.00	• ●	☺	👍 ml	ml	
Summe					

Anhang 8: Miktionsprotokoll/Toilettentagebuch

Name: ______________________ Vorname: ______________________

Geburtsdatum: ______________________ Anschrift: ______________________

1. Hat Ihnen jemals ein Arzt gesagt, Sie hätten «etwas am Herzen» und Ihnen Bewegung und Sport nur unter ärztlicher Kontrolle empfohlen? O ja O nein
2. Hatten Sie im letzten Monat Schmerzen in der Brust in Ruhe oder bei körperlicher Belastung (Anstrengung) O ja O nein
3. Haben Sie Probleme mit der Atmung in Ruhe oder bei körperlicher Belastung? O ja O nein
4. Sind Sie jemals wegen Schwindel gestürzt oder haben Sie schon jemals das Bewusstsein verloren? O ja O nein
5. Haben Sie Knochen- oder Gelenkprobleme, die sich unter körperlicher Belastung verschlechtern könnten? O ja O nein
6. Hat Ihnen jemals ein Arzt ein Medikament gegen hohen Blutdruck oder wegen eines Herzproblems oder Atemproblems verschrieben? O ja O nein
7. Kennen Sie irgendeinen weiteren Grund, warum Sie nicht körperlich/sportlich aktiv sein sollten? O ja O nein

Falls Sie eine oder mehrere Fragen mit JA beantwortet haben, sollten Sie, bevor Sie sportlich aktiv werden, Ihren Arzt aufsuchen und sich untersuchen und beraten lassen.

Datum ________ Unterschrift ______________________________

Anhang 9: PAR-Q-Fragebogen (Eigenanamnese)

1. Standing Balance

Für jede Position, demonstriert der Interviewer die Aufgabe. Dann unterstützt er den Studienteilnehmer mit einem Arm, bis er die Füße richtig positioniert hat, fragt, ob er bereit ist, nimmt der Arm weg und startet die Stoppuhr. Die Zeitmessung erfolgt, wenn der Studienteilnehmer die Füße bewegt oder beim Interviewer Halt sucht, oder wenn 10 Sekunden die Position gehalten werden kann.

Side by Side: Füße Seite an Seite

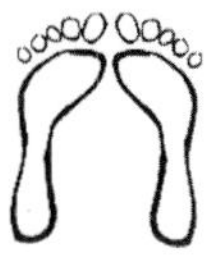

☐ ≥ 10 Sekunden
☐ < als 10 Sekunden

Zeit: I__I__I,__I Sekunden

Semi-Tandem: Ferse des einen Fußes neben die große Zehe des anderen Fußes

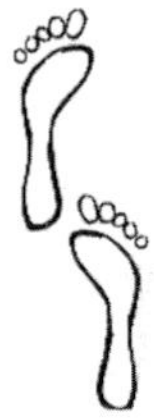

☐ ≥ 10 Sekunden
☐ < als 10 Sekunden

Zeit: I__I__I,__I Sekunden

Full-Tandem: Ferse des einen Fußes direkt vor dem andren Fuß

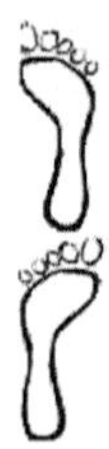

☐ ≥ 10 Sekunden
☐ < als 10 Sekunden

Zeit: I__I__I,__I Sekunden

2. Ganggeschwindigkeit

Eine Gehstrecke von 3 m ohne Behinderung wird auf dem Boden markiert + mindestens 1 m «Auslaufstrecke». Der Studienteilnehmer wird gebeten, die Strecke in seiner normalen Ganggeschwindigkeit (wie beim Spazierengehen oder Einkaufen) zu gehen. Gehhilfen (kein Rollator) können benutzt werden. Der Studienteilnehmer wird gebeten, die Strecke zweimal zu gehen. Die schnellere Zeit wird gewertet.

1. Versuch Zeit: I__I__I,__I Sekunden

☐ nicht durchgeführt, weil ______________________________

2. Versuch Zeit: I__I__I,__I Sekunden

☐ nicht durchgeführt, weil ______________________________

3. Stuhl-Aufsteh-Test

Einmaliger Stuhl-Steh-Test: Teilnehmer steht auf, ohne die Arme zu benutzen. Vorherige ausführliche Instruktion und Demonstration. Falls der Studienteilnehmer nicht ohne Armeinsatz aufstehen kann, ist der Test beendet.
Wiederholter Stuhl-Steh-Test: Es wird die Zeit in Sekunden gemessen, die ein Studienteilnehmer braucht, so schnell wie möglich fünfmal hintereinander aus einem Stuhl (übliche Höhe 46cm) aufzustehen, ohne sich abzustützen. Dafür soll er die Arme vor der Brust verkreuzen. Der Studienteilnehmer wird eindringlich zur Schnelligkeit aufgefordert und beim Test ermuntert. Der Studienteilnehmer soll sich ganz aufrichten.

Gemessene **Zeit** für fünfmaliges Aufstehen: I__I__I,__I Sekunden

☐ nicht durchgeführt, weil ______________________________

Detaillierte Anweisung zu finden unter: www.coe.uga.edu/cs-pfp/pdfs/ppt.pdf.

Anhang 10: Physical Performance Battery (SPPB)

Deutscher Behindertensportverband e. V.
Tel.: 0203/7174-170
E-Mail: dbs@dbs-npc.de
Internet: www.dbs-npc.de

Landesverbände in Deutschland

Badischer Behinderten- und Rehabilitationssportverband e. V.
Tel.: 07221/39618-0
E-Mail: bbs@bbsbaden.de
Internet: http://www.bbsbaden.de

Behindertensportverband Bayern
Tel.: 089/544-189-40
Internet: http://www.bvs-bayern.com
Ansprechpartner:
Reha-Sport: Herr PD. Dr. Wolfgang Kemmler
E-Mail: kemmler@bvs-bayern.com

Behindertensportverband Berlin e. V.
Tel.: 030/300996–75
E-Mail: Info@bsberlin.de
Internet: http://www.bsberlin.de

Behinderten-Sportverband Brandenburg e. V.
Tel.: 03987/20 08 86
Internet: http://bsbrandenburg.zwei-k.com/

Verband für Behinderten- und Reha-Sport M-V e. V.
Tel.: 0381/7217-51
E-Mail: kontakt@vbrs-mv.de
Internet: http://www.vbrs-mv.de

Behinderten-Sportverband Niedersachsen e. V.
Tel.: 0511/1268-5100
E-Mail: info@bsn-ev.de
Internet: http://www.bsn-ev.de

BSV Nordrhein-Westfalen
Tel.: 0203/7174-150
E-Mail: bsnw@bsnw.de
Internet: http://www.bsnw.de
Reha-Sport
Datenbank: www.rehasport-in-nrw.de

Behinderten- und Rehabilitationssport-Verband Rheinland-Pfalz e. V.
Tel.: 0261/135-250
E-Mail: info@bsv-rlp.de
Internet: http://www.bsv-rlp.de

Sächsischer Behinderten- und Versehrtensportverbandes e. V.
E-Mail: sbv@behindertensport-sachsen.de
Telefon: 0341/21138-65
Internet:
http://www.behindertensport-sachsen.de

BSV Sachsen-Anhalt
Tel.: 0345/5170824
E-Mail: info@bssa.de
Internet: http://www.bssa.de

Rehabilitations- und Behinderten-Sportverband Schleswig-Holstein e. V.
Tel. 04621/27689
E-Mail: rbsv-sh@foni.net
Internet: http://www.rbsv-sh.de

BSV Thüringen
Tel.: 0361/3453800
E-Mail: tbrsv@t-online.de
Internet: www.behinderten-rehasport.de

BSV Württemberg
Tel.: 0711/28077-620
E-Mail: info@wvs.sportstuttgart.de
Internet: http://www.wvs-online.de

Behinderten Sportverband Bremen e. V.
Tel.: 0421/2778445
E-Mail: info@behindertensport-bremen.de
Internet: www.behindertensport-bremen.de

Rehabilitationssportverband Hamburg e. V.
Tel.: 040/8599-33
E-Mail: mail@brs-hamburg.de
Internet:
www.behindertensport.de/brshamburg

Hessischer Behinderten- und
Rehabilitations-Sportverband e. V.
Telefon: 0661/869769-0
E-Mail: geschaeftsstelle@hbrs.de
Internet: http://www.hbrs.de

Behinderten- und Rehabilitationsverband
Saarland e. V.
Tel.: 0681/3879-225
E-Mail: brs-saarland@t-online.de
Internet: http://www.brs-saarland.de

Behindertensport in Österreich und der Schweiz

Österreichischer Behindertensportverband
Tel.: 0133/26134
E-Mail: office@oebsv.or.at
Internet: http://www.oebsv.or.at

Behindertensport Schweiz
Telefon: 044/90845-00
E-Mail: mailbox@plusport.ch
Internet: http://www.plusport.ch

Anhang 11: Wichtige Informationsstellen und Ansprechpartner

1. **Wie ist die Trägerschaft des Heimes?**
Ist es ein durch eine Gemeinde oder einen Gemeinde-(Zweck-)verband getragenes öffentliches Heim? Eine gemeinnützige Stiftung? Ein privates Heim? Diese Frage klärt, wer die strategische Führung innehat.

2. **Wer führt das Heim operativ?**
Besteht ein Leitungsgremium (häufig bestehend aus dem Heimleiter, der Leitung Pflegedienst und einem Leiter der Ökonomie)? Wie sind die Kompetenzen dieser Heimleitung? Wer entscheidet zum Beispiel, welche Patientengruppen im Heim betreut werden? Ist ein Arzt in der Heimleitung vertreten? Wenn nein, warum nicht?

3. **Welche Verantwortlichkeiten werden vom jeweiligen Gesetzgeber explizit dem Heimarzt zugewiesen?**
Zum Beispiel Kontrolle des Opiat-Verbrauchs, Management und Kontrolle von Epidemien wie Noroviren oder Influenza, Controlling der Todesfälle, Gewährleistung der Meldungen betr. infektiöser Erkrankungen im Rahmen der bestehenden Meldepflichten, Controlling der Einweisungszeugnisse, Gewährleistung eines Notfalldienstes rund um die Uhr etc.

4. **Welche Verpflichtungen für den Arzt bestehen aus der Sicht des Heimes?**
Gibt es eine Visitenregelung? (Wenn nein – warum nicht?) Wie gestaltet sich der Informationsaustausch zwischen dem Pflegeteam und dem zuständigen Arzt? Wer plant die dauernde ärztliche Erreichbarkeit? Wie werden Notfalleinsätze geplant?

5. **Welche Rechte kann der Heimarzt in Anspruch nehmen?**
Hat er eine Mitbestimmungsbefugnis, die über die Verordnung beim jeweiligen Patienten hinausgeht und sich zum Beispiel auf die Prozesse bezieht? Welche pflegerischen Assessment-Instrumente werden wann eingesetzt? Welche Outcome-Parameter werden wie erfasst? Welche Weiterbildungsangebote für die Pflegefachleute werden geplant etc.?

6. **Wie ist der Personalschlüssel im Heim?**
Wie viel qualifiziertes, ausgebildetes Personal ist vorhanden und wie viele Hilfskräfte/Praktikanten? Gibt es diesbezüglich übergeordnete Vorgaben, die eingehalten werden müssen? Können mit dem vorhandenen Personal auch schwer pflegebedürftige, aufwändige PatientInnen korrekt betreut werden?

7. **Wie sieht die Kostenrechnung des Heimes aus?**
Personalkosten, Kosten der medizinischen Bedarfe/Medikamente? Verwaltungskosten? Die Kenntnis der Kostenstruktur vereinfacht es, rational und kritisch spezifische Sparbemühungen zu beurteilen. Ein Vergleich mit anderen Pflegeheimen in der Umgebung (Jahresberichte) ist sehr wertvoll.

8. **Welche Patientengruppen werden offiziell angezielt?**
Demenz-PatientInnen in speziellen Demenzabteilungen? Jüngere Pflegebedürftige? Palliations-PatientInnen? Ferien-PatientInnen? Gibt es eine Möglichkeit der Tages- resp. Nachtbetreuung – und wenn ja, wer hat die ärztliche Verantwortung für diese «Kurzaufenthalter»? Wird allenfalls ein Rehabilitationsangebot formuliert – und wenn ja, besteht dazu die nötige Infrastruktur und personelle Dotation mit Fachkräften?

9. **Welche Infrastruktur steht dem Arzt zur Verfügung?**
Besteht ein abschließbares Ärztebüro? Bestehen Diktat-Möglichkeiten? Bestehen Untersuchungsmöglichkeiten? Wie ist die apparative Ausstattung im Heim (EKG, Ultraschall, allenfalls Röntgen, Labor?) Wenn nein, wie und wo werden diese Untersuchungen extern durchgeführt und wer trägt die entsprechenden Transportkosten?
Sind die Krankengeschichten im Heim deponiert? Wenn nein, warum nicht? Wie ist der

Zugang eines notfallmäßig aufgebotenen Arztes zur Krankengeschichte sichergestellt?

10. **Wie ist die Reanimationsbereitschaft organisiert?**
Besteht eine Infrastruktur für Reanimationsmaßnahmen? Wenn nein, sind die PatientInnen resp. deren Angehörige darüber informiert? Sind den Teams die Notfall-Nummern der lokalen Rettungsdienste bekannt?

11. **Wie viele weiteren ÄrztInnen sind in der Betreuung engagiert?**
Bestehen Kontakte unter diesen Kollegen im Sinne eines fachlichen Austausches? Gibt es einen «Primus inter Pares»? Haben sich die KollegInnen auf eine gemeinsame Medikamentenliste geeinigt oder eine Visitenordnung geeinigt? Wenn nein, warum nicht? Gibt es eine «unité de doctrine» betr. Aufnahmen aus dem lokalen Krankenhaus?

12. **Gibt es eine definierte Konfliktlösungsstrategie bei Meinungsverschiedenheiten zwischen den ÄrztInnen, der Pflegedienstleitung und der Heimverwaltung?**
Meinungsverschiedenheiten können immer auftreten.

13. **Wie wird die ärztliche Leistung abgegolten?**
Während ärztliche Leistungen im engeren Sinne in der Regel im Rahmen üblicher Tarife und Tarifverträge abgegolten werden, sind Leistungen, die nicht direkt im Zusammenhang mit der Betreuung eines individuellen Patienten bestehen, oft kaum finanziert und werden deshalb auch kaum erbracht: Team-Gespräche, Controlling-Funktionen, Sitzungen etc.

14. **Und zum Schluss: Besteht ein klarer Heimarzt-Vertrag, der Aufgaben und Kompetenzen regelt?**

Anhang 12: 14 Fragen an den Hausarzt in einem Pflegeheim

Über die Autorinnen und Autoren

Dr. med. Jürgen M. Bauer
Klinik für Innere Medizin-Geriatrie
Klinik II Klinikum Nürnberg
Universität Erlangen – Nürnberg
Prof.-Ernst-Nathan-Str. 1
D-90419 Nürnberg

Dr. med. Sacha Beck
Klinik für Akutgeriatrie
Stadtspital Waid
Tièchestrasse 99
CH-8037 Zürich

Prof. Dr. med. Doris Bredthauer
Fb4 Soziale Arbeit und Gesundheit
Fachhochschule Frankfurt/Main
University of Applied Sciences
Nibelungenplatz 1
D-60318 Frankfurt/Main

Dr. med. Volker von der Damerau-Dambrowski
Facharzt für Allgemeinmedizin, Psychotherapie
Harsefelder Straße 3
D-21680 Stade

Prof. Dr. med. Volker Dittmann
Universitäre Psychiatrische Kliniken UPK
Willhelm Klein-Strasse 27
CH-4025 Basel

Prof. Dr. med. Martina Dören
Klinisches Forschungszentrum
Frauengesundheit
Charité-Universitätsmedizin Berlin,
Campus Benjamin Franklin
Hindenburgdamm 30
D-12200 Berlin

Prof. Dr. med. Jürgen Drewe
Klinische Pharmakologie und Toxikologie
Universitätsspital Basel
Hebelstrasse 2
CH-4031 Basel

Prof. Dr. Heinz Drexel
Klinik für Innere Medizin IV
(Nephrologie und Hypertensiologie)
der Medizinischen Universität Innsbruck
und VIVIT-Institut
Carinagasse 47–49
A-6807 Feldkirch-Tisis

Prof. Dr. med. Franz Fazekas
Universitätsklinik für Neurologie
Medizinische Universität Graz
Auenbruggerplatz 22
A-8036 Graz

Dr. phil. Simon Forstmeier
Psychologisches Institut
Universität Zürich
Binzmühlestr. 14/17
CH-8050 Zürich

Dr. med. Thomas Frühwald
Abteilung für Akutgeriatrie
Krankenhaus Hietzing
mit Neurologischem Zentrum Rosenhügel
Wolkersbergenstrasse 1
A-1130 Wien

PD Dr. iur. Patrick Gödicke
Justus-Liebig-Universität Gießen
Fachbereich 01, Rechtswissenschaft
Professur für Bürgerliches Recht
und Rechtsphilosophie
Licher Str. 76
D-35394 Gießen

Dr. med. MHA Daniel Grob
Klinik für Akutgeriatrie
Stadtspital Waid
Tièchestrasse 99
CH-8037 Zürich

Dr. med. Patricia Gross
Klinik für Geriatrie
Evangelisches Krankenhaus Elisabethenstift
Landgraf-Georg-Strasse 100
D-64287 Darmstadt

Prof. Dr. med. Beatrix Grubeck-Loebenstein
Institut für Biomedizinische Alternsforschung
Österreichische Akademie der Wissenschaften
Rennweg 10
A-6020 Innsbruck

PD Dr. phil. med. habil. Klaus Hauer
Bethanien-Krankenhaus/Geriatrisches Zentrum
Klinikum der Universität Heidelberg
Rohrbacherstr. 149
D-69126 Heidelberg

Dr. med. Jürgen Heins
Klinik für Geriatrie
Evangelisches Krankenhaus Elisabethenstift
Landgraf-Georg-Strasse 100
D-64287 Darmstadt

Dr. phil. Dr. med. Barbara Hiss
Universitäre Psychiatrische Kliniken UPK
Wilhelm Klein-Strasse 27
CH-4025 Basel

Dr. phil. Sascha Köpke
Universität Hamburg, MIN-Fakultät
Gesundheitswissenschaften
Martin-Luther-King-Platz 6
D-20146 Hamburg

Prof. Dr. med. Gerald Franz Kolb
Medizinische Klinik
Fachbereich Geriatrie mit der Abteilung
für physikalische und rehabilitative Medizin
St. Bonifatius-Hospital
Wilhelmstr. 13
D-49808 Lingen (Ems)

Prof. Dr. med. Martin Kompis
Klinik und Poliklinik für Hals-, Nasen-
und Ohrenheilkunde
Universität Bern
Inselspital
CH-3010 Bern

Prof. em. Dr. med. Walter Krause
Klinik für Dermatologie
Universitätsklinikum Gießen und Marburg,
Standort Marburg
Deutschhausstr. 9
D-35037 Marburg

Prof. Dr. med. Reto W. Kressig
Geriatrische Universitätsklinik
Universitätsspital Basel
Petersgraben 4
CH-4031 Basel

Mag. Christine Krüger-Rainer
Karl Landsteiner Institut für Gedächtnis- und
Alzheimer-Forschung
Psychiatrische Abteilung
Sozialmedizinisches Zentrum Ost
Langobardenstrasse 122
A-1220 Wien

Prof. Dr. Monika Lechleitner
Ö Landeskrankenhaus Hochzirl
Anna Dengel-Haus
A-6170 Zirl

Dr. med. Lienhard Maeck
Universitäre Psychiatrische Kliniken UPK
Wilhelm Klein-Strasse 27
CH-4025 Basel

Prof. Dr. phil. Dr. med. Andreas Maercker
Psychologisches Institut
Universität Zürich
Binzmühlestr. 14/17
CH – 8050 Zürich

Dr. Eva Mann
Ärztin für Allgemeinmedizin
Institut für Versorgungsforschung
Habsburgerstrasse 1
A-6830 Rankweil

Prof. Dr. phil. Gabriele Meyer
Private Universität Witten/Herdecke
Fakultät für Medizin, Institut für Pflegewissenschaft
Stockumer Straße 12
D-58453 Witten

Natascha Möller-Woltemade
BEO Berlin
Helmholtzstr. 2, Aufg. J
D-10587 Berlin

Prof. Dr. med. Franz Müller-Spahn
Universitäre Psychiatrische Kliniken UPK
Wilhelm Klein-Strasse 27
CH-4025 Basel

Dr. med. Jürg Naef
Facharzt für Allgemeinmedizin FMH,
spezielle Geriatrie
Manuelle Medizin SAMM + ASMM
Mittelstrasse 8
CH-3360 Herzogenbuchsee

Prof. Dr. med. Thorsten Nikolaus
Bethesda Geriatrische Klinik
Zollernring 26
D-89073 Ulm

PD Dr. med. dent. Ina Nitschke, MPH
Klinik für Alters- und Behindertenzahnmedizin
Universität Zürich
Zentrum für Zahn-, Mund-
und Kieferheilkunde
Plattenstraße 11
CH-8032 Zürich

Dr. med. Matthias H.-D. Pfisterer
Klinik für Geriatrie
Evangelisches Krankenhaus Elisabethenstift
Landgraf-Georg-Strasse 100
D-64287 Darmstadt

PD Dr. med. Michael Rainer
Karl Landsteiner Institut für Gedächtnis- und Alzheimer-Forschung
Psychiatrische Abteilung
Sozialmedizinisches Zentrum Ost
Langobardenstrasse 122
A-1220 Wien

Prof. Dr. med. dent. Thomas Reiber
Poliklinik für Zahnärztliche Prothetik und Werkstoffkunde
Universität Leipzig
Nürnberger Str. 57
D-04103 Leipzig

Dr. med. Konstanze D. Römer
Universitäre Psychiatrische Kliniken UPK
Wilhelm Klein-Strasse 27
CH-4025 Basel

Dr. med. Stefan Rupprecht-Mrózek
Klinik für Psychiatrie, Psychotherapie
und Psychosomatik –Memory Clinic,
Vivantes Berlin-Spandau
Neue Bergstr. 6
D-13585 Berlin

Prof. Dr. med. Reinhold Schmidt
Universitätsklinik für Neurologie
Medizinische Universität Graz
Auenbruggerplatz 22
A-8036 Graz

Prof. Dr. Frank Schulz-Nieswandt
Seminar für Sozialpolitik
Albertus-Magnus-Platz
D-50923 Köln

Dipl.-Psych. Sabine Schwarz
Charité-Universitätsmedizin Berlin, Campus Benjamin Franklin
Klinisches Forschungszentrum Frauengesundheit
Hindenburgdamm 30
D-12200 Berlin

Prof. (em.) Dr. med. Walter O. Seiler
Engehollenweg 29
CH-4123 Allschwil

Prof. Dr. med. Cornel C. Sieber
Lehrstuhl Innere Medizin-Geriatrie
der Friedrich-Alexander-Universität Erlangen-Nürnberg
Institut für Biomedizin des Alterns
Klinik II Klinikum Nürnberg
Prof. Ernst-Nathan-Strasse 1
D-90419 Nürnberg

Dr. med. Nicole Simmet
Universitätsklinik für Neurologie
Medizinische Universität Graz
Auenbruggerplatz 22
A-8036 Graz

Prof. Dr. med. Jürgen Staedt
Klinik für Psychiatrie, Psychotherapie und Psychosomatik – Memory Clinic,
Vivantes Berlin-Spandau
Neue Bergstr. 6
D-13585 Berlin

Prof. Dr. med. Gabriela Stoppe
Universitäre Psychiatrische Kliniken UPK
Wilhelm Klein-Strasse 27
CH-4025 Basel

Prof. Dr. med. Michael Stur
Universitätsklinik für Augenheilkunde und Optometrie
Währinger Gürtel 18–20
A-1090 Wien

Prof. Dr. med. Petra A. Thürmann
Philipp-Klee-Institut für Klinische Pharmakologie
HELIOS Klinikum Wuppertal
Universität Witten/Herdecke
Heusnerstr. 40
D-42283 Wuppertal

Dr. rer. nat. Birgit Weinberger
Institut für Biomedizinische Alternsforschung
Österreichische Akademie der Wissenschaften
Rennweg 10
A-6020 Innsbruck

Prof. Dr. med. Gerhard Wiesbeck
Universitäre Psychiatrische Kliniken UPK
Wilhelm Klein-Strasse 27
CH-4025 Basel

Sachregister